国家中医药管理局

▶中医类别全科医师岗位培训规划教材◀

社区临床常见病证及处理

主编　余小萍　李守朝

中国中医药出版社

·北　京·

图书在版编目（CIP）数据

社区临床常见病证及处理/余小萍，李守朝主编．—北京：中国中医药出版社，2008.11（2022.9 重印）

中医类别全科医师岗位培训规划教材

ISBN 978－7－80231－519－8

Ⅰ．社…　Ⅱ．①余…②李…　Ⅲ．常见病－诊疗－教材　Ⅳ．R4

中国版本图书馆 CIP 数据核字（2008）第 163702 号

中国中医药出版社出版

北京经济技术开发区科创十三街 31 号院二区 8 号楼

邮政编码　100176

传真　010 64405721

三河市同力彩印有限公司印刷

各地新华书店经销

*

开本 787×1092　1/16　印张 62　字数 1101 千字

2008 年 11 月第 1 版　2022 年 9 月第 11 次印刷

书　号　ISBN 978－7－80231－519－8

*

定价　188.00 元

网址　www.cptcm.com

如有质量问题请与本社出版部调换（010 64405510）

服务热线　010 64405510

读者服务部电话　010 64065415　010 84042153

书店网址　csln.net/qksd/

国家中医药管理局

中医类别全科医师岗位培训规划教材

编审委员会

《社区临床常见病证及处理》

编委会

主　　编　余小萍（上海中医药大学附属曙光医院）
　　　　　李守朝（陕西中医学院）

副 主 编　张　君（辽宁中医药大学附属医院）
　　　　　汪　悦（南京中医药大学）
　　　　　庞德湘（浙江中医药大学第二附属医院）
　　　　　周永坤（山东中医药大学附属医院）
　　　　　罗颂平（广州中医药大学第一附属医院）

编　　委（按姓氏笔画排序）
　　　　　王　丽（云南医学高等专科学校）
　　　　　王爱梅（山西中医学院）
　　　　　刘树春（首都医科大学附属北京中医医院）
　　　　　刘清泉（北京中医药大学附属东直门医院）
　　　　　孙治安（河南省安阳市中医药学校）
　　　　　杨　巍（上海中医药大学附属曙光医院）
　　　　　张　杰（黑龙江中医药大学第二附属医院）
　　　　　罗　翌（广州中医药大学附属广东省中医院）
　　　　　贾立群（卫生部中日友好医院）
　　　　　唐　红（上海中医药大学附属龙华医院）
　　　　　崔晓萍（陕西中医学院）
　　　　　魏丽娟（长春中医药大学附属医院）

学术秘书　苏衍进（陕西中医学院）

前言

社区卫生服务是城市卫生工作的重要组成部分，是实现人人享有初级卫生保健目标的基础环节。大力发展社区卫生服务，构建以社区卫生服务为基础、社区卫生服务机构与医院和预防保健机构分工合理、协作密切的新型城市卫生服务体系，对于坚持预防为主、防治结合的方针，优化城市卫生服务结构，方便群众就医，减轻费用负担，建立和谐医患关系，具有重要意义。因此，国务院《关于发展城市社区卫生服务的指导意见》以及人事部、卫生部、教育部、财政部、国家中医药管理局联合下发的《关于加强城市社区卫生人才队伍建设的指导意见》，明确提出了“到2010年，全国地级以上城市和有条件的县级市要建立比较完善的城市社区卫生服务，并实现所有社区卫生专业技术人员达到相应的岗位执业要求”的目标。

社区卫生服务具有综合、便捷、低廉、持续的特点，治疗的病种以慢性病、老年病为主，强调要将预防、保健、康复、健康教育、基本医疗、计划生育等六个方面为一体，而中医药在这些方面恰恰具有鲜明的优势，能够在社区卫生服务工作中发挥重要作用。

为落实国务院关于发展城市社区卫生服务的要求，提高中医药在城市社区卫生工作中的服务能力，国家中医药管理局先后发布了《中医类别全科医师岗位培训管理办法》和《中医类别全科医师岗位培训大纲》，对中医类别全科医师岗位培训工作提出了具体目标和要求。同时，国家中医药管理局人事教育司组织编写了本套“中医类别全科医师岗位培训规划教材”，并委托中国中医药出版社出版，以确保中医类别全科医师岗位培训的实施。

本套教材编写吸收、借鉴了“新世纪全国高等中医药院校规划教材”等系列教材编写的成功经验，专门举行了“中医类别全科医师岗位培训教材的编写工作研讨会”，邀请全国部分省、自治区、直辖市中医药管理部门分管人员以及中医全科医学专家参会，讨论并确定编写教材的目录框架以及参编人员的遴选条件。然后，进行全国招标，确定各门教材主编及主要编写人员，明确要求，统一认识，成立核心编写组，实行主编负责制，确保编写质量。

根据《中医类别全科医师岗位培训大纲》内容及学时数要求，本套教材共分八门，包括：《中医全科医学概论》《医学心理与精神卫生》《预防医学概论》《中医养生保健学》《中医康复学》《社区基本诊查技能》《社区中医适宜技术》和《社区临床常见病证及处理》。整套教材着眼于中医全科医学理论及相关知识的培训，注重体现中医特色，重点突出基本理论、基本知识和基本技能的传授。在培训内容的筛选、理论与实践课程的比例等方面均根据城市社区工作的特点和对从业人员的要求，力争满足城市社区卫生服务的需求。

“中医类别全科医师岗位培训规划教材”是我国第一套中医全科医学的培训教材，是一项开创性的工作，没有现成的模式可以参照，加之从启动到完成时间较短，故难免有疏漏、不完善之处，希望各地培训机构在使用过程中，及时反馈意见，以便再版时修改、完善，也为该专业其他层次教材的编写积累经验，提供借鉴。

国家中医药管理局人事教育司

2008年10月

编写说明

《社区临床常见病证及处理》是为了贯彻《国务院关于发展城市社区卫生服务的指导意见》、《关于加强城市社区卫生人才队伍建设的指导意见》等指示精神，按照国家中医药管理局和卫生部已经下发的“中医类别全科医师岗位培训管理办法”及《中医类别全科医师岗位培训大纲》要求进行编写的中医类别全科医师岗位培训规划教材。

本教材的对象是从事城市社区卫生服务工作的中医类别执业医师。针对社区卫生服务的特点和需求，教材内容涵盖了适合社区诊治的内、外、妇、儿、肛肠、骨伤、皮肤、眼耳鼻喉等各科常见病和多发病，以及相关的急诊与急救。重点在于指导临床的常见病和多发病的预防、鉴别诊断、诊断、治疗、转诊，以及养生保健、康复指导和健康教育，并介绍临床各科常用的基本检查、操作、治疗方法。本教材的特点是简明、实用、规范，突出中医辨证论治，发扬中医“验”、“便”、“安”、“廉”的特色和综合治疗优势。本教材符合特定对象、特定要求和特定限制的原则，着眼于提高社区中医全科医师的临床综合能力，适用中医全科医师岗位培训工作的需要。

全书共分八篇，第一篇内科，第二篇外科，第三篇妇科，第四篇儿科，第五篇眼科与耳鼻咽喉科，第六篇皮肤病与性病，第七篇传染病，第八篇急诊与急救。同时为了贴近临床实用，指导社区医师用药，书中方药后注明了常规剂量供参考，并附有常用方剂。

本教材由全国17所中医药院校的各科专家参加编写：内科由余小萍、李守朝、汪悦、庞德湘、唐红、王爱梅、贾立群和苏衍进编写；外科由周永坤、杨巍和张杰编写；妇科由罗颂平、崔晓萍编写；儿科由张君、王丽编写；眼科与耳鼻喉科由魏丽娟、刘树春编写；皮肤病与性病由孙治安编写；传染病由罗翌编写；急诊与急救由刘清泉编写。全书最后由余小萍、李守朝负责统编定稿。

由于本教材编写任务重、时间紧，难免会有疏漏、错误或不当之处，敬请各位同道不吝赐教，并请各位教材使用者及时反馈沟通，以利本书能在再版中加以持续改进。

编委会

2008年9月

目 录

第一篇 内 科

第一章 中医常见病证 …………………………………………………… (3)
第一节 感冒 …………………………………………………………… (3)
第二节 咳嗽 …………………………………………………………… (7)
第三节 哮证 …………………………………………………………… (12)
第四节 喘证 …………………………………………………………… (16)
第五节 心悸 …………………………………………………………… (21)
第六节 胸痹 …………………………………………………………… (26)
第七节 不寐 …………………………………………………………… (31)
第八节 呕吐 …………………………………………………………… (35)
第九节 胃痛 …………………………………………………………… (40)
第十节 胁痛 …………………………………………………………… (45)
第十一节 泄泻 ………………………………………………………… (49)
第十二节 便秘 ………………………………………………………… (54)
第十三节 淋证 ………………………………………………………… (58)
第十四节 水肿 ………………………………………………………… (62)
第十五节 痹证 ………………………………………………………… (68)
第十六节 眩晕 ………………………………………………………… (72)
第十七节 头痛 ………………………………………………………… (78)
第十八节 中风 ………………………………………………………… (84)
第十九节 消渴 ………………………………………………………… (91)
第二章 西医常见疾病 …………………………………………………… (96)
第一节 慢性支气管炎 ………………………………………………… (96)

第二节 肺炎 …… (98)
第三节 慢性胃炎 …… (100)
第四节 消化性溃疡 …… (102)
第五节 高血压 …… (104)
第六节 冠状动脉粥样硬化性心脏病 …… (107)
第七节 急性脑血管病 …… (109)
第八节 糖尿病 …… (117)
第九节 泌尿系感染 …… (119)
第十节 急性肾炎 …… (121)
第十一节 慢性肾炎 …… (123)
第三章 常见肿瘤 …… (125)
第一节 肿瘤概论 …… (125)
第二节 肺癌 …… (154)
第三节 原发性肝癌 …… (159)
第四节 胃癌 …… (165)
第五节 大肠癌 …… (170)
第六节 食管癌 …… (175)
第七节 胰腺癌 …… (180)
第八节 膀胱癌 …… (185)
第九节 恶性淋巴瘤 …… (190)

第二篇 外 科

第一章 疮疡 …… (201)
第一节 疖 …… (202)
第二节 发 …… (206)
第三节 痈 …… (210)
第四节 有头疽 …… (218)
第五节 丹毒 …… (222)
第六节 瘰疬 …… (225)
第七节 窦道 …… (228)

第八节　褥疮 ……………………………………………………………… (231)
第二章　常见乳房疾病 ……………………………………………………… **(235)**
第一节　常见乳房肿块 ……………………………………………………… (238)
第二节　乳房溢液 ………………………………………………………… (250)
第三节　乳痈 ……………………………………………………………… (256)
第三章　常见泌尿男科疾病 ……………………………………………… **(261)**
第一节　子痈 ……………………………………………………………… (264)
第二节　癃闭 ……………………………………………………………… (268)
第三节　慢性前列腺炎 ……………………………………………………… (273)
第四节　前列腺增生症 ……………………………………………………… (277)
第五节　尿石症 …………………………………………………………… (281)
第四章　常见肛肠疾病 ……………………………………………………… **(285)**
第一节　痔 ………………………………………………………………… (287)
第二节　肛裂 ……………………………………………………………… (293)
第三节　肛痈 ……………………………………………………………… (298)
第四节　肛漏 ……………………………………………………………… (304)
第五章　常见腹部外科疾病 ………………………………………………… **(309)**
第一节　肠痈 ……………………………………………………………… (309)
第二节　胆道感染及胆石病 ………………………………………………… (313)
第三节　肠梗阻 …………………………………………………………… (317)
第六章　常见骨伤科疾病 …………………………………………………… **(322)**
第一节　骨伤科疾病常用牵引方法及康复指导 ……………………………… (322)
第二节　皮肤挫裂伤 ………………………………………………………… (323)
第三节　软组织损伤 ………………………………………………………… (328)
肩关节周围炎 ……………………………………………………………… (328)
肱骨外上髁炎 ……………………………………………………………… (330)
桡骨茎突狭窄性腱鞘炎 ……………………………………………………… (332)
腱鞘囊肿 …………………………………………………………………… (334)
指屈肌腱腱鞘炎 …………………………………………………………… (336)
髌骨软骨软化症 …………………………………………………………… (338)
踝关节扭挫伤 ……………………………………………………………… (340)

跟痛症 …………………………………………………………………………（342）
第四节　颈腰椎疾病…………………………………………………………（344）
落枕 ……………………………………………………………………………（344）
颈椎病 ………………………………………………………………………（347）
腰部扭挫伤 ………………………………………………………………（351）
第三腰椎横突综合征……………………………………………………（354）
腰椎间盘突出症 …………………………………………………………（357）
腰椎椎管狭窄症 …………………………………………………………（361）
第五节　骨关节疾病…………………………………………………………（364）
骨性关节炎 ………………………………………………………………（364）
膝关节创伤性滑膜炎……………………………………………………（367）
膝关节半月板损伤………………………………………………………（370）
髋关节暂时性滑膜炎……………………………………………………（373）
股骨头无菌性坏死………………………………………………………（375）
第六节　骨质疏松症…………………………………………………………（378）
第七章　其他外科疾病……………………………………………………（382）
第一节　烧伤 …………………………………………………………………（382）
第二节　破伤风 ……………………………………………………………（387）
第八章　外科基本技术……………………………………………………（392）
第一节　无菌操作技术……………………………………………………（392）
第二节　换药 …………………………………………………………………（393）
第三节　常用中医外治疗法 ……………………………………………（394）
第四节　中医外科术后康复指导 ………………………………………（404）
第五节　外科常用消毒剂、消毒方法及注意事项……………………（406）
第六节　常用抗菌药物的使用原则 ……………………………………（409）

第三篇　妇　科

第一章　妇科概论…………………………………………………………（417）
第一节　女性解剖与生理特点 …………………………………………（417）
第二节　妇科疾病的诊法…………………………………………………（418）

第三节 妇科检查方法……………………………………………………………………(419)
第四节 妇科常用特殊检查 ………………………………………………………………(420)
第二章 常见月经病……………………………………………………………………(421)
第一节 月经不调……………………………………………………………………(422)
第二节 崩漏 ……………………………………………………………………(430)
第三节 闭经 ……………………………………………………………………(435)
第四节 痛经 ……………………………………………………………………(440)
第五节 月经前后诸证……………………………………………………………………(444)
第六节 绝经前后诸证……………………………………………………………………(451)
第三章 带下病 ……………………………………………………………………(455)
第四章 常见妊娠病……………………………………………………………………(461)
第一节 妊娠恶阻……………………………………………………………………(461)
第二节 胎漏、胎动不安 ………………………………………………………………(464)
第三节 异位妊娠……………………………………………………………………(468)
第四节 妊娠肿胀……………………………………………………………………(471)
第五节 胎水肿满……………………………………………………………………(474)
第五章 常见产后病 ……………………………………………………………………(476)
第一节 产后发热……………………………………………………………………(476)
第二节 产后恶露不绝……………………………………………………………………(480)
第三节 产后身痛……………………………………………………………………(484)
第四节 产后缺乳……………………………………………………………………(487)
第六章 常见妇科杂病……………………………………………………………………(491)
第一节 盆腔炎……………………………………………………………………(491)
第二节 子宫肌瘤……………………………………………………………………(499)
第三节 卵巢肿瘤 ……………………………………………………………………(502)

第四篇 儿 科

第一章 儿科概论……………………………………………………………………(509)
第一节 小儿年龄分期……………………………………………………………………(509)
第二节 小儿生长发育……………………………………………………………………(509)

第三节　小儿生理病理特点 …………………………………… (511)
第四节　儿科诊法概要 …………………………………… (512)
第五节　儿科治法概要 …………………………………… (517)
第二章　儿科常见疾病 …………………………………… (527)
第一节　感冒 …………………………………… (527)
第二节　咳嗽 …………………………………… (534)
第三节　小儿肺炎 …………………………………… (539)
第四节　反复呼吸道感染 …………………………………… (544)
第五节　口疮 …………………………………… (548)
第六节　鹅口疮 …………………………………… (551)
第七节　积滞 …………………………………… (553)
第八节　疳证 …………………………………… (557)
第九节　腹泻 …………………………………… (562)
第十节　腹痛 …………………………………… (569)
第十一节　水肿 …………………………………… (577)
第十二节　贫血 …………………………………… (583)
第十三节　佝偻病 …………………………………… (586)
第十四节　紫癜 …………………………………… (590)
第十五节　虫积 …………………………………… (595)
第十六节　麻疹 …………………………………… (599)
第十七节　幼儿急疹 …………………………………… (603)
第十八节　风疹 …………………………………… (606)
第十九节　猩红热 …………………………………… (608)
第二十节　水痘 …………………………………… (612)
第二十一节　流行性腮腺炎 …………………………………… (615)
第二十二节　手足口病 …………………………………… (619)

第五篇　眼科与耳鼻咽喉科

第一章　中医眼科概论 …………………………………… (625)
第一节　概述 …………………………………… (625)

第二节 眼与脏腑的生理关系 …………………………………………………… (625)
第三节 眼与经络的关系…………………………………………………………… (627)
第四节 眼科常用辨证方法 ……………………………………………………… (628)
第二章 眼科常用诊疗技术……………………………………………………… (632)
第一节 视力检查法………………………………………………………………… (632)
第二节 检眼镜的使用方法 ……………………………………………………… (633)
第三节 色觉检查法………………………………………………………………… (634)
第四节 眼部常用外治法…………………………………………………………… (634)
第五节 眼科常用针灸穴位及应用 ……………………………………………… (638)
第六节 眼部外伤的判断及处理 ………………………………………………… (641)
第三章 眼科常见疾病…………………………………………………………… (643)
第一节 暴风客热…………………………………………………………………… (643)
第二节 圆翳内障…………………………………………………………………… (646)
第三节 绿风内障…………………………………………………………………… (650)
第四节 络损暴盲…………………………………………………………………… (654)
第五节 络阻暴盲…………………………………………………………………… (657)
第六节 视瞻昏渺…………………………………………………………………… (662)
第七节 消渴目病…………………………………………………………………… (666)
第八节 近视 ………………………………………………………………………… (669)
第四章 中医耳鼻咽喉科概论 ………………………………………………… (674)
第一节 概述 ………………………………………………………………………… (674)
第二节 耳鼻咽喉与脏腑的关系 ………………………………………………… (674)
第三节 耳鼻咽喉与经络的关系 ………………………………………………… (676)
第五章 耳鼻咽喉常用诊疗技术 ……………………………………………… (679)
第一节 耳部常用检查……………………………………………………………… (679)
第二节 鼻部常用检查……………………………………………………………… (681)
第三节 咽喉部常用检查…………………………………………………………… (681)
第四节 耳鼻咽喉疾病的针灸推拿技术 ………………………………………… (682)
第五节 耳鼻咽喉科常用其他治疗技术 ………………………………………… (686)
第六章 耳鼻咽喉科常见疾病 ………………………………………………… (687)
第一节 耳疖 ………………………………………………………………………… (687)

第二节 耵耳 …… (688)
第三节 耳瘘 …… (689)
第四节 脓耳 …… (691)
第五节 耳鸣、耳聋 …… (692)
第六节 鼻窒 …… (697)
第七节 鼻衄 …… (700)
第八节 喉痹 …… (701)
第九节 喉喑 …… (706)

第六篇 皮肤病与性病

第一章 常见皮肤病 …… (715)
第一节 癣 …… (715)
第二节 湿疹 …… (720)
第三节 漆疮 …… (724)
第四节 瘾疹 …… (727)
第五节 痱子 …… (731)
第六节 日晒疮 …… (734)
第七节 冻疮 …… (736)
第八节 疥疮 …… (740)
第九节 蛇串疮 …… (742)
第十节 痤疮 …… (746)
第十一节 药毒 …… (749)
第十二节 白疕 …… (753)
第十三节 油风 …… (757)
第二章 常见性病 …… (761)
第一节 淋病 …… (761)
第二节 梅毒 …… (764)
第三节 尖锐湿疣 …… (768)
第四节 艾滋病 …… (771)
第五节 非淋菌性尿道炎 …… (774)

第六节 生殖器疱疹……（777）

第七篇 传染病

第一节 流行性感冒……（783）
第二节 病毒性肝炎……（789）
第三节 流行性脑脊髓膜炎……（799）
第四节 肺结核……（806）
第五节 流行性出血热……（813）
第六节 细菌性痢疾……（820）
第七节 霍乱……（826）
第八节 艾滋病……（832）
第九节 伤寒、副伤寒……（839）
第十节 严重急性呼吸综合征……（845）
第十一节 人感染高致病性禽流感……（851）

第八篇 急诊与急救

第一章 常见急诊病证……（859）
第一节 厥脱……（859）
第二节 昏迷……（864）
第三节 猝死……（867）
第四节 高热……（869）
第五节 中风……（872）
第六节 抽搐……（875）
第七节 真心痛……（878）
第八节 心衰……（883）
第九节 疫毒痢……（886）
第十节 急性脾心痛……（888）
第十一节 暴泻……（891）
第二章 急性中毒……（895）

第一节　中毒概论……………………………………………………（895）
第二节　急性有机磷中毒……………………………………………（903）
第三节　急性酒精中毒………………………………………………（905）
第四节　急性中药中毒………………………………………………（907）
第三章　创伤急救……………………………………………………（918）
第一节　周围血管损伤………………………………………………（918）
第二节　周围神经损伤………………………………………………（921）
第四章　急救基本知识………………………………………………（924）
第一节　常用急救技术………………………………………………（924）
第二节　现场心肺复苏术的操作方法　……………………………（937）
第三节　中医常用急救技术　………………………………………（942）
第四节　外伤搬运技术………………………………………………（944）

附录　常用方剂………………………………………………………（952）

第一篇 内 科

学习提要

本篇共分三章。第一章中医常见病证、第二章西医常见疾病、第三章常见肿瘤。全科医师应掌握社区常见中医病证的概念、病因病机、类证鉴别、鉴别诊断、辨证论治、针灸推拿等中医适宜技术在内科疾病中的应用、转诊原则、养生与康复、健康教育；熟悉社区常见病的诊断、鉴别诊断、转诊原则及基本用药；掌握常见肿瘤的临床特征及其发病征兆；了解肿瘤的发病趋势、分布规律及预后；了解肿瘤综合治疗的概念及各种治疗手段的特点；熟悉常见肿瘤影像学表现及肿瘤标志物的临床意义。掌握常见肿瘤的中医病因病机，中医肿瘤治则、手段以及常用抗肿瘤中药；熟悉常见肿瘤的证候表现、并发症、现代肿瘤治疗所致的常见不良反应和中西医治疗原则；掌握疾病终末期患者临终关怀的基本技能。

第一章

中医常见病证

第一节　感　冒

【概述】

感冒是感受触冒风邪或时行疫毒，引起肺卫功能失调，出现鼻塞、流涕、喷嚏、咳嗽、头痛、恶寒、发热、全身不适等主要临床表现的外感疾病。西医学中的普通感冒、流行性感冒，以及其他上呼吸道感染等表现为感冒特征者均可参照本节的内容辨证论治。

【病因病机】

感冒的发生主要是由于六淫之邪、时行疫毒等因素，侵袭肺卫，致使卫表不和，肺失宣肃而为病。

1. 外感六淫，时行疫毒　六淫、时行疫毒侵袭人体，客于肺卫而致病。六淫之中以风为主因，流动于四时之中，夹寒、夹热、夹湿、夹燥而为患。时行疫毒多因四时之令不正，天时疫气流行而成。

2. 劳逸失当，正气亏虚　起居失常、冷暖不匀、劳逸失当、体质虚弱致卫表不固，易于感邪，或感冒之后，迁延难愈，而成为虚体感冒。

【类证鉴别】

1. 感冒与风温　风热感冒与风温初起相似。风温病势急骤，寒战发热，甚则高热，汗出后热虽暂降，但脉数不静，身热旋即复起，咳嗽胸痛较剧，甚至神昏、谵妄、惊厥等传变入里的证候。而感冒发热多不高，甚或不发热，病势轻，病程短，多不传变，多能汗出脉静身凉，预后好。

2. 普通感冒与时行感冒 普通感冒病情轻，少有传变，无明显流行特点。时行感冒病情较重，发病急，全身症状显著，可以发生传变，具有广泛的传染性、流行性。

【鉴别诊断】

1. 感冒后伴有胸闷胸痛，心悸乏力，甚则心律不齐者，常见于病毒性心肌炎。
2. 高热不退，伴咳嗽胸痛、咯痰黄浊或铁锈色者，常见于肺炎。

【治疗】

1. 辨证要点

（1）辨风寒与风热

风寒：恶寒重，发热轻，鼻塞流清涕，咳嗽痰稀薄，咽不痛，苔薄白，脉浮紧。

风热：发热重，恶寒轻，鼻塞流浊涕，咳嗽痰黏稠，咽疼痛，苔薄黄，脉浮数。

（2）辨邪实与正虚

邪实：恶寒发热，头痛身疼，咳嗽喷嚏等肺卫症状较突出者，属邪实为主，正虚为次。

正虚：气短乏力，头昏，面色无华，脉细无力等症状较突出，而外感症状不显著者，属正虚为主，邪实为次。

2. 治疗原则 感冒的治疗应因势利导，遵《素问·阴阳应象大论》“其在皮者，汗而发之”之旨，采用解表达邪、宣通肺气的基本治疗原则。

3. 证治分类

（1）风寒束表证

证候：恶寒发热，无汗，头痛身疼，鼻塞流清涕，喷嚏。舌淡，苔薄白，脉浮紧。

治法：辛温解表，宣肺散寒。

方药：荆防败毒散加减。

荆芥 9g 防风 9g 羌活 9g 独活 9g 柴胡 9g 前胡 9g 川芎 9g 枳壳 9g 茯苓 9g 桔梗 9g 生甘草 3g

常用中成药：川芎茶调散。

(2) 风热犯表证

证候：发热恶风，头胀痛，鼻塞流浊涕，咽红肿痛，咳嗽。舌边尖红，苔白或微黄，脉浮数。

治法：辛凉解表，宣肺清热。

方药：银翘散加减。

金银花 15g 连翘 15g 豆豉 6g 牛蒡子 9g 薄荷（后下）6g 荆芥穗 9g 桔梗 6g 生甘草 3g 竹叶 6g 芦根 15g

常用中成药：感冒退热冲剂。

(3) 暑湿袭表证

证候：发热，汗出不解，鼻塞流浊涕，头昏胀痛，身重倦怠，心烦口渴，胸闷欲呕。苔黄腻，脉濡数。

治法：清暑祛湿解表。

方药：新加香薷饮加减。

香薷 6g 鲜扁豆花 9g 厚朴 6g 银花 9g 连翘 9g

常用中成药：藿香正气软胶囊。

(4) 气虚感冒

证候：反复感冒，恶寒较甚，发热，无汗或自汗，身楚倦怠，咳嗽，咯痰无力。舌淡，苔白，脉浮无力。

治法：益气解表。

方药：参苏饮加减。

党参 9g 苏叶 9g 葛根 9g 制半夏 9g 前胡 9g 茯苓 9g 枳壳 6g 桔梗 6g 木香 6g 陈皮 6g 生姜 3 片 大枣 9g

常用中成药：玉屏风散冲剂。

(5) 阴虚感冒

证候：身热，微恶风寒，少汗，头昏，心烦口干，干咳痰少。舌红，苔少，脉细数。

治法：滋阴解表。

方药：加减葳蕤汤加减。

生葳蕤（玉竹）9g 白薇 3g 葱白 6g 桔梗 6g 豆豉 9g 薄荷（后下）3g 炙甘草 3g 大枣 6g

4. 其他疗法

（1）验方

①豆豉 6g，白芷 9g，生甘草 3g，生姜 3 片，葱白 3 根，红枣 3 枚，水 2 碗，煎服。此方发散风寒，解毒止痛。用于风寒束表证，能发汗最佳，无汗可再服。

②蒲公英 15g，羌活 9g，大青叶 15g，水煎服。此方可用于风热表证，汗出热退。

（2）刮痧：将边缘光滑的小瓷碗、小汤匙或硬币洗净，蘸盐水（风热感冒）或姜汁（风寒感冒），在前额、太阳穴、脊柱两侧、肘窝、腘窝等处，沿同一方向轻轻向下或向内、向外反复刮动，至出现紫红斑点或斑块为度，一般持续约 20 分钟。具发汗解表，退热止痛，辟秽祛浊之功。危重患者及局部皮肤溃疡、损伤者不宜。

（3）涂擦法：取鲜薄荷叶适量，将其揉成团，在迎香、合谷穴各擦 1～2 分钟，每日 4 次，三日为一疗程。适用于感冒鼻塞者。

【转诊原则】

高热动风、邪陷心包、合并或并发其他疾病等，经治疗症状未控制或反加重者。

【养生与康复】

1. 银花豆豉粥：银花 9g，豆豉 9g，桑叶 9g，水煎去渣，加入粳米 60g，白糖适量，煮粥食。可用于暑湿夹杂者。

2. 易患感冒者，可坚持每天按摩迎香穴，用手掌揉搓颈后风池、风府穴，皆可预防感冒。

【健康教育】

1. 生活上应慎起居，适寒温，在冬春季节尤当注意防寒保暖，盛夏亦不可贪凉露宿。

2. 感冒时要注意休息，保暖，多饮水，宜食清淡，忌服补品。平时应注意锻炼，增强体质，以御外邪。

3. 如时邪毒胜，流行广泛，可用贯众、板蓝根、生甘草煎服。此外，在流行季节，须积极预防，少去人口密集的公共场所，防止交叉感染；室内可用食醋熏蒸，作空气消毒，以预防感染。

第二节 咳 嗽

【概述】

咳嗽是肺系疾病的主要症状之一，六淫外邪犯肺，或脏腑功能失调，肺气失于宣肃，均可出现咳嗽。西医学中的上呼吸道感染、急慢性支气管炎、肺炎、支气管扩张等以咳嗽为主要表现者可参照本节内容辨证论治。

【病因病机】

外邪内侵，或脏腑功能失调，邪犯于肺，肺失宣降，肺气上逆而致咳嗽。主要病位在肺，但当心、肝、脾、肾等其他脏腑病变累及于肺时，也会引起咳嗽，故陈修园称“咳嗽不止于肺，而亦不离乎肺”。

1. 外感犯肺 外感六淫，由口鼻皮毛而入，侵袭肺系，肺失宣肃，上逆而咳。

2. 痰浊阻肺 饮食不节，或脾虚失运，痰湿内生，上蕴于肺，肺气不宣，咳嗽痰多。

3. 气火逆肺 情志不遂，肝失调达，气郁化火，木火刑金，循经上逆，咳嗽胁胀。

4. 肺虚气逆 久病迁延，耗伤气阴，虚火、寒痰内生，肃降无权，咳嗽声低气短。

【类证鉴别】

1. 咳嗽与喘证、哮证 三者均为肺气上逆之病证。哮证和喘证可兼有咳嗽，常有过敏史、家族史。喘以呼吸迫促，张口抬肩，摇身撷肚，不能平卧为主；哮以痰气交阻，气道壅塞，呼吸不利，喉间痰鸣气吼，反复发作为主。

2. 咳嗽与肺痨 两者均有咳嗽症状。肺痨为感染“瘵虫”所致，有传染性，除咳嗽外，以咯血、胸痛、盗汗、消瘦为主要症状。胸部 X 线检查、实验室检查可以确诊。

【鉴别诊断】

咳嗽既是独立的病证，又是肺系多种疾病的一个症状，也是人体祛邪外达的一种表现，在治疗时不能单纯见咳止咳，应按照不同病因分别处理。

病程短的咳嗽，多因外感而诱发，常见于急性支气管炎、上呼吸道感染、肺炎、花粉等异物过敏、慢性支气管炎急性发作等疾病。

慢性咳嗽者，常可反复迁延发作，多见于慢性支气管炎、慢性咽炎。

咳嗽见痰血、胸痛者，见于支气管扩张、肺结核、肺癌等疾病。

因此，对于咳嗽患者，临证可结合病史、体检及胸部X线、血液常规、血沉、生化、痰液等相关检查，必要时建议行胸部CT、支气管镜、过敏源等检测，或转入上级医院做进一步检查以明确诊断，防止耽误病情。

【治疗】

1. 辨证要点

（1）辨外感与内伤

外感咳嗽：发病急，病程短，常伴有外感症状，多属实证。

内伤咳嗽：病情缓，病程长，常伴脏腑功能失调症状，多属邪实正虚。

（2）辨咳嗽的特点：干咳多见于风燥、阴虚等咳嗽；咳嗽有痰多见于痰湿等咳嗽；咳嗽声低气怯属虚，声洪亮属实；声重见于风寒，声浊见于风热。

（3）辨痰的性质：包括痰的色、质、量、味。

色白，质稀，量多，无味，多属风、寒、湿。

色黄，质黏，量少，有味，多属风热、风燥、阴虚。

2. 治疗原则 外感咳嗽在治疗上多采用宣通肺气、疏散外邪的方法，因势利导，不可早用收涩之剂，以免闭门留寇；内伤咳嗽须从调护正气着手，除治肺外，还应注意治脾、治肝、治肾等整体治疗。此外，还需根据不同症状和体征，以及疾病发展的不同阶段辨证施治。

3. 证治分类

（1）外感咳嗽

①风寒证

证候：咳痰稀薄色白，常伴鼻塞、恶寒、发热。舌苔薄白，脉浮紧。

治法：疏风散寒，宣肺止咳。

方药：三拗汤或止嗽散加减。

生麻黄6g　杏仁9g　生甘草6g　荆芥9g　桔梗9g　紫菀12g　百部9g　白前9g　陈皮9g　甘草3g

常用中成药：镇咳宁糖浆、通宣理肺片。

②风热证

证候：咳痰黏稠色黄或黄白，常伴咽痛、涕黄、发热。苔薄白或薄黄，脉浮数。

治法：疏风清热，肃肺化痰。

方药：桑菊饮加减。

桑叶 9g　菊花 9g　连翘 9g　薄荷（后下）5g　杏仁 9g　桔梗 6g　芦根 15g　生甘草 9g

常用中成药：银翘解毒片、急支糖浆。

③风燥证

证候：干咳少痰，或痰中带血丝，常伴喉间作痒，口干鼻燥。苔薄少津，脉浮数。

治法：疏风清肺，润燥止咳。

方药：桑杏汤加减。

桑叶 9g　杏仁 9g　南沙参 12g　象贝 9g　栀子 9g　豆豉 9g　梨皮 1 只

常用中成药：蜜炼川贝枇杷膏。

（2）内伤咳嗽

①痰湿阻肺证

证候：反复咳嗽，痰多色白，胸脘作闷，食少便溏。舌苔白腻，脉滑。

治法：燥湿健脾，化痰止咳。

方药：二陈汤加减。

陈皮 9g　半夏 9g　茯苓 9g　甘草 6g　细辛 3g　紫菀 9g

常用中成药：半夏露、桂龙咳喘宁胶囊，病情平稳后可常服六君子丸。

②痰热壅肺证

证候：咳嗽气粗，痰黄黏稠，胸闷口干，大便秘结。舌苔黄腻，脉滑数。

治法：清热化痰肃肺。

方药：清金化痰汤加减。

黄芩 9g　栀子 9g　桔梗 6g　麦冬 12g　桑白皮 12g　贝母 9g　知母 9g　瓜蒌仁 9g　陈皮 9g　茯苓 9g　甘草 9g

常用中成药：二母宁嗽丸。

③肝火犯肺证

证候：咳嗽阵作，面红目赤，胸胁胀痛，性急易怒。舌红，苔薄黄，脉弦数。

治法：清肺平肝，顺气降火。

方药：黛蛤散合泻白散加减。

青黛粉（包煎）1.5g　蛤壳粉（包煎）15g　桑白皮9g　地骨皮9g　栀子9g　丹皮9g

常用中成药：清肺抑火丸、贝羚胶囊。

④肺阴亏耗证

证候：干咳少痰，痰中夹血，夜寐盗汗，消瘦乏力。舌红少苔，脉细数。

治法：滋阴润肺，止咳化痰。

方药：沙参麦冬汤加减。

沙参9g　麦门冬9g　桑叶9g　玉竹9g　天花粉9g　枇杷叶（包煎）9g　百部9g　甘草3g

常用中成药：养阴清肺丸、百合固金丸。

⑤肺气虚弱证

证候：病久咳声低微，咳痰清稀色白，或伴气喘，乏力，自汗畏寒。舌淡苔白，脉弱。

治法：补肺益气，止咳化痰。

方药：甘草干姜汤合补肺汤加减。

甘草9g　干姜9g　党参15g　肉桂（后下）3g　半夏9g　陈皮9g　木香9g　钟乳石15g

常用中成药：固本咳喘丸、百令胶囊。自汗畏寒易感冒者，可选用玉屏风颗粒。

4. 其他疗法

（1）验方：党参60g，冬虫夏草30g，五味子15g，蛤蚧1对，共为细末，每次9g。适用于气虚咳嗽。

（2）药茶：①银花9g，胖大海3枚，用沸水冲泡15分钟，代茶饮。治疗风热咳嗽。②菊花10g，白茅根30g，绿茶10g，水煎后代茶饮。治疗肝火犯肺咳嗽。

（3）针灸

风寒：太渊、列缺、中府、肺俞、偏历穴，用毫针，行泻法，留针30分钟，每日1次。另可拔罐：肺俞、风门、膏肓穴。用闪火法，留罐10～15分钟，每日1次。

风热：太渊、尺泽、鱼际、中府、肺俞、合谷穴，行泻法，留针30分钟，每日1次。

燥邪：鱼际、尺泽、太溪、照海、肺俞穴，用毫针，行泻法，留针30分钟，每日1次。

痰湿：肺俞、脾俞、丰隆、足三里穴，用毫针，行平补平泻法，留针30分钟，隔日1次。或可针灸并用。

痰热：尺泽、丰隆、膻中、曲池穴，用毫针，行泻法，留针30分钟，隔日1次。

肝火：列缺、太冲、天突穴，用毫针，行泻法，留针30分钟，每日1次。

阴虚：太渊、太溪、定喘穴，用毫针，行平补平泻法，留针30分钟，隔日1次。

肺虚：肺俞、脾俞、肾俞、足三里、阴陵泉穴，艾柱灸，每穴3壮，隔日1次。

（4）推拿：患者取坐位，用手掌横擦患者前胸部，往返3次；一指禅推肺经太渊至尺泽穴段；掐按列缺，拿合谷，最后按揉天突、中府、膻中、丰隆。

（5）穴位敷贴：取温阳散寒药物敷贴于背腧穴，此法适用于虚寒证患者。

【转诊原则】

1. 诊断不明者，需进一步到上级医院行CT、增强CT、纤维支气管镜等检查。

2. 有不明原因发热，长期吸烟伴明显消瘦者。

3. 常规治疗无效或病情加重者。

【养生与康复】

1. 食疗

（1）生梨1只，去核，加冰糖适量，隔水蒸15分钟，代点心食用，每日1次，适用于风燥咳嗽。

（2）鲜萝卜1个，蜂蜜30g，水煎服，适用于风寒咳嗽。

（3）生梨1只，去核，百合30g，川贝母9g，加冰糖适量，炖汤服食，适用于阴虚咳嗽。

（4）白果5～7粒，用猪肉蒸食3～5次，治疗久咳不愈。

2. 缓解期应坚持补虚固本以防发作；反复发作时应规范用药，不可滥用抗生素、激素等药物，以免加重病情。

【健康教育】

1. 注意气候变化，防寒保暖；避免吸入花粉、烟尘等，以防过敏；戒烟。

2. 注意参加适当的体育锻炼，增强体质，提高机体抗病能力。

3. 外感咳嗽伴有发热时要注意休息，多饮水，饮食宜清淡。

4. 内伤咳嗽反复迁延时，要注意饮食起居的调护。

第三节 哮 证

【概述】

哮证是一种发作性的痰鸣气喘疾患，以反复发作的喉中哮鸣有声、呼吸气促困难，甚则喘息不能平卧为主要表现。西医学中的支气管哮喘、喘息型支气管炎及嗜酸性粒细胞增多症等以哮喘为主时均可参照本节的辨证论治。

【病因病机】

哮证的发生，以痰为主因，每因外感、饮食、情志、劳倦等引动而触发，以致痰壅气道，肺气宣降失常。而肺脾肾虚损，功能失常，气不化津，痰饮内生是哮病反复发作的“夙根”。

1. 外邪侵袭 外感风寒或风热之邪失于表散，邪蕴于肺；或吸入烟尘、花粉、动物毛发等导致肺气宣降失常，痰阻气逆，而发为哮证。

2. 饮食不节 恣食酸咸甘肥、生冷海腥之物，损伤脾胃，脾失健运，积湿成痰，上干于肺而发为哮证。

3. 情志失畅 愤怒忧思不断，气机郁滞，肝失调达，气逆上冲于肺，引动伏痰，而发为哮证。

4. 体虚病后 素体本虚，肾气不足，或病后体弱，肺气受损，气不化津，痰饮内生；或耗伤肺阴，阴虚火旺，热蒸液聚，痰热伏肺致发哮证。

【类证鉴别】

哮证与喘证 喘证以气息喘急迫促为主要表现，喘不必兼哮，多并发于多种急慢性疾病过程中。而哮证是一个独立的疾病，除了气息喘促外，以发作时喉中有哮鸣声为其特点。“喘以气息言，哮以声响言”，二者以此为辨。

【鉴别诊断】

1. 骤然发生的吸气性喘鸣音伴呼吸困难，尤其在进食时说话或大笑后，应高度提示存在异物误吸入上呼吸道。

2. 哮鸣伴有慢性肺部疾患者，应考虑原发病急性加重。

3. 哮鸣伴大量粉红色泡沫样痰者，常见于肺水肿。

【治疗】

1. 辨证要点

(1) 辨发作期与缓解期

发作期：起病较急，哮喘气促，喉中痰鸣有声。

缓解期：病延日久，痰鸣已改善或消失，以气短息促、体质亏虚为主要症状。

(2) 辨冷哮与热哮

冷哮：因寒饮伏肺，遇感触发，形寒怕冷，呼吸气促，喉中哮鸣，痰白清稀多泡沫。

热哮：因痰热蕴肺，遇感诱发，身热面赤，气粗息涌，痰鸣如吼，痰黄稠厚，咯吐不利。

(3) 辨肺脾肾虚

肺虚：自汗畏风，少气乏力。

脾虚：食少便溏，痰多。

肾虚：腰酸耳鸣，短气，动则喘甚。

2. 治疗原则

(1) 发则治标，宣肺豁痰：痰浊为本病之宿根，故发时以宣肺豁痰为重点，并根据证候之寒热属性，或宣肺散寒，或宣肺清热。

(2) 平时治本，分补肺脾肾：缓解期以正虚为主，审阴阳之偏。阳虚者予以温补，阴虚者予以滋养，并区别肺脾肾之轻重主次，分别采用补肺、健脾、益肾等法。

3. 证治分类

(1) 发作期

①冷哮

证候：喉中哮鸣有声，胸膈满闷，咳痰稀白，形寒怕冷，面色青晦，口不渴，或渴喜热饮，或有恶寒、发热、身痛。舌淡，苔白滑，脉浮紧。

治法：温肺散寒，化痰平喘。

方药：射干麻黄汤加减。

射干9g　麻黄9g　细辛3g　制半夏9g　紫菀9g　款冬花9g　五味子3g　大枣3枚　生姜9g

常用中成药：小青龙口服液。

②热哮

证候：喉中哮鸣如吼，气粗息涌，胸膈烦闷，呛咳阵作，痰黄黏稠，面红，伴有发热，心烦口渴。舌红，苔黄腻，脉滑数或弦滑。

治法：清热宣肺，化痰定喘。

方药：定喘汤加减。

白果 9g　麻黄 6g　杏仁 9g　制半夏 9g　款冬花 9g　苏子 9g　桑白皮 15g　黄芩 9g　生甘草 3g

常用中成药：礞石滚痰丸。

（2）缓解期

①肺气亏虚证

证候：平素自汗，怕风，常易感冒，每因天气变化而诱发，发前喷嚏频作，鼻塞流清涕。舌淡，苔薄白，脉细弱。

治法：补肺固卫。

方药：玉屏风散加减。

黄芪 15g　白术 15g　防风 9g

常用中成药：玉屏风散冲剂。

②脾气亏虚证

证候：平素痰多，倦怠无力，食少便溏，每因饮食不当而诱发，面色萎黄。舌淡，苔薄腻或白滑，脉细缓。

治法：健脾化痰。

方药：六君子汤加减。

党参 9g　白术 9g　茯苓 9g　炙甘草 6g　陈皮 6g　制半夏 9g　大枣 3 枚　生姜 9g

常用中成药：六君子丸。

③肾气亏虚证

证候：平素气息短促，动则尤甚，脑转耳鸣，腰酸腿软，不耐劳累；或畏寒，肢冷，形寒，面色苍白，舌胖嫩，苔淡白，脉沉细；或颧红，烦热，汗出黏手，舌红，少苔，脉细数。

治法：补肾摄纳。

方药：金匮肾气丸或七味都气丸加减。

炮附子（先煎）9g　肉桂 6g　熟地 12g　山茱萸 12g　山药 12g　茯苓 9g　泽泻

9g　丹皮 9g

熟地 12g　山茱萸 12g　山药 12g　茯苓 9g　泽泻 9g　丹皮 9g　五味子 6g

常用中成药：青少年可选用紫河车胶囊，肾阳虚者可选用金匮肾气丸，肾阴虚者可选用六味地黄丸。

4. 其他疗法

（1）验方：杏仁、胡桃仁各 120g，研成细末，炼蜜为丸，每丸重 3g，每服 3g，姜汤送下。可用于缓解期，发作期也有一定的效果。

（2）针灸：取穴肺俞、天突、尺泽、风门，用毫针，行泻法，留针 30 分钟，一日 1 次，适用于冷哮患者；取穴大椎、膻中、合谷、孔最，用毫针，行泻法，留针 20 分钟，每日 1 次，适用于热哮患者。

（3）穴位敷贴：白芥子 20g，延胡索 20g，细辛 12g，甘遂 12g，冰片 1g，共研细末，以生姜汁调为膏状。在夏季三伏天贴于背部肺俞（双）、膏肓（双）、百劳（双），外盖纱布，胶布固定，每日 1 换，每次 2 小时，3 日为一疗程。连续 3 年。本法安全可靠，简便效佳，对哮喘缓解期的各型均适宜。

【转诊原则】

如果症状发作严重，出现呼吸困难、大汗淋漓、口唇紫绀、持续不解时，应及时去上级医院治疗，以免延误治疗时机。

【养生与康复】

茯苓大枣粥：茯苓（粉）80g，红枣 10 枚，粳米 150g。将红枣、粳米洗净，加入茯苓粉，同煮成粥，适量加调料，常服。具有健脾化痰，扶正止哮功能。适用于脾虚者。

【健康教育】

1. 加强体育锻炼，增加体质。

2. 注意保暖，避免吸入花粉、尘螨、动物毛屑、油漆异味等，对某些食物过敏者要避免食用。

3. 哮喘发作与特应性体质有关，应让患者了解哮喘的治疗是一个长期过程，通过正规治疗完全可以有效控制其发作。

4. 良好适宜的生活环境：①室内不铺地毯，被褥经常晒，减少尘土、螨、真菌等致敏物，室内不养花草，不饲养动物；②哮喘患者对寒冷的敏感性很高，在气温骤变和换季时要特别注意保暖；③不吸烟，或避免被动吸烟（吸烟是哮喘久治不愈的原因之一）；④新装修的房间应待甲醛等有害物质挥发后才能入住；⑤有条件的家庭可建造无烟厨房，防止油烟刺激而诱发哮喘。

5. 嘱患者进食清淡易消化的食物，若已查明引起过敏的食物要避免食用，如果无法查明，就尽量避免食用易引起致敏的食物，如牛奶、蛋类、核果、腰果、鱼虾、豆类、花生、贝类等。

6. 患者及家属应学会自我监测病情变化：①患者应随身携带一些应急的平喘药物，最好是气雾剂（如 β_2受体激动剂），若出现哮喘先兆症状，可立即吸入气雾剂，并脱离致病环境；②如果出现睡眠不良、活动能力下降、支气管扩张剂治疗效果下降和需要量增加等信号时，及时就医。

第四节　喘　证

【概述】

喘证是以呼吸困难，甚至张口抬肩、鼻翼煽动、不能平卧等为主要临床表现的一类常见病证。严重者可发生喘脱（喘逆剧甚、鼻煽气促、端坐不能平卧、稍动则喘剧欲绝、心慌动悸、烦躁不安、面青唇紫、肢冷、汗出如珠）。西医学中的喘息型支气管炎、慢性阻塞性肺疾病、各型肺炎、心源性哮喘、重症肺结核、肺不张、矽肺、成人呼吸窘迫综合征，以及癔症等疾病出现以呼吸困难为主的，均可参照本节内容进行辨证论治。

【病因病机】

喘证的发生主要是由于外邪侵袭、饮食失节、情志失调和久病劳欲等因素，导致肺失宣降，引发肺气上逆而作喘；或肺不主气，肾失摄纳，少气不足以息而为喘。

1. 外邪侵袭　外邪侵入，或自口鼻入肺，或袭表犯肺，使肺气壅塞，宣降失常，因而气逆为喘。

2. 饮食不节　恣食肥甘，或饮食生冷，或酒食伤中，致脾失健运，蕴生痰浊，上干于肺，壅阻肺气，气机不利，升降失常，发为喘促。

3. 情致失调　忧郁伤肝，肝失调达，气失疏泄，肺气闭阻；或郁怒伤肝，肝气上逆乘肺，肺失肃降，升多降少，气逆而喘。

4. 久病劳欲　久病肺弱，咳伤肺气，或中气虚弱，肺气失于充养，肺之气阴不足则气失所主而发生喘促。

【类证鉴别】

1. 喘证与气短　气短亦即少气，呼吸微弱而喘促，或短气不足以息，似喘而无声，亦不抬肩，但卧为快。

2. 喘证与哮证　鉴别见哮证。

3. 喘证与肺胀　肺胀为多种慢性肺部疾病长期反复发作，迁延不愈导致肺体胀满，肺不敛降的一种病证，以胸部膨满、憋闷如塞、喘促、咳嗽、咯痰等为其临床特征，喘促仅是肺胀的一个症状。

【鉴别诊断】

引起喘息的原因很多，大多来自呼吸系统疾病，其他疾病亦可引起，不同疾病除可引起喘息外，亦有各自的临床表现及特点，其鉴别如下：

1. 喘息伴反复咳嗽、咳痰、胸闷等症，常见喘息性支气管炎、支气管哮喘、慢性阻塞性肺疾病。

2. 喘息伴高热、咳嗽、咳痰，常见于各型肺炎。

3. 喘息伴胸痛，常见于肺栓塞、矽肺。

4. 喘息伴咳粉红色泡沫样痰，常见于心源性哮喘。

5. 喘息伴潮热、盗汗，常见于重症肺结核。

应通过仔细询问病史，结合体格检查和必要的实验室检查，以明确喘息发生的原因。如胸片、肺功能等检查，可鉴别喘息性支气管炎、支气管哮喘、慢性阻塞性肺疾病。胸片、胸部 CT 及血常规、痰培养等检查可鉴别各型肺炎、肺结核、肺栓塞、矽肺等疾病。心电图、超声心动图等检查可与心源性哮喘作鉴别。

【治疗】

1. 辨证要点

（1）*辨虚实*

实喘：呼吸深长有余，呼出为快，气粗声高，伴有痰鸣咳嗽，脉数有力，病势多急。

虚喘：呼吸短促难续，深吸为快，气怯声低，少有痰鸣咳嗽，脉象沉细或浮大无力。病势徐缓，时轻时重，遇劳则甚。

（2）辨寒热

寒证：痰清稀如水或痰白有沫，面色青灰，口不渴或渴喜热饮，或四肢不温，小便清冷，或恶寒无汗，全身酸楚。舌质淡，苔白滑，脉象浮紧或弦迟。

热证：痰色黄、黏稠或色白而黏，咯吐不利，身热面赤，口渴饮冷，便干尿黄，或颧红唇赤，烦热，或发热微恶风，汗出。舌质红或干红，苔黄腻或黄燥，或少苔，脉象滑数或浮数或细数。

（3）辨病位

在肺：因外邪、痰浊、肝郁气逆等致邪壅肺气，宣降不利而喘者均属实。

在肺肾：久病劳欲，肺肾出纳失常而致喘者多属虚，或虚实夹杂。

2. 治疗原则

（1）治疗以虚实为纲，实喘治在肺，虚喘治在肺肾；实喘以祛邪利气为法，虚喘以培补摄纳为法。

（2）祛邪利气应区别寒、热、痰、气之不同而分别采用温宣、清肃、祛痰降气等法。培补摄纳应根据病因病机之不同，采用补肺、纳肾、温阳、益气、养阴、固脱等法。

（3）证属虚实夹杂，下虚上实者，需祛邪与扶正并举，分清主次，权衡标本，辨证选方用药。

3. 证治分类

（1）实喘

①风寒闭肺证

证候：以喘息，呼吸急促，胸部胀闷为主症；或兼有咳嗽，痰稀薄色白，头痛，鼻塞流涕，无汗，恶寒或伴发热，口不渴。舌苔薄白滑，脉浮紧。

治法：宣肺散寒。

方药：麻黄汤加减；若寒饮内伏，复感外寒引发者可用小青龙汤加减。

麻黄 9g　桂枝 9g　杏仁 9g　甘草 6g

麻黄 4.5g　桂枝 4.5g　甘草 3g　细辛 4.5g　白芍 6g　五味子 9g　半夏 9g

常用中成药：小青龙口服液、消咳喘糖浆。

②表寒里热证

证候：以咳逆上气，胸胀或痛，息粗，鼻煽为主症；可兼有咳痰不爽，质黏稠，形寒，身热，烦闷，身痛，有汗或无汗，口渴，溲黄，便干。舌质红，苔薄白或黄。

治法：宣肺泄热。

方药：麻杏石甘汤加减。

麻黄 9g　生石膏 30g　杏仁 9g　甘草 6g

常用中成药：清肺消炎丸。

③痰热壅肺证

证候：喘咳气涌，胸部胀痛，痰多黏稠色黄，或夹血色，伴胸中烦热，身热有汗，渴喜冷饮，面红，咽干，尿赤，便秘。舌红苔黄或黄腻，脉滑数。

治法：清热化痰。

方药：桑白皮汤加减。

桑白皮 15g　黄芩 9g　黄连 6g　栀子 9g　杏仁 10g　贝母 10g　半夏 10g　苏子 10g

常用中成药：贝羚胶囊。

④痰浊阻肺证

证候：喘而胸满闷窒，甚则胸盈仰息，咳嗽痰多黏腻色白，咯吐不利，兼有呕恶纳呆，口黏不渴。苔厚腻色白，脉滑。

治法：化痰降逆。

方药：二陈汤合三子养亲汤加减。

半夏 15g　茯苓 9g　陈皮 15g　甘草 6g　苏子 15g　白芥子 10g　莱菔子 12g

常用中成药：痰饮丸、猴枣散。

⑤肝气乘肺证

证候：每遇情志刺激而诱发，发时突然呼吸短促、息粗气憋、胸闷胸痛、咽中如窒，或失眠、心悸、平素常多忧思抑郁，不思饮食。苔薄，脉弦。

治法：行气降逆。

方药：五磨饮子加减。

沉香 6g　槟榔 10g　乌药 10g　木香 10g　枳实 10g

常用中成药：逍遥丸。

（2）虚喘

①肺气虚证

证候：喘促气短，咳声低弱，痰吐稀薄，自汗畏风，容易感冒。舌淡红，脉软弱。

治法：补肺益气。

方药：补肺汤合玉屏风散加减。

党参 15g　黄芪 15～30g　熟地 12g　五味子 9g　紫菀 9g　桑白皮 9g　白术 15g　防风 10g

常用中成药：玉屏风颗粒。

②肾气虚证

证候：喘促日久，气息短促，动则喘甚，或面青肢冷，或肢体浮肿，或面红烦躁。舌淡苔薄，脉弦细。

治法：补肾纳气。

方药：金匮肾气丸合参蛤散加减。

制附子 9g　熟地 15g　山茱萸 12g　山药 12g　茯苓 10g　泽泻 10g　丹皮 10g　桂枝 9g　人参 1g　蛤蚧 1g

以上为一次量，共研粉，每日 3 次。

常用中成药：金匮肾气丸。

4. 其他疗法

（1）验方：黄芪 40g，党参 30g，山药 30g，半夏 10g，白糖 10g，粳米 150g。先将黄芪、党参、半夏煎汁去渣代水，与山药、粳米同煮为粥，加入白糖，连服数月，治疗肺虚喘证。

（2）温灸：取穴肺俞、膏肓俞、脾俞、肾俞、足三里、膻中，在三伏天，用直接灸法或隔姜灸，艾柱如麦粒大，每穴 3～4 壮。灸的次序，先背部，后胸部，再四肢，治疗肺虚喘证。

（3）敷脐：将补骨脂研为细末，每次用 10g 以生姜汁调为膏状，敷于脐窝，用纱布与胶布固定。每日换药 1 次。此法适用于喘息型支气管炎缓解期属肾阳不足的患者。

【转诊原则】

1. 诊断不明，需进一步到上级医院行胸片、胸部 CT、肺功能、痰培养等检查者。

2. 如血压、脉搏等发生变化，有喘脱危象前驱症状者。

3. 常规治疗无效或病情加重者。

【养生与康复】

风寒闭肺者，可食用杏仁粥，止咳平喘，健脾养胃；痰热遏肺者，可食用贝母粥、杏仁饼、丝瓜花饮；肝气乘肺者，可选用柚子皮茶、橘络茶；肺气虚者，可选用参枣汤补益肺气；肾虚气喘者，可服用人参胡桃汤补气益肾，定喘止咳。

【健康教育】

1. 起居有常，并注意四时气候变化，防寒保暖，避免烟尘异味及过敏原等诱发因素刺激和外邪侵袭。

2. 饮食有节，宜食清淡、富营养、易消化的食物，忌肥甘厚味和烟酒，以免邪从内生。

3. 调畅情志，保持情绪稳定和乐观，防止郁、怒、忧等七情内伤。

4. 加强体育锻炼，提高御寒和抗病能力，如适当打太极拳，做气功、散步、呼吸操等。

5. 患者若为慢性缺氧状态，应予家庭氧疗（予低流量医用氧气，每日吸氧15小时以上）。

第五节　心　悸

【概述】

心悸是指患者自觉心中悸动，惊惕不安，甚至不能自主的一种病证。按病情轻重，临床又有惊悸、怔忡之分。西医学中各种器质性心血管病变，如冠状动脉粥样硬化性心脏病、原发性心肌病、风湿性心脏病、先天性心脏病、病毒性心肌炎、肺源性心脏病、高血压性心脏病，各种原因引起心脏搏动增强，心率、心律或心脏传导方面的异常变化，如以心悸为主要表现时，均可参照本节内容辨证论治。

【病因病机】

心悸的发生主要由于体虚久病，情志刺激和感受外邪，导致心神失养、心神被扰或心脉闭阻所致。心悸病位在心，但与肝、脾、肾三脏功能失调密切相关。心悸的病机虚实有别。虚者为气血阴阳不足，心失所养引起。实者或为痰火扰心；或为惊恐之后日久，心失所主；或为外邪内传扰心，痹阻心脉引起。

1. 体虚久病，心失所养 临床常见的有气血不足，心失所养；肾阴不足，水不济火，虚火扰心；阳气虚弱，不能温养心脉而发为心悸。

2. 情志刺激，损伤心脾 忧思过度，劳伤心脾，阴血暗耗，心失所养；或心脾气机郁结，气结津聚为痰，痰郁化火，上扰于心；或心虚胆怯之人，卒受惊恐，心气紊乱而发为心悸。

3. 感受外邪，损伤心脉 感受温热之邪或时行病毒，病邪内传扰心，心失所养；或风寒湿邪由表传里，内犯于心，痹阻心脉而发为心悸。

【类证鉴别】

1. 心悸与奔豚 二者都可有心悸易惊，烦躁不安的症状。但奔豚的临床特点是发作性下腹气上冲胸，直达咽喉部，同时还可伴有胸闷、头晕、目眩等症状。奔豚乃源于小腹的肾脏寒气或肝脏气火上下冲逆所致。心悸虽也有胸闷、头晕乏力等症状，但其心悸主要发自于心本身。

2. 心悸与卑碟 二者虽都有心悸心慌的表现，但卑碟为一种以神志异常为主的病证，症见痞塞不欲食、心中常有所歉，或依门后见人则惊避、似矢志状；一般无促、结、代、疾、迟等脉象变化。

3. 心悸与真心痛 二者都常有自觉心中悸动，惊惕不安，不能自主的表现。真心痛以心前区或胸后疼痛剧烈为主症，虽然常伴有心悸，但同时可见汗出肢冷、面色苍白、唇甲青紫、手足青冷等心阳暴脱的症状。心悸虽常伴有胸闷的症状，但一般不痛。

【鉴别诊断】

中医所谓的心悸指的是自觉心中跳动，心慌不安，相当于西医的心律失常。引起心律失常的病因很多，常见于：

1. 各种器质性或功能性心血管疾病，如：冠状动脉粥样硬化性心脏病、风湿性心脏病、病毒性心肌炎、先天性心脏病、心肌病、高血压性心脏病、肺源性心脏病、心脏神经官能症等。

2. 心外因素，如运动、甲状腺功能亢进或减退、电解质紊乱、药物不良反应等。

【治疗】

1. 辨证要点

（1）辨病机的虚实

实证：起病较急或突然加重，发病时间相对较短，或发作时间短，或偶发，由饮食、情志或外邪等因素而引发。多因痰火扰心，惊恐日久，心失所主；或外邪内传扰心，痹阻心脉所致。

虚证：起病缓慢，发病时间较长，或发作持续时间较长，或经常发病，往往在五脏虚损基础上逐渐产生或因外来因素诱发加重者。多因气血阴阳不足导致心失所养。

（2）辨惊悸与怔忡

惊悸：发病多与情绪波动，精神受刺激有关，心悸多呈阵发性，时作时至，病来虽速，但病势较轻浅，全身情况较好。

怔忡：多由心脏较严重损害所致，心悸常持续存在，或稍劳即发作，病势较重，全身情况较差。

（3）辨别脉象变化：心悸患者的脉象较为复杂，可见数脉、促脉、疾脉、结脉、代脉、迟脉、涩脉、弱脉、滑脉、浮脉等。

脉细数者，为心阴血不足之证；兼滑者，为夹痰之兆；脉迟者，多由心肾阳虚，无力鼓动心脉所致；其脉参差不齐者，常为气血两亏，阴阳俱虚之候；若见浮脉，综合临床当虑及六淫之邪侵及心脏。

（4）辨证结合临床辅助检查：心悸患者无论虚实均宜做心电图及24小时动态心电图检查。新病之年轻患者可行心肌抗体、病毒分离等检查以排除心肌炎，同时可了解外邪情况。病久者，则应行胸部X线片、超声心动图、抗“O”等以排除慢性器质性心脏损害。其他如心肌酶谱等，对了解新近急性心肌损害是极为重要的指标，可助辨别病势深浅和活动与否。

2. 治疗原则

（1）治疗大法：虚证分别予以补气，养血，滋阴，温阳；实证予以清热化痰，解表祛邪，活血化瘀。

（2）分清痰、火、饮、瘀。当合并邪实者，有痰者化痰，有火者分清虚实或清或降，有饮者涤饮，有瘀者活血化瘀。

（3）心悸的特点是心神不宁，故用药时无论虚实，均可酌情加用宁心安神药物。

3. 证治分类

（1）心虚胆怯证

证候：心悸，善惊易恐，坐卧不安，少寐多梦。舌苔薄白，脉数或虚弦。

治法：镇静定志，养心安神。

方药：安神定志丸加味。

茯苓 15g　茯神 15g　远志 9g　人参 15g　石菖蒲 15g　龙齿 15g　琥珀 6g　磁石 30g

（2）气血不足证

证候：心悸，劳累后易发，休息后减轻，气短，自汗，神倦，头晕，面色无华。舌质淡红，脉细弱。

治法：补气益血，养心安神。

方药：归脾汤加减。

党参 15g　黄芪 1g　白术 15g　茯神 15g　酸枣仁 9g　龙眼 15g　炙甘草 9g　当归 15g　远志 9g　生姜 6g　大枣 15g

常用中成药：归脾丸。

（3）阴虚火旺证

证候：心悸，思虑劳心尤甚，心烦少寐，头晕目眩，手足心热，腰膝酸软，耳鸣。舌质红，少苔或无苔，脉细数。

治法：滋阴降火，养心安神。

方药：天王补心丹或朱砂安神丸加减。

党参 15g　玄参 15g　丹参 15g　茯苓 15g　五味子 9g　远志 9g　桔梗 9g　当归 15g　麦冬 15g　柏子仁 15g　酸枣仁 9g　生地 15g

常用中成药：天王补心丹。

（4）心阳虚弱证

证候：心悸，动则喘促难卧，面色苍白，形寒肢冷。舌质淡或淡紫，苔白，脉沉细无力或沉细而数。

治法：温阳益气，宁心安神。

方药：桂甘龙牡汤合参附汤加减。

桂枝 15g　龙骨 15g　牡蛎 15g　炙甘草 6g　人参 15g　附子（先煎）9g　生姜 9g

大枣 15

(5) 痰火扰心证

证候：心悸时发时止，受惊易作，胸闷，痰多稠黏，头昏，烦躁，失眠，口干而苦。舌偏红，苔黄腻，脉弦滑数。

治法：清热化痰，镇心安神。

方药：黄连温胆汤加减。

半夏 15g 陈皮 15g 茯苓 15g 甘草 9g 枳实 15g 竹茹 15g 黄连 6g 大枣 15g

(6) 风热扰心证

证候：心悸，胸闷，左胸部或胸骨后隐痛，身热，或微恶风寒，咽痛，四肢肌肉酸痛，乏力，心烦，或咳嗽咳痰。舌偏红，苔薄白或薄黄，脉浮数。

治法：疏风清热，通络宁心。

方药：银翘散加减。

金银花 15g 连翘 15g 牛蒡子 15g 薄荷 3g 荆芥 9g 桔梗 9g 甘草 6g 竹叶 15g 芦根 15g

常用中成药：银翘片。

(7) 心血瘀阻证

证候：心悸，胸闷不舒，心痛时作，面唇紫暗，舌质紫暗或有瘀斑，脉涩或结代。

治法：活血化瘀，理气通络。

方药：桃仁红花煎加减。

丹参 15g 赤芍 15g 桃仁 15g 红花 9g 制香附 15g 延胡索 15g 青皮 9g 当归 15g 川芎 15g 生地 15g

常用中成药：通心络胶囊。

4. 其他疗法

(1) 针灸：治以益气宁神，定悸镇惊。取手少阴、厥阴经穴、俞募穴为主。取穴郄门、神门、心俞、巨阙。心血不足加膈俞、脾俞、足三里；痰火内动加尺泽、内关、丰隆；水饮内停加脾俞、胃俞、三焦俞。

(2) 推拿：治以益气安神，定悸镇惊。取穴郄门、心俞、厥阴俞、神门、内关。

【转诊原则】

1. 对不明原因的心悸，社区医院不能明确诊断的当转上一级医院做进一步检查，以明确诊断。

2. 经常规处理心悸仍无缓解者。

3. 心悸持续存在，或稍劳即发作，病势较重，全身情况较差者。

【养生与康复】

丹参酒：将丹参45g研粗末，泡入高粱酒500ml中浸泡，1周后即可食用。

【健康教育】

1. 保持心情愉快，性格开朗，劳逸结合。

2. 饮食起居有节，不可过度劳累或过食肥甘厚味及烟酒等刺激性食物。若伴有水肿者，当限制水和盐的摄入量。

3. 一般心悸患者宜适当参加运动，有利于调畅气机，怡神养心。但久病心阳虚弱者以休息为主，避免过劳以耗损心气。

第六节　胸　痹

【概述】

胸痹是指胸部闷痛，甚则胸痛彻背、短气、喘息不得卧为主症的一种病证。轻者仅感胸闷如窒，呼吸欠畅。重者，胸痛彻背，背痛彻心，伴有肢冷汗出，喘不得卧，唇青肢厥等症。西医学的冠状动脉粥样硬化性心脏病中的心绞痛、高血压性心脏病、心肌病等心脏疾病，如以胸痹为主要表现时，均可参照本节辨证论治。

【病因病机】

发生胸痹的主要病因有年老体虚、饮食不当、情志失调、寒邪内侵，导致心肝脾肾功能失调，心脉痹阻。胸痹病位在心，但与肝、脾、肾三脏密切相关。其形成的病理基础是胸阳不振。病理因素主要为阴寒、痰浊、气滞、血瘀。本病的病机总有虚实二端，虚为心、脾、肝、肾的亏虚；实为寒凝、气滞、血瘀、痰浊等阻遏心阳，痹阻心脉。病理性质多为本虚标实，虚实夹杂。

1. 年老体虚，心肾亏虚　肾阳虚衰，不能鼓动五脏之阳；肾阴亏虚则不能滋养五脏之阴，血液滞行或心脉失于濡养而发为胸痹。

2. 寒邪内侵，痹阻胸阳　胸阳被遏，气血运行不畅，心脉痹阻发为胸痹。

3. 饮食不节，脾胃受伤　湿聚为痰，上犯心胸，心脉痹阻遂成本病。

4. 情志失调，损伤肝脾　郁怒伤肝，气机郁滞或化火灼津为痰；忧思伤脾，脾失健运，痰浊内生，血行不畅以致气滞血瘀，或痰瘀交阻，胸阳不运而成胸痹。

【类证鉴别】

1. 胸痹与悬饮　胸痹与悬饮都可以有胸痛症状，但胸痹疼痛以胸骨左缘为主，可放射至左肩臂，为时较短，常有一定的诱发因素，休息或服药后可以缓解，常伴有心悸症状。而悬饮疼痛可见于一侧或两侧胁肋，常持续不解，多因咳嗽、深呼吸而使疼痛加重，并有咳嗽、咯痰等肺系症状。

2. 胸痹与胃痛　胃痛的部位在剑突下胃脘部，局部常有压痛；疼痛的发生与进食有一定的关联，持续时间较长；疼痛性质以胀痛为主，常伴有纳呆、恶心、嗳气、泛酸等脾胃功能失调的症状。根据疼痛部位，疼痛性质，诱发因素，伴随症状等进行鉴别。

【鉴别诊断】

胸部闷痛大多来自心血管疾病。但临床上除了心血管疾病外，胸壁疾病、呼吸系统与纵隔疾病、消化系统疾病等同样可引起胸部闷痛，应与胸痹相鉴别。

1. 胸壁疾病　肋间神经炎、带状疱疹、肋软骨炎、肋骨骨折等。

2. 呼吸系统与纵隔疾病　肺炎、支气管炎、肺肿瘤、肺梗塞、肺脓肿、纵隔炎、纵隔肿瘤等。

3. 心血管系统疾病　心绞痛、心肌梗死、心包炎、心包积液、主动脉夹层等。

4. 消化系统　食管炎、食管癌等。

【治疗】

1. 辨证要点

（1）辨疼痛的性质、程度

闷痛：憋闷重而痛轻，兼胸胁胀满，善太息，憋气，苔薄白，脉弦，多属气滞；胸部闷窒而痛，伴唾吐痰涎，苔白腻，脉弦细，多属痰浊。

刺痛：刺痛固定不移，痛有定处，夜间多发，舌紫暗或有瘀斑，脉结代或涩，多属瘀血。

绞痛：胸痛如绞，遇寒而发，伴畏寒肢冷，舌淡苔白，脉沉细，多属寒凝或阳虚。

灼痛：心中烧灼而痛，或有盐腌之感，舌红苔黄，脉数，多属火热（实火、虚火）所致。

隐痛：疼痛程度轻微，隐隐作痛，时发时止，舌淡苔白，脉沉细。多属气虚、气阴亏虚引起。

轻：疼痛持续时间短暂。

重：持续时间长，反复发作者。

顺证：疼痛遇劳发作，休息或服药后缓解者。

危候：服药后难以缓解者。

（2）*辨疼痛的部位*：胸痹疼痛的部位多在胸骨后或胸膺心前部，并可沿左内臂放射。但也有不典型胸痹，其疼痛部位可发生变异，如痛在胃脘部、牙齿、咽喉等处。

（3）*辨脏腑病位*

病位在心：胸闷，膺背间痛，短气。

病在心肝：病由暴怒、忧思而起，兼两胁支满、胁下痛、喜叹息。

病在心脾：病由饮食无度而起，且多伴随形体肥胖、头晕乏力、舌淡苔腻、脉滑。

病在心肾：病甚者，胸痛彻背，如榨如绞，喘不得卧。

心肾元阳欲脱：危急者汗出肢冷，脉微欲绝。

（4）*辨真心痛*：真心痛为胸痹的进一步发展，疼痛剧烈，如榨如绞，自觉有濒死感，并伴有汗出、肢冷、面青、唇紫、喘促不得卧、脉微细或结代等危候。而一般胸痹在疼痛程度及其他伴随症状上远不如真心痛严重。

（5）*辨证结合临床辅助检查*：当发作胸部急性闷痛时，应立即查心电图、心肌酶谱、胸片、血常规等，以明确病因。

2. 治疗原则

（1）治疗大法：急则治其标，缓则治其本。必要时根据虚实标本的主次，兼顾同治。

（2）治标以通利心脉为主，并度其阴寒凝滞、痰浊内阻、血瘀气滞的不同分别治以辛温通阳、泄浊豁痰、活血顺气。治本常用温补阳气、益气养阴、滋阴益肾等法。

(3) 在具体治疗中尚需注意将活血通络贯穿始终；久病防辛香之剂伤正。

(4) 警惕阳脱，及时救治。胸痹发展至真心痛时，极易发生阳气暴脱，临证务必严密观察。

3. 证治分类

(1) 阴寒凝滞证

证候：卒然心痛如绞，形寒，甚至手足不温，冷汗自出，心悸气短，或心痛彻背，背痛彻心，多因气候骤冷或骤遇风寒而发病或症状加重。苔薄白，脉沉紧或沉迟。

治法：辛温通阳，开痹散寒。

方药：瓜蒌薤白白酒汤加减。

瓜蒌 15g 薤白 9g 白酒（兑入）15g

常用中成药：麝香保心丸。

(2) 痰浊闭阻证

证候：胸闷如窒而痛，形体肥胖，肢体困重，痰多气短，遇阴雨天而易发作或加重，伴有倦怠乏力，纳呆便溏，口黏，恶心。苔白腻或白滑，脉滑。

治法：通阳泄浊，豁痰开结。

方药：瓜蒌薤白半夏汤加味。

瓜蒌 15g 半夏 9g 薤白 9g

常用中成药：苏合香丸。

(3) 血瘀气滞证

证候：心胸疼痛剧烈，如刺如绞，痛有定处，甚则心痛彻背，背痛彻心，或痛引肩背；常伴有胸闷，经久不愈，可因暴怒而症候加重。舌质暗红，或紫暗，多见瘀斑，舌下可见络脉瘀曲，苔薄，脉弦涩或结、代、促。

治法：活血化瘀，行气通络。

方药：血府逐瘀汤加减。

当归 15g 生地 15g 赤芍 15g 川芎 9g 桃仁 9g 红花 9g 柴胡 15g 枳壳 15g 甘草 6g 桔梗 6g 川牛膝 15g

常用中成药：复方丹参滴丸、复方丹参片。

(4) 心肾阴虚证

证候：胸闷且痛，心悸盗汗，心烦不寐，腰膝酸软，耳鸣头晕。舌红或有紫斑，脉细数或见结代。

治法：滋阴益肾，养心活血。

方药：左归丸加减。

熟地15g　山茱萸15g　枸杞子15g　怀山药15g　菟丝子15g　川牛膝15g　鹿角胶15g　龟板胶15g

常用中成药：左归丸。

（5）气阴两虚证

证候：胸闷隐痛，时作时止，心悸气短，倦怠懒言，面色少华，口舌偏燥，头晕目眩，遇劳则甚。舌红或有齿印，脉细弱无力，或结代。

治法：益气养阴，活血通络。

方药：生脉散合人参养营汤加减。

党参15g　麦冬15g　五味子6g　黄芪15g　熟地15g　白术15g　茯苓15g　当归15g　白芍15g　远志9g　丹参15g　炙甘草9g　陈皮15g

常用中成药：生脉饮口服液。

（6）阳气虚衰证

证候：胸闷气短，甚者胸痛彻背，心悸汗出，畏寒肢冷，腰酸乏力，面色苍白，唇甲淡白或青紫。舌淡或紫暗，脉沉细或沉微欲绝。

治法：益气温阳，活血通络。

方药：参附汤合右归丸加减。

人参15g　附子（先煎）9g　生姜9g　大枣15g　肉桂9g　熟地15g　山茱萸15g　山药15g　枸杞子15g　当归5g　鹿角胶15g　杜仲15g　菟丝子15g

常用中成药：右归丸。

4. 其他疗法

（1）针灸　治以温阳散寒，活血化瘀，通络止痛。取手厥阴、手少阴经穴及背俞穴为主。毫针刺，补虚泻实，可灸。取穴内关、通里、心俞、厥阴俞、巨厥。

（2）推拿　治以温阳通络，行气止痛。取穴肺俞、心俞、厥阴俞、内关。以按、揉、擦等法。

患者坐位，施按揉法于肺俞、心俞、厥阴俞穴，手法宜轻柔缓慢，每穴2分钟。按揉内关穴，约1分钟。施擦法于背部膀胱经，重点在肺俞、心俞、厥阴俞穴，以透热为度。

【转诊原则】

1. 对于不明原因的胸痹，社区医院不能明确诊断的当转上一级医院做进一步检查，以明确诊断。

2. 经常规处理胸痹仍无缓解者。

3. 胸痹进一步发展，疼痛剧烈，如榨如绞，自觉有濒死感，并伴有汗出、肢冷、面青、唇紫、喘促不得卧、脉微细或结代等危候者。

【养生与康复】

檀香、细辛研成细粉，加黄酒适量调成糊状，敷在胸背疼痛处，胶布固定，每日换药。

【健康教育】

1. 重视精神调摄，保持心情愉快，劳逸结合。

2. 饮食起居有节，不可过度劳累或过食肥甘厚味及烟酒等刺激性食物。

3. 预防便秘，饮食中可增加蔬菜、水果，并养成定时排便习惯。

4. 久病体虚者，根据体力和病情，仍宜进行适当的体育锻炼。

5. 对于反复发作的患者，宜随身携带一些能迅速缓解症状的药物，如麝香保心丸、复方丹参滴丸等，对防止胸痹发作时病情向真心痛发展或发生猝死有利。

第七节 不 寐

【概述】

不寐是以连续3周以上不能获得正常睡眠为特征的一类病证，主要表现为入寐困难或寐而易醒，醒后不寐，甚者彻夜难眠，经各系统及实验室检查，未发现有碍睡眠的其他器质性病变者，也称原发性失眠。常影响人们的正常工作、生活、学习和健康。

西医学中的神经官能症、更年期综合征、动脉粥样硬化症等以不寐为主症时均可参考本节内容辨证论治。

【病因病机】

不寐的发生，主要由于饮食不节、情志失常、劳逸失调、病后体虚等因素，影响了营卫阴阳的正常运行，导致阴阳失交，心神调节失常。

1. 饮食不节 暴饮暴食，宿食内停，酿生痰热，壅遏于中，痰热上扰，胃气失和而不寐。

2. 情志失常 情志不遂，暴怒伤肝，肝郁化火；或五志过极，心火内灼，或喜笑无度，或暴受惊恐，神魂不安而不寐。

3. 劳逸失调 劳倦太过，过逸少动致脾虚气弱；思虑过度，伤及心脾，营血亏虚，不能上奉于心而致不寐。

4. 病后体虚 久病血虚，年迈血少，引起心血不足，心失所养，心神不安而致不寐。亦可因年迈体虚，阴阳亏虚而致不寐。

【类证鉴别】

1. 不寐应与一时性失眠、生理上少寐相区别。若因一时性受情志影响或因生活环境改变引起的暂时性失眠不属病态。至于老年人少寐早醒，亦多属生理状态。

2. 因其他疾病痛苦引起失眠者，不属于不寐范畴，应以祛除有关病因为主。

【鉴别诊断】

不寐应与有碍睡眠的其他器质性病变引起的继发性失眠相鉴别。

1. 脑器质性疾病，如脑梗死、脑动脉硬化症等可出现失眠。

2. 躯体器质性疾病，如心力衰竭、支气管哮喘、甲状腺功能亢进症等可伴有失眠。

3. 大多数精神障碍患者有失眠症状，特别是焦虑症及抑郁症患者几乎均有失眠。

4. 身体的痛苦或不适，如皮肤疾病的痒痛、关节痛、神经痛、癌性疼痛等常造成失眠。

5. 长期饮酒和药物依赖是成年患者失眠的重要原因。

只要临床表现（包括病史、体检、各种检查结果）足以诊断以上疾病之一者，则不应诊断为原发性失眠。

【治疗】

1. 辨证要点

（1）辨虚实

实证：心烦易怒，口苦咽干，便秘溲赤，胸闷且痛。

虚证：体质瘦弱，面色无华，神疲懒言，心悸健忘。

（2）脏腑定位

肝火内扰：急躁易怒而不寐。

脾虚不运：心神失养，面色少华，肢倦神疲而不寐。

心脾两虚：心烦不眠，入睡困难，睡后易醒。

心肾不交：心烦心悸，头晕健忘，腰困胫酸而不寐。

心胆虚怯：入睡后易惊醒者。

2. 治疗原则

（1）注重调整脏腑阴阳气血。治疗当以补虚泻实为原则，应用补益心脾、滋阴降火、交通心肾、疏肝养血、益气镇惊、化痰清热、和胃化滞、活血通络等治法。

（2）强调在辨证论治基础上施以安神定志的方法，有养血安神、清心安神、育阴安神、益气安神、镇肝安神、补脑安神等不同治法。

（3）注意精神疗法，消除顾虑及紧张情绪，保持心情舒畅。

3. 证治分类

（1）肝火扰心证

证候：不寐多梦，甚则彻夜不眠，急躁易怒；伴头晕头胀，目赤耳鸣，口干而苦，不思饮食，便秘溲赤。舌红苔黄，脉弦而数。

治法：疏肝泻火，镇心安神。

方药：龙胆泻肝汤加减。

龙胆草12g　黄芩9g　栀子9g　泽泻12g　车前子（包煎）12g　当归12g　生地15g　柴胡6g　甘草6g　生龙骨（先煎）30g　生牡蛎（先煎）30g　灵磁石（先煎）30g

常用中成药：龙胆泻肝丸。

（2）痰热扰心证

证候：心烦不寐，胸闷脘痞，泛恶嗳气；伴口苦，头重，目眩。舌偏红，苔黄腻，脉滑数。

治法：清化痰热，和中安神。

方药：黄连温胆汤加减。

半夏9g　陈皮9g　茯苓12g　枳实10g　黄连6g　竹茹12g　龙齿（先煎）30g　珍珠母（先煎）30g　磁石（先煎）30g

常用中成药：礞石滚痰丸。

（3）心脾两虚证

证候：不易入睡，多梦易醒，心悸健忘，神疲食少，面色少华。舌淡苔薄，脉细无力。

治法：补养心脾，养血安神。

方药：归脾汤加减。

人参12g　白术12g　甘草6g　当归12g　黄芪18g　远志6g　酸枣仁30g　茯神18g　龙眼肉15g　木香10g

常用中成药：柏子养心丸、归脾丸。

（4）心肾不交证

证候：心烦不寐，入睡困难，心悸多梦；伴头晕耳鸣，腰膝酸软，潮热盗汗，五心烦热，咽干少津，男子遗精，女子月经不调。舌红少苔，脉细数。

治法：滋阴降火，交通心肾。

方药：六味地黄丸合交泰丸加减。

熟地24g　山茱萸15g　山药15g　泽泻30g　茯苓18g　丹皮12g　黄连6g　肉桂（后下）6g

常用中成药：天王补心丹。

（5）心胆气虚证

证候：虚烦不寐，触事易惊，终日惕惕，胆怯心悸；伴气短自汗，倦怠乏力。舌淡，脉弦细。

治法：益气镇惊，安神定志。

方药：安神定志丸合酸枣仁汤加减。

人参12g　茯苓15g　甘草6g　茯神15g　远志6g　龙齿（先煎）30g　石菖蒲9g　川芎9g　酸枣仁30g　知母12g

常用中成药：酸枣仁合剂。

4. 其他疗法

（1）验方：①炒枣仁10～15g，炒香，捣碎，晚上临睡前温开水调服。②核桃仁

30g，黑芝麻30g，桑椹子叶30g，共捣为泥，做成丸，每丸3g，每服9g，每日3次。

（2）针灸：取主穴神门、内关、三阴交、足三里、安眠、心俞，每次取2~3穴，捻转中、强刺激，留针20分钟。

（3）推拿：每晚临睡前，温水泡脚30分钟，揉两侧涌泉穴各30次。

【转诊原则】

1. 长期睡眠不足，经治疗效果不佳，显著影响生活质量者；或伴有焦虑、抑郁等较严重的精神症状者，可转入上级医院治疗。

2. 不寐伴有神经系统症状、体征，需排除脑器质性病变者，可转诊。

【养生与康复】

龙眼肉500g，白糖50g。将龙眼肉放碗中加白糖，反复蒸、晾3次，使色泽变黑，将龙眼肉再拌入少许白糖，装瓶备用。每日2次，每次4~5粒，连服7~8天。上法适用于心脾亏虚之失眠证。

【健康教育】

1. 注意精神方面的调摄，由于不寐为心脑神志的病变，故应调摄精神，喜怒有节，心情舒畅；避免用脑过度、精神紧张，保持良好的精神状态。

2. 注意居处环境的安静。居室或周围环境安静，尽量避免和消除周围的噪音，睡前不宜过多吸烟或过饮浓茶、咖啡，以免引起兴奋而难以入睡。

3. 正确对待失眠，消除对失眠的恐惧心理，树立“少睡一晚也无碍”的观念。

4. 寻找失眠的原因，去除因脑或全身疾病引起不寐的各种继发性因素。

5. 在医生指导下，合理使用药物治疗。既不能长期依赖镇静催眠药，但也不可恐惧用药。

6. 注意锻炼身体，参加体育活动，提倡劳逸结合。

第八节 呕 吐

【概述】

呕吐是指胃失和降，气逆于上，迫使胃中之物从口中吐出的一种病证。临床表现为恶心呕吐，可吐出食物、清水痰涎，严重时吐出胆汁或带血。

西医学的急慢性胃炎、幽门痉挛或梗阻、神经性呕吐、急性胰腺炎、胆囊炎等，如以呕吐为主要表现时，均可参照本节内容辨证论治。

【病因病机】

呕吐的发生主要由于外感时邪、饮食不节、情志失调、病后胃弱等因素而致胃失和降，胃气上逆。其病机有虚实之分：实证病机总由胃气壅阻，和降失司，气逆于上而发生呕吐；虚证总由胃失濡养，不得润降或无力和降而发生呕吐。

1. 外感时邪 邪气犯胃，胃失和降，胃气上逆而呕。

2. 饮食不节 损伤脾胃，食积中阻，胃气壅滞，胃气不能下降，上逆而为呕吐。

3. 情志失调 肝气横逆犯胃或忧思伤脾，升降失常，胃气上逆而出现呕吐。

4. 久病脾胃虚弱 脾的运化升清和胃的受纳和降功能减退，和降无权，上逆成呕。

【类证鉴别】

1. 呕吐与反胃 反胃的特点是进食后停一段时间而发生呕吐，所谓“朝食暮吐，暮食朝吐”，终至完谷尽吐而出方感舒适，常见于幽门梗阻、胃癌一类疾病。而呕吐则无规律性。

2. 呕吐与噎膈 噎膈是进食时吞咽梗阻不畅，或食不得入，强行下咽时旋即吐出；所以患者感到进食很痛苦，故有“因噎废食”之谓，多见于食道癌。而呕吐则无进食困难感。

【鉴别诊断】

临床上多种疾病都可以出现呕吐这一症状，反射性呕吐和中枢性呕吐皆可发生。注意掌握各自特点进行鉴别。

1. 细菌性食物中毒的呕吐常有不洁饮食史，发病急骤，呕吐较重。

2. 晨间呕吐多见于妊娠呕吐，以干呕为主，有停经史及早孕证据。

3. 呕吐呈喷射状，不伴有恶心，和饮食无关，吐后头痛可暂时缓解，常见于颅内肿瘤。

4. 呕吐量大、呈喷射状者，常见于幽门梗阻合并胃扩张与胃潴留。

5. 呕吐物含大量胆汁者，可见于高位小肠梗阻、胆囊炎、胆石症、晕动病等。

6. 呕吐物带有粪臭气味者，常提示小肠下段的肠梗阻。

7. 吐泻交作并很快出现脱水征象者，常见于急性胃肠炎或霍乱。

8. 呕吐伴耳鸣、眩晕者，常见于内耳性眩晕、晕动病等。

9. 呕吐频繁发生，与情绪及精神因素有关者，在排除器质性疾病的基础上，可考虑神经性呕吐。

临床上出现呕吐症状时，应通过仔细询问病史，并结合体格检查和必要的实验室检查，以明确诊断。如胃镜、上消化道钡餐造影等检查可鉴别急慢性胃炎、幽门梗阻等疾病。B 超、CT 等检查可与肝、胆、胰疾病作鉴别，CT 对颅内肿瘤的诊断意义较大。另外，一些生化检查对上述疾病亦有一定的鉴别意义。

【治疗】

1. 辨证要点

实证：发病急，病程短，呕吐物量多，呕物多酸腐，可伴寒热表证及实证表现，脉实有力。

虚证：发病缓慢，病程长，呕吐时作时止，吐出物少，酸臭不甚，伴虚证表现，脉弱。

2. 治疗原则

（1）治疗大法：和胃降逆止呕。

（2）实证宜祛邪为主，分别采取解表、消食、化痰、解郁等法；虚证宜扶正为主，采用健运脾胃、益气养阴等法。

（3）根据胃气以和降为顺的特点，用药宜通宜降，不宜敛涩呆补。

3. 证治分类

（1）外邪犯胃证

证候：突然呕吐，胸脘满闷；伴发热恶寒，头身疼痛等表证。舌苔白腻，脉濡缓。

治法：疏邪解表，和胃降逆。

方药：藿香正气散加减。

藿香 12g　紫苏 6g　白芷 6g　半夏 10g　陈皮 10g　大腹皮 10g　厚朴 10g　茯苓 10g　白术 10g　桔梗 10g　甘草 6g　大枣 5 枚　生姜 5 片

常用中成药：藿香正气水、藿香正气丸。

（2）食滞内停证

证候：呕吐酸腐，嗳气厌食，脘腹胀满，大便或溏或结，或泻下不爽。舌苔厚腻，脉滑实。

治法：消食化滞，和胃降逆。

方药：保和丸加减。

山楂 15g　神曲 15g　莱菔子 15g　半夏 12g　陈皮 10g　茯苓 15g　连翘 15g　枳壳 10g　竹茹 8g　生姜 3 片　炙甘草 6g

常用中成药：保和丸、健胃消食片、大山楂丸。

（3）痰饮内阻证

证候：呕吐清水痰涎，胃中辘辘有声，心悸头眩。舌苔白腻，脉滑。

治法：温化痰饮，和胃降逆。

方药：小半夏汤合苓桂术甘汤。

半夏 10g　生姜 5 片　茯苓 15g　白术 10g　甘草 6g　桂枝 10g　陈皮 10g　竹茹 8g

（4）肝气犯胃证

证候：呕吐吞酸，嗳气频繁，胸胁胀痛，每因情志不畅而呕吐吞酸更甚。舌苔薄腻，脉弦。

治法：疏肝理气，降逆和胃。

方药：四七汤加减。

苏叶 10g　厚朴 10g　半夏 10g　茯苓 15g　生姜 5 片　大枣 6 枚　枳壳 10g　竹茹 10g　沉香 8g　旋覆花（包煎）10g　代赭石（先煎）20g

（5）脾胃气虚证

证候：饮食稍有不慎即易恶心呕吐，食欲不振，脘部痞闷，面色少华，倦怠乏力。舌苔薄，脉虚弦。

治法：健脾益气，和胃降逆。

方药：香砂六君子汤加减。

木香 8g　砂仁（后下）6g　党参 15g　白术 10g　茯苓 10g　炙甘草 6g　半夏 10g　陈皮 10g　生姜 3 片　焦三仙各 10g

常用中成药：六君子丸、人参健脾丸、香砂六君子丸。

（6）脾胃阳虚证

证候：饮食稍多即呕吐，胃脘发凉，喜温暖，面色苍白，倦怠乏力，大便溏薄，畏寒喜暖，四肢不温。舌淡，脉濡。

治法：温中健脾，和胃降逆。

方药：理中汤加减。

人参（另煎）10g 白术10g 干姜6g 炙甘草6g 砂仁6g 高良姜15g 茯苓12g 陈皮12g 姜半夏12g

常用中成药：附子理中丸、香砂养胃丸。

（7）胃阴不足证

证候：呕吐反复发作，或时作干呕，呕吐量少，胃脘嘈杂，似饥而不欲食，口干。舌红少津，脉细数。

治法：滋养胃阴，降逆止呕。

方药：麦门冬汤加减。

人参（另煎）8g 麦冬10g 半夏10g 粳米10g 炙甘草6g 大枣6枚 白术10g 石斛12g 沙参15g 生姜3片

4. 其他疗法

（1）验方 苏叶10g，藿香10g，良姜6g，水泡代茶，频频服之。治疗外感寒邪，呕吐不止者。

（2）针灸

①体针：中脘、内关、足三里等。

②耳针：取穴胃、贲门、食道、交感等。毫针刺，每日1次，留针30分钟。或用揿针埋藏或王不留行籽贴压，每3~5日更换1次。

（3）穴位注射 选穴参照针刺穴位。用维生素B_1或维生素B_{12}注射液，每穴注射0.5ml，每日1~2次，各穴交替应用。

【转诊原则】

1. 诊断不明，需进一步到上级医院行钡餐、胃镜、CT等检查者。
2. 若呕吐频繁而出现脱水等重症表现者应及时转诊。
3. 常规治疗无效或病情加重者。

【养生与康复】

1. 食疗：脾胃阳虚者，平时可食用羊肉、肉桂、桂圆、姜茶等温性食品以温中和胃；胃阴不足者，可用枸杞子、石斛泡茶，或新鲜芦根粥益胃养阴；食后饱胀疼痛者，可食用山楂消食和胃。

2. 穴位敷贴：足三里、中脘、内关等穴位用中成药丸或绿豆压在穴位上，然后用伤湿止痛膏或胶布固定。此法对于晕车晕船的呕吐还有预防作用。

3. 服用汤剂，以浓煎为宜，并少量多次频服，以防吐出。对食入即吐者，可于药液中放入少许姜汁，或根据病情采用冷服或热服，以防病邪与药物格拒，汤液难下。

【健康教育】

1. 重视精神调摄，保持心情愉快，劳逸结合。

2. 饮食要有规律，切忌暴饮暴食或饥饱无常，尤其是节假日；避免各种刺激性食物，如烈性酒、浓咖啡、烧烤等。同时避免吃过硬、过酸、过辣、过咸、过热、过冷及过分粗糙的食物。

第九节　胃　痛

【概述】

胃痛又称胃脘痛，是以上腹部近心窝处经常发生的疼痛为主症的病证。常伴有脘痞、食少、泛酸、嘈杂、恶心呕吐等症状。

西医学中的急性胃炎、慢性胃炎、消化性溃疡、功能性消化不良、胃黏膜脱垂症、胃癌、胃神经官能症等以胃痛为主要表现时均可参照本节内容辨证论治。

【病因病机】

胃痛的发生主要是由于外感寒邪、饮食不节、七情失和、久病体虚等因素，影响胃气和降，导致胃气郁滞，不通则通。其病机可分虚实两类：实者主要是胃气郁滞，不通则痛；虚者是胃络失养，不荣则痛。其病理性质有寒热、虚实、在气、在血的区别，须注意辨析。

1. 寒邪客胃　外感寒邪，客于胃腑，气机不畅，胃络拘急，胃痛暴作。

2. 饮食不节　暴饮暴食，或恣食生冷、肥甘辛辣，或饥饱失常，损伤脾胃，气机不和，遂成胃痛。

3. 情志失调 抑郁恼怒，情志不畅，肝失疏泄，横逆犯胃，气机阻滞，而成胃痛。

4. 体虚久病 禀赋不足、久病或劳倦过度，导致脾胃受损；或中阳虚衰，失于温煦；或胃阴亏虚，胃失濡养，而致胃痛。

【类证鉴别】

1. 胃痛与真心痛 真心痛为当胸而痛，多为刺痛、紧缩样痛、压榨样痛，动辄加重，痛引肩臂，常伴心悸、气短、汗出肢冷，病情危急，多见于老年人，临床上多为冠心病（心肌梗死）。胃痛则以消化道症状为主。

2. 胃痛与胁痛 胁痛部位以两胁肋部疼痛为主症，可伴发热恶寒，或目黄肤黄，或胸闷太息，口苦，临床上以肝胆疾患为多。胃痛则部位不同，并伴有食少、泛酸等症状。

3. 胃痛与腹痛 腹痛部位是胃脘以下，耻骨毛际以上发生疼痛，范围较广。胃痛则部位局限。

【鉴别诊断】

胃脘部的疼痛大多来自胃及十二指肠疾病。但临床上除了胃及十二指肠外，胆囊、胰腺、肝左叶、胆总管，以及心脏等器官都紧贴或临近心窝部，这些脏器出现病变同样可引起中上腹部疼痛，应与胃痛相鉴别。

1. 中上腹部疼痛伴泛酸、嗳气，常见于慢性胃炎或消化性溃疡。

2. 中上腹部疼痛伴呕吐，常见于腹腔脏器炎症（如急性胃炎、胆囊炎）、幽门梗阻、胆道梗阻等。

3. 中上腹部疼痛伴黑便或呕血，常见于胃炎、消化性溃疡、胃癌等引起的上消化道出血。

4. 中上腹部疼痛伴黄疸，常见于肝胆炎症、胆石症、胰腺炎、胰头癌等。

应该通过仔细询问病史，并结合体格检查和必要的实验室检查，以明确中上腹部疼痛发生的原因。如胃镜、上消化道钡餐造影等检查可鉴别急慢性胃炎、胃十二指肠溃疡、胃黏膜脱垂、胃癌等疾病。血常规、胆红素、转氨酶、淀粉酶化验和B超、CT等检查可与肝、胆、胰疾病作鉴别。心肌酶谱、肌钙蛋白、心电图等检查可与冠心病、心绞痛、心肌梗死等作鉴别。

【治疗】

1. 辨证要点

（1）辨虚实

实证：多为新病，起病急，病程短，有明显诱因，疼痛拒按，食后痛甚。

虚证：多为久病，起病缓，病程长，无明显诱因，痛徐而缓，喜按，空腹痛甚。

（2）辨寒热

寒证：胃脘冷痛，饮冷受寒引发或加重，得热则减。

热证：胃脘灼热疼痛，食辛辣燥热引发或加重，口渴喜冷饮。

（3）辨气血

气滞：多为初病，胀痛伴嗳气，攻窜不定，每因情绪波动诱发或加重。

血瘀：多为久病，痛如针刺或刀割，固定不移，入夜更甚。

2. 治疗原则

（1）理气和胃止痛为基本治疗法则。

（2）应审证求因，辨证施治。邪盛者以祛邪为急，正虚者以扶正为先。临证虽有“通则不痛”之说，但应根据病因分别采用温散、消食、疏肝、清热、化湿、活血、养阴、温阳等法，实者祛邪使通，虚者助之使通。

3. 证治分类

（1）寒邪客胃证

证候：胃痛暴作，恶寒喜暖，得温痛减，遇寒加剧。苔白，脉弦紧。

治法：温中散寒，行气止痛。

方药：良附丸合香苏散加减。

高良姜15g　香附12g　苏叶9g　陈皮15g　甘草6g　砂仁（后下）6g　干姜10g　延胡索12g　木香10g　荜茇8g

常用中成药：良附丸、附子理中丸。

（2）饮食伤胃证

证候：食后胃痛胀满拒按，嗳腐吞酸，呕吐不消化食物，其味腐臭，吐后痛减，不饥不食。苔厚腻，脉滑。

治法：消食导滞，和胃止痛。

方药：保和丸加减。

山楂18g　神曲15g　半夏9g　茯苓12g　陈皮12g　连翘15g　莱菔子10g　枳壳

10g 川楝子8g 延胡索12g 炒麦芽15g 甘草6g

常用中成药：保和丸。

(3) 肝气犯胃证

证候：胃脘胀痛连及两胁，攻窜不定，嗳气频频，每因情志不遂而加重。苔薄白，脉弦。

治法：疏肝理气，和胃止痛。

方药：柴胡疏肝散加减。

陈皮12g 柴胡8g 川芎10g 香附15g 枳壳12g 芍药15g 川楝子8g 延胡索15g 佛手12g 郁金12g 厚朴8g 台乌药10g 炙甘草6g

常用中成药：木香顺气丸、气滞胃痛冲剂、快胃片、摩罗丹。

(4) 瘀血停胃证

证候：久病，胃痛如针刺或刀割样，痛有定处，拒按，入夜尤甚。舌质紫暗或有瘀斑，脉涩。

治法：活血化瘀，理气止痛。

方药：失笑散合丹参饮加减。

五灵脂10g 炒蒲黄（包煎）12g 丹参20g 檀香6g 砂仁（后下）6g 川芎10g 桃仁8g 红花10g 延胡索12g 三七粉（冲服）3g 炙甘草6g

常用中成药：胃安颗粒、活血丹、云南白药。

(5) 湿热中阻证

证候：胃脘灼热疼痛，胀满痞塞，嘈杂泛恶，口干口苦，身困。苔黄腻，脉滑数。

治法：清热化湿，和胃止痛。

方药：清中汤加减。

黄连6g 栀子15g 陈皮10g 半夏8g 茯苓10g 白豆蔻（后下）6g 黄芩15g 乌贼骨15g 川楝子8g 延胡索12g 甘草3g

常用中成药：葛根芩连丸、三九胃泰。

(6) 胃阴亏虚证

证候：胃痛隐隐，口燥咽干，五心烦热，消瘦乏力，大便干结。舌红少津，脉细数。

治法：滋阴益胃，和中止痛。

方药：一贯煎合芍药甘草汤加减。

北沙参9g　麦冬9g　当归9g　生地15g　枸杞子9g　川楝子8g　白芍12g　石斛15g　延胡索10g　炙甘草6g

常用中成药：养胃舒胶囊。

（7）脾胃虚寒证

证候：胃中隐痛，喜温喜按，神疲倦怠，手足不温，大便溏薄。舌淡苔白，脉虚弱。

治法：温中健脾，和胃止痛。

方药：黄芪建中汤加减。

黄芪20g　芍药18g　桂枝9g　炙甘草6g　生姜5片　大枣4枚　饴糖（冲兑）30g（现在多用山药代替，常用量15g）　党参15g　炒白术12g　干姜10g　茯苓10g

常用中成药：香砂养胃丸、温胃舒、香砂六君子丸、附子理中丸。

4. 其他疗法

（1）验方：①苍术60g，吴茱萸6g，炒研末，每次用开水冲服6g，每日2次。治疗寒湿胃痛。②乌贝散：乌贼骨30g，浙贝母12g，白及30g，共为细粉，每次6g，每日3~4次。适用于十二指肠溃疡胃酸过多者。③干姜30g，白蔻仁10g，共研细粉，每次3g，每日3次。治寒凝气滞胃痛。

（2）针灸：取穴中脘、内关、足三里、大椎、脾俞、神阙。寒证和脾胃虚寒证用补法与温灸结合，热证和肝气犯胃证用泻法。

（3）穴位敷贴：将盐炒热外敷于中脘处，适用于虚寒证患者。

【转诊原则】

1. 诊断不明，需进一步到上级医院行钡餐、胃镜、CT等检查者。
2. 有吐血、黑便等并发症或伴明显消瘦者。
3. 常规治疗无效或病情加重者。

【养生与康复】

1. 食疗：脾胃虚寒者，平时可食用羊肉、姜茶等温性食品以温中和胃；胃阴不足者，可用石斛泡茶，或新鲜芦根粥益胃养阴；湿热中阻者，可食用薏苡仁粥、马兰菜或荠菜清热利湿；食后饱胀疼痛者，可食用山楂消食和胃。
2. 对于脾胃虚寒者可用热水袋敷胃脘部以温中散寒。

【健康教育】

1. 重视精神调摄，保持心情愉快，劳逸结合。对于情志因素导致胃痛者，需加心理疏导，解除影响因素，尤其是城市职工对于工作压力过大而引发胃痛者，应设法释放压力，改变生活习惯。

2. 饮食要有规律，切忌暴饮暴食或饥饱无常，避免各种刺激性食物，如烈性酒、浓咖啡、烧烤等，同时避免吃过硬、过酸、过辣、过咸、过热、过冷及过分粗糙的饮食。

3. 慎用损伤胃黏膜的药物，如非甾体类抗炎药阿司匹林、糖皮质激素等。

第十节　胁　痛

【概述】

胁痛是指以一侧或两侧胁肋部疼痛为主要表现的病证，是临床上比较多见的一种自觉症状。胁：指侧胸部，为腋以下至第十二肋骨部的总称。

西医学的多种疾病，如急慢性肝炎、胆囊炎、胆结石、胆道蛔虫、肋间神经痛等，凡以胁痛为主要表现者，均可参考本节内容辨证论治。

【病因病机】

胁痛的发生，有诸多原因。如情志不遂、跌仆损伤、饮食所伤、外感湿热、劳欲久病等因素导致肝气郁滞、胁络不畅时，皆可导致胁痛。其病机有虚实之分，实者不通则痛，虚者不荣则痛。

1. 情志失调　情志不畅或抑郁忧思，肝失条达，气机不利，气阻络痹，可发为肝郁胁痛。

2. 跌仆损伤　跌仆外伤，瘀血停留于胁络，不通则痛。

3. 饮食所伤　饮食不节，损伤脾胃，脾失健运，痰湿内聚，聚而化热，郁于肝胆，肝失疏泄，发为胁痛。

4. 外感湿热　外感湿热郁结于少阳，肝胆疏泄失常，可以导致胁痛。

5. 劳欲久病　久病耗阴，肝阴不足，脉络失养，拘急而发生胁痛。

【类证鉴别】

胁痛与悬饮 悬饮表现为饮留胁下，胸胁胀痛，持续不已，伴见咳嗽、咯痰，呼吸时疼痛加重，常喜向病侧卧位，患侧肋间饱满，叩诊呈浊音，或兼见发热，多见于渗出性胸膜炎。胁痛则无胸痛及呼吸系统症状。

【鉴别诊断】

多种疾病都可以出现胁痛症状。因此临床上必须中西医合参，详加鉴别：

1. 两胁疼痛，且伴有全身乏力、厌油腻、恶心、腹胀、失眠、低热。体征：颜面灰暗，巩膜黄染，蜘蛛痣及肝掌，肝大、质地中等或充实感、有压痛及叩击痛，可有脾大，严重者可有腹水、下肢浮肿，肝功能异常。多见于病毒性型肝炎、肝硬化。

2. 右胁隐痛不适、饱胀，伴嗳气、呃逆等，尤其是进食之后，疼痛呈绞痛，向肩胛部和背部放射，墨菲征阳性。多见于胆囊结石、胆囊炎。

3. 突发性右胁或剑突下阵发性钻顶样剧烈疼痛，且向右肩背放射；疼痛发作使患者辗转不安，呻吟不止，大汗淋漓，可伴有恶心、呕吐或呕吐蛔虫；疼痛可突然缓解，间歇期一如常人。多见于胆道蛔虫病。

4. 因用力不当，或暴力扭转、闪挫，或外力击打等引起的胁肋疼痛。多属于肋间软组织损伤。

应该通过仔细询问病史，并结合体格检查和必要的实验室检查，以明确诊断。B超、CT等检查可与肝、胆、胰疾病作鉴别。另外，一些生化检查对上述疾病亦有一定的鉴别意义，如乙肝系列检查等。

【治疗】

1. 辨证要点

(1) 辨虚实

实证：多病程短，病势急，疼痛较重而拒按，脉实有力，以气滞、血瘀、湿热为主。

虚证：多病程长，病势缓，疼痛隐隐而喜按，并伴见全身阴血亏耗的表现。

(2) 辨气滞、血瘀

气滞：疼痛呈胀痛，游走不定，时轻时重，多与情绪变化有关。

血瘀：疼痛呈刺痛，固定不移，持续不已，局部拒按，入夜尤甚。

2. 治疗原则

（1）治疗大法：疏肝和络止痛。

（2）实证宜用理气、活血、清利湿热之法；虚证宜补中寓通，采用滋阴、养血、柔肝之法。

3. 证治分类

（1）肝郁气滞证

证候：胁肋胀痛，走窜不定，胸闷嗳气，纳少口苦，病情随情绪变化增减。舌苔薄白，脉弦。

治法：疏肝理气。

方药：柴胡疏肝散加减。

柴胡 10g　枳壳 10g　香附 15g　川芎 10g　陈皮 10g　白芍 15g　甘草 6g　川楝子 8g　延胡索 12g　郁金 12g　青皮 10g

（2）肝胆湿热证

证候：胁肋胀痛，口苦口黏，厌油腻，恶心，纳呆，身目发黄，困重乏力，小便短赤。舌红苔黄腻，脉弦滑数。

治法：清热利湿。

方药：龙胆泻肝汤加减。

龙胆草 10g　栀子 15g　黄芩 15g　当归 10g　生地 10g　泽泻 10g　柴胡 10g　甘草 6g　茵陈 20g　金钱草 20g　川楝子 8g　车前子 15g　郁金 12g

（3）瘀血阻络证

证候：胁肋刺痛，痛有定处，拒按，入夜为甚，可以有外伤史或久病不愈转瘀的过程。舌质紫暗，脉象沉弦。

治法：祛瘀通络。

方药：血府逐瘀汤加减。

当归 10g　川芎 10g　桃仁 10g　红花 8g　柴胡 10g　枳壳 10g　生地 10g　赤芍 10g　桔梗 10g　牛膝 10g　丹参 15g　延胡索 12g　甘草 6g

（4）肝络失养证

证候：胁肋隐痛，悠悠不休，遇劳加重，口干咽燥，心中烦热，头晕目眩。舌红少苔，脉细弦而数。

治法：养阴柔肝。

方药：一贯煎加减。

生地 15g 枸杞子 10g 沙参 10g 麦冬 10g 当归 10g 川楝子 10g 延胡索 12g 郁金 12g 甘草 6g

4. 其他疗法

（1）验方 ①金钱草 60g，水煎服，每日 1 剂，治疗胆囊炎、胆囊结石所致胁痛。②瓜蒌 1 个，没药或红花 3g，甘草 6g，水煎服。③香附根 60g，白酒 250ml，以酒水各半浸 4 天去渣，频饮之。

（2）针灸

①体针：取穴内关、阳陵泉。针刺内关以针感向上臂掌内侧传导为佳。采用平补平泻手法，应用 2 寸毫针刺入阳陵泉，针感向下肢放射。

②皮肤针：用皮肤针轻轻叩刺胁肋部痛点及胸 7 ~ 10 夹脊穴，并加拔火罐。适用于瘀血疼痛。

③耳针：取肝、胆、胸、神门。毫针浅刺；也可用王不留行籽贴压。

（3）刮痧：背部取膀胱经双侧肝俞、胆俞、脾俞；胆经患侧京门；胸部取肝经患侧期门；胆经患侧日月；阿是穴（胁肋部疼痛处）。采取由内向外、由上向下的次序轻刮。

（4）穴位注射：用 10% 葡萄糖注射液 10ml，或加维生素 B_{12} 注射液 1ml，在相应节段的夹脊穴行常规穴位封闭。

【转诊原则】

1. 诊断不明，需进一步到上级医院行 CT 等检查者。
2. 若疼痛剧烈无休止，出现胆绞痛等重症表现者应及时转诊。
3. 胁痛并发黄疸、积聚、鼓胀者，需进行专科诊治并采取特殊措施（如隔离）时。
4. 常规治疗无效或病情加重者。

【养生与康复】

1. 百合 30g，莲子肉 15g，水煎服；或熬粥时加入食用。
2. 胆囊炎、胆结石患者宜低脂、低蛋白饮食，忌食油炸食品。

【健康教育】

1. 平素保持情绪稳定，心情舒畅，避免过怒、过悲及过度紧张。

2. 注意饮食清淡，切忌过度饮酒或嗜食辛辣肥甘，以防湿热内生。

3. 注意起居有常，防止劳逸失度、饥饱无常等。

第十一节 泄 泻

【概述】

泄泻是由于脾胃功能障碍，造成水谷停滞、清浊混杂而下，以排便次数增多、粪质稀溏或完谷不化，甚至泻出如水样为主要表现的病证。

西医学中的急慢性肠炎、肠结核、过敏性结肠炎、慢性胰腺炎、肠易激综合征、肠道肿瘤、吸收不良综合征等以泄泻为主要表现时，均可参照本节内容辨证论治。

【病因病机】

泄泻的发生主要由于感受外邪、饮食所伤、情志失调、脾胃虚弱、命门火衰等因素导致脾胃受损，运化失司，小肠无以分清别浊，大肠传化失司，水反为湿，谷反为滞，合污而下，发为泄泻。其病位虽表现在肠，但病变脏腑主要在脾胃，与肝、肾密切相关；病理因素以湿为主；病机关键为脾虚湿盛；病理性质有虚实两大类。

1. 外感时邪 寒、暑、湿、热等外邪，侵犯脾胃，尤以湿邪为多，湿邪困脾，脾失健运，清浊混杂而下，以致发生泄泻。

2. 饮食所伤 饮食不节、不洁，损伤脾胃，脾失健运，湿从内生，湿困脾土而发生泄泻。

3. 情志失调 情志失调，肝气郁结，横逆乘脾犯胃，脾胃运化失常而成泄泻。

4. 脾胃虚弱 长期饮食不节、劳倦内伤或久病缠绵，损伤脾胃，导致脾胃虚弱，脾失健运，不能运化水谷精微，以致水反为湿，谷反为滞，湿滞内停，清浊不分，混杂而下，遂成泄泻。

5. 命门火衰 年老体弱或久病损伤肾阳，肾阳不足则不能温煦脾土，运化失常，而成泄泻。

【类证鉴别】

1. 泄泻与痢疾 痢疾急性发病时常有发热，大便次数增多但量少，痢下赤白脓血或黏液、黏冻，腹痛，泻下不爽，里急后重；疫毒痢者还有神昏、谵语、抽搐。泄泻则无脓血或黏液、黏冻物。

2. 泄泻与霍乱 霍乱发病急骤，变化迅速，病情凶险，吐泻交作，有挥霍撩乱之势；常见腹中绞痛，转筋，面色苍白，目眶凹陷，汗出肢冷等津竭阳衰之危象。泄泻则病势较缓，无米泔水或洗肉水样粪质。

【鉴别诊断】

泄泻是消化系统疾病的常见症状，急性腹泻和慢性腹泻所见疾病各有不同。

1. 大便呈稀糊样或水样，考虑细菌性食物中毒。

2. 泄泻伴里急后重，粪质中血性黏液或脓血，考虑急性细菌性痢疾。

3. 泄泻粪便有恶臭味，伴有血样便，考虑急性出血性坏死性肠炎、阿米巴痢疾、结肠及直肠癌。

4. 泻下急迫，如米泔水或洗肉水样便，可见于霍乱。

5. 排便次数多为经常性或间歇性，粪便呈灰白色油脂样或泡沫样，浮于水面，量多而臭，贫血，恶病质，可见于原发性吸收不良综合征。

6. 泻下次数多，多在餐后发作，粪便呈糊样或水样，无黏液、脓血，可伴有发热、盗汗、消瘦，有些人腹泻与便秘交替发作，考虑溃疡型肠结核。

7. 中年以上（甚至较年轻的）患者，慢性腹泻如出现血性粪便，应考虑结肠癌的可能性。

8. 发热、腹泻、腹痛、腹部肿块，且腹痛多位于上腹部或脐周，考虑小肠恶性淋巴瘤。

应该通过仔细询问病史，并结合体格检查和必要的实验室检查，以明确泄泻原发病的诊断。如大便常规检查与培养对急、慢性肠炎诊断意义较大。胃镜、消化道钡餐造影、肠镜对慢性胃炎、结肠炎诊断意义较大。X 线、CT 可对肠结核、肠道肿瘤等疾病意义较大。

【治疗】

1. 辨证要点

（1）*辨虚实*

实证：发病急，病程短，脘腹胀满，腹痛，大便次数明显增多，泻下稀水或黄褐而臭，泻后痛减，小便不利。

虚证：发病缓，病程长，腹部隐痛，喜按，泄泻时轻时重，大便稀溏或完谷不化，小便利，口不渴，食少，消瘦，面黄，乏力。

（2）辨寒热

寒证：粪质清稀如水，腹痛喜温，肠鸣，畏寒，完谷不化。

热证：粪便黄褐，味臭较重，泻下急迫，肛门灼热，小便短赤，口渴喜冷饮。

（3）辨轻重

轻证：泄泻而饮食如常。

重证：泻而不能食，形体消瘦；暴泻无度，致津液耗竭，出现亡阴、亡阳之变；久泻滑脱不禁者。

（4）辨脏腑

脾虚：久泻迁延不愈，倦怠乏力，稍有饮食不当或劳倦过度即复发。

肝郁乘脾：泄泻反复不愈，每因情志不遂而复发。

肾阳不足：五更泄泻，完谷不化，腰酸肢冷。

2. 治疗原则

（1）治疗大法：运脾化湿。

（2）急性泄泻，重在化湿，佐以分利，参以淡渗。应根据证属寒湿、湿热、食滞的不同，分别采取温化寒湿、清利湿热、消食化滞的方法；慢性久泻，以健脾为主，也要根据证属肝郁、气虚、阳虚的不同，分别采取抑肝扶脾、益气健脾、温肾健脾等法。

3. 证治分类

（1）寒湿证

证候：泄泻清稀，甚如水样，腹痛肠鸣，恶寒，发热，头痛，肢体酸痛。苔白腻，脉濡缓。

治法：散寒化湿。

方药：藿香正气散加减。

藿香 12g　紫苏 6g　白芷 6g　半夏 10g　陈皮 10g　大腹皮 10g　厚朴 10g　茯苓 15g　白术 10g　桔梗 10g　甘草 6g　大枣 5 枚　生姜 5 片

常用中成药：藿香正气水、藿香正气丸。

（2）湿热证

证候：泻下急迫，势如水注，泻而不爽，粪色黄褐，气味臭秽，肛门灼热，舌质红，苔黄腻，脉滑数或濡数。

治法：清热利湿。

方药：葛根芩连汤加减。

黄芩15g　黄连8g　葛根10g　炙甘草3g　穿心莲15g　蒲公英20g　黄柏10g　地锦草20g

(3) 食滞肠胃证

证候：腹痛肠鸣，脘腹胀满，粪便臭如败卵；伴有不消化食物，泻后痛减。舌苔垢浊或厚腻，脉滑。

治法：消食导滞。

方药：保和丸加减。

神曲15g　山楂15g　莱菔子15g　半夏10g　茯苓15g　陈皮10g　连翘15g　枳壳10g　黄连8g　黄芩15g　甘草6g

(4) 脾胃虚弱证

证候：大便时溏时泻，完谷不化，迁延反复，饮食稍有不慎即泄泻，食少，神疲倦怠，面黄，消瘦。舌质淡，苔薄白，脉细弱。

治法：健脾益气，化湿止泻。

方药：参苓白术散加减。

莲子肉12g　炒薏苡仁10g　砂仁（后下）3g　桔梗5g　茯苓10g　党参15g　炒白术10g　炒山药10g　炒扁豆10g　甘草6g

常用中成药：附子理中丸、参苓白术片（丸）、固肠止泻丸、补脾益肠丸。

(5) 肾阳虚衰证

证候：黎明之前腹痛，肠鸣即泻，完谷不化，腹部喜温，形寒肢冷，腰膝酸软。舌淡苔白，脉沉细。

治法：温肾健脾，固涩止泻。

方药：四神丸加减。

补骨脂10g　肉豆蔻10g　吴茱萸8g　五味子6g　生姜5片　大枣10枚　炒山药15g　炒白术15g　茯苓15g　红参10g　煨诃子15g

常用中成药：四神丸。

(6) 肝气乘脾证

证候：平素多有胸胁胀闷，每因抑郁恼怒或肠鸣攻痛，腹痛即泻，泻后痛减。舌淡红，脉弦。

治法：抑肝扶脾。

方药：痛泻要方加减。

炒白术 30g　炒白芍 20g　防风 10g　陈皮 15g　茯苓 15g　炒枳壳 8g　柴胡 8g　生姜 3 片　炙甘草 6g

4. 其他疗法

（1）验方：①五味子 60g，吴茱萸 15g。将吴茱萸用水泡 7 天，晾干后同五味子炒，研细末，每次 6g，每日 3 次，温开水冲服。治疗五更泻。②石榴皮 1 个，红糖 30g，水煎温服，每日 1 次。治疗脾虚久泄。

（2）针灸

①体针：急性泄泻，取穴天枢、上巨虚、阴陵泉、水分，毫针泻法。慢性泄泻，取穴神阙、天枢、足三里、公孙。神阙用灸法，天枢用平补平泻法，足三里、公孙用补法。

②耳针：取穴大肠、胃、脾、肝、肾、交感。每次 3～4 穴，毫针刺，中等刺激。

3. 穴位注射：取穴天枢、上巨虚。用黄连素注射液或维生素 B_1、B_{12} 注射液，每穴每次注射 0.5～1ml，每日或隔日 1 次。

【转诊原则】

1. 诊断不明，需进一步到上级医院行钡餐、胃镜、CT 等检查者。
2. 若泄泻频繁，来势迅猛，出现脱水等危重表现者应及时转诊。
3. 常规治疗无效或病情加重者。

【养生与康复】

1. 食疗

（1）山药薏米粥：山药 30g，炒薏米 20g，熬粥食用，每日 1 次。

（2）锅巴粉：民间做米饭或熬粥时产生的锅巴，焙士研粉，每次 10～20g，口服，每日 2 次。

2. 脾虚泄泻者　配合腹部热敷、按摩等方法，有利于脾运恢复。

3. 肾阳虚五更泻者　宜多食生姜、羊肉，做菜时适当多放花椒、高良美、小茴香等温中散寒类调料。

【健康教育】

1. 起居有常，注意调畅情志，保持乐观心态，慎防风寒湿邪侵袭。

2. 饮食有节，宜清淡、富营养、易消化食物为主。避免进食生冷不洁及忌食难消化或清肠润滑食物。

3. 急性泄泻患者要给予流质或半流质饮食，忌食辛辣厚味油腻食物。有些对牛奶、面筋等不耐受者宜禁食。若泄泻而耗伤胃气，可给予淡盐汤、米粥以养胃气。若虚寒泄泻，可给予淡姜汤饮用，以振奋脾阳。

第十二节　便　秘

【概述】

便秘是指因大肠传导功能失常而致大便秘结不通，排便时间延长，粪质干燥坚硬，或大便虽软但排便艰涩不畅的一种病证。

西医学的功能性便秘、肠易激综合征、肠炎恢复期肠蠕动减弱等引起的便秘，直肠及肛门疾患引起的便秘，药物性便秘，内分泌及代谢性疾病的便秘，以及肌力减退所致的排便困难等均可参照本节内容辨证论治。

【病因病机】

饮食入胃，经过脾胃运化，吸收其精华之后，所生糟粕最后由大肠传送排出。如果胃肠功能正常，则大便畅通，不致发生便秘。若肠胃受病，或因燥热内结，或因气滞不行，或因气虚传送无力，血虚肠道干涩，以及阴寒凝结等，皆能导致各种不同性质的便秘。其基本病机为大肠传导失常，病性有寒秘、热秘、虚秘、实秘四个方面，治疗时仔细辨证论治。

1. 素体阳盛，肠道积热　素体阳盛或嗜食辛辣厚味之品，损伤脾胃，以致胃肠积热，或于伤寒热病之后，余热留恋，热耗津液，肠道传导失润，于是大便干结，排出困难。

2. 情志失调　情志不舒，忧愁思虑过度，气机不畅，传导失职，糟粕内停，不得下行而成便秘。

3. 体虚久病　产后或饮食劳倦，年老体虚，导致气血双亏，气虚则大肠传导无力，血虚则津枯不能滋润大肠，以致大肠秘结。

4. 阳虚内寒　凡阳虚体弱或年高体虚，阴寒内生，留于胃肠，寒性收引，以致阳气不通，津液不行，故肠道艰于传送，从而引起便秘。

【类证鉴别】

便秘与肠结 肠结多因大肠通降受阻所致，发病急，腹部疼痛拒按，大便完全不通，无矢气和肠鸣，严重者可吐出粪便，相当于西医的急性肠梗阻。便秘则病轻势缓。

【鉴别诊断】

便秘可由诸多原因导致，如动力因素、梗阻因素、内分泌因素、肛门疾病、精神因素等。下列情况在鉴别时可供参考：

1. 新生儿出生后即无粪便排出，应考虑直肠闭锁或无肛门。

2. 出生后虽有粪便排出，但发生严重便秘并伴有明显腹胀，应考虑先天性巨结肠症。

3. 便秘反复加重及缓解，可见于肠易激综合征。

4. 急性便秘伴有剧烈腹痛，多见于肠梗阻、肠套叠、铅中毒、急性腹膜炎等。

5. 便秘伴有便血、疼痛或可触及痣核者，多与肛肠疾患有关。

6. 中老年人近期发生便秘，而且呈进行性加重时，应考虑结肠癌的可能。

7. 便秘伴有贫血，多见于结肠癌、肠套叠。

对于便秘的诊断，直肠指诊检查可以诊断痔、肛裂、肛管狭窄及外来压迫、肛门括约肌痉挛；腹部平片是诊断肠梗阻的依据；结肠钡灌肠检查对巨结肠症、结肠肿瘤诊断价值较大；直肠镜、结肠镜对黏膜病变诊断价值较大，如炎症、溃疡、出血、息肉等。

【治疗】

1. 辨证要点

实证：大便干结，腹胀，胸胁痞满，口臭口糜，面赤身热，舌苔黄燥，脉实有力。

虚证：大便干硬，甚至干如羊屎，伴有气虚、血虚、阴虚、阳虚的表现，脉弱。

2. 治疗原则

（1）治疗大法：通下导滞。

（2）实证当用清热润肠、顺气导滞；虚证当用益气养血、滋阴温阳、润肠通便。

3. 证治分类

（1）热秘

证候：大便干结，腹胀按之疼痛，小便短赤，面红身热，口舌生疮，口干口臭，口渴心烦。舌质红，苔黄燥，脉滑数。

治法：清热润肠。

方药：麻子仁丸加减。

麻仁 15g　芍药 10g　枳实 10g　大黄（后下）10g　厚朴 10g　杏仁 10g　黄连 8g　生地 15g　元明粉（冲服）10g

常用中成药：麻仁丸、芦荟胶囊、肠清茶。

（2）气秘

证候：大便秘结，欲便不得，嗳气频作，胸胁痞满，腹胀，纳呆，苔薄腻，脉弦。

治法：顺气导滞。

方药：六磨汤加减。

沉香 10g　木香 10g　槟榔 15g　乌药 12g　枳实 10g　大黄（后下）10g　大腹皮 15g　莱菔子 15g

常用中成药：槟榔四消丸、四磨口服液。

（3）气虚便秘

证候：大便不干硬或先干后溏；虽有便意，但临厕努挣乏力，难以排出；易出汗，气短，乏力。舌淡，苔白，脉虚。

治法：补气健脾。

方药：黄芪汤加减。

黄芪 30g　陈皮 10g　火麻仁 15g　白蜜 20g　党参 20g　生白术 15g　当归 15g　郁李仁 15g　松子仁 15g　炙甘草 6g

常用中成药：补中益气丸、启脾丸。

（4）血虚便秘

证候：大便干结如栗，头晕目眩，面黄少华。舌淡苔少，脉细涩。

治法：养血润燥。

方药：润肠丸加减。

生地 15g　当归 15g　麻仁 15g　桃仁 10g　枳壳 12g　生首乌 15g　桑椹 20g　熟地 15g　生白芍 15g　玄参 20g

常用中成药：八珍丸、归脾丸。

（5）阳虚便秘

证候：大便艰涩不畅，腹中冷痛，小便清长，四肢欠温，舌淡苔白，脉沉迟。

治法：温阳通便。

方药：济川煎加减。

当归 10g　牛膝 10g　肉苁蓉 15g　泽泻 10g　升麻 10g　枳壳 10g

常用中成药：苁蓉通便口服液。

4. 其他疗法

（1）验方：①当归 15g，火麻仁 20g，水煎服。适用于老年津亏血虚便秘。②莱菔子 6g，皂角末 1.5g，共研细末，开水冲服，每日 1 次。适用于气滞痰浊之便秘。③番泻叶 10~30g，泡茶服。④当归、火麻仁、郁李仁、桃仁、松子仁各 15g，水煎服。主治老年或产后血亏阴伤便秘。⑤决明子研粉，每服 10g，治疗体胖或患高血压病的便秘。⑥蜂蜜、大油各等分合炼，每服 1~2 匙，主治老年人便秘。

（2）针灸：针刺足三里、天枢、支沟等穴，每日 1 次；或针刺承山（双），每日 1 次。

（3）外用：开塞露纳入肛门，使大便容易排出。

【转诊原则】

1. 诊断不明，需进一步到上级医院行钡餐、肠镜、CT 等检查查。
2. 常规治疗无效或病情加重者。

【养生与康复】

1. 食疗 平时适当多食有利于润肠通便的食物如核桃仁、黑芝麻、蔬菜、水果、粗粮、蜂蜜、大油、红薯等，但要因人、因地制宜。

2. 运动 增强腹肌锻炼能达到胃肠按摩的效果，有利于改善便秘。其他如提肛运动、跳跃运动、登山跑步等对改善便秘都有益处。

【健康教育】

1. 重视精神调摄，保持心情愉快，劳逸结合。
2. 饮食要有规律，多吃蔬菜，尤其纤维性丰富的食物。
3. 适当运动，定时登厕；避免久坐少动。

第十三节　淋　证

【概述】

淋证是指小便频数短涩，淋沥刺痛，小腹拘急引痛为主症的病证。

西医学的急慢性尿路感染，泌尿道结核，尿路结石，急慢性前列腺炎，化学性膀胱炎，乳糜尿及尿道综合征等具有淋证特征者，均可参照本节内容辨证论治。

【病因病机】

淋证的病因可归纳为外感湿热、饮食不节、情志失调、禀赋不足或劳伤久病四个方面。其主要病机为湿热蕴结下焦，肾与膀胱气化不利。

1. 外感湿热　因下阴不洁，秽浊之邪从下侵入机体，上犯膀胱；或由小肠邪热、心经火热、下肢丹毒等他脏外感之热邪传入膀胱，发为淋证。

2. 饮食不节　多食辛热肥甘之品，或嗜酒太过，脾胃运化失常，积湿生热，下注膀胱，乃成淋证。

3. 情志失调　情志不遂，肝气郁结，膀胱气滞，或气郁化火，气火郁于膀胱，导致淋证。

4. 体虚久病　禀赋不足，肾与膀胱先天畸形，或久病缠身，劳伤过度，房事不节，多产多育或久淋不愈，耗伤正气，或妊娠、产后脾肾气虚，膀胱容易感受外邪，而致本病。

【类证鉴别】

淋证要与癃闭相鉴别。二者都有小便量少、排尿困难之症。但淋证尿频而尿痛，且每日排尿总量多为正常；癃闭则无尿痛，每日排尿量少于正常，严重时甚至无尿。

【鉴别诊断】

1. 急性尿路感染　有发热、尿路刺激等全身及局部感染症状，尿中大量白细胞，甚至白细胞管型，尿细菌培养阳性。抗感染治疗有效。

2. 慢性肾盂肾炎　多见于女性。有反复发作的尿路感染病史，多次尿沉渣试验或尿细菌培养阳性，肾功能损害以肾小管为主。可有高氯酸中毒，低磷性肾性骨病。氮质血症和尿毒症较轻，且进展缓慢。静脉肾盂造影和核素检查有助于诊断。

3. 肾结核 慢性膀胱刺激症，经抗生素治疗无效，尤其呈进行性加重；脓尿、酸性尿，普通细菌学检查阴性；有肾外结核，尿检查有红细胞尿者；附睾、精索或前列腺结核；尿路感染经有效的抗菌治疗，细菌转阴，脓尿持续存在者。

【治疗】

1. 辨证要点

（1）辨类别：六淋除小便频涩、滴沥刺痛、小腹拘急引痛的共同症状外，各具特征。

热淋：小便灼热刺痛。

血淋：尿中夹血或夹血丝、血块。

石淋：尿中有细小砂石排出。

膏淋：尿液浑浊乳白或夹凝块，或伴血液、血块。

气淋：少腹坠胀，尿出不畅，或尿有余沥。

劳淋：小便淋沥不尽，遇劳即发。

（2）辨虚实

实证：病程较短，小便涩痛不利，苔黄舌红，脉实数。

虚证：病程长，小便频急，痛涩不甚，苔薄舌淡，脉细软。

2. 治疗原则

（1）实证治予清热利湿通淋；虚证宜培补脾肾。并根据六淋的不同，配用止血、排石、行气、活血、泄浊等法。

（2）标急者，先予治标，标证缓解转予治本；若标邪不著，则标本兼顾治疗。

3. 证治分类

（1）热淋

证候：小便频数短涩，灼热刺痛，尿色黄赤，少腹拘急胀痛，或有寒热，或有腰痛。舌质红，苔黄腻，脉滑数。

治法：清热利湿通淋。

方药：八正散加减。

车前子（包煎）12g 瞿麦 12g 通草 6g 滑石（包煎）15g 萹蓄 12g 生大黄（后下）6g 甘草梢 5g 灯心草 3g

常用中成药：三妙丸、三金片。

（2）石淋

证候：尿中夹砂石，排尿涩痛，或排尿时突然中断，尿道窘迫疼痛，腰腹绞痛难忍，甚则牵及外阴，尿中带血。舌红，苔薄黄，脉弦或带数。

治法：清热利湿，排石通淋。

方药：石韦散加减。

瞿麦 10g　萹蓄 10g　通草 6g　滑石（包煎）10g　金钱草 15g　海金沙（包煎）10g　鸡内金 6g　石韦 10g　穿山甲（先煎）15g　虎杖 12g　王不留行 15g　川牛膝 10g　青皮 6g　乌药 6g　沉香 3g

常用中成药：排石冲剂、复方金钱草冲剂。

（3）血淋

证候：小便热涩刺痛，尿色深红，或夹有血块，小腹或尿道疼痛加剧，或见心烦，口干。舌尖红，苔黄，脉滑数。

治法：清热通淋，凉血止血。

方药：小蓟饮子加减。

生地 15g　小蓟 15g　滑石（包煎）12g　通草 6g　蒲黄（包煎）10g　淡竹叶 6g　当归 10g　栀子 10g　炙甘草 3g

常用中成药：十灰散、知柏地黄丸。

（4）气淋

证候：郁怒之后，小便涩滞，淋沥不畅，少腹胀满疼痛，心烦易怒。舌苔薄白，脉弦。

治法：理气疏郁，通淋利尿。

方药：沉香散加减。

沉香 3g　青皮 6g　乌药 6g　香附 10g　石韦 10g　滑石（包煎）12g　冬葵子 10g　车前子（包煎）12g

常用中成药：逍遥丸。

（5）膏淋

证候：小便浑浊乳白或如米泔水，上有浮油，置之沉淀，或伴有絮状凝块物，或混有血液、血块，尿道热涩疼痛。舌质红，苔黄腻，脉濡数。

治法：清热利湿，分清泄浊加减。

方药：程氏萆薢分清饮加减。

萆薢10g 石菖蒲10g 黄柏10g 车前子（包煎）10g 飞廉12g 水蜈蚣12g 向日葵心12g 莲子心10g 连翘心6g 丹皮10g 灯心草3g

常用中成药：水蜈蚣颗粒。

（6）劳淋

证候：小便不甚赤涩，尿痛不甚，但淋沥不已，时作时止，遇劳即发，腰膝酸软，神疲乏力。舌质淡，脉细弱。

治法：补脾益肾。

方药：无比山药丸加减。

山药12g 茯苓12g 泽泻12g 熟地15g 山茱萸12g 巴戟天12g 菟丝子12g 杜仲12g 牛膝12g 五味子5g 肉苁蓉10g

常用中成药：补中益气丸、六味地黄丸。

4. 其他疗法

（1）验方：①地锦草、车前子、蒲公英、紫花地丁、白花蛇舌草、薏苡仁、栀子，任选1～2种，每种30～60g，水煎服，每日1剂。适用于热淋。②乌蔹莓、血见愁、仙鹤草、白茅根等，任选1～2种，每种30g，水煎服，每日1剂。适用于血淋。③猫须草全草（干燥品）60g，水煎服，每日1剂。用于尿路结石。④鸡内金、芒硝等量，共研极细末，每次取药粉6g，用金钱草60g煎汤送服，每日1～2次。用于泌尿系统结石难以排出者。⑤飞廉、荠菜花、糯稻根、芹菜根、水蜈蚣、向日葵茎（取中心梗子）、玉米须，任选1～2种，每种30～60g，水煎服，每日1剂。适用于膏淋。⑥菟丝子10g，水煎服，每日3次。适用于劳淋。

（2）针灸：取穴膀胱俞、中极、阴陵泉、行间、太溪、曲泉，针刺，或加灸法，隔日1次。适用于气淋。

（3）按摩：取腰部、背部阿是穴，以右手拇指按压敏感点，由轻到重，一般揉按3～5分钟；再用拳或手掌叩击背部华佗夹脊穴2～3次，然后再以掌按摩敏感点。用于淋证小便不畅者。

【转诊原则】

1. 反复泌尿系感染不易控制者。
2. 尿路结石引起肾绞痛而不能缓解者。
3. 尿血量多难止者。
4. 小便量少甚至无尿者。

5. 西医疾病不清楚，需要进一步检查明确诊断者。

【养生与康复】

1. 食疗

（1）黄芪茅根饮：生黄芪30g，白茅根30g，肉苁蓉20g，西瓜皮60g。上四味洗净放在砂锅中，加水适量煎煮成浓汁，加适量白糖调味。每日1剂，分2次服用。用于淋证属脾肾两虚者。

（2）藕节冬瓜汤：藕节100g，带皮冬瓜200g。冬瓜切块，与藕节共放锅内加水适量，煎煮20分钟，取汁即可。每日1剂，分3次服完。用于淋证小便有血者。

（3）猕猴桃250g，白酒500ml。猕猴桃去皮洗净，装入酒坛或罐头瓶中，将酒倒入，盖严密，每三天搅拌1次，浸泡20～30天即成。每日2次，每次3～15ml，口服。用于泌尿系结石。

2. 淋证患者应禁房事，注意休息，保持心情舒畅。饮食宜清淡，忌肥腻辛辣、酒醇之品，妇女在月经期、妊娠期、产后更应注意外阴卫生，以免虚体受邪。

【健康教育】

1. 淋证患者应多饮水，不憋尿，每2～3小时排尿1次，保持尿液对泌尿道的冲洗。特别是房事后即行排尿。

2. 注意外阴清洁，多洗淋浴，防止秽浊之邪从下阴上犯膀胱。

3. 积极治疗消渴、肺痨等肾虚疾患，以减少淋证发生。

4. 尽量避免使用尿路器械，如导尿、膀胱镜、膀胱逆行造影，以防外邪带入膀胱。

第十四节　水　肿

【概述】

水肿是指体内水液潴留，泛溢肌肤，引起眼睑、头面、四肢、腹背，甚至全身浮肿为特征的一类病证。

西医学的急慢性肾小球肾炎、肾病综合征、继发性肾小球疾病引起的水肿，以及心源性水肿、营养不良性水肿、功能性水肿、内分泌失调引起的水肿等，均可参考本节内容进行辨证论治。

【病因病机】

水肿的形成是因风邪袭表、疮毒内犯、外感水湿、饮食不节及禀赋不足、久病劳倦等导致肺失通调，脾失转输，肾失开合，三焦气化不利，水液潴留，泛溢肌肤。

1. 风邪袭表 风为六淫之首，每夹寒夹热。风寒或风热之邪侵袭肺卫，致肺失通调，风水相搏，发为水肿。

2. 疮毒内犯 肌肤患痈疡疮毒，火热内攻，损伤肺脾，致津液气化失常，发为水肿。

3. 外感水湿 久居湿地，冒雨涉水，湿衣裹身时间过久，水湿内侵，困遏脾阳，脾胃失其升清降浊之能，水无所制，发为水肿。

4. 饮食不节 过食肥甘，嗜食辛辣，久则湿热中阻，损伤脾胃；或因生活饥馑，饮食不足；或饮食失于调摄，脾气失养，以致脾运不健，脾失转输，水湿壅滞，发为水肿。

5. 禀赋不足，久病劳倦 先天禀赋薄弱，肾气亏虚，膀胱开合不利，气化失常，水泛肌肤，发为水肿。或因劳倦过度、纵欲无节、生育过多、久病产后，损伤脾肾，水湿输布失常，溢于肌肤，发为水肿。

【类证鉴别】

水肿需与鼓胀相鉴别。鼓胀的主症是单腹胀大，面色苍黄，腹壁青筋暴露，四肢多不肿，反见瘦削，后期或可伴见轻度肢体浮肿。而水肿则以头面或下肢先肿，继及全身，腹壁亦无青筋暴露。

【鉴别诊断】

1. 急性肾小球肾炎 发病前1~3周有上呼吸道或皮肤感染史，突然出现血尿或水肿，晨起眼睑水肿，重者水肿波及全身。部分患者有头晕、食欲减退、疲乏、恶心、呕吐及腰部钝痛。尿检有蛋白、红细胞。

2. 慢性肾小球肾炎 起病缓慢，病情迁延，时轻时重，肾功能逐步减退，后期可出现贫血、视网膜病变及尿毒症。有不同程度的蛋白尿、血尿、水肿及高血压等表现，轻重不一。病程中可因呼吸道感染等原因诱发，出现类似急性肾炎的表现。

部分病例有自动缓解期。

3. 肾病综合征 主要表现是大量蛋白尿、高度水肿、低蛋白血症和高脂血症。

4. 狼疮性肾炎 女性好发，伴有发热、皮疹、关节炎等。血细胞下降，免疫球蛋白增加，并有狼疮细胞和抗核抗体。血清补体水平下降。

5. 原发性高血压肾损害 先有较长期高血压，其后再出现肾损害，远曲小管功能损伤较肾小球功能损伤早，如尿浓缩功能减退、夜尿增多。尿改变轻微，微量至轻度蛋白尿，常有高血压的其他靶器官并发症。

6. 心源性水肿 多有心脏病病史，水肿首先发生于身体的下垂部位，从下肢逐渐遍及全身，严重时可出现腹水或胸水。水肿常在午后加重，平卧后或晨起时可减轻。伴有心脏病的征象，如心脏瓣膜杂音等。

7. 营养不良性水肿 有缺乏蛋白质的病史和营养不良症，同时心脏、肝脏方面并无病态，尿检查正常，血浆白蛋白减少，且在高蛋白饮食治疗后迅速生效。

8. 特发性水肿 是因内分泌、血管、神经等诸多系统失调而导致的一种水盐代谢紊乱综合征。多见于20~50岁生育期伴肥胖的妇女，以水肿与月经周期及体重增加密切相关为主要临床特征。

9. 黏液性水肿 全身性浮肿，用指头按压不出现凹陷性改变，水肿处皮肤苍白或蜡黄色，伴见表情淡漠、呆板，鼻宽唇厚，发音不清，言语缓慢费力。

【治疗】

1. 辨证要点

（1）辨阳水和阴水

阳水：病因多为风邪、疮毒、水湿。肿多由面目开始，自上而下，继及全身，肿处皮肤绷急光亮，按之凹陷即起，兼有寒热等表证。

阴水：病因多为饮食劳倦，先天或后天因素所致的脏腑亏损。发病缓慢，病程较长，属里、属虚或虚实夹杂。肿多由足踝开始，自下而上，继及全身，肿处皮肤松弛，按之凹陷不易恢复，甚则按之如泥。

（2）辨水肿之病因

属风：水肿以头面为主，兼恶风头痛者。

属湿：水肿以下肢为主，兼纳呆身重者。

属热：水肿伴有咽痛溲赤者。

属疮毒：疮痍、猩红赤斑而致水肿。

（3）辨病变之脏腑

在肺：水肿较甚，咳喘较急，不能平卧。

在脾：水肿日久，纳食不佳，四肢无力，身重，苔腻。

在肾：水肿反复，腰膝酸软，耳鸣眼花。

在心：水肿下肢明显，心悸怔忡，胸闷烦躁，甚则不能平卧。

2. 治疗原则 发汗、利尿、泻下逐水为治疗水肿的三条基本原则。

（1）阳水应以驱邪为主：发汗、利水、解毒或攻逐，同时配合清热化湿，健脾理气等法。攻逐当慎用。

（2）阴水当扶正祛邪：以扶正为主，温肾健脾，同时配以利水、养阴、活血、祛瘀等法。

3. 证治分类

（1）风水泛溢证

证候：水肿突然发作或加重，恶寒发热，肢体酸痛，咳嗽气粗，尿少，咽部发红或疼痛。舌苔薄黄，舌质偏红，脉浮数。

治法：疏风解表，宣肺利水。

方药：越婢加术汤合麻黄连翘赤小豆汤加减。

石膏（先煎）30g 麻黄5g 生姜3片 杏仁10g 生梓白皮10g 连翘12g 赤小豆12g 生甘草5g

常用中成药：通宣理肺丸。

（2）湿热壅盛证

证候：全身水肿，皮肤绷急光亮，胸脘痞闷，呼吸气粗，烦热口干，小便短赤，大便干结。舌质红，苔黄腻，脉沉数。

治法：清热利湿，疏理气机。

方药：疏凿饮子加减。

商陆10g 泽泻10g 赤小豆12g 椒目6g 木通6g 茯苓皮12g 大腹皮10g 槟榔10g

常用中成药：蒲黄丸、四妙丸。

（3）水湿浸渍证

证候：四肢或全身水肿，以下肢为明显，按之凹陷，小便短少，身重困倦，胸闷，纳谷减少，腹胀，泛恶。舌苔薄白，脉濡缓。

治法：化湿健脾，通阳利水。

方药：五皮饮合胃苓汤加减。

桑白皮10g　橘皮6g　生姜皮3g　大腹皮10g　茯苓皮12g　苍术10g　厚朴10g　桂枝5g　泽泻10g　猪苓10g

(4) 脾虚湿阻证

证候：肌肤水肿持续较久，身重肢沉，倦怠乏力，纳呆腹胀，尿少，面色萎黄。舌淡胖，苔薄白，脉濡。

治法：益气健脾利水。

方药：五苓散合防己黄芪汤加减。

桂枝6g　白术10g　茯苓10g　猪苓10g　泽泻10g　防己10g　大枣5枚

常用中成药：参苓白术丸。

(5) 脾肾阳虚证

证候：面色发白或萎黄或灰暗，怯寒肢冷，食欲不振，大便稀溏，腰膝酸软，小便量少，周身浮肿，尤以两足跗为甚，按之凹陷，久久不起。舌质淡胖，苔薄白或白腻而滑，脉沉细。

治法：温补脾肾。

方药：实脾饮合肾气丸加减。

熟附子6g　肉桂6g　干姜3g　白术10g　厚朴10g　木香10g　草果6g　槟榔10g　木瓜10g　茯苓10g　泽泻12g

常用中成药：肾气丸、水陆二仙丹。

(6) 肾阴亏虚证

证候：水肿日久，肿势不甚，腰膝酸软，手足心热，口咽干燥，头晕耳鸣。舌红少苔，脉象沉细或弦细。

治法：滋养肾阴。

方药：六味地黄丸合大补阴丸加减。

熟地12g　山药12g　山茱萸10g　茯苓10g　丹皮10g　泽泻10g　知母10g　黄柏10g

常用中成药：六味地黄丸。

(7) 瘀血内阻证

证候：水肿日久不退，腰痛固定不移。舌质紫暗或有瘀点，脉细涩。

治法：活血化瘀。

方药：桃红四物汤加减。

桃仁 10g 当归 10g 熟地 12g 白芍 10g 红花 10g 川芎 6g

常用中成药：脉络宁。

4. 其他疗法

（1）蟋蟀、蝼蛄各 3 只，研末；用蝉蜕 10g，浮萍 9g，煎汤冲服。适用于水肿、尿少者。

（2）黄芪 30g，山药 30g，炙龟板 30g。先煎龟板 1 小时后，加入黄芪、山药，再煎 40 分钟，每日 1 剂，分 2 次口服。适用于脾肾两虚水肿者。

（3）玉米须 60g，洗净，水煎服，连服 6 个月。适用于慢性肾炎之水肿、蛋白尿。

（4）大黄（后下）10g，牡蛎 30g，蒲公英 30g，水煎取汁 200ml 左右，保留灌肠，每日 1 次。主治慢性肾炎肾功能衰竭。

（5）田螺肉 4 个，大蒜（去皮）5 瓣，车前子（包煎）10g，共捣如泥，作饼敷脐。每日 1 次。主治慢性肾炎水肿明显者。

【转诊原则】

1. 水肿病因不明，需要进一步做有关检查以明确诊断者。
2. 全身水肿明显，并有胸水、腹水者。
3. 肾功能不全致水肿者。
4. 阴虚水肿，治疗较困难者。
5. 水肿顽固不退者。

【养生与康复】

1. 食疗

（1）芹菜煲淡菜：淡菜 15g，鲜芹菜 60g。淡菜加少量水先煮熟，然后加入芹菜共煲，食时加入调味即可。佐餐食用。用于水肿患者血压升高者。

（2）泥鳅炖大蒜：泥鳅、大蒜适量，炖食。用于营养不良性水肿。

（3）花生蚕豆红糖汤：花生、蚕豆、红糖适量，煮汤。用于慢性肾炎水肿。

2. 患者应注意保暖，参加体育锻炼，常服玉屏风散等，提高机体抗病能力。

3. 居处潮湿者，宜迁居高处；应避免阴雨及潮湿天气外出，避免冒雨涉水、汗出遇水，或穿潮湿衣服等。

4. 水肿明显、尿量减少者，应限制蛋白质摄入。当肾功能受损，呈氮质血症时，饮食中的蛋白质应限制在每日 0.5g/kg。蛋白质以乳类、蛋类等优质蛋白为好。

【健康教育】

1. 水肿急性期应注意休息，慢性期应避免剧烈活动。

2. 保持皮肤清洁，避免抓破皮肤，在洗澡时防止擦伤皮肤。对长期卧床者，皮肤外涂滑石粉，经常保持干燥，并定时翻身，以免褥疮发生，加重病情。

3. 每日记录水液的出入量：水肿期间，应严格记录水液的出入量，每日测量体重，以了解水肿的进退消长。若每日尿量少于500ml时，要警惕癃闭的发生。

4. 水肿患者应忌盐，肿势重者应予无盐饮食，轻者予低盐饮食（每日食盐量3～4g），肿退之后，亦应注意饮食不可过咸。若因营养障碍而致水肿者，不必过于忌盐。

5. 水肿消退后，要注意调摄，防止复发。要坚持治疗，定期随访。保持心情舒畅，调畅情志。避免过度劳累，节制房事。

6. 尿少尿闭时，应限制食用含钾高的食物，如土豆、花生、红薯、油菜、蘑菇、海带、橘子、大枣、香蕉等。

第十五节　痹　证

【概述】

痹证是因感受风寒湿热之邪引起的以肢体关节疼痛、酸楚、麻木、重着及活动障碍为主要症状的病证。

西医学的风湿性关节炎、类风湿性关节炎、骨关节炎、痛风、坐骨神经痛、肩关节周围炎等病变以关节疼痛为主要表现者，均可参考本节内容进行辨证论治。

【病因病机】

痹证的发生是由于风寒湿热之邪，侵袭肢体经络，引起气血运行不畅，经络阻滞所致。

1. 外邪侵袭　居处、劳动环境寒冷潮湿，或阴雨潮湿季节，感受风寒湿邪则成风寒湿痹。风寒湿痹，郁久化热，而致风湿热合邪，亦可痹阻经络为患。

2. 正气不足　素体虚弱，或病后、产后气血不足；或劳倦过度，正气不足，卫外不固，外邪乘虚而入致病。

【类证鉴别】

痹证要与痿证相鉴别。鉴别要点首先在于痛与不痛，痹证以关节疼痛为主，而痿证则为肢体力弱，无疼痛症状；其次要观察肢体的活动障碍，痿证是无力运动，痹证是因痛而影响活动。

【鉴别诊断】

1. 风湿性关节炎　主要累及肘、腕、膝等大关节，呈多发性和游走性，关节局部红肿热痛。实验室检查血沉加快、C－反应蛋白阳性。

2. 类风湿性关节炎　以对称性小关节肿痛、晨僵、功能受限为主要特征，晚期关节畸形。实验室检查血沉加快、类风湿因子阳性，X线检查有助于诊断。

3. 痛风性关节炎　常因暴食、酗酒后夜间突然发作，足趾的距趾关节常为首发，局部红肿热痛。血尿酸升高。X线摄片可见受累关节骨质有虫蚀样、穿凿样透亮缺损。

4. 骨关节炎　起病缓慢，多见于老年人。以膝、髋等负重关节肿胀、疼痛为主，活动时疼痛加重，休息时缓解。X线检查可提示骨质增生等退行性变。

【治疗】

1. 辨证要点

（1）辨寒热类别　以关节有无关节红肿热痛为辨证要点。

风湿热痹：多见关节红肿灼热疼痛，恶冷恶热。

风寒湿痹：以关节肿痛为主，无红肿灼热，喜热恶冷。

（2）辨病邪偏盛

行痹：痹痛游走不定者，为风邪偏盛。

痛痹：痛势较甚，痛有定处，遇寒加重者，为寒邪偏盛。

热痹：关节酸痛、重着、漫肿者，为湿邪偏盛。

热痹：关节肿胀，肌肤焮红，灼热疼痛者，为热邪偏盛。

内夹痰邪：关节疼痛日久，肿胀局限，或见皮下结节。

瘀血阻络：关节肿胀，僵硬，疼痛不移，肌肤紫暗或瘀斑。

（3）辨证候虚实　一般而言，新病多实，久病多虚。

实证：发病较急，痛势较剧，脉实有力。

虚证：发病较缓，痛势绵绵，脉虚无力。

2. 治疗原则　痹证的治疗应以祛邪通络为基本原则，并根据邪气的偏盛，分别予以祛风、散寒、胜湿、清热、祛痰、化瘀。

痹证的治疗，还宜重视养血活血，即所谓“治风先治血，血行风自灭”；治寒宜结合温阳补火；治湿宜结合健脾益气。久痹正虚者，应重视扶正，补肝肾、益气血是常用之法。

3. 证治分类

（1）风寒湿痹

证候：肢体关节、肌肉酸楚疼痛，遇寒则痛甚，得热则痛缓，阴雨天加重，怕冷。舌苔薄白，脉浮或浮缓。

治法：祛风散寒，除湿通络。

方药：薏苡仁汤加减。

薏苡仁 12g　苍术 10g　甘草 3g　羌活 10g　独活 10g　防风 6g　麻黄 6g　桂枝 10g　制川乌 10g　当归 10g　川芎 10g

常用中成药：祖师麻片、风湿骨痛丸。

（2）风湿热痹

证候：关节疼痛，局部灼热红肿，痛不可触，得冷则舒。舌质红，舌苔黄或黄腻，脉滑数或浮数。

治法：清热通络，祛风除湿。

方药：白虎加桂枝汤合宣痹汤加减。

石膏（先煎）30g　知母 10g　桂枝 6g　苍术 10g　黄柏 10g　忍冬藤 12g　秦艽 10g　桑枝 20g　生薏苡仁 15g　络石藤 15g

常用中成药：正清风痛宁片、三妙丸。

（3）痰瘀痹阻证

证候：关节肿大、僵硬、变形、刺痛，舌质紫暗或有瘀斑。舌苔白腻，脉弦涩。

治法：化痰行瘀，蠲痹通络。

方药：桃红饮加减。

当归 10g　桃仁 10g　红花 10g　熟地 12g　川芎 8g　赤芍 10g　制南星 6g　白芥子 6g　炙僵蚕 10g　地龙 10g　露蜂房 10g　威灵仙 10g　路路通 10g

常用中成药：小活络丹。

（4）正虚邪恋证

证候：痹证日久不愈，肌肉瘦削，腰膝酸软。舌质淡红，舌苔薄白或少津，脉沉细弱或细数。

治法：培补肝肾，舒筋止痛。

方药：独活寄生汤加减。

独活 10g　桑寄生 12g　秦艽 10g　防风 6g　川芎 10g　当 10g　白芍 12g　熟地 12g　党参 10g　杜仲 10g　牛膝 10g　鸡血藤 12g　千年健 15g

常用中成药：尪痹颗粒。

4. 其他疗法

（1）验方：①徐长卿根 24～30g，瘦猪肉 200g，白酒 60ml，水煎服，每日 2 次。适用于风寒湿痹证。②桑枝 30～60g，虎杖根 15g，金雀根 30g，臭梧桐根 30g，红枣 10 枚，每日 1 剂，水煎 2 次分服。适用于风湿热痹。③风湿酒：制川乌、制草乌、金银花、乌梅、甘草、大青盐各 6g。将上药浸于白酒 250ml 内，密封 48 小时，过滤备用。每次 5ml，每日 3 次。适用于风寒湿痹。

2. 针灸：根据发病部位局部取穴。肩部：肩、肩髎；肘部：曲池、天井；腕部：外关、阳池；背腰部：身柱、腰阳关；股部：承扶、风市；膝部：犊鼻、鹤顶；踝部：丘墟、申脉。毫针刺，用平补平泻法。风寒湿痹，可配合艾灸；热痹针用泻法，或点刺出血。

3. 熏洗：樟树枝、桑树枝、柳树枝、家艾叶各 120g。上药加水 5000ml，放入大锅内煎煮 10 分钟，倒入大缸内。患者赤身入缸，以厚布将患者颈部以下和缸周围覆盖熏之。主治周身风湿痛。

【转诊原则】

1. 病因不明，需要做免疫学等特殊检查以进一步明确诊断者。
2. 关节肿痛明显，经常规中西药处理效果不好者。
3. 有发热等全身症状者。
4. 有内脏损害者。

【养生与康复】

1. 注意防寒保暖，关节可使用手套、护膝及药物衣裤等防护工具，以加强局部保暖。寒冷时尽量不用冷水洗涤衣物。出汗过多时，须用毛巾擦汗，衣服汗湿后应及时更换。

2. 本病患者宜适当多食具有祛风湿功用的食物，如蛇肉、狗肉、鳝鱼、鳗鱼、苡仁、樱桃、菱角等。如寒邪偏盛者，尚可选用羊肉、生姜、茴香、辣椒、花椒等；热邪偏盛者，可常食荸荠、芹菜、马兰头、菊花脑、梨、苹果等；湿盛脾虚者，可选苡仁、扁豆、山药、赤小豆、莲子等。若为痛风性关节炎则应少食豆制品、动物内脏、海鲜、啤酒等，宜多饮水。

3. 本病稳定期可根据受累关节的不同，选用一些运动疗法。如手捏核桃或弹力健身圈以锻炼手指活动功能；两手握转环旋转，锻炼手腕关节功能；脚踏自行车，锻炼膝关节；滚圆木、踏空缝纫机，锻炼踝关节等。

【健康教育】

1. 本病急性期、活动期应以肢体休息为主，受累关节不宜过度活动；缓解期可做关节功能锻炼，维持肌肉张力，防止肌肉萎缩。

2. 注意劳逸适度，促进机体康复。一俟疼痛肿胀明显缓解，即可适量活动，防止关节致残。

3. 注意有无药物的毒副反应。非甾体类药和部分中药可引起胃肠道的反应，附子、乌头过量可出现心动过缓，雷公藤可引起肝功能异常、闭经等副作用。要定期复查血常规、肝肾功能。

第十六节　眩　晕

【概述】

眩是指眼花或眼前发黑，晕是指头昏甚或感觉自身或外界景物旋转。二者常同时并见，故统称为“眩晕”。轻者闭目即止；重者如坐车船，旋转不定，不能站立。常伴有耳鸣、耳聋、恶心、呕吐、汗出、肢体震颤等症状。多有情志不遂、年高体虚、饮食不节、跌仆损伤等病史。

西医学中的梅尼埃综合征、高血压病、低血压、脑动脉硬化、椎－基底动脉供血不足、贫血、神经衰弱等以眩晕为主时可参照本节内容进行辨证论治。

【病因病机】

眩晕的发生，以内伤为主，尤以肝阳上亢、气血不足、痰湿中阻为常见。前人所谓“诸风掉眩，皆属于肝”；“无痰不作眩”；“无虚不作眩”等皆是临床实践经验的总结，各从一个方面揭示了该病的发病特点。

1. 情志不遂 忧郁恼怒太过，肝失条达，肝气郁结，气郁化火，肝阴耗伤，风阳易动，上扰头目，发为眩晕。

2. 病后体虚 久病体虚，脾胃虚弱；或失血之后，耗伤气血；或饮食不节，忧思劳倦，均可导致气血两虚。气虚则清阳不升，血虚则清窍失养，故而发为眩晕。

3. 年高肾亏 年高肾精亏虚，髓海不足，无以充盈于脑；或体虚多病，损伤肾精肾气；或房劳过度，阴精亏虚，均可导致髓海空虚，发为眩晕。

4. 饮食不节 嗜酒无度，过食肥甘，损伤脾胃，以致健运失司，水湿内停，积聚生痰，痰阻中焦，清阳不升，头窍失养，故发为眩晕。

5. 跌仆损伤，瘀血内阻 头部外伤，瘀血停留，阻滞脉络，气血不能通达头部，故发生眩晕。

【类证鉴别】

1. 眩晕与中风 中风以猝然昏仆、不省人事、伴口舌歪斜，半身不遂，语言不利或不经昏仆，仅以㖞僻不遂为特征。眩晕之甚者亦可仆倒，但无不省人事及半身不遂、口舌歪斜等后遗征象。眩晕可发展成中风。

2. 眩晕与厥证 厥证以突然昏仆、不省人事、四肢厥冷为特征，发作后可在短时间内苏醒，严重者可一厥不复而死亡。眩晕严重者也有欲仆或晕旋仆倒的表现，但无昏迷、不省人事。

【鉴别诊断】

1. 梅尼埃病 为眩晕的最常见病因之一，以反复发作眩晕伴耳鸣、波动性听力下降及眼球震颤为特点。突然发作，呈旋转性眩晕，常伴恶心、呕吐、面色苍白等自主神经症状。持续时间为数十分钟至数小时，易反复发作。眩晕发作时无意识丧失，不伴其他中枢神经系统症状和体征。

2. 脑血管病 椎－基底动脉供血不足最常见。眩晕突然发生，为旋转性或摆动性，伴一过性黑蒙、视野缺损或复视及共济失调、平衡障碍、双下肢无力和延髓麻痹等。

3. 颈性眩晕　也称椎动脉压迫综合征。因颈椎退行性变、颅底畸形等压迫椎动脉而发生缺血，导致眩晕。其发生与头部突然转动有明显关系，常伴有恶心、呕吐、共济失调等。

4. 良性位置性眩晕　当患者处于某种头位或某一特定位置时突然发生旋转性眩晕，持续数秒至30秒，伴有短时的水平性或旋转性眼震，无听力障碍，重复该种头位时眩晕可再现。

5. 耳药物中毒性眩晕　常见的有氨基糖苷类抗生素、某些抗肿瘤药、袢利尿剂、水杨酸制剂等。急性中毒常在用药后数日出现眩晕和平衡障碍，恶心、呕吐，停药后症状可缓解。慢性中毒多在用药后2～4周发生眩晕，逐渐加重，严重者伴有恶心、呕吐，常伴有听力减退、耳鸣，眩晕出现前可有唇周及面颊发麻感。

【治疗】

1. 辨证要点

（1）辨虚实

实证：为风、火、痰、瘀扰乱清空所致。往往病程短，或突然发作，眩晕重，视物旋转，伴呕恶痰涎，头痛，面赤，形体壮实。

虚证：为髓海不足或气血亏虚致清窍失养。往往病程较长，反复发作，遇劳即发，伴腰膝酸软、神疲乏力，脉细或弱。

（2）辨脏腑

肝阳上亢：兼有头胀痛，面色潮红，急躁易怒，口苦脉弦等症。

气血亏虚：兼有纳呆，乏力，面色㿠白等症状。

肾精不足：多兼有腰酸腿软，耳鸣如蝉等症。

痰湿中阻：兼见纳呆呕恶，头痛，苔腻诸症。

瘀血阻窍：耳鸣耳聋，面唇紫暗，舌暗有瘀斑，脉细涩。

2. 治疗原则

（1）眩晕的治疗原则是补虚泻实，调整阴阳。

（2）重视从肝论治。因肝肾阴亏、肝阳上亢而导致的眩晕最为常见，且此型易发展为中风。临床必须严密监测血压、神志、肢体肌力、感觉等方面的变化，以防病情变化。

（3）配合手法治疗。部分眩晕患者属椎－基底动脉供血不足，检查多发现有颈椎病的表现。临证除药物治疗外，还可适当配合手法治疗，以缓解颈椎病的症状。

3. 证治分类

（1）肝阳上亢证

证候：眩晕，耳鸣，头目胀痛，口苦，失眠多梦，遇烦劳郁怒而加重，甚则仆倒，颜面潮红，急躁易怒，肢麻震颤。舌红苔黄，脉弦或数。

治法：平肝潜阳，清火息风。

方药：天麻钩藤饮加减。

天麻 12g 石决明（先煎）30g 钩藤（后下）15g 川牛膝 12g 杜仲 12g 桑寄生 12g 黄芩 10g 栀子 10g 菊花 10g 白芍 12g

常用中成药：天麻首乌片。

（2）气血亏虚证

证候：眩晕动则加剧，劳累即发，面色㿠白，神疲乏力，倦怠懒言，唇甲不华，发色不泽，心悸少寐，纳少腹胀。舌淡苔薄白，脉细弱。

治法：补益气血，调养心脾。

方药：归脾汤加减。

党参 12g 白术 12g 黄芪 18g 当归 12g 熟地 15g 龙眼肉 18g 大枣 3 枚 茯苓 12g 炒扁豆 15g 远志 6g 酸枣仁 18g

常用中成药：归脾丸。

（3）肾精不足证

证候：眩晕日久不愈，精神萎靡，腰酸膝软，少寐多梦，健忘，两目干涩，视力减退；或遗精滑泄，耳鸣齿摇；或颧红咽干，五心烦热，舌红少苔，脉细数；或面色㿠白，形寒肢冷，舌淡嫩，苔白，脉弱尺甚。

治法：滋养肝肾，益精填髓。

方药：左归丸加减。

熟地 24g 山茱萸 12g 山药 18g 龟板（先煎）12g 鹿角胶（烊冲）10g 紫河车 10g 杜仲 12g 枸杞子 12g 菟丝子 10g 牛膝 12g

常用中成药：杞菊地黄丸。

（4）痰湿中阻证

证候：眩晕，头重昏蒙，或伴视物旋转，胸闷恶心，呕吐痰涎，食少多寐。舌苔白腻，脉濡滑。

治法：化痰祛湿，健脾和胃。

方药：半夏白术天麻汤加减。

半夏 10g　陈皮 9g　白术 10g　苡仁 18g　茯苓 12g　天麻 10g

常用中成药：眩晕宁冲剂。

（5）瘀血阻窍证

证候：眩晕，头痛，健忘，失眠，心悸，精神不振，耳鸣耳聋，面唇紫暗。舌暗有瘀斑，脉涩或细涩。

治法：祛瘀生新，活血通窍。

方药：通窍活血汤加减。

川芎 10g　赤芍 12g　桃仁 10g　红花 10g　白芷 10g　菖蒲 9g　当归 10g　地龙 6g　全蝎（研末冲服）3g　老葱（后下）3 段

常用中成药：晕痛定片。

4. 其他疗法

（1）验方：①夏枯草 30g，水煎服，每日 2 次。适用于肝阳上亢眩晕。②草决明 30g，海带 2 尺，适用于肝阳上亢眩晕。③芹菜根不拘多少，洗净捣取汁内服，每次 3 ~ 4 匙，每日 3 次。适用于肝阳上亢眩晕。

（2）针灸

①体针

肝阳上亢：泻风池、太冲、侠溪、肝俞，补肾俞、太溪。

气血亏虚：补百会、足三里、气海、脾俞、肾俞。

肾精不足：补肾俞、太溪、命门、肝俞、足三里。

痰浊中阻：补中脘、内关、脾俞、足三里，泻丰隆、头维。

瘀血阻窍：泻头维、上星、膈俞、血海。

②耳针：取穴肾、神门、枕、内耳、皮质下、脑。每次任选 2 ~ 3 穴，留针 15 ~ 30 分钟，每日 1 次。或埋针 5 ~ 10 天为一疗程。

（3）按摩

①实证：取穴涌泉、大椎、囟会。用泻法：涌泉穴掐（用手指在空处用力掐压）、擦（用手指或手掌在皮肤穴位处摩擦，其方向是从太溪到涌泉）各 100 次。大椎穴（从大椎向胸道方向）、囟会穴（从上星向囟会方向）分别掐、擦各 60 次。

②虚证：取穴百会、囟会。用补法：百会穴（从哑门到大椎方向）掐、擦 100 次；囟会穴（从囟会到上星方向）掐、擦 60 次。

（4）磁疗：取穴曲池、内关、外关、足三里、合谷、风池。用表面磁通密度为

80～200mT 的磁片贴放在所选穴位上，每周观察 1 次，酌情休息 1 天，1 个月为一疗程，一般治疗 3 个疗程。

【转诊原则】

1. 突发眩晕伴平衡障碍、共济失调、复视、构音困难或意识障碍等神经系统体征。

2. 频繁发作短暂性眩晕伴局灶性神经功能缺失的症状、体征。

3. 诊断不明确，需进一步转上级医院查找病因。

【养生与康复】

1. 应嘱患者注意锻炼颈肩部肌肉，避免突然、剧烈地改变头部体位。

2. 注意节制房事，防止精伤髓亏，脑海失养。

3. 调畅情志，保持心情乐观，忌暴怒、惊恐等刺激，以防七情内伤而发眩晕。

4. 忌暴饮、暴食及过食肥甘，以免脾胃虚弱，气血不足，或酿生痰浊，而发眩晕。

【健康教育】

1. 适当锻炼，增强体质，劳逸结合，太极拳、气功、慢跑、散步等对预防眩晕的发生较佳，并且避免体力和脑力的过度劳累。

2. 膳食合理，低脂低盐低糖，多食蔬菜水果，保持二便通畅，避免用力排便。

3. 避免高空作业。

4. 定期测量血压，发现血压高时应坚持服用降压药。

5. 从事久坐低头的工作者要经常适时活动头颈部，预防颈椎病。

6. 如有耳部疾病应积极治疗。

7. 在发作期间应卧床休息。

8. 老年人突发眩晕可能是中风先兆，应及时就医。

第十七节　头　痛

【概述】

头痛是临床常见的自觉症状，可发生在前额、两颞、巅顶、枕项或全头部。疼痛性质可为跳痛、刺痛、胀痛、灼痛、重痛、空痛、昏痛、隐痛等。头痛发作形式可为突然发作，或缓慢起病，或反复发作，时痛时止。疼痛的持续时间可长可短，可数分钟、数小时或数天、数周，甚则长期疼痛不已。头痛的一种特殊重症为真头痛。头痛可单独出现，亦见于多种疾病的过程中，若头痛属某一疾病过程中所出现的兼症，不属本节讨论范围。

西医学中的血管性头痛、紧张性头痛、三叉神经痛及神经官能症等以头痛为主时均可参照本节内容辨证论治。真头痛常见于因颅内压升高而导致的以头痛为主要表现的各类危重病证，如高血压危象、蛛网膜下腔出血、硬膜下出血等。

【病因病机】

头为“诸阳之会”，“清阳之府”，又为髓海之所在。凡五脏精华之血、六腑清阳之气，皆上注于头，手足三阳经亦上会于头，故脏腑经络发生病变，致清窍被扰或清窍失养均可发生头痛。概而言之，可分为外感和内伤两大类。

1. 感受外邪　起居不慎，感受风、寒、湿、热之邪，邪气上犯巅顶，清阳之气受阻，气血凝滞，而发为头痛。因风为百病之长，故六淫之中，以风邪为主要病因，多夹寒、湿、热邪而发病。

2. 诸损内伤，情志失调　情志不遂，肝气郁滞，或肝郁化火，阳亢火生，上扰清窍，可发为头痛；或肝火伤阴，肝肾亏虚，精血不能上承，清窍失养，亦可引发头痛。

3. 先天不足或房事不节　肾主骨生髓，髓上通于脑，脑髓有赖于肾精的不断化生。禀赋不足，或房劳过度，使肾精久亏，脑髓空虚，则会发生头痛。若阴损及阳，肾阳虚弱，清阳不展，亦可发为头痛。

4. 饮食劳倦或体虚久病　脾胃为后天之本，气血生化之源。若脾胃虚弱，气血化源不足；或病后正气受损，营血亏虚，不能上荣于脑髓脉络，可致头痛的发生。

若因饮食不节，嗜酒太过，或过食辛辣肥甘，使脾失健运，痰湿内生，上蒙清窍而为痰浊头痛。

5. 头部外伤或久病入络　跌仆闪挫、头部外伤，或久病入络，气血滞涩，瘀血阻于脑络，不通则痛，发为头痛。

【类证鉴别】

头痛与眩晕病位皆在脑，临床可单独出现，亦可同时并见，应根据何者为主而确立诊断。如以头晕眼花为主，兼有头痛者，可诊断为眩晕；如头痛甚而兼眩晕者，可诊断为头痛。在临床上，头痛偏于实证者多，眩晕则以虚证为主。

【鉴别诊断】

头痛是临床最常见的症状之一，病因十分复杂，既可由颅内外器质性病变引起，也可因全身疾病和精神因素所致。尤其某些反复发作性、持续性、进行性头痛，可能是严重疾病的信号，应认真检查，明确诊断，及时治疗。

1. 颅脑病变

（1）*脑血管病*：突发性头痛伴神经系统局灶体征是急性脑血管病的特点之一，见于脑出血、脑梗死；伴脑膜刺激征见于蛛网膜下腔出血。

（2）*感染*：急性头痛伴发热、脑膜刺激征多见于脑膜炎、脑炎、脑脓肿等。

（3）*占位性病变*：常见慢性进行性头痛伴神经系统症状和恶心、呕吐、意识障碍等颅内压增高征等症。

（4）*偏头痛、紧张性头痛*：典型偏头痛为局限于一侧或双侧的反复发作性头痛，呈搏动性，发作前多有视觉先兆，如闪光性暗点和偏盲等，可伴畏声、畏光、恶心、呕吐；紧张性头痛是最常见的慢性头痛，通常为双侧枕颈部、额颞部持续性钝痛，有压迫感、沉重感，无先兆症状，可持续数周至数月。

（5）*颅脑损伤*：有明确颅脑外伤史，常伴急性颅内压增高的症状。

2. 颅外病变

（1）*三叉神经痛*：为三叉神经分布区突然发作、突然停止的电击样、刀割样剧痛，为时短暂，仅数秒钟，有时可至1～2分钟，多为单侧性。

（2）*颞动脉炎*：多见于老年人，为一侧额颞部搏动性剧痛。

（3）*头面部器官引起的头痛*：青光眼、鼻窦炎、鼻炎、牙疾患等。

3. 全身性疾病　高血压患者约80%的头痛多为全头痛，可为间歇性或持续性；

全身性急性感染、中毒（一氧化碳、酒精、药物等）、中暑、低血糖、尿毒症等均可引起头痛。

4. 精神性疾病 神经衰弱、癔病、抑郁症等常引起头痛，通常为钝痛或胀痛，头痛与情绪因素、脑力活动、睡眠等因素密切相关。

【治疗】

1. 辨证要点

（1）辨真头痛与一般头痛：真头痛为头痛的一种特殊重症，其特点为起病急骤，多表现为突发的剧烈头痛，持续不解，阵发加重，常伴呕吐如喷，肢厥、抽搐，本病凶险，若抢救不及时，可迅速死亡。

（2）辨外感与内伤

外感头痛：起病较急，一般疼痛较剧，多表现为掣痛、跳痛、灼痛、胀痛、重痛，痛无休止，多属实证，常伴有表证。

内伤头痛：起病缓慢，一般疼痛较轻，反复发作，多表现为隐痛、空痛、昏痛，痛势悠悠，遇劳则剧，多属虚证。

（3）辨头痛的归经

太阳经：痛在头后部下连于项。

阳明经：痛在前额部及眉棱骨处。

少阳经：痛在头两侧，并连及于耳。

厥阴经：痛在巅顶部位，或连目系。

2. 治疗原则

（1）外感头痛属实证，治宜疏散祛邪为主。内伤头痛，多有虚实或虚实夹杂证：虚者以滋阴养血为要；实证当平肝、化痰、通瘀；虚实夹杂者，酌情兼顾并治。

（2）随经选用不同的引经药：如太阳头痛用羌活、蔓荆子、川芎；阳明头痛选葛根、白芷、知母；少阳头痛选柴胡、黄芩、川芎；厥阴头痛选吴萸、干姜、藁本。

（3）久病不愈，应考虑久痛入络，在辨证论治的基础上，酌情加虫类之品（全蝎、蜈蚣、僵蚕、地龙、地鳖虫等药），以搜风活络，化瘀止痛，可获良效。

（4）如突发剧烈头痛，临证应注意明确诊断，积极抢救处理。

3. 证治分类

（1）外感头痛

①风寒头痛

证候：头痛连及项背，常有拘急收紧感，或伴恶风畏寒，遇风尤剧，口不渴。苔薄白，脉浮紧。

治法：疏风散寒止痛。

方药：川芎茶调散加减。

川芎 9g　白芷 9g　藁本 9g　羌活 9g　细辛 3g　荆芥 10g　防风 12g

常用中成药：川芎茶调袋泡剂。

②风热头痛

证候：头痛而胀，甚则头胀如裂，发热或恶风，面红目赤，口渴喜饮，大便不畅，或便秘，尿赤。舌尖红，苔薄黄，脉浮数。

治法：疏风清热和络。

方药：芎芷石膏汤加减。

菊花 15g　桑叶 10g　薄荷（后下）10g　蔓荆子 10g　川芎 10g　白芷 12g　羌活 12g　生石膏（先煎）30g

常用中成药：银翘解毒丸。

③风湿头痛

证候：头痛如裹，肢体困重，胸闷纳呆，大便或溏。苔白腻，脉濡。

治法：祛风胜湿通窍。

方药：羌活胜湿汤加减。

羌活 12g　独活 12g　藁本 10g　白芷 10g　防风 12g　细辛 3g　蔓荆子 9g　川芎 9g

常用中成药：正天丸。

（2）内伤头痛

①肝阳头痛

证候：头昏胀痛，两侧为重，心烦易怒，夜寐不宁，口苦面红，或兼胁痛。舌红苔黄，脉弦数。

治法：平肝潜阳息风。

方药：天麻钩藤饮加减。

天麻 15g　钩藤（后下）18g　石决明（先煎）30g　栀子 10g　黄芩 9g　丹皮

12g　桑寄生 15g　杜仲 15g　牛膝 12g　益母草 18g　白芍 12g　夜交藤 30g

常用中成药：全天麻胶囊。

②血虚头痛

证候：头痛隐隐，时时昏晕，心悸失眠，面色少华，神疲乏力，遇劳加重。舌质淡，苔薄白，脉细弱。

治法：养血滋阴，和络止痛。

方药：加味四物汤加减。

当归 12g　生地 15g　白芍 15g　首乌 10g　川芎 9g　菊花 12g　蔓荆子 10g　五味子 6g　远志 6g　枣仁 18g

常用中成药：阿胶补血膏。

③痰浊头痛

证候：头痛昏蒙，胸脘满闷，纳呆呕恶。舌苔白腻，脉滑或弦滑。

治法：健脾燥湿，化痰降逆。

方药：半夏白术天麻汤加减。

半夏 9g　陈皮 9g　白术 10g　茯苓 12g　天麻 12g　白蒺藜 10g

常用中成药：头痛灵糖浆。

④肾虚头痛

证候：头痛且空，眩晕耳鸣，腰膝酸软，神疲乏力，滑精带下。舌红少苔，脉细无力。

治法：养阴补肾，填精生髓。

方药：大补元煎加减。

熟地 18g　枸杞子 15g　女贞子 10g　杜仲 12g　续断 12g　龟板（先煎）12g　山茱萸 12g　山药 18g　人参 12g　当归 12g　白芍 12g

常用中成药：镇脑宁胶囊。

⑤瘀血头痛

证候：头痛经久不愈，痛处固定不移，痛如锥刺，或有头部外伤史。舌紫暗，或有瘀斑、瘀点，苔薄白，脉细或细涩。

治法：活血化瘀，通窍止痛。

方药：通窍活血汤加减。

川芎 10g　赤芍 12g　桃仁 10g　益母草 18g　当归 12g　白芷 10g　细辛 3g

常用中成药：延胡索止痛片。

4. 其他疗法

（1）针灸

①体针

外感头痛：泻风池、太阳、合谷、外关等穴。并分经取穴：

前额痛（阳明经）：近取印堂、攒竹；远取合谷、内庭。

侧头痛（少阳经）：近取太阳、悬颅；远取外关、足临泣。

后头痛（太阳经）；近取天柱；远取后溪、申脉。

头顶痛（厥阴经）：近取百会；远取太冲、内关、涌泉。

内伤头痛

肝阳头痛：毫针刺泻悬颅、颔厌、太冲、太溪、行间、率谷、风池。

血虚头痛：补血海、足三里、肝俞、脾俞、肾俞。

痰浊头痛：取内关、合谷、中脘、攒竹、列缺、丰隆、气海、大椎。

瘀血头痛：取合谷、三阴交、阿是穴。

②耳针：取穴枕、额、脑、神门。每次取2~3穴，留针20~30分钟，间隔5分钟捻转一次，或埋针3~7天，顽固性头痛可用耳背静脉放血法。

（2）按摩：取穴印堂、头维、太阳、鱼腰、百会、风池、风府、天柱、合谷、风门等，用推、拿、按、拳等手法，每日1次，5~7次为一疗程。

3. 磁疗：用小块磁片贴在曲池、足三里等穴上，治肝阳头痛。

【转诊原则】

1. 病因不明，需进一步到上级医院行CT、MRI、脑电图等检查以明确诊断者。

2. 突发头痛伴神经系统局灶症状、体征或脑膜刺激征者。

3. 有进行性头痛伴恶心、呕吐等颅内压增高的表现者。

4. 头痛、发热伴脑膜刺激征或精神异常、意识障碍、抽搐者。

5. 治疗效果不良，需调整治疗方案者。

【养生与康复】

1. 生活规律，起居有时。宜在空气新鲜、环境幽静的地方散步、慢跑、打太极拳，以增强体质，抵御外邪侵袭。

2. 应保持心情舒畅，避免精神刺激。清淡饮食，忌食肥甘厚味。

3. 除药物治疗外，头部按摩常获得良效，可配合使用。

【健康教育】

1. 头痛这一症状可因多种疾病引起，也可无特殊意义。常见病因有神经系统、眼、耳、鼻、牙或某些全身性疾病。

2. 头痛患者要寻找病因，病因一时未查明时，可观察其变化。若头痛明显加重，或出现眩晕、发热、癫痫，或精神、意识、视力障碍等，应及早就医。

3. 一旦查出病因，应积极治疗原发疾病。

4. 头痛发作时，宜卧床休息，环境清静，光线不要过强。

第十八节 中 风

【概述】

中风是以卒然昏仆，不省人事，口舌歪斜，半身不遂，语言不利为主症的病证。轻者可不经昏仆，仅以㖞僻不遂为特征。发病以 45 ~ 65 岁的中老年人尤多，发病前多有眩晕、头痛病史。

西医学中的急性脑血管疾病，包括短暂性脑缺血发作、缺血性脑梗塞、脑出血、蛛网膜下腔出血等表现为中风现象时，均可参照本节内容辨证论治。

【病因病机】

本病多是在内伤积损的基础上，复因劳逸失度、情志不遂、饮酒饱食或外邪侵袭等原因，引起脑脉痹阻或血溢脑脉之外，最终导致脑髓神机受损，从而发生卒然昏仆、半身不遂诸症。

1. 内伤积损 素体阴亏血虚，阳盛火旺，风火易炽；或年老体衰，肝肾阴虚，肝阳偏亢，复因将息失宜，致使本病突发。

2. 劳欲过度 烦劳过度，阳气暴张，引动风阳上旋；或因房事不节，纵欲过度，亦能引动心火，耗伤肾水，水不制火，则阳亢风动，气血随风阳上逆，痹阻脑脉或血溢脉外。

3. 饮食不节 嗜食肥甘厚味或饮酒过度，致使脾失健运，聚湿生痰，上窜络脉，痹阻清窍；或痰湿生热，热极生风，终致风火痰热内盛，血溢脉外。

4. 情志所伤　忧郁恼怒，情志不畅，导致肝阳暴亢，心火暴甚，气血上冲于脑，脑髓神机受损，遂致卒倒不知。

5. 气虚邪中　气血不足，脉络空虚，尤其在气候突变之际，风邪乘虚入中，气血痹阻。

【类证鉴别】

1. 中风与厥证　厥证有突然昏仆、不省人事之表现，发作时常伴有四肢逆冷，发作后可在短时间内苏醒，严重者可一厥不复而死亡。但与中风之区别是醒后无半身不遂、口眼歪斜、言语不利等表现。

2. 中风与痫病　痫病有突然昏仆、不省人事之表现，但卒发仆地时常口中作声，如猪羊啼叫，四肢频抽而口吐白沫，移时可自行苏醒，醒后仅觉疲乏头痛，没有中风之半身不遂、口眼歪斜、言语不利等表现。

3. 中风与痉证　痉证以四肢抽搐、项背强直，甚至角弓反张为主症，发病时也可伴有神昏，需与中风中脏腑之闭证相鉴别。但痉证之神昏多出现在抽搐之后，而中风多在起病时即有神昏，而后可以出现抽搐，且痉证患者无半身不遂、口眼歪斜等症状。

4. 中风与口僻　僻俗称吊线风，主要症状是口眼歪斜。但常伴耳后疼痛，口角流涎，言语不清，而无中风之半身不遂或意识障碍等表现。

5. 中风与痿证　痿证可以有肢体瘫痪、活动无力等类似中风之中经络表现。但痿证一般起病缓慢，以双下肢瘫痪或四肢瘫痪，或肌肉萎缩，筋惕肉瞤为多见；而中风的肢体瘫痪多起病急骤，且以偏瘫不遂为主。

【鉴别诊断】

1. 梅尼埃综合征　发病年龄较轻，表现为发作性恶心、呕吐伴耳鸣，除眼球震颤外，无神经系统定位体征，症状持续多超过 24 小时。

2. 颅内占位性病变　慢性病程，进行性颅内压增高和局灶性神经系统损害体征，头颅 CT、MRI 可发现占位病灶。

3. 颅内炎症　常先有发热，脑脊液检查提示炎性改变，头颅 CT 无出血、梗死改变。

4. 颅脑外伤　多有外伤史，头颅 CT 可发现脑损伤或血肿。

5. 全身疾病引起的昏迷　酒精、药物及一氧化碳中毒，糖尿病、低血糖、肝性脑病及尿毒症性昏迷等，均有其相关疾病的病史，而无神经系统缺损定位体征，相关实验室检查异常，头颅 CT 无出血。

【治疗】

1. 辨证要点

（1）辨中经络、中脏腑

中经络者意识清楚。

中脏腑者昏不知人，且分闭证与脱证。

（2）辨闭证与脱证

闭证：属实，症见神志昏迷、牙关紧闭、口噤不开、两手握固、肢体强痉等，且分阳闭与阴闭。

脱证：属虚，症见神志昏迷、目合口开、四肢松懈瘫软、手撒肢冷汗多、二便自遗、鼻息低微等。

（3）辨阳闭和阴闭

阳闭：有热象，如身热面赤、气粗鼻鼾、痰声如拽锯、便秘溲黄、舌苔黄腻、舌绛干，甚则舌体蜷缩，脉弦滑而数。

阴闭：有寒象，如面白唇紫、痰涎壅盛、四肢不温、舌苔白腻、脉沉滑等。

闭证常骤起，脱证则由闭证恶变转化而成，并可见内闭外脱之候。

（4）辨病期：根据病程长短，分为三期。

急性期：为发病后两周以内，中脏腑可至一个月。

恢复期：指发病两周后或一个月至半年内。

后遗症：期指发病半年以上。

（二）治疗原则

（1）中经络以平肝息风，化痰祛瘀通络为主。中脏脏闭证，治当息风清火，豁痰开窍，通腑泄热；脱证急宜救阴回阳固脱；对内闭外脱之证，则须醒神开窍与扶正固脱兼用。恢复期及后遗症期，多为虚实兼夹，当扶正祛邪，标本兼顾，平肝息风、化痰祛瘀与滋养肝肾、益气养血并用。

（2）结合辨病，掌握其预后。脑出血急性期，多表现为中脏腑；脑梗塞、脑血管痉挛多表现为中经络。仍应防其病情恶化，临证时须严密观察。

（3）正确使用通下之法、凉血化瘀法，但应注意活血而不破血、动血。

（4）中风后遗，可配合针灸。

3. 证治分类

（1）中经络

①风痰入络证

证候：肌肤不仁，手足麻木，突然发生口眼歪斜，语言不利，口角流涎，舌强语謇，甚则半身不遂，或兼见手足拘挛、关节酸痛等症。舌苔薄白，脉浮数。

治法：祛风化痰通络。

方药：真方白丸子加减。

半夏 12g　南星 10g　白附子 6g　天麻 10g　全蝎（研末冲服）3g　当归 12g　白芍 12g　鸡血藤 18g

常用中成药：大活络丸、小活络丸。

②风阳上扰证

证候：平素头晕头痛，耳鸣目眩，突然发生口眼歪斜，舌强语謇或手足重滞，甚则半身不遂。舌质红苔黄，脉弦。

治法：平肝潜阳，活血通络。

方药：天麻钩藤饮加减。

天麻 12g　钩藤（后下）15g　珍珠母（先煎）30g　石决明（先煎）30g　桑叶 10g　菊花 10g　黄芩 9g　栀子 9g　牛膝 12g

常用中成药：全天麻胶囊。

③阴虚风动证

证候：平素头晕耳鸣，腰酸，突然发生口眼歪斜，言语不利，手指瞤动或半身不遂。舌质红，苔腻，脉弦细数。

治法：滋阴潜阳，息风通络。

方药：镇肝息风汤加减。

白芍 18g　天冬 12g　玄参 30g　枸杞子 12g　生龙骨（先煎）30g　生牡蛎（先煎）30g　龟板（先煎）12g　代赭石（先煎）15g　牛膝 12g　当归 12g　天麻 12g　钩藤（后下）12g

常用中成药：清开灵注射液。

（2）中脏腑

①闭证：闭证的主要证候特点是突然昏仆，不省人事，牙关紧闭，口噤不开，两手握固，肢体强直。

痰热腑实证

证候：素有头痛眩晕，心烦易怒，突然发病，半身不遂，口舌歪斜，舌强语謇或不语，神识欠清或昏糊，肢体强急，痰多而黏，伴腹胀，便秘。舌质暗红，或有瘀点瘀斑，苔黄腻，脉弦滑或弦涩。

治法：通腑泄热，息风化痰。

方药：桃核承气汤加减。

桃仁 10g　大黄（后下）10g　芒硝 9g　枳实 12g　陈胆星 9g　黄芩 9g　全瓜蒌 18g　赤芍 15g　丹皮 12g　牛膝 12g

常用中成药：牛黄清心丸。

痰火瘀闭证

证候：除上述闭证的症状外，还有面赤身热、气粗口臭、躁扰不宁等症。苔黄腻，脉弦滑而数。

治法：息风清火，豁痰开窍。

方药：羚角钩藤汤加减。

山羊角 12g　钩藤（后下）12g　珍珠母（先煎）30g　石决明（先煎）30g　胆星 12g　竹沥 12g　半夏 10g　天竺黄 6g　黄连 9g　菖蒲 9g　郁金 12g

常用中成药：安宫牛黄丸。

痰浊瘀闭证

证候：除上述闭证的症状外，还有面白唇暗、静卧不烦、四肢不温、痰涎壅盛。苔白腻，脉滑缓。

治法：化痰息风，宣郁开窍。

方药：涤痰汤加减。

半夏 12g　茯苓 12g　橘红 10g　竹茹 12g　郁金 12g　菖蒲 10g　胆星 9g　天麻 12g　钩藤（后下）12g　僵蚕 12g

常用中成药：苏合香丸。

②脱证（阴竭阳亡）

证候：突然昏仆，不省人事，目合口张，鼻鼾息微，手撒肢冷，汗多，大小便自遗，肢体软瘫。舌痿，脉细弱或脉微欲绝。

治法：回阳救阴，益气固脱。

方药：参附汤合生脉散加味。

人参 12g　附子（先煎）9g　麦冬 12g　五味子 6g　山茱萸 12g

常用中成药：参麦注射液或生脉注射液，静脉滴注。

③恢复期

风痰瘀阻证

证候：口眼歪斜，舌强语謇或失语，半身不遂，肢体麻木。苔滑腻，舌暗紫，脉弦滑。

治法：搜风化痰，行瘀通络。

方药：解语丹加减。

天麻 12g 胆星 10g 天竺黄 9g 半夏 9g 陈皮 10g 地龙 6g 僵蚕 12g 全蝎 3g 远志 6g 菖蒲 6g 桑枝 18g 鸡血藤 18g 丹参 15g 红花 12g

常用中成药：中风膏。

气虚络瘀证

证候：肢体偏枯不用，肢软无力，面色萎黄，舌质淡紫或有瘀斑。苔薄白，脉细涩或细弱。

治法：益气养血，化瘀通络。

方药：补阳还五汤加减。

黄芪 30g 桃仁 10g 红花 10g 赤芍 10g 归尾 12g 川芎 10g 地龙 6g 牛膝 15g

常用中成药：华佗再造丸。

肝肾亏虚证

证候：半身不遂，患肢僵硬，拘挛变形，舌强不语，或偏瘫，肢体肌肉萎缩。舌红脉细，或舌淡红，脉沉细。

治法：滋养肝肾。

方药：左归丸合地黄饮子加减。

干地黄 18g 首乌 15g 枸杞子 12g 山茱萸 12g 麦冬 12g 石斛 10g 当归 12g 鸡血藤 18g

常用中成药：六味地黄丸。

4. 其他疗法

(1) 针灸

①体针：急救多取人中、百会、内关、涌泉等穴位。属闭证，多用泻法；属脱证，多用补法；可结合其他抢救措施进行。恢复期运用体针则疗效更好，取阳明经穴为主，配合阴经穴以阴中求阳。每日 1 次，10 ~ 15 次为一疗程。

②头针：主要是针刺皮层功能区的相应头皮，取浅刺、快速捻转法。

③耳针：多选肾上腺、心、肝、脑干、皮质下、神门等穴。虚证多埋针，实证则强刺激。

④灸法：中风脱证与恢复期常用灸法，穴位可同体针选穴。多灸患肢，以增进血液循环。

（2）按摩：依据经络学说，循经取穴进行按摩。可分别运用“一指禅”拇指推法，或伸屈法、揉法、搓法等，主要用于局部按摩，亦可配合全身按摩。

【转诊原则】

中风是临床严重的脑血管事件，对疑诊的急性患者或疑难患者，应及时转诊，为患者赢得抢救及治疗时机。患者出现以下情况时及时转诊：

1. 突然出现严重的头痛、呕吐伴意识水平下降。
2. 突然出现一侧肢体麻木或无力。
3. 突然出现表达困难、理解困难或言语含糊不清。
4. 突然出现眩晕、行走不稳、平衡失调。
5. 突然出现单眼或双眼视觉障碍。

【养生与康复】

1. 加强心理调护，保持心情舒畅，避免悲观、失望、烦躁等情绪，生活要有规律，做到起居有常，不过度劳累，减少性生活。
2. 膳食调理是中医治疗中不可或缺的措施之一，应遵循“五味入胃各归其所喜”的原则。中风患者应选葱、大豆、乌鸡、苡仁等食品，对脑病均有食疗意义。平时在饮食上宜食清淡易消化之物，忌食肥甘厚味、辛辣刺激之品，并禁烟酒，以防止卒中发生。
3. 选择适合自己的运动方式，如长距离散步、打太极拳等，不宜剧烈运动。

【健康教育】

1. 中老年人要积极消除导致中风的危险因素，如高血压、糖尿病、高脂血症、心脏病（尤其是心房颤动）、动脉粥样硬化、肥胖等，应积极控制和治疗。
2. 有中风病危险因素，在某些诱因下，突然出现严重或持续的眩晕、头痛、一过性偏侧肢体麻木无力、言语不利、视觉障碍等，多为中风先兆，应及时就诊。

3. 恢复期患者要加强偏瘫肢体的被动活动，进行各种功能锻炼，并配合针灸、推拿、理疗、按摩等。偏瘫严重者，防止患肢受压而发生变形。语言不利者，宜加强语言训练。长期卧床者，应保护局部皮肤，防止发生褥疮。

4. 忌烟，饮酒要适度。

第十九节　消　渴

【概述】

消渴是以多尿、多饮、多食、形体消瘦，或尿有甜味为特征的一种病证。西医学中的糖尿病、尿崩症、精神性多饮等，如以消渴为主要表现时，均可参照本节内容辨证论治。

【病因病机】

消渴病的病因复杂，先天禀赋不足、饮食不节、情志失调、劳欲过度等均可导致消渴。消渴病变的脏腑主要在肺、脾（胃）、肾，但以肾为本。其病机主要在于阴津亏损，燥热偏胜。阴虚为本，燥热为标，两者互为因果而发生消渴。

1. 禀赋不足　是引起消渴病的重要内在因素。

2. 饮食失节　过食肥甘厚味，损伤脾胃，积热内蕴，化燥伤津，发为消渴。

3. 情志失调　郁怒伤肝，劳心竭虑，郁久化火，火热内燔，消灼肺胃阴津，发为消渴。

4. 劳欲过度　肾精亏损，虚火内生，终致肾虚、肺燥、胃热俱现，发为消渴。

5. 变证　久病失治、调摄不当，变证百出。

（1）痈疽：燥热内结，营阴被灼，络脉瘀阻，蕴毒成脓，发为痈疽。另外，在外科痈疽证中，久治难愈者，应考虑是否有本病的可能。

（2）白内障、雀目、耳聋：消渴日久，耗血伤精，肝肾亏虚，肝开窍于目，肾开窍于耳，精血不能上承，以致耳目失养。

（3）肺痨：本病患者燥热素盛，熏灼于肺，耗气伤阴，正气虚衰，易感痨虫。

（4）水肿：消渴后期，脾肾俱虚，水液失于输布，以致水饮内停，泛溢肌肤，而成水肿。

（5）血瘀证：消渴久病入络，瘀血阻滞；或燥热日久，耗气伤阴，气虚则无力行血；或阴虚燥热，耗伤津液，血行不畅而成瘀；或阴损及阳，阳虚寒凝，血液凝滞成瘀。临床所表现的血瘀证候变化多端，常见的有胸痹、心悸、眩晕、中风、肢体麻木等。

（6）厥脱：阴津极度耗损，以致虚阳浮越，症见恶心呕吐，烦躁、目眶内陷，唇舌干红、息深而长等，最终因阴竭阳亡而见昏迷、四肢厥冷、脉微细数欲绝等厥脱危象。

【类证鉴别】

1. 消渴与口渴症 口渴症是指口渴饮水的临床症状，可以出现于多种疾病过程中，尤其以外感热病多见。但无消渴之多食、多尿、尿甜、消瘦并见的特点。

2. 消渴与瘿病 瘿病中气郁化火、阴虚火旺的类型，以颈部一侧或两侧肿大、眼球突出、心悸、情绪激动、多食易饥、形体日渐消瘦为特征。其中的多食易饥、消瘦，类似消渴病的中消，但无消渴病的多饮、多尿、尿甜等症。

【治疗】

1. 辨证要点

（1）辨病位

上消：肺燥为主，多饮为著。

中消：胃热为主，多食为著。

下消：肾虚为主，多尿为著。

但临床之际，三消往往并现，单见者少。

（2）辨标本：标为燥热，本为阴虚。两者互为因果，一般初病多以燥热为主，病程日久则以阴虚为主，终则阴损及阳而阴阳俱虚。

（3）辨本症与变症

本症：多饮，多食，多尿和消瘦。

变症：痈疽、白内障、雀目、耳聋、肺痨、水肿、血瘀证、厥脱等。

两者互现，一般以本症为主，变症为次。临床以变症为首诊而发现本病者也屡见不鲜。

（4）辨证结合临床辅助检查：查空腹及餐后2小时血糖及尿糖、口服葡萄糖耐量试验（OGTT）、胰岛素、C肽释放实验、糖化血红蛋白（HbA1c）等，有助于明确诊断。查甲状腺功能有助于瘿病的鉴别诊断。病程较长或病情较重时，尚需查24小时尿微量白蛋白、尿蛋白、血尿素氮、肌酐，以了解肾功能情况；查血尿酮、血浆渗透压等，以了解有无酮症酸中毒、高渗性昏迷等；查二氧化碳结合力及血钾、钠、钙、氯化物等，以了解酸碱平衡及电解质情况。

2. 治疗原则

（1）清热润燥、养阴生津为基本治疗法则。

（2）常用清热润燥、养阴生津，慎用攻伐苦寒之品。

（3）益气养阴，扶正固本。

（4）治分三消，立足于肾。

（5）活血化瘀，贯穿始终。

3. 证治分类

（1）肺胃燥热证

证候：烦渴引饮，消谷善饥，小便频数量多，尿浑而黄，形体消瘦。舌红苔薄黄，脉数。

治法：清热生津止渴。

方药：消渴方、白虎加人参汤加减。

黄连6g　天花粉15g　生地30g　藕汁15g

生石膏（先煎）15g　知母9g　人参15g　粳米15g　甘草6g

常用中成药：金芪降糖片、生脉口服液。

（2）脾胃气虚证

证候：口渴引饮，能食与便溏并见，或饮食减少，精神不振，四肢乏力。舌淡，苔白而干，脉细弱无力。

治法：健脾益气，生津止渴。

方药：七味白术散加减。

党参15g　白术15g　茯苓15g　甘草6g　葛根15g　木香9g　藿香15g

常用中成药：香砂养胃丸、四君子合剂。

（3）肾阴亏虚证

证候：尿频量多，浑浊如脂膏，或尿甜，腰膝酸软，乏力，头晕耳鸣，多梦遗精，皮肤干燥。舌红少苔，脉细数。

治法：滋养肾阴，益精补血，润燥止渴。

方药：六味地黄丸或左归丸加减。

熟地 15g　山茱萸 15g　山药 15g　泽泻 9g　丹皮 9g　茯苓 15g　枸杞子 12g　菟丝子 12g　鹿角胶 12g　川牛膝 12g　龟板胶 12g

常用中成药：六味地黄丸、左归丸。

（4）阴阳两虚证

证候：小便频数，浑浊如膏，甚至饮一溲一，手足心热，咽干舌燥，面容憔悴，耳轮干枯，面色黧黑，腰膝酸软，四肢欠温，畏寒怕冷，甚至阳痿。舌淡苔白而干，脉沉细无力。

治法：温阳滋阴补肾。

方药：金匮肾气丸或右归丸加减。

肉桂 9g　附子（先煎）9g　熟地 15g　山茱萸 15g　山药 15g　泽泻 9g　丹皮 9g　茯苓 15g　枸杞子 12g　杜仲 15g　菟丝子 12g　当归 12g　鹿角胶 12g

常用中成药：金匮肾气丸、右归丸。

4. 其他疗法　对于有肢端感觉异常如麻木、刺痛或烧灼样痛等糖尿病周围神经病变者，可用以下三法治疗。

（1）中药熏洗：以活血化瘀中药熏洗手足三里、八风、八邪等穴，并施行按摩。

（2）穴位敷贴：用活血通络中成药敷在手足三里、八风、八邪等穴位上，然后用胶布固定。

（3）穴位注射：选穴参照刺灸穴位。用维生素 B_1 或维生素 B_{12} 注射液，每穴注射 0.5ml，每日 1～2 次，各穴交替应用。

【转诊原则】

1. 对于不明原因的消渴，社区医院不能明确诊断的当转上一级医院做进一步检查以明确诊断。

2. 经常规处理后，血糖仍未达标者。

3. 消渴伴胸闷胸痛、口眼歪斜、肢体欠利、恶心呕吐、脱水表现，甚至意识障碍等。

【养生与康复】

1. 食疗　阴虚燥热者，平时可食用玉米须、苦瓜、葛根、枸杞子、菊花等煎汤代茶以清热生津；气阴两虚者可选用黄芪、生晒参、枸杞子泡茶，或食用怀山药、葛根等以益气养阴；气虚血瘀者可选用白萝卜、陈皮、佛手、桃仁、当归等以益气活血；阳气亏虚者可用红参、羊肉、龙眼肉、干姜、韭菜子等以益气温阳；面浮肢肿者可食用冬瓜皮、赤小豆、玉米须以利水消肿。

2. 足浴 中药辨证处方，水煎后趁热泡脚。

【健康教育】

1. 帮助患者提高对糖尿病及其并发症的认识，如低血糖的临床表现和处理。

2. 重视饮食治疗的作用。在合理控制总热量的基础上，采用合理搭配，即碳水化合物、蛋白质、脂肪三大营养物质按一定比例进食，并富含膳食纤维和维生素。其中碳水化合物所提供的热量应占总热量的55%～65%，蛋白质所提供的热量应小于总热量的15%，脂肪所提供的热量应占总热量的20%～30%。同时应戒烟酒、浓茶及咖啡等。

3. 坚持体育锻炼，本病患者可根据年龄、血糖、体质等制定适合个人的运动方式和运动量。

4. 保持情绪稳定，制定并实施有规律的生活起居制度。

第二章

西医常见疾病

第一节 慢性支气管炎

【概述】

慢性支气管炎（简称慢支）是指气管、支气管黏膜及其周围组织的慢性非特异性炎症。临床上以咳嗽、咳痰或伴有喘息及反复发作的慢性过程为特征。病情若缓慢进展，常并发阻塞性肺气肿，甚至肺动脉高压、肺源性心脏病。临床分单纯型和喘息型。按病情进展分急性发作期、慢性迁延期、临床缓解期。

【诊断要点】

1. 咳嗽、咳痰、或伴喘息，每年发病持续三个月，并连续两年或以上，排除其他心肺疾病（例如肺结核、尘肺、支气管哮喘、支气管扩张症、肺癌、肺脓肿、心功能不全等）之后，即可作出慢支诊断。

2. 如每年发病持续时间虽不足三个月，但有明确的客观检查依据（如X线检查）支持，亦可诊断。

【鉴别诊断】

1. 支气管哮喘 单纯型慢支与支气管哮喘的鉴别比较容易。支气管哮喘在没有发展到具有不可逆性气道狭窄之前，其临床特点比较鲜明，常于幼年和青年突然起病，一般无慢性咳嗽、咳痰史，喘息呈发作性，发作时两肺布满哮鸣音，缓解后可毫无症状，常有个人或家族过敏性疾病史等，不难与慢支区别。喘息型慢支若合并哮喘，也不需要对二者进行鉴别，因此时二者在治疗上有很多相同之处。对咳嗽变异型支气管哮喘须注意与慢支鉴别，前者多为阵发性干咳，无痰，夜间症状较重，X线胸片无异常改变，支气管激发试验阳性。

2. 支气管扩张症　与慢支相似，也有慢性反复咳嗽、咳痰，但痰量常较慢支多，痰性质多为脓性，合并感染时可有发热，常反复咳血。肺部听诊以湿性啰音为主，部位与病灶位置吻合，较固定。病程长的患者可见消瘦、杵状指（趾）。X线检查，常见病变部位纹理粗乱，严重者呈卷发状或蜂窝状，受累肺叶常见容积缩小，易合并肺炎。胸部CT检查（尤其是高分辨率薄层CT）多可以明确诊断。

3. 肺结核　肺结核患者多有发热、乏力、盗汗及消瘦、咯血等症状。经痰结核菌检查及胸部X线检查可明确诊断。

4. 间质性肺疾病　应详细询问病史和职业史。间质性肺疾病临床表现多样，早期可只有咳嗽、咳痰，偶感气短。部分患者肺部听诊可闻及湿性啰音，亦可发生杵状指；肺功能呈限制性功能障碍，动脉血氧分压降低；X线胸片和胸部CT见间质性结节影和（或）间质性网格影等，均有助于鉴别。

5. 肺癌　肺癌起病隐袭，早期没有特异性临床表现，如医生认识不足可误诊为慢支。对慢性咳嗽、咯痰者都应注意排除肺癌。肺癌患者可有多年吸烟史，咳嗽可为刺激性，可有痰中带血。对于以往已经明确诊断为慢支的患者，并不能据此即除外罹患肺癌的可能性，仍应定期行胸部X检查，以免漏诊。对慢支患者慢性咳嗽性质发生改变，或胸部X线检查发现有块状阴影或结节状阴影，或肺炎经抗生素治疗未能完全控制，尤应提高警惕。胸部CT、纤支镜、痰脱落细胞学等检查有助于明确诊断。

【转诊原则】

1. 需到上一级医院行CT等其他检查以协助诊断者。
2. 经抗感染治疗症情未见明显好转，或症情加重者。
3. 出现呼吸衰竭者。

【基本用药】

1. 急性发作期

（1）控制感染：根据临床经验和本地区病原菌耐药性流行病学监测结果选用抗生素，常用青霉素G类抗生素，使用前应做青霉素皮试，阴性者方可使用。成人：

轻度感染时，用青霉素 G 钾 80 万 ~240 万单位，分 2 ~4 次，肌注。中度感染时用青霉素 G 钾 600 万 ~1000 万单位，分 2 ~4 次，静滴；大环内酯类抗生素：阿奇霉素第一天 500mg，以后 250mg，每日 1 次，口服，共服 5 天；克拉霉素 250 ~500mg，每日 2 次，餐前口服，共服 7 ~14 天；氨基糖苷类抗生素：阿米卡星 15 ~20mg/kg · d，分 2 ~3 次肌注或静滴；喹诺酮类抗生素：左氧氟沙星 100mg，每日 3 次，空腹口服；莫昔沙星 400mg，每日 1 次，口服，共服 5 ~ 10 天；或头孢菌素类抗生素：头孢克洛 0. 25 ~1. 0g，每日 3 次，口服；或头孢拉定 2. 0 + 生理盐水 250ml，每日 2 次，静滴。

（2）止咳、祛痰：常用溴己新（必嗽平）8 ~16mg，每日 3 次，口服；乙酰半胱氨酸（痰易净）200mg，每日 3 次，口服；氨溴索（沐舒痰）30mg，每日 3 次，口服。

（3）解痉、平喘：抗胆碱药：异丙托溴铵气雾剂 40 ~ 80μg，每日 3 ~4 次；β_2 肾上腺素受体激动剂：沙丁胺醇气雾剂 100 ~200μg，每日不超过 8 ~ 12 喷；特布他林气雾剂、沙美特罗、福莫特罗等；茶碱类：茶碱缓释剂或控释片 0. 2g，早晚各 1 次；氨茶碱 0. 1g，每日 3 次。

（4）雾化治疗：可选用抗生素、祛痰药、解痉平喘药等进行雾化吸入治疗。

2. 缓解期 注意避免各种致病因素，吸烟者必须戒烟。加强锻炼，增强体质，提高机体抵抗力。

第二节 肺 炎

【概述】

肺炎是指包括终末气道、肺泡腔及肺间质等在内的肺实质炎症，病因以感染为最常见，如细菌、病毒、真菌、寄生虫等；其他也可因理化因素、免疫损伤、过敏及药物所致。细菌性肺炎为常见病。按病因分为细菌性肺炎、病毒性肺炎、支原体肺炎、真菌性肺炎和其他病原体所致肺炎。按解剖分为大叶性（肺泡性）肺炎、小叶性（支气管性）肺炎、间质性肺炎。按发病场所和宿主状态分为社区获得性肺炎、医院获得性肺炎、护理医院获得性肺炎、免疫低下宿主肺炎。本节主要讨论社区获得性肺炎。

社区获得性肺炎（CAP）亦称院外肺炎，是指在社区环境中机体受微生物感染而发生的肺炎，包括在社区感染尚在潜伏期，因其他原因住院后而发病的肺炎，并排除在医院内感染而于出院后发病的肺炎。

【诊断要点】

1. 新出现或进展性肺部浸润性病变。

2. 发热≥38℃。

3. 新出现的咳嗽、咳痰，或原有呼吸道疾病症状加重，并出现脓性痰；伴或不伴胸痛。

4. 肺实变体征和（或）湿性啰音。

5. 白细胞 $>10\times10^{9}/L$ 或 $<4\times10^{9}/L$ 伴或不伴核左移。

以上 1 +（2 ~ 5）中任何一项，并除外肺结核、肺部肿瘤、非感染性间质病、肺水肿、肺不张、肺栓塞、肺嗜酸性粒细胞浸润、肺血管炎等，社区获得性肺炎的临床诊断确立。

【鉴别诊断】

1. 干酪样肺炎　急性结核性肺炎的临床表现与肺炎球菌肺炎相似，X 线已有肺实变，但前者呈低热乏力，痰中易找到结核菌，X 线显示病变多在肺尖或锁骨上下，密度不均，消散缓慢，且可形成空洞或肺内播散。

2. 急性肺脓肿　早期临床表现与肺炎球菌肺炎相似，但随病程进展，咳出大量脓臭痰为肺脓肿特征。致病菌多为金黄色葡萄球菌、肺炎克雷白杆菌或其他革兰阴性杆菌、厌氧菌。X 线显示脓腔积液平面。

3. 肺癌　少数周围型肺癌的 X 线影像与肺炎相似。但通常无显著急性感染中毒症状，血白细胞计数不高，若痰中发现癌细胞可以确诊。

【转诊原则】

1. 需到上一级医院行 CT 等协助诊断者。

2. 经抗感染治疗症情未见明显好转，或症情加重者。

3. 出现呼吸衰竭者。

【基本用药】

1. 无心肺基础疾病和附加危险因素患者　常见病原体为肺炎链球菌、肺炎支原体、肺炎衣原体（单独或作为复合感染）、流感嗜血杆菌等。推荐抗感染治疗药物为新大环内酯类抗生素，如阿奇霉素第一天500mg，以后250mg/d，每日1次，口服，共服5天；克拉霉素250～500mg，每日2次，餐前口服，共服7～14天；或根据本地区耐药情况选择β－内酰胺类抗生素，如青霉素G类抗生素，使用前应做青霉素皮试，阴性者方可使用。成人：轻度感染时用青霉素G钾80万～240万单位，分2～4次，肌注；中度感染时用青霉素G钾600万～1000万单位，分2次，静滴。如果青霉素皮试阳性，可用第一代或第二代头孢菌素，如头孢氨苄0.25～1.0g，每日3次，口服；头孢拉定0.25～1.0g，每日3次，口服；或头孢拉定2.0g＋生理盐水250ml，每日2次，静滴；头孢克洛0.25～1.0g，每日3次，口服；必要时联合大环内酯类抗生素。

2. 伴心肺基础疾病和（或）附加危险因素 这里附加危险因素指：①肺炎链球菌耐药危险性，包括年龄>65岁、近3个月内接受β－内酰胺类抗生素治疗、免疫低下、酗酒、多种内科合并症、托幼机构生活的儿童或密切接触的家长。②感染肠道革兰阴性杆菌危险性，包括护理院内生活、基础心肺疾病、多种内科合并症、近期接受过抗生素治疗等。此类患者常见病原体为肺炎链球菌、肺炎支原体、肺炎衣原体、复合感染（细菌＋非典型性病原体）、流感嗜血杆菌、肠道革兰阴性杆菌等。推荐抗感染治疗：β－内酰胺类抗生素：二、三代头孢菌素头孢克洛0.25～1.0g，每日3次，口服；或头孢拉定2.0＋生理盐水250ml，每日2次，静滴；青霉素皮试阴性者可用阿莫西林0.5～1.0g，每日3次，口服；阿莫西林或克拉维酸钾375～750mg，每日3次，口服等。并与大环内酯类合用：阿奇霉素第一天500mg，以后250mg/d，每日1次，口服，共服5天；克拉霉素250～500mg，每日2次，餐前口服，共服7～14天。或单独使用具有显著抗肺炎链球菌活性的喹诺酮类：左氧氟沙星100mg，每日3次，空腹口服；莫昔沙星400mg，每日1次，口服，共服5～10天；加替沙星400mg，每日1次，口服，共服5～10天。

第三节　慢性胃炎

【概述】

慢性胃炎是指不同病因引起的胃黏膜的慢性炎症或萎缩性病变，临床上十分常见，其发病率在各种胃病中居首位。根据病理组织学改变和病变在胃的分布部位，结合可能的病因，慢性胃炎可分为浅表性、萎缩性和特殊类型三大类。

【诊断要点】

1. 慢性不规则的上腹隐痛、腹胀、嗳气等，尤以饮食不当时明显，部分患者可有泛酸，少数可有上消化道出血（糜烂性及疣状胃炎多见）。萎缩性胃炎可伴有贫血、厌食、体重减轻。

2. 上腹部轻压痛，但大多数慢性胃炎患者无明显体征。

3. 辅助检查：胃镜及活组织检查；X线钡餐检查；胃液分析；血液胃泌素测定；Hp检测。

【鉴别诊断】

1. 消化性溃疡　主要指发生在胃和十二指肠的慢性溃疡，表现为长期反复发作性上腹部疼痛，并有规律性及节律性，可伴反酸、烧心等症状。X线检查可见到溃疡龛影，胃镜检查可见到活动性溃疡，临床应用抗酸药物有效。

2. 慢性胆道疾病　慢性胆囊炎、胆石症等均可表现为上腹隐痛、上腹饱胀、嗳气、食欲减退等，但上述证候无明显规律性，主要为右上腹部隐痛、钝痛，进食油腻后加剧，超声波检查可协助诊断。

3. 胃癌　临床多表现为上腹部隐痛、腹胀、嗳气、痞满不适、食欲减退等，并可出现消瘦、体重下降、隐性胃肠道出血等，中老年多见。X线钡餐检查可见胃黏膜皱襞、排列紊乱和病变处充盈缺损，胃镜检查可见到癌肿病灶。

【转诊原则】

1. 需到上一级医院行胃镜、CT等协助诊断者。

2. 出现上消化道出血者。

3. 常规治疗2周后，症状无改善者。

4. 合并恶性贫血和伴有维生素B_{12}缺乏的其他临床表现。

【基本用药】

1. 根除幽门螺杆菌的治疗　枸橼酸铋钾0.24g，每日2次，口服，再加上下列一组药物之一：①甲硝唑0.4g合克拉霉素0.25～0.5g，每日2次，口服；②阿莫西林

1g合克拉霉素0.25g，每日2次，口服；③阿莫西林0.5g合甲硝唑0.4g，每日2次，口服。疗程均为7天。

2. 保护胃黏膜 胶体果胶铋2粒，每日3次，口服，连续服用不超过8周。

3. 伴反流者 胃复安5mg或吗丁啉10mg或西沙比利5mg，每日3次，口服。

4. 胃酸过多者 法莫替丁20mg，每日3次，口服；或奥美拉唑20mg，每日1次，口服。

5. 萎缩性胃炎 叶酸5~10mg，每日3次，口服。贫血者，予维生素B_{12}，缺铁予补铁及维生素C。

第四节　消化性溃疡

【概述】

消化性溃疡是一种常见的慢性消化系统疾病。胃肠道与酸性胃液接触的部位均可发生溃疡，包括食管下段、胃、十二指肠、胃肠手术吻合口等均较常见。临床以胃和十二指肠球部溃疡为代表。因溃疡的形成与胃酸或胃蛋白酶的消化作用有关，故名。溃疡是指黏膜缺损超过黏膜基层者而言，不同于糜烂。胃溃疡和十二指肠溃疡应是独立的疾病，但因其流行病学、发病机制和临床表现有不少共性，故归纳在一起论述。

【诊断要点】

1. 慢性规则的上腹钝痛、灼痛、胀痛或剧痛，典型者有轻度或中度剑突下持续性疼痛，可被制酸剂或进食缓解。十二指肠溃疡患者约有2/3的疼痛呈节律性：早餐后1~3小时开始出现上腹痛，若不进食或服药则要持续到午餐才能缓解，餐后2~4小时复痛，也须进餐来缓解。约半数有午夜痛，患者常被痛醒。胃溃疡疼痛也有节律性，但餐后出现较早，约在餐后1/2~1小时出现，在下次餐前自行消失。

2. 发作时于剑突下有一固定而局限性压痛点，缓解时无明显体征。

3. 检查：胃镜及活组织检查；X线钡餐检查；胃液分析；血液胃泌素测定；Hp检测，粪隐血试验。

【鉴别诊断】

1. 功能性消化不良 主要表现为餐后上腹饱胀、嗳气、泛酸、恶心和无食欲，但无溃疡及其他器质性疾病，X线与胃镜可确诊。

2. 癌性溃疡 年龄50岁以上才出现上腹不适或胃痛，进食后加剧者，须进行X线气钡造影或胃镜检查。

3. 胃泌素瘤 上腹不适或胃痛，治疗效果不佳，具有难治性特点，X线气钡造影先是在不典型部位的多发性穿透性溃疡，有过高胃酸分泌，空腹血清胃泌素>200pg/ml（常>500pg/ml）。

【转诊原则】

1. 需到上一级医院行胃镜、CT等协助诊断者。
2. 大量出血经内科治疗无效。
3. 急性穿孔。
4. 瘢痕性幽门梗阻。
5. 胃溃疡疑有癌变。
6. 正规内科治疗无效的顽固性溃疡。

【基本用药】

1. 降低胃内酸度的药物

（1）抗酸药：常用的有胃得乐（胃速乐），每次2片，每日3次；胃必治（复方铝酸铋），每次1~2片，每日3次；乐得胃（复方鼠李皮），每次2片，每日3次；胃舒平（复方氢氧化铝），每次2片，每日3次。此类药物还有胃铋镁、胃仙、立愈胃、铝碳酸镁等。

（2）H_2受体拮抗剂：西咪替丁（甲氰咪胍、泰胃美）。这是第一个大规模应用的组胺H_2受体拮抗剂，每次0.4g，每日2~3次；雷尼替丁（善胃得），每次0.15g，每日2次；法莫替丁，每次20mg，每日2次；尼扎替丁，每晚临睡前服用300mg或每次150mg，每日2次服用。

（3）质子泵抑制剂：奥美拉唑（洛赛克、奥克），每次20mg，每日1次；兰索拉唑30mg，每日1次；泮托拉唑（泰美尼克）40mg，每日1次。选择一种口服。

2. 保护胃黏膜 胶体果胶铋2粒，每日3次，口服；硫糖铝1g，每日3次；替普瑞酮50mg，每日3次；曲昔派特80mg，每日3次；麦滋林-S颗粒1包，每日3～4次。选择一种口服。

3. 对症处理 呕吐频繁者，用吗丁林、胃复安等（参见呕吐）；疼痛较著者，可用颠茄片、阿托品、654-2等；有出血、黑便者，可用止血剂（参见消化道出血）。

第五节　高血压

【概述】

高血压是以体循环动脉血压增高为主要特点的临床综合征，分为原发性高血压和继发性高血压两大类。原发性高血压占高血压的95%以上，通常称为高血压病，病因尚不清楚，一般认为是为遗传易感性和环境因素（包括高盐膳食、中度以上饮酒、超重、精神应激、吸烟及血脂异常等）相互作用的结果；继发性高血压是某些疾病的一种临床表现，通称也简称为高血压，有明确的病因，占高血压5%以下。

高血压具有发病率高、起病隐蔽、危害严重等特点，是多种心脑血管病的重要病因和危险因素，持续高血压可导致靶器官如心、脑、肾、视网膜等器官的结构和功能损害，最终导致这些器官的功能衰竭，是心血管疾病死亡的主要原因之一。

【诊断要点】

目前，我国成年人高血压的诊断标准：收缩压≥140mmHg和（或）舒张压≥90mmHg。根据血压升高水平，又进一步将高血压分为1～3级。具体见表1-1。

表1-1　血压的定义和分类（2004年中国高血压病防治指南）

类别	收缩压（mmHg）	舒张压（mmHg）
正常血压	<120	<80
正常高值	120～139	80～89
1级高血压（轻度）	140～159	90～99
2级高血压（中度）	160～179	100～109
3级高血压（重度）	≥180	≥110
单纯收缩期高血压	≥140	<90

注：当收缩压和舒张压分属于不同分级时，以较高的级别作为标准。

高血压诊断采用经核准的水银柱或电子血压计测量值为标准方法。必须以安静休息、非药物状态下2次或2次以上非同日血压测定的平均值为依据，排除继发性高血压，可作出高血压病的诊断。

【鉴别诊断】

一旦诊断高血压，必需鉴别是原发性还是继发性。常见继发性高血压的病因和临床特征：

1. 肾实质病变 如急慢性肾小球肾炎、糖尿病肾病、多囊肾等多种肾脏病变引起的高血压，是最常见的继发性高血压。肾实质性高血压多伴有蛋白尿、血尿、贫血、浮肿、肾小球滤过功能减退、肌酐清除率下降等。

2. 肾动脉狭窄 血压突然显著增高，迅速进展，药物治疗无效。大多有舒张压中、重度升高，在上腹部或脊肋角处可闻及血管杂音。大剂量快速静脉肾盂造影、多普勒超声、放射性核素肾图有助于诊断，肾动脉造影可明确诊断。

3. 嗜铬细胞瘤 90%嗜铬细胞瘤位于肾上腺髓质。典型表现为阵发性血压增高伴心动过速、头痛、多汗、面色苍白。发作间隙血压可正常。血或尿中儿茶酚胺及其代谢产物显著增高，提示嗜铬细胞瘤。超声、放射性核素、CT、MRI检查可显示肿瘤部位。

4. 原发性醛固酮增多症 本病是肾上腺皮质增生或肿瘤分泌过多醛固酮所致，以长期高血压伴顽固性低血钾为特征。血压大多为轻、中度增高，可有肌无力、周期性麻痹、烦渴、多尿等症状。实验室检查有低血钾、高血钠，血浆肾素活性降低，血、尿醛固酮增多。超声、放射性核素、CT、MRI可确定病变性质和肿瘤部位。

5. 其他 如白大衣性高血压、药物性高血压等。

【转诊原则】

1. 高血压合并严重的临床情况或靶器官的损害。
2. 患病年龄小于30岁而血压水平已达3级。
3. 怀疑继发性高血压的患者。
4. 妊娠、哺乳期妇女。
5. 因诊断或调整治疗方案需要到上级医院进一步检查。
6. 按治疗方案用药2~3个月，血压仍不能达标。
7. 血压控制平稳的患者，再度出现血压升高并难以控制。
8. 服降压药后出现不能解释或难以处理的不良反应。

【基本用药】

当前常用的降压药物有以下五类。

1. 利尿剂 适用于轻、中度高血压，尤其适用于老年收缩期高血压及心力衰竭伴高血压的治疗。痛风患者禁用。对伴糖尿病、高脂血症、肾功能不全患者应慎用。常用的有氢氯噻嗪12.5～25mg，每日1～2次，口服；呋噻米20～40mg，每日1～2次，口服；螺内酯20mg，每日1～2次，口服；氨苯喋啶50mg，每日1～2次，口服；吲哒帕胺2.5mg，每日1次，口服。

2. β－受体阻滞剂 适用于轻、中度高血压，尤其是心率较快的中青年患者或合并心绞痛的高血压患者。房室传导阻滞、慢性阻塞性肺病患者禁用。常用的有美托洛尔（倍他乐克）25～50mg，每日2次，口服；阿替洛尔50～100mg，每日1次，口服；比索洛尔5～10mg，每日1次，口服。

3. 钙拮抗剂（CCB） 适用于中、重度高血压，尤其适用于老年收缩期高血压的治疗。常用的有硝苯地平5～10mg，每日3次，口服；硝苯地平控释剂30～60mg，每日1次，口服；尼群地平10mg，每日2次，口服；氨氯地平5～10mg，每日1次，口服。

4. 血管紧张素转换酶抑制剂（ACEI） 用于各类型及各种程度的高血压，尤其适宜于伴有心力衰竭、左室肥大、心肌梗死后、糖耐量降低、糖尿病肾病蛋白尿等合并症患者的治疗。妊娠高血压、肾动脉狭窄、严重肾功能衰竭、高血钾者禁用。常用的有卡托普利12.5～50mg，每日2～3次，口服；依那普利10～20mg，每日2次，口服；赖诺普利10～20mg，每日1次，口服；培哚普利4～8mg，每日1次，口服。常见的不良反应为干咳，停药后消失。

5. 血管紧张素Ⅱ受体阻滞剂（ARB） 适应证及禁忌证与ACEI相同。常用的有氯沙坦50～100mg，每日1次，口服；缬沙坦80～160mg，每日1次，口服；伊贝沙坦150～300mg，每日1次，口服。本类药物降压平稳，不良反应少，不引起刺激性咳嗽。

降压药物应用的原则：①从小剂量开始，根据血压下降情况逐步递增剂量，直至达到降压目标而无明显副作用为止，维持有效的最低剂量。②最好使用一天给药一次，有24小时持续作用的药物。③可采用两种或多种降压药物联合治疗，以达到更好的降压效果并减少不良反应。比较合理的两种降压药组合：利尿剂和β－受体阻滞剂；利尿剂和ACEI或ARB；二氢吡啶类钙拮抗剂和β－受体阻滞剂；钙拮抗剂和

ACEI 或 ARB；钙拮抗剂和利尿剂。三种降压药联合使用，除禁忌证外需包含利尿剂。

第六节　冠状动脉粥样硬化性心脏病

【概述】

冠状动脉脉粥样硬化性心脏病是指冠状动脉粥样硬化使管腔狭窄或阻塞导致心肌缺血缺氧而引起的心脏病，它与冠状动脉痉挛一起，统称为冠状动脉性心脏病。近年提出的急性冠脉综合征是一组综合病证，包括不稳定型心绞痛、非 ST 段抬高型心肌梗死和 ST 段抬高型心肌梗死。

【诊断要点】

1. 心绞痛

（1）临床表现：多表现为胸骨体上段或中段之后压榨样疼痛，常放射至左肩背或左臂内侧，多由体力劳动或情绪激动诱发，休息后多在 3～5 分钟内缓解或含用硝酸甘油后缓解。

（2）理化检查：①心电图：可见 ST 段移位或 T 改变。②平板运动试验：ST 段水平型或下斜形压低≥0.1mV 持续 2 分钟，可判断为阳性。③冠状动脉造影：发现冠状动脉存在不同程度狭窄。

2. 急性心肌梗死

（1）临床表现：心绞痛较以往发作频繁、性质较剧、持续较久、休息和含用硝酸甘油不能缓解、诱发因素不明显，疼痛时伴有恶心、呕吐、大汗和各种类型心律失常。

（2）理化检查：①心电图：特征性心电图改变（病理性 Q 波、ST 段弓背样抬高和 T 波倒置）。②心肌酶谱：肌酸激酶（CK）、肌酸激酶同工酶（CK－MB）、乳酸脱氢酶（LDH）、天门冬酸氨基转移酶（GOT）等不同程度异常升高，肌钙蛋白（TNT）阳性。

【鉴别诊断】

1. 心脏神经症　胸痛为短暂（几秒钟）的刺痛或持续（几小时）的隐痛，部位多在左胸乳房下或常有变动，多出现于劳累过后而不在当时，轻体力活动反觉舒服，有时可耐受较重劳动而不发生胸痛或胸闷。常伴有叹息性呼吸，发作时无心电图改变，含硝酸甘油不能缓解。常伴有心悸、乏力、失眠等其他神经症症状。

2. 肋间神经痛 疼痛常沿肋间分布，不一定局限在前胸，为刺痛或灼痛，多为持续性，用力呼吸、咳嗽、转动身体可加重疼痛。

【转诊原则】

1. 对于不明原因的胸痛，社区医院不能明确诊断的当转上一级医院进一步检查以明确诊断。

2. 经常规治疗，胸痛不能缓解或缓解不明显者。

3. 对于心绞痛较以往发作频繁、性质较剧、持续较久、休息和含用硝酸甘油不能缓解、诱发因素不明显，疼痛时伴有恶心、呕吐、大汗和各种类型心律失常，特征性心电图改变（病理性 Q 波、ST 段弓背样抬高和 T 波倒置）及心肌酶谱异常升高者，需立即转上一级医院抢救。

【基本用药】

1. 发作时 目的为迅速终止发作。

（1）休息：立即停止活动，去除诱因。

（2）药物治疗：主要使用硝酸酯制剂。常用制剂：硝酸甘油 0.3～0.6mg，舌下含化，1～2 分钟起效，0.5 小时后消失，必要时可重复使用；硝酸异山梨醇酯（消心痛）5～10mg，舌下含化，2～3 分钟起效，作用维持 2～3 小时；亚硝酸异戊酯，为极易气化的液体，每安瓿 0.2ml，用时以手帕包裹敲碎立即自鼻吸入。10～15 秒起效，数分钟消失。对于变异型心绞痛可立即舌下含化硝苯地平 5～10mg，也可与硝酸甘油合用。

2. 缓解期 目的为防止复发，改善冠脉循环。

（1）硝酸酯制剂：常用的有硝酸异山梨醇酯 5～20mg，每日 3 次；单硝酸异山梨醇酯 20～40mg，每日 2～3 次；其他：硝酸酯类尚有静脉滴注、口腔和皮肤喷雾剂、皮肤贴片等制剂。

（2）β－受体阻滞剂：常用的有普萘洛尔（心得安）10mg，每日 2～3 次，逐步加量至 100～200mg/d；美托洛尔（倍他乐克）25～50mg，每日 2 次；比索洛尔（康忻）2.5～5mg，每日 1 次。

（3）钙拮抗剂：常用制剂有维拉帕米 40～80mg，每日 3 次；或缓释剂 240mg，每日 1 次；硝苯地平 10～20mg，每日 3 次；其缓释剂 20～40mg，每日 1～2 次。地尔硫䓬 30～60mg，每日 3 次；其缓释剂 45～90mg，每日 2 次。

（4）其他：①低分子右旋糖酐注射液 250～500ml/d，静脉滴注，14～30 天为一疗程。②高压氧治疗。③体外反搏。④心绞痛发作时血液多呈高凝状态，多种凝血因子及血小板活化因子被激活，因此，需使用抗凝药物。常用肝素钠 100～200mg，静脉滴注，每日 1 次；或肝素钙 7500U，皮下注射，每日 2～3 次。近年用低分子肝素，0.3～0.4ml，皮下注射，每日 2 次。⑤抗血小板聚集药物，阿司匹林 100～300mg，每日 1 次；双嘧达莫 25～50mg，每日 3～4 次；噻氯匹啶 0.25g，每日 1 次；氯吡格雷首次剂量 300mg，以后 75mg，每日 1 次。

第七节 急性脑血管病

急性脑血管病是指因急性脑血管循环障碍迅速导致局灶性或弥漫性神经功能缺损的一组病证。依据神经功能缺失持续时间，不足 24 小时者称为短暂性脑缺血发作（TIA），超过 24 小时者称为脑卒中；依据病理性质可分为缺血性卒中和出血性卒中，前者又称为脑梗死，包括脑血栓形成和脑栓塞，后者包括脑出血和蛛网膜下腔出血。本组疾病是具有高发病率、高致残率、高死亡率的严重疾病，是目前人类疾病三大死亡原因之一。

一、短暂性脑缺血发作

【概述】

短暂性脑缺血发作（TIA）是指局灶性脑缺血导致相应区域短暂性、可逆性神经功能障碍。发作一般持续 10～15 分钟，通常在 1 小时内完全缓解，不遗留神经功能缺损症状和体征。超过 2 小时后，常可遗留轻微神经功能缺损表现或 CT 及 MRI 显示脑组织缺血征象。传统的 TIA 定义时限为 24 小时内恢复。TIA 是缺血性卒中独立的危险因素，近期内频繁发作的 TIA 是脑梗死的紧急预警。

【诊断要点】

1. 常见于中老年人，多有高血压、糖尿病、心脏病、血脂异常等病史。

2. 突然起病，出现局灶性神经功能缺损的症状和体征。

3. 持续时间短暂，一般 10～15 分钟，多在 1 小时内缓解，最长不超过 24 小时。

4. 恢复完全，一般不遗留神经功能缺损。

5. 常反复刻板发作。

6. 临床表现取决于受累血管

(1) 颈内动脉系统 TIA：最常见症状为轻偏瘫，还可出现单眼一过性黑蒙、失语、偏身感觉障碍、偏盲等。

(2) 椎－基底动脉系统 TIA：最常见症状为眩晕、平衡障碍，还可出现复视、吞咽困难和构音不良、猝倒发作、交叉性运动障碍或感觉障碍等。

7. CT 或 MRI 多无异常发现，部分病例（超过 2 小时的 TIA）可有腔隙性梗死灶。

8. 血压监测，血糖、血脂、凝血及纤溶功能检验，心电图，心脏及颈部血管超声等可协助寻找 TIA 的病因。

【鉴别诊断】

1. 可逆性缺血性神经功能缺损（RIND） 脑缺血导致神经功能缺损症状、体征超过 24 小时，可在数日至 3 周内缓解。

2. 单纯部分性癫痫发作 表现为单个或一侧肢体抽搐而非瘫痪，多由脑部局灶性病变引起，脑电图可有局限性异常或痫样放电，CT 或 MRI 可发现病灶。

3. 梅尼埃综合征 发病年龄较轻，表现为发作性恶心、呕吐伴耳鸣，除眼球震颤外，无神经系统定位体征，症状持续多超过 24 小时。

4. 阿－斯综合征 即心源性脑缺血综合征。本组疾病可引起头晕、晕厥、抽搐，但通常缺乏局灶性神经症状体征，心电图、超声心电图等可有异常。

【转诊原则】

1. 新近发生（48 小时内）的 TIA，短期内具有发生缺血性卒中的高度风险，尽早转上级医院。

2. 近期内频繁发作的 TIA，亦是脑缺血紧急预警，经抗血小板治疗无效，应及时转诊。

3. 既往或近期发生的 TIA，需到上级医院进一步做病因检查。

【基本用药】

1. 首选抗血小板药物 ①阿司匹林 50～150mg，每日 1 次，口服；②潘生丁25～

50mg，每日3次，口服；③噻氯匹定125～250mg，每日1～2次，口服，可发生中性粒细胞减少症，应定期复查血象；④氯吡格雷75mg，每日1次，口服；⑤TIA频繁发作时，可静脉滴注奥扎格雷80～160mg，每日1次。

2. 抗凝药物 对于伴发心房颤动、冠心病及症状频繁发作、抗血小板治疗无效的TIA患者，可选用抗凝治疗。①肝素100mg加入0.9%生理盐水500ml中静脉滴注，20～30滴/分，每日至少测定一次部分凝血活酶时间（APTT），根据APTT值调整剂量，维持治疗前APTT值1.5～2.5倍。②华法林6～12mg，每晚一次口服，3～5天改为2～6mg维持，剂量调整至国际标准化比值（INR）在2.0～3.0。消化性溃疡病、有出血倾向的其他疾病、严重高血压等禁用。

3. 扩容药物 血压偏低或考虑存在血流动力学病因的患者，可给予羟乙基淀粉500ml，静脉滴注，注意观测血压，避免血压过高。

4. 降纤药物 血浆纤维蛋白含量明显增高时，可考虑降纤治疗，如巴曲酶、安克洛酶和蚓激酶等，需检测血浆纤维蛋白含量。

二、脑梗死（塞）

【概述】

脑梗死（CI）是缺血性卒中的总称，是指由于脑局部供血障碍引起脑组织缺血、缺氧，导致局限性脑组织缺血性坏死或脑软化，出现相应的脑功能缺损的症状和体征。血管壁病变、血液成分和血流动力学改变是引起脑梗死的主要原因。脑梗死包括脑血栓形成、腔隙性梗死和脑栓塞，约占全部脑卒中的70%。

【诊断要点】

1. 高发于中老年人，可有动脉粥样硬化、高血压、糖尿病、心房颤动等病史。
2. 部分病例发病前有TIA病史。
3. 多数在静态下急性起病，动态起病者以脑栓塞多见。
4. 病情多在几小时或2～3天达高峰，部分患者症状可进行性加重。
5. 局灶性神经功能缺失的症状体征决定于梗死灶的大小和部位，可表现为偏瘫、偏身感觉障碍、同向性偏盲、失语、共济失调、构音障碍或吞咽障碍、交叉性瘫痪、交叉性感觉障碍等。
6. 大面积梗死或脑干梗死时，可有头痛、呕吐、意识障碍等全脑症状。

7. 影像学检查

（1）头颅 CT 平扫：通常在起病 24 小时后逐渐可见与闭塞血管一致的低密度灶，并能显示周围水肿的程度、有无合并出血等。在超早期阶段（发病 6 小时内），CT 可以发现一些早期征象：如大脑中动脉（MCA）高密度征、豆状核模糊征、岛带征、逗点征（Dot sign）、灰白质界限不清、脑沟变浅、侧裂变窄等。但 CT 有时不能显示脑干、小脑较小的梗死灶。

（2）头颅 MRI：可清晰显示早期梗死、小脑及脑干梗死等，梗死数小时即可出现 T_1低信号、T_2高信号病灶；功能 MRI 弥散加权像（DWI）在发病 2 小时内即显示缺血病变，为早期治疗提供重要信息。

【鉴别诊断】

1. 脑出血 脑梗死有时与小量脑出血的临床表现极为相似，但活动中起病、病情进展快、高血压病史常提示脑出血，头颅 CT 检查可以确诊。

2. 颅内占位性病变 颅内肿瘤、硬膜下血肿和脑脓肿可呈卒中样起病，出现偏瘫等局灶体征，多伴有颅内压增高的表现，可资鉴别。如颅内压增高不明显时，须高度警惕，CT 或 MRI 检查可以确诊。

【转诊原则】

1. 急性脑梗死患者应及时转入上级医院诊治，为患者赢得治疗时机，最大限度地提高治愈率，降低致残率和死亡率。

2. 对发病在 6 小时以内高度怀疑脑梗死的病例，应快速转入能在到达后 1 小时内进行溶栓治疗的医院。

3. 出现下列情况时要及时转诊：①突然出现一侧肢体麻木或无力。②突然出现表达困难、理解困难或言语含糊不清。③突然出现眩晕、行走不稳、平衡失调。④突然出现的单眼或双眼视觉障碍。

【基本用药】

1. 对症治疗 ①合理使用降压药：病后 24～48 小时收缩压＞220mmHg、舒张压＞120mmHg 或平均动脉压＞130mmHg 时给予缓慢降血压治疗，如卡托普利6.25～12.5mg，含服；依那普利 5～10mg，每日 1～2 次，口服。②控制脑水肿：根据病情酌情选用 20% 甘露醇 125～250ml，快速静脉滴注，每 6～8 小时 1 次；速尿 20～

40mg，静脉注射，每日2～3次；10%白蛋白10g，静脉注射，每日1～2次。③随机血糖>10mmol/L时，宜给予胰岛素治疗，使血糖水平控制在6～9mmol/L；④卧床患者可用低分子肝素4000IU，皮下注射，每日1～2次，防止肺栓塞和深静脉血栓形成；⑤有感染证据者，适当使用抗生素。⑥维持水、电解质及热量平衡；⑦预防和治疗消化道出血：预防出血可用甲氰脒胍200～400mg，静脉滴注，每日2次；雷尼替丁150mg，每日1～2次，口服。发生上消化道出血可给予奥美拉唑40mg，静脉注射，每日1～2次；去甲肾上腺素4～8mg，加入冰盐水80～100ml中口服。

2. 溶栓治疗　急性脑梗死发病3～6小时内，符合溶栓条件者，应立即转往有溶栓条件的医院进行溶栓治疗，目前常用γt－PA、尿激酶。

3. 抗凝治疗　一般急性脑梗死患者不推荐使用抗凝剂，心源性梗死患者可考虑使用，用法同TIA章节介绍。

4. 降纤治疗　脑梗死早期可选用，更适用于高纤维蛋白原血症的患者。巴曲酶首剂10BU，以后隔日5BU，用2～3次，用药期间监测血浆纤维蛋白水平，不低于1.3g/L。

5. 抗血小板治疗　应尽早开始使用阿司匹林（溶栓的患者在溶栓24小时后使用），每日150～300mg，口服；2～4周后改为预防剂量，每日50～150mg，口服。

6. 脑保护治疗　目前常用的药物有胞二磷胆碱0.5～1.0g，静脉滴注，每日1次；新型自由基清除剂依达拉奉30mg，静脉滴注，每日1～2次等。

三、脑出血

【概述】

脑出血（ICH）是指非外伤性脑实质内的出血，占全部脑卒中的10%～30%，是死亡率最高的卒中类型。在脑出血中，70%发生于大脑半球基底节区，脑叶、脑干和小脑约各占10%左右。高血压是脑出血最常见的病因，是高血压伴发脑小动脉深穿支微小动脉瘤形成或脂质透明样变性，在血压骤然升高时使动脉破裂所致。其他病因包括脑动脉粥样硬化、血管淀粉样变性、动静脉畸形、血液病、梗死后出血、抗凝或溶栓治疗后等。

【诊断要点】

1. 多数为50岁以上的高血压患者。

2. 多在活动或情绪激动时突然起病。

3. 常有头痛、呕吐、意识障碍等全脑症状，发病后血压明显增高。

4. 迅速出现局灶性神经功能缺损的症状和体征，根据出血部位可有不同的临床类型：

（1）基底节区出血：典型表现可见“三偏征”：病灶对侧偏瘫、偏身感觉障碍和同向性偏盲；优势半球可有失语；大量出血可出现意识障碍。

（2）脑叶出血：常见头痛、呕吐、脑膜刺激征和出血脑叶定位症状。顶叶出血最常见，可见偏身感觉障碍、空间构象障碍；额叶出血可见偏瘫、运动性失语、摸索；颞叶出血可见感觉性失语、精神异常；枕叶出血出现对侧偏盲或皮质盲。

（3）脑桥出血：一侧小量出血，可表现为交叉瘫痪，如病侧周围性面瘫、对侧肢体中枢性瘫痪，双眼向出血对侧凝视等；大多累及两侧桥脑，可迅速出现昏迷、针尖样瞳孔、去大脑强直、高热、呼吸障碍，甚至死亡。

（4）小脑出血：突发头痛、呕吐、走路不稳、后枕部疼痛。体征可见共济失调、眼球震颤、颈项强直，重症可因血肿压迫脑干，迅速出现昏迷，常因枕骨大孔疝而死亡。

5. 影像学检查

（1）头颅 CT：是诊断脑出血最有效最迅速的方法。清楚显示血肿部位为高密度影，并可显示出血量、占位效应、是否破入脑室或蛛网膜下腔及周围脑组织受损情况。

（2）头颅 MRI：急性期脑出血不如 CT 敏感，但能更准确地显示血肿演变过程。对瘤卒中、动静脉畸形等比 CT 敏感。

【鉴别诊断】

1. 脑梗死　基底节区及脑叶出血要与脑栓塞后出血鉴别；小脑出血可酷似脑干或小脑梗死，应注意鉴别。根据病情选择 CT 或 MRI 可以明确诊断。

2. 各种脑出血　脑肿瘤、动脉瘤、动静脉畸形引起的脑出血，常表现为慢性病程突然加重。脑淀粉样变性引起的脑出血，常见于老年人，血压多正常，以多灶性脑叶出血为特点。CT、MRI 等可确诊。

3. 蛛网膜下腔出血　发病年龄较轻，起病急骤，头痛剧烈，神经系统体征以脑膜刺激征为主。头颅 CT 示脑池、脑室、蛛网膜下腔内高密度影；腰穿可见均匀一致的血性脑脊液。

4. 引起昏迷的全身性及代谢性疾病　酒精、药物及一氧化碳中毒，糖尿病、低血糖、肝性脑病及尿毒症性昏迷，有相关疾病的病史，无神经系统缺损定位体征，相关实验室检查异常，头颅CT无出血。

【转诊原则】

1. 疑诊脑出血的患者应及时转入上级医院，为患者赢得抢救时机。

（1）突然出现严重的头痛、呕吐伴意识水平下降。

（2）突然出现一侧肢体麻木或无力。

（3）突然出现表达困难、理解困难或言语含糊不清。

（4）突然出现眩晕、行走不稳、平衡失调。

2. 重症患者危及生命时，应紧急给予降颅压、维持生命体征等处理，再转诊。

【基本用药】

1. 控制脑水肿，降低颅内压　可用20%甘露醇125～250ml，30分钟内滴完，每6～8小时1次；速尿20～40mg，静脉注射，8～12小时1次；10%复方甘油注射液250～500ml，静脉滴注，每日1～2次；白蛋白50ml，静脉滴注，每日1～2次。

2. 调控血压　收缩压≥200mmHg或舒张压≥100mmHg时，在降颅压的同时可慎重平稳降血压。可选血管紧张素转换酶抑制剂，如依那普利5～10mg，每日2次，口服或卡托普利25mg，每日2～3次，口服。收缩压控制在160～180mmHg，舒张压控制在95～105mmHg为宜。

3. 防治并发症　①感染：可根据经验或药物敏感试验选择抗生素。②应激性溃疡：预防出血可用甲氰咪胍0.2～0.4g/d，静脉滴注；或雷尼替丁150mg，每日1～2次，口服。发生上消化道出血可给奥美拉唑40mg，静脉注射，每日1～2次；去甲肾上腺素4～8mg加入冰盐水80～100ml中，口服。③癫性发作：可静脉推注安定10～20mg控制发作，不需长期用药。

四、蛛网膜下腔出血

【概述】

蛛网膜下腔出血（SAH）是指脑底或脑表面血管破裂后，血液直接注入蛛网膜下腔而言，又称自发性SAH。脑实质或脑室出血、脑外伤后血液流入蛛网膜下腔称为继发性 SAH。SAH 约占急性脑卒中的 10%，常见病因为颅内动脉瘤，其次为脑血管畸形，还有高血压性动脉硬化、脑底异常血管网病、颅内肿瘤、脑血管炎、血液病及抗凝治疗并发症等。

【诊断要点】

1. 起病形式 多在情绪激动或用力等情况下急骤起病。

2. 主要症状 持续不能缓解或进行性加重的剧烈头痛；多伴有恶心呕吐；可有短暂的意识障碍及烦躁、谵妄等精神症状，少数出现癫痫发作。

3. 主要体征 脑膜刺激征明显，眼底可见玻璃体下出血，大多无局灶性神经缺损症状及体征，少数可有轻偏瘫、失语、动眼神经麻痹等。

4. 主要并发症 包括再出血、脑血管痉挛、急性梗阻性脑积水和正常颅压脑积水等。

（1）再出血：以 5～11 天为高峰，表现为经治疗病情好转的情况下，突然发生剧烈头痛、恶心呕吐、意识障碍加重，原有局灶症状和体征重新出现等。

（2）脑血管痉挛：常发生在出血后 1～2 周，表现为病情稳定后再出现神经系统定位体征和意识障碍，腰穿或头颅 CT 检查无再出血表现。

（3）急性梗阻性脑积水：SAH 后 1 周内脑室急性扩大，出现剧烈头痛、呕吐、意识障碍等进行性颅内压增高的表现，复查头颅 CT 可以诊断。

（4）正常颅压脑积水：出现于 SAH 的晚期，表现为精神异常、步态异常和尿失禁。

5. 实验实检查 脑脊液呈均匀一致血性、压力增高。通常 CT 检查已确诊者，此项检查则不作为临床常规检查。

6. 影像学检查

（1）头颅 CT 检查：是诊断 SAH 的首选方法，显示蛛网膜下腔内高密度影时可确诊。

（2）血管造影：是诊断颅内动脉瘤、脑血管畸形最有价值的方法，有助于发现颅内的异常血管。

【鉴别诊断】

1. 脑出血 原发性脑室出血、小脑出血、尾状核出血等因无明显肢体瘫痪，易与蛛网膜下腔出血混淆，头颅 CT 和 DSA 检查可以鉴别。

2. 颅内感染 结核性、真菌性、细菌性和病毒性脑膜炎等可有头痛、呕吐、脑膜刺激征，但常先有发热，脑脊液检查提示炎性改变，且头颅 CT 无出血改变。

3. 瘤卒中或颅内转移瘤 依靠详细病史，脑脊液和 CT 扫描可以鉴别。

【转诊原则】

1. 骤然发生的剧烈头痛、呕吐伴脑膜刺激征，应疑诊 SAH，紧急转诊。
2. 尽可能保持安静，平稳转运，防止再出血。

【基本用药】

1. 一般处理 绝对卧床 4 ~ 6 周，避免一切可能引起血压和颅压增高的诱因，头痛、烦躁者用止痛、镇静药物，如强痛定 30mg，肌肉注射；安定 10mg，肌肉注射；鲁米那 0. 1g，肌肉注射。如果平均动脉压 > 125mmHg 或收缩压 > 180mmHg 时，可以使用降压药物，保持血压稳定在正常或起病前水平，可选依那普利 10mg，每日 2 次，口服；卡托普利 12. 5 ~ 25mg，每日 2 ~ 3 次，口服。

2. 降颅压 常用的有 20% 甘露醇 125 ~ 250ml，30 分钟内滴完，每 6 ~ 8 小时 1 次；速尿 20 ~ 40mg，静脉注射，8 ~ 12 小时 1 次；10% 复方甘油注射液 250 ~ 500ml，静脉滴注，每日 1 ~ 2 次；白蛋白 10g，静脉滴注，每日 1 ~ 2 次。

3. 防止再出血 常用 6 - 氨基己酸 4 ~ 6g 溶于 0. 9% 生理盐水中静滴（15 ~ 30 分钟），再以 1g/h 剂量静滴 12 ~ 24 小时；之后 24g/d，持续 1 周，逐渐减量至 8 ~ 12g/d，维持 2 ~ 3 周。

4. 防止迟发性血管痉挛 尽早使用尼莫地平，常用剂量 10 ~ 20mg/d，静脉滴注，速度为 1mg/h，连续用 10 ~ 14 天。静脉治疗后可以口服尼莫地平片，每次 60mg，每4 ~ 6 小时 1 次，共 7 天。

第八节 糖 尿 病

【概述】

糖尿病是一组以慢性血葡萄糖水平增高为特征的代谢疾病群。高血糖是由于胰岛素分泌缺陷和（或）胰岛素作用缺陷而引起。久病可引起多系统损害，导致眼、肾、神经、心脏、血管等组织的慢性进行性病变，引起功能缺陷及衰竭。病情严重或应激时可发生急性代谢紊乱，如酮症酸中毒、高渗性昏迷等。主要分为1型糖尿病、2型糖尿病、其他特殊类型的糖尿病、妊娠糖尿病四类。

【诊断要点】

1. 患者不同程度出现多尿、多饮、多食和体重减轻。

2. 空腹血糖≥7.0mmol/L（≥126mg/dl）；或者OGTT实验中，餐后2小时血糖≥11.1mmol/L（≥200mg/dl）；或随机血糖*≥11.1mmol/L（≥200mg/dl）。如无症状者，必须有两次血糖异常才能诊断。

*随机指餐后任何时间。

【鉴别诊断】

主要与其他原因引起的尿糖阳性、血糖增高和特殊类型糖尿病相鉴别。

1. 肾性糖尿 因肾糖阈降低所致，虽尿糖阳性，但血糖及口服葡萄糖耐量试验（OGTT）正常。

2. 继发性糖尿病 肢端肥大症（或巨人症）、库欣综合征、嗜铬细胞瘤可分别因生长激素、皮质醇、儿茶酚胺分泌过多，对抗胰岛素而引起继发性糖尿病或糖耐量异常。

3. 药物引起高血糖 糖皮质激素、噻嗪类利尿剂、水杨酸制剂、磺胺类、利血平、β-受体阻滞剂、口服避孕药等都可抑制胰岛素释放或对抗胰岛素的作用，引起糖耐量降低，血糖升高，尿糖阳性。

4. 其他 甲状腺功能亢进症、胃空肠吻合术后，因碳水化合物在肠道吸收快，可引起餐后0.5~1小时血糖过高，出现糖尿，但空腹、餐后2小时血糖正常。弥漫性肝病患者，葡萄糖转化为肝糖原功能减弱，肝糖原贮存减少，可在进食0.5~1小时后血糖高于正常，出现糖尿，但空腹、餐后2小时血糖正常。急性应激状态时，出现一过性血糖升高，尿糖阳性。

【转诊原则】

1. 需到上一级医院行胰岛素、C肽释放实验、胰岛细胞自身抗体等检查以协助诊断者。

2. 出现糖尿病急性并发症，如糖尿病酮症酸中毒、高渗性非酮症性昏迷、感染等。

3. 常规治疗血糖仍未达标者。

4. 合并严重心脑血管及肾脏并发症，如急性心肌梗死、急性脑血管意外、慢性肾功能衰竭者。

【基本用药】

1. 口服降糖药物

（1）磺脲类：主要有甲苯磺丁脲（D860）500～3000mg/d，每日2～3次，口服；格列本脲（优降糖）2.5～15mg/d，每日1～2次，口服；格列吡嗪（优达灵）2.5～30mg/d，每日2～3次，口服；格列齐特（达美康）80～320mg/d，每日2次，口服；格列喹酮（糖适平）30～180mg/d，每日2～3次，口服；格列美脲（亚莫利）1～6mg/d，每日1～2次，口服。

（2）非磺脲类促胰岛素分泌剂：主要有瑞格列奈（诺和龙）0.5～12mg/d，每日1～2次，口服；那格列奈（唐力）360mg/d，每日3次，口服。每餐前15分钟内服用。轻中度肾功能不全者不必调整剂量。

（3）双胍类：二甲双胍500～1500mg/d，每日2～3次，口服。如疗效不理想时，可适当增加剂量至1.5～2.0g/d。进餐时或餐后半小时服用。

（4）α－葡萄糖苷酶抑制剂：主要有阿卡波糖（拜糖平）50～300mg/d，每日1～3次，口服；伏格列波糖（倍欣）0.2～0.6mg/d，每日1～3次，口服。

（5）噻唑烷二酮：主要有罗格列酮（文迪雅）4～8mg/d，每日1～2次，口服；吡格列酮（艾汀）15～30mg/d，每日1次，口服。

2. 胰岛素　根据胰岛素的作用时间，主要分为速（短）效、中效和长（慢）效三种，目前另有超短效、超长效胰岛素。因患者的病情及对胰岛素的敏感性不同，故胰岛素的用量、用法必须个体化。为避免低血糖反应可先从小剂量开始，需及时稳步调整剂量。可与口服降糖药合用，以减少胰岛素用量，减轻不良反应。

第九节　泌尿系感染

【概述】

泌尿系感染是常见的感染性疾病，指病原体在尿中生长繁殖并侵犯泌尿道黏膜或组织而引起的炎症。临床分为上泌尿道感染（输尿管炎和肾盂肾炎）和下泌尿道感染（膀胱炎和尿道炎）。下泌尿道感染可单独存在，上泌尿道感染则多伴发下泌尿道炎性症状，临床上不易严格区分。临床发病以女性为多，男女之比为1∶10。肾盂肾炎又分为急性和慢性两期，大多由下尿道感染引起。慢性肾盂肾炎是导致慢性肾功能不全的一个重要原因。

【诊断要点】

1. 临床表现 本病急性期主要表现为尿频、尿急、尿痛，腰痛或向阴部下传的腹痛，常伴寒战、发热、头痛、乏力、食欲不振、恶心等全身症状。慢性期患者平日也常有尿频、尿急、尿痛、腰痛等不适症状。慢性期急性发作时，全身症状可与急性期一样剧烈。

2. 体征 主要有脊肋点（腰大肌外缘与十二肋交叉点）压痛，肾区叩击痛阳性。

3. 尿常规检查 可见脓尿，高倍镜下每视野白细胞数常在5个以上，并常出现白细胞管型。尿细菌培养（清洁中段尿培养），菌落计数 $>10^5$/ml。

【鉴别诊断】

1. 肾结核 急性期有发热（低热）、盗汗、乏力、腰痛、尿频、尿急、尿痛、血尿等症状，约20%病例可无临床表现。肺部X线检查，前列腺、副睾、盆腔结核的检出有助于诊断。尿液检查有血尿（镜下血尿或肉眼血尿）、脓尿，皮肤试验（PPD）阳性，其中尿结核菌培养检出率高达90%以上。

2. 慢性肾小球肾炎 主要表现为浮肿、大量蛋白尿，尿蛋白量一般大于3g，尿常规中有较多红细胞。尿培养阴性，长期观察患者有无低热、尿频等症状。晚期肾炎继发泌尿道感染时鉴别困难，此时可详询病史，结合临床特点加以分析。

3. 前列腺炎 急性前列腺炎除畏寒发热、血白细胞总数升高外，腰骶和会阴部疼痛，以致坐立不安，尿频、尿痛，尿液检查有脓细胞。慢性前列腺炎除尿检异常外，临床症状多不明显。前列腺按摩得到的前列腺液检查，高倍镜下每视野白细胞数常在10个以上，B超前列腺有助于鉴别诊断。

【转诊原则】

1. 感染控制不理想，病情反复发作者。
2. 需进一步明确病菌和做药物敏感试验者。

3. 恶寒、发热、腰痛等全身症状突出者。

4. 其他疾病合并尿路感染者。

【基本用药】

1. 急性尿路感染　①复方磺胺甲恶唑（SMZ－TMP）2 片，每日 2 次，口服；或诺氟沙星 0.2g，每日 3 次，口服，疗程 7～14 天。②根据尿培养结果选用敏感药物，如头孢哌酮、阿米卡星霉素对葡萄球菌、克雷伯菌、变形杆菌、绿脓杆菌、大肠杆菌的敏感率均在 90% 以上。前者 1～2g，每 8～12 小时 1 次；后者 0.4g，每 8～12 小时 1 次。③喹诺酮类药物对变形杆菌、枸橼酸杆菌及克雷伯菌敏感，可用诺氟沙星 200mg，或氧氟沙星 100mg，或环丙沙星 100mg，或依诺沙星 100mg，每日 2 次，口服。

2. 慢性肾盂肾炎　急性发作者按急性尿路感染治疗，反复发作者应通过尿细菌培养并确定菌株，明确此次再发是复发还是重新感染。可按药敏选择用药，治疗 4 周。一年内如尿感发作在 3 次或 3 次以上者可考虑长程低剂量治疗，一般选毒性低的抗菌药物，如复方磺胺甲恶唑，每晚 1 粒，服用半年到 1 年。

第十节　急性肾炎

【概述】

急性肾小球肾炎，简称急性肾炎，是一组由不同病因感染所致的免疫反应引起的急性弥漫性肾小球炎性病变，临床以急性起病、血尿、少尿、浮肿、高血压为主要表现。本病多见于 3～12 岁儿童，特别是早期学龄儿童。

【诊断要点】

1. 发病前 1～3 周常有呼吸道或皮肤的链球菌感染史，如猩红热、扁桃体炎、中耳炎、脓疱疮等。

2. 典型病例表现为急性起病，以浮肿、少尿、血尿、高血压为特点。浮肿表现为晨起眼睑浮肿，数日内发展至下肢及全身水肿，呈紧张性水肿。同时伴有头晕、乏力等全身症状。重症可并发高血压脑病、急性充血性心力衰竭、急性肾功能衰竭等合并症。经 2～4 周后进入恢复期，尿量增加，浮肿消退，血压下降，血尿减少，转为镜下血尿。非典型病例可无水肿、高血压及肉眼血尿，仅发现镜下血尿。

3. 血尿为急性肾炎重要表现，呈肉眼血尿或镜下血尿；有时可见尿蛋白，也可见透明管型和颗粒管型。抗链球菌溶血素“O”抗体、抗链球菌激酶、抗透明质酸酶升高；血清总补体及 C_3 下降，多在 6～8 周恢复正常。纤维蛋白降解产物可增多。

【鉴别诊断】

1. 急性泌尿系感染 有发热、尿路刺激症状等全身及局部感染症状；尿中大量白细胞，甚至白细胞管型；尿细菌培养阳性；抗感染治疗有效。

2. 急性全身性感染发热疾病 感染、高热时可出现一过性蛋白尿及镜下血尿，热退后尿检查恢复正常；不伴水肿、高血压等表现。

3. IgA 肾病 可呈急性肾病综合征，前驱感染至发病潜伏期短（数小时至数天）；血清补体正常，血 IgA 可升高；病程易反复发作。

4. 急进性肾炎 呈进行性少尿、无尿；急骤发展的肾功能衰竭，终至尿毒症；血清抗肾小球基膜抗体阳性，或中性粒细胞胞浆抗体阳性。

5. 狼疮性肾炎 临床过程持续进展，反复发作；全身多系统受累；抗核抗体、ds－DNA、SM 抗体阳性。

【转诊原则】

1. 病情较重，持续性高血压，大量蛋白尿者。
2. 合并心力衰竭者。
3. 合并急性肾衰竭者。
4. 感染病灶不能有效控制，需进行病灶细菌培养，调整抗生素者。

【基本用药】

1. 对有咽部、皮肤感染灶者应给予青霉素或其他敏感药物治疗 7～10 天。

2. 凡经控制水、盐而仍尿少、水肿、血压高者，均应给予利尿剂。可用氢氯噻嗪片 25mg，口服，每日 3 次；或速尿片 20mg，口服，每日 2～3 次。

3. 经休息、限水盐、利尿而血压仍高者应给予降压药。可用硝苯地平片 10mg，口服，每日 3 次；或贝那普利片 5～10mg，每日 1 次，口服。

第十一节 慢性肾炎

【概述】

慢性肾炎是慢性肾小球肾炎的简称，是由多种原因引起的原发于肾小球的一组免疫性炎症性疾病。临床特点为病程长，多为缓慢进行性；尿常规检查有程度不等的蛋白尿、血尿和管型尿；大多数患者有不同程度的浮肿、高血压及肾功能损害。

【诊断要点】

1. 起病缓慢，病情迁延，时轻时重，肾功能逐步减退，后期可出现贫血、视网膜病变及尿毒症。

2. 有不同程度的蛋白尿、血尿、水肿及高血压等表现，轻重不一。

3. 病程中可因呼吸道感染等原因诱发，出现类似急性肾炎的表现。部分病例有自动缓解期。

4. 慢性肾炎普通型是慢性肾炎最常见的一种类型。有慢性肾炎的多种症状，但无突出表现，一般均不严重。病程进展缓慢，可持续多年，后期可有肾功能损害。

5. 类肾病型主要表现为大量蛋白尿、低蛋白血症、明显水肿和高脂血症。常伴有高血压、血尿或肾功能不全。

6. 高血压型除一般慢性肾炎症状外，突出表现为持续性中度以上的高血压及心血管损害，常引起眼底病变。肾功能恶化较快，预后不良。

【鉴别诊断】

1. 原发性高血压继发肾损害 多见于中老年患者；高血压病在先，继而出现蛋白尿，且尿蛋白量常较少；罕见有持续性血尿和红细胞管型；肾小管功能损害早于肾小球；肾穿刺有助于鉴别诊断。

2. 慢性肾盂肾炎 多见于女性；有反复发作的尿路感染病史，多次尿沉渣试验或尿细菌培养阳性，肾功能损害以肾小管为主。可有高氯酸中毒，低磷性肾性骨病；氮质血症和尿毒症较轻，且进展缓慢；静脉肾盂造影和核素检查有助于诊断。

3. 红斑狼疮性肾炎 好发于女性；为系统性疾病，可伴有发热、皮疹、关节炎等多系统受损表现；血细胞下降，免疫球蛋白增加，可查到狼疮细胞，抗核抗体阳性，血清补体水平下降；肾组织学检查有特异性改变。

4. IgA 肾病 好发于青年男性；发作性血尿为其特点。常在劳累或呼吸道感染后很快（1～4 天）出现血尿（镜下或肉眼），但多只持续数日后即消失或遗留少许红细胞；蛋白尿多不明显，亦可呈肾病范围蛋白尿；确定诊断须肾穿刺活体组织检查，并除外继发性 IgA 肾病。

【转诊原则】

1. 持续存在大量蛋白尿和持续出现血尿者。
2. 血压较高而且控制不理想者。
3. 出现肾性贫血、夜尿增多、肾性失钠、血钙降低、酸中毒等征象者。
4. 呼吸道或全身感染、劳累等因素影响，短期内出现类似急性肾小球肾炎的临床表现者。
5. 病情无变化或恶化，需进一步明确诊断者。

【基本用药】

1. 利尿药 氢氯噻嗪 25mg，口服，每日 3 次；呋噻米 20mg，口服，每日 2～3 次。

2. 降压药 美托洛尔 12.5～25mg，口服，每日 1～2 次；硝苯地平 10～20mg，口服，每日 3 次；非洛地平 2.5～10mg，口服，每日 1～2 次；氨氯地平 5～10mg，口服，每日 1 次；卡托普利 12.5～25mg，口服，每日 2～3 次；贝那普利 10～20mg，口服，每日 1～2 次。

3. 抗凝和血小板解聚药物 双嘧达莫 25～75mg，口服，每日 3 次；阿司匹林 50mg，口服，每日 1 次。

4. 激素 泼尼松 30～60mg，口服，每日 1 次。

第三章

常见肿瘤

第一节　肿瘤概论

恶性肿瘤是一组疾病，生于上皮的叫“癌”，生于结缔组织和肌肉组织的叫“肉瘤”，是一组细胞在多种因素下，包括机体的内在因素和物理性、化学性、生物性等多种外在因素长期作用下，导致细胞从量变到质变的过程，从而具有过度活跃增殖的特性。这种过度增殖不符合生理要求，失去正常调控机制的控制。中医学中“癌”字，最早见于12世纪东轩居士所著述的《卫济宝书》。但是其所指可能只有部分癌症被涵盖；与西医的Cancer内涵一致大约是在清朝末年及光绪年间，此时成书的《辞海》所收录的“癌”字，与西医是一致的。

一、发病趋势与预后

肿瘤是一类古老的疾病，大约3500年前我国就有关于肿瘤的记载。这在20世纪初的世界范围内仍然是比较罕见的疾病，而目前已经是常见病、多发病，占居民死亡原因的第一、二位。

1997～1998年世界卫生组织（WHO）和美国临床肿瘤学会（ASCO）有关学者对全世界每年新发生癌症患者的估计为1000万，在居民常见死亡原因中，发达国家占第一位（总死亡数的22.3%），发展中国家占第二位（总死亡数的9.5%）。位列前几位的恶性肿瘤是肺癌、胃癌、乳腺癌、大肠癌、口腔癌、肝癌、子宫颈癌和食管癌等。WHO报告2000年全球癌症死亡例数已经超过700万大关，占全部死亡人数的12%，预期在2020年每年新发病例数将达到1500万。发达国家占癌症总数的73%，多种癌症的发病年龄也在趋小。我国是发展中国家，癌症占居民死亡原因的

19%，位居常见死亡原因之首，已接近发达国家的水平。

1995 年以来，美国和其他发达国家开展了戒烟和改善不良生活习惯的行动后，肿瘤的发病率已经开始下降。而由于早期发现、早期诊断和综合治疗，特别是术后辅助治疗和新药的开发应用，使肿瘤死亡率也在下降。因此，现在恶性肿瘤已经被定为慢性病，而事实也证实肿瘤不但可以治疗，也可以预防。

二、常见肿瘤的临床特征及发病征兆

恶性肿瘤是一种进行性发展的疾病，发病后体质状况逐渐下降，病期越晚治疗就越困难，预后极差。由于肿瘤的早期几乎没有特殊症状，就诊时大多是中晚期患者，因此早期发现、早期治疗就显得十分必要。中医学的“未病先防”、“既病防变”、“已变防进”等“治未病”理论，在肿瘤的诊治中尤为重要。

防止肿瘤临床发作的预防工作是二级预防。它是指在没有任何临床症状前就已治愈的微小肿瘤，没有造成机体的损伤、心理的伤害和社会的各种负担，从而提高 5 年治愈率和远期疗效。临床如细心观察，就会发现肿瘤的早期征兆。如：

1. 肺癌 早期可以无症状。诊断时最常见的症状依次为消瘦（46%）、咳嗽（45%）、气短（37%）、乏力（34%）、咯血（27%）及胸痛（27%）等，且非小细胞肺癌（NSCLC）和小细胞肺癌（SCLC）的表现无明显差别。肺癌的临床表现很复杂，大致可归纳为由原发肿块、胸内蔓延、远处转移和肿瘤副综合征的肺外表现等四类。原发肿瘤引起的症状包括：咳嗽、咯血、呼吸困难、胸痛、喘鸣等；肿瘤在胸内蔓延可导致声嘶、膈神经麻痹、吞咽困难、上腔静脉压迫综合征、胸腔积液、心包积液等；远处转移中包括脑转移、骨转移、肝转移、肾上腺转移及其他器官转移的相应临床表现；肺外表现是指与肿瘤侵犯或转移不直接相关的症状和体征，即肿瘤副综合征。

2. 食道癌 最常见的早期症状是吞咽异常，有一种阻噎感。

3. 胃癌 早期胃癌多无明显的症状，随着病情的发展，可逐渐出现非特异性的、酷似胃炎或胃溃疡的症状，包括上腹部饱胀或隐痛、泛酸、嗳气、恶心，偶有呕吐、食欲减退、黑便等。部分患者有上腹部轻度压痛。位于幽门窦或胃体的进展期胃癌有时可扪及肿块，肿块常呈结节状、质硬。当肿瘤向邻近脏器或组织浸润时，肿块常固定不能推动，从而提示手术的切除可能性较小。

4. 大肠癌 有大便规律改变、便血、腹痛等症状，应提高警惕，及时检查，以免延误。

5. 肝癌　主要症状来自肝癌、肝炎或肝硬化。亚临床肝癌由于无任何症状，有些患者因此被误诊，从而耽搁了仍有根治希望的时机。肝癌由小变大，可出现肝痛、纳差、腹胀、乏力、消瘦、腹块、发热、黄疸等，但这些大多已属中晚期症状。肝癌结节破裂可出现急腹痛（内出血）。体征同样可由肝癌与肝炎、肝硬化所引起。常见体征如肝大伴或不伴结节、上腹肿块、黄疸、腹水、脾肿大、下肢肿等；如肝硬化明显，可有肝掌、蜘蛛痣或前胸腹部的血管痣、腹壁静脉曲张等。肝大伴结节，应考虑肝癌；有时右上肝癌在肋下仅扪及肝大而扪不到肿块，或表现为肝上界上移。脾肿大为肝硬化门静脉高压的表现，亦可因门静脉癌栓所致。下肢水肿可因低蛋白、腹水压迫、或下腔静脉癌引起。

6. 其他　皮肤溃疡经久不愈要注意是否皮肤癌；黑痣突然发生变化应引起重视，排除恶性黑色素瘤的可能性；绝经期妇女的阴道出血或接触性出血要注意宫颈癌和输卵管癌等妇科肿瘤。

三、影像学与肿瘤标志物

1. 影像学　随着计算机技术和科学技术的发展，已经从传统的X线诊断发展到现在的CT、MRI、B超等影像学技术，有的还可以诊断与治疗结合在一起，在各类肿瘤疾病的诊治中，影像学占有重要位置，特别是对肿瘤的早期诊断、早期治疗、术前的病情估计、治疗计划和方案制定、随访等都十分重要。

（1）肿瘤的X线诊治：透视、拍片和体层摄影技术是最基本的常规检查，主要用于呼吸系统和肌肉骨骼系统。在骨骼肿瘤的诊断中基本能定性，方便、快捷。在胃肠、泌尿系统，可以用造影明确肿瘤的大小、部位、形态。

（2）CT：常用的有平扫、增强和碘油CT三种。平扫指静脉内不注射造影剂的扫描，主要用于骨骼、尿路结石、胆结石和增强扫描前。增强扫描是在静脉注射造影剂后的一定时间里扫描，有利于鉴别血管性和非血管性病变，以显示肿瘤的病理特征及定位、定性。碘油CT是在动脉介入栓塞后30天左右的CT检查，特别是在肝脏肿瘤的诊断和治疗中有重要作用。

（3）MRI：MRI造影可以明确肿瘤的有无、数目、范围及肿瘤与非肿瘤组织的鉴别、内部结构、肿瘤与水肿的区别、术后的随访等。

（4）MRA：类似于DSA的一种血管造影技术，主要用于肿瘤的供血、静脉引流、邻近血管的压迫、侵犯、包裹及血管内瘤栓等的诊治。

（5）B超：能显示肿瘤的部位、大小、周围组织和器官之间的关系，以及血管、胆管等的内径、形态、走向等。彩色超声能显示血流速度、走向和肿瘤的关系，根据血流的有无和分布、类型等，对肿瘤的良恶性做出判断。同时介入超声在肿瘤诊治中有较好的价值。如超声介入细针穿刺、超声介入胆管造影、超声引导经阴道卵巢及盆腔肿块穿刺术、肝脏肿瘤无水酒精注射和抗癌药物，以及放射性核素植入、手术时静脉介入栓塞肝癌等。

（6）核医学检查：放射性药物显像，是在人体内注入放射性药物，并在一定时间内药物选择性地浓聚于某些肿瘤和器官，用Y－照相机或发射型计算机断层等显像设备显示放射性分布情况，判断有无病变。常用于骨骼扫描，脑、肝、肾上腺、肾脏、心脏等的肿瘤和脏器的功能扫描。放射免疫显像（RII）常用于肿瘤定位、心肌梗死诊断、血栓定位和炎症定位等。

2. 肿瘤标志物 正常细胞转化成为恶性肿瘤细胞需要经历许多步骤和多阶段的过程，主要如启动阶段、促进阶段和演进阶段。细胞的启动阶段说明DNA损伤和突变，成为癌前病变；促进阶段说明细胞表型已经改变，属于原位癌；演进阶段就是癌细胞的发展和转移。凡是能反映细胞恶性演变的各个阶段中表型和基因型的特性和特征的，都是可以肿瘤标志的。肿瘤标志范围非常广，根据生物特性分为生物学标志、遗传学标志、生物化学标志三大类。现介绍以下几种的临床意义：

（1）甲胎蛋白（AFP）：对原发性肝细胞癌有较好的临床意义，正常值20μg/ml。肝内肿块，且AFP＞400μg/ml时可以临床诊断。

（2）癌胚抗原（CEA）：正常值0～5ng/ml。CEA在许多癌症中都有升高，特别是在结肠癌、乳腺癌及肺癌的诊断上发挥了作用。对复发转移的监测有重要价值。

3. 其他 卵巢癌的CA125、小细胞肺癌的NSE、绒癌的HCG、前列腺癌的PAP、骨髓瘤的M蛋白等在临床常用。

另外，CA19－9在胰腺癌及胆囊癌患者血清中也有增高。这些肿瘤标记物在患各种癌症时超过血清基准值的概率为50%～80%。

患骨髓瘤时，尿中可见到一种叫做本斯－琼斯蛋白的特殊蛋白质。当发现这种蛋白时，基本就可以确诊为骨髓瘤。

四、中医对肿瘤的认识

1. 病因病机 中医对肿瘤的发病原因可以概括为外因和内因两大类。外因是指六淫之邪，也就是风、寒、暑、湿、燥、火六种外来淫邪；或饮食不节，邪毒蕴结于经络脏腑。内因主要指正气虚弱，阴阳失调，气血运行失常，脏腑功能失调等。

正气虚损是形成肿瘤的内在依据，而邪毒外侵是肿瘤形成的重要条件。从整体观念看，肿瘤是全身疾病在局部的表现，是一个本虚标实之证。

2. 诊治要点　中医对癌症的诊治法则首先就是借助现代科技手段准确地诊断，在规范治疗的基础上配合中医治疗。

（1）治标本：就全身而言，正气亏虚、阴阳失调是本，局部肿瘤是标。就肿瘤而言，肿瘤是本，由肿瘤所并发的一些症状是标。突然出现急症属标，其他症状属本。故应“急则治其标，缓则治其本”，待急症缓解再扶正抗癌、标本兼治。

（2）辨证与辨病：辨证论治是中医临床的核心，属阴、属阳，属表、属里，属寒、属热，属虚、属实是辨证之所在。临证时明确病位，明确诊断，是谓辨病。细细辨别病证的异同之处，分别施以扶正培本、化痰、化瘀、解毒、散结，佐以通阳、理气、祛湿等法。其他如怡情、摄生、饮食禁忌等也有十分重要的地位，不可忽略其重要性。另外，西医手术、放化疗后的毒副作用是十分明显的，用中医辨证施治疗效显著，同时可以减毒增效，如减轻胃肠道反应、骨髓抑制、神经损害、肝功能异常等等，这已经得到公认。

（3）注意局部与整体：肿瘤是全身疾病的局部表现，肿瘤与人体也是对立统一的辩证关系。治疗肿瘤的同时必须重视调整全身的阴阳脏腑气血。祛邪而缩小肿瘤就可以改变全身状况，扶正同样也为祛邪缩小肿瘤创造条件。酌情调整扶正与祛邪的比例十分重要。

中医治疗肿瘤主要采用：扶正培本、清热解毒、软坚散结、理气化痰、以毒攻毒、温阳散寒等法。另外，临床还可以借助单方验方、外用药物（膏丹散等外敷）、针灸、导引、药膳等治疗。

3. 常用中草药

（1）扶正培本类

人参　西洋参　党参　太子参　绞股蓝　黄芪　白术　山药　灵芝　红枣　蜂蜜　白扁豆（衣、花）　甘草　当归　地黄　白芍　何首乌　桂圆肉　阿胶　鸡血藤　五味子　枸杞子　石斛　玉竹　百合　墨旱莲　龟板山茱萸　鳖甲　银耳　沙参　天门冬　麦门冬　无花果　黄精　墨旱莲　女贞子　桑椹子　黑芝麻　龟板山茱萸　鳖甲　紫河车　海马　海龙　冬虫夏草　沙苑子　补骨脂　骨碎补　菟丝子　杜仲　巴戟天　仙茅　仙灵脾　肉苁蓉　肉桂　鹿茸　益智仁　川续断　桑寄生　狗脊　核桃仁　蛤蚧　山茱萸　覆盆子　桑螵蛸　莲子　芡实　金樱子

（2）软坚散结、利水化痰类

玄参　海藻　昆布　浮海石　海蛤壳　珍珠母　牡蛎　皂角刺　瓦楞子　礞石　代赭石　石决明　薏苡仁　苍术　茯苓　泽泻　冬瓜皮　蝼蛄　车前子（草）　猪苓　葶苈子　玉米须　滑石　冬葵子　萆薢　商陆　牵牛子　甘遂　大戟　半夏　天南星　禹白附　白芥子　皂荚　旋覆花　白前　前胡　桔梗　川贝母　浙贝母　瓜蒌　天竺黄　黄药子　瓜蒂　猫爪草　僵蚕　远志　明矾　射干　威灵仙　石菖蒲　厚朴　青皮　枳壳　冰片　苦杏仁　紫苏子　百部　紫菀　款冬花　枇杷叶　桑白皮　白果　洋金花　马兜铃

（3）活血化瘀类

川芎　延胡索　郁金　姜黄　乳香　没药　五灵脂　茜草　蒲黄　莪术　三棱　水蛭　穿山甲　麝香　鹅血　阿魏　血竭　自然铜　苏木　骨碎补　血竭　儿茶　刘寄奴　红花　桃仁　泽兰　坤草　三七　牛膝　丹参　王不留行　凌霄花　月季花　瞿麦　茜草　鬼箭羽　卷柏　墓头回　石见穿　苏木　紫杉　八月扎　大小蓟　马鞭草　白及　刺猬皮　仙鹤草　血余炭

（4）清热解毒类

牛黄　熊胆　羚羊角　水牛角　黄连　黄芩　黄柏　龙胆草　栀子　知母　玄参　生地　紫草　赤芍　地骨皮　胡黄连　青蒿　升麻　槐米　槐角　地榆　椿根白皮　竹叶　白头翁　大黄　芦根　石膏　芒硝　牡丹皮　青黛　白薇　银柴胡　马勃　茵陈蒿　漏芦　白茅根　土茯苓　大青叶　板蓝根　夏枯草　金银花　连翘　蒲公英　败酱草　石见穿　冰片　野菊花　冬葵子　拳参　金钱草　椿树根皮　侧柏叶　紫珠草　十大功劳叶　穿心莲　鱼腥草　猫人参　藤梨根　菝葜　平地木　垂盆草　田基黄　水杨梅　虎杖根　野葡萄根　石上柏　半枝莲　半边莲　白花蛇舌草　凤尾草　白石英　土贝母　猪秧秧　金果榄　千里光　白鲜皮　蛇莓　芦荟　龙葵　金荞麦　山海螺

（5）以毒攻毒类

全蝎　蜈蚣　守宫　白花蛇　乌梢蛇　斑蝥　蟾酥　露蜂房　虻虫　䗪虫　蟑螂　马钱子　土木鳖　千金子　狼毒　两面针　川乌　草乌　雷公藤　苦参　山豆根　蚤休　鸦胆子　山慈菇　贯众　白屈菜　雄黄　砒石　硇砂

（6）常用温阳散寒药

附子　干姜　肉桂　吴茱萸　小茴香　高良姜　花椒　丁香　胡椒

五、肿瘤的综合治疗

肿瘤综合治疗原则是根据患者的机体情况，肿瘤的病理类型、侵犯范围（病期）和发展趋向，有计划地、合理地应用现有的治疗手段，以期较大幅度地提高治愈率。重视机体和疾病两个方面，并且不排斥任何有效方法，以有效改善患者的生活质量。

制定综合治疗方案时，应充分衡量机体盛衰状况，权衡肿瘤的局限与播散，合理地有计划地做出综合治疗方案，明确治疗给患者带来的益处与负担。同时了解治疗失败的主要原因：一是局部治疗不彻底，或者在不成功的治疗后复发；第二是远处转移播散；第三是机体免疫能力的降低给肿瘤复发播散创造了有利条件。恶性肿瘤现阶段治疗的主要手段有：

1. 手术治疗　这是早期恶性肿瘤的主要治疗方法。临床根据病情不同，选择不同手术方式，常见的有根治性手术和姑息性手术两大类。手术应该在肿瘤外科规范下进行，因为不仅要求无菌手术，同时要求无瘤手术。

2. 放射治疗　这是肿瘤综合治疗的重要手段之一，它同手术治疗一样，也属于一种局部治疗手段。放射治疗是利用 X 射线、^{60}Co、电子线等等作为辐射源，分外放射和内放射治疗两大类。外放射治疗有普通放疗和精确放疗等；内放射治疗主要是如同位素和局部放射源插植，也是肿瘤局限性治疗的一种重要手段。放射治疗有根治性放射治疗、姑息性放射治疗。姑息性放射治疗只能使得病情解除或症状缓解。放疗应该在放疗科医师和物理师规范下进行。

近些年来，由于电子计算机技术在放射治疗中的应用，三维治疗计划系统、定向放疗、超分割放疗、适形调强放疗等新技术，使放射治疗又有了长足进步。特别是放化疗的有机结合形成了一种局部加整体的立体空间联合治疗模式，它利用放射治疗根除局部病灶，利用化学治疗有效杀灭照射野外的亚临床病灶，从而实现根治的效果。同时，放化疗的敏感性，可以使照射计量减少和照射野缩小，起到一个协同、相加、增强疗效和保护作用。

3. 化疗　化学药物治疗是细胞毒药物对癌症患者的全身或局部用药。主要用于某些只用化疗就可以达到完全缓解的肿瘤，如小细胞肺癌、白血病等。不能手术治疗的恶性肿瘤；手术及放射治疗的辅助治疗；复发转移的缓解治疗。化疗应该在肿瘤内科规范下进行，要求化疗根据分期、细胞类型、免疫组化、肿瘤细胞分化时间、化疗时机、药物选择和量的大小、毒副作用的预防和处理等等，包括姑息治疗，这是肿瘤内科的特长和研究的范围。

4. 中医药治疗 中医药学在我国源远流长，积累了十分丰富的经验，近年来在手术、放化疗后的增效减毒方面，如在胃肠道反应、骨髓抑制、神经损害、肝功能异常等方面都取得了较好的疗效。在恢复期用中医辨证施治疗效显著，这已经得到证实和公认。预防复发和转移也取得了实验与临床的支持。

5. 内分泌治疗 内分泌治疗的范围很广，在这里我们主要介绍乳腺癌和前列腺癌的内分泌治疗。乳癌的内分泌治疗是非治愈性的，但对于激素依赖性乳癌却可收到不同程度的疗效。癌细胞胞浆和胞核内雌激素受体（ER）含量越多，其激素依赖性也越强。闭经前或闭经后发生的乳癌在治疗上有所不同。如对前列腺癌的内分泌治疗，可通过不同途径发挥疗效：①去除雄激素的来源；②抑制垂体释放黄体生成激素；③抑制类固醇合成；④在靶组织内抑制雄激素作用等。常用的方法有睾丸切除术、雌激素治疗、抗雄激素治疗、肾上腺皮质激素等。

6. 生物及靶向治疗 肿瘤分子靶向治疗是指“针对参与肿瘤发生发展过程的细胞信号传导和其他生物学途径的治疗手段”。广义的分子靶点包括了参加与肿瘤细胞分化、周期、凋亡、细胞迁移、浸润行为、淋巴转移、全身转移等过程的，从DNA到蛋白（或）酶水平的任何亚细胞分子。非小细胞肺癌靶向治疗目前主要包括单克隆抗体、抑制酶、蛋白活性的小分子药物、抑制蛋白翻译的反义RNA，及与细胞内分子特异性作用的药物，以及抗血管生成药物等。目前生物治疗还属于一种肿瘤的辅助性治疗手段，它可以在一定程度上增强或提高其他治疗手段的疗效，改善预后。但就其发展潜力来看，随着现代分子生物学和基因工程技术的飞速发展，生物治疗作为肿瘤的第四大治疗手段的地位已经确立，并有着良好前景。

7. 其他治疗 如射频、冷冻、氩氦刀、动脉介入等。

肿瘤综合治疗是根据患者的机体情况及肿瘤的病理类型、侵犯范围（病期）和发展趋向，将现有的手术治疗、放射治疗、化学治疗、生物治疗和中医中药治疗等各种手段有目的的、科学的、有计划的作一个序贯性的安排和实施，力争取得最佳的治疗效果。肿瘤的综合治疗是一个多学科协作的合理的新型模式。

六、肿瘤常见并发症的处理原则

（一）癌性疼痛

癌性疼痛是癌症患者特别是晚期患者最常见的症状，大部分是直接由肿瘤发展侵犯所致，也包括一部分与癌症诊疗相关，如穿刺活检、手术、放疗、化疗等引起的疼痛，以及与肿瘤相关但不是直接引起的疼痛，如肿瘤副综合征、褥疮、便秘等，严重影响患者的生存质量。癌痛的治疗原则是积极止痛，减轻患者的痛苦，提高生活质量。

1. 辨证论治

（1）风寒闭阻证

治法：祛风散寒止痛。

方药：小活络丹、消风散加减。

川乌 9g　草乌 9g　细辛 3g　川芎 10g　白芷 12g　桑寄生 12g　露蜂房 15g　吴萸 6g　僵蚕 9g　地龙 12g　白花蛇 1 条。

（2）气机郁结证

治法：理气止痛。

方药：四逆汤、柴胡疏肝散加减。

柴胡 9g　青皮 9g　陈皮 10g　八月札 12g　乌药 10g　香附 10g　川楝子 9g　厚朴 9g　延胡索 20g　枳实 6g　白芍 15g　佛手 10g

（3）痰湿凝结证

治法：化痰散结止痛。

方药：葶苈大枣泻肺汤加减。

葶苈子 12g　白芥子 9g　半夏 10g　贝母 10g　南星 6g　昆布 12g　瓜蒌 12g　黄药子 6g　大枣 12g　陈皮 10g

（4）热毒凝结证

治法：清热解毒止痛。

方药：如意金黄散、龙胆泻肝汤加减。

黄芩 9g　黄连 6g　栀子 9g　金银花 15g　连翘 12g　胆草 6g　蒲公英 15g　当归 9g　木香 6g　夏枯草 15g　赤芍 12g　土贝母 20g　甘草 10g

（5）瘀血阻滞证

治法：活血止痛。

方药：桃红四物汤、复元活血汤加减。

当归尾 9g　赤芍 12g　川芎 6g　丹参 15g　延胡索 20g　三七粉 3g　乳香 6g　没药 6g

（6）阳虚寒凝证

治法：温经散寒止痛。

方药：桂枝加芍药汤或人参加芍药甘草汤。

桂枝9g　芍药12g　大枣15g　生姜5片　人参（另炖）6g　甘草10g　白术12g　干姜4g　茯苓12g　黄芪15g　当归9g　杜仲10g

2. 常用中成药

（1）延胡索止痛颗粒：每次1袋，每日3次，口服。用于气滞疼痛。

（2）桂参止痛合剂：每次30ml，每日3次，口服。用于中重度癌痛。

（3）新癀片：每次3～4片，每日3次，口服。用于中晚期癌痛。

（4）乌头注射液：每次0.75～1.5mg，每日2次，肌肉注射。对肝癌、肺癌、胰腺癌疼痛有一定的疗效。

3. 药物外治

（1）痛块灵外用膏：将延胡索、台乌药、丹参、蚤休、地鳖虫浓煎成膏剂，血竭与冰片用酒精溶化，按10%比例兑入，酌加赋型剂，总药物浓度调至每毫升1g左右。

（2）消积止痛膏：樟脑、阿魏、丁香、白蚤休、藤黄等分研末，按上药顺序撒在胶布上，贴于患处，50℃～60℃湿毛巾热敷半小时，每日3次，5～7天换药1次。

（3）乳没止痛酊：乳香15g，没药15g，松香15g，血竭5g，冰片3g，共为细末，酒浸敷于患处，每次4～6g。治臂丛神经侵犯引起的上肢剧痛。

（4）肾癌止痛散：冰片3g，藤黄3g，麝香0.3g，生南星2g，共为细末，酒醋各半调成糊状，外敷肾区痛处。

（5）香松散：麝香1.5g，蜈蚣10条，乳香30g，没药30g，生半夏45g，陈皮45g，硼砂30g，蚤休45g，全蝎30g，紫花地丁45g，银朱9g，共为细末，荞麦面调糊，1～2日换药1次，外敷止肝痛。

（6）天仙子散：天仙子、冰片各20g，研末混匀，温开水调糊摊纱布上，敷于痛处，每1～2日1次。

（7）加减黄金散：大黄50g，姜黄50g，黄柏50g，皮硝50g，芙蓉叶50g，冰片20g，生南星20g，乳没各20g，雄黄30g，天花粉100g，研极细末，取适量水调成糊，摊油纸上，敷于痛处，隔日1次。

（8）软坚丹：山甲珠30g，制乳没各10g，生南星10g，白僵蚕10g，制半夏10g，朴硝10g，红芽大戟20g，甘遂15g，蟾酥2g，麝香2g，蜈蚣30g，铜绿、阿魏少量，共为细末，凡士林调糊，摊于纱布上，贴于肝癌痛处，每日一换。

（9）速效镇痛膏：生南星、生川乌、生附子、马钱子、乳香、没药各20g，干蟾皮20g，芦根15g，皂角刺15g，穿山甲15g，雄黄30g，姜黄30g，山慈菇30g，麝香

1g，冰片4.5g，研为细末，米醋和黑狗胆汁以4：1调糊摊油纸上，贴于痛处，2～3日一换。

（10）加味三生散：生半夏、生南星、生川乌、冰片各等分，生马钱子末，取上四味药总量的1/8，加生芙蓉适量捣烂混合调糊，敷于痛处，油纸纱布固定。

（11）消肿止痛膏：制乳没各30g，龙胆草30g，铅丹15g，冰片15g，公丁香15g，雄黄15g，细辛15g，煅寒水石10g，密陀僧30g，干蟾皮30g，姜黄50g，生南星20g，研粉调糊，摊于纱布上，外敷肝区痛处。

（12）脐疗：将田螺肉、鲜七叶一枝花捣如泥，加冰片，敷贴肚脐，每日1次，治疗肝癌疼痛，疗效较好。

4. 灌肠　手拈散（延胡索、没药、香附、五灵脂各10g）加味灌肠治疗胃癌疼痛。

5. 西医治疗　癌痛的治疗包括三个方面：

（1）抗肿瘤：对于肿瘤引起的疼痛，最积极的方法就是抗瘤治疗，按以下情况分别处理：

局部放疗：对骨转移引起的疼痛、脊髓受压、脑转移等情况有良好的止痛效果。

全身化疗：对化疗敏感的肿瘤如淋巴瘤、小细胞肺癌、卵巢癌、白血病等造成的压迫或浸润神经组织引起的疼痛能迅速缓解。

手术：姑息性手术切除肿瘤，缓解压迫，手术固定病理性骨折等能解除疼痛。

（2）药物止痛：如果身体很差，不能耐受放化疗，或放化疗效果不好的患者，则需要使用止痛药物对症止痛治疗，以缓解疼痛。

药物镇痛应遵循WHO的三阶梯止痛法：轻度疼痛选用非甾体类解热镇痛类止痛药物；中度疼痛用弱阿片类药物；重度疼痛选用强阿片类止痛药物。

（3）其他镇痛：如背神经根切除术、神经阻滞疗法、放射性核素治疗、双磷酸盐治疗、局部封闭、心理治疗、音乐治疗等。

（二）恶性胸腔积液

恶性胸腔积液是指恶性肿瘤胸腔转移或原发性胸腔恶性肿瘤所致胸腔内液体超过正常范围，导致出现呼吸循环障碍的一系列症状。根据恶性胸腔积液的临床症状及古代医籍的描述，本病可归属为中医的“悬饮”范畴。

1. 治疗原则　恶性胸腔积液的治疗以积极控制原发疾病为主，如果胸水量大，产生呼吸困难、咳嗽、胸痛、胸闷等呼吸及循环障碍症状，可采用胸腔穿刺引流术引流胸水，以缓解症状，每次抽胸水不得大于1500ml。也可采用胸腔内灌注化疗药物、生物免疫制剂或硬化剂治疗。中医治疗恶性胸腔积液应遵从“以温药和之”的原则，应温化散结、行气利水，又要根据其病位、原发病灶、患者脏腑功能情况和胸水病势的缓急而予辨证治疗。

2. 辨证论治

（1）饮停胸胁证

治法：逐水祛饮，降气化痰。

方药：十枣汤、葶苈大枣泻肺汤。

十枣汤：甘遂、大戟、芫花各等分研末，大枣煎汤送服。

葶苈大枣泻肺汤：葶苈子 10～30g　大枣 10 枚

（2）阴虚内热证

治法：滋阴清热。

方药：沙参麦冬汤合泻白散加减。

沙参 15g　麦冬 15g　玉竹 15g　天花粉 9g　桑白皮 9g　地骨皮 9g　甘草 9g

（三）恶性腹腔积液

腹腔积液是指腹腔内游离液体积存过多。恶性腹腔积液，即恶性肿瘤转移到腹膜或腹膜原发恶性肿瘤所引起的腹腔积液，前者发生率较后者高，约占 95% 以上。恶性腹腔积液的出现提示病期已进入晚期，预后不良。

1. 辨证论治　恶性腹腔积液根据其临床表现属于中医的“鼓胀”范畴。中医认为，鼓胀的发生与肝、脾、肾三脏的功能障碍有着密切的关系。首先是肝气郁结，气滞血瘀，导致脉络壅塞，为形成鼓胀的基本因素。其次是脾失健运，水湿停聚，肾阳不足，气化失职，不能气化水液而导致水湿停滞，为形成鼓胀的重要因素。鼓胀早期时大多属实证，而晚期时则多属虚证，在临床上往往虚实夹杂。中医认为该病属本虚标实之证，治疗上以攻补兼施为原则。

（1）气滞血瘀证

治法：理气和血，行湿消满。

方药：木香顺气丸加减。

木香 6g　陈皮 9g　青皮 6g　枳壳 9g　厚朴 6g　乌药 9g　香附 9g　川芎 9g　苍术 6g　砂仁（后下）3g　甘草 6g

（2）脾虚湿困证

治法：扶正行气，化瘀利水。

方药：四君子汤合调营饮加减。

党参 15g　白术 15g　茯苓 15g　当归 9g　赤芍 9g　川芎 9g　莪术 9g　延胡索 9g　陈皮 6g　大腹皮 9g　干姜 9g　大枣 10 枚　甘草 6g

(3) 湿热蕴结证

治法：清热利湿，攻下逐水。

方药：茵陈蒿汤加味。

茵陈 15g　黄芩 9g　黄柏 9g　白术 9g　枳实 9g　厚朴 6g　知母 9g　栀子 9g　熟大黄 9g　陈皮 9g　龙胆草 6g　生甘草 6g

(4) 脾肾阳虚证

治法：温补脾肾。

方药：附子理中丸合济生肾气丸加减。

制附子 9g　山药 9g　山茱萸 9g　茯苓 15g　泽泻 15g　丹皮 9g　党参 15g　干姜 9g　白术 9g　桂枝 9g　地黄 9g　牛膝 9g　车前子（包煎）15g

(5) 肝肾阴虚证

治法：滋阴补肾，利水消胀。

方药：六味地黄汤合补肝汤加减。

生地 9g　熟地 9g　山药 9g　山茱萸 9g　茯苓 9g　丹皮 9g　麦冬 15g　当归 9g　川芎 9g　白芍 15g　地骨皮 9g　木瓜 6g　知母 9g　枸杞子 9g　广木香 6g　生甘草 6g

2. 常用中成药

(1) 木香顺气丸：每次 6 ~ 9g，每日 2 ~ 3 次，口服。

(2) 中满分消丸：每次 6g，每日 2 次，口服。

(3) 舟车丸：每次 3g，每日 1 次，口服。适用于体质尚好，能承受攻逐之力，脾肾未败者。

(4) 榄香烯乳注射液：每次 40 ~ 60ml，加入 0.9% 氯化钠注射液 100 ~ 200ml 中静滴，每日 1 次，21 天为一周期，2 周期为一疗程。

3. 西医治疗　全身化疗、腹腔内化疗、腹腔内注射放射性核素或生物反应调节剂等方法，但疗效都不满意。目前根本的治疗是针对原发灶的治疗，即针对原发癌的抗癌治疗。腹腔穿刺引流腹腔积液只是一个姑息对症的治疗方法，在患者腹腔积液量较大、压迫症状如呼吸困难较明显的时候进行。抽排腹腔积液后可根据患者的病情和体质选用化疗药如顺铂、丝裂霉素、5 - FU 或生物反应调节剂如重组人白细胞介素 -2 等予腹腔内注射。

（四）癌症恶病质

癌症恶病质是指由于癌症进展而出现的体重下降、厌食及衰竭三联征。癌症恶病质的发生原因主要与病证进展、营养缺乏、蛋白质丢失、放化疗等有关，表现为糖、脂肪、蛋白质三大物质代谢异常。恶病质的发生影响手术、化疗、放疗的实施，降低治疗敏感性，增加并发症的发生，也是导致患者死亡的主要原因之一。

1. 辨证论治

（1）气虚痰湿证

治法：健脾利湿。

方药：小半夏汤合补中益气汤加减。

生姜 9g　姜半夏 9g　茯苓 9g　生白术 9g　甘草 6g　陈皮 6g　人参 9g　黄芪 15g　升麻 3g　柴胡 6g

（2）阴虚内热证

治法：养阴益胃，凉血清热。

方药：麦门冬汤合一贯煎。

麦冬 15g　人参 9g　半夏 9g　甘草 3g　大枣 7 枚　生山楂 9g　沙参 15g　生地 15g　枸杞子 9g　川楝子 6g　丹皮 9g　竹叶 9g

（3）气阴两虚证

治法：益气养阴。

方药：人参养营汤。

人参 9g　甘草 6g　当归 9g　白芍 9g　熟地 9g　大枣 7 枚　黄芪 15g　白术 9g　茯苓 9g　五味子 9g　远志 6g　陈皮 9g　生姜 3 片　鸡内金 9g

（4）气滞血瘀证

治法：行气活血，益气养血。

方药：桃红四物汤合归脾汤。

桃红 9g　红花 6g　当归 9g　生地 15g　川芎 9g　丹参 9g　黄芪 15g　人参 9g　白术 9g　龙眼肉 9g　木香 6g　远志 3g

2. 常用中成药　根据病情可选用康莱特注射液、参附注射液或参芪扶正注射液。

（五）癌性发热

癌性发热一般是指癌症患者出现的直接与恶性肿瘤有关的非感染性发热，广义的癌性发热尚包括针对肿瘤的特殊治疗引起的发热。癌性发热常见于肿瘤的进展期，有广泛的肿瘤坏死或明显的肿瘤破坏。现代医学认为癌性发热的原因与以下因素有关：肿瘤迅速生长，形成肿瘤组织相对缺血、缺氧，引起肿瘤坏死，坏死物吸收进入血循环到达脑部，刺激体温调节中枢导致发热；肿瘤细胞自身产生内源性致热源；肿瘤细胞释放的抗原物质引起免疫反应；部分肿瘤产生异位激素引起机体各种炎性反应；肿瘤使血浆中游离原胆烷醇增高；肿瘤侵犯或影响体温调节中枢引起中枢性发热；或由于治疗引起肿瘤细胞被大量破坏，释放肿瘤坏死因子，而致机体发热。此外，肿瘤内白细胞浸润引起炎症反应，亦可引起发热。

1. 诊断要点

（1）症状和体征：癌性发热常以低热为主，少见高热，体温通常在37℃～38℃，或仅自觉身热，而体温并不升高，或尽管发热，有时体温可达40℃以上，但患者通常不出现中毒症状，而是表现为大量出汗和全身温暖感觉，抗感染治疗无效。也有一部分患者经抗感染治疗后，体温有所下降，但始终不能降至正常，则往往是感染与肿瘤因素兼而有之。

少数患者以持续高热或不规则间歇发热为首发症状。发热通常比较规律，常表现为午后发热，大多数患者不需用药，夜晚体温能逐渐恢复正常。由于体温高，患者常有全身不适、乏力感，有些患者伴自汗盗汗、精神不振、纳差等症状。体检方面除了体温高外，缺乏特异体征。

（2）辅助检查：临床上缺乏癌性发热的特异性检查，通常外周血中白细胞计数及中性粒细胞比值大多正常，白细胞并不高，只能在排除了感染性发热、中枢性发热、结核性发热等疾病后，方能诊断癌性发热。

2. 辨证论治 中医没有癌性发热的病名，属内伤发热范畴，多由机体阴阳失调、气血偏虚、虚瘀湿毒内聚，蕴久化火所致，是正虚邪实亦即本虚标实的一种病理现象。采用益气养血、甘温除热、疏肝解郁、滋阴清热、活血散结、解毒清热等治法，多可获得良效。同时合理配合使用解热镇痛类药物，则退热快而作用持久，同时可改善全身情况及精神状态。

治疗癌性发热时，如因虚致病者，可根据气血阴阳之偏损而分别予以甘温除热之益气法，助阴敛阳之养血滋阴法；如因实邪内郁发热者，当据热、毒、痰（湿）、瘀之不同，分别予以清热、解毒、化湿、祛瘀法，选用一些抗癌中药进行辨证施治。

（1）虚证发热：多为癌症患者患病日久，又经手术、放疗、化疗等长期消耗，正气亏损所致。体温呈低、中度发热，多持续2周以上，伴有气血阴阳亏虚之症。

①气虚证

证候：头晕乏力，自汗气短，神疲，舌质淡。苔薄白，脉弱。

治法：益气健脾。

方药：补中益气汤加减。

白花蛇舌草30g　党参30g　白术30g　黄芪30g　茯苓15g　升麻10g　柴胡10g　陈皮10g　炙甘草10g　当归10g

②血虚证

证候：面色不华，心悸失眠，唇甲色淡。舌质淡红，苔薄白，脉细弱。

治法：益气养血。

方药：归脾汤加减。

黄芪20g　党参15g　白术12g　当归12g　茯神12g　远志6g　酸枣仁15g　龙眼肉15g　木香6g　甘草6g

③阴虚证

证候：午后或夜间热甚，或手足心热，骨蒸潮热，心烦盗汗，失眠多梦，口干咽燥，大便干结。舌干红，裂纹，脉细数。

治法：滋阴清热。

方药：青蒿鳖甲汤。

青蒿6g　鳖甲15g　生地12g　知母10g　丹皮10g

④阳虚证

证候：发热而形寒肢冷，面色㿠白，头晕嗜卧，腰膝酸软。舌淡胖，苔白润，脉沉细弱。

治法：益气养血。

方药：肾气丸或右归丸加减。

青蒿6g　鳖甲15g　生地12g　知母10g　丹皮10g

桂枝8g　淡附片10g　熟地15g　山茱萸15g　山药15g　茯苓15g　丹皮15g　菟丝子10g　泽泻10g

（2）实证发热

证候：身热稽留不退，体温多在38℃以上；伴头痛，身痛，口苦，便秘，纳差，腹胀。舌红，苔黄，脉洪数。

治法：清热解毒。

方药：黄连解毒汤加减。

白花蛇舌草 30g　黄芩 10g　黄连 10g　黄柏 10g　栀子 10g　升麻 10g　柴胡 10g　金银花 15g　连翘 15g　甘草 5g

3. 西医治疗　原则上应该进行抗肿瘤治疗，如全身化疗才是彻底治疗癌性发热的办法，但有时患者不能耐受化疗或化疗效果不好的时候，姑息性退热治疗以缓解症状也必不可少。以解热镇痛药为主，常用萘普生、阿司匹林、布洛芬、消炎痛等非甾体类解热镇痛药。但因其“汗出热退”对晚期体质虚弱、脏器功能衰竭的患者，故可导致虚脱及电解质紊乱而加重病情；此外，这些药物还有胃肠道刺激、干扰凝血机制等副作用。

另一类常用退热药为糖皮质激素，如强的松、地塞米松等。而激素退热虽有效，但副反应也多，如出现免疫抑制、消化性溃疡、应激性出血等等。

4. 中西医结合治疗　在癌性发热的临床研究中，人们发现中药治疗癌性发热具有维持时间长、不易复发的特点，但起效较慢；而西药起效快，但维持时间短，易复发，且有耗伤正气之虞。运用中西医结合的方法治疗癌性发热，可以取得良好的疗效。

当辨证治疗效果甚微而又容不得癌热长期存在以免更伤其正时，作为权宜之计可适量使用非甾体类解热药，同时运用中药针对其虚而补之，针对其实而泻之，对解热药起到增效作用，使其量小而效大以达迅速撤药或减药目的。

（六）出血

出血是肿瘤在临床上常见的并发症之一。出血可以是局部的，亦可以是全身性的因素。局部因素主要因为肿瘤生长相对过快，原发肿瘤坏死破溃或侵蚀主要血管引起出血。也可因肿瘤晚期，出现弥漫性血管内凝血引起全身广泛性、弥漫性出血。

1. 临床表现

（1）*局部表现*：①呼吸系统：肺癌，表现为血痰或咯血；鼻咽癌，常为血涕或鼻衄；胸膜间皮瘤，血性胸腔积液。②消化系统：少量出血患者常无明显症状，而大便潜血试验可呈阳性反应；上消化道出血量大患者表现为呕血，亦可便血，常见于食管癌、胃癌、胆总管癌、胰腺癌等；下消化道出血量大主要以便血为主，颜色呈柏油样，常见于小肠肿瘤、结肠癌、结肠息肉；血色趋鲜红的也可见于直肠癌。③泌尿系统：表现为血尿，常见于肾癌、输尿管癌及膀胱癌。④女性生殖器官：宫颈癌表现为接触性出血或不规则阴道出血，子宫内膜癌及绒毛膜上皮癌常为不规则阴道出血。乳腺癌及乳腺导管内乳头状瘤可以表现为乳头血性溢液。

（2）*全身表现*：急性出血如一次出血量大，可表现失血性休克症状，病人可见面色苍白、四肢厥冷、大汗淋漓、神志恍惚、血压下降、心率加快等。临床上常见急性大量出血的肿瘤有消化道肿瘤如胃癌、食管癌、肝癌、大肠癌、小肠平滑肌瘤及肉瘤；呼吸系统肿瘤如肺癌；泌尿系统肿瘤如肾癌、膀胱癌；女性生殖系统肿瘤如子宫内膜癌、宫颈癌。慢性失血主要表现贫血、消瘦、乏力等症状。

2. 对症治疗

（1）西药止血：根据止血药的作用机理不同，分为三种类型：①作用于血管的止血药，如安络血、止血敏、脑神经垂体素、路丁等。安络血：片剂，每次 2.5～10mg，每日 1～2 次，口服。针剂，每次 10～20mg，每日 2 次，肌注；或每次 0.5～1.0g，每日 1 次，静滴；脑神经垂体素：针剂，5～10U 放入 50% 葡萄糖液 200ml 中，静脉缓慢注射 15～20 分钟，必要时 4～6 小时后重复注射；或本品 10～20U 放入 5% 葡萄糖液 500ml 中，静脉滴注。②促进凝血的药物，如凝血因子Ⅰ、凝血酶原复合物、凝血质、维生素 K 类等。维生素 K 类：维生素 K4，每次 2～4mg，每日 3 次，口服。维生素 K3，每次 4～8mg，每日 2～3 次，肌注。维生素 K1，每次 10～20mg，每日 2～3 次，肌注。③抑制纤维蛋白溶解的药物，如 6－氨基己酸、抗血纤溶芳酸、止血芳酸等。如止血芳酸，每次 0.25～0.5g，1 日 3 次，口服，每日最大剂量 2g。或每次 0.1～0.3g，用 5% 葡萄糖注射液或 0.9% 氯化钠注射液 10～20ml 稀释后缓慢注射，一日最大用量 0.6g。

临床应用时常将几种不同机制的止血药联合使用，以便达到更好的止血效果。

（2）压迫止血：比较大的血管破裂出血，药物治疗一般无效，要采用出血部位压迫止血的方法。如肝癌晚期引起的食管下端、胃底静脉曲张出血，常采用插入三腔管进行胃底、食管气囊填塞压迫止血。宫颈癌出血，可以在局部用纱布、棉球填塞压迫止血等。

（3）冷冻、电烙、放射、手术、介入止血法：某些部位的毛细血管破裂造成出血不止时，可以用冷冻、电烙、放射线照射出血点的方法，将出血的小血管闭塞以止血；膀胱癌出血不止，可通过膀胱镜行电烙术；子宫出血可用放射线止血；食管下端出血用三腔管气囊压迫无效时，可行外科手术，进行血管结扎；肝癌破裂出血还可行动脉介入栓塞止血等。

2. 辨证论治

（1）脾不统血证

证候：出血量较大，血色淡红；伴肢倦乏力，纳差脘闷。舌淡苔白。脉细。

治法：益气健脾。

方药：归脾汤加减。

黄芪 30g　白术 12g　党参 15g　茯苓 12g　桂圆肉 10g　当归 10g　山药 30g　阿胶 10g　血余炭 10g　地榆炭 15g　仙鹤草 30g

(2) 血热伤络证

证候：血色鲜红或紫红；伴发热烦躁，咽干口渴。舌红苔黄脉数。治法：清热凉血。

方药：犀角地黄汤、黄连解毒汤加减。

水牛角 30g　黄连 10g　生地 30g　丹皮 10g　知母 6g　白茅根 30g　大蓟 30g　地榆 12g　藕节炭 30g　侧柏叶 12g

(3) 瘀血阻络证

证候：血色紫黑，胸腹刺痛，痛有定处。舌青紫有瘀斑，脉涩。治法：活血止血。

方药：四物汤加减。

丹参 15g　当归炭 10g　川芎 6g　生地炭 30g　三七 6g　花蕊石 15g　侧柏叶 12g　茜草 10g

注意：无论出血量的多少，一经发现，就需要把握病情进展，或送上级医院就诊处理，以免出在社区处理现大出血等急症。

七、肿瘤治疗常见不良反应的处理

（一）贫血

贫血是恶性肿瘤常见的症状之一，常由化学治疗或放射治疗引起骨髓造血功能的抑制，加之肿瘤病变本身感染、出血等原因而诱发或加重。

1. 预防贫血的发生

（1）应积极治疗原发恶性肿瘤，因为它的严重性远远超过贫血，甚至是贫血发生的主要原因，如因癌瘤经外科手术、化疗药物或放射治疗有效，使贫血减轻或消失。

（2）感染可抑制骨髓造血功能，从而加重贫血，故应积极控制感染。

（3）长期的食欲不振，食道癌引起的吞咽困难、呕吐、腹泻，以致进食量太少或吸收不良而导致贫血或使贫血加重，故饮食中应注意补充热量、蛋白质及维生素、铁、叶酸等。

2. 肿瘤相关性贫血的治疗

（1）辨证论治

①脾胃虚弱证

证候：面黄无华，食欲不振，体倦乏力，或大便溏薄，形体消瘦。舌质淡，舌苔薄白，脉细弱。

治法：健脾和胃。

方药：八珍汤加减。

党参15g　白术9g　茯苓9g　甘草6g　川芎9g　当归9g　白芍9g　生地15g

②气血不足证

证候：面色萎黄或苍白，头发稀黄易脱，头晕心悸，气短音低，夜寐不宁，体倦乏力，纳少，唇口色淡，指甲淡白，或有头面及下肢浮肿。舌质淡红，苔薄白，脉细软。

治法：益气生血。

方药：归脾汤、当归补血汤加减。

黄芪15g　人参9g　党参9g　白术15g　黄精15g　山药10g　大枣7枚　当归9g　白芍9g　阿胶（烊化）9g　熟地15g

③脾肾虚弱证

证候：面色㿠白，唇口黏膜苍白，纳呆食少，肢倦乏力，或大便溏薄，精神萎软，发育迟缓，囟门迟闭，方颅发稀，畏寒肢冷。舌质淡，苔白，脉沉细。

治法：补脾益肾。

方药：菟丝子饮、二仙丹加减。

鹿茸15g　鹿角胶（烊化）9g　阿胶（烊化）9g　龟板胶（烊化）9g　巴戟天9g　锁阳9g　淫羊藿9g　补骨脂9g　菟丝子9g　附子（先煎）9g　肉桂6g　首乌15g　熟地15g　枸杞子9g　紫河车9g

④气虚血瘀证

证候：面色萎黄或苍白，头晕心悸，体倦乏力。舌质暗淡或有瘀斑，舌苔薄白，脉涩或弦紧。

治法：益气活血。

方药：补阳还五汤加减。

当归9g　川芎9g　丹参15g　三七6g　丹皮9g　香附6g

⑤血虚毒盛证

证候：头晕乏力，面色苍白，发热，口干。舌淡苔白或黄，脉虚数。

治法：解毒清热。

方药：清瘟败毒饮加减。

蒲公英15g 银花15g 连翘15g 白花蛇舌草15g 板蓝根15g 大青叶15g 黄连6g 黄芩9g 黄柏9g 紫花地丁30g 大黄9g 紫草15g 茵陈15g 半枝莲15g

（2）西医治疗

①贫血严重，可予输血。

②重组人红细胞生成素每次18000U，皮下注射，每周1次。

③注意事项：维生素 B_{12} 及叶酸对此类贫血无效。因肿瘤失血而并发缺铁性贫血时，早期铁剂治疗对贫血有效，但若原因未查明时，不应贸然进行治疗，使诊断复杂化，并忽视了肿瘤的探查，造成严重的后果。

（二）营养不良

肿瘤患者的营养不良是一个恶性循环，由于食欲不振、摄食减少，引起体力活动减少，全身衰弱，消化吸收功能下降，进一步造成厌食，最终导致体重下降，全身衰竭，影响预后。

1. 产生营养不良的主要原因

（1）癌症和肿瘤本身消耗需摄取大量的营养物质，致使机体正常组织细胞摄入量减少。

（2）患者因精神压力、情绪低落引起胃肠功能紊乱，食欲下降，摄取营养减少。

（3）癌症和肿瘤引发相关脏器的功能障碍，影响营养摄入。

（4）癌症和肿瘤患者放化疗反应，如呕吐致机体营养物丢失使其摄入不足。

2. 营养不良的预防

（1）日常营养支持：①肿瘤患者的营养需求包括两部分，即日常基本营养需要和因肿瘤生长、感染、贫血及治疗所需增加的营养需要，所以各种营养素的供给量要高于推荐量，特别是动物蛋白质量。②乳品类：包括各种形式的乳制品。该类食物是维生素A、B、D及钙的主要来源，也可提供一定量的蛋白质。③蔬菜、水果类：主要提供维生素和矿物质，特别是柑橘类为维生素C的主要来源，深黄绿色蔬菜则可提供胡萝卜素。

（2）手术患者的营养支持：术前如果改善机体的营养状况，能增加机体的抵抗力和对手术的耐受力，减少术后并发症和感染，促进伤口愈合。术后有效的营养供给对机体早日康复有积极的作用。手术患者的营养支持是通过静脉补充能量和氨基酸等的方法。

（3）非胃肠手术患者的营养支援：手术前患者饮食以低脂肪、高蛋白质、高维生素和高矿物质为主。选择富含优质蛋白质的鱼肉、鸡肉、鸡蛋、牛奶、豆制品，以及富含维生素和矿物质的新鲜水果蔬菜。胃肠道手术的患者术前2～3天起给予少渣半流质饮食，术前一天给予流质饮食。患者术后的饮食量可根据身体情况逐渐增多，由流质逐渐过渡到半流质、软食和普食。

（4）化疗患者营养支持：所有的化疗药物几乎都会引起不同程度的食欲不振、恶心、呕吐等，从而影响患者的营养状况。合理的饮食能预防和减少因治疗带来的体重减轻和营养不良。研究发现，某些抗氧化营养素可以减轻化疗引起的不良反应，所以应该多补充，如维生素A、维生素C、维生素E等抗氧化营养素。

（5）放疗肿瘤患者的营养支持：由于放射治疗的部位不同，饮食选择亦有差异：头部放疗后，应多服滋阴生津、清热降火的食品，如苦瓜、胡萝卜、番茄、莲藕、海蜇等，主食以半流汁或软烂食物为好；如发生口腔黏膜干燥、味觉改变，要多饮水，保持黏膜湿润，忌烟、酒及一切有刺激性的食物；胸部放疗后，应多服滋阴润肺、补气养血、止咳化痰的食品，如冬瓜、丝瓜、核桃仁、白木耳、香菇、燕窝等；如有乏力、精神不振及食欲减退、恶心呕吐等症状时，可少量多餐，一般清晨反应最轻，早餐应多进食。腹部放疗后，应多服健脾和胃、养血补气的食品，如苡仁粥、山楂、鸡蛋、猪肝、鲜鱼等；如果出现腹泻、大便带血等症状，应吃少渣食物，不喝牛奶及奶制品，腹泻次数多的患者应注意补液，饮用糖盐水，使电解质平衡。

中医药预防营养不良疗效确切，药膳在肿瘤患者的日常饮食中有较好的作用。

3. 西医治疗

（1）分析造成营养不良的原因，选择合适的治疗措施：营养支持的使用原则是当胃肠功能良好并且可以安全使用时，首选肠内营养支持途径。尽量采取有效措施以提高患者的食欲，合理配餐，增加进食量。全肠外营养治疗方案应严格掌握适应证：①采取有效抗癌方法治疗中重度营养不良者；②严重应激状态如大手术、严重并发症等；③经消化道不能维持营养状态>7天；④辅助化疗。肠外营养的制剂通常有专业厂家制造，自己不能配制，可以提供人体每天的营养素需要量。

（2）合理配比营养物质，以期有效利用：肿瘤患者需要具有高能量、高蛋白、高脂肪及低糖的符合肿瘤代谢特点的营养支持，即在给正常机体提供充分营养的同时，减少肿瘤组织的能量供应。由于恶性肿瘤患者的机体蛋白质处于异常消耗的状态，适当摄入碳水化合物可以节约氮源，增加蛋白质合成，补充热量和氮量亦应高于正常需要，热氮比可高于正常标准。一般每日补充氮量为0.12～0.15g/（kg·d），糖脂比为（1～2）∶1为宜。肝功能不全的患者在补充营养时，可适当增加支链氨基酸的补给，减少芳香族氨基酸的摄入，以免诱发或加重肝性脑病。机体能量代谢需要维生素、脂肪、微量元素、水等共同参与，因此也必须注意这些物质的补充。

（3）免疫营养治疗：通过使用一些特异性免疫营养物质，不但能改善肿瘤患者的营养，而且能改善机体免疫机制，增强机体抗病能力。目前，研究及应用较多的免疫营养物质有：精氨酸、谷氨酰胺、核苷酸、脂肪酸及硒等。

4. 辨证论治

（1）阴虚胃热证

证候：饥不欲食，胃中嘈杂，呕吐酸苦，口渴咽干，口有臭味，心烦不安。舌苔黄，舌质红，或红绛少苔，脉细数。

治法：养阴清胃。

方药：益胃汤加减。

北沙参15g　麦冬15g　生地15g　玉竹9g　竹茹9g　制半夏9g　黄芩9g　神曲9g　焦山楂15g

（2）脾胃虚寒证

证候：胃脘不舒，得温可减，得寒则甚，四肢不温。舌苔白腻，脉迟缓。

治法：温中健脾，散寒止呕。

方药：吴茱萸汤合补中益气汤加减。

人参9g　吴茱萸6g　柴胡6g　黄芪15g　陈皮9g　白术15g　半夏9g　干姜6g　大枣7枚

（3）痰湿壅胃证

证候：脘闷不饥，恶心欲吐，头晕目眩、心慌，身重倦怠，泛泛作恶。苔白腻，脉滑。

治法：化痰降逆止呕。

方药：平胃散合二陈汤加减。

半夏9g　黄芩9g　黄连9g　干姜6g　代赭石15g　旋覆花9g　竹茹9g　陈皮9g

（4）肝郁脾虚证

证候：嗳气纳呆，时叹息，胸腹胀满，心烦易怒，神疲乏力。舌质淡红，舌苔薄白，脉弦虚数。

治法：疏肝解郁。

方药：逍遥散加减。

当归9g　白芍9g　神曲15g　麦芽15g　鸡内金15g　柴胡6g　茯苓15g　焦白术15g

（三）放射性炎症

放射治疗是治疗肿瘤的主要手段之一。在肿瘤的放射治疗中常伴发一些放射性炎症，应积极预防与治疗，以减轻放射性炎症对治疗的不利影响。

1. 放射性口腔炎　指口腔黏膜受到电离辐射超过其该器官阈剂量，6 个月内引起急性口腔黏膜反应。

（1）预防：主要是保持口腔卫生，可用洗必泰含漱。

（2）西医治疗：①淡水及苏打水含漱，每 3～4 小时 1 次。②含利多卡因、硫糖铝、维生素 B_{12}等成分的漱口液定时漱口，以缓解疼痛，促进愈合。③并发细菌感染者，应静脉滴注抗生素；并发真菌感染者，可与制霉菌液含漱，同时全身使用氟康唑；并发病毒感染者，可局部使用抗病毒软膏。④口腔黏膜炎局部疼痛较严重，可局部或全身使用止痛剂。

（3）中医治疗：以养阴清肺、解毒利咽、清热凉血、生津润燥为主。

常用中药：玄参、生地、麦冬、丹皮、白芍、薄荷、贝母、生甘草等。每日 1 剂，水煎 2 次，早晚分服或少量含服。

2. 放射性肺炎　放射性肺炎系由肺癌、乳腺癌、食管癌、恶性淋巴瘤或胸部其他恶性肿瘤经放射治疗后，在放射野内的正常肺组织受到损伤而引起的炎症反应。轻者无症状，炎症可自行消散；重者肺脏发生广泛纤维化，导致呼吸功能损害，甚至呼吸衰竭。

（1）预防：①严格掌握放射剂量：一般在 5 周内放射量为 2500rad 的常规剂量较为安全。②控制放射野，放射野越大，发生率越高。③选择适当的照射速度，以每周剂量 800～1000rad 为宜。一旦发现本病，应尽早开始治疗，阻断病情的进展。如已发生广泛肺纤维化，则预后不良。

（2）西医治疗：主要是对症治疗，肺部继发感染则给予抗生素。早期应用糖皮质激素有效。一般采用泼尼松 40mg/d，分 4 次服，以后逐渐减量，3～6 周为一疗程。抗凝疗法治疗小血管栓塞无效。给予氧气吸入能改善低氧血症。

（3）中医治疗：以养阴清肺、清热解毒、凉血生津、止咳化痰为主。

常用中药：玄参、生地、麦冬、丹皮、桔梗、薄荷、川贝母、生甘草、胖大海、鱼腥草等。

治疗放射性肺纤维化以养阴润肺为主，佐以活血化瘀。常用丹参、赤芍、桑白皮、杏仁、川贝母、麦冬、天冬、鱼腥草、沙参、桔梗、黄芪。

应当指出的是，在放疗期间应用中药防止和减轻放射性肺纤维化的疗效比因放疗出现肺纤维化后，再用中药要好。

3. 放射性食管炎 放射治疗引起的放射性食管炎常见于放疗开始后两周左右，表现为吞咽困难加重，进食疼痛或胸骨后疼痛，主要是因放疗引起的食管黏膜充血、水肿所致。

（1）预防：①注意饮食：进食不要过热、过硬，忌食刺激性食物，如辣、酸、麻味等，进流食，细嚼慢咽以减轻对食管的刺激。②保护食管黏膜：症状严重者可应用食管黏膜保护剂，如用氢氧化铝凝胶或得乐冲剂，于饭前半小时口服以保护黏膜，然后进食，可减轻炎症反应。也可用1%普鲁卡因加庆大霉素配生理盐水口服，消除食管局部炎症，起到黏膜麻醉作用，缓解症状。

（2）西医治疗：①解除食管平滑肌痉挛和保护食管黏膜：硝苯地平（心痛定）10mg，每日3次，饭前半小时服；或硝酸异山梨酯（消心痛）10mg，每日3次，饭前半小时服；或硫糖铝0.5g，每日3～4次，饭前半小时服。②抑制胃酸，防止酸反流入食管：H_2受体阻滞药，如雷尼替丁150mg，每日2次，饭前半小时服；或质子泵抑制剂，如奥美拉唑20mg，每日1次，饭前半小时服。③对症治疗给予止吐、止血、镇静，预防感染。应予高热量、高蛋白质、高维生素、易消化的饮食。疑有穿孔需禁食、输液、抗感染。④皮质激素的应用：因大量照射治疗可引起肾上腺皮质功能衰竭，故使用皮质激素可减轻放射损伤，改善病情。但需同时并用抗生素预防感染，如泼尼松（强的松）20～30mg，每日1次，口服为宜。⑤增强细胞免疫：如应用人脾免疫核糖核酸苷2ml，每日或隔日1次，肌注，疗程为1～3个月。

（3）中医治疗：以养阴清胃、清热凉血、生津润燥为主。

常用中药：瓜蒌、半夏、麦冬、玉竹、石斛、地龙、竹茹、黄连、生甘草、僵蚕、赤芍等。每日1剂，水煎2次，早晚分服或少量频服。

4. 放射性直肠炎 放射治疗引起的直肠炎性反应在放疗过程早期即可出现，但大多轻微，后期可在放射治疗后半年至2年内发生。临床上主要表现为直肠刺激症状，如里急后重、大便疼痛、腹泻、黏液血便等。直肠镜检可见黏膜充血、水肿、肠壁可有增厚或溃疡，重者可出现肠管狭窄、穿孔，或出现肠阴道瘘、直肠膀胱瘘等。

（1）预防：出现放射性直肠炎时，应避免进食纤维素多或对肠壁有刺激的食物，宜食用少渣、低脂及产气少的食物，如胡萝卜、菠菜等，既润肠又补充维生素。还应注意保持肛门及会阴部清洁卫生以减轻症状。

（2）西医治疗：可口服或经肛门应用消炎药物，如吡哌酸、庆大霉素、甲哨唑等。有出血者可用云南白药、三七粉等。腹泻明显者，可用止泻药如思密达等。疼痛明显者，可用消炎痛栓，也可用庆霉素、激素、0.5% ~1%普鲁卡因配入生理盐水中灌肠。症状严重者，可暂停放疗，并大剂量应用维生素、输液补充各种静脉营养及应用肾上腺皮质激素、抗生素，以减轻局部炎症反应，促进恢复。

（3）中医治疗：以清热解毒、利湿止泻为主。

常用中药：葛根、黄芩、黄连、甘草、半夏、木香、白芍等水煎服，每日1剂。

5. 放射性膀胱炎 当放射线照射到膀胱、子宫、前列腺、结肠、直肠、卵巢或子宫颈等部位的肿瘤时，膀胱不可避免地出现放疗反应。在照射3~4周或更短的时间内，常出现放射性膀胱炎症状。临床表现为尿频、尿急、尿痛或排尿困难、血尿等，可导致发烧、下腹部坠胀、疼痛等。

（1）预防：发生急性炎症时，首先要多饮水，以增加尿量，起到膀胱自洁作用。

（2）西医治疗：有合并感染时应及时应用抗生素以缓解症状。出血明显者，应及时应用止血药物。早期的放射性膀胱炎多可控制，患者能够耐受治疗，待放疗结束后可逐渐自行恢复正常。

（3）中医治疗：以清热解毒、凉血利尿为主。

常用中药：金银花、半枝莲、萹蓄、瞿麦、石韦、川木通、车前子、淡竹叶、桑寄生、灯心草、小蓟、白茅根等。

（四）心、肝、肾等重要脏器损伤

在肿瘤的治疗中，放化疗可引起心、肝、肾等重要脏器的损伤，及时发现并给予相应处理，其损害是可逆的；反之则可导致持久性、不可逆性的严重后果。

1. 心脏损伤 化疗药中主要为蒽环类抗肿瘤药，对心脏具有毒性作用，其预防措施主要有：

（1）限制蒽环类的用药剂量，总剂量最好 $<400mg/m^2$，绝不能 $>550mg/m^2$。

（2）用药后定期作心电图、心脏超声及同位素测定左室射血分数（LVEF），一般在用药前后做检查，然后决定下一次的用药剂量。

（3）凡遇以下情况需停药：一是用药前LVEF正常者（≥50%），在用药后心电图出现QRS波幅降低>30% ~40%，或LVEF降低≥10%或<50%水平时；二是用药

前 LVEF 已 <50%，且 >30%，用药后降低≥10% 或≤30% 者；三是凡用药前 LVEF ≥30% 者。

治疗：可用 ATP、辅酶 Q10、维生素 B_{12}、乙酰半胱氨酸、维生素 E 及 Ca^{2+} 通道阻滞剂等对心脏可有一定的保护作用。

2. 肝脏损伤 多数抗肿瘤药物可导致不同程度的肝损害，如环磷酰胺、甲氨喋呤、亚硝脲类（卡莫司汀、洛莫司汀、司莫司汀）、长春花生物碱（长春花碱、长春新碱、长春酰胺）、鬼臼毒类（足叶乙苷、威猛）等。一般发生于化疗后 7~14 天，多数以谷丙转氨酶升高为主。如做上腹部的放射治疗，因肝脏对射线的耐量较小，易出现肝功能的损害。

（1）预防：为减轻放化疗引起的肝损伤，治疗中应注意：①治疗前进行肝功能和肝炎病毒标志物检测，明确患者肝功能状态；②发现肝功能异常，根据肝功能损伤情况调整化疗药物剂量，同时在放化疗期间给予相应的护肝治疗；③对肝炎病毒标志物阳性者，积极给予抗病毒及护肝治疗。

（2）常用护肝药物：①肝泰乐，又称葡萄糖醛酸内酯，常用剂量每次 0.1~0.2g，每日 3 次，口服。重症患者可静脉给药，无明显毒副作用。②易善复：每次两粒（600mg），每日 3 次，口服；或每日缓慢静注 1~2 支。③甘草酸制剂：主要有强力宁、甘利欣和甘草甜素片等。用法：强力宁 100~120ml，加入 10% 葡萄糖 250~500ml 中静脉点滴；甘利欣为新一代同类产品，疗效略高于强力宁；甘草甜素片每次 150mg，口服，每日 2 次。

（3）中医治疗：主要以扶正为主，在辨证基础上佐以护肝之品。

常用中药：白术、党参、茯苓、五味子、垂盆草、苦参、大黄、茵陈、柴胡、大青叶等。

3. 肾脏损伤 某些抗肿瘤药物可导致肾功能的伤害，严重时可出现肾功能衰竭，如顺铂、甲氨喋呤、亚硝脲类、环磷酰胺、异环磷酰胺、丝裂霉素、6－硫乌嘌呤等，其中以顺铂最明显，肾损伤的严重程度与药物剂量成正比；如做腹部的放射治疗，易出现肾功能的损害。

（1）预防：①化疗前评估患者的肾功能，最好是查肾小球滤过率；②尽量避免应用有肾毒性的化疗药物；③根据患者肾功能情况计算化疗药物用量，尽量用较小的剂量；④化疗期间充分水化，保持足够的尿量；⑤必要时口服碱性药物及别嘌呤醇以防止出现高尿酸血症。另一方面，一旦发生化疗药物所致 ARF 应尽早行血液净化治疗。

（2）治疗：①代谢性酸中毒：轻度的酸中毒者可通过纠正水、电解质平衡失调得到改善，亦可用碳酸氢钠每日 4 ~ 8g，分次口服。当二氧化碳结合力降至 13.5mmol/L 以下时，应静脉补充碱性液体。②脱水和低钠血症的治疗：轻度脱水可通过口服补液纠正。重度脱水或急需补液者（如严重的呕吐、腹泻）可用静脉补液。轻度缺钠的患者可通过饮食调节。有血压下降，心率加快的重症患者，可根据公式计算给予静脉补充。补纳时应严格重视心功能变化。③低钾和高钾血症的治疗：尿毒症的低钾血症一般以口服补钾为主。④低钙和高磷血症：慢性肾衰患者多伴有低钙血症，应常规口服钙剂；如发生低钙抽搐时，可静脉注射葡萄糖或氯化钙。对于高磷血症应服用氢氧化铝凝胶，但不宜长期使用，防止发生铝中毒。⑤利尿疗法：对于无明显水肿患者，应给予适量的水钠负荷，如每日口服重碳酸钠 3 ~ 6g，然后应用强利尿剂如速尿 100 ~ 200mg，利尿剂可间断使用。

八、临终关怀

临终关怀是指对临终的患者提供身心方面的照顾、关怀和支持。

临终关怀的宗旨是安抚病人，让生命的最后阶段能安详、满意地到达生的终点。

临终关怀的内容包含有通过医疗手段及精神手段，使患者本人了解死亡和接受死亡。同时也使家属能够坦然地承受亲人死亡的事实。

临终关怀的实施时间是人生的终末期，不论是不治之症的终末期或是所谓“无疾而终”的终末期，总是有个濒临死亡的时间，这个临终的时间有长有短，短者几分钟，长者数月。肿瘤患者可以几天或十几天，无论时间长短，这个死亡前的阶段也是人生的必经之路，是自然规律赋予人类无法回避的事实。

人生也需“善始善终”，有“优生”也要有“优死”。这是社会发展和精神文明的标志。在中国人民生活进入“小康”迈向世界的今天，开展临终关怀医学是精神文明的象征，也是社会学和伦理学必不可少的组成部分。

1. 减轻临终痛苦

（1）尽量应用新药、新技术以缓解癌痛，对重度疼痛应及时应用强吗啡类药物。近年来止痛药物已有迅速发展，如吗啡控释片作用时间已达 12 小时，骨磷、阿可达、博宁等磷酸盐制剂可对多发骨转移癌痛有明显疗效，这都是以往所没有的。对于可能发生依赖性的中枢性镇痛药，对于癌痛患者，其主导作用仍然是缓解疼痛、提高生存质量。对于这类药物，吸毒者追求的是欣快感，癌痛患者却只求不痛，二者有本质的不同，从临终关怀目的出发，让患者忍着剧痛离开人间是不人道的。

（2）努力减少病情突然恶化，避免遗憾死亡。晚期肿瘤患者有时病情会突然恶化，以致迅速死亡，患者来不及安排后事，家属没有精神准备，措手不及，给临终关怀工作带来遗憾。例如：肺癌大咯血窒息、消化道出血或肝癌破裂出血休克、脑转移癌或原发性脑瘤引起脑疝、瘤栓脱落引起心梗或脑梗、放疗化疗引发的全身衰竭等等，这些突然变化事前多难以找到前驱症状，尽管有些会有蛛丝马迹，但是总体上说仍是难以预料。

2. 避免突然死亡

（1）入院后尽快开始治疗：患者入院时，首诊医师应立即检查并尽早用药，尽量在24小时内完成大病历并使上下级医师都能见过患者，避免药没吃、针没打、病历无记载而患者突然死亡。

（2）完成与出血相关指标检测：如出血时间、凝血时间、血小板计数等血液相关因子的检查，食管下段及胃底静脉曲张情况，巨大肿瘤中心液化坏死情况，癌性溃疡出血情况，肿物与大血管粘连情况等在病历上应有所分析并及时向家属交代，防止患者出血死亡而病历上并无与出血相关的检测记载。

（3）放化疗期间加强检测：放化疗期间死亡者并不少见，主要是放化疗的毒性与体质耐受能力不一致引起。对患者耐受能力的预测不可能有一个固定的量化指标可循，当患者表现出不能耐受而停止放化疗时，其毒性有时并不立即停止，这又增加了死亡的危险性。为减少放化疗死亡的危险性，医护人员应加强巡视患者，中医四诊对气血、元气的观察有重要临床价值。放化疗中每周测一次血常规往往是不够的。血红蛋白及血小板的下降可比白细胞下降具有更严重的后果。碱性磷酸酶、血沉、γ－谷氨酸转肽酶的同时异常常和全身衰竭一致。

（4）关注基础疾病：由于肿瘤患者多为老年人，加之瘀血、瘤栓的发生，心脑血管病的发生是常见的，猝死会给临终关怀带来遗憾，但又常常无法避免，医生应仔细记载高血压、糖尿病、动脉硬化的病史，做相应指标的检查，中医药活血化瘀的治疗不但是治疗肿瘤的基本法则，也对防治心脑血管病有一定的作用。

（5）患者突然死亡的病历应尽力避免医嘱中仍是“三级护理”、“普食”；主诉无严重症状；对合并症及并发症的可能发生无分析；上级医师查房对病情突然的警惕无指示；检查化验不全；甚至对突然死亡的抢救无详细记录等。病历是临终关怀中最后一本文献资料，是生命活动的最终记录，应该完善、庄重、科学甚至无懈可击，这也是对患者的尊重。

3. 重视临终一刻的关怀 临终一刻是生命的终结，应该庄严、隆重而肃穆。病房抢救间设备应该齐全，在家属要求抢救的情况下医护人员应该积极抢救，操作应该认真而有同情心，用自己的爱心和技术把癌症患者满意地护送到生命的终点，这也是医学的成绩，这与成功地做一个大手术同样具有医疗价值。在患者的临终一刻，医护人员不能漫不经心、谈天说地，应该分担家属的悲痛。科主任、教授、护士长等高层次医护人员到床边送别临终者会明显增加临终关怀的气氛。

保证尸体完整和清洁是对死者尊严的维护，例如擦净体表带颜色的药物、清理口鼻及排泄物、缝合切开的伤口、放出腹水。尊重死者也是对活人心灵的安慰。尸体离开病房时，医护人员应该送到病房门口或电梯口，有的国家要求医护人员应该向尸体鞠躬告别，尸体通过医院通道时，沿途行走的医护人员应肃立默哀，这无疑是高度精神文明的表现。

第二节　肺　癌

【概述】

原发性支气管癌（简称肺癌）是指原发于支气管黏膜上皮、腺体和肺泡上皮的恶性肿瘤，是世界各地最常见的恶性肿瘤之一。目前大多数国家肺癌发病率均呈上升趋势，好发年龄在45～75岁，在我国大城市的肺癌死亡率占恶性肿瘤的第一位。本病属中医“肺积”、“肺萎”、“息贲”、“劳嗽”等范畴。

【病因病机】

中医大多认为是以“正气虚”为本，感受外邪六淫、内伤七情等病因，同时伴有血瘀、痰浊、热毒等标实证。所以肺癌以气阴两虚为本，痰瘀毒邪为标，病位在肺，常可累及脾肾。

1. 邪毒侵肺　感受外邪六淫，肺宣降失司，肺气膹郁，气血阻瘀，形成肿瘤。

2. 痰湿内阻　饮食不节，劳倦过度，情志不调，致使脾运未健，聚湿生痰，痰凝毒聚，久之而生肿瘤。

3. 正气虚损，阴阳失调　脾肺肾三脏虚弱，功能失调，肺气不足；或烟毒熏灼肺津，邪毒干扰，致使肺气闭郁，宣降失司；房劳肾亏，均可导致肺气阴不足；外邪乘虚而入，客邪留滞，气血瘀滞，络脉受阻，津液输布不利，壅滞成痰，痰瘀互阻，聚痰成毒，日久形成肺积。

【临床表现】

肺癌的临床表现多样，虽然呼吸道症状是主要的，但是全身表现有时可以出现在局部症状之前。中心型肺癌占60%～70%，周围型肺癌约占30%。可出现早期症状，X线、CT等可以早期发现，但是大部分患者早期无明显症状。

咳嗽：多为肺癌首发症状。干咳少痰或剧咳，热毒犯肺可见浓痰。

痰血：是肺癌首发症状之一，呈间断性反复少量血痰，偶尔大咯血。40岁以上出现痰血者应引起重视。

胸痛：早期有不定时的胸闷、钝痛或压迫感，有一种说不清楚的胸部疼痛感，右肺周围型肺癌可以出现胸、胁、肩背、上肢疼痛，应引起重视。

气短：肺癌常见气短、气促症状，肿瘤不大亦可见到。晚期淋巴结压迫气管、弥漫性肺泡癌、恶性心包腔或胸腔积液等出现气短、气促症状更明显。

发热：肺癌出现发热，最常见的是伴随感染和肿瘤热。应注意部分患者的首发症状类似“感冒”，或者肺部反复感染。感染部位反复在同一个部位者，应警惕支气管肺癌。

肺外症状：肺癌分泌异位激素和类似物质的作用，出现很多肺外症状，如类癌综合征（表现为皮肤潮红、腹泻、浮肿、喘息、心悸阵阵等）、库欣综合征、异位生长激素综合征、异位甲状旁腺综合征、异位促性腺激素综合征等等。

肺癌危重症：肺癌晚期，由于肿瘤的直接外侵，淋巴、血行转移等引起相应的症状和体征。如：颈部痰核（锁骨上淋巴结转移）；声嘶（肿瘤压迫喉返神经麻痹）；头颈肿胀、睛赤唇紫、头晕目眩、胸闷等（上腔静脉综合征）；吞咽困难、呼吸不畅（纵隔淋巴结压迫）；胸闷、气急、气促、心悸（膈神经麻痹或心包受侵）；悬饮（恶性胸腔积液、胸膜转移）；上肢烧灼样疼痛、Horner征（颈交神经丛和臂丛神经受侵）等等。

肺癌脏器转移：肺癌发生脏器转移者多为后期，病情危重，少见根治者。出现骨转移、肝转移、肾上腺转移、脑转移等则预后较差。

【辅助检查】

1. 组织学检查　如痰细胞学检查、穿刺活组织检查、纤维支气管镜检查可获取肺癌组织细胞学诊断。

2. 肿瘤标志物　与肺癌相关的血清肿瘤标志物检查。

3. 影像学检查　X线检查在肺癌诊断和筛查中占有重要地位。对原发肿瘤的局部诊断和发现转移性疾病都有重要意义。

【治疗】

1. 治疗原则　全身亏虚为本，以气阴两虚多见，早期以肺之气阴不足为主，后期以肺脾肾三脏俱虚为主。痰、瘀、毒互结为标，应辨明其主次分而治之。肺癌属里证，局部为实。

2. 证治分类

（1）肺虚痰热证

证候：肺癌，咳嗽不畅，胸胁胀满，胸痛，有时痰中带血。舌有瘀点，苔白，脉沉弦或细弦。

治法：益肺化痰清热。

方药：泽漆汤加减。

泽漆30g　石见穿30g　桂枝6g　黄芩12g　生晒参9g　白前10g　制半夏10g　露蜂房15g　开金锁20g　鱼腥草30g　黄芪15g　守宫3条

（2）气阴两虚证

证候：干咳，或咳嗽少痰，气短乏力，自汗盗汗，低热，口干。舌质淡红，脉细弱。

治法：养阴益气清热。

方药：沙参麦冬汤加减。

沙参30g　天冬15g　麦冬15g　五味子10g　百合15g　生地15g　生黄芪20g　石斛12g　夏枯草15g　牡蛎15g　川贝母6g　茯苓15g　鱼腥草30g　焦山楂15g　山海螺15g　全蝎6g

（3）气滞血瘀证

证候：咳嗽不畅，胸胁胀满，咳痰不爽，胸痛彻背，痛有定处，有时痰中带血，气急，口干，便秘。舌有瘀斑或瘀点，脉弦或细弦。

治法：行气化瘀解毒。

方药：复元活血汤加减。

旋覆花12g　柴胡12g　枳壳10g　赤芍15g　白芍15g　当归15g　桃仁10g　红花10g　制大黄6g　鱼腥草30g　生首乌15g　干蟾皮6　全蝎3g　石见穿30g　浮海

石 15g

(4) 脾虚痰湿证

证候：咳嗽痰多，纳少腹胀，大便溏泄。舌质淡或淡胖，可伴有齿印，苔白腻，脉滑或弦滑。

治法：健脾燥湿化痰。

方药：六君子汤合三子养亲汤加减。

党参 15g 白术 15g 猪苓 15g 茯苓 15g 法半夏 10g 陈皮 15g 僵蚕 15g 生苡仁 30g 白芥子 10g 苏子 10g 贝母 10g 炒莱菔子 15g 甘草 6g

(5) 阴阳两虚证

证候：咳嗽气急，动则喘促，腰脊冷，夜间尿频。脉沉细弱。

治法：温阳滋阴。

方药：金匮肾气丸加减。

炮附子 6g 肉桂 10g 熟地 15g 怀山药 30g 山茱萸 15g 当归 15g 女贞子 15g 首乌 15g 枸杞子 15g 仙灵脾 15g 益智仁 10g 甘草 10g

(6) 放疗期间：可灵活运用益气养阴润燥的方药：南沙参 20g，北沙参 20g，麦冬 15g，百合 15g 生地 15g，黄芪 30g，女贞子 15g，鱼腥草 30g，紫草 10g，丹皮 10g，五味子 10g，红花 6g，石斛 12g。

(7) 化疗期间：血象下降明显者，根据辨证论治给予补气血、益肝肾治疗，方选八珍汤、四物汤加二至丸或当归补血汤加二仙汤加减；呃逆、呕吐明显者，可降逆止呕，用温胆汤或旋覆代赭汤加减等。

3. 其他疗法

(1) 薏米汤：薏米 60g，大枣 5 枚，煮食。具有健脾益胃，祛湿散结抗癌之功。

(2) 薏米粥：薏米 100g，莲子 30 枚（去心），粳米 100g，白糖适量，煮食。具有健脾益胃，补肺益肾，养心安神之功。

(3) 龙井鲫鱼汤：龙井茶 30g，鲫鱼 1 条。除去内脏，茶叶放在鱼腹中加水炖服，不加任何佐料，每日 1 次。具有益气养阴利水，补充蛋白质作用。治疗胸水伴低蛋白血症者疗效佳。

肺癌气喘、咳嗽可选择萝卜、枇杷果或生梨；咯血者可选藕、芥菜或香杏、无花果等配合治疗。

【西医治疗原则】

1. 小细胞肺癌 局限期占 1/3，广泛期占 2/3。化疗是最基础的治疗手段，放疗也是重要的治疗方法，起到巩固治疗的作用。仅有少数早期患者可以手术治疗。

2. 非小细胞肺癌

（1）手术：对于可切除的非小细胞肺癌，手术是最重要的治疗手段。即使完全切除仍有部分患者死于复发转移。

（2）化疗：有动脉化疗、静脉单药或联合化疗、腔内化疗等，但是毒副作用较多，注意给予预防用药和后续治疗。

（3）放疗：是一种物理放射治疗，也是局部治疗的一种，可以对手术不完全的患者和不能手术患者进行局部控制治疗。

（4）生物靶向治疗：目前肺癌常用的靶向治疗药物有吉非替尼、厄洛替尼、西妥昔单抗、贝伐单抗、重组人血管内皮抑素（恩度-16）、贝沙罗汀、安体舒等。

【转诊原则】

1. 对有可疑肺癌患者随时转送上级医院肿瘤专科进行检查，以明确诊断。做到早发现，早诊断，早治疗。

2. 放化疗后在社区康复期间，若出现白细胞低于 $3.0\times10^9/L$，血红蛋白低于 8g/L，血小板低于 $80\times10^9/L$，需转送上级医院肿瘤内科治疗。

3. 出现肺部出现中度以上的感染、发热在38.5℃以上经治疗无好转、食欲明显减退、咯血、恶病质等情况者，需转送上级医院肿瘤专科治疗。

【养生与康复】

1. 情志保健 首先要调畅情志，增强信心，更多地关心他人，保持乐观向上的心态，有利于疾病的治疗和抗病能力的增强。

2. 气功保健 术后、放化疗后均应适当练习各种气功，如五禽戏、八段锦、郭林新气功、太极拳等以增强体质，缩短病程。

3. 饮食健康指导 饮食宜进丰富而易消化的高营养品，多食新鲜蔬菜，忌食辛辣、肥腻腥滑、生痰之物。生活习惯应劳逸结合，加强锻炼，呼吸新鲜空气，戒除烟酒。

【健康教育】

现代研究认为：87%的肺癌发病与吸烟有关，约6%的肺癌发病与氡相关。石棉裸露吸入、慢性肺病、结核等肺瘢痕会增加肺癌的发生。家族史与遗传基因易感性及其他化学物质和稀有元素或金属等，为肺癌发生的相关因素。

预防措施：应积极治疗肺部慢性疾病，减少或戒除吸烟，拒绝二手烟，加强劳动保护，远离辐射环境和物质，改善环境卫生，畅达情志，调节饮食，积极锻炼身体，增强防病抗病能力，定期开展肺癌的预防性检查，做到早发现，早诊断，早治疗。

第三节　原发性肝癌

【概述】

原发性肝癌（简称肝癌）是指原发于肝细胞和肝内胆管细胞的恶性肿瘤，其中肝细胞性肝癌占90%以上，其余为胆管细胞性肝癌和混合性肝癌。好发年龄为40～65岁，在我国农村有多个高发地区。肝癌在我国是常见的恶性肿瘤，它具有起病隐匿、恶性度高、进展快、侵袭性强、易转移、预后差等特点。原发性肝癌属中医“肝积”、“癥瘕”、“鼓胀”、“黄疸”等范畴。

【病因病机】

肝癌的致病因素与发病机制复杂。中医学认为，肝癌是由于七情内伤、饮食劳倦，或邪毒内侵迁延留滞，致脏腑气血亏虚，脾虚不运，气滞、血瘀、湿热痰毒等互结于肝所致。

1. 情志不节　情志不节，多怒伤肝，疏泄失职，气机不利，可致气滞血瘀；情志久郁，思不得解，损伤脾气，运化失职，水湿内停，水谷不化，停为痰浊；瘀与痰均为肝癌形成的主要因素。

2. 饮食不节　饮食不节，或食入腐败不洁之品，均可损伤脾胃，致湿毒内生，痰热互结，阻塞肝络，气、血、湿、痰、瘀、毒等蕴结于肝络而成癌肿。

早期，邪实于外，正虚于内，以实证为主；晚期，邪侵日深，耗伤气血，正气不足，则以虚证为主。

【临床表现】

肝癌早期症状不典型，表现为上腹部不适、腹胀、纳呆、乏力、时有腹痛、胁痛等。晚期则症状多种多样，表现为肝区疼痛、腹胀加重、恶心呕吐、呃逆腹泻、发热黄疸、消瘦乏力、鼻衄及黑便等。肝癌晚期可转移至肺、骨、脑等，引起相应症状。晚期患者还可出现肿瘤破裂出血、肝昏迷、消化道出血等并发症，可危及生命。

1. 胁痛 大多数中晚期肝癌患者以胁痛为首发症状，发生率超过50%。以右胁剑突下为主，呈间歇性或持续性隐痛、钝痛或刺痛，可以自行缓解。

2. 消化道症状 食欲下降、饭后上腹饱胀、嗳气、消化不良、恶心、腹泻等是肝癌常见的消化道症状。其中以食欲减退和腹胀最常见。

3. 消瘦乏力 肝癌患者常较其他肿瘤患者更感乏力，与慢性肝炎患者相似。可能与消化功能紊乱、营养吸收障碍、肝癌组织坏死释放毒素等有关。随病情发展，严重时可出现恶病质。

4. 发热 有一部分患者会出现出汗、发热。多为中低度发热，少数可见高热，在39℃以上。多为癌性发热，肿瘤坏死释放热源进入血液所致。

5. 出血倾向 由肝脏功能受损后凝血功能异常所致。在肝癌合并肝硬化的患者中更为常见。常常牙龈出血、皮下瘀斑、消化道出血。是肝癌死亡的重要原因之一。

6. 急腹症 癌结节破裂可以引起肝区疼痛，出现肝包膜刺激征。部分患者可出现急性腹痛，伴有腹膜刺激征。可伴有血压下降，甚至休克等。

7. 体征 肝肿大、腹水、黄疸、脾大，是肝癌常见的体征。

8. 癌旁综合征 由于肝癌组织分泌某些具有特殊生理活性的物质（如性激素）等，出现低血糖、红细胞增多症、血小板增多症、高血钙症、男性乳房发育等多种情况。

【辅助检查】

1. 组织病理细胞学检查 对诊断不清者，可行肝穿刺以明确细胞学或病理诊断。

2. 肿瘤标志物检查

（1）免疫学检查：甲胎蛋白（AFP）增高对肝癌的诊断有特异性。AFP＞400μg/L，持续4周，在除外妊娠，生殖腺胚胎源性肿瘤及活动性肝炎的情况下；或AFP在200～400μg/L，持续8周，结合肝脏定位检查，即可作出肝癌的诊断。肝癌患者癌胚抗原（CEA）可轻度增高，但无特异性。

（2）酶学检查：血清γ-谷氨酰转肽酶（γ-GT）在90%的原发性或转移性肝癌患者中，呈中度或高度升高。碱性磷酸酶（AKP）约半数患者可升高。

3. 影像学检查 首选B超检查，进一步可行CT增强扫描。B超检查可发现肝内占位及其动脉血供，了解有无肝内播散、门脉有无癌栓，并可在B超引导下行肝穿等。CT增强扫描：通常在平扫下，肝癌为低密度占位；增强扫描时，早期为高密度灶，10~30秒后逐渐变为低密度灶。

【临床分期】

Ⅰ期：无明确肝癌症状和体征。

Ⅱ期：超过Ⅰ期标准而无Ⅲ期证据。

Ⅲ期：有明确恶病质、黄疸、腹水或远处转移之一。

【鉴别诊断】

原发性肝癌主要与转移性肝癌鉴别。转移性肝癌常有胃、肠、胰腺、乳腺、肺或恶性黑色素瘤等原发癌的病史或表现。B超见肝内多个大小不等的结节，AFP可正常或轻度增高。

肝癌也要与肝脏的良性肿瘤肝血管瘤、肝囊肿等相鉴别。后者一般状况好，AFP及肝功能检查均正常，影像学上亦有其特点。

【治疗】

1. 辨证要点 肝癌属本虚标实之证。本虚即脾气不足，正气亏损；标实即指邪毒内蕴，气血瘀滞，痰湿蕴结。发病之初多为肝郁脾虚，气滞血瘀；日久则气郁化火，湿热内生，瘀毒互结。临床可见积块、黄疸、鼓胀、疼痛等症。晚期由于邪毒耗气伤阴，正气大损，致肝肾阴虚，气虚不摄，血动窍闭，临床可见吐血、便血、神昏等症。

2. 证治分类

（1）气滞血瘀证

证候：两胁胀满作痛，或肋下有癥块，脘腹胀满，嗳气反酸，恶心纳呆，大便失调。舌质暗，或舌质红有瘀斑，苔薄白，脉弦或涩。

治法：疏肝理气活血。

方药：逍遥散合复元活血汤加减。

柴胡12g　当归12g　赤芍15g　白芍15g　焦白术15g　猪苓20g　茯苓20g　旋覆花12g　茜草10g　郁金12g　香附12g　夏枯草30g　干蟾15g

若出现肌肤甲错而羸瘦者，可久服大黄䗪虫丸，每次 3g，每日 2 次。

（2）湿热瘀毒证

证候：胁下癥块疼痛，脘腹胀满或腹大如鼓，肌肤黄染，口苦咽干，恶心纳呆，大便失调。舌质红有瘀斑，苔黄腻，脉弦滑而数。

治法：清热利湿，活血解毒。

方药：龙胆泻肝汤合膈下逐瘀汤加减。

龙胆草 8g 栀子 10g 当归 15g 生地 15g 车前子 12g 泽泻 15g 柴胡 10g 赤芍 15g 白芍 15g 郁金 12g 五灵脂 10g 延胡索 15g 土鳖虫 10g 半枝莲 30g 地龙 12g

（3）脾虚肝郁证

证候：形体消瘦，腹大如鼓，腹胀纳差，大便溏泻，神疲乏力，胁下疼痛。舌质淡暗，边有齿痕，苔薄白，脉濡。

治法：健脾益气，疏肝解郁。

方药：参苓白术散合逍遥散加减。

党参 12g 焦白术 15g 猪苓 30g 茯苓 30g 山药 15g 生苡仁 30g 砂仁 6g 柴胡 9g 当归 9g 莪术 10g 夏枯草 30g 炙甘草 6g

亦可选择鳖甲煎丸，每次 1 丸，每日 2 次。本药对治疗肝区疼痛及症状改善有一定作用，且对部分肝脏肿大者可起到控制和缩小的作用，长期服药也未见明显不良反应，但对已出现腹水的晚期肝癌则疗效较差。

（4）肝肾阴亏证

证候：癥块膨隆，形体羸瘦，腹大如鼓，潮热盗汗，或高热烦渴，鼻衄齿衄，头晕耳鸣，纳差呃逆。舌质红少津，苔花剥或光亮无苔，脉弦细滑。

治法：滋阴清热解毒。

方药：知柏地黄汤合一贯煎加减。

知母 10g 黄柏 10g 生地 15g 熟地 15g 山茱萸 12g 茯苓 20g 丹皮 10g 泽泻 10g 沙参 30g 当归 15g 川楝子 6g 女贞子 15g 旱莲草 15g 赤芍 20g 白芍 20g 半枝莲 30g 炙鳖甲 24g 夏枯草 30g

手术前，应健脾柔肝，佐以理气，化湿解毒。药用炒白术 15g，生苡仁 30g，茯苓 15g，黄芩 15g，当归 12g，柴胡 10g，白芍 15g，郁金 12g，炙甘草 10g，半夏 10g，鸡内金 9g，焦三仙 12g。

手术后，应健脾补肾，佐以理气，化瘀消食，解毒抗癌。药用炒白术 15g，党参

15g，黄芪 20g，茯苓 15g，制黄精 20g，枸杞子 15g，菟丝子 10g，香附 15g，莪术 15g，半枝莲 15g，生苡仁 30g，柴胡 15g，焦三仙 10g，槟榔 10g，鸡内金 6g。

化疗期间，如血象下降，应补肾健脾，活血养血。药用芍药 30g，补骨脂 15g，女贞子 20g，夏枯草 30g，当归 15g，黄芪 30g，鸡血藤 30g，何首乌 15g，露蜂房 15g。恶心呕吐明显，应降逆止呕，用温胆汤加白茅根、芦根、旋覆花、代赭石治疗。如兼胁疼，加延胡索、制乳香、制没药。如兼呕血、便血，用大黄粉、白及粉、三七粉冲服，或汤药中加花蕊石、炒蒲黄炭、三七。如兼腹胀纳差，加枳实、焦山楂、乌药。如兼黄疸，阳黄者加茵陈、垂盆草、田基黄；阴黄者加熟附片、黄芪。如兼脾虚泄泻，选用补中益气汤或真人养脏汤加减。

3. 其他疗法

（1）外治法：以缩瘤为主要目的者，可选阳和解凝膏或阿魏化坚膏掺黑退消贴敷。以止癌痛为主要目的者，可选宝珍膏经烘热软化后，以白酒 1 份，冰片 2 份调匀涂膏中，外敷肝区。亦可选活血解毒镇痛之品，如蟾酥、冰片、生半夏、生南星、全蝎、蜈蚣、水红花子、土鳖虫、木鳖子、地龙、大蒜等研末调膏外敷。

（2）单验方

①加味西黄丸：主要组成有麝香、牛黄、乳香、没药、熊胆、三七粉、人参。用法：共研细末，黄米浆为丸，如绿豆大，每次 6g，每日 2 次。有行气豁痰，化瘀散结之功。

②退黄消胀方：主要组成有石见穿、白花蛇舌草、丹参、八月札、垂盆草、郁金、小金钱草、半枝莲。用法：水煎服，每日 1 剂。主治：肝癌出现黄疸、肝区胀痛者。

（3）针灸：取肝俞、内关、外关、足三里、公孙、三阴交、肾俞、大椎等穴。

（4）饮食：肝癌患者常服口蘑炖鸡、黄芪炖白肉、石斛生地饮、黄芪山药饭、当归黄花瘦肉汤、蕺菜鲤鱼汤等；对肝癌腹水可常服赤小豆鲤鱼汤、茴香花生饮等；对有出血者，可服荷叶藕节汁、黄芪粥等。

（5）气功：肝癌患者情绪易波动，易焦虑，练功旨在稳定情绪。减轻焦虑，舒畅气机，缓解疼痛，宜选坐功、卧功。对肝癌术后，体质恢复者，可选站功、八段锦、太极拳及郭林气功。

【西医治疗原则】

1. 对于肝癌 I 期的患者尽可能手术切除；II 期患者应手术和放疗、动脉内给药等综合治疗；III 期患者应以生物靶向或中医药治疗为主。

2. 放疗技术的进步，如采用 X 刀、适形放疗及调强放疗等，可以取得较好的近期疗效。同位素动脉靶向放疗的近期临床应用也有较好的临床疗效。

3. 局部消融、无水酒精局部注射、微波固化、激光消融、氩氦刀等对于肿瘤小于 5cm 的肝癌是一种较好的选择。

4. 动脉介入治疗，如化疗栓塞、同位素介入、生物制剂、靶向药物的应用等，都有较好的前景。

【转诊原则】

1. 对有可疑肝癌患者随时转送上级医院肿瘤专科进行检查，以明确诊断。做到早发现，早诊断，早治疗。

2. 放化疗后在社区康复期间，若出现白细胞低于 $3.0\times10^9/L$、血红蛋白低于 8g/L、血小板低于 $80\times10^9/L$ 时，需转送上级医院肿瘤内科治疗。

3. 出现中度以上的感染、发热 38.5℃以上经治疗无好转、食欲明显减退、腹部突发剧烈疼痛、呕血、黑便、黄疸、腹水、恶病质等情况者也需转上级医院进一步治疗。

【养生与康复】

1. 情志保健 要特别注意情志舒畅，增强信心，更多地关心他人，保持乐观向上的心理，有利于疾病的治疗和抗病能力的增强。

2. 气功保健 可以适当练习五禽戏、八段锦、太极拳等以增强体质。

3. 饮食健康指导 饮食上宜进丰富而易消化的高营养品，戒除烟酒，多食新鲜蔬菜，避免辛辣、肥腻腥滑之品。生活上应注意劳逸结合。

4. 调护 肝癌患者日常活动一定要缓慢，防止外伤造成肿瘤破裂出血。饮食一定要少渣，易消化，防止粗硬食物划破曲张的食管及胃底静脉丛而出现上消化道大出血。晚期患者一定要慎用化疗药、镇静剂及利尿剂等，避免加重肝脏负担，引起肝昏迷。肝癌术后应每 2~3 个月复查 1 次，一般患者应每月复查 1 次。

【健康教育】

肝癌的发病与黄曲霉素、蓝绿藻、肝炎病毒等有密切相关。平时应注意以下几点：

1. 落实新生儿乙肝疫苗注射及改水、改厕等预防措施的实施。防止粮食作物中黄曲霉素污染、水中蓝绿藻的污染及防治病毒性肝炎，是预防肝癌发生的根本措施。

2. 重视乙型肝炎患者的治疗，防止转变为慢性迁延性肝炎，尤其对肝硬化患者要积极治疗，防止其进一步癌变。

3. 对甲胎蛋白（AFP）≥50μg/L、<200μg/L，在超过2个月以上者，要注意密切观察和随访。

第四节　胃　癌

【概述】

胃癌起源于胃上皮的恶性肿瘤，是消化系统最常见的恶性肿瘤。近年来，胃癌发病率有下降趋势，但死亡率变化不明显。本病属中医“胃脘痛”、“反胃”、“噎膈”、“伏梁”、“积聚”、“癥瘕”等范畴中。

【病因病机】

胃癌的发病与外邪侵袭、情志失调、饮食不节、正气不足等因素有关，使胃失和降，气滞血瘀痰结，最终聚而成形，导致胃癌。《丹溪心法》归结为：“翻胃，大约有四：血虚、气虚、有热、有痰。”

1. 感受外邪　外邪通过肌表内侵脏腑，导致气机阻滞，瘀血、痰浊内生，最终形成积块。

2. 内伤七情　情志不遂，肝气郁结，气滞血瘀，胃脘胀满或痛如针刺。胃失和降，朝食暮吐，暮食朝吐。

3. 饮食不节　饮食失当，或饥饱失调，或恣食肥甘厚味，损伤脾胃，运化功能失常，饮食停留，或与痰瘀互结，或尽吐而出。《素问·痹论》曰：“饮食自倍，肠胃乃伤。”

4. 正气虚弱　素体虚弱，脾胃虚寒；或劳倦过度，久病伤正，均可导致中焦受纳运化无权，使气滞血瘀、痰浊食积共同为患。

上述病理过程经常互相交织，共同作用，从而导致胃癌的发生。胃癌的病位在胃，与脾肾关系密切；病性本虚标实，以标实为主；病机特点是气滞血瘀，痰浊互结。

【临床表现】

早期胃癌一般症状不明显或轻微，所表现出的多为非特异性的消化道症状，如上腹部胀满不适或隐痛、食欲下降、嗳气等，常常被误诊为胃炎或其他消化系统良性疾病，特别是青年人更容易被误诊。据统计在我国约80%的胃癌患者就诊时已经是进展期。

1. 上腹部疼痛 有70%～80%的患者可见疼痛症状，早期多为隐痛。进展期疼痛进行性加重，服药后疼痛不缓解，可伴有胀满、嗳气等症状，中后期上腹部出现剧痛，并放射至腰背部。

2. 恶心、呕吐 引起幽门梗阻时，可出现频繁的恶心、呕吐腐败臭味的宿食。呕吐前常有上腹部胀满、疼痛，吐后胀痛有所缓解。如病灶位于贲门部，则食入即吐，并常伴有吞咽困难、胸骨后疼痛等症状。

3. 呕血、便血 侵及黏膜下层的早期胃癌即可出现消化道出血。疾病进展多表现为呕血、黑便，出血量通常不大。侵及较大血管或侵犯范围较大时会出现大出血。

4. 食欲不振、消瘦乏力 这是胃癌常见的非特异性症状并逐渐加重，最终导致恶病质出现。

5. 其他症状 可出现腹水引起腹胀、腹痛；患者进食少、活动少、卧床时间长，服用吗啡类止痛药等原因均可导致便秘；腹泻，多为稀便。肝、肺、脑、卵巢、前列腺、骨髓等器官转移时会引发相应的症状。

6. 体征 早期胃癌多数无明显体征，可有上腹部轻度压痛、上腹部饱满、闻及震水音。位于胃窦部的肿瘤可触及包块，质硬，呈结节状。当肿瘤侵及周围脏器或组织时肿块固定而不能推动，提示手术切除可能性较小。常见的肝转移可发生梗阻性黄疸、卵巢转移、盆腔种植转移、腹膜转移、癌性穿孔致弥漫性腹膜炎、完全性肠梗阻、锁骨上淋巴结转移、贫血等。

【辅助检查】

1. 胃镜活体病理检查 胃镜检查结合黏膜活检是目前胃癌的诊断方法中最直观、最可靠的方法。胃镜对胃癌诊断有特异性，与活检联合应用时，其准确率可达97.4%，敏感性为93.8%，特异性为99.6%，适当增加活检数量和部位还可以进一步提高诊断的准确率。近年有几种新型胃镜应用于临床，如色素内镜、荧光内镜、放大内镜等，提高了早期胃癌特别是微小胃癌的诊断水平。

2. X线检查 X线钡餐检查可以对胃进行整体观察，特别是对病变部位的判断要优于内镜，可为进一步内镜诊断和活检提供准确的部位导向。胸部X线检查有助于发现肺部的转移癌。

3. 超声检查 能准确诊断胃癌的浸润程度、周围淋巴结转移甚至腹腔内淋巴结转移情况，因此对于胃癌分期、治疗方案的制定和预后的判断具有重大意义。腹部B超有助于发现腹腔淋巴结和脏器，特别是肝脏的转移。

4. CT检查 胃癌的CT表现主要是局部胃壁增厚（通常超过5mm）、胃壁分层强化或消失等。螺旋CT能准确显示胃癌部位、大小、形态及和周围脏器的关系，对其他脏器转移有重要意义。

5. 实验室检查 与胃癌有关的肿瘤标志物有CEA、CA19－9、CA125等。肿瘤标志物在术后可降低，若再次升高提示肿瘤复发。部分患者大便潜血阳性，约50%患者可出现贫血。

【鉴别诊断】

需要与胃溃疡、胃息肉、胃平滑肌瘤、原发性恶性淋巴瘤、胃平滑肌肉瘤、慢性胃炎等疾病相鉴别，胃癌转移还应该与相应部位的原发肿瘤相鉴别。

【治疗】

1. 治疗原则 由于胃癌的临床表现繁多复杂，所以治疗应根据患者的不同临床表现和病情的不同阶段，采取不同的阶段性的治疗策略。中医中药治疗可贯穿于胃癌治疗的全过程。治疗以辨病治疗与辨证治疗相结合、局部治疗与整体治疗相结合、扶正治疗与祛邪治疗相结合为原则，常用扶正培本、活血化瘀、清热解毒等治法。

2. 证治分类

（1）*瘀毒内阻证*

证候：胃脘刺痛，心下痞硬，吐血，便血，肌肤甲错。舌暗紫，脉沉细涩。

治法：解毒祛瘀，活血止痛。

方药：失笑散或膈下逐瘀汤加减。

五灵脂6g 蒲黄6g 当归12g 川芎12g 桃仁15g 丹皮12g 赤芍12g 乌药12g 延胡索6g 甘草9g 香附6g 红花9g 枳壳9g

常用中成药：西黄丸、小金丸、华蟾素、鸦胆子乳。

（2）痰湿凝结证

证候：胸闷膈满，面黄虚胖，呕吐痰涎，腹胀便溏，痰核累累。舌淡红，苔滑腻。

治法：健脾燥湿，化痰散结。

方药：开郁二陈汤加减。

陈皮9g　茯苓9g　苍术9g　香附9g　川芎9g　半夏6g　青皮6g　莪术6g　槟榔6g　甘草3g　木香3g

常用中成药：平消胶囊、消癌平。

（3）脾胃虚寒证

证候：胃脘痛，喜温喜按，朝食暮吐，或暮食朝吐，食谷不化，泛吐清水；肾阳虚甚则见形寒肢冷，畏寒蜷卧，大便溏薄，或五更泄泻，小便清长。舌质暗淡，可见齿痕，苔白水滑或白腐，脉沉细或沉缓。

治法：温中散寒，兼温肾助阳。

方药：附子理中汤加减。

人参9g　白术9g　干姜9g　炮附子（先煎）9g　炙甘草6g

常用中成药：参莲胶囊。

（3）气血两亏证

证候：面色无华，唇甲色淡，自汗盗汗，或见低热，纳呆食少，胃脘可见肿块疼痛，或食后胃胀，或饮食不下全身乏力，动辄气短，形体消瘦。舌淡或舌质暗淡，或见瘀斑，脉虚或沉细。

治法：气血双补，行气活血。

方药：八珍汤加减。

人参15g　白术30g　茯苓30g　当归30g　川芎20g　白芍30g　熟地30g　炙甘草15g

常用中成药：八珍颗粒、参莲胶囊。

3. 其他疗法

（1）蔗姜饮：甘蔗、生姜各适量。取甘蔗压汁半杯，生姜汁1匙和匀炖即成。每周2次，炖温后服用。具有和中健胃作用，适宜胃癌初期用。

（2）红糖煲豆腐：豆腐100g，红糖60g，清水1碗。红糖用清水冲开，加入豆腐，煮10分钟后即成。经常服食，具有和胃止血作用。吐血明显者选用。

（3）陈皮红枣饮：橘皮1块，红枣3枚。红枣去核与橘皮共煎水即成，每日1

次。适用于虚寒呕吐。

（4）莱菔粥：莱菔子 30g，粳米适量。先将莱菔子炒熟后，与粳米共煮成粥，每日 1 次，早餐服食。腹胀明显者可选用。

【西医治疗原则】

1. 手术治疗 患 I、II、III 期的胃癌，且无手术禁忌证者，可行手术治疗。

2. 化疗

（1）化疗的目标：胃癌对化疗有中等程度的敏感性。化疗的目标是使癌灶局限或减小或消灭残存癌灶，防止复发转移，延长患者的生存时间。

（2）阶段化疗：按照化疗开始的时间可将其分为术前、术中、术后化疗。IIIa 期或者更晚的晚期胃癌或其他原因不能手术者可进行化学治疗。

（3）化疗目的：按照化疗的目的可将其分为辅助化疗和解救性化疗。前者是配合手术等可能根治肿瘤的措施进行的，通过消灭术后可能存在的微小转移灶，以提高治愈肿瘤的可能性；解救性化疗的目的是延长患者生命，提高生活质量。

（4）化疗的手段和疗效评价：通过采用静脉、动脉灌注化疗和腹腔内化疗等给药途径可减轻由全身化疗带来的毒副反应。评价化疗效果通常以肿瘤的缩小为指标，近年来有以生存期和生存质量评价疗效的趋势。

（5）分子靶向治疗：分子靶向药物的出现，提供了新的思路，也许会给胃癌的治疗带来重大进展。

【转诊原则】

1. 对有可疑胃癌患者随时转送上级医院肿瘤专科进行检查，以明确诊断，做到早发现、早诊断、早治疗。

2. 化疗后社区康复期间，出现白细胞低于 $3.0\times10^9/L$、血红蛋白低于 8g/L、血小板低于 $80\times10^9/L$ 时，需转送上级医院肿瘤内科治疗。

3. 出现术后复发、消化道穿孔、食欲明显减退、恶病质等，需要进一步转送专科处理者均可以转诊。

【养生与康复】

1. 心理保健 应鼓励患者增强自信，正确对待病情，从悲观绝望、愤怒的阴影中走出来，多与人交往，创造良好的生活氛围，不消极等待，做生活的主宰，保持良好的精神状态。

2. 饮食保健 对于胃癌术后患者，应避免进食刺激性食物，不过快进食，不生气进食，少食腌制食物，少饮酒，多食新鲜蔬菜、水果，饮食规律适度，应注意少食多餐，饮食应清淡易消化并富于营养；另胃癌术后患者易见贫血，应注意补充叶酸及维生素 B_{12}。

【健康教育】

纠正不良的生活习惯，特别是饮食习惯，避免进食生、冷、硬、烫、油炸、烟熏、烧烤等食物，不过快进食，不生气进食，少食盐腌食物，不抽烟，不饮或少饮酒。多食新鲜蔬菜、水果、豆制品，多饮鲜牛奶，常饮绿茶。饮食规律适度，保持乐观豁达的情绪，这些皆有助于预防胃癌的发生。

第五节 大肠癌

【概述】

大肠癌是消化道常见的恶性肿瘤之一，包括结肠癌和直肠癌。其发病率和死亡率有逐年上升的趋势。在我国，随着居民饮食和生活习惯的改变，其发生率逐渐上升，位于恶性肿瘤致死原因的第 5 位。从中医文献所述来看，古代医家虽然未能提出“大肠癌”之病名，但对其已有相当深刻的认识，依其临床表现，本病属中医“肠蕈”、“积聚”、“脏毒”、“便血”等范畴。

【病因病机】

1. 外因 主要是寒气客于肠外，或久坐湿地，或寒温失节，损伤肠胃，导致运化失司，湿热内生，热毒蕴结，流注大肠与肛门，结而为肿。

2. 内因 恣食肥甘厚腻之品，或长久忧思抑郁，思伤脾，怒伤肝，肝脾不和，肠胃失调而致湿热邪毒蕴结，乘虚下注，浸淫肠道，气滞血瘀，湿毒凝结而成肿瘤。

【临床表现】

大肠癌生长相对缓慢，早期无明显症状，有时可多年无症状。临床表现与肿瘤的部位、大小，以及肿瘤继发变化相关。

1. 便血 肿瘤表面与正常黏膜不同，与粪便摩擦容易出血。远端大肠中粪便较干硬，故便血多见。左半大肠癌出血较多，常为肉眼血便，直肠癌由于常因肿瘤表面继发感染可有脓血大便，而右半结肠大便为流体状态，故出血量较少，且因混于粪便中而使色泽改变呈果酱状，肉眼血便较少见，大多数患者为隐血阳性。

2. 腹痛 腹痛早期可为隐痛，容易被忽视。直至肠管狭窄引起肠梗阻而出现阵发性腹部绞痛，并伴有肠梗阻症状。肛门剧痛可由于直肠癌侵犯肛管引起，少数患者因肿瘤出现穿孔引起急性腹膜炎，晚期患者侵犯后腹壁可引起相应部位的疼痛。

3. 排便习惯的改变 排便习惯的改变是最常出现的症状，排便次数增多，粪便不成型或稀便。病灶越低症状越明显，排便前可有轻度的腹痛，常被误诊为肠炎及痢疾而延误治疗。引起轻度的肠梗阻时，可使稀便和便秘交替出现。

4. 腹部肿块与梗阻 有部分结肠癌患者可触及腹部肿块。可有大便习惯的改变及腹痛等症状，位于盲肠及升结肠附近感染者可被误诊为阑尾脓肿。肿瘤生长致肠腔狭窄甚至完全堵塞，可引起肠梗阻表现。

5. 贫血 贫血的原因主要是营养不良、慢性失血所致。此时患者伴有消瘦乏力、低蛋白血症等衰弱表现。

【辅助检查】

1. 直肠指诊 方法简单易行，是早期发现直肠癌的关键性检查方法，可发现距肛门7～8cm之内的直肠肿物。我国直肠癌患者中有75%以上肿瘤位于距肛缘7～8cm以内。

2. 内镜检查 可以观察肿瘤位置、侵犯范围、瘤缘与肛缘的距离，并可做活体组织检查，确定肿瘤的类型。

3. X线检查 目前结肠双重对比造影是诊断大肠癌的首选方法。

4. CT检查 CT检查可判断病期，了解周围组织转移情况，为制定治疗计划和判断预后提供依据。

5. MRI检查 具有较高的对比分辨率，清楚显示周围组织结构和脏器的比邻关系，对直肠癌分期、指导手术方案和放疗计划有一定作用。

6. B超检查 直肠腔内超声可见肿瘤的侵犯深度、周围淋巴结转移情况，其效果明显优于CT和MRI，低位早期直肠癌选择保肛手术者可以行腔内超声检查，筛选病例。

7. 实验室检查

（1）大便潜血检查：此种方法简单易行，可作为大肠癌普查初筛方法和诊断的辅助检查。

（2）血清癌胚抗原（CEA）检查：血清 CEA 水平与病变范围呈正相关。对大肠癌手术后监测提供手段。

（3）其他血清相关抗原检查：血清 CA199、CA242 等亦已应用于大肠癌的检查。

【鉴别诊断】

由于大肠癌的临床表现并无特异性，许多非肿瘤性疾病均可出现类似大肠癌的症状和体征。右半结肠癌可有右下腹痛、腹部包块等，有时需与阑尾炎、阑尾脓肿、肠结核、克罗恩病相鉴别。一部分结肠癌患者，多见于右半结肠癌，以贫血为首发症状，由于慢性失血、贫血为小细胞低色素性，对于原因不明贫血者，特别是年龄较大者，应做粪潜血检查，必要时做肠镜检查。少数患者可误诊为溃疡性结肠炎或血吸虫病肉芽肿而延误治疗。

直肠癌及乙状结肠癌常有脓血便及里急后重，有相当部分患者因误诊为“痢疾”、“肠炎”，甚至延误诊断达数月之久。对于脓血便患者，遇下列情况应做进一步检查：①非传染病流行季节；②粪便中血多于脓；③按炎症治疗效果不佳或见效后又复发；④患者年龄较大者；⑤粪便潜血持续阳性。

便血是直肠癌最常见的症状，很容易误诊为“痔疮”，误诊的原因包括：①以往有“痔疮”病史，患者及医生均满足此诊断；②因痔疮是多发病，接诊医生凭主观诊断，而不做必要检查；③部分患者不愿意接受肛门指诊及直肠镜检查。如果对于便血患者常规做肛门指诊检查，确诊直肠癌并无困难。

【治疗】

1. 治疗原则　结肠癌在初期阶段多呈湿热内蕴，继则气滞血瘀的病理表现，故当正气尚存时应以清热利湿、行气活血为主。病至后期，可出现脾肾阳虚、气血亏虚的表现，因此应以扶正为主，祛邪为辅，治疗以温补脾肾、补益气血为基本法则。

2. 证治分类

（1）湿热内蕴证

证候：腹部阵痛，下痢赤白，里急后重，肛门灼热，胸闷口渴，恶心纳差，发热。舌质红，苔黄腻，脉滑数。

治法：清热利湿，清肠散结。

方药：槐花地榆汤加减。

槐花 15g 地榆 10g 枳壳 10g 黄芩 10g 黄柏 10g 白头翁 15g 败酱草 30g 生苡仁 30g 苦参 10g

（2）瘀毒内阻证

证候：腹胀腹痛，腹有包块，下痢紫脓血，里急后重，肛门下坠，大便困难，口干舌燥。舌质紫暗或有瘀斑，苔黄，脉涩或细数。

治法：化瘀解毒，行气活血。

方药：桃红四物汤加减。

归尾 6g 川芎 10g 赤芍 15g 桃仁 10g 红花 10g 枳壳 10g 乌药 10g 丹皮 10g 木香 10g 延胡索 10g 蒲黄 10g

（3）脾肾阳虚证

证候：面色萎黄，腰酸膝软，畏寒肢冷，腹痛绵绵，喜按喜温，五更泄泻，或便溏、便黏液，纳差。舌淡，舌体有齿痕，苔薄白，脉沉细弱。

治法：温补脾肾，祛湿散寒。

方药：参苓白术散加减。

党参 20g 白术 10g 茯苓 15g 干姜 6g 附子 10g 肉豆蔻 15g 补骨脂 10g 五味子 10g 吴茱萸 6g 生苡仁 30g 升麻 10g

（4）气血双亏证

证候：形体瘦削，面色苍白，气短乏力，纳差食少，四肢浮肿，腹部胀满，时有便溏，或脱肛下坠。舌质淡，苔薄白，脉细弱无力。

治法：补气养血，扶脾益肾。

方药：八珍汤加减。

太子参 30g 当归 15g 白芍 10g 熟地 15g 丹参 10g 白术 10g 茯苓 10g 升麻 5g 生黄芪 30g 炙甘草 5g

3. 其他疗法 大肠癌常用中成药：西黄丸、抗癌解毒胶囊、华蟾素片（注射液）、安替可胶囊、鸦胆子乳剂、痛块灵口服液、消水Ⅱ号膏、参苓白术丸、加味保和丸、归脾丸、六味地黄丸、知柏地黄丸、云南白药、延胡索止痛片、八珍冲剂、益气维血颗粒、消瘤片、平消胶囊、利佳片、施普瑞胶囊、四神丸等。

【西医治疗原则】

1. 手术：Duke's A、B 或者 C1 期的需要手术切除。

2. 术后配合辅助化疗。化疗方案日新月异，此处不赘述。其他期的肠癌根据情况化疗。

3. 直肠癌需要配合放疗。

4. 分子靶向药物：贝伐单抗、西妥昔单抗。

【转诊原则】

1. 对有可疑大肠癌患者随时转送上级医院肿瘤专科进行检查，以明确诊断。做到早发现，早诊断，早治疗。明确诊断后，其治疗原则是以手术治疗为主，以放、化疗和中医治疗为辅的综合治疗，对于无手术指征或者手术后需要接收辅助化疗的患者转送肿瘤内科化疗。

2. 放化疗后社区康复期间，出现白细胞低于 $3.0\times10^9/L$、血红蛋白低于 8g/L、血小板低于 $80\times10^9/L$ 时，需转送上级医院肿瘤内科治疗。

3. 出现下列情况者也需转上级医院进一步治疗：大量便血、剧烈腹痛可能提示出现穿孔、肠梗阻等急腹症，应尽快转入上级医院救治。发热、黄疸、腹水、恶病质等情况均提示病情进展，需要转诊。

【养生与康复】

1. 心理保健 应鼓励患者正确对待病情，增强自信，多与人交往，创造良好的生活氛围，不消极等待，做生活的主宰，保持良好的精神状态。

2. 饮食保健 肿瘤患者在康复期的饮食以“四高一低”为原则，即高热量、高维生素、高蛋白、高无机盐和低脂肪。对于大肠癌患者，宜进食含钾丰富的食物，如橘子、玉米、瘦肉等，还要食用各种含维生素、纤维素的新鲜蔬菜和水果，如芦笋、白菜、萝卜等。少吃油腻和含有较多饱和脂肪酸的食物。

【健康教育】

目前认为，大肠癌的发病是遗传、环境、生活方式等因素共同作用的结果。流行病学研究已证明，饮食因素与大肠癌的发病关系密切，长期进食高脂肪食品与纤维素不足是重要因素；大肠腺瘤性息肉、炎性肠病等疾病也是大肠癌的高危因素。

预防措施：一级预防的目的是防止大肠癌的发病，主要措施包括改变不良生活方式，如控制脂肪摄入、增加纤维素摄入，同时积极防治癌前病变，对于大肠腺瘤应及时治疗并定期复查。二级预防主要是早发现、早治疗，对高危人群进行监测有利于降低大肠癌的发病率和死亡率，高危人群包括有肠道症状者、大肠癌高发区的中老年人群、大肠腺瘤患者、大肠癌患者的家庭成员、家族性大肠腺瘤病患者、炎性肠病患者和盆腔接收过放疗者，监测的项目包括定期大便潜血检查、直肠钡剂造影检查和结肠镜等。

第六节 食 管 癌

【概述】

食管癌是主要起源于食管鳞状上皮和柱状上皮的恶性肿瘤，鳞癌约占90%，腺癌约占10%。我国是食管癌的高发区，也是食管癌病死率最高的国家之一，其最典型的临床表现为进行性吞咽困难。食管癌在中医文献中多属“噎膈”范畴，又称为“膈噎”、“噎塞”等。

【病因病机】

中医学认为本病的发生与饮食和情志因素有密切关系。

1. 七情内伤，忧思伤脾，脾伤则气结，运化失司，水湿内停，滋生痰浊，痰气相搏，阻于食道；恼怒伤肝，肝伤则气郁，气郁则血停，瘀血阻滞食道，致使气滞、痰阻、血瘀郁结食道，饮食噎塞难下而成“噎膈”。

2. 嗜酒无度、过食肥甘、恣食辛辣，可助湿生热，酿成痰浊，阻塞食道；或津伤血燥，失于濡润，食道干涩，均可引起咽下噎塞而成噎膈。另外，饮食过热、食物粗糙、食物发霉既可损伤食道脉络，又可损伤胃气，气滞血瘀于食道而成“噎膈”。

噎膈以内伤饮食、情志不遂为主因，且相互影响，互为因果，共同致病，使气滞、痰阻、瘀血三种邪气阻于食道，而致食道狭窄。也可造成津伤血耗，失于濡润，食道干涩，食饮难下。本病以气滞、痰阻、血瘀为标实，津枯血燥为本虚，在病理性质上表现为本虚标实。噎膈病位在食管，属胃气所主，所以其病变脏腑关键在胃；但又与肝、脾、肾有密切关系，因三脏与胃、食道皆有经络联系，脾为胃行其津液，若脾失健运，可聚湿生痰，阻于食道。胃气之和降，赖肝之条达，若肝失疏泄，则胃失和降，气机郁滞，甚则气滞血瘀，食管狭窄，发为噎膈。肝脾肾功能失调，导致气、血、痰互结，津枯血燥而致食管狭窄、食管干涩是噎膈的基本病机。

【临床表现】

1. 早期症状 在食管癌的早期，局部病灶处于相对早期，其症状可能有局部病灶刺激食管引起食管蠕动异常或痉挛；或因局部炎症、肿瘤浸润、食管黏膜糜烂、表浅溃疡所致。症状一般较轻，持续时间较短，常反复出现，时轻时重，可有无症状的间歇期，持续时间可达1~2年，甚至更长。主要症状为胸骨后不适、烧灼感或疼痛、食物通过时局部有异物感或摩擦感，有时吞咽食物在某一部位有停滞感或轻度梗阻感。下段癌还可引起剑突下或上腹部不适、呃逆、嗳气。

2. 后期症状

(1) *吞咽困难*：是食管癌的典型症状。吞咽困难在开始时常为间歇性，可以因食物堵塞或局部炎症水肿而加重，也可因肿瘤坏死脱落或炎症消退而减轻。但总趋势呈持续性存在，进行性加重，由不能咽下固体食物发展至液体食物亦不能咽下，如出现明显吞咽障碍时，肿瘤常已累及食管周径的2/3以上。吞咽困难的程度与食管癌的病理类型有关，缩窄型和髓质型较为严重。有约10%的患者就诊时可无明显吞咽困难。

(2) *反流*：食管癌的浸润和炎症反射性地引起食管腺和唾液腺黏液分泌增加。当肿瘤增生造成食管梗阻时，黏液积存于食管内引起反流，患者可以表现为频吐黏液，所吐黏液中可混杂宿食，可呈血性或可见坏死脱落组织块，反流还可引起呛咳，甚至吸入性肺炎。

(3) *疼痛*：胸骨后或背部肩胛间区持续性疼痛常提示食管癌已向外浸润，引起食管周围炎、纵隔炎，疼痛也可由肿瘤导致的食管深层溃疡引起；下胸段或贲门部肿瘤引起的疼痛可位于上腹部。疼痛在进食时尤以进食热或酸性食物后更明显。

(4) *其他*：肿瘤侵犯大血管，特别是胸主动脉而造成致死性大出血；肿瘤压迫喉返神经可致声音嘶哑，侵犯膈神经可致呃逆；压迫气管或支气管可致气急或干咳；并发食管-气管或食管-支气管瘘或肿瘤位于食管上段时，吞咽食物时常可发生呼吸困难或呛咳。

3. 体征 早期体征不明显。晚期营养状况日趋恶化，患者可出现消瘦、贫血、营养不良、失水和恶病质。可转移到颈部浅表淋巴结或肝脏等。

【辅助检查】

1. 影像学检查

(1) 钡餐检查：可观察食管的蠕动状况、管壁的舒张度、食管黏膜改变、食管充盈缺损和梗阻程度。低张双重造影对早期食管癌的检出较常规造影更有效。

(2) CT 检查：CT 检查还可以充分显示食管癌病灶大小、肿瘤外侵范围及程度，还有助于确定手术方式、制定放疗计划等。要注意的是，食管 CT 对食管中段癌的诊断价值较高，而对食管颈段或食管与胃交界处的癌肿则效果欠佳。另外，食管 CT 对早期食管癌的发现价值有限。

(3) 正电子发射成像（PET）：PET 开始应用于食管癌的鉴别诊断和术前分期，它对良、恶性食管损害的鉴别、有无淋巴结转移和预后的判断有明显优点。

2. 脱落细胞学检查 食管脱落细胞学检查方法简便、安全，患者依从性好，是食管癌高发区现场普查的重要手段。准确率可达 90% 以上，常能发现一些早期病例。

3. 内镜检查 可在直视下观察肿瘤大小、形态、部位、范围及活组织及细胞刷检查，是最可靠的食管癌诊断方法。辅以食管内壁上的染色有助于食管癌的早期诊断。

超声内镜（EUS）和微小超声探头（SUP）均可应用于食管癌的早期诊断。

【临床分期】

1981 年，Moss 提出食管癌的 CT 分期。

Ⅰ期：肿瘤局限于食管腔内，食管壁厚度≤5mm。

Ⅱ期：食管壁 >5mm。

Ⅲ期：食管壁增厚，同时肿瘤向邻近器官扩展，如气管、支气管、主动脉或心房。

Ⅳ期：肿瘤有远隔转移。

【鉴别诊断】

1. 食管 - 贲门失弛缓症 吞咽困难是本病的明显症状之一，但其达到一定程度后即不再加重，情绪波动可诱发症状的发作。食管钡餐检查时，可见食管下端呈光滑的漏斗状或鸟嘴状狭窄；食管测压对本病的诊断有重要价值。

2. 食管良性狭窄 可由误吞腐蚀剂、食管灼伤、异物损伤、慢性溃疡引起的瘢痕所致。食管钡餐检查可见食管狭窄、黏膜消失、管壁僵硬，狭窄与正常食管段逐渐过渡。内镜加直视下活检可明确诊断。

3. 食管周围器官病变 如纵隔肿瘤、主动脉瘤、甲状腺肿大、心脏增大等均可造成食管不同程度的狭窄，食管钡餐等检查有助于鉴别。

4. 癔症球 又称梅核气。多见于青年女性，时有咽部异物感，但对进食无妨碍。其发病常与精神因素有关。近来，随着食管测压检查的推广，有人发现，近一半的患者有食管上括约肌障碍，并非如以前所认为的是一种神经官能症，因此，本病患者除应作食管钡餐和内镜检查以排除食管的器质性疾病外，有条件者还应做食管测压检查。

【治疗】

1. 治疗原则 本病初起以标实为主，重在治标，以理气、化痰、消瘀为法，并可少佐滋阴养血润燥之品。后期以正虚为主，重在扶正，以滋阴养血、益气温阳为法，也可少佐理气、化痰、消瘀之药。在临床上还应注意治标当顾护津液，不可过用辛散香燥之品；治本应保护胃气，不宜多用滋腻之品。

2. 证治分类

（1）痰气交阻证

证候：吞咽时自觉食道梗塞不舒，胸膈痞满，甚则疼痛；情志舒畅可减轻，精神抑郁则加重；尚可见嗳气呃逆，呕吐痰涎，口干咽燥，大便艰涩。舌质红，苔薄腻，脉弦滑。

治法：开郁化痰，润燥降气。

方药：启膈散加减。

沙参20g　丹参20g　茯苓6g　川贝母9g　郁金3g　砂仁壳3g　荷叶蒂2个　杵头糠3g

（2）津亏热结证

证候：吞咽梗涩而痛，水饮可下，食物难进，食后大部分食物吐出；尚可见胸背灼痛，形体消瘦，肌肤枯燥，五心烦热，口燥咽干，渴欲冷饮，大便干结。舌质红而干，或有裂纹，脉弦细数。

治法：滋养津液，泻热散结。

方药：五汁安中饮加味。

牛乳60ml　韭汁10ml　生姜汁10ml　藕汁10ml　梨汁10ml　沙参15g　石斛

15g　生地 15g　熟地 15g

（3）瘀血内结证

证候：吞咽梗阻，胸膈疼痛，食不得下，甚则滴水难进，食入即吐，尚可见面色暗黑，肌肤枯燥，形体消瘦，大便坚如羊屎，或吐下物如赤豆汁，或便血。舌质紫暗，或舌质红少津，脉细涩。

治法：破结行瘀，滋阴养血。

方药：通幽汤加减。

炙甘草 3g　红花 3g　生地 3g　熟地 3g　升麻 30g　桃仁泥 30g　当归身 30g

（4）气虚阳微证

证候：长期吞咽受阻，饮食不下，面色皖白，精神疲惫，形寒气短；尚可见面浮足肿，泛吐清涎，腹胀便溏。舌质淡，苔白，脉细弱。

治法：温补脾肾，益气回阳。

方药：温脾用补气运脾汤加减，温肾用右归丸加减。

人参 15g　白术 20g　橘红 12g　茯苓 12g　黄芪（蜜炙）15g　砂仁 3g　甘草 5g　生姜 3 片　大枣 3 枚

熟地 24g　山药 12g　山茱萸 10g　枸杞子 12g　菟丝子 12g　鹿角胶 12g　杜仲 12g　肉桂 5g　当归 9g　熟附片（先煎）6g

3. 其他疗法

常用中成药：①增生平：对食管癌及其癌前病变有一定疗效。②六味地黄丸：用于治疗食道黏膜肠上皮化生恶变。③康莱特（薏苡仁提取物）和榄香烯（温莪术提取物），可与化疗药物一同使用，也可用于化疗间歇期，这类药物无明显毒副作用，对不适合手术、放疗、化疗的晚期患者不失为一种可取的治疗方法。

【西医诊治原则】

1. 早期食管癌需要手术治疗。手术有残留者需要配合放射治疗。

2. 术后需要根据情况化疗，定期复查。同时化疗用于不能手术或放疗的晚期病例，其疗效虽不满意，但对于预防和治疗食管癌的全身转移却是目前唯一有效的方法。因此，化疗在食管癌的治疗中占有重要位置。单药化疗有效率在 6% ~37%，联合化疗的有效率在 10% ~86%。

3. 联合化疗的疗效较单药化疗有提高，但其毒副作用也增加，故重症患者不宜应用，联合化疗期间还应密切注意肾、骨髓、心脏、胃肠道等器官的功能变化。

【转诊原则】

1. 对有可疑食管癌患者随时转送上级医院肿瘤专科进行检查，以明确诊断，做到早发现、早诊断、早治疗。

2. 放化疗后社区康复期间，出现白细胞低于 $3.0\times10^9/L$、血红蛋白低于 8g/L、血小板低于 $80\times10^9/L$ 时，需转送上级医院肿瘤内科治疗。

3. 出现吻合口狭窄需器械扩张治疗、严重食管－气管瘘、食管穿孔、食欲明显减退、咯血、恶病质等，需要进一步转送专科处理者。

【养生与康复】

不吃过热、过粗、过硬、辛辣、黏腻及发霉变质食物，吃饭要细嚼慢咽，尤其不可过快咽下粗糙食物。保持心情舒畅和乐观情绪。

【健康教育】

我国不少地区特别在食管癌高发区建立了防治基地，进行肿瘤的预防。一级预防即病因学预防，包括改变不良饮食习惯，不吃霉变食物，少吃或不吃酸菜；改良水质，减少饮水中亚硝酸盐含量；推广微量元素肥料，纠正土壤缺乏硒、钼等微量元素的状况等；二级预防即发病学预防（或称化学预防），包括积极治疗反流性食管炎、食管－贲门失弛缓症、Barrett 食管等与食管癌相关的疾病，同时积极应用维生素 E、C、B_2 及叶酸等治疗食管上皮增生以阻断癌前病变过程；对食管癌高发地区进行普查，对高危人群进行化学药物干预治疗。

第七节　胰腺癌

【概述】

胰腺癌主要指胰外分泌腺腺癌，约占消化道恶性肿瘤的 10%。发病率近年来明显上升，恶性程度高，发展较快，预后较差。临床上主要表现为腹痛、食欲不振、消瘦和黄疸。发病年龄以 45～65 岁最多见，男性多于女性，男女之比为 1.8∶1。本病属中医“伏梁”、“黄疸”范围。

【病因病机】

正气虚弱、脏腑失调是发病的内在条件。七情郁结或饮食失调，久而肝脾受损，脏腑失和，脾运受阻，湿热内蕴，瘀毒内结，久留不去，日久而成积证。本病病位在胰，与肝胆相关。气机不畅、脾湿困郁是本病主要病机。

【临床表现】

胰腺癌的临床症状，主要取决于癌肿生长的部位、周围器官是否受累及有无并发症的出现等。因此，其临床既有胰腺癌本身病变所致的症状和体征，也有因周围器官受累后引起的各种表现。早期症状多较隐匿而无特异性。

1. 腹痛 腹痛是胰腺癌患者最常见的临床症状，约半数的患者以此为首发症状。胰腺癌腹痛的部位往往较深，定位不准确，一般为上腹疼痛。

2. 黄疸 黄疸是胰腺癌的另一重要症状，主要见于胰头癌。

3. 消化道症状 食欲不振、消化不良、恶心、呕吐、腹泻、便秘或黑便等症状都常有发生，但不具特异性。

4. 消瘦 胰腺癌患者消瘦症状较为突出，发病后期即可出现明显消瘦，伴有乏力衰弱等症，具有进行性发展、病情严重的特点。部分患者还以消瘦为首发症状。

5. 发热 10% ~30% 的胰腺癌患者会出现发热，表现为低热、高热、间歇热或不规则热，部分患者还以发热患者为首发症状。

6. 血栓性静脉炎 中、晚期胰体或尾癌患者可并发血栓性静脉炎，常发于下肢，表现为局部红、肿、痛等，可扪及条索状硬块。

7. 症状性糖尿病 胰腺癌患者糖尿病的发生率明显高于对照组。在一些患者中，症状性糖尿病可能在上述各种症状之前 2 ~3 个月出现；也会出现原来控制较好的糖尿病无特殊原因地突然加重。

8. 精神症状 胰腺癌患者可出现焦虑、急躁、抑郁、个性改变等精神症状。约半数胰腺癌患者在确诊前有抑郁表现。

9. 其他 少数患者表现为急性胰腺炎发作；患者常诉明显乏力；部分患者可有小关节红、肿、热、痛，关节周围皮下脂肪坏死及原因不明的睾丸痛等。

10. 胰腺癌脏器转移 胰头部癌常侵犯到胆总管、十二指肠、胃及腹腔动脉；胰体或尾部癌常向腹腔神经丛及脊髓方向转移，或转移至胰上及肝门等处。胰腺出现转移比较早。

【辅助检查】

1. 实验室检查 黄疸时血清胆红素增高，以结合胆红素为主。血清碱性磷酸酶、γ-GT、LDH 等可升高。肝功能损害时 ALT、AST 升高。

2. 细胞学检查 在 CT、B 超定位和引导下，行细针穿刺抽吸细胞学检查，具有简单、安全、可靠等优点，对胰腺癌诊断具有重要意义。

3. 肿瘤标志物 与胰腺癌相关的血清肿瘤标志物检查，如 CA199、CEA、CA242 等。检测血清肿瘤标志物，对于早期诊断、监测治疗反应及预后评估都有一定的实用价值。

4. 影像学检查 逆行胰胆管造影（ERCP）具有很高的灵敏度，尤其在小胰腺的诊断中有一定价值。此外，通过 ERCP 获取胰液、胰腺细胞学及组织学标本，进行相关的肿瘤标志物及基因检测，可明显提高胰腺癌的早期诊断率。腹部 B 超、腹部 CT 均可发现胰腺肿块。

【鉴别诊断】

1. 慢性胰腺炎 胰腺癌与慢性胰腺炎的鉴别十分困难。用细针穿刺抽吸细胞学检查（FNA）或 ERCP 可以鉴别。

2. 胆囊炎、胆石症 胰腺癌如以腹痛、黄疸及发热为主要表现时，可与胆囊炎、胆结石相混淆。进一步作 B 超检查常可明确诊断。

3. 慢性胃部疾病 慢性胃炎、消化性溃疡等慢性胃部疾病的症状常与胰腺癌的起病相似，胰腺癌的病程为进行性加重，并伴有明显的消瘦，而在胃部疾病中则无此表现。行胃镜、钡餐、B 超检查有助于鉴别。

【治疗】

1. 治疗原则 本病是在正虚的的基础上，由湿热邪毒瘀结而成。初期以标实为主，晚期由实转虚。证多见气郁、湿结、脾虚杂而为病，临证应辨明是本虚为主，还是标实为主，分而治之。

2. 证治分类

（1）脾虚气滞证

证候：上腹部不适，面色浮白，纳呆，消瘦，便溏，口干不多饮。舌质淡，苔薄腻，脉细或细弦。

治法：健脾理气。

方药：香砂六君子汤加减。

党参 30g 白术 15g 茯苓 30g 木香 10g 砂仁 10g 柴胡 12g 陈皮 10g 法半夏 12g 八月扎 30g 生苡仁 30g

（2）湿热蕴结证

证候：上腹部胀满不适，发热缠绵，口渴不喜饮，或见黄疸，口苦口臭。舌红，苔黄腻，脉数。

治法：清热化湿。

方药：三仁汤合茵陈五苓散加减。

生苡仁 30g 白蔻仁 10g 杏仁 10g 绵茵陈 30g 栀子 10g 白术 15g 猪苓 30g 泽泻 12g 莪术 15g

（3）气滞湿阻证

证候：上腹部胀满不适或胀痛，腹部肿块明显，胸闷气短，纳差，面浮足肿。舌淡苔白，脉濡细或细弦。

治法：理气化湿。

方药：二陈汤合平胃散加减。

苍术 10g 厚朴 10g 半夏 15g 胆南星 15g 薏苡仁 30g 猪苓 30g 茯苓 30g 泽泻 30g

（4）阴津不足证

证候：上腹部胀满不适或胀痛，低热，午后颧热，盗汗，口干喜饮，便燥行坚。舌红，少苔，脉细数。

治法：养阴清热。

方药：青蒿鳖甲汤合增液汤加减。

沙参 15g 生地 15g 玄参 15g 青蒿 15g 鳖甲 15g 知母 10g 牡丹皮 10g 甘草 6g

化疗期间血象下降明显者，根据辨证论治给以补气血、益肝肾，方选八珍汤、四物汤加二至丸，或当归补血汤加二仙汤加减；呃逆呕吐明显者，降逆止呕，用温胆汤或旋覆代赭汤加减等。

3. 其他疗法

（1）栀子仁枸杞粥：栀子仁 5～10g，鲜藕 60g（或藕节 10～15 节），白茅根 30g，枸杞子 40g，粳米 130g。将栀子仁、藕节、白茅根、枸杞子装入纱布袋内扎紧，加水煮煎；粳米下锅，下入药汁、清水，烧沸，小火煮烂成稀粥，可加蜂蜜适量调味即可。具有清热利湿，凉血止血，除烦止渴之功。适用于胰腺癌上腹胀痛，腹部有块，食欲差，面色少华，倦怠无力，低热，衄血者。

（2）薏米汤：薏米60g，大枣5枚，煮食。具有健脾益胃，祛湿散结抗癌之功。

（3）猪胰海带汤：猪胰1条（约100g），淡菜30g，海带20g，肿节风15g，姜汁3g。肿节风切段，装入纱布袋，加水煎煮药汁。猪胰洗净，沸水内氽一下。淡菜去毛，海带温水泡发后洗净。锅热放花生油，猪胰片煸炒，下姜汁，加入鸡清汤、药汁、淡菜、海带、料酒、盐、酱油，烧沸，小火烧熟透，味精调味即可。具有补虚益脾，清热解毒，软坚散结之功。适用于胰腺癌，食欲不振，腹痛，发热，消瘦，腹内肿块者。

【西医治疗原则】

1. 手术治疗 早期手术治疗，但大多数患者发现时已为晚期，主要靠化疗或者放射治疗。

2. 常用化疗药物 ①吉西他滨：用于晚期胰腺癌治疗。它可以明显改善晚期胰腺癌患者的生活质量和疾病相关症状。吉西他滨主要副反应为骨髓抑制较明显。②卡培他滨：口服化疗新药，为5－FU的衍生物，本身无细胞毒作用，服用后在肿瘤组织内活化为5－FU，可用于胰腺癌的治疗。视患者体力状态，或单独使用，或与吉西他滨联合使用。一般用法为2000～2500mg/m^2，分两次在早晚饭后半小时用水吞服。连用14天，休息7天，21天后重复。主要副反应为手足综合征。

3. 胰酶肠溶胶囊 为多种酶的混合物，补充胰酶，用于消化不良、胰腺疾病引起的消化障碍和各种原因引起的胰腺外分泌功能不足的替代治疗。用法：一次2～6粒，每日3次，餐前服。

【转诊原则】

1. 对B超发现胰腺肿块、CA199明显升高可疑胰腺癌的患者，随时转送上级医院肿瘤专科作进一步检查，以明确诊断。做到早发现，早诊断，早治疗。

2. 胰腺癌患者化疗后，在社区康复期间出现骨髓抑制，以及明显的肝肾功能异常，需转送上级医院肿瘤内科治疗。

3. 出现梗阻性黄疸、腹痛加重、恶病质等需转上级医院进一步治疗。

【养生与康复】

1. 情志保健　首先要树立战胜疾病的信心，保持乐观豁达的心态；其次要有忍受疾病治疗副反应的毅力和心理准备，积极配合医生，有利于疾病的治疗和抗病能力的增强。

2. 气功保健　胰腺癌患者，可根据自己的体力状态，适当练习各种气功，如五禽戏、八段锦、郭林新气功、太极拳等，以增强体质，颐养性情。

3. 饮食健康指导　胰腺癌患者多有厌食、腹胀等消化不良症状，因此饮食调理尤为重要。饮食宜清淡、富营养、易消化，并注意饮食的色、香、味，可增进食欲。多食新鲜蔬菜，避免辛辣、肥腻腥滑之品。生活习惯应劳逸结合，适度锻炼，戒除烟酒。化疗期间注意预防感染。

【健康教育】

现代研究认为：吸烟者发生胰腺癌的危险性为非吸烟者的1.5～3倍。慢性胰腺炎增加胰腺癌发病危险高达9～16倍，糖尿病、胆囊炎或曾做过胆囊切除术会增加胰腺癌的发病危险。家族史与遗传基因易感性、高胆固醇饮食、高热量饮食、其他化学物质如多环芳烃等，为胰腺癌发生的相关因素。

预防措施：减少或戒除吸烟，拒绝二手烟，积极治疗胰腺慢性疾病，加强劳动保护，远离辐射环境和物质，改善环境卫生，畅达情志，均衡饮食，积极锻炼身体，增强防病抗病能力。40岁以上的中年人，建议定期做健康体检，可发现一部分早期胰腺癌。

第八节　膀胱癌

【概述】

膀胱癌是泌尿系统最常见的恶性肿瘤。它的发病有地区性和种族性，美国和西欧高，日本低。美国的白人高于黑人，男女比例为3∶1。据多数国家的统计，膀胱癌的发病率呈上升趋势，在美国，位居男性肿瘤发病率第4位，女性肿瘤发病率第10位。我国尚无全国性膀胱癌的发病率统计。膀胱癌的发病率随年龄急剧增加，40

岁以下发病少见，中位发病年龄 65 岁。吸烟及接触芳香胺可能是重要的致病因素。本病属中医“溺血”、“血淋”、“癃闭”等范畴。

【病因病机】

现代医学认为膀胱癌病因与以下因素有关：①长期接触芳香族类物质的工种，如染料、皮革、橡胶、油漆工等，可为膀胱肿瘤的高发生率；②吸烟；③膀胱黏膜局部长期遭受刺激。膀胱壁长期慢性的局部刺激，如长期慢性感染、膀胱结石的长期刺激及尿路梗阻，均可能是诱发癌肿的因素。腺性膀胱炎、黏膜白斑被认为是癌前期病变，可诱致癌变；④药物因素，如大量服用非那西汀类药物已证实可致膀胱癌；⑤寄生虫病。

膀胱癌之病因，为外受湿热邪毒或风邪入于少阴，内则少阴肾虚。肾虚不固，湿热下注膀胱，瘀毒内阻，蕴结膀胱为其基本病机。

【临床表现】

膀胱癌的临床表现随肿瘤的分类和病期的早晚而多种多样，间歇性肉眼血尿为膀胱癌早期症状，还可出现尿频、尿急、尿痛等膀胱刺激症状，以及排尿困难、尿潴留，晚期转移可出现相应症状。

1. 血尿 无痛性和间歇性血尿是膀胱癌的主要症状。临床上出现血尿者在 90% 以上，早期出现血尿者占 60%。

2. 膀胱刺激征 为膀胱癌的主要症状之一，约占 70%，约有 15% 患者早期即可出现。

3. 排尿困难 癌肿位于膀胱颈、尿道内口处时，可导致尿道梗塞，出现排尿困难。严重时出现急性尿潴留。

4. 其他 还可出现腹部肿块、腰骶部或会阴部疼痛及贫血等症。

5. 膀胱癌转移 晚期膀胱癌可因肺、肝等内脏转移及骨转移等出现相应症状。

【辅助检查】

1. 超声检查 超声检查可以发现膀胱肿块，可作为膀胱肿瘤的初筛。

2. 膀胱镜检查 在膀胱癌的诊断中占最重要的地位。通过膀胱镜检查，可了解肿瘤所在部位、大小、形态、数目等，并可取活组织检查。

3. 尿细胞学检查 收集新鲜尿液的标本，查找癌细胞，细胞学阳性率 70% ~

80%。

4. 肿瘤标志物 CEA、CA125、CA199、NMP、BTA 等，对于监测病情复发及预后评估有一定的临床意义。

5. 泌尿系造影 X 线检查 可全面了解肾盂、输尿管和膀胱整个泌尿系的情况。

6. 其他影像学检查 盆腔 CT 或盆腔 MRI 检查主要用于浸润性癌，以了解膀胱癌浸润深度，以及局部淋巴结有无转移、邻近器官受侵等情况；胸 CT 或腹 CT 检查可以了解是否存在远处转移的情况。

【鉴别诊断】

血尿为膀胱癌的第一症状，但其他疾病如急慢性肾炎、泌尿系感染或结石、泌尿系肿瘤等均可出现血尿。一般说来，急慢性肾炎会有血尿，但它多见于幼儿和青年，同时伴有浮肿、高血压、蛋白尿等表现。泌尿系统感染会有血尿，但都伴有尿频、尿急、尿痛及发热等感染症状。泌尿系统结石发作时除有血尿外，多有从腰部到小腹部的剧烈疼痛甚至绞痛。外伤性血尿则有外伤史。

至于无痛性血尿，泌尿系统肿瘤如肾癌、膀胱癌都有表现，因膀胱癌较为多见，所以首先要警惕膀胱癌。通过进一步的影像学检查如超声、CT 等有利于发现病变所在。

【治疗】

1. 证治分类

（1）肾虚证

证候：无痛性血尿，呈间歇性；伴腰酸腿软，神疲乏力，头昏眼花。舌淡红，脉沉细，尺弱。

治法：益气滋肾，收敛摄血。

方药：加味肾气丸加减。

熟地 15g　山茱萸 12g　泽泻 10g　川牛膝 12g　车前子（包煎）10g　菟丝子 10g　枸杞炭 10g　生地炭 15g　女贞子 20g　旱莲草 30g　生黄芪 20g　血余炭 20g　仙鹤草 30g

（2）湿热证

证候：血尿；伴尿频尿急，尿道疼痛，少腹作胀，纳呆，或有低热。舌苔白腻或黄腻，脉滑数。

治法：清热利湿，解毒通淋。

方药：八正散加减。

萹蓄 30g　瞿麦 30g　黄柏 10g　栀子 10g　乌药 10g　大蓟 15g　小蓟 15g　白茅根 30g　龙葵 30g　白术 10g　土茯苓 30g　白英 30g　蛇莓 15g　海金沙（包煎）15g

（3）瘀毒证

证候：此型为膀胱癌晚期。尿血成块，尿中腐肉，恶臭，排尿困难或癃闭，少腹坠胀疼痛。舌暗有瘀斑或瘀点，脉沉弦。

治法：化瘀解毒，清热通淋。

方药：少腹逐瘀汤加减。

小茴香 6g　延胡索 12g　当归 15g　川芎 6g　赤芍 12g　白英 30g　龙葵 30g　蛇莓 30g　土茯苓 30g　半枝莲 30g　苦参 15g　黄柏 10g　白茅根 30g　连翘 15g　赤小豆 20g　鸭跖草 30g　冬葵子 10g　车前草 30g　川楝子 10g

化疗期间，如浅表性膀胱癌行经尿道膀胱肿瘤电切除术（TUR－BT）后，常给予膀胱灌注化疗一年，期间给予中药，可以减轻化疗副反应。血象下降明显者，可给予补养气血、健脾补肾，方用八珍汤加减。膀胱灌注化疗期间，有的患者出现血尿，伴尿频、尿急、尿痛的膀胱刺激症状，可给予清热利湿止血，八正散加减。

2. 其他疗法

（1）白英猪瘦肉汤：白英（鲜品）30g（干品 20g），猪苓 20g，赤小豆 50g，红枣 30g，猪瘦肉 150g。将猪瘦肉去油脂，洗净，斩块；赤小豆用清水浸渍半天，至发胀为度，洗净备用；其他用料洗净。将全部用料放入锅内，加清水适量，文火煮 1.5～2 小时即成，调味供用。功效清利湿毒。适用于膀胱癌尿血，血色鲜红，属于湿热浊毒内侵，迫血妄行者。

（2）膀胱癌血尿方：白花蛇舌草（鲜品）30g，小蓟（鲜品）30g，薏苡仁 100g，兔肉 150g，蜜枣 5 枚。将兔肉去油脂，斩块；薏苡仁用水浸软；其他用料洗净。将全部用料（小蓟除外）放入锅内，加清水适量，文火煮 1.5～2 小时；放入小蓟，再煮 30 分钟，调味供用。有清利热毒，凉血止血之功效。适用于膀胱癌属于热毒内侵，迫血妄行者。症见血尿反复发作、血色鲜红，伴小便短赤灼痛、尿频尿急者。

（3）膀胱癌莪术汤：莪术 8g，三七 8g，当归 10g，红枣 10 枚，猪肉 150g。将猪肉去油脂，洗净，斩块；三七切片；其他用料洗净。将全部用料放入锅内，加清水适量，文火煮 1.5～2 小时。有祛瘀止血，散结消癥之功效。适用于膀胱癌尿血暗红，有血块，属于血瘀内结者。

【西医治疗原则】

早期需要外科手术治疗。手术切除后需要膀胱内化疗药物冲洗。一般每周 1 次，连续 6 次；再每月 1 次，连续 6 次。

常用药物：膀胱癌具有多中心性及多发性的特点，经尿道切除肿瘤后的 2/3 病例发生复发。目前一般都采用膀胱内药物灌注作为预防复发，常用药物有卡介苗、丝裂霉素或阿霉素等。①丝裂霉素（MMC）：MMC 40mg 溶于 40ml 水中，经导尿管注入排空的膀胱，每 15 分钟变体换位 1 次，共 2 小时，每周灌注 1 次，共 8 周。以后每月 1 次，共 1 年。②卡介苗（BCG）：BCG120mg 和生理盐水 50ml 经导尿管注入膀胱，保留 2 小时，初时每周 1 次，共 6 次。以后每月 1 次，坚持 2 年。③吉西他滨/顺铂：晚期不能切除的膀胱癌，或出现内脏转移者，均可采用全身化疗。吉西他滨/顺铂方案是目前晚期膀胱癌的标准方案。吉西他滨 $800mg/m^2$，静脉滴注，第 1、8、15 天；顺铂 $70mg/m^2$，静脉滴注，第 2 天。4 周为一疗程，共三疗程。

【转诊原则】

1. 对于以血尿就诊而可疑膀胱癌的患者，应建议转送上级医院肿瘤专科进一步检查，以明确诊断。做到早发现、早诊断、早治疗。

2. 膀胱癌放化疗期间，患者常需监测化验血常规、肝肾功能、电解质等，若发现有骨髓抑制，以及严重的肝肾功能异常，需转送上级医院肿瘤专科治疗，并与其肿瘤主治医师取得联系。

3. 放化疗期间合并肺部感染或泌尿系感染、发热在 38. 5℃以上经治疗无好转、食欲明显减退、严重腹泻、恶病质等需转上级医院进一步治疗。

【养生与康复】

1. 情志保健　树立坚定的信心，保持乐观的情绪是膀胱癌自我调养和康复的关键。首先要树立战胜癌症的信心，具备同癌症作斗争的毅力，保持乐观豁达的心态，有利于增强自身的抗病能力和疾病的康复。反之，若过度焦虑、情绪紧张和心情压抑，可导致内分泌功能紊乱，削弱身体的抗病能力，既不利于治疗，又可促使病变发生和发展。

2. 气功保健　膀胱癌患者于术后及放化疗后，应根据个人体力状态，适当练习各种气功，如五禽戏、郭林新气功、太极拳等，以增强体质，颐养性情。

3. 饮食健康指导 饮食宜以清淡、易消化、富营养为主，多食新鲜蔬菜和水果，避免辛辣肥腻之品，少吃牛羊肉、无鳞鱼、虾蟹等发物。戒除不良生活习惯，生活规律，适度锻炼，避免主被动吸烟，戒除烈酒。

【健康教育】

首先应针对病因采取预防措施，如改善染料、橡胶、皮革等工业的生产条件，提倡禁止吸烟，避免大量、长期服用可致癌的药物等。开展群众性的普查工作，尤其对高发人群的普查。膀胱癌的早期表现是无痛性血尿，40 岁以上的中老年人平时身体一向健康，一旦莫明其妙地出现血性小便，不痛不痒，呈无痛性血尿，则要警惕膀胱癌，须进一步检查，以便早期诊断和治疗。研究表明，多饮水可以减少致癌物质与膀胱内壁接触的数量和时间，从而减少患膀胱癌的危险。

第九节　恶性淋巴瘤

【概述】

恶性淋巴瘤（ML）是原发于淋巴结和（或）结外部位淋巴组织免疫细胞恶性肿瘤，来源于淋巴细胞或组织细胞的恶变。依据临床和病理特点不同分为两大类，即霍奇金淋巴瘤（HL）与非霍奇金淋巴瘤（NHL）。在组织病理学上，HL 的恶性细胞为 R－S 细胞及其变异细胞；NHL 的恶性细胞则为恶变细胞增殖形成的大量淋巴瘤细胞。因此，可以将它们理解为两种不同的疾病。但由于二者原发部位均起源于淋巴组织，且在临床分期与表现上有类似之处，故传统上又把它们同置于淋巴瘤一类疾病中描述。

中医文献中未见有恶性淋巴瘤病名的记载，但有很多类似于恶性淋巴瘤临床表现的描述，属于“石疽”、“失荣”、“阴疽”、“恶核”、“瘰疬”等范畴。

【病因病机】

恶性淋巴瘤的确切病因至今尚未阐明，其发生可能与下列因素相关：EB 病毒、C 型 RNA 逆转录病毒、幽门螺杆菌感染；与某些理化因素，如放射性物质、苯、除草剂、石棉或砷等化学品的接触；免疫抑制剂、抗癫痫药、皮质激素等药物的长期应用，如艾滋病、自身免疫性疾病、先天性免疫缺陷病等长期应用免疫抑制剂可导致恶性淋巴瘤；遗传性因素，如染色体异常可致恶性淋巴瘤发病率增高。

中医认为是由于正气内虚，加之外感邪毒、饮食失调、情志内伤而致水湿内停，聚湿生痰，痰浊留著于经络肌肤，生为本病。

1. 禀赋不足　先天禀赋不足，致元阴元阳不足。元阳不足，虚寒内生，寒性凝滞，血脉痹阻；元阳虚弱，致脉无力，血液运行缓慢而致瘀；阴液不足，百脉失养，阴虚生内热，热邪煎熬血液致瘀。

2. 脏腑虚损　脏腑功能失调致气血阴阳不足，由虚致瘀，虚瘀相加，致疾病进一步恶化。

3. 饮食不节　平素饮食不节，损伤脾胃，致运化失司，水液停留，聚而生热，炼液成痰，壅阻气血，导致痰瘀结聚，发为本病。

4. 外感六淫　“邪之所凑，其气必虚”，六淫邪气乘虚而入，或外邪亢盛，直入脏腑，可变生疾病。

【临床表现】

1. 局部表现　ML 好发于淋巴结，绝大多数首发于颈部、锁骨上淋巴结，也可发生于腋窝、腹股沟、纵隔、腹膜后、肠系膜等部位的淋巴结；少数病例首发于结外淋巴组织或器官。前者以 HL 多见，后者以 NHL 多见。受侵部位与表现如下：

（1）淋巴结肿大：90%的 HL 患者早期以体表淋巴结肿大为首发症状。其中，有 60%～70%患者发生于锁骨上与颈部；腋窝和腹股沟淋巴结肿大者占 30%～40%。NHL 以体表淋巴结肿大为首发症状者占 50%～70%；40%～50%原发于结外淋巴组织和器官。肿大的淋巴结特点多为无痛性，表面光滑，中等硬度，质地坚韧，均匀、丰满；肿大的淋巴结早期可从黄豆大到枣大，孤立或散在发生；中晚期可相互融合，与皮肤粘连、固定或破溃。有 1/5 左右患者在发病初期即有多处淋巴结肿大，很难确定首发部位。HL 和低度恶性 NHL 病例淋巴结肿大速度缓慢，在确诊前常有数月至数年淋巴结肿大的病史；高度恶性 ML 患者淋巴结肿大迅速，往往在短时间内明显肿大，过一阶段又相对缓慢或稳定。多数患者初期常无症状，通过 X 线发现有中纵隔和前纵隔的分叶状阴影，并可急剧出现上腔静脉压迫征或气管、食管、膈神经受压症状。肿大的淋巴结时常经抗炎或抗结核治疗后有一定程度缩小，停止治疗后又复增大。

（2）肝脾肿大：原发性肝脏 ML 罕见，但继发侵犯肝脏者多见，肝侵犯多继发于脾侵犯或晚期病例，部分病例以肝肿大为首发症状。HL 患者伴膈下淋巴结侵犯时，有 70% ~80% 为脾脏受累，尤其是混合型、有全身症状者。有资料显示，HL 脾肿大患者仅 60% 病例为组织学阳性。

（3）咽淋巴环：病变可侵犯由口咽、舌根、扁桃体和鼻咽部组成的淋巴环，也称“韦氏环”。其黏膜或黏膜下具有丰富的淋巴组织，因而是 ML 好发部位。韦氏环淋巴瘤约占结外 NHL 的 1/3。扁桃体淋巴瘤常伴有颈部淋巴结肿大，有时肿块可阻塞整个口咽，影响进食和呼吸，也同时或先后合并胃肠道侵犯。

（4）鼻腔病变：原发鼻腔淋巴瘤多数为 NHL，临床多有相当长时间的流涕、鼻塞，或过敏性鼻炎病史。也可出现流鼻血、鼻腔肿块而影响呼吸。鼻咽部淋巴瘤以耳鸣、听力减退症状明显。鼻咽部肿块经活检可以确诊。

（5）胸部病变：纵隔淋巴结肿大是 ML 的好发部位，多见于 HL 和 NHL 中的淋巴母细胞型淋巴瘤。纵隔病变最初发生于前中纵隔、气管旁及气管与支气管淋巴结。胸膜病变可表现为结节状，或肿块，或胸腔积液。胸腔积液为渗出液，不到 10% 病例可检出恶性细胞。心肌和心包侵犯为纵隔病变而导致，也有原发心脏淋巴瘤的个案报道。或可因心包积液而出现心包填塞症状。

（6）胃肠道病变：胃肠道是 NHL 最常见的结外病变部位。以胃原发病变较多，以小肠，尤以十二指肠、回肠及回盲部多见。胃淋巴瘤病变源于胃黏膜下淋巴滤泡，早期无临床症状，伴随疾病进展可出现消化不良、上腹部不适等非特异性症状，在病变进展过程中也可出现呕血、黑便、上腹部包块、贫血、消瘦等。肠道 ML 多表现为腹痛、腹泻、消化不良、腹部肿块、贫血、消瘦等。在疾病进展过程中可因肿瘤阻塞肠道而出现肠梗阻，甚至出现肠穿孔，需急诊手术。病变也常累及腹膜后、肠系膜及髂窝淋巴结。肿大的淋巴结可融合成块，腹部可扪及肿块，并伴有疼痛。腹膜后淋巴瘤多见于 NHL 病例，亦可见到周期性发热症状。

（7）皮肤病变：NHL 病例可原发或继发于皮肤侵犯，皮肤蕈样霉菌病是一种特殊的淋巴瘤，病程缓慢，恶性程度较低，受犯皮肤相继出现红斑期、斑块期、肿瘤期的病理变化，并逐渐侵犯淋巴结，晚期可累及内脏；可表现单发或多发皮肤结节，或与周围皮肤界限不清，表面皮肤呈淡红色或暗红色皮肤结节，伴有疼痛，或见破溃、糜烂。

（8）骨髓病变：骨髓常受侵犯，骨髓象与淋巴细胞白血病相似。骨髓受侵多为疾病晚期症状之一。绝大多数为 NHL 病例，伴有纵隔淋巴结肿大的淋巴母细胞型淋巴瘤的骨髓常类似急性淋巴细胞白血病（ALL）；弥漫性小淋巴细胞型则表现为慢性淋巴细胞白血病（CLL）征象。

（9）其他表现：NHL可原发或继发于脑、硬脊膜外、睾丸、卵巢、阴道、宫颈、乳腺、甲状腺、肾上腺、眼眶球后组织、喉、骨骼、肌肉软组织等。当出现上述部位不明原因病变时，应做涂片或活检以明确诊断。

2. 全身表现

（1）全身症状：有发热、盗汗、消瘦、皮肤瘙痒等。约有10% HL病例以全身症状为首发。全身症状明显者多为疾病中晚期表现，若治疗反应不佳者，预后不良。一般随着病情进展，全身症状可以加重。纵隔和腹膜后ML伴有发热、皮肤瘙痒症状者较多。持续发热、多汗、体重下降等可能标志着疾病进展，机体免疫功能衰竭。

（2）全身非特异性病变：可伴有一系列皮肤、神经系统非特异性表现。皮肤病变可见有糙皮病样丘疹、带状疱疹、疱疹样皮炎、色素沉着、鱼鳞癣、剥脱性皮炎、结节性红斑、皮肌炎等。也可发生荨麻疹、结节性红斑、皮肌炎、黑棘皮症、色素性荨麻疹等，发生率为13%～53%。神经系统病变可表现为运动性周围神经病变、多发性肌病、进行性多灶性脑白质病、亚急性坏死性脊髓病变。

（3）贫血：有10%～20%患者在就诊时即有贫血，甚至可发生于淋巴结肿大前几个月。晚期患者贫血更常见。

（4）其他：由于HL患者，特别是晚期患者的免疫功能低下，可发生严重感染；也可发生自身免疫性溶血性贫血等。免疫功能极度低下则标志着疾病进展或复发。

【辅助检查】

1. 病理检查 恶性淋巴瘤应由病理检查证实。

2. 外周血象 HL血象变化发生较早，常有轻中度贫血，白细胞数正常或轻度增高，约1/5病例有嗜酸粒细胞增多，晚期淋巴细胞减少；NHL就诊时白细胞数多正常，伴有相似细胞型ML晚期血象酷似ALL。极个别患者化疗后也可发生髓性白血病。

3. X线检查 对ML诊断有重要参考价值。包括胸部后前位及侧位片，必要时辅以体层摄影，主要观察肺门、纵隔、气管隆嵴下，以及内乳链淋巴结。同时，也观察肺内有无受侵。下肢淋巴造影确定盆腔和腹膜后淋巴结有无受侵是临床分期必不可少的依据。此外，根据临床症状和体征，可拍摄可疑部位的骨骼像、胃肠钡餐检查、下腔静脉造影和静脉肾盂造影等。CT、MRI、B超检查对发现纵隔、腹膜后及其他隐匿部位的病变可提供很大帮助。

【诊断要点】

凡慢性、进行性、无痛性淋巴结肿大者要考虑 ML 诊断。需要进行淋巴结穿刺涂片、淋巴结印片和病理学检查，但确诊需依靠病理组织学检查结果，并没有特征性的临床表现和实验室检查可作为诊断依据。然而，通常需要结合临床表现、实验室与病理学检查做出诊断。

1. HL 临床诊断 ①无痛性淋巴结肿大；②不同部位淋巴结肿大引起相应的器官压迫症；③可伴有发热、消瘦、盗汗、皮肤瘙痒等；④随疾病进展可侵犯到结外组织而出现相应症状。

2. NHL 临床诊断 ①无痛性淋巴结肿大；②结外病变可侵犯韦氏咽环、胃肠道、骨、骨髓、皮肤、唾液腺、甲状腺、神经系统、睾丸等；③表现为局部肿块、压迫、浸润或出血症状；④20% ~30% 患者出现发热、体重减轻、盗汗等全身症状。

【鉴别诊断】

1. 淋巴结炎 急性炎症多有原发感染病灶，局部肿大的淋巴结有红、肿、热、痛等临床表现；慢性时淋巴结多无进行性肿大，形状较扁，体积较小，质地柔软。

2. 结核性淋巴结炎 常合并有肺结核，OT 试验阳性，局部病变时淋巴结可呈局限波动感或破溃，通常抗结核治疗有效。

3. 慢性淋巴细胞白血病 全身淋巴结普遍增大，白细胞正常及淋巴细胞百分比增高，骨髓检查示淋巴细胞 >30%。

4. Castleman 病 病理检查可见淋巴结内血管增生伴管壁周围组织玻璃样变，淋巴细胞可环绕中心呈层状排列，生发中心消失，呈透明血管型；或淋巴滤泡间组织有浆细胞浸润，呈浆细胞型，也可呈混合型。

5. 恶性组织细胞病 临床有进行性贫血、衰竭、发热等症状。外周全血细胞减少。骨髓涂片或淋巴结活检可见异质性恶性组织细胞和多核巨细胞。无 R－S 细胞。免疫组化染色示 CD68 阳性。

6. 血管免疫母细胞性淋巴结病 淋巴结病理示正常结构破坏，有弥漫性免疫母细胞、浆细胞浸润，血管增生及间质中嗜酸性、PAS 阳性物质沉着三联征。

【治疗】

1. 证治分类

（1）寒痰凝滞证

证候：颈项、耳下或腋下等处肿核，不痛不痒，皮色如常，坚硬如石；或见内脏痰核，癥积；并见面色无华，形寒肢冷，神疲乏力，呕恶纳呆，头晕目眩。舌质淡或淡暗，苔薄白，脉细弱。

治法：温阳益肾，散寒通滞。

方药：阳和汤加减。

熟地 20g　鹿角胶 10g　白芥子 10g　炮姜 6g　肉桂 3g　麻黄 3g　甘草 6g

（2）气郁痰结证

证候：颈项、耳下，或腋下等处肿核，不痛不痒，皮色不变，坚硬如石；或见内脏痰核，癥积；并见烦躁易怒，胸腹闷胀，或有胸胁满闷，食欲不振，大便不调。舌质暗红，舌苔白腻或黄腻，脉弦或弦数。

治法：舒肝解郁，化痰散结。

方药：逍遥散加减。

柴胡 12g　当归 10g　白芍 10g　白术 10g　茯苓 15g　煨姜 6g　薄荷 9g　炙甘草 6g

（3）痰热阻肺证

证候：颈项、耳下、腋下等多处肿核，不痛不痒，皮色正常，坚硬如石；或见内脏痰核，癥积；并见烦躁易怒，胸胁疼痛，胸闷气短，咳嗽气逆，心悸喘息，头晕乏力。舌质暗红，舌苔黄腻，脉弦数。

治法：清肝泻肺，解郁散结。

方药：黛蛤散合泻白散加减。

青黛 10g　海蛤壳 10g　桑白皮 10g　地骨皮 10g　生甘草 6g　粳米 20g

（4）痰瘀互结证

证候：颈项、耳下、腋下等处肿核；或见内脏癥积，时而疼痛；伴见食欲不振，形体消瘦，腹大如鼓，午后潮热，大便干结，或有黑便。舌质暗或有瘀斑，舌苔黄腻，脉细涩。

治法：活血化瘀，软坚散结。

方药：膈下逐瘀汤加减。

当归 12g　桃仁 12g　红花 10g　川芎 10g　赤芍 10g　丹皮 10g　延胡索 6g　五灵脂 10g　乌药 10g　香附 9g　枳壳 10g　甘草 6g

（5）气血两虚证

证候：颈项、耳下、腋下等处肿核，或见内脏癥积；伴见面色无华，语言低微，倦怠自汗，心悸气短，头目眩晕，失眠多梦。舌体胖大，舌质淡红，舌苔薄白，脉细弱，或细数。

治法：益气补血，清热解毒。

方药：八珍汤加减。

人参（党参）15g　白术 10g　茯苓 10g　当归 10g　川芎 10g　白芍 10g　熟地 10g　生姜 6g　大枣 6 枚　甘草 6g

（6）肝肾亏虚证

证候：形体消瘦，消谷善饥，潮热汗出，五心烦热，口干咽燥，腰膝酸软，头晕耳鸣，两胁疼痛，遗精或月经不调；兼见颈项、内脏多处肿核。舌质红绛，舌苔少或无苔，脉细数。

治法：滋补肝肾，软坚散结。

方药：大补阴丸加减。

熟地 20g　黄柏 10g　知母 10g　龟板（可用龟板胶替代）12g　猪脊髓（可单独蒸煮，与本方同时食用，也可以食疗方式食用）适量

2. 其他疗法　专病专方是疾病的辅助或综合治疗的重要组成部分。

（1）山土合剂：由山豆根、土茯苓、连翘、牛蒡子、柴胡、土贝母、露蜂房、板蓝根、花粉、玄参、鬼针草、地锦草组成；具有清热解毒功效；治疗 ML 热毒互结证。

（2）四物消瘰汤：由当归、川芎、生地、赤芍、玄参、海藻、夏枯草、牡蛎、蚤休、黄药子组成；具有清热凉血，化痰消瘰功效；治疗 ML 痰热互阻证。

其他如天门冬注射液（或天门冬冲剂）、白花蛇舌草注射液（或白花蛇舌草片）、艾迪注射液、榄香烯乳注射液、三氧化二砷注射液、康赛迪胶囊（复方斑蝥胶囊）、安替可胶囊、片仔癀胶囊、牛黄醒消丸、大黄䗪虫丸、鳖甲煎丸、小金丹、夏枯草膏等中成药对 ML 具有一定的治疗作用。临证时可辨证选用。

【西医诊治原则】

恶性淋巴瘤通常采用手术、放疗、化疗、生物调节剂与中医药治疗等多种方法

的综合治疗。各种治疗方法均有优缺点，关键是要结合个体差异，不失时机、合理搭配，可达到取长补短，优势互补效果。首次治疗前应根据患者体质状况、病理类型、临床分期、原发病变部位、肿瘤的发展趋势等综合因素，结合现有的治疗手段制定合理的综合治疗方案，以最大限度地杀灭肿瘤细胞，保护机体正常机能，提高临床治疗率，改善生活质量。对于既往已经治疗而又复发病例，应对其既往治疗效果进行科学的评估，抓住主要问题，兼顾全面，做到合理的综合治疗。综合治疗策略应分阶段进行。

第一阶段应最大限度地降低肿瘤负荷；第二阶段应重建骨髓和免疫功能；第三阶段应强化肿瘤治疗，以消除残留肿瘤细胞；第四阶段应提高免疫功能，巩固疗效。

化学治疗适应证有：①不适于单用放疗患者，即Ⅰ、Ⅱ、Ⅲ及Ⅳ期患者；②在紧急情况下需迅速解除压迫症状，如脊髓压迫症、心包积液、上腔静脉综合征、气管受压窒息等；③作为局部肿瘤放疗的补助疗法。

【转诊原则】

1. 对于以淋巴结肿大就诊而可疑恶性淋巴瘤的患者，应建议转送上级医院肿瘤专科进一步检查，以明确诊断。做到早发现、早诊断、早治疗。

2. 恶性淋巴瘤放化疗期间，患者常需监测化验血常规、肝肾功能、电解质等，若发现有骨髓抑制，以及严重的肝肾功能异常，需转送上级医院肿瘤专科治疗，并与其肿瘤主治医师取得联系。

3. 出现严重并发症，如脊髓压迫症、心包积液、上腔静脉综合征、气管受压窒息等及发热38.5℃以上经治疗无好转、放疗后的感染、食欲明显减退、恶病质等需转上级医院进一步治疗。

【养生与康复】

1. 情志保健　树立坚定的信心，保持乐观的情绪是自我调养和康复的关键。首先要树立战胜癌症的信心，和具备同癌症作斗争的毅力，保持乐观豁达的心态，有利于增强自身的抗病能力和疾病的康复。

2. 饮食健康指导　饮食宜以清淡、易消化、富营养为主，多食新鲜蔬菜和水果，避免辛辣肥腻之品，少吃牛羊肉、无鳞鱼、虾蟹等发物。戒除不良生活习惯，生活规律，适度锻炼，避免主动吸烟和被动吸烟，戒除烈酒。

【健康教育】

首先应针对病因采取预防措施，如改善染料、橡胶、皮革等工业的生产条件，提倡禁止吸烟，避免大量、长期服用可致癌的药物等。开展群众性的普查工作，尤其对高发人群的普查。恶性淋巴瘤的早期非特异性表现常有不明原因的发热和/（或）淋巴结肿大，要警惕恶性淋巴瘤的可能，须进一步检查，以便早期诊断和治疗。

第二篇　外　科

学习提要

本篇共分七章。第一章疮疡、第二章常见乳房疾病、第三章泌尿男科疾病、第四章肛肠疾病、第五章腹部外科疾病、第六章骨伤科疾病、第七章其他外科疾病、第八章外科基本技术。全科医师应掌握社区常见中医外科常见病证（疮疡、肠痈、乳腺肿块及溢液、乳痈、癃闭、痔疮、肛裂等），常见骨伤疾病的概念、病因病机、临床表现、鉴别诊断、辨证论治、转诊原则、养生保健、健康教育、康复指导；熟悉常见病（急腹痛、急性尿潴留、外伤、烧伤、破伤风、结石、前列腺增生症、褥疮等）的诊断、鉴别诊断、转诊原则及基本用药。

掌握无菌概念、无菌操作技术、换药等技能；掌握中医外治技巧、褥疮的预防及护理方法。掌握常用的消毒剂、消毒方法及注意事项。掌握轻微创伤、常见外科感染处理原则及抗生素合理使用原则。掌握肛门直肠指检检查；掌握常见手术后康复指导；掌握社区常见骨伤疾病的治疗手法及各类骨伤疾病的适应证和注意事项。了解骨伤科常用的牵引方法及其应用原理。熟悉骨伤科疾病的术后康复指导。

第一章

疮疡

疮疡是各种致病因素侵袭人体后引起的体表化脓性疾病，包括急性和慢性两大类。

【病因病机】

疮疡的致病因素无外乎外感与内伤两大类。外感因素包括外感六淫邪毒、感受特殊之毒、外来伤害等。内伤主要包括情志内伤、饮食不节、劳伤虚损等因素。《素问·至真要大论》有“诸痛痒疮，皆属于心。”心在五行属火，故疮疡与热毒、火毒关系最为密切。外邪引发的疮疡尤以热毒、火毒最为常见。

疮疡的病机可以概括为经络阻塞、气血凝滞、营卫不和。

疮疡的发生与经络、气血关系密切。

由于各种病因的侵袭，导致经络气血运行失畅，气血凝滞，与入侵而作用于经络之邪毒结聚成肿块，发为肿疡。

另外，经络在病理变化上，还起到了传递病邪的作用。即脏腑的邪毒可以通过经络，出里达表，化火则成为疮疡，化燥则成为皮肤病。反之，体表疮疡之疮毒，也可以通过经络，由表入里，引起内攻或者内陷。如各种原因所致的疔毒走黄和有头疽在初、中、后三期出现的火陷、干陷和虚陷证，就是经络这一作用的结果。

疮疡的病理过程是不断发展变化的，当其气血与致病邪毒结聚过久而未得以消散时，便会化热腐肉而成溃疡。其次，气血的盛衰，不仅决定着疮疡的发生与否，而且还决定着疮疡的属性和是否会发生疮毒内攻内陷等。

【临床表现】

疮疡的临床表现可以概括为红、肿、热、痛和功能障碍。在疮疡发病过程中，由于病理变化造成的特殊形态，或由于功能障碍产生的特殊体形，对诊断有一定帮助。若颜面疔疮患者步态蹒跚，局部疮口凹陷，皮色暗红，常是走黄的征象；蛇头疔若有损骨，其溃后每多形如蛇头；髂窝流注常使患肢屈曲难伸等。

【治疗】

疮疡的治疗常须内治和外治相结合。轻浅的疮疡，有时只需单纯外治便可痊愈。而严重的病证，如走黄、内陷等，不仅需要内治与外治相结合，还需要结合西医西药治疗，并给予一定的支持疗法。

疮疡内治的总则为消、托、补。即初期未成脓时，运用清热解毒、和营祛瘀、行气、解表、温通、通里、理湿等治法使毒邪消散的方法；中期脓成未溃或脓出不畅时，根据患者体质采用透托法或补托法以托毒外出；后期体质虚弱者，用补法以恢复正气，生肌收口，使疮疡早日愈合。

疮疡外治法可根据疮疡的初、中、后期分别辨证施治。初期，宜箍毒消肿，阳证可采用金黄散、玉露散、金黄膏、玉露膏等或用清热解毒的新鲜草药捣烂外敷，阴证宜采用回阳玉龙膏、阳和解凝膏、桂麝散等，半阴半阳证应选用冲和散。中期应切开排脓，要注意切开时机、切口大小、切口方向等。后期应提脓去腐、生肌收口，阳证用八二丹、九一丹，阴证用七三丹、五五丹，疮口脓水较多时可用等渗盐水冲洗疮面，或中药溶液湿敷。

此外，在疮疡的治疗中，还要重视患者的精神调摄、饮食宜忌、日常起居、护理换药等，加强医患合作，力争早日康复。

第一节　疖

【概述】

疖是指发生在肌肤浅表部位、范围较小的急性化脓性疾病，相当于西医的疖、头皮穿凿性脓肿等。根据病因、证候不同，又可分为有头疖、无头疖、蝼蛄疖、疖病等。其特点为：肿势局限，范围多在3cm左右，突起根浅，色红、灼热、疼痛，易肿、易脓、易溃、易敛。西医认为，疖是单个毛囊及其周围组织的急性化脓性感染，病菌以金黄色葡萄球菌为主。

【病因病机】

1. 内郁湿火，外感风邪，两邪相搏，蕴阻肌肤。

2. 夏秋季节感受暑毒。

3. 天热汗出不畅，暑湿热蕴阻肌肤，引起痱子，复经挠抓，破损染毒。

【临床表现】

局部皮肤红肿疼痛，可伴发热、口干、便秘、溲赤、苔黄、脉数等全身症状。

1. 有头疖 肿块色红，直径约3cm左右，灼热疼痛，突起根浅，中央有一脓头，出脓即愈。

2. 无头疖 肿块色红，直径约3cm左右，无脓头，表面灼热，触之疼痛，2～3天化脓，溃后多迅速愈合。

3. 蝼蛄疖 多发生于儿童头部。临床常见两种类型：

（1）坚硬型：肿块较小，根脚坚硬，溃破出脓，但坚硬不退，创口愈合后还会复发，常为一处未愈，他处又生。

（2）多发型：肿块大如梅李，相连三五枚，溃破出脓而不愈合，日久头皮窜空，如蝼蛄窜穴之状。

无论何型，局部皮厚且硬者较重，皮薄成空者较轻。若无适当治疗则迁延日久，可损及颅骨，必待死骨脱出，方能收口。

4. 疖病 好发于项后发际、背部、臀部。几个到几十个，反复发作，缠绵不愈。也可在全身各处散发疖肿，一处将愈，他处续发，或间隔周余、月余再发。消渴病、习惯性便秘或营养不良者易患本病。

【鉴别诊断】

1. 痈 常为单发，初起无头，局部顶高色赤，表皮紧张光亮，肿势范围较大，有6～9cm，初起即可伴有全身症状。

2. 颜面疔疮 初起有粟粒状脓头，根脚较深，状如钉丁，肿势散漫，肿胀范围显著大于疖，出脓较迟，且有脓栓，多数初起即有恶寒、发热等全身症状。

3. 痤疮 多见于青少年，好发于面颊部和背部，初起为坚实丘疹，直径较小，挤之有白色粉样物质，反复挤之，则形成大小不等的结节。病程较长，30岁以后发病减少。

【治疗】

1. 内治法

（1）热毒蕴结证

证候：疖肿单发或散发，簇集一处，突起根浅，色红，灼热，疼痛；伴发热，口渴，溲赤，便秘。苔黄，脉数。

治法：清热解毒。

方药：五味消毒饮合黄连解毒汤加减。

金银花15g　野菊花15g　紫花地丁15g　天葵子9g　蒲公英15g　黄连6g　黄柏9g　黄芩9g　栀子12g

（2）暑湿浸淫证

证候：夏秋多见，小儿及产妇多发，局部皮肤红肿结块，灼热疼痛，根脚浅，范围局限；伴发热，口干，便秘，溲赤。舌苔薄腻，脉滑数。

治法：清暑化湿解毒。

方药：清暑汤加减。

车前子（包煎）15g　泽泻12g　竹叶9g　金银花15g　天花粉12g　连翘12g　赤芍15g　滑石15g　甘草6g　野菊花15g　黄连6g　栀子12g　黄柏9g

（3）体虚毒恋，阴虚内热证

证候：疖肿此愈彼起，不断发生，或散发，或固定于身体某处，疖肿较大，易转变为有头疽，常伴口干唇燥。舌质红，苔薄，脉弦数。

治法：养阴清热解毒。

方药：仙方活命饮合增液汤加减。

金银花15g　防风9g　白芷9g　当归12g　甘草6g　赤芍12g　贝母12g　花粉12g　乳香6g　没药6g　穿山甲12g　皂角刺12g　陈皮9g　生地15g　玄参9g　麦冬12g

（4）体虚毒恋，脾胃虚弱证

证候：疖肿泛发全身，成脓及收口时间均较长，脓水稀薄；伴面色萎黄，神疲乏力，纳少便溏。舌质淡或边有齿痕，苔薄，脉濡。

治法：健脾和胃，清热化湿。

方药：五神汤合参苓白术散加减。

茯苓12g　车前子（包煎）15g　金银花15g　紫花地丁15g　川牛膝12g　白扁

豆 9g 人参 6g 炙甘草 6g 山药 12g 莲子肉 12g 桔梗 12g 薏苡仁 15g 砂仁 12g 陈皮 9g 白术 12g

2. 外治法

（1）初起者，用千捶膏或三黄洗剂外搽，大者用金黄散或玉露散外敷；也可用鲜野菊花叶、蒲公英、芙蓉叶、败酱草、丝瓜叶中的一种，捣烂外敷患处。

（2）脓成者，应及时切开排脓，掺九一丹、太乙膏盖贴，深者用药线引流。

（3）脓尽者，用生肌散掺白玉膏收口。

（4）蝼蛄疖宜做十字切开，如遇出血，可用棉垫加多头带缚扎以压迫止血。如有死骨，待松动时，用镊子钳出。

【转诊原则】

颜面部疖肿，如发生颜面部进行性肿胀，伴恶寒、高热、头痛、呕吐、昏迷时，此谓走黄，即相当于西医的化脓性海绵状静脉窦炎，此时病情严重，需及时转诊。

【养生与康复】

1. 本病一般预后较好，出脓即愈，但发生于鼻、上唇及周围所谓“危险三角区”的疖如症状较重、病情加剧或被挤压时，容易发生走黄及内陷，故需积极治疗，切勿挤压。

2. 以清淡饮食为佳，慎食辛辣刺激及鱼腥发物。

3. 多饮清凉饮料，如金银花露、地骨皮露、菊花茶、西瓜汁、绿豆米仁汤等。

【健康教育】

1. 重视皮肤日常清洁，勤洗澡，勤换衣服，勤修指甲。

2. 少食辛辣炙煿助火之物以及肥甘厚腻之品。

3. 暑季是疖的高发季节，应搞好防暑降温工作，多饮清凉饮料，预防痱子。

4. 积极治疗糖尿病，体虚者积极进行体育锻炼，增强体质。

【常用西药参考】

由于疖多系由金黄色葡萄球菌引起，因此首选青霉素或复方新诺明或头孢类抗生素，常用药物如下：

1. 阿莫西林 每次 0.5g，每日 3 次，儿童每次 40～80mg/kg，每日 3～4 次，口

服。

2. 头孢氨苄 每次0.25～1g，每日3～4次；儿童每次30～40mg/kg，每日3～4次，口服。

第二节 发

发是一种病变范围较大的急性化脓性疾病，病变范围常在10cm以上。其特点是：初起无头，红肿蔓延成片，中央明显，四周较淡，边界不清，灼热疼痛，全身症状明显。相当于西医的急性蜂窝织炎。

一、手发背

【概述】

手发背相当于西医的手背部蜂窝织炎。特点是：手背漫肿，红热疼痛，手心不肿，影响功能活动。若溃迟难敛，易损筋伤骨。

【病因病机】

1. 饮食不节，情志内伤，以致湿火内生。
2. 外伤染毒，湿热火毒结聚手背，经络阻滞，热壅血瘀，热盛肉腐而致。

【临床表现】

初起患部漫肿，边界不清，胀痛，皮温升高，伴有恶寒、发热、苔黄、脉数等全身症状。7～10天化脓，患处肿胀高突，皮色紫红，痛如鸡啄，全身症状加重。按之如有波动感，则提示脓已成。溃后皮肤湿烂，脓水色白或黄，或夹有血水，逐渐脓少而愈。若2～3周未愈，脓水稀薄而臭者，则提示有损骨。

【鉴别诊断】

本病应与毒虫咬伤相鉴别，后者有毒虫咬伤史，咬伤处有瘀点，手背迅速肿起，或红热疼痛，或伴风团，疼痛剧烈，肿势较局限，严重者可伴皮肤坏死，若毒邪走散可发生走黄或内陷，危及生命。

【治疗】

1. 内治法

(1) 初中期

证候：手背漫肿，红热疼痛，化脓溃破；伴皮肤湿烂，恶寒，发热，身痛。苔黄，脉数。

治法：清热解毒，活血止痛。

方药：五味消毒饮合仙方活命饮加减。

金银花 15g 野菊花 15g 紫花地丁 15g 冬葵子 15g 蒲公英 15g 防风 9g 白芷 9g 当归 12g 甘草 6g 赤芍 12g 浙贝母 12g 花粉 12g 乳香 6g 没药 6g 穿山甲 12g 皂角刺 12g 陈皮 9g

(2) 后期

证候：溃久难愈，溃后脓液稀薄，日久难敛，伴神疲乏力。舌淡苔薄，脉细。

治法：清热解毒，托毒生肌。

方药：托里消毒散加减。

人参 9g 川芎 12g 当归 9g 白芍 12g 白术 9g 金银花 30g 茯苓 15g 白芷 9g 皂角刺 9g 桔梗 9g 生黄芪 15g 甘草 9g

2. 外治法

初起：用金黄散或玉露膏外敷。

成脓期：宜切开引流，红油膏或大黄油纱盖贴。

脓尽：生肌散外敷。

【转诊原则】

手部肿胀，疼痛加重，影响休息，伴有发热，因条件所限无法彻底引流者，应及时转诊行切开引流。

【养生与康复】

1. 本病若不及时治疗，容易损筋伤骨，造成手部关节的功能障碍。所以一旦发生手部感染应早期诊治，控制病情进一步发展。

2. 患手忌持重，可应用三角巾悬吊固定，手背朝下以利于引流。

3. 慎食辛辣刺激及发物。

4. 及早进行功能锻炼。

【健康教育】

重视皮肤日常清洁，防止受伤，受伤后应及早医治。

【常用西药参考】

由于蜂窝组织炎多由溶血性链球菌、金黄色葡萄球菌及大肠杆菌或其他链球菌引起，因此抗生素的选择应首选青霉素类，其次为头孢类。常用药物如下：

1. 阿莫西林 每次0.5g，每日3次；小儿每次40～80mg/kg，每日3～4次，口服。

2. 罗红霉素 每次0.15g，每日2次；小儿每次30～50mg/kg，每日3～4次，口服。

3. 环丙沙星 每次0.2g（0.2g/100ml），每12小时1次，静滴。

二、足发背

【概述】

足发背相当于西医的足背部蜂窝织炎。特点是：全足背漫肿，边界不清，焮热疼痛，足心不肿，伴有恶寒、发热、身痛，苔黄，脉数。

【病因病机】

1. 外伤染毒。
2. 饮食不节，湿热内生，或肝胆湿热下注。
3. 脚癣感染。
4. 部分患者足发背由痛风引起。

以上原因导致湿热毒邪壅阻肌肤，气血凝滞，热盛肉腐而致本病。

【临床表现】

初起足背红肿疼痛，皮温增高，肿势弥漫，边界不清，影响活动。5～7天后迅速增大化脓，可伴有发热、腹股沟淋巴结肿大等全身症状。溃破后脓出稀薄，夹有血水，皮肤湿烂，全身症状多随之减轻。

【鉴别诊断】

本病需与丹毒鉴别。后者突然发病，恶寒高热，皮肤颜色鲜红，色如涂丹脂染，边缘清楚，焮赤肿胀，一般不化脓坏死，但易复发。

【治疗】

1. 内治法

证候：足背漫肿，灼热疼痛，化脓溃破；伴寒战高热，纳呆。舌红苔黄，脉滑数。

治法：清热利湿，解毒消肿。

方药：五神汤加减。

茯苓 12g　车前草 15g　金银花 15g　紫花地丁 15g　川牛膝 12g　鱼腥草 18g　败酱草 15g　薏苡仁 15g

若后期生肌收口较慢，可酌加丹参、当归尾、玄参以补气活血滋阴。

2. 外治法

参照“手发背”。

【转诊原则】

参照“手发背”。

【养生与康复】

1. 本病若不及时治疗，容易损筋伤骨，造成足部关节的功能障碍。一旦发生足部蜂窝织炎应早期诊治，控制病情进一步发展。
2. 抬高患肢，减少活动。
3. 感染控制后，及早进行功能锻炼。

【健康教育】

1. 重视皮肤日常清洁，防止受伤，受伤后应及早医治。
2. 积极治疗脚癣及痛风。

【常用西药参考】

参见“手发背”。

第三节　痈

【概述】

痈是指发生于体表皮肉之间的急性化脓性疾病。其特点是局部光软无头，红肿疼痛，结块范围在6～9cm，易肿、易脓、易溃、易敛，或伴有恶寒、发热、口渴等全身症状，一般不会损筋伤骨，也不会造成内陷。相当于西医的皮肤浅表性脓肿、急性化脓性淋巴结炎等。

痈的常见致病菌有乙型溶血性链球菌、金黄色葡萄球菌等，也可来源于口咽炎症、足癣、皮肤损伤及各种皮肤、皮下化脓性感染。

痈的好发部位多在颈部（颈痈）、腋窝（腋痈）、肘内侧（肘痈）及腘窝（委中毒）。

【病因病机】

1. 外感六淫邪毒。
2. 皮肤外来伤害而感染毒邪。
3. 饮食不节，湿热内生。

以上病因导致湿热邪毒留阻肌肤，郁结不散，导致营卫不和，气血凝滞，壅阻经络，化火成毒而成痈肿。

一、颈痈

【概述】

颈痈是发生于颈部两侧的急性化脓性疾病，相当于西医的颈部急性化脓性淋巴结炎。特点是多见于儿童，冬春易发，初起时局部肿胀、灼热、疼痛，而皮色不变，边界清楚，发病前有风温外感证候。

【病因病机】

1. 外感风温或风热之邪。

2. 内伤情志，气郁化火。

3. 饮食不节，湿热内生。

4. 患乳蛾、口疳、龋齿或头面部疮疖。

以上原因导致外邪、内热夹痰蕴结于少阳、阳明经络，气血凝滞，热盛肉腐而成痈肿。

【临床表现】

本病多见于小儿，发病多见于冬春季节。发病前，多有乳蛾、口疳、龋齿或头面部疮疖病史。最常发生于颌下、耳后、颏下及颈侧。

初起局部皮色不变，肿如杏核，继则肿胀增大，形如鸡卵，皮色转红，灼热疼痛，不易活动，身伴寒热，头痛项强，重则张口困难，7～10日成脓，肿势高突，焮红赤肿，中软应指。外溃出脓后，形症渐安，再过7～10日，肌生疮敛而愈。

【鉴别诊断】

1. 痄腮 发生在腮部，常双侧并起，皮色不变，濡肿酸胀少痛，不会化脓，并有传染性。

2. 臖核 虽也多由头面、口腔等部位疾患所引起，但肿块压痛不明显，推之活动，肿形较小，很少化脓，一般无全身症状。

【治疗】

1. 内治法

（1）风热痰毒证

证候：病发于颈侧，色白漫肿，坚硬突起，疼痛；伴发热恶寒，咳嗽咽痛，口干尿赤，大便干结。舌红苔薄黄，脉浮数。

治法：疏风清热，散坚消肿。

方药：牛蒡解肌汤加减。

牛蒡子12g　连翘12g　薄荷（后下）6g　栀子12g　荆芥10g　丹皮12g　玄参9g　夏枯草9g　石斛10g

（2）热毒炽盛证

证候：发热不退，皮色渐红，肿势高突，痛如鸡啄；伴口干，溲赤，便秘，肿块按之软而有波动感。舌红苔黄燥，脉滑数。

治法：清热解毒，化痰透脓。

方药：牛蒡解肌汤加味。

牛蒡子 12g　连翘 12g　薄荷（后下）6g　栀子 12g　荆芥 10g　丹皮 12g　玄参 9g　夏枯草 9g　石斛 10g　穿山甲 12g　皂角刺 12g

2. 外治法

（1）初起可用金黄膏、玉露膏敷贴，或用金黄散、玉露散或双柏散以水蜜调制外敷。

（2）脓成应及时切开排脓，刀口宜顺皮肤纹理切开。对于较深部位的脓肿，应熟悉颈部解剖，切勿损及血管，否则有生命之虞。

（3）溃后先用八二丹、九一丹药线引流，脓腐去尽后改用生肌膏或生肌白玉膏外敷，至疮口痊愈。

【转诊原则】

发热不退，皮色渐红，肿块高突，痛如鸡啄，按之有波动感者，是欲成脓，应及时切开引流。如若条件有限，不能彻底切开引流，应及时转诊。

【养生与康复】

1. 早期忌用苦寒冰伏之剂治疗，不宜挤压，及时用湿润外敷药、箍围药，使药力易于透达。

2. 高热时应卧床休息，多饮水。

3. 饮食宜清淡，初期及成脓期宜进食半流质饮食。

【健康教育】

1. 注意气候变化，适寒温，防止感受风热、暑热之邪。

2. 及时治疗乳蛾、龋齿、口腔溃疡及头面部疮疖。

【常用西药参考】

由于颈痈多系由乙型溶血性链球菌及金黄色葡萄球菌引起，因此应首选青霉素类抗生素。

1. 阿莫西林　每次 0.5g，每日 3 次；小儿每次 40 ~ 80mg/kg，每日 3 ~ 4 次，口服。

2. 罗红霉素 每次0.15g，每日2次；小儿每次30~50mg/kg，每日3~4次，口服。

3. 环丙沙星 每次0.2g（0.2g/100ml），每12小时1次，儿童慎用，静滴。

二、腋痈

【概述】

腋痈，是指发生于腋窝部的急性化脓性疾病，相当于西医的腋部急性化脓性淋巴结炎。俗称米疽、夹肢疽。其特点是腋下暴肿，灼热疼痛，皮色不变，伴有发热恶寒等全身症状，上肢活动不利，约两周成脓，化脓后易形成袋脓。

【病因病机】

本病多由外感风热之邪，或上肢皮肤破损染毒，或因疮疡等毒邪感染，循经流窜而致；也可因肝脾血热，兼忿怒气郁化火，或房事过度、肝肾阴亏、虚火燔灼，郁于腋部皮肉经络而成痈。

【临床表现】

发病前多有手部或臂部皮肤皲裂、破损或疮疡病史。

初起多见腋部暴肿，皮色不变，灼热疼痛，同时上肢活动不利，伴恶寒发热、纳呆、苔黄、脉滑数等全身症状。若疼痛日增，寒热不退，势必酿脓。10~14天肿块中央变软，皮色转红，按之波动明显，是已成脓。溃后脓出稠厚，肿消痛止，容易收敛；若溃后脓出不尽，肿势不退，多是因为切口太小，或疮口位置太高，导致袋脓。此时需要扩创，否则迁延日久，难以收口。

【鉴别诊断】

本病需与腋疽相鉴别，后者初期推着可动，疼痛不甚，约三个月才能化脓，溃后脓水稀薄，并夹有败絮样物质，收口缓慢，一般无明显全身症状。

【治疗】

1. 内治法

证候：初起如梅李大小，逐渐增大，色红焮肿，痛引肩背，或及两胁，发热恶寒，口苦咽干。舌红，苔黄，脉弦数。

治法：清肝解郁，散坚消肿。

方药：柴胡清肝汤加减。

生地 15g　当归 12g　白芍 12g　川芎 9g　柴胡 9g　黄芩 12g　栀子 15g　天花粉 15g　防风 9g　牛蒡子 12g　连翘 15g　甘草 6g

加减：热盛者，酌加金银花 30g，蒲公英 15～30g。成脓后，酌加穿山甲 12g，皂角刺 12g。

2. 外治法

（1）参照“颈痈”。

（2）脓成需切开时，宜循经切口，低位引流，切口够大。若有袋脓时可用垫棉法加压包扎，若无效则及时扩创引流。创口将敛时，需外盖棉垫，紧压创口，以促进愈合。

【转诊原则】

1. 发热不退，皮色渐红，肿块高突，痛如鸡啄，按之有波动感者，是欲成脓，应及时切开引流。如若条件有限，不能彻底切开引流，应及时转诊。
2. 形成袋脓，需及时扩创引流者，应及时转诊。

【养生与康复】

1. 保持局部皮肤清洁。
2. 积极治疗原发病因、病灶。
3. 发病时限制上肢活动，创口收敛后则应加强上肢功能锻炼。
4. 全身症状重者，应卧床休息，多饮水。
5. 调节情志，保持心情舒畅，饮食宜清淡。

【健康教育】

1. 加强劳动保护，防止手臂外伤及感染。
2. 保持手部、胸部皮肤清洁。

【常用西药参考】

参照“颈痈”。

三、胯腹痈

【概述】

胯腹痈是指发生在胯腹部的急性化脓性疾病。相当于西医的腹股沟浅部急性淋巴结炎。其特点是结块肿痛，皮色不变，步行困难。

【病因病机】

多由湿热内蕴，气滞夹痰凝结而成；或由下肢、阴部感染邪毒循经继发。

【临床表现】

初起在胯腹部有一结块，形如鸡卵，肿胀发热而皮色不变，疼痛明显，患侧步行困难，伴有发热、恶寒等全身症状。若肿块增大，则皮色转红，持续跳痛，全身症状加重，并伴溲赤、便干等症状，此为化脓征象。一般脓出易敛。

【鉴别诊断】

本病应与腹股沟疝鉴别。前者发生之前常有下肢、阴部破伤或疮疡史。后者为可复性包块，无疼痛等不适。

【治疗】

1. 内治法

证候：胯腹部结块肿痛，皮色不变，患肢行走困难；伴有发热恶寒，便秘，溲赤等全身症状。舌质红，苔黄腻，脉数或滑数。

治法：清热利湿解毒。

方药：五神汤合萆薢渗湿汤加减。

金银花 15g　茯苓 12g　车前子（包煎）15g　川牛膝 12g　紫花地丁 15g　萆薢 12g　薏苡仁 15g　黄柏 12g　陈皮 9g　泽泻 12g　滑石 9g　通草 9g

2. 外治法

参照“颈痈”。

【转诊原则】

参照“颈痈”。

【养生与康复】

1. 保持局部皮肤清洁。发病时减少活动，抬高患肢。
2. 全身症状重者，应卧床休息，多饮水。
3. 调节情志，保持心情舒畅，饮食宜清淡。

【健康教育】

1. 积极治疗足癣等原发病灶，防止继发细菌感染。
2. 保持会阴部清洁，勤换洗内衣。

【常用西药参考】

参照“颈痈”。

四、委中毒

【概述】

委中毒是发生于腘窝委中穴的急性化脓性疾病，相当于西医的腘窝部急性化脓性淋巴结炎。其特点是：初起木硬疼痛，皮色不变，小腿屈伸不利，愈后可有短期屈曲难伸等功能障碍表现。

【病因病机】

外感寒湿之邪，循足少阳胆经，凝滞于腘窝委中穴，蕴积化生湿热；或因湿热内生，湿热下注，结聚于委中穴，而腐肉化脓成痈。

【临床表现】

本病初起在委中穴木硬疼痛，皮色正常或微红，逐渐坚硬如石，患肢小腿屈伸困难，行动不便，成屈曲状。

若肿痛日增，发热恶寒不退，2～3周化脓，脓成溃后创口流出清稠如鸡蛋清状黏液时，即为收口之象。创口愈合需要15天左右，愈后可有短期屈曲难伸，须经功能锻炼，一般2～3个月可恢复正常。

【鉴别诊断】

本病需与胶瘤（腱鞘囊肿）相鉴别。后者可发生于腘窝部，肿块如核桃大小，呈圆形，表面光滑，质硬，局部稍有微痛，或无痛觉，不发热，不化脓。

【治疗】

1. 内治法

（1）初期（气滞血瘀证）

证候：腘窝部木硬疼痛，皮色不变或微红，活动不利，伴恶寒发热。舌苔白腻，脉滑数。

治法：活血化瘀，舒筋散结。

方药：活血散瘀汤加减。

当归尾12g 赤芍12g 桃仁6g 酒炙大黄3g 川芎9g 苏木12g 丹皮12g 枳壳12g 瓜蒌皮9g 槟榔9g 三棱12g 莪术12g 红花9g 牛膝12g 川楝子12g

（2）酿脓期（湿热壅盛证）

证候：肿块焮热红肿疼痛，屈伸艰难，身热憎寒，口干不欲饮。舌苔黄腻，脉滑数。

治法：清热利湿，散结消肿。

方药：萆薢渗湿汤合五神汤加减。

金银花15g 茯苓12g 车前子（包煎）15g 川牛膝12g 紫花地丁15g 萆薢12g 薏苡仁15g 黄柏12g 陈皮9g 泽泻12g 滑石9g 通草9g

（3）溃脓期（气血两亏证）

证候：肿块中心部变软欲溃，或溃脓清稀量多，创口收敛迟缓，患肢活动不利；伴头晕眼花，神疲乏力，少气懒言。舌质淡，少苔，脉弱。

治法：补益气血，托毒生肌。

方药：十全大补汤加减。

党参9g 白术12g 茯苓12g 甘草6g 熟地15g 白芍12g 川芎9g 当归12g 黄芪15g 肉桂6g 皂角刺12g 穿山甲12g 乳香6g 没药6g

2. 外治法

参照“颈痈”。

【转诊原则】

参照“颈痈”。

【养生与康复】

参照“腋痈”。

【健康教育】

参照“腋痈”。

【常用西药参考】

参照“颈痈”。

第四节　有 头 疽

【概述】

有头疽是发生于肌肤间的急性化脓性疾病。其特点是初期皮肤上即有粟粒样脓头，焮热红肿胀痛，迅速向深部及周围扩散，脓头相继增多，溃烂后状如莲蓬、蜂窝，范围常超过9~12cm，大者可在30cm以上。好发于项后、背部等皮肤厚韧之处，多见于中老年人及消渴病患者，并容易发生内陷。相当于西医的痈，指邻近的多个毛囊及其周围组织的急性化脓性感染，也可有多个疖融合而成。致病菌以金黄色葡萄球菌为主。

【病因病机】

1. 外感风温、湿热，邪毒凝聚肌表，以致气血运行失常。
2. 情志内伤，恼怒伤肝，思虑伤脾，肝脾郁结，气郁化火。
3. 劳伤虚损，恣欲伤肾，劳伤精气，肾水亏损，相火炽盛。
4. 恣食膏粱厚味，脾胃运化失常，湿热火毒内生，均能导致脏腑蕴毒而发。

本病总由外感风温、湿热，内有脏腑蕴毒，内外邪毒互相搏结，凝聚肌肤，以致营卫不和，气血凝滞，经络阻隔而成。

【临床表现】

患者年龄一般在中年以上，老年居多，部分患者原有糖尿病，病变好发于皮肤较厚的部位。初起为小片皮肤硬肿、色暗红，其中可有数个凸出点或脓点，开始时疼痛较轻，但有畏寒、发热、食欲减退和全身不适。随后皮肤硬肿范围增大，周围呈现浸润性水肿，区域淋巴结肿大，局部疼痛加剧，全身症状加重。随着病变部位脓点增大、增多，中心处可破溃出脓、坏死脱落，使疮口呈蜂窝状。其间皮肤可因组织坏死呈紫褐色，但肉芽增生比较少见，很难自行愈合。延误治疗使病变继续扩大加重，出现严重的全身反应。唇痈容易引起颅内化脓性海绵状静脉窦炎，危险性更大。

在一般情况下，发于项背部的病情较重，不易透脓，内陷变证多见；发于四肢部的病情较轻，容易透脓，内陷变证少见。不过病情的轻、重、顺、逆、陷与不陷，与热毒的轻重、气血的盛衰、年龄的大小有密切的关系。

【鉴别诊断】

1. 发际疮 生于项后部，病小而位浅，范围局限，多小于3cm，或多个簇生在一起，2~3天化脓，溃脓后3~4天即能愈合，无明显全身症状，易脓、易溃、易敛，但易反复发作，缠绵难愈。

2. 脂瘤染毒 患处素有结块，与表皮粘连，其中心皮肤常可见粗大黑色毛孔，挤之有粉刺样物溢出，且有臭味。染毒后红肿较局限，范围明显小于有头疽，约10天左右化脓，脓出夹有粉刺样物，愈合较为缓慢，全身症状较轻。

【治疗】

1. 内治法

(1) 火毒凝结证

证候：多见于正实邪盛者。局部红肿高突，灼热疼痛，根脚收束，迅速化脓脱腐，脓出黄稠；伴发热，口渴，尿赤。舌苔黄，脉数有力。

治法：清热泻火，和营解毒。

方药：黄连解毒汤合仙方活命饮加减。

黄柏12g　黄芩12g　栀子12g　黄连9g　穿山甲12g　皂角刺12g　当归尾12g

甘草6g　银花15g　赤芍12g　乳香6g　没药6g　天花粉12g　陈皮6g　防风9g　贝母9g　白芷6g

（2）湿热壅滞证

证候：局部症状与火毒凝结证相似；伴全身壮热，朝轻暮重，胸闷呕恶。舌苔白腻或黄腻，脉濡数。

治法：清热化湿，和营托毒。

方药：仙方活命饮加减。

穿山甲12g　皂角刺12g　当归尾12g　甘草6g　银花15g　赤芍12g　乳香6g　没药6g　天花粉12g　陈皮6g　防风9g　贝母9g　白芷6g

（3）阴虚火炽证

证候：多见于消渴病患者。肿势平塌，根脚散漫，皮色紫滞，脓腐难化，脓水稀少或带血水，疼痛剧烈；伴发热烦躁，口干唇燥，饮食少思，大便燥结，小便短赤。舌质红，苔黄燥，脉弦细数。

治法：滋阴生津，清热托毒。

方药：竹叶黄芪汤加减。

人参12g　黄芪15g　煅石膏15g　制半夏12g　麦冬12g　白芍9g　川芎9g　当归12g　黄芩12g　生地9g　甘草6g　竹叶15g　生姜6g　灯心草6g

（4）气虚毒滞证

证候：多见于年迈体虚、气血不足患者。肿势平塌，根脚散漫，皮色灰暗不泽，化脓迟缓，腐肉难脱，脓液稀少，色带灰绿，闷肿胀痛，容易形成空腔；伴高热或身热不扬，小便频数，口渴喜热饮，精神萎靡，面色少华。舌质淡红，苔白或微黄，脉数无力。

治法：扶正托毒。

方药：八珍汤合仙方活命饮加减。

人参12g　白术9g　茯苓9g　甘草6g　当归9g　白芍9g　生地12g　川芎9g　穿山甲12g　皂角刺12g　当归尾12g　甘草6g　银花15g　赤芍12g　乳香6g　没药6g　天花粉12g　陈皮6g　防风9g　贝母9g　白芷6g

2. 外治法

（1）初起：脓未溃，患部红肿，脓头尚未溃破，属火毒凝结证或湿热壅滞证，用金黄膏或千捶膏外敷；阴虚火炽证或气虚毒滞证，用冲和膏外敷。

（2）酿脓期：以八二丹掺疮口，如脓水稀薄而带灰绿色者，改用七三丹，外敷金黄膏。待脓腐大部分脱落，疮面渐洁，改掺九一丹，外敷红油膏。

若脓腐阻塞疮口，脓液蓄积，引流不畅者，可用五五丹药线或八二丹药线多枚分别插疮口，蚀脓引流。或用棉球蘸五五丹或八二丹，松填于脓腔以祛腐。若疮肿有明显波动感，可手术扩创排毒，作“+”或“++”字形切开，务求脓泄畅达。若大块坏死组织一时难脱，可分次去除，以不出血为度。切开时应尽量保留皮肤，以减少愈后瘢痕形成。

(3) 收口期：疮面脓腐已净，新肉渐生，以生肌散掺疮口，外敷白玉膏。若疮口有脓腔，皮肤与新肉一时不能粘合者，可用垫棉法加压包扎。

【转诊原则】

有头疽脓已成者，需及时切开引流，应及时转诊。

【养生与康复】

1. 切忌挤压，患在项部者可用四头带包扎；若患背疽，睡时宜侧卧；患在上肢者宜用三角巾悬吊；患在下肢者宜抬高患肢，减少活动。

2. 初起时，饮食宜清淡，忌食辛辣、鱼腥等发物；伴消渴者，及时进行治疗，并予消渴患者饮食；高热时应卧床休息，并多饮开水。

【健康教育】

注意个人卫生。患病后经常保持疮周皮肤清洁，可用2%～10%黄柏溶液或生理盐水洗涤拭净，以免脓水浸淫。

【常用西药参考】

1. 阿莫西林 每次0.5g，每日3次，口服。

2. 罗红霉素 每次0.15g，每日2次，口服。

3. 环丙沙星 每次0.2g（0.2g/100ml），每12小时1次，静滴。

4. 头孢曲松钠 每次2g，加入生理盐水250ml中，每日1～2次，静滴。

第五节 丹 毒

【概述】

丹毒是患部皮肤突然发红成片、色如涂丹病证。本病发无定处，根据其发病部位的不同而有不同病名。生于躯干部，称内发丹毒；发于头面者，称抱头火丹；发于小腿足部者，称流火；新生儿多生于臀部，称赤游丹毒。其特点是突然起病，恶寒发热，局部皮肤忽然变赤，色如丹涂脂染，焮热肿胀，边界清楚，迅速扩大，数日内可逐渐痊愈，但容易复发。本病西医也称丹毒，是皮肤淋巴管网的急性炎症感染，为乙型溶血性链球菌侵袭所致。好发部位是下肢与面部。患者常先有皮肤或黏膜的某种病损，如皮肤损伤、足癣、口腔溃疡、鼻窦炎等，发病后淋巴管网分布区域的皮肤出现炎症反应，引起区域淋巴结也常累及，病变蔓延很快，全身反应较剧，但很少有组织坏死或化脓。本病易复发。

【病因病机】

1. 素体血分有热，外受火毒，热毒搏结，郁阻肌肤而发。
2. 皮肤黏膜有破损，毒邪乘隙侵入而成。

发于头面者夹有风热，发于胸腹者夹有肝火，发于下肢者夹有湿热，发于新生儿者多由胎热火毒所致。

【临床表现】

起病急，开始即有畏寒、发热、头痛、全身不适等。病变多见于下肢，表现为片状皮肤红斑、微隆起、色鲜红、中间稍淡、边界较清楚。局部有烧灼样疼痛，病变范围向外周扩展时，中央红肿消退转变为棕黄色。有的可起水疱，附近淋巴结常肿大、有触痛，但皮肤和淋巴结少见化脓破溃。病情加重时全身性脓毒症加重。

此外，丹毒经治疗好转后，可因病变复发而导致淋巴管阻塞、淋巴瘀滞。下肢丹毒反复发作导致淋巴水肿，在含高蛋白淋巴液刺激下局部皮肤粗厚，肢体肿胀，甚至发展成“象皮肿”。

【鉴别诊断】

1. 发 局部红肿，但中间明显隆起而色深，四周肿势较轻而色较淡，边界不清，胀痛呈持续性，化脓时跳痛，大多发生坏死、化脓溃烂，一般不反复发作。

2. 类丹毒 多发于手部，有猪骨或鱼虾之刺划破皮肤史。红斑范围小，症状轻，无明显全身症状。

【治疗】

1. 内治法

（1）风热毒蕴证

证候：发于头面部，皮肤焮红灼热，肿胀疼痛，甚则发生水疱，眼胞肿胀难睁；伴恶寒，发热，头痛。舌质红，苔薄黄，脉浮数。

治法：疏风清热解毒。

方药：普济消毒饮加减。

黄芩（酒炒）12g 黄连（酒炒）9g 陈皮（去白）6g 生甘草 6g 玄参 9g 连翘 9g 板蓝根 12g 马勃 9g 牛蒡子 12g 薄荷 6g 僵蚕 6g 升麻 6g 柴胡 9g 桔梗 9g

（2）肝脾湿火证

证候：发于胸腹腰胯部，皮肤红肿蔓延，摸之灼手，肿胀疼痛，伴口干且苦。舌红，苔黄腻，脉弦滑数。

治法：清肝泻火利湿。

方药：柴胡清肝汤、龙胆泻肝汤或化斑解毒汤加减。

龙胆草（酒炒）12g 炒黄芩 12g 栀子（酒炒）12g 泽泻 6g 木通 6g 车前子 6g 当归（酒炒）9g 生地（酒炒）9g 柴胡 9g 生甘草 6g

（3）湿热毒蕴证

证候：发于下肢，局部红赤肿胀、灼热疼痛，或见水疱、紫斑，甚至结毒化脓或皮肤坏死，或反复发作，可形成大脚风；伴发热，胃纳不香。舌红，苔黄腻，脉滑数。

治法：利湿清热解毒。

方药：五神汤合萆薢渗湿汤加减。

茯苓 12g 银花 12g 牛膝 12g 车前子 9g 紫花地丁 6g 萆薢 12g 苡仁 12g

黄柏9g　赤苓9g　丹皮9g　泽泻9g　滑石9g　通草6g

（4）胎火蕴毒证

证候：发生于新生儿，多见于臀部，局部红肿灼热，常呈游走性，或伴壮热烦躁；甚则神昏谵语，恶心呕吐。舌红，苔黄，脉数。

治法：凉血清热解毒。

方药：犀角地黄汤合黄连解毒汤加减。

水牛角片6g　生地12g　丹皮9g　芍药9g　黄柏12g　黄芩12g　栀子12g　黄连9g　紫草6g　甘草3g

2. 外治法

（1）外敷法：用玉露散或金黄散，以冷开水或鲜丝瓜叶捣汁或金银花露调敷。或鲜荷花叶、鲜蒲公英、鲜地丁全草、鲜马齿苋、鲜冬青叶等捣烂湿敷。

（2）砭镰法：患处消毒后，用七星针或三棱针扣刺患部皮肤，放血泄毒。此法适用于下肢复发性丹毒，禁用于赤游丹毒、抱头火丹。

（3）流火结毒成脓者：可在坏死部位做小切口引流，掺九一丹，外敷红油膏。

【转诊原则】

若症状加重，高热不退，导致毒邪内陷者，应及时转诊。

【养生与康复】

1. 有肌肤破损者，应及时治疗，以免感染毒邪而发病。因脚湿气导致下肢复发性丹毒者，应彻底治愈脚湿气，可减少复发。

2. 多走、多站及劳累后容易复发，应加以注意。

【健康教育】

患者应卧床休息，多饮水，床边隔离。流火患者应抬高患肢30°～40°。

【常用西药参考】

参照“颈痈”。

第六节 瘰 疬

【概述】

瘰疬是一种发生于颈部的慢性化脓性疾病，相当于西医的颈部淋巴结结核。其特点是多见于体弱儿童或青年，好发于颈部两侧，病程进展缓慢。初起结核如豆，不红不肿，缓慢增大，窜生多个，相互融合成串，成脓时皮色转为暗红；溃后脓水清稀，夹有败絮样物质，此愈彼溃，经久难愈，易形成窦道，愈合后形成凹陷性瘢痕。因其结核成串，累累如串珠，故名瘰疬。

【病因病机】

1. 因痰湿内生，气机不畅，外感风毒，两邪相搏，化热、化毒发为风热痰毒之证。

2. 因肺肾阴液素亏，以致水亏火旺，感染痨毒，重伤其阴，肺津敷布失常，炼灼津液为痰，痰火凝结而成。

3. 忧思郁结，气机不畅，郁久化火内灼，以致津液耗煎为痰，痰火上升，结于颈项。

西医认为本病系结核杆菌感染。结核杆菌多由口腔（龋齿）或鼻咽部（扁桃体）侵入，也可继发于肺结核。

【临床表现】

多见于儿童或青少年，好发于颈部的一侧或两侧，也可延及颌下、缺盆、腋部，病程进展缓慢，发病前常有虚劳病史。

初期：颈部一侧或两侧肿块如豆，一个或数个不等，皮色不变，按之坚硬，推之能动，不热不痛，多无全身症状。

中期：结核增大，皮核粘连，相邻的淋巴结可融合成块，推之不动，渐感疼痛。如皮色转为暗红，按之微感波动者是已成脓。可伴微热，纳呆，乏力等全身症状。

后期：切开或自溃后，脓水稀薄，夹有败絮样物质，疮口呈潜行性腔隙，可形成窦道。如脓水转厚，肉芽颜色鲜红，是为将愈。

本病愈后可因体质虚弱或劳累复发，尤以产后更为多见。若结核数年不溃，也无明显增大，推之可动，其病较轻；若初起结核即为数枚，坚肿不移，融合成团，其病较重。

【辅助检查】

血常规检查常无显著变化，血红细胞沉降率可增快，结核菌素试验常呈阳性，局部脓液涂片检查可找到结核杆菌，穿刺检查或病理组织活检常能明确诊断。

【鉴别诊断】

1. 颈痈　虽宜生于颈之两侧，但发病较快，初起即寒热交错，结块形如鸡卵，漫肿坚硬，焮热疼痛，易消、易溃、易敛。

2. 臖核　可有头面、口腔或四肢等部皮肤损伤或生疮引起，一般单个，在颏颌、颈部、腋部、胯腹部结核如豆，边界清楚，发病迅速，压之疼痛明显，很少化脓破溃，一般无全身症状。

3. 失荣　多见于中老年人，生于耳前及项间，初起结核形如堆栗，按之坚硬，推之不移，生长迅速，溃破后创面如石榴样或菜花样，血水淋漓。常由恶性肿瘤转移而来。

【治疗】

1. 内治法

（1）气滞痰凝证：多见于瘰疬初期。

证候：颈部肿块，坚实无痛，无明显全身症状。舌淡红，苔黄腻，脉弦滑。

治法：疏肝理气，化痰散结。

方药：逍遥散合二陈汤加减。

当归12g　白芍12g　柴胡9g　茯苓12g　白术12g　炙甘草6g　薄荷（后下）6g　半夏6g　陈皮9g

（2）阴虚火旺证

证候：肿块逐渐增大，与皮肤粘连，皮色转暗红，午后潮热，夜间盗汗。舌红，少苔，脉细数。

治法：滋阴降火。

方药：六味地黄丸合清骨散加减。

熟地 30g 山茱萸 15g 山药 15g 丹皮 12g 茯苓 12g 泽泻 12g 银柴胡 15g 鳖甲 12g 炙甘草 6g 秦艽 9g 青蒿 12g 地骨皮 15g 胡黄连 12g 知母 12g

(3) 气血两虚证

证候：疮口脓出清稀，夹有败絮样物，形体消瘦，精神倦怠，面色无华。舌淡质嫩，苔薄，脉细。

治法：益气养血。

方药：香贝养营汤加减。

香附 9g 贝母 9g 人参 9g 茯苓 12g 陈皮 9g 熟地 15g 川芎 12g 当归 12g 白芍 12g 白术 12g 桔梗 12g 甘草 6g 生姜 3 片 大枣 5 枚

2. 外治法

(1) 初期：局部肿块处可敷冲和膏或阳和解凝膏。

(2) 中期：外敷冲和膏。如脓成未熟可用千捶膏。脓熟宜切开排脓引流。

(3) 后期：用八二丹药线引流，外敷红油膏或冲和膏。脓腐已尽，肉芽鲜红时，改用生肌散、白玉膏。如有窦道时，按窦道治疗。

3. 其他疗法

(1) 常用中成药：小金丹或小金片，每次 0.6g，每日 2 次，口服；内消瘰疬丸，每次 4.5g，每日 2 次，口服。

(2) 毫针疗法：用毫针直接刺入肿大的淋巴结，配以肝俞、膈俞，每日 1 次，中等度刺激。对已化脓者，不宜应用。

(3) 挑治疗法：适用于瘰疬初期。患者取正坐位或俯卧位均可，在第六至第九胸椎旁开 1.5 寸，根据循行路线，寻找阳性反应点（在肩胛下方，脊柱两旁寻找发现略高于皮肤，色红，压之不退色的即是）、肝俞、膈俞、肺俞、胆俞、脾俞、肾俞。消毒后，三棱针刺入挑之出血，并做左右或上下划拨 4～5 次。5～7 日 1 次，5 次为一疗程。

(4) 拔核疗法：适用于结核较小，日久不能内消，体质较好者。用白降丹粉少许掺于太乙膏上，或白降丹粉与米饭捣和，捏成绿豆大扁形，敷于肿核处，外盖太乙膏，每 3 天换药 1 次（第二天最痛，第三天即不痛），儿童约 7 天，成人约 10 天，即可将核拔出。待结核脱落后，可用生肌散、白玉膏。白降丹有很强的刺激性，用时有剧痛，使用时必须严格掌握。对瘰疬较大而深着，或与周围组织粘连者，或年老体弱者及小儿，均不宜使用。

【转诊原则】

1. 内脓已成，需切开引流。若因条件所限，无法彻底引流者，需及时转诊。
2. 伴有全身症状或身体他处有结核病者，需及时转诊。

【养生与康复】

1. 保持心情舒畅，情绪稳定。注意适当休息，节制房事。
2. 在适当增加营养的同时，忌服辛辣刺激性的食物。
3. 积极治疗其他部位的结核病。

【健康教育】

瘰疬一旦确诊，应及时治疗，常需中西医结合用药，治疗结核病应坚持早期用药、联合用药、规范用药、适量用药、全程用药的五大原则。

【常用西药参考】

异烟肼：每日300mg，口服，连续服用6～12个月。伴有全身症状或身体他处有结核病者需加服利福平，每日450～600mg；乙胺丁醇，每日750mg。

第七节　窦　道

【概述】

窦道是一种只有外口，而无内孔相通的病理性盲管。其特点是管道由深部组织通向体表，只有一个外口，与内脏不相通连。多数窦道细而狭长，或直或弯。属中医“漏管”范畴。随着西医外科手术疗法难度的增加，临床上形成窦道的病例数有所增加，病情亦较以前复杂。

【病因病机】

本病的发生以气血不足为本，而疮面引流不畅或医治不当或手术中异物留滞为其诱发原因。

1. 气血不足　先天禀赋不足，或年老气血虚弱，或痈疽溃后，脓水淋漓，耗伤气血，气血两虚，不能托毒外出或无力生肌敛口，久则成漏。

2. 余毒未尽　痈肿切口过小，脓毒引流、排泄不畅；或外来的异物长期刺激；或手术中残留异物等，使毒邪留滞局部，气血运行受阻，脓腐不脱，新肉不生，溃口久不愈合，致使气血亏耗，无力托毒生肌，日久成漏。

【临床表现】

患病前常有外科手术史或外科感染史。局部有一小疮口，常有脓性分泌物流出，疮周皮肤可呈潮红、丘疹、糜烂等湿疹样表现。

一般无全身症状。有时外口闭合，脓液引流不畅，可引起红肿热痛，或伴有轻度发热等症。有时疮口中可有手术丝线、死骨片等异物流出。窦道深浅不一，可有数厘米到十几厘米不等。部分患者因反复溃破，数年不愈，则疮周皮色紫暗，疮口胬肉突起。

探查窦道，其形态多样，多为细而狭长，也有外端狭窄，内腔较大者，甚至呈哑铃状。

【辅助检查】

可用球头银丝探针探查窦道的走向和深浅；X线窦道造影、CT、B超等检查有助于了解窦道位置、形态、数量、长度、走向、分支、残腔，以及与邻近组织器官的关系。局部脓液细菌培养加药敏试验有助于指导用药。

【治疗】

1. 治疗原则　以外治为主，宜根据疮面的具体情况，辨证用药。注意取出疮面内的异物，保持引流通畅。内治以补益气血，和营托毒为原则。

2. 内治法

（1）气血两虚证

证候：疮口色淡，肉色灰白，脓水清稀淋漓，经久不愈，新肌不生；伴面色㿠白，神倦乏力，食少懒言。舌质淡，舌苔白，脉沉细。

治法：补益气血，托里生肌。

方药：十全大补汤加减。

党参9g　白术12g　茯苓12g　甘草6g　熟地15g　白芍12g　川芎9g　当归12g

黄芪 15g　肉桂 6g　皂角刺 12g　穿山甲 12g　乳香 6g　没药 6g

（2）余毒未尽证

证候：疮口胬肉高突，久不收敛，脓水淋漓，时稠时清，时多时少，有时局部可有轻微肿痛、焮热，一般全身症状不明显。舌淡红，苔白或黄，脉细数。

治法：和营托里解毒。

方药：托里消毒散加减。

人参 9g　川芎 12g　当归 9g　白芍 12g　白术 9g　金银花 30g　茯苓 15g　白芷 9g　皂角刺 9g　桔梗 9g　生黄芪 15g　甘草 9g

3. 外治法

（1）先用五五丹或千金散药线引流蚀管，外敷红油膏纱布，每日 1 次。

（2）有丝线、死骨等异物时，应及时取出。

（3）待脓液由多而稀薄转为少而稠厚时，用八二丹、药线引流，外盖红油膏纱布。腐尽，肉芽红活，疮口流出黏液稠水而无脓液时，用生肌散，外盖白玉膏。

（4）患于腹部者，除按上法选用药物外，宜用棉垫加绷带紧压伤口，会阴部的窦道，应用丁字带棉垫紧压会阴部。疮口愈合后应继续压迫 2 周，以巩固疗效，防止复发。

（5）如以上治疗无效者，可选用手术治疗。

【转诊原则】

本病以外治为主，须严格无菌操作，凡当地条件有限，无法严格执行无菌操作者，需及时转诊。

【养生与康复】

1. 注意疮面卫生，如疮面渗出较多时，宜勤换药，预防疮周湿疮的形成。
2. 加强营养，增强抵抗力。

【健康教育】

1. 积极治疗原发病，防止或减少窦道发生。
2. 本病的治疗以外治为主，宜根据疮面的具体情况，辨证用药。病情较重或合并感染者，应使用有效抗生素治疗。

【常用西药参考】

应根据局部脓液细菌培养加药敏试验指导用药。如未做脓液细菌培养加药敏试验者，应首先应用广谱类抗生素，常用药物有：

1. 青霉素　每次200万~1000万单位，每日1次，静滴。

2. 头孢哌酮钠　每次3.0g，每日1次，静滴。

3. 阿奇霉素　每次0.5g，每日1次，静滴。

4. 甲硝唑　每次0.2g，每日3次，口服。

第八节　褥　疮

【概述】

褥疮是一种多因长期卧床，躯体重压或长期摩擦，导致皮肤破损而形成的溃疡。其特点是好发于尾骶、足跟、肘、踝、髂、肩胛等易受压和摩擦的部位，皮肤破损，疮口经久不愈。多见于半身不遂、下肢瘫痪、久病卧床不起、长时间昏迷的患者，尤其是伴有消渴者。西医亦称褥疮，认为其疮面多为革兰阴性菌、绿脓杆菌、大肠杆菌、厌氧菌感染所致。

【病因病机】

本病多因久病、大病之后，气血耗伤，加之长期卧床不起，久卧伤气，气虚而血行不畅，复因受压的部位气血失于流通，不能营养肌肤，引起肌肤失养而坏死肉腐，形成疮疡而成。若再因挨擦磨破，皮肤破损染毒，则会加重病情的发展。

西医认为，身体任何部位，尤其是在骨性隆起处，因长时间遭受过度压迫，局部皮肤血循环障碍而发生坏死及溃疡，它可造成从表皮到皮下组织、肌肉甚至骨和关节的破坏，严重者继发感染，引起败血症而危及生命。此外，局部潮湿、受摩擦、感染及全身状况不良也与本病发生有关。

【临床表现】

多见于长时间昏迷、瘫痪、半身不遂、骨折、大面积烧伤等久病卧床患者，好发于骶尾、足跟、肘踝、髂、肩胛等易受压和摩擦的部位。

1. 初期（红斑期） 局部持续受压部位皮肤出现红斑，暗红色，渐趋暗紫。

2. 中期（水疱期） 出现水疱或皮损，皮下组织肿胀，暗红皮肤随着继续受压范围而增大，局部出现硬结块。

3. 后期（溃疡期） 迅速变成黑色坏死皮肤，疼痛或不痛，坏死皮肤与周围形成明显分界、周围肿势平塌散漫，少有滋水，坏死皮肤与正常皮肤分界处渐液化溃烂，形成环状溃烂区，滋水、腐烂自环周向坏死皮肤下方扩大，使死皮脱落，形成巨大溃疡面。溃疡初呈腐烂状，有脓液，有坏死脓臭味，可深及筋膜、肌层、骨膜、关节，出现广泛的皮下组织潜行腔隙和窦道，后腐烂组织渐渐脱落，出现红色肉芽，疮面深至骨的部位，肉芽组织出现缓慢。若染毒成脓，则组织坏死迅速，脓水淋漓，相应部位并发臀核疼痛，诱发内陷而危及生命。

随着病情进展，可出现精神萎靡、神疲体倦、饮食不思等全身症状。

【辅助检查】

可根据病情作疮面分泌物细菌培养和药物敏感试验、腔隙或窦道造影等检查。

【鉴别诊断】

1. 痈 是一种发生于皮肉之间的急性化脓性疾患，多发生于颈部、腋下、脐部、臀部等不同部位，但并非是易压迫及受摩擦的部位。

2. 丹毒 起病突然，局部皮肤变赤，色如涂丹，焮热肿胀，并迅速向周围蔓延，伴有高热、寒战等全身症状。

【治疗】

1. 内治法

（1）气滞血瘀证

证候：褥疮早期，局部皮肤出现褐色红斑，继而紫暗红肿或有破损，舌苔脉象随原发疾病而异。

治法：理气活血，疏通经络。

方药：血府逐瘀汤加减。

当归12g　生地15g　桃仁6g　红花9g　枳壳9g　赤芍12g　柴胡12g　甘草6g

桔梗12g 川芎12g 牛膝12g 延胡索12g 党参9g 黄芪20g

（2）蕴毒腐溃证

证候：褥疮溃烂，腐肉及脓水较多，或有恶臭，重者溃烂可深及筋骨，四周漫肿；伴有发热或低热，口苦且干，形神萎靡，不思饮食等。舌质红，舌苔少，脉细数。

治法：益气养阴，利湿托毒。

方药：生脉饮、透脓散合萆薢渗湿汤加减。

人参6g 麦冬12g 五味子6g 当归12g 生黄芪15g 炒山甲12g 川芎12g 皂角刺12g 萆薢12g 薏苡仁15g 黄柏9g 茯苓12g 丹皮12g 泽泻12g 滑石9g 通草6g 败酱草15g

（3）气血两虚证

证候：疮口腐肉难脱，或腐肉虽脱，但新肉不生，或新肌色淡不红，愈合迟缓；伴面色㿠白，精神萎靡，神疲乏力，纳差食少。舌质淡，苔少，脉沉细无力。

治法：大补气血，托毒生肌。

方药：八珍汤加减。

熟地15g 白芍12g 当归12g 川芎12g 人参6g 白术12g 茯苓12g 甘草6g 夏枯草9g 金银花15g 麦冬12g 玄参15g

2. 外治法

（1）初起：红斑未溃者，外搽红灵酒或4%红花酊，或外扑三石散或滑石粉，局部按摩。或红外线照射，每日2次。

（2）溃后：尽可能剪除坏死组织，溃烂处可用九一丹外敷，外盖红油膏纱布。

（3）腐尽后：用白玉膏掺生肌散外敷。如有坏死组织，可适当修除；如渗液较多者，可用10%黄柏溶液湿敷。

3. 其他疗法

（1）抗生素：病情较重者，可选用有效抗生素治疗。

（2）手术治疗：对范围较大的褥疮，可根据病情采用局部切除、骨隆突切除或旋转皮瓣等治疗。

（3）支持疗法：加强营养、纠正贫血和低蛋白血症等。

【转诊原则】

1. 腐黑蔓延不止，溃疡面日渐扩大，肿势继续发展，伴有发热等全身感染征象者，及时转诊。

2. 溃疡面有绿色，或溃出脓臭稀薄，形成粉浆污水，四周形成空壳，溃疡面日渐扩大者，及时转诊。

3. 如需手术治疗者，及时转诊。

【养生与康复】

1. 对截瘫、中风、大面积烧伤、重病久病卧床不起的患者，应加强受压部位的皮肤护理，注意保护皮肤清洁及干燥，定时更换体位，如每2小时翻身更换卧位1次，皮肤清洁、红灵酒或4%红花酊外擦、局部按摩、红外线照射、使用气垫或海绵垫等。

2. 患者有二便失禁、呕吐及出汗等情况，应及时清洁皮肤、保持干洁，经常更换衣服、被单，并保持床单柔软、干燥、平整无折。

3. 明显消瘦者，臀部、肢体接触处及其他骨骼隆起易受压处，应垫以棉垫或棉圈，避免受压。

【健康教育】

积极治疗原发病，改善病情，加强营养，增强抵抗力。

【常用西药参考】

1. 氟哌酸 对褥疮的绿脓杆菌、厌氧菌有杀灭作用。氟哌酸粉剂有吸收水分的作用，可使褥疮疮面干燥，促进肉芽组织增生，加速愈合。

方法：Ⅱ度褥疮用双氧水清洗后，将氟哌酸粉均匀撒于创面，每日1次；Ⅲ度褥疮先清除坏死组织，后用双氧水清洗创面，再撒氟哌酸粉，每日1次。

2. 糜蛋白酶 能清洁疮面，溶解脓性液与坏死组织，促进肉芽组织生长，而辅以红外线照射能促进血液循环与新陈代谢，可消炎、消肿，减少渗液，促进疮面修复与再生，从而加速疮面愈合。

3. 维生素C 口服大剂量维生素C可加快褥疮愈合的速度。

第 二 章

常见乳房疾病

【概述】

发生在乳房部位的疾病统称为乳房疾病。男女均可发病，女性发病率显著高于男性。

脏腑功能盛衰与乳房的生理病理关系密切。肾为先天之本，主藏精，肾气盛则天癸至，女子月事按时而下，乳房逐渐发育，孕育后分泌乳汁而哺乳；肾气衰则天癸竭，乳房也随之衰萎。脾胃为后天之本，气血生化之源，乳汁由水谷精华所化生，脾胃气壮则乳汁多而浓，反之则少而稀。肝主藏血，主疏泄，对女性月经、胎产及乳汁的排泄至关重要。乳房与肝经、胃经、肾经及冲任两脉也息息相关，如足阳明胃经行贯乳中；足太阴脾经络胃上膈，布于胸中；足厥阴肝经上膈，布胸胁绕乳头而行；足少阴肾经上贯肝膈而与乳联。冲任两脉起于胞中，任脉循腹里，上关元至胸中；冲脉夹脐上行，至胸中而散。故有称“男子乳头属肝，乳房属肾；女子乳头属肝，乳房属胃”。若脏腑功能失常，或经脉闭阻不畅，冲任失调，均可导致乳房疾病的发生。

【病因病机】

乳房疾病的发生，主要由于肝气郁结，或胃热壅滞，或肝肾不足，或乳汁蓄积，或痰瘀凝结，或外邪侵袭等影响相关脏腑、经脉的生理功能而产生病变。

化脓性乳房疾病，多由乳头破碎或凹陷畸形、感染邪毒；或嗜食厚味、脾胃积热；或情志内伤、肝气不舒，以致乳汁郁滞，排泄障碍，或痰浊壅滞，郁久化热，热胜肉腐而成脓肿。

肿块性乳房疾病，多因忧思郁怒，肝脾受损，气滞痰凝；或肝肾不足，冲任失调，气血运行失常，导致气滞、血瘀、痰凝，阻滞乳络而成。

【乳房肿块的检查方法】

及时正确地进行乳房检查，对于乳房疾病的早期发现、早期诊断有着重要意义。乳房检查的体位可采用坐位或仰卧位。

1. 望诊 病员端坐，将两侧乳房完全显露。注意乳房的形状、大小是否对称；乳房表面有无突起或凹陷；乳头的位置有无内缩或抬高；乳房皮肤有无发红、水肿，或橘皮样、湿疹样改变等；乳房浅表筋脉是否怒张；乳房皮肤如果有凹陷可让患者两臂高举过头，或用手抬高整个乳房，则可使凹陷部分更为明显。

2. 触诊 坐位与卧位相结合，根据需要选择。应先检查健侧乳房，再检查患侧，以便对比。正确的检查方法是四指并拢，用指腹平放在乳房上轻柔触摸，切勿用手指去抓捏，否则会将捏起的腺体组织错误地认为是乳腺肿块。其顺序是先触按整个乳房，然后按照一定次序触摸乳房的四个象限：内上、外上（不要遗漏腋尾部）、外下、内下象限，继而触摸乳晕部，挤压乳头注意有无液体从乳窍溢出。最后触摸腋窝、锁骨下及锁骨上区域。

3. 触诊时应注意几个问题 ①发现乳房内有肿块时，应注意肿块的位置、数目、形状、大小、质地、边界、表面情况、活动度及有无压痛；②肿块是否与皮肤粘连，可用手指轻轻提起肿块附近的皮肤，以确定有无粘连；③检查乳房的时间，最好选择在月经来潮的第7～10天，是乳房生理最平稳时期，如有病变容易被发现；④确定一个肿块的性质，还需要结合年龄、病史及其他辅助检查结果。触诊的准确性取决于经验、手感、正确的检查方法等。

【腋窝淋巴结及锁骨上下淋巴结的检查方法】

腋窝淋巴结、锁骨上下淋巴结的检查在乳房疾病诊断中也很重要。检查时医生从前面用左手检查患者右侧，用右手检查患者左侧，并让患者将上臂靠近胸壁，前臂松弛放在检查者的手臂上或桌上。先查腋窝，再查锁骨上区域及锁骨下区域。如触及肿块应注意其位置、数目、形状、大小、质地、边界、表面情况、活动度及有无压痛等。

【常用辅助检查项目】

1. X线检查 常用钼靶X线摄片。典型乳腺癌X线表现为密度增高的肿块影，边界不规则，或有毛刺征；颗粒细小、密集的钙化点也是乳腺癌的可疑征象之一。

2. B 超检查 属无损伤性检查，可反复应用，主要鉴别肿块是囊性还是实质性。B 超结合彩色多普勒检查进行血流情况观察，可提高其判断肿块性质的准确性。

3. 病理检查 肿块可用细针穿刺细胞学检查。对疑为乳腺癌者，也可将肿块连同周围乳腺组织一并切除，作快速冰冻切片，或 X 线或 B 超引导下空心针定位穿刺活检，而不主张作肿瘤切取活检。有乳头溢液者，可作溢液涂片细胞学检查。乳头糜烂疑为湿疹样乳腺癌时，可作乳头糜烂部刮片或印片细胞学检查。

【治疗】

1. 辨证论治

（1）*疏风解表法*：适用于乳痈、乳发等初起证属邪阻经络，营卫不和者。乳房结块肿痛，伴有恶寒发热，舌苔薄白，脉浮数等。选方瓜蒌牛蒡汤、银翘散等。

（2）*疏肝清热法*：适用于乳痈、粉刺性乳痈等证属肝郁化热者。乳房结块红肿高突，灼热疼痛，中软应指，伴有壮热口渴、尿赤便秘、舌苔黄、脉弦数等。选方用内疏黄连汤、柴胡清肝散等。

（3）*扶正托毒法*：适用于乳痈、乳痨、乳漏、乳岩等证属气血两虚，不能托毒外出，或脓虽外泄却难以生肌收口者。疮形平塌，漫肿不收，日久不易破溃，隐隐作痛；或溃后脓水清稀，久不收口；或乳岩破溃渗流血水，伴面色无华、气短乏力、食欲不振，舌质淡红，脉沉细无力。选方托里透脓汤、托里消毒散、香贝养荣汤、归脾汤等。

（4）*解郁化痰法*：适用于乳癖、乳岩等证属肝失疏泄，痰气互结者。乳房胀痛，结块形成，质地坚实或坚硬，表面光滑，推之可动或固定不移，伴有胸闷不舒、心烦易怒，舌苔白腻，脉弦滑。选方开郁散、逍遥蒌贝散、小金丹等。

（5）*调摄冲任法*：适用于乳疬、乳癖等证属肝肾不足，冲任失调者。乳房结块的发生或发展常与乳房发育或月经、妊娠等有关，或乳房胀痛常在月经前加重。伴有头晕耳鸣，腰酸肢软，发育不良，或月经不调，舌苔薄，脉弦细数。选用二仙汤、右归饮、六味地黄丸等。

（6）*滋阴化痰法*：适用于乳痨证属肺肾阴虚，痰火凝结者。乳房肿块初起皮色不变，微微作痛，化脓时皮色暗红，化脓迟缓，溃后脓水清稀，易成窦道。常伴有午后潮热，头晕耳鸣，夜间盗汗，形瘦食少，舌质红苔薄，脉细数等。选方消疬丸、六味地黄汤、清骨散等。

2. 外治法

（1）乳痈、乳发、粉刺性乳痈等属阳证，宜清热解毒、活血消肿为主，用金黄散、玉露散、双柏散等，以水或蜜调后外敷，每日1～2次；或用金黄膏、玉露膏外敷；脓成后宜及时切开排脓；溃破后提脓祛腐，选用八二丹、九一丹药线引流；脓尽腐脱，肉芽新鲜，改用生肌散、生肌玉红膏等。

（2）乳痨等属阴证，用阳和解凝膏掺桂麝散或黑退消敷贴；脓熟后可切开排脓；溃后用七三丹、八二丹药线引流，红油膏盖贴；腐脱肉红，改用生肌散、生肌玉红膏。

3. 手术 对肿块性乳房疾病，经积极药物治疗无明显好转时，亦可施行手术切除肿块。对疑有恶变者，应早期采取手术治疗，以免耽误病机。切除组织应常规进行病理检查。

第一节 常见乳房肿块

乳房肿块是指发生在乳房部位的肿块，常见的有乳癖、乳核、乳衄、乳岩、乳疬。其中乳衄将在乳房溢液中进行讲述。

一、乳癖

【概述】

乳癖是乳腺组织的既非炎症也非肿瘤的良性增生性疾病，相当于西医的乳腺增生病。其特点是单侧或双侧乳房疼痛，并出现肿块，乳痛和肿块与月经周期及情志变化密切相关。乳房肿块大小不等，形态不一，边界不清，质地不硬，推之活动。本病好发于25～45岁的中青年妇女，其发病率占乳房疾病的75%，是临床上最常见的乳房疾病。

【病因病机】

1. 情志不遂，久郁伤肝，或受精神刺激，急躁恼怒，导致肝气郁结，气机阻滞于乳房胃络；肝气郁久化热，热灼津液为痰，气滞痰凝血瘀即可形成乳房肿块。

2. 肝肾不足，冲任失调，致使气血瘀滞，或脾肾阳虚，痰湿内结，经脉阻塞。

【临床表现】

多发生于25～45岁妇女，城市妇女的发病率高于农村。社会经济地位高或受教育程度高、月经初潮年龄早、低经产状况、初次怀孕年龄大、未授乳和绝经迟的妇女为本病的高发人群。

乳房疼痛以胀痛为主，或为刺痛或牵拉痛。疼痛常在月经前加剧，月经后减轻，或随情绪波动而变化，痛甚者不可触碰，行走或活动时也有疼痛。乳痛主要以乳房肿块处为甚，常涉及胸胁部或肩背部。可伴有乳头疼痛或瘙痒。

乳房肿块可发生于单侧或双侧，大多位于乳房的外上象限，也可见于其他象限。肿块的质地中等或质硬不坚，表面光滑或颗粒状，推之活动，大多伴有压痛。肿块的大小不一，一般直径为1～2cm，大者可超过3cm。肿块的形态和（及）分布常可分为以下数种类型。

（1）片块型：肿块呈厚薄不等的片块状、圆盘状或长圆形，数目不一，质地中等或有韧性，边界清楚，推之活动。

（2）结节型：肿块呈扁平或串珠状结节，形态不规则，边界欠清，质地中等或偏硬，推之活动。亦可见肿块呈米粒或砂粒样结节。

（3）混合型：有结节、条索、片块样等多种形态肿块混合存在者。

（4）弥漫型：肿块分布超过乳房三个象限以上者。

乳房肿块可于经前期增大变硬，经后稍见缩小变软。个别患者挤压乳头可有多孔溢出浆液样或乳汁样或清水样的液体。

乳房疼痛和乳房肿块可同时出现，也可先后出现，或以乳痛为主，或以乳房肿块为主，常可伴有月经失调、心烦易怒等。

【辅助检查】

乳房钼靶X线摄片、超声波检查及红外线热图像有助于诊断和鉴别诊断。对于肿块较硬或较大者，可考虑作组织病理学检查。

【鉴别诊断】

乳岩：常无意中发现肿块，逐渐长大，按压不痛，肿块质地坚硬如石，表面高低不平，边缘不规整，常与皮肤粘连，活动度差，患侧淋巴结可肿大，后期肿块溃破呈菜花样。

【治疗】

1. 内治法

（1）肝郁痰凝证

证候：多见于青壮年妇女。乳房肿块随喜怒消长；伴有胸闷胁胀，善郁易怒，失眠多梦，心烦口苦。苔薄黄，脉弦滑。

治法：疏肝解郁，化痰散结。

方药：逍遥蒌贝散加减。

柴胡 9g　当归 12g　白芍 12g　茯苓 12g　白术 12g　瓜蒌 9g　贝母 12g　半夏 6g　南星 9g　生牡蛎 12g　山慈菇 12g

（2）冲任失调证

证候：多见于中年妇女。乳房肿块，月经前加重，经后缓减；伴有腰酸乏力，神疲倦怠，月经失调，量少色淡或闭经。舌淡，苔白，脉沉细。

治法：调摄冲任。

方药：二仙汤合四物汤加减。

仙茅 12g　仙灵脾 12g　当归 12g　巴戟肉 12g　黄柏 9g　知母 12g　熟地 15g　白芍 12g　川芎 12g

2. 外治法　中药局部外敷于乳房肿块处，如用阳和解凝膏掺黑退消或桂麝散盖贴；或以生白附子或鲜蟾蜍皮外敷，或用大黄粉以醋调敷。若对外敷药过敏者应忌用。

【转诊原则】

本病一般病情较轻，如怀疑有恶变倾向者，需及时转诊。

【养生与康复】

1. 应保持心情舒畅，情绪稳定。一旦发现乳房肿块应尽早进行诊治。
2. 应适当控制脂肪类食物的摄入。
3. 及时治疗月经失调等妇科疾患和其他内分泌疾病。

【健康教育】

1. 对发病高危人群要进行定期检查，普查结果登记在案并定期随访观察。

2. 普及乳房疾病的防治知识，加强对高发群体的宣传教育工作。

二、乳核

【概述】

乳核是发生在乳房部最常见的良性肿瘤，相当于西医的乳腺纤维腺瘤。其特点是好发于20~25岁青年妇女，乳中结核，形如丸卵，边界清楚，表面光滑，推之活动。历代文献将本病归属“乳癖”、“乳痞”、“乳中结核”的范畴。

【病因病机】

1. 情志内伤，肝气郁结，或忧思伤脾，运化失司，痰湿内生，气滞痰凝而成。
2. 冲任失调，气滞血瘀痰凝，积聚乳房胃络而成。

【临床表现】

多发于20~25岁女性，其次是15~20岁和25~30岁者。一般无乳房疼痛，少数可有轻微胀痛，但与月经无关。肿块常为单发，也可见多个肿块在单侧或双侧乳房内同时或先后出现。外上象限较多见，形状呈圆形或椭圆形，直径大多在0.5~5cm之间，边界清楚，质地中等或偏硬，表面光滑，按之有硬橡皮球之弹性，活动度大，边界清楚，肿块与皮肤无粘连，触诊常有滑脱感。肿块大小不等，无疼痛，通常生长缓慢，不会溃破。妊娠期可迅速增大，应排除恶变可能。

【辅助检查】

1. B超检查　肿块边界清楚，有一层光滑完整的包膜。内部回声分布均匀，后方回声可见增强，无血流改变。

2. 钼钯X线摄片　可见边缘整齐的圆形或椭圆形致密肿块影，边缘清楚四周可见透亮带，偶见规整粗大的钙化点。

【鉴别诊断】

本病当与乳岩、乳癖相鉴别。

【治疗】

1. 内治法

（1）肝气郁结证

证候：乳房肿块较小，生长缓慢，不红不热，不觉疼痛，推之可移；伴胸闷叹息。舌质正常，苔薄白，脉弦。

治法：疏肝解郁，化痰散结。

方药：逍遥散加减。

当归 12g　白芍 12g　柴胡 9g　茯苓 12g　白术 12g　甘草 6g　生姜 3g　薄荷（后下）3g

（2）血瘀痰凝证

证候：乳房肿块较大，坚硬木实，乳房重坠不适；伴胸闷牵痛，烦闷急躁，或月经不调，痛经。舌质暗红，苔薄腻，脉弦滑或弦细。

治法：疏肝活血，化痰散结。

方药：逍遥散合桃红四物汤加减。

当归 12g　白芍 12g　柴胡 9g　茯苓 12g　白术 12g　甘草 6g　生姜 3g　薄荷（后下）3g　桃仁 6g　红花 9g　生地 15g　川芎 12g　山慈菇 12g　海藻 9g

2. 外治法　阳和解凝膏掺黑退消外贴，7 日换药 1 次。

3. 其他疗法　一般应手术切除，尤其是绝经后或妊娠前发现肿块者，或服药治疗期间肿块继续增大者。术后应常规病理检查，有条件时，应做术中冰冻切片检查。

【转诊原则】

对乳腺纤维腺瘤的治疗以手术切除为宜，因此，受条件所限无法进行手术者，应建议患者转诊。

【养生与康复】

参照“乳癖”。

【健康教育】

本病为良性肿瘤，少数患者肿块短时期内迅速长大，要警惕恶变可能。部分患者表现为多发性纤维腺瘤，或手术后复发。

三、乳疬

【概述】

乳疬是发生于男女儿童或中老年男性的乳房异常发育性疾病，相当于西医的乳房异常发育症。其特点是单侧或双侧乳晕中央有扁圆形肿块，质地中等，有轻度压痛。临床分为男性乳房异常发育症和儿童乳房异常发育症两类，前者见于中老年男性，后者见于10岁左右的男女儿童。

【病因病机】

1. 男子由于肾气不充，肝失所养。
2. 女子因冲任失调，气滞痰凝所致。
3. 中老年男性发病多因年高肾亏，或房劳伤肾，虚火上炎，或情志不畅，气郁化火，皆能灼津炼液成痰，导致痰火互结而成。

西医认为本病与性激素代谢有关。

【临床表现】

常发生于患有肝脏疾病或生殖系统疾病的50~70岁中老年男性，或10岁左右较肥胖的儿童，以10岁以前的女孩、13~17岁男孩多见。乳房稍大或肥大，乳晕下有扁圆形肿块，一般发生于一侧，也可见于双侧，质地中等或稍硬，边缘清楚，活动良好，局部有轻度压痛或胀痛感。少数患者乳头有白色乳汁样分泌物，部分男性患者伴有女性化征象，如发音较高、面部无须、臀部宽阔、阴毛按女性分布等特征。老年人或可有睾丸萎缩、前列腺肿瘤或肝硬化等。有些患者有长期使用雌性激素类药物史。部分患者肿块会自行消失。

【辅助检查】

针对可能病因进行肝功能、性激素等检测，卵巢、睾丸、前列腺等B超检查、骨龄判别等。

【鉴别诊断】

1. 男性乳岩　乳晕下有质硬、无痛性肿块，并迅速增大，与皮肤及周围组织粘连固定，乳头内缩或破溃，乳头溢液呈血性者，可有腋下淋巴结肿大质硬。必要时做组织病理检查以明确诊断。

2. 乳核 好发于20～30岁女性，乳中结块，质地韧，表面光滑，边界清楚，无疼痛等不适。

【治疗】

1. 内治法

（1）肝气郁结证

证候：乳房肿块疼痛，触痛明显，性情急躁，遇事易怒，胸胁牵痛。舌红，苔白，脉弦。

治法：疏肝散结。

方药：逍遥蒌贝散加减。

柴胡9g 当归12g 白芍12g 茯苓12g 白术12g 瓜蒌9g 贝母12g 半夏6g 南星9g 生牡蛎12g 山慈菇12g

（2）肾气亏虚证

证候：多见于中老年。轻者多无全身症状。重者，偏于肾阳虚，面色㿠白，腰腿酸软，神疲倦怠，舌淡，苔白，脉沉弱；偏于肾阴虚，头目眩晕，五心烦热，眠少梦多，舌红，苔少，脉弦细。

治法：补益肾气。

方药：偏于肾阳虚者，方用右归丸加小金丹加减；偏于肾阴虚者，方用左归丸加小金丹加减。

熟地20g 制附子6g 肉桂9g 山药12g 山茱萸9g 菟丝子12g 当归12g 杜仲12g 鹿角胶12g 枸杞子9g

山药12g 熟地20g 山茱萸12g 枸杞子12g 牛膝12g 菟丝子12g 龟板胶12g

鹿角胶12g

2. 外治法 用阳和解凝膏掺黑退消或桂麝散敷贴。

3. 手术治疗 一般不采取手术治疗，除非乳房过大，胀痛明显，影响美容，甚至引起患者精神上焦虑不安，同时药物治疗无效，而患者坚持要求做切除手术者。男性患者乳房明显肥大影响外貌者，可考虑手术治疗。但对女性患者即使活检也要十分慎重。由肿瘤引起者，应手术切除肿瘤。

【转诊原则】

男性患者影响美观或由肿瘤引起本病，需要手术者需转诊治疗。

【养生与康复】

1. 要保持乐观开朗，心情愉快，避免恼怒忧思。

2. 节制房事，平时应忌烟酒及辛辣刺激食物。

3. 避免服用对肝脏有损害的药物。有肝病者适当进行保肝治疗有助于本病的康复。

【健康教育】

参照“乳癖”。

【常用西药参考】

如为原发性者，可予克罗米酚、三苯氧胺等治疗。如为继发性者，针对不同病因，采用不同治疗措施。肝脏疾病引起者，应行保肝治疗；内分泌疾病引起者，应治疗内分泌疾病；药物引起者，应停服有关药物。

四、乳岩

【概述】

乳岩，相当于西医的乳腺癌，是发生在乳房部的恶性肿瘤。其特点是乳房肿块，质地坚硬，凹凸不平，边界不清，推之不移，按之不痛，或乳窍溢血，晚期溃烂如泛莲或菜花。目前已成为女性最常见的恶性肿瘤之一。未曾生育或哺乳，月经初潮早或绝经晚，有乳腺癌家族史者，其发病率相对较高。男性乳腺癌少见。

【病因病机】

乳岩的发生总不外乎六淫内侵，肝脾气郁，冲任不和，脏腑功能失调，以致气滞血瘀、痰凝、邪毒结于乳络而成。

1. 忧思郁怒，七情内伤，则肝脾气逆。肝郁则气血瘀滞，脾伤则痰浊内生，痰瘀互结，经络阻塞，结滞于乳房。

2. 肝肾不足，冲任失调，脏腑及乳房的气血失和，气滞、痰凝、血瘀互结而发为乳岩。

3. 六淫邪毒乘虚入侵，与痰、瘀互结，蕴阻于乳络。

4. 肝肾阴虚，阴虚则火旺，火旺则灼津炼痰，痰毒瘀血互结乳房成岩。

【临床表现】

发病年龄一般在 40 ~ 60 岁，绝经期前后妇女发病率相对较高。常分为一般类型及特殊类型。

1. 一般类型乳腺癌 常表现为乳房内触及无痛性肿块，边界不清，质地坚硬，表面不光滑，不易推动，常与皮肤粘连而呈现酒窝征，个别可伴乳头血性或水样溢液。后期随着肿块逐渐增大，可产生不同程度疼痛，皮肤可呈橘皮样肿胀；病变周围可出现散在的小肿块，状如堆栗；乳头内缩或抬高，偶可见到皮肤溃疡。晚期，乳房肿块溃烂，疮口边缘不整齐，中央凹陷似岩穴，有时外翻似菜花，时渗紫红血水，恶臭难闻。若转移至腋下及锁骨上时，可触及散在、质硬无痛的肿物，以后逐渐增大，互相粘连，融合成团，继而出现形体消瘦、面色苍白、神疲憔悴等恶病质貌。

2. 特殊类型乳腺癌

（1）炎性癌：临床少见，多发于青年妇女，半数发生在妊娠或哺乳期。起病急骤，乳房迅速增大，皮肤肿胀，色红或紫红色，但无明显的肿块。转移甚广，对侧乳房往往不久即被侵及。早期即可出现腋窝部、锁骨上淋巴结肿大。本病恶性程度极高，病程短，常于一年内死亡。

（2）湿疹样癌：临床较少见。皮肤表现类似慢性湿疮，乳头和乳晕的皮肤发红，轻度糜烂，有浆液渗出而潮湿，有时覆盖着黄褐色的鳞屑状痂皮。病变皮肤质硬，与周围分界清楚。多数患者感到奇痒，或有轻微灼痛。数年后病变蔓延到乳晕以外皮肤，色紫而硬，乳头凹陷。破溃后易于出血，逐渐乳头蚀落，疮口凹陷，边缘坚硬，乳房内也可出现坚硬的肿块。

【辅助检查】

1. 钼靶 X 线摄片 可见致密的肿块阴影，范围比实际触诊要小，形状不规则，边缘呈现毛刺状，密度不均匀，可有细小成堆的钙化点，常伴血管影增多增粗，乳头回缩，乳房皮肤增厚或凹陷。

2. B 超检查 可见实质性占位病变，形状不规则，边缘不齐，光点不均匀，血流有改变。

3. 病理切片检查 可作为确诊的依据。

【鉴别诊断】

1. 乳癖 好发于 30～45 岁女性。月经前乳房疼痛、胀大明显，有多个大小不等的结节状或片块状肿块，边界不清，质地柔韧，肿块和皮肤不粘连，常见双侧乳房发病。

2. 乳核 多见于 20～30 岁的女性，乳房肿块形如丸卵，质地坚实，表面光滑，边界清楚，活动度好，病程进展缓慢。

3. 乳痨 好发于 20～40 岁女性，乳房肿块有 1 个或数个，初期肿块质地中等，边界不清，可与皮肤粘连，肿块成脓时变软，溃破后形成瘘管，经久不愈。

【治疗】

1. 内治法

（1）肝郁痰凝证

证候：情志抑郁，或性情急躁，胸闷胁胀，或伴经前乳房作胀，或少腹作胀，乳房部肿块皮色不变，质硬而边界不清。舌苔薄，脉弦。

治法：疏肝解郁，化痰散结。

方药：神效瓜蒌散合开郁散加减。

瓜蒌 12g 当归 12g 甘草 6g 乳香 6g 没药 6g 柴胡 12g 白芍 12g 白芥子 9g 白术 12g 全蝎 3g 郁金 12g 茯苓 15g 香附 9g 天葵子 9g 炙甘草 6g

（2）冲任失调证

证候：经事紊乱，素有经前期乳房胀痛；或婚后未育，或有多次流产史；乳房结块坚硬，或术后患者伴对侧乳房多枚片块，质软肿块。舌质淡，苔薄，脉弦细。

治法：调摄冲任，理气散结。

方药：二仙汤合开郁散加减。

仙茅 12g 仙灵脾 12g 巴戟肉 9g 当归 12g 黄柏 9g 知母 12g 柴胡 12g 白芍 12g 白芥子 9g 白术 12g 全蝎 3g 郁金 12g 茯苓 15g 香附 9g 天葵子 9g 炙甘草 6g

（3）正虚毒炽证

证候：乳房肿块扩大，溃后愈坚，渗流血水，不痛或剧痛，精神萎靡，面色晦暗或苍白，纳食量少，心悸失眠，舌质紫或有瘀斑，苔黄，脉弱无力。

治法：调补气血，清热解毒。

方药：八珍汤加减。

人参6g　白术12g　茯苓12g　熟地20g　白芍12g　当归12g　川芎12g　半枝莲30g　白花蛇舌草30g　甘草6g

（4）气血两亏证

证候：多见于晚期或手术、放化疗后，患者形体消瘦，面色萎黄或㿠白，头晕目眩，神倦乏力，少气懒言，术后切口皮瓣坏死糜烂，日久不愈。舌质淡，苔薄白，脉沉细。

治法：补益气血，养心安神。

方药：香贝养荣汤加减。

香附9g　贝母9g　人参9g　茯苓12g　陈皮9g　熟地15g　川芎12g　当归12g　白芍12g　白术12g　桔梗12g　甘草6g　生姜3g　大枣5枚

（5）脾胃虚弱证

证候：手术或放化疗后，神疲肢软，食欲不振，恶心欲呕，肢肿倦怠。舌质淡，苔薄白或腻，脉细。

治法：健脾和胃。

方药：参苓白术散加减。

人参12g　茯苓15g　白术15g　白扁豆12g　陈皮9g　山药12g　甘草9g　莲子肉9g　砂仁9g　薏苡仁15g　桔梗9g

除以上几种常见证型外，还可见到放化疗后胃阴亏虚，见口腔黏膜糜烂、牙龈出血等症者，治宜清养胃阴，方用益胃汤加减。药用：生地15g，沙参9g，麦冬15g，冰糖9g，玉竹6g。

2. 外治法　适用于有手术禁忌证，或已有远处转移而不适宜手术者。初起用阿魏消痞膏外贴；溃后用海浮散、红油膏外敷；坏死组织脱落后，改用生肌散、生肌玉红膏外敷。

3. 其他疗法

（1）手术治疗配合化疗、放疗：手术仍是乳腺癌治疗的首选方法，多采用改良根治术。近年手术范围渐趋缩小，配以大剂量化疗、放疗，取得与根治术相似疗效。

新辅助化疗、联合辅助化疗及众多的化疗新药的使用进一步提高了疗效，但正确掌握适应证、合理治疗依然十分重要。

(2) 内分泌治疗：近年此法在乳腺癌综合治疗中的地位不断上升，主要适用于ER和（或）PR阳性患者。起效较缓慢、作用持久、耐受性较好，一般需用药2~5年。主要药物有雌激素拮抗剂、芳香化酶抑制剂、LH-RH类似物及孕激素等。

(3) 常用中成药：西黄丸，每次3g，每日2次，口服；小金丹，每次0.6g，每日2次，口服；平消胶囊，每次6片，每日3次，口服。

【转诊原则】

1. 乳房有可疑肿块者随时转送上级医院肿瘤专科进行检查，以明确诊断。做到早发现，早诊断，早治疗。

2. 放化疗后社区康复期间，出现白细胞低于3.0×10^9/L，血红蛋白低于8g/L、血小板低于80×10^9/L及放疗后患者出现咳嗽不止或气急者，需转送上级医院肿瘤内科治疗。

3. 出现中度以上的感染、发热38.5℃以上经治疗无好转、食欲明显减退、消瘦、骨骼发现疼痛、腋窝或对侧乳房出现不明肿物者需转上级医院进一步治疗。

【养生与康复】

参照“乳癖”。

【健康教育】

1. 加强防癌知识宣传，推广和普及乳房自我检查方法。
2. 重视乳腺癌高危人群的定期检查。
3. 积极治疗乳腺良性疾病。

【常用西药参考】

1. 化学药物

(1) CMF方案：环磷酰胺（C）400mg/m^2，甲氨蝶呤（M）20mg/m^2，氟尿嘧啶（F）400mg/m^2，均为静脉注射，在第1及第8天各用1次，为一疗程，每4周重复，6个疗程结束。

(2) CAF方案：环磷酰胺（C）400mg/m^2，静脉注射，第1、8天；阿霉素

(A) 40mg/m^2，静脉注射，第1天；氟尿嘧啶（F）400mg/m^2，静脉注射，第1、8天；每28天重复给药，共8个疗程。

2. 内分泌治疗 三苯氧胺，每日20mg，口服，至少服用3年，一般服用5年。

附：常见乳房肿块鉴别（表2－1）

表2－1 常见乳房肿块鉴别表

病名	乳腺纤维腺瘤	乳腺增生病	乳腺大导管内乳头状瘤	乳腺癌
好发年龄	20～30岁	30～45岁	40～50岁	40～60岁
肿块特点	大多为单个，也可有多个，圆形或卵圆形，边缘清楚，表面光滑，质地坚实，生长比较缓慢	常为多个，双侧乳房散在分布，形状多样，片状、结节、条索，边缘清或不清，质地软或韧或有囊性感	多在乳晕部，单个绿豆大小，圆形肿块，边缘清楚，质地软或中等	多为单个，形状不规则，边缘不清楚，质地硬或不均匀，生长速度较快
疼痛	无	明显胀痛或刺痛，多与月经周期及情绪变化有关	少数可有压痛	初期无疼痛，中晚期可出现
与皮肤及周围组织粘连情况	无粘连	无粘连	无粘连	可有粘连，皮肤呈酒窝征或橘皮样变
活动度	用手推动时有滑脱感	活动	可活动	早期活动度可，中期及晚期无法推动
乳头及分泌物情况	乳头正常，无分泌物	乳头正常；常为挤压后双侧乳房多孔有分泌物溢出，多为乳汁样或浆液样	乳头正常；常有血性分泌物溢出，多为单孔	乳头可回缩或被牵拉；可有分泌物溢出，血性或水样，多为单孔
淋巴结肿大	无	无	无	同侧腋窝淋巴结肿大，质硬，活动差

第二节　乳房溢液

乳房溢液是指发生于乳房、乳晕或乳头部的溢液，多有上述部位的肿块化脓溃破引起，常见的有乳漏、乳衄。

一、乳漏

【概述】

乳漏是指发生在乳房部或乳晕部的疮口溃脓后，久不收口而形成管道者。其特点是疮口脓水淋漓，或杂有乳汁，或杂有豆渣样物，溃口经久不愈。发生在乳房部的乳漏预后较好，而乳晕部的乳漏病程较长，且易反复发作。

【病因病机】

乳房部漏管，多因乳痈、乳发失治，脓出不畅；或切开不当，损伤乳络，乳汁从疮口溢出，以致长期流脓、溢乳而形成；或因乳痨溃后，身体虚弱，日久不愈所致。

乳晕部漏管，多因乳头内缩凹陷感染毒邪，或脂瘤染毒，局部结块化脓溃破后疮口久不愈合而成。

【临床表现】

1. 乳房部漏 有乳痈、乳发溃脓或切开病史，疮口经久不愈，常流乳汁或脓水，周围皮肤潮湿浸淫。若因乳痨溃破成漏，疮口多为凹陷，周围皮肤紫暗，脓水清稀或夹有败絮样物质，或伴有潮热，盗汗，舌质红、脉细数。

2. 乳晕部漏 多发于非哺乳或非妊娠期的妇女。常伴有乳头内缩，并在乳晕部有结块，红肿疼痛，全身症状较轻。成脓溃破后，脓液中兼有灰白色脂质样物，往往久不收口。若用球头银丝从疮孔中探查，银丝球头多可从乳窍中穿出。亦有愈合后在乳窍中仍有粉质外溢，带有臭气；或愈后疮口反复红肿疼痛而化脓者。

若有局部手术或外伤史者，有时疮口中可有丝线等异物排出。

【辅助检查】

乳腺导管或漏管 X 线造影常有助于明确管道的走向、深度及支管情况。脓液涂片或细菌培养及药敏试验，有助于判定乳漏的性质并指导用药。

【鉴别诊断】

本病临床表现较为典型，并有相应病史，易于诊断，但首先要明确是由哪种疾病所致，以指导临床用药。

【治疗】

1. 内治法

（1）余毒未清证

证候：乳房部或乳晕部漏，反复红肿疼痛，疮口常流乳汁或脓水，经久不愈，局部有僵肿结块，周围皮肤潮湿浸淫。舌质红，苔薄黄，脉滑数。

治法：清热解毒。

方药：银花甘草汤加减。

金银花 15g　柴胡 12g　玄参 15g　甘草 6g

（2）正虚毒恋证

证候：疮口脓水淋漓或漏乳不止，疮面肉色不鲜；伴面色无华，神疲乏力，食欲不振。舌质淡红，苔薄，脉细。

治法：扶正托毒。

方药：托里消毒散加减。

川芎 12g　白芍 15g　当归 12g　人参 9g　白术 12g　金银花 15g　茯苓 15g　皂角刺 12g　白芷 9g　桔梗 12g　黄芪 15g　甘草 6g

（3）阴虚痰热证

证候：脓出稀薄，夹有败絮状物质，疮口久不愈合，疮周皮色暗红；伴潮热颧红，干咳痰少，形瘦食少。舌质红，苔少，脉细数。

治法：养阴清热。

方药：六味地黄汤合清骨散加减。

熟地 30g　山茱萸 15g　山药 15g　丹皮 12g　茯苓 12g　泽泻 12g　银柴胡 15g　鳖甲 12g　炙甘草 6g　秦艽 9g　青蒿 12g　地骨皮 15g　胡黄连 12g　知母 12g

2. 外治法

（1）分期治疗：先用药线蘸八二丹或七三丹提脓祛腐，外敷红油膏。脓尽后改用生肌散、生肌玉红膏，必须使创面从基底部长起。

（2）垫棉法：适用于疮口漏乳不止，或乳房部漏脓腐脱尽后，以促进疮口愈合。疮口愈合后应继续压迫 2 周，以巩固疗效，防止复发。

（3）切开疗法：适用于浅层漏管及药物外敷治疗失败者。乳晕部乳漏手术的关键是切开通向乳头孔的漏管或扩张的乳腺导管。切开后创面用药同“分期治疗”。

(4) 挂线疗法：适用于深层漏管，常配合切开疗法。

(5) 拖线疗法：适用于漏管单一又不宜切开或挂开时。拖线必须待脓腐脱净后方能拆除，并加用垫棉法或绑缚法促使管腔闭合。

【转诊原则】

对于浅层漏管及药物治疗无效者，需做切开引流术，因条件所限，无法彻底引流者，需及时转诊。

【养生与康复】

1. 患者宜保持心情舒畅，忌食鱼腥发物及辛辣刺激性食物。
2. 乳痈、乳发等病应及时彻底治疗，以防脓毒内蓄，损伤乳络而形成乳漏。
3. 要正确掌握乳痈切开的部位、切口的方向和大小，以避免误伤乳络而成漏。
4. 经常保持乳头清洁，清除分泌物，并避免异物阻塞乳孔。
5. 乳漏发生后要及时治疗，以防止病变范围扩大，病情加重。

【健康教育】

参照“乳癖”。

【常用西药参考】

1. 青霉素 每日200万～1000万单位，分2～3次，静滴。

2. 阿奇霉素 每日500mg，静滴。

二、乳衄

【概述】

乳窍不时溢出少量血液，称为乳衄。其特点是单个或多个乳孔溢出血性液或有乳晕下单发肿块。

引起乳衄的疾病有多种，如乳腺导管内乳头状瘤、乳腺癌、乳腺增生病等。乳腺导管内乳头状瘤包括大导管内乳头状瘤和多发性导管内乳头状瘤，前者发生在大导管近乳头壶腹部，后者发生在乳腺的中小导管内，又称乳头状瘤病，恶变可能性较大。

本病属良性肿瘤，一般预后良好，如为多发性导管内乳头状瘤要引起重视，是目前公认的乳腺癌癌前期疾病之一。

【病因病机】

1. 忧思郁怒，肝气不舒，郁久化火，迫血妄行。
2. 素体脾虚，脾不统血，血不循经。

【临床表现】

本病多发生于40～50岁经产妇女。乳窍溢出血性液体，无疼痛，部分患者乳晕部触及黄豆大圆形肿物，质软，不与皮肤粘连，推之活动。轻按肿物，即可从乳窍溢出血性或黄色液体，可伴有性情急躁、心烦易怒、胸胁胀痛、口苦咽干，或四肢倦怠、食欲不振等症状。

【辅助检查】

乳腺导管内窥镜、乳腺导管造影及乳头溢液细胞学检查，均有助于诊断。

【鉴别诊断】

1. 乳岩 可见到乳头血性溢液，其溢液多为单侧单孔，常伴明显肿块，且多位于乳晕区以外，肿块质地坚硬，活动度差，表面不光滑。

2. 乳癖 部分患者可伴有乳头溢液，常为双侧多孔溢液，以浆液性为多，血性较少，且有乳房肿块，并有周期性乳房疼痛等症。

【治疗】

本病以手术治疗为主，药物治疗为辅。手术关键是切除病变乳腺导管。

1. 内治法

（1）肝火偏旺证

证候：乳窍流血，色鲜红或暗红，乳晕部可扪及肿块，压痛明显；伴性情急躁，乳房及两胁胀痛，胸闷嗳气，咽干口苦，失眠多梦。舌质红，苔薄黄，脉弦。

治法：疏肝解郁，清热凉血。

方药：丹栀逍遥散加减。

当归12g　白芍12g　赤芍12g　柴胡9g　生甘草6g　茯苓12g　白术12g　生姜

3g　薄荷（后下）5g　丹皮 12g　栀子 12g　小蓟 12g

（2）脾不统血证

证候：乳窍溢液，色淡红或淡黄，乳晕部可扪及肿块，无压痛；伴多思善虑，面色少华，神疲倦怠，心悸少寐，纳食量少。舌质淡，苔薄白，脉细。

治法：健脾养血。

方药：归脾汤加减。

白术 12g　人参 9g　黄芪 15g　当归 12g　甘草 6g　茯苓 15g　远志 9g　酸枣仁 15g　木香 3g　龙眼肉 9g　生姜 3 片　大枣 5 枚

2. 其他疗法　原则上以手术为主，对单发的导管内乳头状瘤可做病变导管的单纯切除术，术前需准确定位，用指压确定溢液的导管口，插入钝头探针，可注射美蓝，沿针头或美蓝显色部位作放射状切口，切除该导管及周围的乳腺组织。对切除组织常规做病理检查。对年龄较大且导管上皮细胞高度增生或不典型增生者，可行单纯乳房切除术。若有恶变者，则按乳腺癌手术进行。

【转诊原则】

本病以手术治疗为主，因此一旦确诊，需及时转诊。

【养生与康复】

1. 患者宜保持心情舒畅，忌食鱼腥发物及辛辣刺激性食物。
2. 本病多由乳房或乳晕部肿瘤引起，因此如发现乳房肿块，应及时就诊。
3. 经常保持乳头清洁，清除分泌物，并避免异物阻塞乳孔。

【健康教育】

参照“乳癖”。

【常用西药参考】

本病的治疗以手术治疗为主，西药主要为抗生素预防感染。常用药物：

1. 青霉素　每日 200 万～1000 万单位，分 1～2 次，静滴。

2. 头孢拉定　每日 1.5g，静滴。

3. 阿奇霉素　每日 500mg，静滴。

第三节 乳 痈

【概述】

乳痈是由热毒侵入乳房所引起的一种急性化脓性疾病。其特点是乳房局部结块，红肿热痛，伴有全身发热、便干等全身症状。好发于产后1个月以内的哺乳妇女，尤以初产妇为多见。发生于哺乳期的称“外吹乳痈”，占到全部病例的90%以上；发生于妊娠期的称“内吹乳痈”，临床上较为少见；不论男女老少，在非哺乳期和非妊娠期发生的称为“不乳儿乳痈”，则更少见。本病相当于西医的急性化脓性乳腺炎，多因产后乳汁瘀积，或乳头破损，细菌沿淋巴管、乳管侵入乳房继发感染而成。其致病菌多为金黄色葡萄球菌，其次为白色葡萄球菌和大肠杆菌。

【病因病机】

1. 外吹乳痈 总因内有肝郁胃热，复染风热毒邪，引起乳汁郁积，乳络闭阻，气血瘀滞，从而腐肉酿脓而成。

（1）肝胃蕴热：产后伤血，肝失所养，若忿怒郁闷，肝气不舒，则肝之疏泄失畅，乳汁分泌或排出失调；或饮食不节，胃中积热；或肝气犯胃，肝胃失和，郁热阻滞乳络，均可导致乳汁瘀积，气血瘀滞，热盛肉腐，终成乳痈。

（2）乳汁瘀积：因乳头破碎，怕痛拒哺，或乳头内陷等先天畸形，影响乳汁排出，或乳汁多而少饮，或初产妇乳络不畅，或断乳不当，均可引起乳汁瘀滞，宿乳蓄积，化热酿脓，而成乳痈。

（3）外邪侵袭：新产体虚，汗出腠理疏松，授乳露胸，容易感受风邪；或外邪从乳头等皮肤破碎处乘隙而入；或乳儿口气焮热，含乳而睡，热气从乳孔吹入，均可使邪热蕴结于肝胃之经，闭阻乳络，变生乳痈。

2. 内吹乳痈 多由妊娠期胎气上冲，肝失疏泄，与邪热互结蕴蒸阳明之络而成。

3. 不乳儿乳痈 可因非哺乳期儿女假吸而诱发。男子乳痈可由胃火炽盛，上壅乳房而生。新生儿患乳痈多因胎热余毒，或挤伤染毒而成。

【临床表现】

1. 外吹乳痈 多见于产后未满月的哺乳期妇女，尤其是初产妇。

（1）初起：常先有乳头皲裂，哺乳时乳头刺痛；或有乳管阻塞，乳汁排出不畅，导致乳汁郁积，发生乳房局部肿胀疼痛，结块或有或无，皮色微红或不红，皮肤微热或不热。常伴有恶寒发热，头痛骨楚，或胸闷不舒，纳少呕吐，大便干结等。此时若治疗适当，2～3 日内乳汁排出通畅，热退肿消痛减，可获消散。

（2）成脓：乳房结块逐渐增大，局部疼痛加重，或有鸡啄样疼痛，焮红灼热，伴同侧腋窝淋巴结肿大压痛。伴壮热不退，口渴喜饮，大便秘结，小便短赤，舌质红，舌苔黄腻，脉洪数，势在酿脓。至第 10 天左右，结块中央变软，按之应指；若病位深在，常需穿刺确诊；若脓蚀乳管，乳窍可有脓液流出。

（3）溃后：脓出通畅，多能肿消痛减，身热渐退，疮口逐渐愈合。若治疗不当可能形成袋脓，或传囊乳痈。亦有溃后乳汁从疮口溢出，形成乳漏。

2. 内吹乳痈 多见于妊娠后期。初起乳房结块肿痛，皮色不变，病情较外吹乳痈轻，但不易消散，化脓亦慢，约需 1 个月左右。病程较长，有时需待分娩后才能收口。

3. 不乳儿乳痈 大多与外吹乳痈临床表现相似，但发生于非哺乳期、非妊娠期，相对而言病情最轻，易消、易脓、易敛。

【辅助检查】

血常规检查可有白细胞总数及中性粒细胞数增高。B 超检查可帮助辨别乳房深部脓肿。脓液细菌培养及药敏试验则有助于明确致病菌种类，指导选用抗生素。

【鉴别诊断】

1. 粉刺性乳痈 多发生于非哺乳及非妊娠期，大部分患者伴有先天性乳头凹陷畸形，乳头常有白色脂质样分泌物溢出。初起肿块多位于乳晕部，红肿热痛程度较轻，溃后脓液中夹有粉渣样物质，不易收口，可反复发作，形成乳漏。全身症状亦较乳痈为轻。

2. 乳岩（炎性乳腺癌） 多见于中青年妇女，尤其是在妊娠期或哺乳期。患乳迅速肿胀变硬，常累及整个乳房的 1/3 以上，尤以乳房下半部为甚。病变局部皮肤呈暗红或紫红色，毛孔深陷呈橘皮样，局部不痛或轻度压痛。同侧腋窝淋巴结明显肿大，质硬固定。一般无恶寒发热等全身症状，抗炎治疗无效。本病进展较快，预后不良。

【治疗】

1. 内治法

（1）气滞热壅证

证候：乳房肿胀疼痛，结块或有或无，皮色不变或微红，排乳不畅；伴有恶寒发热，头痛骨楚，胸闷泛恶，食欲不振，大便秘结。舌质正常或红，苔薄白或薄黄，脉浮数或弦数。

治法：疏肝清胃，通乳消肿。

方药：瓜蒌牛蒡汤加减。

瓜蒌 15g　牛蒡子 12g　栀子 12g　黄芩 12g　天花粉 12g　金银花 15g　皂角刺 12g　连翘 15g　陈皮 9g　柴胡 12g　青皮 12g　王不留行 9g　生甘草 6g

（2）热毒炽盛证

证候：乳房肿痛加重，结块增大，皮肤焮红灼热，继之结块中软应指；或切开排脓后引流不畅，红肿热痛不消，有传囊现象；伴壮热不退，口渴喜饮。舌质红，苔黄腻，脉洪数。

治法：清热解毒，托里透脓。

方药：瓜蒌牛蒡汤合透脓散加减。

瓜蒌 15g　牛蒡子 12g　栀子 12g　黄芩 12g　天花粉 12g　金银花 15g　皂角刺 12g　连翘 15g　陈皮 9g　柴胡 12g　青皮 12g　生石膏 24g　生黄芪 15g　炒山甲 12g　川芎 12g　生甘草 6g

（3）正虚毒恋证

证候：溃脓后乳房肿痛虽轻，但疮口流脓清稀，淋漓不尽，日久不愈；或乳汁从疮口溢出，形成乳漏；伴面色少华，神疲乏力，或低热不退，食欲不振。舌质淡，苔薄，脉弱无力。

治法：补益气血，托毒生肌。

方药：托里消毒散加减。

人参 9g　川芎 12g　当归 9g　白芍 12g　白术 9g　金银花 30g　茯苓 15g　白芷 9g　皂角刺 9g　桔梗 9g　生黄芪 15g　甘草 9g

（4）胎旺郁热证

证候：发生于妊娠期，乳房肿痛结块，皮色不红或微红；可伴恶寒发热，头痛骨楚，胸闷不舒，纳少呕吐，大便干结。舌质红，苔薄白或薄黄，脉弦数。

治法：疏肝清胃，理气安胎。

方药：逍遥散加减。

当归12g　白芍12g　柴胡6g　茯苓12g　白术12g　甘草6g　薄荷（后下）3g　丹皮12g　栀子12g

（5）气血凝滞证

证候：大量使用抗生素或过用寒凉中药后，乳房结块，质硬不消，微痛不热，皮色不变或暗红，日久不消，无明显全身症状。舌质正常或瘀紫，苔薄白，脉弦涩。

治法：理气活血，温阳散结。

方药：四逆散加减。

枳实12g　柴胡6g　白芍12g　桃仁6g　山甲12g　丹参12g　生地12g　当归12g　川芎12g　红花9g　甘草6g

2. 外治法

（1）初起：金黄散或玉露散或双柏散，用冷开水或金银花露或鲜菊花叶、鲜蒲公英等捣汁调敷；或金黄膏或玉露膏外敷。皮色微红或不红者，可用冲和膏外敷。也可用仙人掌适量去刺捣烂外敷。

（2）成脓：宜切开排脓。在乳房部切口宜循乳络方向呈放射状，在乳晕部宜在乳晕旁作弧形切口，以免损伤乳络而形成乳漏；切口位置宜取低位，以免袋脓。也可用针吸穿刺抽脓或用火针放脓。

（3）溃后：药线蘸八二丹或九一丹引流，外敷金黄膏。待脓净仅流黄稠滋水时，改用生肌散，红油膏盖贴。脓腔较大，或切开创口渗血较多时，可用红油膏纱布填塞脓腔，1~2天后改用药线引流。

（4）传囊：若红肿疼痛按初起处理。若局部已成脓应指，宜再作一辅助切口或拖线引流。

（5）垫棉法：可用于袋脓或乳汁从疮口溢出者。袋脓者垫在脓腔下方；乳汁溢出者宜垫棉加绑缚，束紧患侧乳房。

（6）塞鼻法：用于早期乳痈。公丁香研细末，用棉球包好塞鼻。或鲜芫花根皮洗净捣烂，搓成细长条塞鼻。

（7）按摩法：适用于外吹乳痈初起，因乳汁瘀积而局部肿痛者。若乳房焮红漫肿者，或已成脓者禁用。先在患侧乳房涂以少许润滑油，用五指从乳房四周轻轻向乳头方向施以正力，按摩推挤，将瘀积乳汁排出，同时可以轻揪乳头数次。

3. 其他疗法（针灸）　适用于乳痈初起。取肩井、膻中、足三里、列缺、膈俞、血海等穴，用泻法，留针 15～20 分钟，每日 1 次。

【转诊原则】

若溃后脓出不畅，肿痛不减，身热不退，形成袋脓者，因条件所限无法彻底切开引流者，应及时转诊行切开引流；因治疗不当，或妄加挤压，以致毒邪扩散，出现热毒内攻脏腑的危象者，需及时转诊。

【养生与康复】

1. 妊娠后期常用温水清洗乳头，或用75%酒精擦洗乳头，并及早纠正乳头破裂、畸形、乳头内陷等疾病。

2. 培养良好的哺乳习惯，注意乳头清洁。每次哺乳后排空乳汁，防止瘀积。

3. 及时治疗乳头破碎及身体其他部位的化脓性疾病，并保持乳儿口腔清洁，积极防治口腔炎。

4. 保持心情舒畅。忌食辛辣炙煿之品，不过食膏粱厚味。

5. 患乳用三角巾或乳罩托起，减少疼痛，防止袋脓。

6. 若体温过高（≥38.0℃），或乳汁色黄，应停止哺乳，但必须用吸奶器吸尽乳汁。

7. 需断奶时应先减少哺乳次数，使泌乳量逐渐减少。用麦芽、山楂各 60g，或生枇杷叶 15g（包）煎汤代茶，外敷皮硝。酌情使用苯甲酸雌二醇 2mg，肌肉注射，每日 2 次，连续 3 天；或溴隐亭 2.5mg，口服，每日 2 次，连续 3～7 天。

【健康教育】

1. 避免膏粱厚味，合理饮食。

2. 如有乳汁排泄不畅，应及时查找原因，对症处理。

3. 如有乳房结块，应顺乳络方向按摩，或配合理疗，促进结块消散。

【常用西药参考】

本病多因产后乳汁瘀积，或乳头破损，细菌沿淋巴管、乳管侵入乳房继发感染而成。其致病菌多为金黄色葡萄球菌，其次为白色葡萄球菌和大肠杆菌。故首选青霉素类抗生素。常用药物：

1. 青霉素 每日 200 万～1000 万单位，分 2～3 次，静滴。

2. 阿奇霉素 每日 500mg，静滴。

第三章
常见泌尿男科疾病

【概述】

泌尿男科疾病包括泌尿系统（肾、输尿管、膀胱）和男性生殖系统（睾丸、附睾、输精管、前列腺、精囊、阴囊、阴茎等），以及两者的同一通道即尿道等部位所发生的疾病。

【与脏腑经络关系】

肾与泌尿男性生殖有密切的关系。肾有两窍：一为精窍，一为溺窍。精的藏泻与心肾有关，尿的产生与排泄与脾、肺、膀胱、三焦等脏腑有关，男性生殖器官的位置与足厥阴肝经、足少阴肾经、足太阳膀胱经的循行有关。

玉茎（阴茎）属肝，马口（尿道）属小肠，阴囊属肝，肾子（睾丸）属肾，子之系（精索）属肝。

【病因病机】

泌尿男科疾病的产生，是因各种致病因素导致脏腑功能失常而引起。

1. 心火亢盛　心为君主之官，为君火。主血脉而藏神，开窍于舌，与小肠相表里，易受火邪扰动。心火亢盛，移热小肠，表现为心烦舌糜，小便短赤，发为热淋；心主血脉，如心火亢盛，灼伤血络，迫血妄行，下出阴窍，则为血淋、尿血；肾精需心火温煦，若心火下劫，肾水妄动，或心火亢行，肾水不济，心肾不交，可出现精浊、血精等。

2. 肝失疏泄　肝藏血主疏泄，又主筋，筋得其养乃能运动有力，玉茎为宗筋所聚，若肝郁疏泄失职，筋失其养，可发生阳痿；气郁化火，肝火亢盛，灼伤肾水，而使肝木失养，疏泄失司，精窍之道被阻，而致不能射精。肝脉络阴器，肝失疏泄，气滞血瘀，水液不行，湿热浊精阻于肝经，可致子痈、囊痈、水疝、癃闭等。

3. 脾气虚弱 脾为后天之本，气血生化之源，脾主运化，若脾虚不能将水谷精微输布于各脏腑器官，致使其功能失调，表现在泌尿生殖方面为遗尿、遗精、阳痿、不育等。脾虚不能运化水液，水液积聚，可形成水疝；湿聚成痰，滞于阴茎，则发为阴茎痰核；蓄于膀胱，则为癃闭。脾虚不摄，水精下流，则发为尿浊；脾不统血，可致血尿。

4. 肺失宣降 肺主气司呼吸，主宣降，为水之上源，使水道通调而下行膀胱。若肺失宣降，影响水液代谢，水道不利，可发生癃闭。肺气虚弱，不能制下，可发生小便失禁或遗尿。

5. 肾不主水 肾藏精，主生殖，为水之下源，与膀胱相表里，开窍于二阴。肾精亏损，阴虚生内热，故见遗精早泄；相火下移膀胱，可发为热淋、血淋；热扰精室而为精浊，灼伤血络可出现血精、尿血；灼津为痰，聚于前阴，发为阴茎痰核或子痰；肾阳不足，精关不固，可致白浊、遗精、早泄；肾精亏虚，可引起不育；阳虚宗筋萎而不用，可发生阳痿；肾阳虚衰，膀胱气化失司，开合失常，可引起癃闭、尿失禁等等。故精、溺二窍之生理病理与肾和膀胱关系最为密切。

【检查方法】

泌尿男性疾病的诊断，原则上和其他系统疾病相同，详细询问病史，查体或体格检查，抓住其临床表现的特点，借助四诊和必要的特殊检查，进行综合分析，以期正确地辨病、辨证。

1. 阴囊及其内容物检查

（1）观察阴囊发育情况。隐睾患者阴囊多不发育。两性畸形患者几乎看不到阴囊。

（2）检查阴囊宜采取立位，使精索静脉曲张、交通性鞘膜积液和疝气易于显现。触诊时应面对患者，四指在后，拇指在前，将阴囊内容物置于中间进行触摸。

（3）鞘膜积液和疝气是阴囊常见的肿块。睾丸鞘膜积液呈椭圆形，表面光滑，有囊性感，透光试验阳性，以此可与疝气相鉴别。精索鞘膜积液位于精索部位，其下方可触及睾丸。交通性鞘膜积液肿块大小随体位而改变，站立时增大，平卧时缩小。

（4）正常睾丸左侧略低于右侧，光滑，有弹性，轻压之有酸痛感。睾丸体积正常为12～25ml，小于12ml表示睾丸发育不良。如睾丸一侧增大、质硬、托起有沉重感，应怀疑睾丸肿瘤。急性睾丸炎时，睾丸明显肿大并有压痛。

（5）附睾附于睾丸内后侧，上端为附睾头，下端为附睾尾，中间为附睾体，附睾的任何增大均为病理性改变。急性附睾炎，可见附睾肿大、疼痛，伴高热；慢性附睾炎，可见附睾增粗，有轻度触痛，但无全身症状。附睾结核多在附睾尾部，少数在附睾头部，可触及硬结，严重者，病变累及整个附睾，也可延及睾丸或阴囊皮肤。附睾肿瘤很少见。

（6）精索输精管应检查其有无增粗、结节或触痛。急性精索炎时，精索增粗，触痛明显，常与急性附睾炎同时发生。慢性附睾炎时，输精管可以均匀增粗。附睾结核伴有输精管结核时，输精管呈串珠样。部分阻塞性无精症患者是因先天性输精管缺如。检查精索静脉曲张时，应沿精索自上而下轻轻触诊，可触及蚯蚓状柔软静脉团块。屏气后静脉曲张加重，平卧后减轻。

2. 前列腺和精囊检查

（1）前列腺、精囊检查需经肛门指诊进行。一般采取膝胸位，也可用立位、侧位及仰卧位检查。检查者食指戴好指套后充分涂抹润滑剂，轻轻放入肛门，手指尽量伸入，以做最大限度检查。检查顺序为：前列腺、精囊，然后手指旋转360°，最后为直肠和肛门。

（2）检查前列腺的大小、形态、硬度，表面是否光滑。正常前列腺如栗子大小，平坦，边缘清楚，质韧，略可推动，两侧叶对称，中央沟稍凹陷。前列腺增生者，腺体增大、膨隆，表面光滑，中央沟变浅或消失。急性前列腺炎时，腺体肿大，触痛明显，或有波动感。慢性前列腺炎时，腺体大小无改变或缩小，硬度不均，表面不光滑。前列腺按摩液镜检，有大量白细胞。前列腺结核时，腺体质地较硬，表面不规则，有小结节。前列腺癌可触及肿物，质地坚硬，大小不一。

（3）精囊一般不易被触及。如有急性炎症时，则两侧精囊肿大，有压痛。精囊前列腺结核时，精囊可触及结节。前列腺癌累及精囊时，精囊可触到肿物或硬块。

（4）前列腺和精囊指诊时，还应检查直肠内有无炎症或肿瘤。最后检查肛门括约肌张力有无减低。排尿困难或尿失禁患者，如有肛门括约肌张力减低，提示可能为神经源性膀胱。

【治疗】

泌尿男性疾病种类较多，证候表现有异有同。仅将常见证型及治法归纳于下（表2－2）：

表 2－2 泌尿男性疾病辨证论治

证型	临床表现	治法	方药
肝经湿热	阴囊红肿热痛，睾丸肿大疼痛，小便短赤，烦躁易怒，口苦纳呆，舌苔黄腻，脉弦滑数	清泄湿热 疏肝解郁	龙胆泻肝汤
脾经湿热	阴囊积水，口干少津，便秘舌干少苔，脉细弱而数	清热化湿	萆薢分清饮
膀胱湿热	尿频尿急，尿黄赤，茎中热痛，白浊，舌红苔黄腻，脉滑数	清热利水	导赤散
痰浊凝结	睾丸或附睾慢性肿块或阴茎结节，皮色不变，不热不痛，苔薄白边有齿痕，脉濡或细滑	温阳化痰散结	阳和汤
	全身微热，局部发红发热，食欲不佳，潮热，舌红少苔，脉细数	清热化痰散结	消核丸
肾阴不足	五心烦热，阳事易兴，精浊，血精，遗精早泄，健忘少寐，小便黄热而淋漓不爽，舌红少苔，脉细数	滋肾养阴	六味地黄丸或大补阴丸
肾阳不足	形寒肢凉，腰膝冷痛，夜尿多或癃闭，性欲减退，阳痿，遗精，精冷，精少或精弱不育，舌淡胖，苔白，脉沉迟无力	温补肾阳	桂附八味丸或右归丸

第一节　子　痈

【概述】

子痈是指睾丸及附睾的感染性疾病。中医称睾丸和附睾为肾子，故以名之。相当于西医的急慢性睾丸炎、附睾炎（包括腮腺炎性睾丸炎）。子痈又分急性子痈与慢性子痈，两者都有睾丸或附睾肿胀疼痛的特点。急性子痈，急性发病，睾丸或附睾红肿热痛，伴全身热证表现；慢性子痈，睾丸或附睾硬结，微痛微胀，轻度触痛。

【病因病机】

肝脉循会阴，络阴器，肾子属肾。子痈的发病与肝、肾有关。

1. 湿热下注 外感六淫，如坐卧湿地，郁而化热；或过食辛辣炙煿，湿热内生，下注肝肾之络，结于肾子，阻隔经络，凝滞气血，郁久则热胜肉腐。或因不洁房事，外染湿热秽毒，郁滞化火成脓，脓腐肉溃，经精道逆传肾子，浊毒壅结而成。亦有跌仆挫打，肾子受损，络伤血瘀，瘀久化热，腐化血肉，终致酿脓，发为本病。

2. 瘟毒下注 时毒痄腮余毒未尽，邪毒从胆经传入肝经，壅结肾子而发。

3. 气滞痰凝 情志不畅，郁怒伤肝，肝失疏泄，肝郁气结，经脉不利，血瘀痰凝，发于肾子，延成硬块，则为慢性子痈。

【临床表现】

1. 急性子痈

（1）附睾或睾丸肿大疼痛，突然发作，疼痛程度不一，轻者仅有不适，重者痛如刀割，行动或站立时加重。疼痛可限于局部，也可沿输精管放射至腹股沟、直肠及下腹部。伴有恶寒发热，或寒热往来，食欲不振，口苦，口渴欲饮，尿黄，便秘等全身症状。附睾或睾丸拒按，触摸时痛觉敏锐，触痛常传导至患侧精索附近的下腹部。化脓性急性子痈溃脓后疼痛程度减轻，但脓毒波及阴囊，可引起阴囊红肿，甚至化脓，脓肿自溃或切开引流后，脓出毒泄，症状消失迅速，疮口容易愈合。

（2）因外伤瘀血引起者，有明显外伤史，初起肿痛较剧，但全身症状不显，以后仅有睾丸、附睾肿硬隐痛。如因继发感染，才会出现阴囊红肿和全身发热。

（3）痄腮并发的子痈（腮腺炎性睾丸炎），多在痄腮消退后又突然发热，同时睾丸肿痛，一般不会化脓，病程多为7～10天。

2. 慢性子痈 临床较多见。大部分慢性子痈无急性子痈病史，但常伴有邻近性腺的慢性感染，如慢性前列腺炎、慢性精囊炎。患者常有阴囊疼痛、发胀、下坠感，疼痛可放射到下腹部及同侧的大腿根部。检查时可触及附睾增大，变硬，有结节，伴轻度压痛、同侧输精管增粗。

【辅助检查】

急性子痈的血白细胞总数可高达$20.0\times10^{9}/L$，尿中可有白细胞。

【鉴别诊断】

1. 睾丸扭转 睾丸扭转引起的阴囊内剧烈疼痛，并放射至腹股沟或下腹部，局部压痛，与急性子痈很类似，但睾丸扭转的发病过程更为急骤，常有剧烈运动或阴囊损伤的诱因。疼痛呈绞窄状，无发热。托起阴囊可使疼痛加剧（子痈则减轻）。阴囊触诊检查可见睾丸上移或呈横位，可扪及精索麻绳状扭曲。

2. 子痰 附睾有痛性肿块，但自觉疼痛轻微，仅有触摸时感觉隐痛。同时，子痰一般为慢性病程，常有结核病史，易出现局灶性冷性脓肿，溃破，窦道形成，病灶与阴囊壁层粘连，输精管增粗，或形成串珠状结节。

【治疗】

1. 治疗原则 急性子痈在辨证论治的同时，可配合使用抗生素，但抗生素对痄腮后并发的子痈无效；慢性子痈多应用中医药治疗。

2. 内治法

（1）湿热下注证

证候：多见于成人。睾丸或附睾肿大疼痛，阴囊皮肤红肿，皱褶消失，焮热疼痛，少腹抽痛，局部压痛明显；脓肿形成时，按之应指，伴恶寒发热。苔黄腻，脉滑数。

治法：清热利湿，解毒消肿。

方药：龙胆泻肝汤加减。成脓者加透脓散。

龙胆草 9g 川楝子 9g 秦艽 9g 陈皮 9g 泽泻 12g 赤芍 15g 栀子 12g 黄芩 9g 柴胡 12g 生地 12g 车前子（包煎）15g 甘草 6g

（2）瘟毒下注证

证候：多见于儿童。常因患痄腮并发（又称卵子瘟），睾丸肿大疼痛，一般不化脓，伴恶寒发热。苔黄，脉数。

治法：清热解毒。

方药：普济消毒饮合金铃子散加减。

黄芩 12g 黄连 6g 牛蒡子 12g 玄参 12g 生甘草 6g 桔梗 9g 板蓝根 12g 升麻 9g 柴胡 9g 马勃 12g 连翘 12g 薄荷（后下）3g 僵蚕 3g 陈皮 9g 延胡索 12g 川楝子 9g

（3）气滞痰凝证

证候：见于慢性子痈。附睾结节，子系粗肿，轻微触痛，或牵引少腹不适，多无全身症状。苔薄腻，脉弦滑。

治法：疏肝理气，化痰散结。

方药：橘核丸加减。

橘核 15g　川楝子 9g　桂心 6g　厚朴 6g　枳实 6g　延胡索 6g　海藻 9g　海带 9g　昆布 9g　桃仁 9g　木香 6g　通草 6g

3. 外治法

（1）急性子痈：未成脓者，可用金黄散或玉露散用水调匀，冷敷。病灶有波动感，穿刺有脓者，应及时切开引流。脓稠、腐肉较多时，可选用九一丹或八二丹药线引流。脓液已净而溃口未愈时，外用生肌白玉膏。

（2）慢性子痈：葱归溻肿汤坐浴，或冲和膏外敷。

【转诊原则】

病灶有波动感，穿刺有脓者，应及时切开引流。若因条件所限，无法彻底引流者，需及时转诊。

【养生与康复】

1. 急性子痈患者，应卧床休息，抬高阴囊。对已切开排脓者，要注意引流通畅。
2. 外用药物坐浴时，药液温度不宜过高。

【健康教育】

饮食清淡，忌烟禁酒。

【常用西药参考】

急性子痈的治疗一般主张早期用足量抗生素控制感染，如青霉素、氨苄青霉素、庆大霉素、头孢类等；对痄腮后并发的子痈可配合应用抗病毒药物。慢性子痈，肿块日久，治疗无效，尤其是诊断不明者，应考虑手术治疗。常用药物如下：

1. 青霉素　每次 200 万～1000 万单位，每日 1 次，静滴。

2. 环丙沙星　每次 0.2g（0.2g/100ml），每 12 小时 1 次，静滴。

3. 氨苄青霉素　每日 4～12g，每日 1～2 次，静滴。

第二节　癃　闭

【概述】

癃闭是指小便量少，点滴而出，甚则小便闭塞不通为主症的一种疾患。其中又以小便不利，点滴而短少，病史较缓者称为“癃”；以小便闭塞，点滴不通，病势较急者称为“闭”。癃和闭虽然有区别，但都是指排尿困难，只有程度上的不同，因此多合称为“癃闭”。

【病因病机】

正常人小便的通畅，有赖于三焦气化的正常，而三焦的气化主要依赖于肺脾肾三脏来维持，所以常和肺、脾、肾、三焦有关。

1. 湿热蕴结　中焦湿热不解，下注膀胱，或肾热下移于膀胱。

2. 肺热气壅　肺为水之上源，热壅于肺，肺气不能肃降，津液输布失常，水道通调不利，不能下输膀胱；又因热气过盛，下移膀胱以致上、下焦均为热气闭阻。

3. 脾气不升　劳倦伤脾，饮食不节，或久病体弱，致脾虚而清气不能上升，则浊阴难以下降，小便因而不利。

4. 肾元亏虚　年老体弱或久病体虚，肾阳不足，命门火衰，则膀胱气化无权，而溺不得出；或因下焦积热，日久不愈，津液耗损，致肾阴不足，亦可致癃闭。

5. 肝郁气滞　七情内伤引起肝气郁结，疏泄不及，从而影响三焦水液的运化和气化作用，致使水道的通调受阻。

6. 尿路阻塞　瘀血败精，或肿块结石，阻塞尿路，小便难以排出。

【临床表现】

多见于老年男性或产后妇女及腹部手术后患者，或患有水肿、淋证、消渴等迁延日久之患者。起病急骤或逐渐加重，主症为小便不通、点滴不畅，甚或小便闭塞，点滴全无，每日尿量明显减少。触叩小腹部可发现膀胱明显膨隆等水蓄膀胱证候，或查膀胱内无尿液，甚或伴有水肿、头晕、喘促等肾元衰竭证候。

【鉴别诊断】

本病常与淋证相鉴别。淋证以小便频数、滴沥刺痛、欲出未尽为特征，其小便量少、排尿困难与癃闭相似，但尿频并伴有疼痛，且每天排出的小便量多为正常。癃闭则无疼痛，每天排出的小便总量少于正常，甚至无尿。故不难鉴别。

【治疗】

1. 治疗原则　癃闭的治疗应根据“腑以通为用”的原则，着重于通，但通之之法，又有虚实的不同。实证则以清湿热、散瘀结、利气机而通水道；虚证治宜补脾肾、助气化而达到气化得行，则小便自通的目的。

2. 内治法

（1）膀胱湿热证

证候：小便点滴不通，或量极少而短赤灼热，小腹胀满，口苦口黏，或口渴不欲饮，或大便不畅。舌质红，苔根黄腻，脉数。

治法：清热利湿，通利小便。

方药：八正散加减。

通草 12g　车前子（包煎）15g　萹蓄 12g　大黄 6g　滑石 15g　甘草梢 6g　瞿麦 9g　栀子 12g　灯心草 1g

（2）肺热壅盛证

证候：小便涓滴不通，或点滴不爽，咽干，烦渴欲饮，呼吸短促，或有咳嗽，苔薄黄，脉数。

治法：清肺热，利水道。

方药：清肺饮加减。

茯苓 15g　黄芩 12g　桑白皮 15g　麦冬 12g　车前子（包煎）15g　栀子 12g　通草 12g　桔梗 9g

（3）肝郁气滞证

证候：情志抑郁，或多烦易怒，小便不通或通而不畅，胁腹胀满，舌红，苔薄或薄黄，脉弦。

治法：疏调气机，通利小便。

方药：沉香散合六磨汤加减。

沉香 9g　石韦 12g　滑石 12g　当归 12g　陈皮 9g　白芍 12g　冬葵子 12g　王不

留行 9g　木香 9g　槟榔 9g　乌药 6g　枳实 12g　大黄 6g　甘草 6g

（4）尿路闭塞证

证候：小便点滴而下，或尿如细线，甚则阻塞不通，小腹胀满疼痛。舌质紫暗，或有瘀点，脉涩。

治法：行瘀散结，通利水道。

方药：代抵挡丸加减。

大黄 6g　当归尾 12g　生地 15g　穿山甲 12g　芒硝 9g　桃仁 9g　肉桂 6g　丹参 12g　甘草 6g

（5）中气不足证

证候：小腹坠胀，时欲小便而不得出，或量少而不畅，精神疲乏，食欲不振，气短而语声低微。舌质淡，苔薄，脉细弱。

治法：升清降浊，化气利水。

方药：补中益气汤合春泽汤加减。

黄芪 30g　白术 15g　陈皮 9g　升麻 9g　柴胡 12g　人参 6g　当归 12g　桂枝 6g　猪苓 12g　泽泻 12g　茯苓 15g　甘草 6g

（6）肾阳衰惫证

证候：小便不通或点滴不爽，排出无力，面色㿠白，神气怯弱，畏寒，腰膝冷而酸软无力。舌质淡，苔白，脉沉细而尺弱。

治法：温阳益气，补肾利尿。

方药：济生肾气丸加减。

生地 15g　山茱萸 12g　丹皮 12g　泽泻 12g　茯苓 15g　山药 15g　桂枝 9g　炮附子 6g　牛膝 12g　车前子（包煎）15g

3. 其他疗法

（1）取嚏或探吐：用消毒棉签，向鼻中取嚏或喉中探吐，也可用皂角末0.3～0.6g 吹鼻取嚏。

（2）外敷：①独头蒜一个，栀子三枚，盐少许，捣烂，摊纸贴脐部，良久可通。②食盐半斤，炒热，布包熨脐腹，冷后炒热再敷。

（3）针灸：针刺足三里、中极、三阴交、阴陵泉等穴，反复捻转提插，强刺激。体弱者，可灸关元、气海，并可采用少腹膀胱区按摩。

（4）导尿：若经服药、针灸后无效，而小腹胀满，叩触小腹膀胱区呈浊音，当用导尿法，以缓其急。

【转诊原则】

癃闭伴有肝肾功能衰竭者，以及癃闭转为关格时，需及时转诊，以免耽误治疗时机。

【养生与康复】

1. 消除外邪内侵和湿热内生的有关因素，如过食肥甘、辛辣、醇酒或忍尿、纵欲过度等。

2. 老年人尽量减少使用抗胆碱类药物，如阿托品、颠茄等，以免癃闭发生。

3. 早期治疗淋证、水肿、尿路肿块、结石等疾患，对疫斑热患者，要及时补充体液，维持体内液体的平衡。

4. 尿潴留需导尿的患者，必须严格执行操作规范，避免外毒带入膀胱。

5. 保留导尿管的患者，应保持会阴部卫生，鼓励患者多饮水，保证患者每日尿量在2500ml以上。导尿管宜每四小时开放一次，当患者能自动解出小便时，尽快拔除导尿管，切忌持续引流。

【健康教育】

1. 及时治疗原发的泌尿系统疾病，解除病因。

2. 不宜过多饮酒。

3. 锻炼身体，增强抵抗力，起居生活要有规律，避免久坐少动。

4. 保持心情舒畅，消除紧张情绪，切忌恼怒忧思。

附：尿潴留

【概述】

尿潴留是指膀胱内充满尿液而不能排出，常常由排尿困难发展到一定程度引起。尿潴留分为急性与慢性两种。前者发病突然，膀胱内胀满尿液不能排出，十分痛苦，临床上常需急诊处理；后者起病缓慢，病程较长，下腹部可扪及充满尿液的膀胱，但患者却无明显痛苦。

【病因病机】

正常人小便的通畅，有赖于三焦气化的正常，而三焦的气化主要有赖于肺脾肾三脏来维持。其发病常由湿热蕴结、肺热气壅、脾气不升、肾元亏虚、肝郁气滞或尿路阻塞引起。

西医认为引起尿潴留的原因很多，可分为机械性和动力性梗阻两类。其中以机械性梗阻病变最多见，如良性前列腺增生、前列腺肿瘤；膀胱颈梗阻性病变如膀胱颈挛缩、膀胱颈肿瘤；先天性尿道畸形、尿道损伤、狭窄、肿瘤、异物和尿道结石；此外，盆腔肿瘤、处女膜闭锁的阴道积血、妊娠的子宫等均可引起尿潴留。动力性梗阻是指膀胱出口、尿道无器质性病变，尿潴留系排尿动力障碍所致。最常见的原因为中枢和周围神经系统病变，如脊髓或马尾损伤、肿瘤或糖尿病等，造成神经性膀胱功能障碍。直肠或妇科盆腔根治手术损伤了副交感神经分支；痔疮或肛瘘手术，以及腰椎麻醉术后可出现排尿困难，引起尿潴留。此外，各种松弛平滑肌的药物如阿托品、普鲁本辛、654－2等，也可引起尿潴留。

【临床表现】

急性尿潴留发病突然，膀胱内充满尿液不能排出，胀痛难忍，辗转不安，有时从尿道溢出部分尿液，但不能减轻下腹疼痛。慢性尿潴留多表现为排尿不畅、尿频，常有排尿不尽感，有时出现尿失禁现象。少数患者虽无明显慢性尿潴留梗阻症状，但往往已有明显上尿路扩张、肾积水，甚至出现尿毒症，如全身衰弱、食欲不振、恶心呕吐、贫血、血清肌酐和尿素氮显著升高等。

【鉴别诊断】

本病常与无尿相鉴别。尿潴留在体格检查时，常可见到耻骨上区有半球形膨胀的膀胱，用手按压有明显的尿意，叩诊为实音，超声检查可明确诊断。无尿是指肾功能衰竭或上尿路完全梗阻，膀胱内空虚无尿，两者含义不同，不能混淆。

【中医治疗】

1. 内治法　参照癃闭。

2. 外治法

（1）*急性尿潴留*：治疗原则是解除病因，恢复排尿。

①如病因不明或梗阻一时难以排除，应先引流膀胱尿液以解除病痛，然后做进一步检查以明确病因并进行治疗。

②若经耻骨上膀胱区热敷或针刺等治疗仍不能排尿，急诊处理可行导尿术，是

解除急性尿潴留最简单常用的办法。尿潴留在短时间内不能恢复者，最好放置导尿管持续导尿，1 周左右拔除。

③急性尿潴留患者在不能插入导尿管时，可采用粗针头于耻骨上行膀胱穿刺的方法吸出尿液，可暂时缓解患者的痛苦。或用膀胱穿刺造瘘针在局麻下行耻骨上膀胱穿刺造瘘，可持续导尿。若无膀胱穿刺针造瘘器械，可手术行耻骨上膀胱造瘘口术。如梗阻病因不能解除，可以永久引流尿液。

急性尿潴留放置导尿管或膀胱穿刺造瘘引流尿液时，应间歇缓慢地放出尿液，避免因快速排空膀胱，使内压骤降而引起膀胱内大出血。

（2）慢性尿潴留：若为机械性梗阻病变引起，有上尿路扩张肾积水、肾功能损害者，应先行膀胱尿液引流，待肾积水缓解、肾功能缓解后，针对病因择期手术或采取其他方法治疗，解除梗阻。如系动力性梗阻引起，多数患者需间歇自行导尿；自行导尿困难或上尿路积水严重者，可做耻骨上膀胱造口术或其他尿流改道术。

第三节　慢性前列腺炎

【概述】

慢性前列腺炎是中青年男性常见的一种生殖系统综合征。前列腺炎临床上有急性和慢性、有菌性和无菌性、特异性和非特异性的区别。临床也可将其分为急性细菌性前列腺炎、慢性细菌性前列腺炎、慢性无菌性非特异性前列腺炎及前列腺痛四类，其中以慢性无菌性非特异性前列腺炎最为常见。主要表现以会阴及小腹胀痛，排尿不适，尿道灼热为主。其特点是发病缓慢，病情顽固，反复发作，缠绵难愈。本病中医称之为“精浊”。

【病因病机】

慢性前列腺炎多由相火妄动，所愿不遂，或强忍不泄，或被阻中断，肾火郁而不散，离位之精，化成白浊；或房劳过度，以竭其精，精室空虚，湿热从精道内侵，湿热壅滞，气血瘀滞而成。病久，相火伤及肾阴，肾阴暗耗，可出现阴虚火旺证候；亦有体质偏阳虚者，久则火势衰微，易见肾阳不足之象。

【临床表现】

慢性前列腺炎，包括慢性细菌性前列腺炎、非细菌性前列腺炎、前列腺痛，多见于青壮年。除慢性细菌性前列腺炎可能有尿路感染症状外，其余临床症状几乎没有差异。

1. 排尿改变及尿道分泌物 尿频、尿急、尿痛，排尿时尿道灼热或不适。排尿后和便后常有白色分泌物自尿道流出。合并精囊炎时，可有血精。

2. 疼痛 会阴部、下腹部隐痛不适，有时腰骶部、耻骨上、腹股沟区等也有胀痛。

3. 性功能减退 可有遗精、早泄、阳痿或射精痛。

4. 精神神经症状 出现头晕、头胀、乏力、疲惫、失眠、情绪低落、疑虑焦急等。

【辅助检查】

1. 实验室检查 前列腺按摩液镜检白细胞增多，$pH > 10$，卵磷脂小体减少或消失。慢性细菌性前列腺炎的前列腺液培养有较固定的致病菌生长，慢性非细菌性前列腺炎无致病细菌生长。前列腺痛时，前列腺液镜检及培养均正常。

2. 直肠指诊 前列腺呈饱满、增大、质软、轻度压痛。病程长者，前列腺缩小、质硬、不均匀、有小硬结。

【鉴别诊断】

1. 附睾炎 阴囊、腹股沟部隐痛不适，类似慢性前列腺炎，但附睾部可扪及增粗的结节。

2. 前列腺增生 仅在老年人群中发病，尿频且伴排尿困难，残留尿增多。B超、肛诊检查可进行鉴别。

3. 精囊炎 精囊炎和慢性前列腺炎常同时发生，除有类似前列腺炎症状外，还有血精及射精疼痛的特点。

【治疗】

1. 治疗原则 本病主张综合治疗，注意调护。临床以辨证论治为主，抓住肾虚（本）、湿热（标）、瘀滞（变）三个基本病理环节，分清主次，权衡用药。

2. 内治法

（1）湿热蕴结证

证候：尿频，尿急，尿痛，有灼热感，排尿或大便时尿道有白浊溢出，会阴、腰骶、睾丸、少腹坠胀疼痛。苔黄腻，脉滑数。

治法；清热利湿。

方药：八正散或龙胆泻肝汤加减。

通草 12g　车前子（包煎）15g　萹蓄 12g　大黄 6g　滑石 15g　瞿麦 9g　栀子 12g　灯心草 1g　龙胆草 9g　黄芩 9g　柴胡 12g　生地 12g　泽泻 12g　当归 12g　甘草梢 6g

（2）气滞血瘀证

证候：少腹、会阴、睾丸坠胀不适、疼痛，或有血尿、血精。舌紫或有瘀点，苔白或黄，脉沉涩。

治法：活血祛瘀行气。

方药：前列腺汤加减。

丹参 12g　泽兰 9g　桃仁 9g　红花 9g　赤芍 12g　乳香 6g　没药 6g　王不留行 9g　青皮 9g　川楝子 9g　小茴香 6g　白芷 9g　败酱草 15g　蒲公英 15g

（3）阴虚火旺证

证候：排尿或大便时尿道有白浊滴出，遗精或血精，阳事易兴，腰膝酸软，头昏眼花，失眠多梦。舌红，少苔，脉细数。

治法：滋阴降火。

方药：知柏地黄汤加减。

熟地 20g　山茱萸 12g　山药 12g　丹皮 12g　泽泻 12g　茯苓 15g　黄柏 12g　知母 12g

（4）肾阳虚损证

证候：阳痿早泄，甚或稍劳后即尿道口有白浊溢出，头昏神疲，腰膝酸软，形寒肢冷。舌淡胖，苔白，脉沉细。

治法：温肾固精。

方药；金锁固精丸合右归丸加减。

熟地 20g　制附子 6g　肉桂 9g　山药 12g　山茱萸 9g　菟丝子 12g　当归 12g　杜仲 12g　鹿角胶 12g　枸杞子 9g　芡实 12g　莲子须 12g　沙苑蒺藜 12g　龙骨 10g　牡蛎 10g

3. 外治法

（1）金黄散 15～30g，山芋粉或藕粉适量，水 200ml，调煮成薄糊状，微冷后（43℃）保留灌肠，每日 1 次。

（2）葱归溻肿汤坐浴，每次 20 分钟，每日 2～3 次；亦可用温水坐浴，每次 20 分钟，每日 2 次。

（3）野菊花栓塞入肛门内 2.5～3cm，每次 1 枚，每日 2 次。

4. 其他疗法

（1）前列腺按摩，每周 1 次。

（2）理疗、局部超短波透热，或局部有效抗生素离子透入治疗。

【养生与康复】

1. 急性前列腺炎禁忌前列腺按摩，以免炎症扩散。

2. 急性期忌房事，慢性者建议合理的性生活，避免频繁的性冲动，戒除手淫恶习。

3. 禁酒，忌过食肥甘及辛辣炙煿食物。

4. 慢性病患者应调节情志，积极有规律地治疗，保持乐观情绪，树立起战胜疾病的信心。

5. 生活规律，劳逸结合，不要久坐或骑车时间过长。

6. 增加营养，加强锻炼，增强体质，预防感冒。

【健康教育】

1. 慢性前列腺炎是青壮年男性常见疾病，应以预防为主。

2. 多参加体育锻炼。

3. 平时多饮水，养成健康的生活习惯。

【常用西药参考】

慢性细菌性前列腺炎，首选红霉素、复方新诺明、多西环素等具有较强穿透力的抗菌药物。还可应用喹诺酮类、头孢菌素类；慢性非细菌性前列腺炎，多用米诺环素、多西环素及碱性药物，其他可用红霉素、甲硝唑等。常用药物如下：

1. 红霉素　每次 1～2g，每日 3～4 次，口服。

2. 多西环素　每次 0.05～0.1g，每日 2 次，口服；每日 0.1～0.2g，每日 1 次，

静滴。

3. 环丙沙星　每次0.2g（0.2g/100ml），每12小时1次，静滴。

4. 甲硝唑　每次0.2～0.4g，每日3次，口服；每日0.5～1g，静滴。

第四节　前列腺增生症

【概述】

前列腺增生症是指精室肥大所引起的一种常见的老年男性泌尿生殖系统疾病，中医称其为精癃。俗称前列腺肥大。其特点是尿频、夜尿次数增多，严重者排尿困难，可发生尿潴留。

【病因病机】

老年肾气渐衰、中气虚弱、痰瘀互结水道、三焦气化失司。与肺脾肾关系密切。

1. 肺气失宣，则不能输布津液，通调水道，导致尿闭或尿出不畅。

2. 脾不健运，脾胃功能紊乱，湿热下注膀胱，壅滞气机，气化失常，尿不能渗泄，发生尿闭或排尿滞涩。或因脾胃虚弱，中气不足，不能收摄，膀胱失于约束，发生遗尿失禁。

3. 肾气渐衰，真阴不足，相火偏亢，膀胱水液不利，则排尿频数，滞涩不爽。或肾阳虚衰，下元虚惫，固摄无权，则尿失禁或小便频数，淋漓不尽。

4. 长年负重劳伤，房劳竭力，过食辛辣导致瘀结膀胱，久成癥块，阻塞水道，导致尿液排出受阻，终发癃闭。

【临床表现】

本病发病年龄大多在50～70岁。轻者并不引起尿路梗阻而发生小便障碍；重者，开始小便次数增多，以夜间为明显，随着小便排出困难，有尿意不尽之感，严重时要用力努挣才能排出。由于尿液长期不能排尽，而发生慢性尿潴留，以致尿液自行溢出或夜间遗尿。在病变过程中，常因受寒、劳累、房室过度、过食辛辣刺激等，而突然发生排尿困难，甚至尿闭，膀胱胀痛，辗转不安，严重者可引起肾功能损伤。有的患者可并发尿路感染、膀胱结石、疝气或脱肛等。

2. 实验室及其他检查：直肠指检，前列腺常有不同程度的增大，表面光滑而无结节，边缘清楚，中等硬度而富有弹性，中央沟变浅或消失。

【鉴别诊断】

1. 前列腺癌 两者发病年龄相似，且可同时存在。但前列腺癌有早期发生骨骼与肺转移的特点。发病多在前列腺后叶，早期尿路梗阻症不明显。当病灶侵犯前列腺侧叶时，直肠指检可触及硬结或坚硬肿块，表面不光滑，两侧不对称，界限不清，甚至与骨盆固定。盆腔部CT或前列腺穿刺活体组织检查可确定诊断。

2. 神经源性膀胱功能障碍 部分脑血管疾病、糖尿病、帕金森病可以发生尿失禁，且多发生于老年人，需注意鉴别。前几种内科疾病除有本身疾病的特点外，还有肛门括约肌松弛、阴茎海绵体反射消失等有别于前列腺增生。此外，尿流动力学检查、膀胱镜检查可协助鉴别。

【治疗】

1. 治疗原则 以温肾益气、活血利尿为基本治法。病情加重或出现并发症时，应采用中西医综合疗法。

2. 辨证论治

（1）肺热失宣证

证候：小便不畅或点滴不通，咽干口燥，胸闷，呼吸不利，咳嗽咯痰。舌红，苔薄黄，脉数。

治法：清热宣肺，通调水道。

方药：黄芩清肺饮加减。

黄芩12g　栀子12g　杏仁6g　桔梗12g　桑白皮15g

（2）湿热下注证

证候：尿少黄赤，尿频涩痛，点滴不畅，甚至尿闭，小腹胀痛，口渴不欲饮，发热，或大便秘结。舌红，苔黄腻，脉滑数。

治法：清热利湿。

方药：八正散加减。

通草12g　车前子（包煎）15g　萹蓄12g　大黄6g　滑石15g　甘草梢6g　瞿麦9g　栀子12g　灯心草1g

(3) 中气下陷证

证候：小腹坠胀，小便欲解不爽，尿失禁或遗尿，精神倦怠，少气懒言。舌淡，苔薄白，脉细弱。

治法：补中益气。

方药：补中益气汤加减。

黄芪 15g 白术 15g 陈皮 9g 升麻 9g 柴胡 12g 人参 6g 炙甘草 6g 当归 12g

(4) 肾阴亏虚证

证候：小便频数不爽，淋漓不尽，头晕目眩，腰酸膝软，失眠多梦，咽干。舌红，苔薄，脉细数。

治法：滋肾养阴。

方药：知柏地黄汤加减。

熟地 20g 山茱萸 12g 山药 12g 丹皮 12g 泽泻 12g 茯苓 15g 黄柏 12g 知母 12g

(5) 肾阳虚损证

证候：排尿无力，失禁或遗尿，点滴不尽，面色㿠白，神倦畏寒，腰膝酸软无力，四肢不温。舌淡，苔白，脉沉细。

治法：补肾温阳，化气行水。

方药：济生肾气丸加减。尿失禁或遗尿者，加螵蛸丸。

干地黄 15g 山茱萸 12g 丹皮 12g 泽泻 12g 茯苓 15g 山药 15g 桂枝 9g 炮附子（先煎）6g 牛膝 12g 车前子（包煎）15g

(6) 气滞血瘀证

证候：小便努责方出或点滴全无，会阴、小腹胀痛，偶有血尿或血精，舌紫暗或有瘀斑，脉沉涩。

治法：活血化瘀，通气利水。

方药：代抵当汤或桂枝茯苓丸加减。

大黄 6g 当归尾 12g 炮山甲 12g 芒硝 9g 桃仁 9g 肉桂 9g 茯苓 15g 丹皮 12g 白芍 12g

3. 外治法 多为急则治标之法，主要针对尿潴留进行处理。

(1) 取独头蒜 1 个，生栀子 3 枚，盐少许，捣烂如泥敷脐部。

(2) 葱白适量捣烂如泥，加少许麝香和匀敷脐部，外用胶布固定。

（3）食盐500g，炒热，布包，乘热熨小腹部、脐部，冷后炒热再熨。

（4）针刺中极、归来、三阴交、膀胱俞等穴，灸气海、关元、水道等穴。

（5）必要时，可行导尿术，在无菌操作下，置入导尿管引流尿液。如尿潴留时间较长，膀胱极度膨胀的患者，应分次导尿，一般放尿先小于500ml，其余尿液可在数小时后放出。

4. 其他疗法

（1）物理疗法：如微波、射频、激光治疗。

（2）手术疗法：非手术治疗无效，残余尿在60ml以上，或反复出现尿潴留，或出现膀胱憩室、结石、肾积水、泌尿系统感染等并发症者，可根据患者的全身情况选择经尿道电切术或前列腺摘除术。

【转诊原则】

前列腺增生梗阻严重、残余尿量较多、症状明显而药物治疗效果不好，身体能耐受手术者，应建议患者转诊，行手术治疗。

【养生与康复】

1. 患者要注意及时排尿，避免膀胱过度充盈。
2. 慎起居，避风寒，忌饮酒、浓茶及辛辣刺激食物。
3. 保持大便通畅，忌憋尿，保持阴部清洁卫生。

【健康教育】

1. 对老年男性要进行前列腺增生的早期预防、诊断及防治知识的教育。
2. 避免久坐、久蹲及憋尿行为，骑车过久后应做阴部按摩以恢复血运。

【常用西药参考】

常用α－受体阻滞剂、5α－还原酶抑制剂、生长因子抑制剂等。

1. 特拉唑嗪 每次1mg，维持量每次4～8mg，每日1次，口服。

2. 非那雄胺 每次5mg，每日1次，口服。

第五节　尿 石 症

【概述】

尿石症包括肾、输尿管、膀胱和尿道结石，是泌尿外科常见疾病之一。本病属中医“石淋”范畴。临床特点以疼痛、血尿为主。男性多于女性，发病率约为3∶1。

【病因病机】

本病多由肾虚和下焦湿热引起，病位在肾、膀胱和溺窍，肾虚为本，湿热为标。肾虚则膀胱气化不利，尿液生成与排泄失常，加之摄生不慎，感受湿热之邪，或饮食不节，嗜食辛辣肥甘醇酒之品，致湿热下注，蕴结膀胱，煎熬尿液，结为砂石。

【临床表现】

（1）*上尿路结石*：上尿路结石包括肾和输尿管结石。典型的临床症状是突然发作的肾或输尿管绞痛和血尿。其程度与结石的部位、大小及移动情况等有关。绞痛发作时疼痛剧烈，患者可出现恶心、呕吐、冷汗、面色苍白等症状。疼痛为阵发性，并沿输尿管向下放射到下腹部、外阴部和大腿内侧。检查时肾区有叩击痛或压痛。结石较大或固定不动时，可无疼痛，但常伴有肾积水或感染。绞痛发作出现血尿，多为镜下血尿，肉眼血尿较少，或有排石现象。有时活动后镜下血尿是尿路结石唯一的临床表现。

结石合并感染时，可有尿频、尿急、尿痛。伴发急性肾盂肾炎或肾积脓时，可有发热、畏寒、寒战等全身症状。

双侧上尿路结石或孤肾伴输尿管结石引起完全梗阻时，可导致无尿。

（2）*膀胱结石*：膀胱结石的典型症状为排尿中断，并引起疼痛，放射至阴茎头和远端尿道，此时患儿常手握阴茎，蹲坐哭叫，经变换体位又可顺利排尿。多数患者平时有排尿不畅、尿频、尿急、尿痛和终末血尿。前列腺增生继发膀胱结石时，排尿困难加重。结石位于膀胱憩室内时，多有尿路感染的表现。

（3）*尿道结石*：主要表现为排尿困难、排尿费力，呈点滴状，或出现尿流中断及急性尿潴留。排尿时疼痛明显，可放射至阴茎头部，后尿道结石可伴有会阴和阴囊部疼痛。

【辅助检查】

腹部X线平片多能发现结石的大小、形态和位置。排泄性尿路造影、B超、膀胱镜、CT等检查有助于临床诊断。

【鉴别诊断】

1. 胆囊炎 表现为右上腹疼痛且牵引背部作痛，疼痛不向下腹及会阴部放射，墨菲征阳性。结合腹部X线平片、B超及血、尿常规检查，两者不难鉴别。

2. 急性阑尾炎 以转移性右下腹痛为主症，麦氏点压痛，可有反跳痛或肌紧张。结合腹部X线平片和B超检查两者不难鉴别。

【治疗】

1. 治疗原则 结石横径小于1cm且表面光滑、无肾功能损害者，可采用中药排石；对于较大结石可先行体外震波碎石，再配合中药治疗。初起宜宣通清利，日久则配合补肾活血、行气导滞之剂。

2. 内治法

（1）湿热蕴结证

证候：腰痛或小腹痛，或尿流突然中断，尿频，尿急，尿痛，小便浑赤，或为血尿，口干欲饮。舌红，苔腻，脉弦数。

治法：清热利湿，通淋排石。

方药：三金排石汤加减。

金钱草60g　鸡内金12g　海金沙60g　石韦12g　冬葵子9g　滑石（包煎）15g　车前子（包煎）15g

（2）气血瘀滞证

证候：发病急骤，腰腹胀痛或绞痛，疼痛向外阴部放射，尿频，尿急，尿黄或赤。舌暗红或有瘀斑，脉弦或弦数。

治法：理气活血，通淋排石。

方药：金铃子散合石韦散加减。

川楝子9g　延胡索12g　石韦12g　滑石15g　车前子（包煎）15g　瞿麦12g　冬葵子9g

（3）肾气不足证

证候：结石日久，留滞不去，腰部胀痛，时发时止，遇劳加重，疲乏无力，尿少或频数不爽，或面部轻度浮肿。舌淡，苔薄，脉细无力。

治法：补肾益气，通淋排石。

方药：济生肾气丸加减。

干地黄15g　山茱萸12g　丹皮12g　泽泻12g　茯苓15g　山药15g　桂枝9g　炮附子6g　牛膝12g　车前子（包煎）15g

3. 总攻疗法

（1）适应证：结石横径 <1cm，表面光滑；双肾功能基本正常：无明显尿路狭窄或畸形。

（2）方案（表2－3）

表2－3　总攻疗法方案

时　间	方　法
7：00	排石中药头煎300ml，口服
7：30	双氢克尿噻50mg，口服
8：30	饮水500～1000ml
9：00	饮水500～1000ml
9：30	排石中药二煎300ml，口服
10：30	阿托品0.5mg，肌注
10：40	针刺肾俞、膀胱俞（肾盂、输尿管中上段结石）；肾俞、水道（输尿管下段结石）；关元、三阴交（膀胱、尿道结石）。先弱刺激，后强刺激，共20分钟
11：00	跳跃

总攻疗法以6～7次为一疗程，隔日1次，总攻疗法治疗后结石下移或排而未净者，休息2周后可继续进行一疗程，一般不超过2个疗程。多次使用双氢克尿噻等利尿药进行总攻疗法时，需口服氯化钾1g，每日3次，以防低血钾。

4. 其他疗法　根据病情选择使用体外震波碎石或手术治疗。

【转诊原则】

对于直径小于2.5cm的肾、输尿管上段结石，肾功能正常，以及直径小于2～3cm的膀胱结石，均可采用体外碎石。因条件所限，无法进行体外碎石者，需转诊。结石直径过大，需进行手术取石者，应及时转诊。

【养生与康复】

1. 荷叶滑石茶：鲜荷叶 1/4 张，滑石 30g 煎汤代水，宜于暑天饮用。

2. 海金沙茶：海金沙 15g，绿茶 2g。冲泡代茶饮。

3. 运动、叩击疗法：多做跳跃运动，如果肾盂结石可以以手握拳，轻轻叩击肾区，每次 5 分钟，每日 2 次，可以帮助结石下移。

【健康教育】

1. 充分饮水，每天饮水量宜 2000～3000ml，以每日排尿量超过 2000ml 为宜。最好饮用磁化水。

2. 注意饮食。含钙类结石者应避免高钙食品，如牛奶及钙乳类食品，宜低钠饮食。若草酸钙结石者，应少食含草酸多的食物，如菠菜、竹笋、番茄、红茶、可可等。乌酸结石者多食水果和蔬菜，少食含嘌呤多的食物，如海鱼、动物内脏、豆类，戒酒。胱氨酸结石者应吃低蛋白饮食，如豆腐等。

3. 加强锻炼，多做跳跃、打球、体操等运动，促使结石下移。

4. 及时治疗尿路感染，解除尿路梗阻。

第四章

常见肛肠疾病

【概述】

肛肠疾病是指发生于肛门直肠部位的疾病。常见病有痔、肛隐窝炎、肛裂、肛痈、肛漏、脱肛、息肉痔、锁肛痔等，在古文献中统称痔疮、痔瘘。

【病因病机】

肛肠疾病的致病因素主要有风、湿、燥、热、气虚、血虚等。风性善行数变，多易夹热，热伤肠络，血不循经，故风引起的便血其色鲜、出血暴急。湿性重浊，常先伤于下，湿与热结，肛门局部气血纵横、筋脉交错，发为痔；湿热蕴阻，经络阻隔，气血凝滞，热盛肉腐成脓，形成脓肿；湿热下注大肠，气机不利，瘀血凝聚，易成息肉；热易伤津动血，热积肠道，大便秘结不通，局部气血不畅，瘀滞不散而为痔，或迫血妄行便血。燥热内结，耗伤津液，则便秘；或素有血虚肠燥，排便努挣而致便血等。气虚常因脾胃失运，中气不足，如此则气虚下陷，无以摄纳引起直肠脱垂、内痔脱出不纳；气虚正不胜邪，不能托毒外出，故脓肿时难消难溃，溃后脓水稀薄；血虚常因失血过多或脾虚生血乏源，血虚则气虚，气虚则无以摄血而下血，形成恶性循环；血虚生燥，大便秘结，损伤肛门成裂；创口赖血濡养，血虚则难以愈合，易成痈成瘘。

【常见症状】

1. 便血　是最常见症状，或一线如箭或点滴而下，多见于痔、肛裂、直肠息肉、锁肛痔等。

2. 肿痛　是肛周脓肿、痔嵌顿、外痔水肿、血栓外痔的常见表现，根据肿势的情况结合舌脉等可以进行辨证论治。

3. 脱垂 是痔及息肉痔、直肠脱垂的常见症状。内痔脱出则红肿疼痛，部分患者复位困难，若复染毒则局部糜烂坏死；若气虚下陷则易反复脱出。

4. 流脓 多见于肛瘘、肛痈。脓出黄稠者，多湿热蕴阻；脓出稀薄不臭者，或创口凹陷者，多气阴亏虚。

5. 便秘 是肛裂、痔、肛痈等疾病的常见症状。伴口臭、身热、小便赤、舌红、苔黄、脉数者，多为燥热内结；伴面色黄白、神疲乏力、舌淡、脉细无力，多为血虚肠燥。

6. 分泌物 常见于痔脱出、直肠脱垂、肛瘘等。湿热下注或热毒蕴结所致者，多伴有局部肿痛、口干、身热、小便赤、食欲不振、胸闷不舒、舌红、苔黄腻、脉弦数等；分泌物若清稀，多为气虚脱肛、虚证肛瘘等。

【常用检查方法】

肛门疾病常以膀胱截石位表示，以时钟面12等分标记，血栓好发于3、9点，肛裂好发于6、12点，内痔好发于3、7、11点，赘皮外痔多发于6、12点。一般肛瘘外口距肛缘较远者，其内口多位于截石位6点；距离较近者，多位于外口相应点位附近。常见检查和治疗的体位有截石位、膝胸位、侧卧位、蹲位、弯腰扶椅位等。

肛肠疾病检查须在询问病史基础上进行。常见检查方法有肛门视诊、肛门直肠指诊、窥肛器（肛门镜）、结肠镜检查等，其中肛门直肠指诊最为常见。其方法为：在患者局部松弛情况下，指套涂抹润滑剂，先将指尖接触肛缘，再深入肛门内部，过程循序渐进，不要遗漏，并按照顺时针、逆时针方向分别触摸检查至少2圈，检查有无肿块、溃疡、狭窄、裂口等，查看指套有无染血、分泌物等。

【治疗原则】

肛肠疾病的治疗分内治和外治两大类。内治法一般用于肛门疾病初期或伴有严重脏器疾病，不宜进行手术治疗的患者。常见治法：清热凉血法、清热利湿法、清热解毒法、清热通腑法、活血化瘀法、补养气血法、生津润燥法、补中升陷法等。外治法有熏洗法、敷药法、塞药法、手术法等。

第一节 痔

【概述】

痔是直肠末端黏膜下和肛管皮肤下的静脉丛充血、曲张所形成的柔软静脉团。痔分为内痔、外痔和混合痔。内痔是肛垫（肛管血管垫）的支持结构、血管丛及动静脉吻合发生的病理性改变和移位；外痔是齿状线远侧皮下血管丛扩张、血流瘀滞、血栓形成或组织增生；混合痔是内痔和相应部位的外痔血管丛的相互融合。临床症状和体征主要有大便出血，便后肛门内块物脱出，脱出物难以回纳，肛门坠胀，肛门瘙痒，肛门分泌物渗出等。西医学中的内痔、外痔、混合痔等可参照本病辨证论治。

【病因病机】

风热湿邪侵袭，肝胆脾肾功能失调，均可发为痔。

【临床表现】

1. 内痔 内痔的主要临床表现是出血和脱出，可并发血栓、嵌顿、绞窄及排便困难。

内痔根据其症状的严重程度分为4度。

Ⅰ度：便时带血、滴血，便后出血可自行停止；无痔脱出。肛门镜检查见齿线上有黏膜隆起，表面色淡红。

Ⅱ度：常有便血；排便时有痔脱出，便后可自行还纳。肛门镜检查见齿线上方有黏膜隆起，表面色暗红。

Ⅲ度：可有便血；排便或久站及咳嗽、劳累、负重时有痔脱出，需用手还纳。肛门镜检查见齿线上方有黏膜隆起，表面多有纤维化。

Ⅳ度：可有便血；痔持续脱出或还纳后易脱出。

2. 外痔 根据组织的病理特点，外痔分为结缔组织性外痔、血栓性外痔、静脉曲张性外痔和炎性外痔四类。其主要临床表现为肛门部有软组织团块，肛门不适，潮湿瘙痒，异物感，如发生血栓及炎症可有疼痛。

3. 混合痔 内痔和外痔的症状同时存在，严重时表现为环状痔脱出。

【鉴别诊断】

1. 肛管直肠癌 不明原因的贫血、大便混有血液、排便习惯和粪便形状的突然变化，便秘和腹泻交替，腹痛和腹块等，肛管直肠指诊和肛门直肠镜检查可以排除肛门直肠肿瘤和其他疾病；大便潜血试验是排除全消化道肿瘤的常用筛查手段；以便血就诊者、有消化道肿瘤家族史或本人有息肉病史者、年龄超过50岁者、大便潜血试验阳性及缺铁性贫血的痔患者，建议行全结肠镜检查。

2. 肛裂 便时疼痛为主、出血少量、肛裂底部常伴赘物。

3. 直肠脱垂 脱出物粉红色或鲜红色、呈环状、有皱襞、质柔软，一般不出血，轻者便后可以缩回，严重时需用手推压才能还纳，有环状黏膜沟，而痔脱垂则是放射状黏膜沟。

4. 肛乳头肥大 排便时脱出，脱出物表面为移行肛管上皮，常有蒂，表面很少出血。但有肛门部不适，无压痛，可以是一个，也可以是数个。

5. 直肠息肉 排便时脱出，能自行回纳，表面为黏膜。黏膜发炎时呈草莓状，有些有蒂，有些无蒂，常伴有出血症状。儿童直肠息肉可见肛门部或粪便上有血，有一个红色圆形小瘤脱在肛门外。

6. 血栓外痔 位于肛管部突发性肿物，疼痛明显。压按外痔，皮下有硬结，紫蓝色。

7. 急性直肠炎 主要表现为发病急骤，肛门内肿胀灼痛，便意频繁，里急后重，腹痛，粪便中混有血丝和黏液，常伴有发热、食欲不振等全身症状。镜检时可以见到直肠黏膜充血、水肿、糜烂，有点状或片状出血点，表面可有黄色脓苔或点状溃疡。

【治疗】

1. 内治法

（1）风伤肠络证

证候：大便滴血、射血或带血，血色鲜红，大便干结，肛门瘙痒，口干咽燥。舌红，苔黄，脉浮数。

治法：清肠疏风，凉血止血。

方药：槐角丸加减。

槐角 15g　枳壳 9g　当归尾 9g　黄芩 9g　黄柏 9g　侧柏叶 9g　黄连 3g　荆芥穗 9g　防风 9g　地榆 9g

常用中成药：化痔丸。

（2）湿热下注证

证候：便血色鲜红、量较多，肛门肿物外脱、肿胀、灼热疼痛或有滋水，便干或溏，小便短赤。舌质红，苔黄腻，脉弦滑。

治法：清肠止血。

方药：脏连丸加减。

黄连 3g　黄芩 15g　生地 9g　赤芍 9g　当归 9g　槐角 12g　槐花 9g　地榆炭 9g　荆芥穗 6g　阿胶 6g

常用中成药：痔宁片、麻仁软胶囊。

（3）脾虚气陷证

证候：肿物脱出肛外，不易复位，肛门坠胀，排便乏力，便血色淡，面色少华，头晕神疲，食少乏力，少气懒言。舌淡胖，苔薄白，脉细弱。

治法：益气升提。

方药：补中益气汤加减。

黄芪 9g　人参 9g　白术 9g　炙甘草 6g　当归身 6g　陈皮 6g　升麻 9g　柴胡 9g

常用中成药：补中益气丸。

（4）气滞血瘀证

证候：肿物脱出肛外、水肿，内有血栓形成，或有嵌顿，表面紫暗、糜烂、渗液，疼痛剧烈，触痛明显，肛管紧缩，大便秘结，小便不利。舌质紫暗或有瘀斑，脉弦或涩。

治法：活血消肿。

方药：止痛如神汤。

当归 10g　黄柏 10g　桃仁 10g　槟榔 10g　皂角刺 10g　苍术 10g　防风 10g　泽泻 10g　秦艽 6g　生大黄（后下）6g

常用中成药：痔血胶囊。

2. 外治法

（1）熏洗法：是指将药物水煎或用开水浸冲后，趁热熏蒸，熏后用药液洗涤患部，依靠药力和热力的作用，直接或间接地接触病变部位，使该处腠理疏通，气血流畅，从而达到活血止痛、收敛消肿的作用。常用五倍子汤、苦参汤、痔疾洗液等。

（2）外敷法：将药物敷于患处，具有消肿止痛、收敛止血、祛腐生肌等作用。常用消痔膏、五倍子散等。

（3）塞药法：将药物制成栓剂，塞入肛内，药物可被直肠黏膜缓慢吸收，具有消肿、止痛、止血等作用。如复方消痔栓。

3. 手术 手术治疗主要用于Ⅲ、Ⅳ度内痔及混合痔，需严格掌握手术适应证，手术时应尽量保护肛垫，保留肛门的功能，以避免术后出血、肛门狭窄等并发症的发生。手术治疗适用于非手术治疗无效且无手术禁忌证者。

适应证：内痔已发展至Ⅲ度或Ⅳ度或急性嵌顿性痔、坏死性痔、混合痔，以及症状和体征显著的外痔，Ⅱ度内痔伴出血严重者。

（1）结扎疗法：结扎疗法是传统治痔的主要疗法。它是用丝线或药制丝线、纸裹药线缠扎在痔核的根部，阻断了痔核的气血流通，使痔核坏死脱落、创面经修复而愈合的治疗方法。临床上又分非贯穿结扎和贯穿结扎两种：前者是用血管钳钳夹痔核根部，将粗丝线系于钳下，在逐渐放松血管钳的同时慢慢勒紧丝线以结扎痔核。后者则是用缝针引线穿过痔核根部，再行结扎的方法。结扎法主要适用于Ⅲ、Ⅳ度内痔或混合痔。

（2）胶圈套扎疗法：胶圈套扎疗法适用于各度内痔和混合痔的内痔部分，尤其是Ⅱ、Ⅲ度内痔出血伴有脱出者。套扎部位在齿状线上区域，基本原理是通过器械将小型圈套器套入内痔的根部，再用具有弹性的胶圈对痔核根部进行持续渐进地紧缩绞勒，从而使内痔的血供阻断，造成痔核组织缺血、坏死、脱落，创面组织修复愈合，留下一个黏膜瘢痕。目前常用的套扎器大体分为牵拉套扎器和吸引套扎器两种：前者先用夹持钳将痔体拉入套扎器套管内，再把胶圈由套扎器推至痔核根部；后者则是用吸引装置将内痔吸入套扎器套管内，然后把胶圈由套扎器推至痔核根部。该方法操作简便，疗效较好，治疗比较彻底，患者痛苦小，并发症少，治疗费用相对低廉。少数患者可能出现肛门坠痛、排尿障碍及继发大出血。

（3）硬化剂注射疗法：黏膜下肌层硬化剂注射是常用治疗内痔的有效方法。它是通过对痔核部位注射药物，以刺激产生一种局部无菌性炎症反应，导致纤维组织形成，一方面可以包绕或限制黏膜下静脉丛，使痔核逐渐萎缩消失，同时纤维组织的瘢痕挛缩又能使痔组织及其周围组织固定在黏膜下肌层，从而达到止血和防止痔核脱垂的目的。该法的优点是近期疗效显著，操作简便，痛苦小，疗效明确，不影响日常生活和工作，主要适用于Ⅰ、Ⅱ度内痔便血或轻度内痔脱垂的患者，但有合并感染的患者一般不宜采用硬化剂注射疗法。外痔及妊娠期痔应禁用。

（4）枯痔钉疗法：枯痔钉疗法是中医治疗痔疮的传统疗法之一。其作用机理是：①异物刺激炎症反应。枯痔钉作为异物置入肛管黏膜下层的痔静脉丛及其间质中，可以引起一系列的异物刺激炎症反应，导致血栓形成，促使局部血管闭塞，间质纤维组织收缩，从而使痔核萎缩而达到治愈效果。②引流和止血作用。枯痔钉的一部分置于肛管黏膜下，一部分留于黏膜外，可以形成疏松的填塞而达到引流和止血的作用，这不但可以防止脓肿形成，同时也有利于枯痔钉的排出。③药物本身的作用。由于药钉在组织中缓慢溶解，所以枯痔的过程也相对缓慢，它所引起的炎症反应不至过于剧烈，这对组织的修复也相对有利，因而可以避免剧烈的疼痛，防止血管急剧破坏引起的大出血。由于枯痔钉直接作用于痔核，其用药量少，操作简便，因此长期以来一直是我国治疗痔疮的传统有效疗法。

（5）痔切除术：原则上将痔核完全或部分切除，术中应注意合理保留皮肤桥、黏膜桥的部位及数量可缩短创面愈合时间。常用手术方式：外剥内扎创面开放式手术；创面半开放式手术；创面闭合式手术；外剥内扎加硬化剂注射术；环形痔切除术，包括半闭合式环形痔切除术、闭合式环形痔切除术，但因并发症多，目前临床已基本摒弃。

（6）痔上黏膜环切钉合术（PPH）：本手术用吻合器经肛门环形切除部分直肠黏膜和黏膜下组织。适用于环状脱垂的Ⅲ、Ⅳ度内痔和反复出血的Ⅱ度内痔。术后应注意防治出血、坠胀、肛门狭窄、感染等并发症。

（7）多普勒引导下的痔动脉结扎术：本方法利用多普勒专用探头，于齿状线上方2～3cm探测到痔上方的动脉并直接进行结扎，痔的血液供应被阻断，以此达到缓解症状的目的。适用于Ⅱ～Ⅳ度内痔。

4. 其他疗法

（1）针灸：采用针刺龈交、二白、白环俞或肛周电刺激治疗，可活血消肿止痛。如发生术后尿潴留可采用针刺关元、三阴交、至阴穴，还可用耳压治疗。

（2）物理疗法：适应证为Ⅰ、Ⅱ、Ⅲ度内痔。物理疗法包括激光疗法、冷冻疗法、铜离子电化学疗法、微波热凝疗法和红外线凝固疗法等。主要并发症有出血、水肿、创面愈合延迟及感染等。

【转诊原则】

1. 诊断不明，需进一步到上级医院行肠镜检查者。

2. Ⅰ、Ⅱ度痔常规治疗无效或病情加重并发贫血者。

3. Ⅲ、Ⅳ度痔需要手术治疗者。

4. 急性嵌顿痔手法复位失败者。

【养生与康复】

1. 食疗 对痔疮防治有效的保健食品很多，有甲鱼、田螺、泥鳅、赤小豆、黑芝麻、胡桃肉、肉苁蓉、藕、黑木耳、萝卜、无花果、槐花、猪大肠、羊大肠、鳖肉、蜂蜜等。患者可根据不同的季节加以选用。中医认为猪、羊等动物大肠可以肠补肠，有止血、止痛、消肿作用；鳖肉用于痔疮出血日久，气血两虚的患者，有补益气血的功效；赤小豆与当归合煎，可治疗痔疮便血、肿痛；新鲜槐花可以做凉菜、包饺子，具有凉血、止血、消痔的功效，亦可代茶饮；黑芝麻长期服用，具有润肠通便，减轻痔疮出血、脱出的作用；肉苁蓉可用于老人、病久体虚者和产妇便秘、痔疮脱出、出血等，具有补肾壮阳，润肠通便的功效；胡桃仁可润肠通便补虚，减轻痔疮脱出及便血症状；蜂蜜对痔疮患者可起到补益和润肠通便的作用。

2. 提肛运动 患者自行收缩肛门 5 秒钟，再舒张 5 秒钟，收缩肛门时深吸气，舒张肛门时深呼气，如此连续 5 分钟，每日 2 ~ 3 次。

3. 导引法 左下肢足部踏地，右下肢屈膝，两手抱住右膝关节下方犊鼻至足三里部位，然后两手及双上肢用力使右腿膝部尽量向身躯牵拉。稍停片刻后进行调换，右下肢足部踏地，左下肢屈膝，连续操作 28 次。

【健康教育】

1. 注意局部卫生，温水坐浴，保持会阴部清洁。

2. 改变饮食结构，多吃蔬菜、瓜果、粗粮，增加膳食纤维的摄入量，避免饮酒或食用辛辣食物，保证每天有足够的液体摄入量（晨起空腹饮凉开水或淡盐开水，可刺激直肠排空），保持大便通畅。避免生冷、不洁食物，防止腹泻；大便干燥患者，可适当服用一些缓泻剂，不食用具有刺激性的泻药。

3. 养成定时排便的良好习惯，不要在排便时看书看报。不要临厕努责，尽可能避免蹲位排便，每次大便时间不要超过五分钟。

4. 避免久坐、久立、过劳，适当的体育活动是必要的，如工间操、游泳或体操等，除全身锻炼外，尚须注意局部的功能锻炼，经常做提肛运动。对于年老体弱患者，可长期服用生晒参芦，以补气升提。对孕妇应尽量避免腹泻、便秘等诱发因素，切忌临厕怒挣，预防性软膏外敷，一旦生痔疮，治疗要十分慎重，可用坐浴外敷等对症治疗即可，不宜手术治疗。

【常用西药参考】

1. 草木樨流浸液片（消脱止－M）　每次1～4片，每日3次，口服。用量可根据年龄及症状而增减。

2. 迈之灵　每次1～2片，每日早、晚各1次，饭后口服。病情较重或治疗初期，每次2片，每日2次，饭后口服。适合长期服用，或遵医嘱服用。

3. 爱脉朗　用于痔疮急性发作，前4日每日6片，后3日每日4片，口服，然后每天服用2片维持直至症状消失为止。

4. 静可福　用于急性痔发作治疗，每日2次，每次2粒，连服7日，餐时服用。

5. 复方角菜酸酯栓（太宁栓）　每粒重3.4g，每日1～2粒，经直肠给药。

6. 美辛唑酮栓（痔疮宁栓）　每粒重2g，每日1次，每次1粒，临睡前或大便后塞入肛门。

7. 太宁乳膏　每支20g，每日2次，早晚各1次，每次用药3～4g，肛管内给药。

第二节　肛　裂

【概述】

肛裂是齿状线下肛管皮肤纵形全层裂开后形成的缺血性溃疡。症状以疼痛为主症。典型肛裂通常伴有周期性疼痛和出血。患者多为青年和中年，男女比为1∶2.5，女性青壮年中发病率较高，20～40岁是本病的高发年龄，其发病部位在肛管的前中、后中位置，在两侧较少。此病发病率高，痛苦重。陈旧性肛裂可并发哨兵痔、单口内瘘、肛乳头肥大、栉膜带形成、肛窦炎等病理改变。

【病因病机】

本病多由血热肠燥或阴虚津乏，致大便秘结，排便努挣，从而引起肛门皮肤裂伤，湿毒之邪乘虚而入，局部气血瘀滞，运行不畅，破溃之处缺乏气血营养，经久不敛而发病。

【临床表现】

1. 症状 肛门排便时和便后周期性剧烈锐痛，少量便血，色鲜红，可伴有大便秘结、肛门分泌物、瘙痒等。

2. 体征 好发于肛管后正中或前位溃疡，慢性肛裂可伴有哨兵痔、肛乳头肥大、肛窦炎、潜行瘘。

3. 分类

（1）Ⅰ期肛裂：肛管皮肤浅表纵裂溃疡，创缘整齐，基底新鲜、色红，触痛明显。

（2）Ⅱ期肛裂：有肛裂反复发作史。创缘不规则，增厚，弹性差，溃疡基底部常呈灰白色，有分泌物。

（3）Ⅲ期肛裂：肛管紧缩，溃疡基底部呈现纤维化，伴有肛乳头肥大，溃疡临近有哨兵痔，或有潜行瘘形成。

【鉴别诊断】

1. 肛管结核性溃疡 溃疡的形状不规则，边缘不整齐，有潜行，底部呈暗灰色并可见干酪样坏死组织，有脓性分泌物，疼痛不明显，无裂痔形成，溃疡可发生在肛管任何部位，多有结核病史，分泌物培养可发现结核杆菌，活组织病理检查可以明确诊断。

2. 肛门皲裂 可发生于肛管任何部位，裂口表浅，仅限于皮下，常见多个裂口同时存在，疼痛轻，偶有少量出血，瘙痒症状明显，无溃疡，裂痔和肛乳头肥大等并发症，多因肛周皮肤病引起，如肛周湿疹、皮炎等。

3. 肛管皮肤癌 溃疡形状不规则，边缘隆起，坚硬，溃疡底部凹凸不平，表面有坏死组织覆盖，有特殊气味，如癌细胞侵至括约肌，可并发肛门松弛或失禁，患者有持续性疼痛，病理检查可确诊。

4. 克罗恩病肛管溃疡 克罗恩病肛管皮肤可发生溃疡，位置可在肛管任何位置，特点是溃疡形状不规则，底深，边缘潜行，常并存肛瘘。同时伴有贫血、腹痛、腹泻、间歇性低热和体重减轻等克罗恩病的特征。

5. 肛管上皮缺损 曾有内痔或其他肛门手术史，肛门无疼痛，或有感觉性失禁现象。肛管周围有全周或部分环状瘢痕，直肠黏膜外露，常充血糜烂。

6. 梅毒性溃疡 常见于女性患者，初期为肛门部的发痒刺痛，抓破后，脱痂形成溃疡。溃疡色红，不痛，底灰色常有少量脓性分泌物，呈椭圆形或梭形，常位于肛门两侧的皱褶中，质地较硬，边缘微微凸起，双侧腹股沟淋巴结肿大。患者有性病史，分泌物涂片可发现梅毒螺旋体，Wasserman 试验阳性。

7. 软性下疳 有多个圆形或椭圆形溃疡同时存在，质软，有潜行边缘，底部有灰色坏死组织，常伴见少量脓性分泌物，肛门疼痛明显，排便时更剧，患者双侧淋巴结肿大，在阴茎或阴唇常可发现同样的溃疡。分泌物涂片检查可发现有软性下疳链球杆菌。

8. 肛门尖锐湿疣 好发于肛管皮肤与直肠黏膜交界处、肛缘及外阴部。患者自觉肛门会阴部瘙痒，部分患者有烧灼感或蚁行感。检查时可以见到黄褐色或淡红色的乳头状或菜花状突起，常呈片状生长，表面高低不平，质地较硬，顶尖，有蒂，基底小而细，分泌物恶臭。

【治疗】

1. 内治法

（1）热结肠燥证

证候：便时肛门灼热疼痛，甚则面赤出汗，大便带血，血色鲜红，滴血，或手纸带血。舌质红，苔黄燥，脉实而滑数。

治法：清热润肠。

方药：新加黄龙汤加减。

生大黄（后下）9g 芒硝 3g 玄参 15g 生地 15g 麦冬 15g 炒地榆 12g 炒槐花 12g 枳壳 12g 生甘草 6g

常用中成药：痔宁片或槐角丸。

（2）湿热下注证

证候：大便干结不甚，便时腹痛不适，排便不爽，肛门坠胀，时有黏液鲜血，有时伴有肛门部湿疹，肛裂口内常有少许脓汁。舌红，苔黄腻，脉濡数。

治法：清热利湿。

方药：四妙丸加减。

黄柏 12g 苍术 12g 牛膝 12g 薏苡仁 12g

常用中成药：化痔丸、麻仁软胶囊。

（3）阴（血）虚肠燥证

证候：大便干燥，欲解难下，便时肛门疼痛，痛如针刺，出血，口干心烦，欲饮不多。舌红少苔，脉细数。

治法：养阴清热润肠。

方药：知柏地黄丸合增液汤加减。

知母6g　黄柏6g　玄参6g　麦冬6g　黄连3g　白芍6g　麻仁6g　木香6g　乳香6g　没药6g　生甘草6g

常用中成药：苁蓉通便口服液。

2. 外治法

（1）坐浴法：便前坐浴可使肛门括约肌松弛以减轻粪便对裂疮的刺激；便后坐浴，可洗净粪渣，避免异物对溃疡创面的刺激，改善局部血液循环，减轻肛门括约肌之痉挛，缓解疼痛，促进溃疡愈合。常用五倍子汤、苦参汤、痔疾洗液等。

（2）敷药法：将药物敷于患处，具有消肿止痛、收敛止血、祛腐生肌等作用。可敷0.2%硝酸甘油膏、马应龙痔疮膏等。

（3）塞药法：将药物制成栓剂，塞入肛内，具有消肿、止痛、止血等作用，如普济痔疮栓。

3. 手术

（1）肛裂切除术：适用于伴发有哨兵痔、皮下瘘、肛乳头肥大等改变的陈旧性肛裂。本术式优点在于病变祛除彻底，复发率低，但愈合时间相对较长。

（2）括约肌松解术：即切断部分括约肌束以消除或减轻括约肌的痉挛，从而达到治疗目的。临床上常用的括约肌松解术有后位括约肌切断术、侧位括约肌切断术、侧位皮下括约肌切断术、侧方内括约肌挑出切断术等。

（3）移动皮瓣成形术：适合治疗肛管皮肤有较大缺损及肛裂并肛管有明显狭窄者且内括约肌切开术后易发生肛门失禁的患者，如老年人、多产妇等，也可用于肛管压力不高的患者。

（4）肛裂挂线术：适用于肛裂伴有潜行瘘管。为避免术后疼痛，可局部注射、纳入止痛剂。适合门诊治疗。

4. 其他疗法

（1）扩肛疗法：可用手纸或器械扩张肛管，以单手3指为度。部分患者可出现皮肤撕裂伤、局部血肿和轻度肛门失禁。对肛门括约肌功能明显减弱的患者需慎用该方法。

（2）表面麻醉法：适用于肛裂早期，例如用1%达克罗宁软膏适量涂抹患处。

（3）局部封闭法：用麻醉药物和长效止痛注射液或其他复方制剂注射到肛裂周

围，阻断恶性循环的刺激，即解除疼痛和括约肌痉挛，从而使裂损创面得到修复。

（4）硝酸甘油涂擦法：以0.2%硝酸甘油膏涂于患处，可减轻疼痛、降低肛管静息压、增加肛管血供。

（5）腐蚀法：针对陈旧性肛裂，可用10%硝酸银溶液或硝酸银棒，涂抹溃疡，然后用生理盐水冲洗，直至创面愈合。

（6）烧灼法：即以高热烧焦溃疡面，然后焦痂脱落逐渐形成新鲜创面而达到治疗目的。有用烙铁或金属丝加热后烙烫，或用电灼器电灼，或用二氧化碳激光等烧灼或切割。

【转诊原则】

1. 诊断不明，需进一步到上级医院行肠镜检查者。

2. 常规治疗无效或病情加重者。

3. 陈旧性肛裂需要手术治疗者。

【养生与康复】

1. 预防肛裂发生，关键保持大便通畅。多饮水、多运动可刺激胃肠蠕动。

2. 注意饮食调理。多食新鲜瓜果和蔬菜等含纤维素较多的食物。一方面可以增加粪便的容量，另一方面刺激肠壁，促进肠蠕动，有利于粪便的排出。这类食物主要有各种粗粮、蔬菜、水果等，如番薯、小麦、玉米、大豆、竹笋、青菜、菠菜、芹菜、茭白等；脂肪丰富的食物有显著的润肠通便作用，主要有核桃仁、黑芝麻、花生仁、芝麻油；蜂蜜能润滑胃肠，可作为治疗习惯性便秘的良药，尤其适合于老人和孕妇便秘。

3. 食疗

（1）决明子蜂蜜饮：炒决明子10～15g，蜂蜜20～30g。将决明子研碎，加水400ml，煎煮10分钟，冲入蜂蜜搅匀即可服用。具有润肠通便的功效，用于习惯性便秘。

（2）蜂蜜10g，核桃仁4～5个。将核桃仁捣碎，搅入蜂蜜，每日睡前用温开水送服。适用于肠燥便秘。

（3）水果酸奶疗法：经常饮用酸奶可以有效解除便秘，在酸奶中加入香蕉、草莓、桃子后效果则更好。

【健康教育】

1. 注意局部卫生，温水坐浴，保持会阴部清洁。

2. 养成定时排便的良好习惯，不要在排便时看书看报。不要临厕努责，尽可能避免蹲位排便，每次大便时间不要超过五分钟。

3. 患肛裂后宜及早治疗，防止继发其他肛门疾病。

【常用西药参考】

1. 草木樨流浸液片（消脱止－M） 每次1～4片，每日3次，口服。用量可根据年龄及症状而增减。

2. 迈之灵 每次1～2片，每日早、晚各1次，饭后口服。病情较重或治疗初期，每日2次，每次2片，饭后口服。适合长期服用，或遵医嘱服用。

3. 复方角菜酸酯栓（太宁栓） 每粒重3.4g，每日1～2粒，经直肠给药。

4. 美辛唑酮栓（痔疮宁栓） 每粒重2g，每次1粒，每日1次，临睡前或大便后塞入肛门。

5. 太宁乳膏 每支20g，每次用药3～4g，每日2次，早晚各1次，肛管内给药。

第三节 肛 痈

【概述】

肛痈是肛门直肠周围间隙发生急、慢性感染而形成的脓肿。本病特点是发病急骤，疼痛剧烈，伴高热，破溃后多形成肛漏。青壮年居多，尤以男性为多见。属中医“脏毒”、“悬痈”、“坐马痈”、“跨马痈”等范畴。

【病因病机】

多因过食肥甘、辛辣、醇酒等物，损伤脾胃，湿热内生，下注大肠，蕴阻肛门；或肛门破损染毒，致经络阻塞，气血凝滞而成。也有因肺脾两虚，湿热乘虚下注而致。

【临床表现】

1. 症状　本病临床特征一是肛门直肠处疼痛、有沉坠感等局部症状，肛门局部红肿热痛，或溃破流脓，或有脓自肛门流出；一是周身有与肛门局部症状相应的全身症状，如全身不适、恶寒、低热、寒热交作、食欲欠佳、大便秘结、小便短赤等，但一般单纯、低位脓肿局部症状较重。齿线下的脓肿见肛周剧痛，坠胀不适；齿线上的脓肿则局部疼痛不明显，多为直肠、会阴、骶尾部坠胀感，而寒战、高热等全身中毒症状较重。

本病发病迅速，疼痛剧烈，实证局部红、热、肿、痛，病情发展迅速；溃后脓液黄色稠厚而带粪臭味，伴有全身不适、寒热交作、大便秘结、小便短赤、舌苔黄腻、脉弦滑数。虚证局部红、热、肿、痛不明显，成脓较慢，溃后脓液淡白稀薄，不臭或微带粪臭味，溃口凹陷；全身倦怠无力，一般不发热或有虚热，舌苔薄腻，脉弦细或濡缓。如属肺虚者，可兼见咳嗽咯血、骨蒸盗汗；属脾虚者，兼见神倦纳呆、大便溏薄。

2. 体征　在肛缘周围出现局限性红肿热痛的炎性病灶多半可以确认为肛门周围脓肿，但位置较高的肌间脓肿的皮肤表面炎症不甚明显，常需肛指检查，少数情况需要穿刺抽吸脓液。齿线下脓肿则肛周红肿，可触及炎性包块伴明显触痛，或有波动感；齿线上脓肿的肛周体征不明显，直肠指检可发现直肠壁有压痛性肿块，此时在肛门外进行双合诊，容易发现病灶。齿线下脓肿穿刺很浅即可抽出脓液；齿线上脓肿应将食指放入直肠内作引导，经肛旁2～5cm穿刺较为安全，抽出脓液后即可确诊。直肠黏膜下脓肿，常在指检时脓腔壁被触破而有脓液溢出。

【辅助检查】

1. 血常规检查可明示感染程度。
2. 超声波检查有助于了解肛痈的大小、位置及与肛门括约肌和肛提肌的关系。

【鉴别诊断】

1. 肛门周围皮肤感染　肛门周围毛囊炎和疖肿等皮肤感染范围局限，顶端有脓栓，容易识别。较大皮下脓肿局部疼痛虽然很明显，但与肛门直肠无关，破溃后不形成肛瘘。

2. 肛旁皮脂腺囊肿感染　也可见肛旁红肿热痛，但追问病史一般在感染前局部即有肿物，呈圆形，表面光滑，肿块中央有堵塞的粗大毛孔形成的小黑点。本病肛内无原发内口，故肛内无压痛点，溃后也不形成肛瘘。

3. 骶前囊肿和囊性畸胎瘤感染 详细询问病史一般都能发现某些骶前肿物的迹象。指诊直肠后有肿块，光滑，分叶，无明显压痛，有囊性感。X线检查，将直肠推向前方或一侧，可见骶骨与直肠之间的组织增厚和肿瘤，内有不定型的散布不均钙化阴影和尾骨移位。

4. 化脓性汗腺脓肿 多在肛门与臀部皮下，脓肿较浅而病变范围广，病变区皮肤变硬，急性炎症与慢性瘘管并存，脓液黏稠，呈白粉粥样，有臭味。全身有慢性消耗症状。

5. 肛门会阴部急性坏死性筋膜炎 肛门或会阴部、阴囊部由于细菌感染而使肛门部周围大面积组织坏死，有的形成漏管，病变范围广，发病急，常蔓延至皮下组织及筋膜，向前侵及阴囊部，但肛管内无内口。

6. 克罗恩病 克罗恩病发生肛门脓肿占20%左右，肛门常有不典型的肛裂与瘘道。局部红肿、多自溃，但无明显疼痛及全身症状。

7. 结核性脓肿 可见骨蒸盗汗，倦怠乏力，咳嗽咳血，纳呆，大便干结；或无全身症状，仅见溃口较宽，呈潜行，脓水稀薄，或行X线片时可发现肺部结核病灶以资鉴别。在临床上，结核性脓肿成脓时间较长。

8. 肛管直肠癌 早期可有排便习惯改变及便脓血黏液，便条变细变扁。直肠镜检，肿块暗红，高低凹凸不平。指检，质地坚硬，结节感，基底部平塌散漫，或顶部凹陷，病理切片可确诊。

9. 血栓外痔 血栓外痔于肛门旁也有一个包块，疼痛也较重，但其颜色紫暗，范围较小，触之较硬，不化脓，无波动感，亦无全身症状。

10. 子宫内膜异位症 此病发生于经产妇女，在会阴、肛门外侧或直肠内可扪及境界不清的隆起肿物，质地较硬，月经期增大，但无全身症状。通过病理检查可以确诊。

【治疗】

1. 内治法

（1）热毒蕴结证

证候：肛周突然肿痛，持续加重，伴有恶寒，发热，便秘，尿赤，肛周红肿，触痛明显，质硬，表面焮热。舌红，苔薄黄，脉数。

治法：清热解毒。

方药：仙方活命饮或黄连解毒汤加减。

穿山甲 9g　甘草 6g　防风 9g　没药 6g　赤芍 9g　白芷 6g　当归 9g　乳香 6g　贝母 9g　天花粉 9g　皂角刺 9g　金银花 15g　陈皮 6g　黄连 9g　黄芩 6g　黄柏 6g　栀子 9g

常用中成药：牛黄醒消丸。

（2）热毒炽盛证

证候：肛门肿痛剧烈，持续数日，痛如鸡啄，难以入寐；伴有恶寒发热，口干便秘，小便困难，肛周红肿，按之有波动感或穿刺有脓。舌红，苔黄，脉弦滑。

治法：清热解毒透脓。

方药：透脓散加减。

黄芪 9g　皂角刺 9g　白芷 6g　川芎 9g　牛蒡子 9g　穿山甲 9g　金银花 15g　当归 9g

常用中成药：犀黄丸。

（3）阴虚毒恋证

证候：肛门肿痛，皮色暗红，成脓时间长，溃后脓出稀薄，疮口难敛；伴有午后潮热，心烦口干，夜间盗汗。舌红，苔少，脉细数。

治法：养阴清热解毒。

方药：青蒿鳖甲汤合三妙丸加减。

青蒿 9g　鳖甲 9g　细生地 15g　知母 9g　丹皮 9g　黄柏 9g　苍术 9g　川牛膝 9g

常用中成药：左归丸。

（4）正虚邪伏证

证候：素体虚弱或气血亏虚，疮形平塌，皮色紫滞不鲜，按之不热，触之痛轻，脓成缓慢；或溃后久不收口，脓水清稀，纳食不香，腹胀便溏。舌质淡，苔薄白或白厚，脉沉细。

治法：益气补血，托毒敛疮。

方药：托里消毒散加减。

党参 15g　生黄芪 15g　当归 9g　川芎 9g　赤芍 9g　茯苓 9g　陈皮 6g　银花 15g　生甘草 6g

常用中成药：十全大补丸。

（5）湿痰凝结证

证候：结块散漫绵软无头，不红不热，肛门酸胀不适；日久暗红微热成脓，溃后脓水稀薄如败絮，淋漓不尽，疮面灰白潜行不敛；伴有潮热盗汗，形体消瘦，痰中带血。舌红苔少或厚白，脉细数或滑数。

治法：补益脾肺，燥湿化痰消肿。

方药：二陈汤合百合固金汤加减。

法半夏6g 茯苓9g 陈皮6g 百合9g 玄参15g 太子参15g 地骨皮9g 黄柏9g 白术9g 土贝母9g 炙甘草6g

常用中成药：百合固金丸。

2. 外治法

（1）外敷法

初期：实证者用金黄膏、黄连膏外敷，位置深隐者用金黄散调糊灌肠；虚证者用冲和膏或阳和解凝膏。

成脓期：可外敷拔毒膏或千捶膏外贴，使其早期破溃，或用咬头膏蚀破脓头，同时继用箍围药外敷，以防脓毒扩散。溃后期开始以提脓祛腐药为主，用提毒散或九一丹油纱条引流，也可用红粉纱条引流。

后期：脓尽时以生肌收口为主，应用生肌散或珍珠散纱条。

如系结核性脓肿未溃则外用阳和膏，溃后用九一丹纱条，敛口之时用生肌玉红膏。滋水淋漓浸渍肛周皮肤、潮湿糜烂者外撒青黛散，肌肤瘙痒则外涂青黛膏。

（2）熏洗法：脓肿溃后通过中药熏洗治疗，可起到清热解毒、消肿止痛、收敛止血、祛湿止痒、祛腐生肌的作用。常用苦参汤、五倍子汤、痔疾洗液等，坐浴后用药膏外敷。

3. 手术 脓已成宜早期切开引流，并根据脓肿部位深浅和病情缓急选择手术方法。浅部脓肿可用一次切开法；高位脓肿需行一次切开挂线法；深部脓肿大多采用分次手术。

切开引流时应注意定位要准确、引流要彻底；浅部脓肿行放射状切口，深部脓肿行弧形切口，避免损伤括约肌；术中应切开原发性肛隐窝炎以预防肛瘘形成；溃后用九一丹纱条引流，脓尽改用生肌散纱条；日久成漏者，按肛漏处理。

4. 术后处理 酌情应用清热解毒、托里排脓的中药或抗生素以及缓泻剂。术后每次便后用苦参汤或1∶5000高锰酸钾液坐浴、换药。挂线者一般约10天自行脱落，可酌情紧线或剪除，此时创面已修复浅平，在经换药后可迅速愈合，无肛门失禁的后遗症。各种方式手术后，需注意有无高热、寒颤等，如有则应及时处理。

【转诊原则】

1. 诊断不明，需进一步到上级医院检查者。

2. 高位深部脓肿，全身感染症状重，因条件所限无法彻底引流者，应及时转诊行切开引流。

【养生与康复】

1. 生活起居规律，坚持锻炼身体，增强抗病能力。

2. 防止多食辛辣、油炙煎炒、肥腻、酒醴等刺激性食物及发物，防止便秘和腹泻。

3. 保持衣裤透气，注意肛门清洁，避免局部潮湿。

【健康教育】

1. 积极防治肛门病变，如肛隐窝炎、肛腺炎、肛乳头炎、直肠炎、内外痔等，以防感染形成脓肿。

2. 如有肛门坠胀、疼痛不适、分泌物等症状，可能患病，应及时检查，早期治疗。肛门会阴部损伤应及时给予妥当处理。

3. 肛周脓肿一旦形成应立即进行抗感染治疗。一旦发生肛周脓肿应早期切开，引流彻底，防止炎症范围扩大。

4. 积极治疗原发疾病，如炎症性肠病、结核等。

【常用西药参考】

未成脓阶段，可采用非手术保守治疗。肛周脓肿的病原菌特点是多菌性（混合感染）和厌氧菌高感染率，抗生素治疗可联合选用 2～3 种对革兰阴性杆菌有效的抗生素。

第四节　肛　漏

【概述】

肛漏是直肠肛门周围脓肿破溃或切开排脓后，脓腔逐渐缩小形成的瘘道。又称肛瘘、痔瘘。一般由原发性内口、瘘管和继发性外口三部分组成。主要以局部流脓、肿块、疼痛和瘙痒为主，但在急性炎症期和慢性复杂性肛瘘，可伴有全身症状，如发热、贫血、消瘦和食欲不振。

【病因病机】

肛漏由湿热余毒蕴结，血行不畅所致。

【临床表现】

1. 症状　反复发作的肛周肿痛、流脓，急性炎症期可发热。

2. 局部检查　视诊可见外口形态、位置和分泌物。浅部肛瘘肛门周围可触及条索状硬结及其行径。直肠指诊可触及内口、凹陷及结节；可大体评估肛门括约功能。

【辅助检查】

1. 探针检查　初步探查瘘道的情况。

2. 肛门直肠镜检查　与双氧水或亚甲蓝配合使用，可初步确定内口位置。

3. 瘘道造影　可采用泛影葡胺等造影剂，尤其对复杂性肛瘘的诊断有参考价值。

4. 直肠腔内超声　观察肛瘘瘘管的走向、内口，以及判断瘘管与括约肌的关系。

5. CT 或磁共振　用于复杂性肛瘘的诊断，能较好地显示瘘管与括约肌的关系。

【肛瘘的分类】

1. 国内分类

（1）低位肛瘘

低位单纯性肛瘘：内口在肛隐窝，仅有一个瘘道通过外括约肌皮下部或浅部，与皮肤相通。

低位复杂性肛瘘：有两个以上内口或外口，肛瘘瘘道在外括约肌皮下部和浅部。

（2）高位肛瘘

高位单纯性肛瘘：内口在肛隐窝，仅有一个瘘道，走行在外括约肌深层以上。

高位复杂性肛瘘：有两个以上外口，通过瘘管与内口相连或并有支管空腔，其主管通过外括约肌深层以上。

2. Parks 分类

肛瘘的分类取决于瘘管与肛门括约肌的关系，分为括约肌间型、经括约肌型、括约肌上方型、括约肌外型。当瘘管穿越外括约肌的30%～50%以上（高位括约肌间、括约肌上方、括约肌外方）、女性前侧瘘管、多个瘘管、复发性瘘管、或伴有肛门失禁、治疗后可能引起肛门失禁的肛瘘等均认为是复杂性肛瘘。

【鉴别诊断】

肛瘘需与骶骨前窦道、骶骨部脓肿破溃、骶尾骨骨髓炎破溃、骶尾部畸胎瘤和骶尾部囊肿继发感染向外破溃、会阴尿道瘘、骶尾部骨结核、化脓性汗腺炎等病鉴别。肛瘘和肛周脓肿是一个疾病发展的两个阶段，肛周脓肿是肛瘘的早期阶段，是急性发作期；肛瘘是肛门周围脓肿的后期，是炎症的慢性化阶段。因此，肛瘘的鉴别诊断可参考肛周脓肿。

【治疗】

1. 内治法

（1）湿热下注证

证候：肛周流脓液，脓质稠厚，肛门胀痛，局部红肿灼热，渴不欲饮，大便不爽，小便短赤，形体困重。舌红苔黄腻，脉弦数。

治法：清热解毒，除湿消肿。

方药：萆薢渗湿汤合五味消毒饮加减。

萆薢15g　薏苡仁30g　茯苓15g　滑石30g　丹皮15g　泽泻15g　通草6g　黄柏12g　金银花15g　野菊花15g　蒲公英15g　紫花地丁15g

常用中成药：一清胶囊。

（2）火毒蕴结证

证候：肛门周围突然肿痛，持续加剧；伴恶寒，发热，便秘，小便短赤，肛周红肿，触痛明显，质硬，表面灼热。舌红，苔薄黄，脉数。

治法：泻火解毒，祛瘀散结。

方药：五味消毒饮合仙方活命饮加减。

金银花 10g 野菊花 10g 蒲公英 10g 紫花地 10g 白芷 10g 乳香 10g 没药 10g 皂刺 10g 穿山甲 10g 归尾 10g 赤芍 6g

常用中成药：犀黄丸。

（3）正虚邪恋证

证候：肛周间断流脓水，脓水稀薄，外口皮色暗淡，瘘口时溃时愈，肛门隐隐疼痛；可伴有神疲乏力。舌淡苔薄，脉濡。

治法：补益气血，托里透毒。

方药：托里消毒散加减。

人参 15g 川芎 10g 当归 10g 白芍 15g 白术 15g 银花 10g 茯苓 15g 白芷 10g 皂角刺 15g 甘草 6g 桔梗 6g 黄芪 10g

常用中成药：十全大补丸。

（4）阴液亏损证

证候：肛周溃口，外口凹陷，瘘管潜行，局部常无硬索状物可扪及，脓出稀薄；可伴有潮热盗汗，心烦口干。舌红，少苔，脉细数。

治法：养阴清热。

方药：青蒿鳖甲汤加减。

青蒿 6g 鳖甲 15g 细生地 12g 知母 6g 丹皮 9g

常用中成药：左归丸。

2. 外治法

（1）熏洗法：是肛瘘手术后一种简便易行的重要疗法。以药物加水煮沸，先熏后洗，或用毛巾蘸药液作湿热敷，具有活血止痛、收敛消肿等作用，常用五倍子汤、苦参汤、痔疾洗液等。伤口愈合后可用 10% 盐水加入少量花椒水坐浴。

（2）敷药法：所用药物均要视手术情况而定，使用九一丹、红油膏、青黛散、生肌散等药线嵌塞于各期创面，起到提脓去腐、清热解毒、生肌收口的作用，帮助伤口愈合。

3. 手术 是肛瘘的主要治疗方法。应视肛瘘的不同的类型和严重程度而选用的不同的手术方法。

手术原则：①正确处理感染内口是手术成功与否的关键；②位于肛管直肠环以下或通过直肠环以下 1/3 的主管，采用切开法；③在肛管直肠环上方的主管或通过直肠环上2/3的主管，采用挂线法；④正确处理创面，使之引流通畅，防止假愈合；⑤深部瘘管穿过肛管直肠环以上，肛管直肠环部未纤维化者，绝对不能一次全部将瘘管切开，也禁止一次全部在肛管直肠环以下的两处括约肌切开，以免引起肛门失禁。

（1）挂线疗法：目前多以橡皮筋代替丝线，可缩短疗程，减轻术后疼痛。合理选用切割挂线和引流挂线。

一期切割挂线：适用于高位肛瘘涉及大部分肛门外括约肌浅部以上者。

二期切割挂线：适用于部分高位肛瘘合并有难以处理的残腔，或需二次手术及术后引流。

长期引流挂线：适用于高位经括约肌克罗恩病肛瘘患者，以预防复发性脓肿的形成和保持肛门功能。

短期引流挂线：尽管目前临床报导短期挂线引流治疗肛瘘有效，完全保留了括约肌，不会导致肛门失禁，但因其复发率高，临床应用需慎重。

（2）切开疗法：适用于单纯性肛瘘和低位复杂性肛漏。肛瘘切开术较好，而肛瘘切除术创面大、愈合时间相对较长；对高位肛瘘切开时，必须配合挂线疗法，以免造成肛门失禁。

（3）黏膜瓣推移术：适用于高位肛瘘内口明确且不伴严重感染的患者和女性前侧肛瘘。

临床也可采用切开、旷置、挂线、缝合等方法有机结合，减小创伤。

（4）术后换药：每天换药时要认真观察伤口，检查有无窦道死腔，分泌物性状，引流是否通畅，肉芽生长情况等。对狭窄管道引流要填塞到基底部，让肉芽从基底生长。当创面分泌物多，并附有坏死组织时，宜用抗菌纱布湿敷，待肉芽转新鲜改用凡士林纱布条保护创面。若伤口深需要用双氧水冲洗，防止厌氧菌感染。对已有粘连的创面要及时分开；对分泌物突然增多的创面，要警惕是否有支管存在，需要时探查处理。高位复杂性肛瘘术后伤口一般很深很大。首次换药时，填塞在空腔内的纱布常干结，与创面粘在一起，拔除时常引起剧烈疼痛，可用生理盐水浸湿纱布，或让患者温水坐浴，使其松动后拔除，创面可用表面麻醉剂减轻疼痛。术后患者应保持大便通畅，如术后便秘，常引起伤口出血，加重疼痛。为预防便秘，可服用麻仁软胶囊等润畅通便。

4. 其他疗法

（1）黏堵法：对单纯非炎症期肛瘘可行纤维蛋白胶黏堵法治疗，其优点是无括约肌损伤，不影响肛门功能，且操作简便，但复发率较高。

（2）特殊患者的处理

①克罗恩病肛瘘：在全身治疗的同时尽量以保守治疗为主。无症状的克罗恩病肛瘘无需手术治疗；低位克罗恩病肛瘘采用瘘管切开术；复杂性克罗恩病肛瘘可长期挂线引流作姑息性治疗，如直肠黏膜肉眼大体正常者可采用推移黏膜瓣闭合内口。

②结核性肛瘘：需结合全身抗结核治疗（异烟肼、利福平、乙胺丁醇、链霉素等）配合中药局部使用（包括中药膏剂及坐浴），其主要药物有：黄柏、紫草、马齿苋、苦参、白芷、当归、枯矾。以表浅瘘为主，有自愈可能，无效可选择切开术。

【转诊原则】

1. 诊断不明，需进一步到上级医院作瘘道造影、直肠腔内超声、CT 或磁共振成像检查者。

2. 肛瘘治疗手术为主，因条件所限无法进行者，应及时转诊。

【养生与康复】

参照“肛痈”。

【健康教育】

参照“肛痈”。

【常用西药参考】

肛漏多为肛痈的后遗症，应及早行手术治疗，常用消炎、抑菌药物治疗，如广谱抗生素、甲硝唑、磺胺药等。

第五章

常见腹部外科疾病

第一节　肠　痈

【概述】

肠痈是发生于肠道的痈肿，属“内痈”范畴。该病可发生于任何年龄，以青壮年为多见，男性多于女性。本病的特点是：转移性右下腹疼痛，伴恶心、呕吐、发热，右下腹局限性压痛或拒按。相当于西医的急性阑尾炎。

【病因病机】

1. 饮食不节，损伤肠胃，导致肠道功能失调，湿热内生。
2. 饱食后急剧奔走或跌仆损伤，败血浊气壅遏。
3. 寒温不适，外邪入侵，经络受阻。
4. 情志所伤，肝郁伤脾，瘀结化热成痈。

上述因素导致肠道传化失司，糟粕停滞，气滞血瘀，瘀久化热，热胜肉腐而成痈肿。

【临床表现】

1. 初期　腹部疼痛开始多起于脐周或上腹部，呈阵发性疼痛或隐痛，数小时后，腹痛转移并固定在右下腹部，呈持续性、进行性加重。70% ~80% 的患者有转移性右下腹痛的特点，少数患者开始即出现右下腹痛。右下腹压痛是本病常见的重要体征，压痛点通常在麦氏点（右髂前上棘与脐连线的中外 1/3 交界处）。两侧阑尾穴

（足三里、上巨虚穴附近）可有压痛。可伴轻度发热，恶心纳减，舌苔白腻，脉弦滑或弦紧。血常规化验提示白细胞计数正常或增高。

2. 酿脓期 若病情发展，则腹痛加剧，右下腹明显压痛、反跳痛，局限性腹皮挛急拒按，或右下腹可触及包块，甚或壮热不退，恶心呕吐，纳呆，便秘或腹泻，舌红苔黄腻，脉弦数或滑数。血常规化验提示白细胞增多，中性粒细胞比例增高。

3. 溃脓期 腹痛扩展至全腹，腹皮挛急，全腹压痛、反跳痛，恶心呕吐，大便秘结或似痢不爽，壮热自汗，口干唇燥，舌红苔黄燥，脉洪数或细数。血常规化验提示白细胞明显增多，中性粒细胞比例增高。

B 超检查对诊断有一定帮助。

【鉴别诊断】

1. 胃、十二指肠溃疡穿孔 穿孔后消化液可沿升结肠旁沟流至右下腹部，似急性阑尾炎的转移性右下腹痛。患者既往多有溃疡病史，突发上腹部剧痛，迅速蔓延至全腹，可出现休克、腹肌紧张、压痛明显、肠鸣音消失、肝浊音界消失，X 线透视多有膈下游离气体。诊断性腹腔穿刺可抽出浑浊液体，伴有食物残渣。

2. 右侧输尿管结石 为突发性绞痛，并向腰部或大腿内侧放射，伴有肉眼血尿或镜下血尿，肾区叩痛。B 超检查可发现结石声影或肾积水，X 线摄片约有 90% 可显示结石影。

3. 宫外孕破裂 常有急性失血症状和右下腹疼痛，有停经史，妇科检查阴道内有血液，阴道后穹隆穿刺有血等。

4. 急性附件炎 多发于已婚女性，疼痛起于下腹部，逐渐向上扩展，压痛部位以下腹两侧为主，并有白带增多，或阴道有脓性分泌物，但一般没有消化道症状。肛门指诊、阴道检查及盆腔 B 超有助于诊断。

5. 急性肠系膜淋巴结炎 多见于儿童，常有上呼吸道感染的病史，腹痛出现前或随后不久出现发热，消化道症状轻，腹痛范围广泛，程度较轻，腹肌紧张不明显，压痛部位可随着体位的变化发生改变。

【治疗】

1. 治疗原则 六腑以通为用，通腑泻热是治疗肠痈的关键。

2. 内治法

（1）瘀滞证

证候：转移性右下腹痛，呈持续性、阵发性加剧，右下腹局限性压痛或拒按；伴恶心纳差，可有轻度发热。苔白腻，脉弦滑或弦紧。

治法：行气活血，通腑泻热。

方药：大黄牡丹汤合红藤煎剂加减。

大黄 6g　牡丹皮 12g　桃仁 9g　冬瓜仁 9g　芒硝 9g　红藤 18g　薏苡仁 24g　赤芍 12g　地丁 30g　乳香 9g　没药 9g　银花 12g　延胡索 6g　甘草 6g

（2）湿热证

证候：腹痛加剧，右下腹或全腹压痛、反跳痛，腹皮挛急，或右下腹触及包块，壮热，纳呆，恶心呕吐，便秘或腹泻。舌红苔黄腻，脉弦数或滑数。

治法：通腑泻热，利湿解毒。

方药：复方大柴胡汤加减。

柴胡 9g　黄芩 9g　枳壳 9g　白芍 12g　川楝子 9g　茯苓 15g　玄胡 9g　蒲公英 12g　木香 9g　丹参 15g　红藤 30g　薏苡仁 24g　甘草 9g

（3）热毒证

证候：腹痛剧烈，全腹压痛、反跳痛，腹皮挛急，高热不退或恶寒发热，时时汗出，烦渴，恶心呕吐，腹胀，便秘或似痢不爽。舌红绛，苔黄燥，脉洪数或细数。

治法：通腑排脓，养阴清热。

方药：大黄牡丹汤合透脓散加减。

大黄 9g　牡丹皮 9g　桃仁 9g　薏苡仁 15g　冬瓜仁 9g　芒硝 6g　当归 9g　川芎 9g　皂角刺 9g　生黄芪 9g　穿山甲 6g　玄参 12g　石斛 12g　甘草 6g

2. 外治法

（1）金黄散、玉露散或双柏散外敷，用水调成糊状，外敷于右下腹。

（2）大黄 30g，醋调成糊状，外涂于右下腹。

（3）芒硝 200g，装入纱布袋中，外敷于右下腹。

（4）大蒜糊剂：大蒜 60g，芒硝 30g，大黄 30g。先将大蒜、芒硝放在一起捣烂如泥状，敷于腹部最痛处，敷 2 小时后，去药，再将已研粉的大黄用醋调成糊状，敷 6～8 小时。必要时隔数小时后重复使用。在敷药前局部皮肤应涂上一层凡士林，以防皮肤灼伤。

（5）复方大柴胡汤或大黄牡丹汤水煎剂 150～200ml，直肠内缓慢滴入。

3. 其他疗法

（1）手术：对于症状重，非手术疗法无效者，应及时手术治疗。

（2）针刺：选足三里、中脘、内关，采用泻法，留针 30 分钟，每 15 分钟强刺激 1 次，每日 2 次。

（3）穿刺抽脓：阑尾周围脓肿形成者，可在超声引导下穿刺抽脓，注入抗生素，2～3 天抽脓 1 次，并用金黄膏或玉露膏外敷。

【转诊原则】

1. 对诊断明确的急性阑尾炎，一般主张尽早手术治疗，尤其是老年人、小儿、妊娠期急性阑尾炎。如手术条件有限，应及时转入上级医院治疗。

2. 在观察治疗过程中，如症状体征加重，尤其出现高热、腹膜炎征象者，应及时转入上级医院治疗。

【养生与康复】

1. 注意饮食调护，发病期采取清淡半流质饮食或禁食。

2. 半卧位，以利于炎症局限。

3. 及时诊治，防止变证发生。

4. 为防止复发，临床症状和体征消失后，继续服用中药 7～14 天，可明显降低复发率。

【健康教育】

1. 避免饮食不节和食后剧烈运动，容易诱发肠痈，教育患者注意。

2. 本病易于秋冬季节及劳累、紧张时发作，注意情志调节和避免劳累。

3. 手术后应及早下床活动，防止肠粘连综合征的发生。

【常用西药参考】

由于急性阑尾炎多系混合性感染，因此抗生素的选择应采用二联给药。常用药物如下：

1. 头孢曲松钠 2g，加入生理盐水 250ml 中，静脉滴入，每日 1～2 次。

2. 甲硝唑 250ml，或替硝唑 100ml，静脉滴入，每日 1～2 次。

3. 环丙沙星，每次 0.2g，静脉滴入，每 12 小时 1 次。

第二节　胆道感染及胆石病

【概述】

胆道感染大部分合并有胆石存在，一般认为急性胆道感染的重要病因就是结石所导致的梗阻。本病属中医“胁痛”、“腹痛”、“黄疸”等范畴。其特点是：右上腹部疼痛，向右肩背部放射，伴恶心、呕吐、发热等。

【病因病机】

1. 情志不畅，肝气郁结，肝胆湿热。
2. 饮食不节，脾胃受损，湿热内生。

肝胆之气郁结，湿热内蕴，胆液凝结久经煎熬，可形成结石。

【临床表现】

1. 急性胆囊炎　表现为右上腹部持续性痉挛性疼痛，可向右肩胛部放射，常发作于饱餐后的夜间。右上腹可有压痛和肌紧张，墨菲征阳性。常伴恶心、呕吐，发热，体温多在38.5℃以上，一般无寒战，少数患者可有轻度黄疸。当胆囊化脓或坏疽时，病情明显加重，腹痛剧烈而持续，疼痛范围扩大，发热、寒战、脉数，烦躁不安，腹部压痛和腹肌紧张程度加重、范围扩大。血常规化验提示白细胞总数增多，中性粒细胞计数增高。B超检查提示胆囊体积增大，周围可有渗出。

2. 慢性胆囊炎　约70%以上患者合并有胆囊结石，多数患者有反复发作的胆绞痛病史，平素常有餐后上腹胀满、嗳气、呃逆等消化道症状，部分患者食欲不佳，不能耐受高脂肪饮食，右上腹痛，右季肋区或右腰背疼痛，一般较轻微，胆囊区可有轻压痛或不适感。也有部分患者无明显不适，查体时发现有慢性胆囊炎。B超检查提示胆囊壁毛糙。

3. 胆石病　约半数以上的单纯性胆囊结石患者可无症状。有症状的胆囊结石和肝外胆管结石主要表现为胆绞痛，高脂肪餐、暴饮暴食、过度疲劳可诱发，胆绞痛发作时多伴有恶心、呕吐，或呈钝痛，甚至引起黄疸、寒战发热。重症胆道感染累及肝脏可引起肝痛（肝脓肿）。

在胆石的发作间歇期，实验室检查多无阳性结果。急性发作期，血象增高，结石造成梗阻时，可出现血清胆红素、碱性磷酸酶和γ－谷胺酰转肽酶升高及肝功能异常等。

超声波、X线腹部平片、CT、核磁共振等均有助于诊断。

【鉴别诊断】

1. 胃十二指肠溃疡穿孔 突发上腹部剧烈疼痛，迅速蔓延到全腹，范围较广。腹部平片可见膈下游离气体，腹腔穿刺有黄色浑浊液体或食物残渣。

2. 急性胰腺炎 脘腹持续剧痛，偏左尤甚，范围较广，伴恶心、呕吐，血尿淀粉酶升高。重症胰腺炎多有移动性浊音，腹腔穿刺有血性液体。B超检查提示胰腺肿胀、周围有渗出。

3. 输尿管结石 腰腹部阵发性剧烈疼痛，伴汗出，肉眼血尿或镜下血尿，腹部平片或B超检查可发现结石影。

4. 胆道蛔虫病 自觉症状严重而检查时体征轻微，腹痛发作时呈“钻顶样”，患者辗转不安，大汗淋漓，或四肢厥冷，腹痛缓解时一如常人。常有吐蛔史。一般无感染症状。

5. 急性阑尾炎 高位阑尾炎可误诊为胆囊炎。阑尾炎一般有转移性疼痛过程，初期很少有发热，结肠充气试验有助于鉴别。

【治疗】

1. 内治法

（1）肝胆气郁证

证候：右上腹隐痛，胀闷不适，伴纳差，口苦。舌淡，苔薄白或微黄，脉弦。

治法：疏肝利胆，健脾和胃，佐以排石。

方药：柴胡疏肝散加减。

柴胡12g 陈皮9g 芍药12g 川芎9g 枳壳12g 香附12g 金钱草30g 郁金15g 川楝子12g 甘草6g

（2）肝阴不足证

证候：胁下胀满或隐痛，头目眩晕，咽干欲饮，纳谷不香，妇女可见经少、经淡。舌尖红或有裂纹，脉细弦。

治法：养阴柔肝，疏肝利胆。

方药：养肝宁胆汤加减。

生地9g 茵陈30g 虎杖12g 生山楂12g 麦芽12g 首乌9g 枸杞子9g 佛手9g 鸡内金3g 玫瑰花3g 绿萼梅6g 生大黄9g（后下）

（3）肝胆蕴热证

证候：胁脘急痛、闷胀痛或窜痛，痛引肩背，咽干口苦，食少腹胀，便结，或有低热。舌红，苔薄黄微腻，脉弦。

治法：疏肝清热，通下利胆。

方药：大柴胡汤合金铃子散加减。

柴胡12g 黄芩9g 半夏9g 枳实9g 白芍12g 大黄6g 金铃子30g 玄胡30g 生姜3片 大枣3枚

（4）肝胆湿热证

证候：起病急骤，胁脘绞痛，拒按，或可触及痛性包块，发热或寒热往来，口苦咽干，恶心呕吐，纳差，肌肤发黄，便干溲赤。舌红，苔黄腻，脉弦滑或滑数。

治法：清热利湿，通里攻下，疏肝利胆。

方药：茵陈蒿汤合大柴胡汤加减。

茵陈30g 栀子9g 大黄9g 柴胡12g 黄芩12g 半夏9g 枳实9g 白芍12g 生姜3片 大枣3枚

（5）脓毒内攻证

证候：脘胁痛重，痛引肩背，腹肌强直，拒按，或有包块；伴高热，口干，面赤或全身深黄色，便结，溲赤；甚则神昏谵语，皮肤瘀斑，鼻衄，齿衄，或四肢厥冷，脉微欲绝。舌红绛或有瘀斑，苔黄而干或灰黑或无苔，脉弦涩。

治法：泻火解毒，养阴利胆。

方药：茵陈蒿汤合黄连解毒汤加减。

茵陈30g 栀子9g 大黄9g 黄连9g 黄芩12g 黄柏9g 玄参15g 石斛12g 麦冬15g 甘草9g

2. 外治法

（1）敷贴疗法：白芷10g，花椒15g，苦楝子50g，葱白、韭菜兜各20g，白醋50ml。先将白芷、花椒研成细末，再将韭菜兜、葱白、苦楝子捣烂如泥，用白醋把上药搅拌均匀调成糊状，贴敷于中脘穴周围。24小时更换1次，可连贴2~4次。具有解痉止痛作用，用于脘腹绞痛者。

（2）直肠给药：用大承气汤加莱菔子、延胡索、郁金、金银花、蒲公英、茵陈、金钱草、柴胡。浓煎，取200ml，将药液用纱布过滤。导尿管插入直肠内10cm，以每分钟20~30滴的速度缓慢滴入。用于胆石症，有促进肠蠕动，清除肠道毒物，预防和治疗败血症、内毒素血症及肝肾功能障碍的作用。

3. 单方验方

（1）金钱草60~120g，水煎服。具有清热利湿，利胆排石作用。用于肝胆气郁、肝胆湿热型胆石症。

（2）核桃5~6个，去皮取仁，加冰糖和麻油适量，放锅内蒸熟食用，每日1次。具有一定的化石作用，适用于肝胆气郁型胆石症。

（3）郁金粉10g，白矾粉5g，甘草粉5g，火硝粉15g，滑石粉25g，共研细混匀。每次服5g，每日2~3次。适用于胆囊结石。

（4）茵陈150g，龙胆草100g，郁金100g，木香100g，枳壳100g，共研细末，用鲜猪胆汁或牛、羊胆汁500g，浓缩至1/2，拌入药面内，再加适量蜂蜜，做成丸剂。每次服10g，每日2次。适用于肝胆气郁型胆石症。

4. 其他疗法

（1）针灸：有止痛、止呕、退热、退黄和排石等作用。

①体针：取穴胆俞、中脘、足三里、胆囊穴、阳陵泉等。绞痛加合谷；高热加曲池；呕吐加内关；黄疸加至阳。选以上穴位2~4个，深刺，持续捻针30分钟，每日2次。

②电针：取右胆俞穴，接阴极；右胆囊穴或日月或梁门、太冲，接阳极。进针得气后接电针仪，持续20~30分钟，每日2次。

③耳针：取神门、交感，配肝、胆、十二指肠穴或耳廓探测敏感区，选反应明显的2~3个穴位，重刺激，留针30分钟，每日2次。

（2）*溶石治疗*：可口服鹅去氧胆酸、熊去氧胆酸、牛磺酸等。

（3）*内镜治疗*：胆总管结石可采取电子十二指肠镜取石。

（4）*手术*：病情危重，或非手术疗法效果不理想者，应及时采取手术治疗。

【转诊原则】

1. 肝胆管结石有严重梗阻或感染，并发中毒性休克者。
2. 胆系感染和胆石症长期反复发作，经积极非手术治疗无效者。
3. 胆囊结石症状发作频繁，或有胆囊积脓，或急性坏疽性胆囊炎、胆囊穿孔等。

【养生与康复】

1. 患者宜清淡饮食，呕吐、腹胀者应暂禁食。

2. 胆石症已排石的患者，虽然症状和体征消失，但应继续服用半个月的疏肝利胆药物，以巩固疗效，防止结石复发。

【健康教育】

1. 不合理膳食是胆石症的重要原因，所以提倡合理膳食、注意饮食卫生、防止寄生虫感染是预防本病的重要环节。

2. 积极治疗胆道结石，防止胆系感染。

3. 加强锻炼，适当运动，以促进体内胆固醇代谢。

【常用西药参考】

1. 头孢曲松钠 2g，加入生理盐水 250ml 中，静脉滴入，每日 1 ~ 2 次。

2. 配合甲硝唑 250ml，或替硝唑 100ml，静脉滴入，每日 1 ~ 2 次。

第三节　肠梗阻

【概述】

肠梗阻是肠道通畅性遭到破坏所引起的一系列的症状和病理改变，是一种常见的急腹症。其临床特点是腹痛、腹胀、呕吐、肛门停止排便和排气。相当于中医学的“关格”、“肠结”范畴。

【病因病机】

1. 暴饮暴食，损伤脾胃，肠道气机不利。

2. 寒邪凝滞，或热邪郁闭，阻滞中焦。

3. 气血亏虚，肠道蠕动无力。

4. 燥屎内结，阻碍肠道气机。

【临床表现】

1. 症状 痛、吐、胀、闭四大症状是急性机械性肠梗阻的典型症状。

（1）腹痛：腹痛呈阵发性绞痛，逐渐加重。

（2）呕吐：高位梗阻时呕吐症状出现早而频繁，呕吐物为食物、胆汁、胰液等；低位梗阻时则呕吐发生迟，次数少，呕吐物呈粪臭。如呕吐物呈咖啡色或血性，常表示肠管有血运障碍。

（3）腹胀：高位肠梗阻因呕吐频繁，腹胀不明显，或仅能见到胃型；低位肠梗阻则腹胀明显，呈全腹膨胀。闭襻性肠梗阻呈不对称的腹部膨胀。

（4）停止排便排气：完全梗阻时肛门排气排便完全停止，不完全性肠梗阻可有少量排气或排便。

2. 体征 腹部膨隆，可呈全腹性或不对称性。机械性梗阻在腹痛发作时可见到肠蠕动波和肠型，肠鸣音亢进，有气过水声或金属音；麻痹性肠梗阻则肠鸣音减弱或消失；单纯性肠梗阻可有腹部压痛，无腹肌紧张；绞窄性肠梗阻可出现腹肌紧张、压痛等腹膜刺激征。

肠扭转可在腹部触及痛性包块，蛔虫性肠梗阻可触及绳索状团块，随体位、按揉等可改变位置和形状。腹外疝引起的肠梗阻可在腹股沟部或股部发现肿物。

3. 辅助检查 X线腹部透视或摄片，可见肠管明显胀气，并有多个阶梯状气液平面。血常规化验可显示血红蛋白及红细胞升高等脱水征象。

【鉴别诊断】

1. 胃十二指肠溃疡穿孔 有溃疡病史，腹痛骤发，上腹部呈剧烈刀割样疼痛，迅速漫及全腹，腹肌紧张，甚至呈板状腹，压痛，肠鸣音消失。腹部X线透视膈下有游离气体。

2. 急性胰腺炎 发病前多有暴饮暴食，上腹部疼痛，频繁呕吐，无肠型，肠鸣音减弱或消失，血、尿淀粉酶增高。

【治疗】

1. 内治法

（1）痞结证

证候：腹痛阵发或持续胀痛，腹胀，呕吐，肛门停止排便排气，不发热或低热，小便少或黄。舌淡苔薄白，脉弦。

治法：通里攻下，行气开郁。

方药：复方大承气汤。

生大黄（后下）15g 芒硝（冲服）15g 炒莱菔子30g 枳实12g 川厚朴30g 木香12g 川楝子12g 甘草6g

（2）瘀结证

证候：多有腹部手术史，腹痛剧烈，部位固定，腹胀；或可触及痛性包块，压痛；伴倦怠乏力，口干舌燥。舌暗红，苔黄腻，脉弦或沉细。

治法：通里攻下，行气活血。

方药：大承气汤加味。

生生大黄（后下）15g 芒硝（冲服）12g 枳实15g 川厚朴12g 莱菔子30g 桃仁9g 丹参15g 甘草6g

（3）疽结证

证候：脘腹胀满痛、痞满，腹胀如鼓，全腹压痛，肠鸣音减弱或消失，发热，口渴，小便短赤，甚或四肢逆冷。舌质红赤或紫绛，苔黄腻，脉沉细数。

治法：通里攻下，清热解毒。

方药：大承气汤加味。

生大黄（后下）15g 芒硝（冲服）18g 枳实15g 川厚朴15g 黄连12g 蒲公英30g 生石膏30g 石斛15g 金银花30g 甘草6g

2. 外治法

（1）镇江膏烤热，将药肉摊匀，待冷却后，冰片1g，撒于膏药上，外敷于神阙或疼痛明显部位。适宜于痞结型、瘀结型肠梗阻。

（2）芒硝300g，装入布袋中，外敷，每日1～2次。

3. 其他疗法

（1）灌肠

①复方大承气汤水煎浓缩至300ml，从肛管缓慢注入或滴入做保留灌肠，每日1～2次。

②皂角30g，细辛10g，煎取200～300ml，从肛管缓慢注入或滴入做保留灌肠，每日1～2次。

③生理盐水500ml，加入阿托品1～2mg，保留灌肠，对解除肠痉挛有一定的作用。适用于痉挛性肠梗阻、肠腔内粪便堵塞所致肠梗阻，以及早期肠套叠。

（2）针刺

主穴：足三里、天枢、大肠俞。

配穴：中脘、内关、曲池、合谷。

手法：强刺激，或接电针仪通电刺激，留针10～30分钟。

（3）穴位注射：于双侧足三里穴位各注射新斯的明0.25mg，每日1～2次，对麻痹性肠梗阻有一定疗效。或阿托品0.25mg行足三里穴位注射，可缓解机械性肠梗阻的阵发性腹痛。

（4）一般治疗：禁食和胃肠减压、补液作为肠梗阻的一般治疗。

（5）推拿疗法：可用于肠扭转的辅助治疗。患者仰卧位，术者双手粘滑石粉，紧贴腹壁按扭转的反方向推拿。因肠扭转多为顺时针方向扭转，一般可按逆时针方向进行，如推拿后腹痛加重，即改换方向。起初以轻柔的手法，可逐渐加重，反复推拿。经推拿30～60分钟，如无便意，可间隔30～60分钟重复1次。如扭转整复，则于1～2小时内可有大量稀粪便排出，腹壁松软凹陷，疼痛消失。

（6）手术：症状逐渐加重，疑有肠腔狭窄，或肿瘤性梗阻等，应及时手术探查。

4. 单方验方

（1）巴豆霜：巴豆瓣去壳取仁，放于数层纸中捻压，巴豆油大部分被纸吸去，剩余部分即为巴豆霜。将巴豆霜装入胶囊内，口服，每次0.5g，每日1～2次。小儿慎用。

（2）食油：用生豆油或生菜子油，成人200～300ml，儿童80～150ml，加温至20℃。患者插胃管，抽空后，由胃管内注入，夹管1小时。适用于体虚便结、粘连性肠梗阻、蛔虫性肠梗阻、小儿早期肠套叠等。

【转诊原则】

1. 腹痛逐渐加重，尤其出现腹膜炎者。
2. 伴有脱水、电介质紊乱等表现，全身情况恶化者。
3. 怀疑肿瘤所致梗阻者。
4. 经非手术治疗2天，效果不明显者。

【养生与康复】

1. 避免饱食后强力劳动或奔跑，可减少肠扭转发生机会。
2. 积极预防和治疗肠蛔虫病是预防蛔虫性肠梗阻的有效措施。

3. 腹部手术后应早期下地活动，防止肠粘连的发生。

4. 发病时应禁食，梗阻缓解后逐渐进食流质或半流质清淡饮食。

【健康教育】

1. 加强病因知识的宣传，及时消除引起肠梗阻的因素，预防肠梗阻的发生。

2. 避免暴饮暴食。

3. 保持排便规律。

【常用西药参考】

1. 补液　常选用生理盐水、5%葡萄糖注射液、复方氯化钠溶液等，加入10%氯化钾、维生素C、维生素B_6等，补充液体。

2. 抗生素　常用头孢类抗生素，与抗厌氧菌类配合应用。

第六章

常见骨伤科疾病

第一节　骨伤科疾病常用牵引方法及康复指导

一、常用牵引方法及原理

1. 方法

（1）腰椎牵引：主要采用电脑控制间歇牵引法，即骨盆牵引带牵引。适用于初次发作或反复发作的急、慢性腰椎间盘突出症、神经根受压、腰椎小关节紊乱的患者，每日牵引1次，每次约30分钟，牵引重量为体重的1/5，15次为一疗程。

（2）颈椎牵引：主要采用电脑控制间歇牵引法，即枕颌带牵引法。适用于无截瘫的颈椎骨折脱位、颈椎间盘突出症及颈椎病。每日牵引1次，每次约30分钟，牵引重量为5～7kg，15次为一疗程。

2. 机理　牵引可使椎间隙增宽，增加了间隙的容积，使椎间盘内的压力更加降低；由于牵引而使后纵韧带紧张，纤维环外层纤维的张力减低，故为突出的髓核组织创造了还纳的条件。另外，电动间歇牵引，使神经根与突出髓核的解剖关系不断地发生不同程度的改变，甚至产生位移。这样就改变了髓核对神经根的固定性压迫，并对神经根周围的粘连起到分离、松解作用。由于牵引能使椎间隙增宽，同样也使椎间孔增大，使神经根通道增宽，可以消除或减轻神经根的刺激或压迫。

二、骨伤科疾病的术后康复指导

1. 腰椎间盘突出症、腰椎椎管狭窄症术后需卧床3～4周，卧床时间稍长则术后疗效好，腰腿痛的残存症状及并发症少。如果术中同时植骨融合者，术后卧床时间还会更长，约3个月，待植骨块完全融合后才能下床活动。

2. 膝关节半月板损伤术后2～3周如无关节积液，可下地步行锻炼。若出现积液则应立即停止下地运动，配合理疗及中药治疗等。

3. 其他损伤的康复治疗，详见各疾病。

第二节 皮肤挫裂伤

【概述】

皮肤挫裂伤是机械性致伤因素作用于机体所造成的皮肤组织结构完整性破坏或功能障碍。皮肤保持完整无开放性伤口，称挫伤，属于闭合伤；有皮肤破损者称撕裂伤，属于开放伤。临床上皮肤挫裂伤常伴随其他如骨折、脱位、内脏破裂等出现，必须及时清创修复，清除感染源，改善局部情况，为进一步治疗做好准备。

【病因病机】

1. 根据致伤因素可分为挤压伤、刃器伤、火器伤、冲击伤、爆震伤及多种因素所致的复合伤反应等；根据受伤部位可分为颅脑伤、颌面部伤、颈部伤、胸背部伤、腹腰部伤、四肢伤等。浅部软组织挫伤多因钝性外力碰撞或打击导致部分组织细胞受损，微血管破裂出血，继而发生炎症。

2. 在致伤因素的作用下，机体迅速产生各种局部和全身性防御性反应。局部表现为炎症反应，其轻重与致伤因素的种类、作用时间、组织损害程度和性质，及污染轻重和是否有异物存留等有关。

【临床表现】

诊断创伤主要是明确损伤的部位、性质、全身性变化及并发症，特别是损伤部位相邻或远处内脏器官是否损伤及其程度。

1. 外伤史 根据致伤原因可明确创伤类型、性质和程度，明确伤后表现及其演变过程。

2. 体格检查 伤情较重的可先着手急救，在抢救中逐步检查。

（1）浅部软组织挫伤：表现为局部疼痛、肿胀、触痛，或有皮肤发红，继而转为皮下青紫瘀斑。如浅部挫伤系由强大暴力所致时，应检查深部组织器官有无损伤。

（2）开放性伤：仔细观察伤口或创面，注意伤口形状、大小、边缘、深度及污染情况、出血性状、外露组织、异物存留及伤道位置等。重视症状明显的部位，同时应仔细寻找比较隐蔽的损伤。

【辅助检查】

血尿常规、肝功、肾功等实验室检查，诊断性穿刺及影像学检查等可进一步明确诊断。

【鉴别诊断】

本病应与慢性骨髓炎鉴别。慢性骨髓炎所形成的窦道呈反复发作，有开放性创口并长期流脓，有时流出小死骨，局部肢体增粗、变形，皮肤色素沉着。其他尚需与扭伤、皮肤感染等相鉴别。

【治疗】

1. 内治法　通过药物治疗，调和脏腑阴阳，使气血流畅，纠正因受伤或感染而引起的局部器官乃至全身组织的生理紊乱，积极治疗原发病、并发症与继发症，促进创伤的痊愈。

（1）伤口感染：用五味消毒饮合黄连解毒汤加减。

金银花 10g　野菊花 10g　蒲公英 15g　紫花地丁 19g　紫背天葵子 12g　黄连 15g　黄柏 15g　黄芩 15g　栀子 15g

（2）伤口瘀肿疼痛：用复元活血汤或活血止痛汤加减。

柴胡 15g　天花粉 10g　当归尾 10g　红花 6g　穿山甲 10g　酒浸大黄 30g　酒浸桃仁 12g　川芎 6g　乳香 6g　苏木 5g　地鳖虫 3g　三七 3g　陈皮 5g　紫荆藤 9g

2. 外治法

（1）闭合性浅部软组织挫伤：常用物理疗法，如伤后初期局部可用冷敷，12 小时后改用热敷或红外线治疗，或包扎制动，还可选用云南白药气雾剂等。少数挫伤形成血肿时，可加压包扎。头部、颈部、胸部、腹部等的闭合性创伤，都可能造成深部软组织器官的损伤，必须仔细检查，明确诊断，采取相应的治疗措施。

（2）开放伤口的观察和处理：开放伤口往往是感染伤口，由于局部感染情况的转化可分为三个不同的时期。

①炎症进行期：此期伤口分泌物为脓性，量也较多，伤口边缘红肿不齐，有压痛。创底可有坏死组织，不平，此期务必保持引流通畅，加强药液湿敷，必要时每日换药2次。

②炎症停止期：分泌物常为淡脓性或浆性，无臭味，量少，边缘红肿及压痛消失，创底常有一层薄薄的分泌物，水肿消失，尚可见少量肉芽。此期可以湿敷与油纱引流交替使用。

③痊愈期：创面有薄层纤维素膜，色淡黄，量少，无臭，伤口边缘可见三圈。外圈白色或灰白色，为生长的上皮细胞；中圈为紫红色，是上皮细胞长入的边缘盖在新鲜肉芽上；内圈为一片鲜红的肉芽组织，皮肤瘙痒，系神经末梢长入所致。此期以促进生长为主，但要防止肉芽组织生长过速，可用油纱布间断固定。若创面过大，可考虑二期缝合或植皮覆盖创面。

开放伤口处理操作过程中具体注意事项：

①伤口的大小及深度：要求伤口的外口大于内口，似倒置的烧瓶状，以保持引流通畅，使肉芽由创底逐渐向上生长。若外口过小，应扩大。

②分泌物的观察和处理

血液：须区分陈旧性积血及活动性出血。前者须区别有无继发感染，后者又可分为动脉性、静脉性及毛细血管性三种。陈旧性积血色泽极暗，当伴有臭味时，往往提示继发感染。动脉性出血呈鲜红色伴搏动性；而静脉性出血色暗红，均匀外流；毛细血管性出血如出汗般渗血。陈旧性积血应在无菌条件下穿刺抽吸，然后加压包扎，并避免继发感染，一旦感染应切开引流。活动性出血可先加压包扎，若无效，应手术止血。

脓液：应注意色泽、黏稠度、气味，以估计感染的菌种。如链球菌感染呈浅红色稀薄脓液；葡萄球菌感染呈黄色或白色稠厚脓液；大肠杆菌感染呈稠厚脓液，当合并厌氧菌感染时，呈粪臭味；绿脓杆菌感染呈中等稠度具特殊蓝绿色的脓液，有近似生姜的气味；结核性感染呈黄绿色或黄白色，内有干酪样物的稀薄脓液；气性坏疽呈血性脓液伴类似死鼠的气味，有时分泌物中夹有气泡。

（3）肉芽组织的区分和处理

①健康肉芽：肉芽鲜红、硬、无水肿、不易出血、生长平衡，创缘无堤状隆起，无坏死组织及白膜，周围有上皮向内生长。可用油纱布每隔1～2天换药1次。

②水肿性肉芽：肉芽色灰白或淡红，水肿样，表面光亮而无颗粒状，往往高出皮面，触之有浮动感。其处理是：a. 仔细检查有无异物，常为线头或棉纤维，有无

引流不畅等因素。b. 剪除高出皮面的肉芽，用3% ~10%高渗盐水湿敷。c. 忌用油纱布或其他软膏制剂直接贴敷创面。

③急性肉芽炎：常因擦洗创面用力过大或肉芽面涂布强烈消毒剂或消毒不完善所致，主要表现为在新鲜肉芽表面有薄膜，并有炎性水肿，极度充血和疼痛。处理：去除病因，正规换药。

④溃疡性肉芽：肉芽污秽呈紫黑色，表面凹陷，创缘呈堤状隆起。处理：切除坏死组织，彻底清创，保持引流通畅。

（4）引流物的处理：引流物祛除的时间须视引流目的而异，不能机械地规定。通常止血用的纱条在术后36 ~40小时松动，3 ~4天后拔除。脓肿及感染性引流应根据脓液分泌量和脓腔大小来决定拔除时间。如脓液甚少，脓腔缩小到引流管大小，类似窦道一样时，拔去引流管（可用数毫升生理盐水注入脓腔，水随即流出为指征）。

3. 换药技术

（1）一般技术：揭去外敷料后，换药者用镊子取内敷料，用新洁尔灭酊棉球消毒创缘，自伤口边缘向四周扩展消毒。若为开放感染伤口，应由周围向伤口方向消毒。消毒范围应超过预计的敷料边缘以外2 ~3cm，根据伤口情况用生理盐水棉球拭去伤口内污物，注意切忌猛擦伤口肉芽。清洁伤口时，动作必须轻巧，既要使创面清洁，又不致损伤新生组织，若开放伤口用纱条或油纱布局部引流时，须注意将引流物放到创底，松紧适宜，不能猛塞，否则易致肉芽坏死或水肿。填塞时要使创口撑大，形成口大底小的漏斗状。

（2）伤口冲洗：深而污秽的伤口可用冲洗法。常用的冲洗液为生理盐水、双氧水溶液。较大较深的脓腔可直接经引流管或插入导尿管内冲洗抽吸。

（3）清除异物及坏死组织：所有坏死组织必须清除，但不宜牺牲健康组织。开放伤口内的异物如线头、棉纤维等应完全清除，即将愈合的伤口渗出液干后常结成凝痂，属生理性保护物，使痂皮下的愈合加速，不可将它强行撕去，但必须与脓痂区别，以防痂下积脓，引流不畅。正常痂皮为暗红色，以后逐渐变黑，按之较结实。脓痂为淡黄色或黄白色，按之较软，有“浮冰”感。

（4）敷裹：当放置外敷料后即用胶布固定，贴胶布时要注意身体各部皮肤的张力，一般与体轴垂直方向粘贴，如四肢胸腹部宜横贴，肛门处则直贴。也可按感染伤口处理。

（5）异物处理：伤后的异物在原则上应取出。感染病灶内的异物尤应及早取出，使感染顺利治愈。伤口已愈合的异物，手术以前必须确定其部位和选择适当的手术途径，避免不必要的损伤。为了预防术后感染，可酌情用抗生素和破伤风抗毒血清。某些深部的异物或数量多而分散者，如果不至损及重要组织器官，可以保留和观察。

4. 其他疗法

(1) 红花油外涂：涂搽局部可活血止痛，及时包扎固定、制动以减少疼痛及出血。

(2) 理筋手法：点按疼痛点和局部阿是穴。

(3) 针灸：取局部周围压痛点、血瘀处点刺，以微出血为佳，辅以电针或温针，留针 20 分钟，每日 1 次。

【转诊原则】

1. 皮肤闭合伤后整体状态欠佳者。
2. 皮肤撕裂伤有开放性创口合并骨折者。

【养生与康复】

1. 伤后肢体抬高，制动并冰敷，若有开放伤时，应及时进行清创。
2. 防寒保暖，制动，防止过度劳累和再损伤。早期创伤抬高肢体。
3. 多饮水，饮食清淡，不宜食辛辣或寒凉之品。

【健康教育】

1. 加强劳动保护教育，减少损伤发生。
2. 一旦发生损伤，及时就诊并手取正确措施，避免按摩、挤压等加重损伤的做法。
3. 开放伤后 72 小时内肌注破伤风血清疫苗。

【常用西药参考】

1. 根据患者具体情况，可输液防治休克。
2. 静脉点滴抗菌消炎药，应首选青霉素类或头孢类，亦可应用加替沙星、氧氟沙星类。
3. 消炎止痛药如芬必得，每次 0.3g，每日 2 次，口服；尼美舒利，每次0.05～0.1g，每日 2 次，餐后口服。

第三节　软组织损伤

肩关节周围炎

【概述】

肩关节周围炎是一种以单侧或双侧肩关节酸重疼痛、肩关节活动障碍为主要特征的筋伤，简称“肩周炎”。其病名较多，因睡眠时肩部受凉引起的称“漏肩风”或“肩凝症”；因肩部活动明显受限，形同冻结而称“冻结肩”；因该病多发于50岁左右，故又称“五十肩”。本病属中医痹证范畴。

【病因病机】

1. 内因　五旬之人，肝肾渐衰、肾气不足、气血虚亏、筋肉失于濡养。

2. 外因　外伤劳损、风寒湿邪侵袭肩部而致气血阻滞。

【临床表现】

多数患者呈慢性发病，少数有外伤史。初时肩周微有疼痛，常不引起注意。1～2周后，肩部酸痛逐渐加重，日轻夜重，肩关节活动受限。外伤诱发者，因外伤后肩关节外展功能迟迟不能恢复，且肩周疼痛持续不愈，甚至加重。

检查肩部肿胀不明显，肩前、后、外侧均可有压痛，病程长者可见肩臂肌肉萎缩，尤以三角肌为明显。肩外展试验阳性，肩关节粘连。

此病病程较长，持续1～2年。根据不同病理过程和病情状况，可将本病分为急性疼痛期、粘连僵硬期和缓解恢复期。

【辅助检查】

X线检查多属阴性。有时可见骨质疏松、冈上肌腱钙化或大结节处有密度增高的阴影。

【鉴别诊断】

本病可与颈椎病鉴别。颈椎病之颈痛伴有肩臂放射痛，但在肩臂部往往无明显压痛点，有颈部疼痛和活动障碍，但肩部活动尚可。必要时可加摄颈椎X线片鉴别。尚需与肩关节脱位、肩部肱骨大结节骨折相鉴别。

【治疗】

1. 内治法

治法：以补气血、益肝肾、温经络、祛风湿为主。

方药：独活寄生汤或三痹汤加减；体弱血亏较重者，可用当归鸡血藤汤加减。

独活6g　防风6g　川芎6g　牛膝6g　桑寄生18g　秦艽12g　杜仲12g　当归12g　茯苓12g　党参12g　熟地15g　续断12g　黄芪12g　白芍10g　细辛3g　甘草3g　肉桂2g

当归15g　熟地15g　桂圆肉6g　白芍9g　丹参9g　鸡血藤15g

2. 外治法　急性期疼痛、触痛敏感，肩关节活动障碍者，可选用海桐皮汤热敷熏洗或寒痛乐热熨，外贴伤湿止痛膏等。

3. 其他疗法

（1）理筋手法：舒筋解粘，活络止痛。

（2）物理疗法：可采用超短波、磁疗、蜡疗、光疗、热疗等，以减轻疼痛，促进恢复。

（3）练功活动：早期加强患肢的外展、上举、内旋、外旋等功能活动；粘连僵硬期，患者可在早晚反复做外展、上举、内旋、外旋、前屈、后伸、环转等功能活动。

【转诊原则】

肩关节广泛粘连，经久不愈者，或伴有骨折，或神经卡压症状者。

【养生与康复】

1. 必须配合肩部的运动锻炼，方可解除功能障碍。
2. 勿用暴力扳肩关节，以免造成新的创伤和骨折。
3. 对老年患者，不可长期电疗，以防软组织弹性更加减低，有碍恢复。
4. 饮食增加含钙食品，如豆制品、鱼类及蕈菇类等。

【健康教育】

1. 平时注意保暖，肩部勿受风寒，不可睡卧当风。

2. 加强肩关节的活动，参加小区各种拉手器械和功能锻炼。

3. 防止过分劳累，锻炼必须酌情而行，循序渐进，持之以恒。

【常用西药参考】

口服抗炎镇痛药物以缓解疼痛。常用药物如下：

1. 芬必得 每次0.75g，每日2次，口服。

2. 尼美舒利 每次0.05~0.1g，每日2次，餐后口服。

肱骨外上髁炎

【概述】

肱骨外上髁炎亦称肱桡关节滑囊炎、肱骨外髁骨膜炎，是一种因受寒、外伤挤压或前臂长期旋转活动过度，造成前臂伸肌总腱附着点撕脱伤，局部充血水肿、增生而引起前臂活动功能障碍的病变，因网球运动员较常见，故又称“网球肘”。多见于特殊工种，如砖瓦工、木工、网球运动员等。属中医“劳损”、“痹证”范畴。

【病因病机】

1. 内因 肾气不足，气血虚亏，筋肉失于濡养。

2. 外因 肘、腕关节的频繁活动使慢性劳损而致肱骨外上髁处形成急、慢性炎症所致。

【临床表现】

起病缓慢，初起时在劳累后偶感肘外侧持续性酸痛，逐渐加重，疼痛甚至可向上臂及前臂放散，影响肢体活动。发作时疼痛加剧，前臂无力，甚至持物落地。

肱骨外上髁及肱桡关节间隙处有明显的压痛点，腕伸肌紧张试验阳性，前臂伸肌腱牵拉试验阳性。将患侧肘伸直，腕部屈曲，作前臂旋前时，外上髁处出现疼痛。

【辅助检查】

X线摄片检查多属阴性，偶见肱骨外上髁处骨质密度增高的钙化阴影或骨膜肥厚影像。

【鉴别诊断】

1. 肱骨内上髁炎 若病变发生在肱骨内上髁，肿痛和压痛在肘内侧，抗阻力屈腕时疼痛明显。

2. 尺骨鹰嘴滑囊炎 病变发生在尺骨鹰嘴，肿痛和压痛在肘后侧，肘关节伸屈轻度受限。

【治疗】

1. 内治法

治法：养血荣经，舒筋活络。

方药：活血舒筋汤加减。

羌活 6g 防风 9g 荆芥 6g 独活 9g 当归 12g 续断 12g 青皮 5g 牛膝 9g 五加皮 9g 杜仲 9g 红花 6g 枳壳 6g。

2. 外治法 外敷定痛膏或用海桐皮汤。

海桐皮 15g 透骨草 15g 乳香 10g 没药 10g 当归 15g 川椒 15g 川芎 10g 红花 10g 威灵仙 15g 防风 15g 白芷 10g 甘草 10g

3. 其他疗法

（1）理筋手法：舒筋解粘，活络止痛。

（2）物理疗法：采用超短波、磁疗、蜡疗、光疗、热疗等，以减轻疼痛、促进恢复。

（3）针灸：以痛点及周围取穴，隔日 1 次。或用梅花针叩打患处，再加拔火罐，3～4 日 1 次。

（4）小针刀：局部麻醉后患侧伸肘位，术者左手拇指在桡骨粗隆处将肱桡肌拨向外侧，将小针刀沿肱桡肌肉侧缘刺入，直达肱桡关节滑囊和骨面，作切开剥离 2～3 针刀即可出针，无菌纱布覆盖针孔后患肘屈伸数次。

（5）封闭：用 1%～2% 盐酸利多卡因 5ml 加醋酸泼尼松龙 12.5mg 作痛点封闭，每周 1 次，连续 3 次。或用当归注射液 2ml 做痛点注射，隔日 1 次，10 次为一疗程。

【转诊原则】

肘外侧疼痛甚至可向上臂及前臂放散，影响肢体活动；重时前臂无力，甚至持物落地等经治效差者。

【养生与康复】

1. 不可过多使用强制刺激手法或治疗过度，以免造成治疗性损伤。

2. 多种疗法交替使用。

3. 疼痛发作期应减少活动，必要时可作适当固定，可选择三角巾悬吊或前臂石膏固定3周左右。

4. 解除固定后逐渐开始肘关节功能活动。

【健康教育】

1. 避免肘、腕关节剧烈活动，避免拧毛巾、扫地、端壶倒水等动作。

2. 局部保暖，勿受寒或洗冷水，避免劳动过度。

【常用西药参考】

参照“肩关节周围炎”。

桡骨茎突狭窄性腱鞘炎

【概述】

桡骨茎突腱鞘为拇长展肌腱和拇短伸肌腱的共同腱鞘。在日常劳动中，拇指的对掌和伸屈动作较多，使拇指的外展肌和伸肌不断收缩，以致该部位发生无菌性炎症，造成狭窄性腱鞘炎，本病多见于中年妇女。

【病因病机】

1. 内因 先天发育不良，体弱血虚，血不荣筋者易发生本病。

2. 外因 慢性积累性损伤。

【临床表现】

发病缓慢，腕部桡侧疼痛，提物乏力，尤其不能做提壶倒水等动作。桡骨茎突处有隆起，或可有结节，在桡骨茎突及第一掌骨基底部之间有压痛。部分患者局部有微红、微肿、微热，疼痛可放射至手部。

握拳试验阳性（芬克斯坦征），即将患者拇指尽量屈曲握于掌心，同时将腕关节尺偏，可引起桡骨茎突患处剧痛。

【辅助检查】

X线摄片检查无明显骨质异常。

【鉴别诊断】

本病多与桡侧腕伸肌健周围炎鉴别。桡侧腕伸肌腱周围炎多发于青壮年，起病较快，有明显的劳损病史。以右侧前臂多见，发病与手腕部过度频繁活动和劳动有关。前臂桡背侧下1/3处桡侧腕伸肌腱呈条索状肿胀、疼痛，有明显压痛，局部灼热，腕部活动受限。嘱患者握拳并作腕关节强力伸屈时，腕部疼痛加重，并可闻及摩擦音或捻发音。

【治疗】

1. 内治法

（1）肝肾亏虚证

治法：补肝肾，强筋骨。

方药：用补肾壮筋汤加减。

熟地12g　当归12g　牛膝10g　山茱萸12g　茯苓12g　续断12g　杜仲10g　白芍10g　青皮5g　五加皮10g

（2）气血两虚证

治法：调养气血，舒筋活络。

方药：桂枝汤加减。

桂枝9g　芍药9g　甘草6g　生姜9g　大枣4枚　当归9g　首乌6g　灵仙9g

2. 外治法　外用海桐皮汤熏洗。

海桐皮15g　透骨草15g　乳香10g　没药10g　当归15g　川椒15g　川芎10g　红花10g　威灵仙15g　防风15g　白芷10g　甘草10g

3. 其他疗法

（1）理筋手法：舒筋解粘，疏通狭窄。

（2）针刺：取阳溪为主穴，配合谷、曲池、手三里、列缺、外关等，得气后留针15分钟，隔日1次。

（3）小针刀：小针刀切口和桡动脉呈平行刺入，在鞘内纵行疏剥，病情严重者，亦可刺穿腱鞘使刀口接触骨面，刀身倾斜，将腱鞘从骨面上剥离铲起，出针，针孔按压至不出血为止。注意勿伤桡动脉和神经支。

（4）腱鞘松解术：以上方法治疗未见效果者，可在局麻下纵行切开腕背韧带和腱鞘（不缝合），解除对肌腱的卡压，缝合皮肤切口。有时拇长展肌与拇短伸肌腱各有一个腱鞘，此种解剖变异，术中应探查清楚。

【转诊原则】

反复发作需手术切除者。

【养生与康复】

1. 患者平时手部动作要缓慢，尽量脱离手腕部过度活动的工作。

2. 疼痛严重时，可用夹板或硬纸板将腕关节固定于桡偏、拇指伸展位 3～4 周，以限制活动，缓解症状。

【健康教育】

1. 患部的活动应适当，避免劳损。

2. 少用凉水，以减少刺激。

【常用西药参考】

参照“肩关节周围炎”。

腱鞘囊肿

【概述】

腱鞘囊肿是发生在关节或腱鞘内的囊性肿物，内含有无色透明或微呈白色、淡黄色的浓稠冻状黏液。古称“腕筋结”、“腕筋瘤”、“筋聚”、“筋结”等。任何年龄均可发病，以青壮年和中年多见，女性多于男性。属中医“痹证”范畴。

【病因病机】

1. 内因　形成囊肿的原因与关节囊、韧带、腱鞘中的结缔组织营养不良，发生退行性变有关。

2. 外因 劳累过度，津停液阻，积聚一处，日积月累，逐渐增大。

【临床表现】

腱鞘囊肿最常见于腕背部，腕舟骨及月骨关节的背侧，拇长伸肌腱及指伸肌腱之间。起势较快，增长缓慢，多无自觉疼痛，少数有局部胀痛。局部可见一个半球形隆起，肿物突出皮肤，表面光滑，皮色不变，触之有囊性感，与皮肤不相连，周围境界清楚，基底固定或推之可动，压痛轻微或无压痛。部分患者囊肿经长期的慢性炎症刺激，囊壁肥厚变硬，甚至达到与软骨相似的程度。

腱鞘囊肿还可见于踝关节背部和腘窝部。发生于腘窝部者，伸膝时可见如鸡蛋大的肿物，屈膝时则在深处，不易触摸清楚。

【辅助检查】

X线摄片检查无明显骨质异常，可见软组织阴影。

【鉴别诊断】

本病应与类风湿关节炎鉴别。类风湿关节炎常为多关节发病，而且累及手足小关节，逐渐出现关节僵硬、肿胀、畸形。血清类风湿因子阳性。尚需与皮下脂肪瘤、纤维瘤、痛风结节等相鉴别。

【治疗】

1. 内治法

治法：补肝肾，强筋骨。

方药：补肾壮筋汤加减。

熟地12g 当归12g 牛膝10g 山茱萸12g 茯苓12g 续断12g 杜仲10g 白芍10g 青皮5g 五加皮10g

2. 外治法 外用海桐皮汤熏洗。

海桐皮15g 透骨草15g 乳香10g 没药10g 当归15g 川椒15g 川芎10g 红花10g 威灵仙15g 防风15g 白芷10g 甘草10g

3. 其他疗法

（1）理筋手法：对于发病时间短，囊壁较薄，囊性感明显者，可用按压法压破囊肿。

（2）针刺：对囊壁厚，囊内容物张力不大，压不破者，可加针刺治疗。患处消毒后，用三棱针垂直刺入囊肿内。起针后在肿块四周加以挤压，可使囊肿内容物挤入皮下，部分胶状黏液可从针孔中挤出，然后用消毒敷料加压包扎，以减少复发。

（3）手术：对于反复发作者，可手术切除。仔细分离并完整切除囊壁，如囊壁与关节相通者，应用细针线缝合关节囊，再将筋膜下左右两侧组织重叠缝合，术毕加压包扎。

【转诊原则】

反复发作需手术切除者。

【养生与康复】

挤压动作要迅速用力，手法要求协调，囊壁挤破后，在患部放置半弧形压片（如纽扣等），适当加压保持1～2周，以使囊壁间紧密接触，形成粘连，避免复发。

【健康教育】

1. 患部的活动应适当，避免劳损。
2. 避免使用不适当的按摩手法，以免增加滑液渗出，使囊肿增大。

【常用西药参考】

参照“肩关节周围炎”。

指屈肌腱腱鞘炎

【概述】

指屈肌腱腱鞘炎又称“弹响指”、“扳机指”。好发于拇指，亦有单发于示指和中指者，少数患者为多个手指同时发病。

【病因病机】

1. 内因　先天发育不良，素体虚弱。

2. 外因　手指频繁伸屈活动；长期用力握持硬物，劳作过度，积劳伤筋；或受寒凉，气血凝滞，气血不能濡养经筋而发病。

【临床表现】

初起为患指不能伸屈，用力伸屈时疼痛，并出现弹跳动作，以晨起、劳动和用凉水后症状较重，活动或热敷后症状减轻。在掌骨头的掌侧面明显压痛，并可触到米粒大的结节。压住此结节，再嘱患者作充分的屈伸活动时，有明显疼痛，并感到弹响由此发出。由于伸屈受限，对工作和生活带来不便，严重者患指屈曲后不能自行伸直，需健手帮助伸直。

【辅助检查】

X 线摄片检查无明显骨质异常。

【鉴别诊断】

参照“腱鞘囊肿”。

【治疗】

1. 内治法

治法：补肝肾，强筋骨。

方药：补肾壮筋汤加减。

熟地 12g　当归 12g　牛膝 10g　山茱萸 12g　茯苓 12g　续断 12g　杜仲 10g　白芍 10g　青皮 5g　五加皮 10g

2. 外治法　外用海桐皮汤熏洗。

海桐皮 15g　透骨草 15g　乳香 10g　没药 10g　当归 15g　川椒 15g　川芎 10g　红花 10g　威灵仙 15g　防风 15g　白芷 10g　甘草 10g

3. 其他疗法

（1）理筋手法：术者左手托住患侧手腕，右拇指在结节部作按揉弹拨、横向推动、纵向拨筋等动作，最后握住患指末节向远端迅速拉开，如有弹响声则效果较好。每日或隔日 1 次。

（2）针刺：取结节部及周围痛点针刺，隔日 1 次。

（3）小针刀：局麻后，用小针刀平行于肌腱方向刺入结节部，沿肌腱走行方向做上下挑割，不要向两侧偏斜，否则可损伤肌腱、神经和血管。如弹响已消失，手指活动恢复正常，则表示已切开腱鞘。若创口小者可不缝合，以无菌纱布加压包扎即可。

【转诊原则】

对晚期硬结明显不能采用小针刀治疗者，应转上级医院手术治疗。

【养生与康复】

1. 对发病时间短、疼痛严重的患者需要充分休息，有助于损伤肌腱的恢复。
2. 施用理筋手法要适当，对晚期硬结明显者尽量不用，以免适得其反。

【健康教育】

1. 不要单一使用内外旋姿势的重复动作。
2. 避免劳累，少用凉水，以减少局部刺激。

【常用西药参考】

参照“肩关节周围炎”。

髌骨软骨软化症

【概述】

髌骨的后侧面大部分由软骨覆盖，表面光滑，呈“V”字形，与股骨髁间切迹关节面相对应，形成髌股关节。髌骨软骨软化症又称“髌骨软骨病”、“髌骨劳损”，是由于损伤髌股关节软骨面发生局限性软化、纤维化，甚至软骨床骨质裸露，引起膝关节慢性疼痛的退行性疾病。好发于膝部活动较多的运动员，如田径、登山运动员，以及舞蹈演员等。

【病因病机】

1. 内因 先天发育不良，高位、低位髌骨及膝内、外翻畸形。
2. 外因 反复扭伤、积累劳损，或长期感受风寒湿邪等。

【临床表现】

有膝部劳损或扭伤史，起病缓慢，最初感膝部隐痛或酸痛、乏力，继则疼痛加重，尤其膝过伸，以髌后疼痛为著，劳累后加剧，上下楼梯困难，休息后减轻或消失。

检查膝部无明显肿胀，髌骨下极压痛，髌周挤压痛，活动髌骨时有粗糙的摩擦音，关节内有时可有积液，股四头肌有轻度的萎缩。髌骨研磨试验阳性（患膝伸直，检查者用手掌将髌骨推向股骨髁并作研磨动作，有粗糙摩擦感且疼痛加剧）；挺髌试验阳性（患膝伸直，检查者用拇、示二指将髌骨向远端下方推压，嘱患者用力收缩股四头肌，引起髌骨部剧烈疼痛）；下蹲试验阳性（健足提起，患膝逐渐下蹲，患膝产生剧烈疼痛）。

【辅助检查】

X线摄片检查，早期无明显的改变，中、后期的侧位及切线位片可见到髌骨边缘骨质增生，髌骨关节面粗糙不平、软骨下骨硬化、囊样变，髌股关节间隙变窄等改变。

【鉴别诊断】

本病应与髌骨骨折鉴别。髌骨骨折有明显的外伤史，膝部肿胀、疼痛，膝关节不能自主伸直，常有皮下瘀斑及膝部皮肤擦伤；有分离移位时，可以摸到凹下呈沟状的骨折断端，可有骨擦音或异常活动。可拍膝关节侧、轴位X线片，以明确骨折的类型和移位情况。

【治疗】

1. 内治法

治法：补肝肾，温经通络止痛。

方药：健步虎潜丸或补肾壮筋汤加减。

熟地12g 当归12g 牛膝10g 山茱萸12g 茯苓12g 续断12g 杜仲10g 白芍10g 青皮5g 五加皮10g

2. 外治法 外用海桐皮汤熏洗膝部。

海桐皮15g 透骨草15g 乳香10g 没药10g 当归15g 川椒15g 川芎10g 红花10g 威灵仙15g 防风15g 白芷10g 甘草10g

3. 其他疗法

（1）理筋手法：以松解髌骨周围组织，减轻髌骨之间的压力和刺激。

（2）固定方法：疼痛较重时可将膝关节固定于伸直位制动，卧床休息，以减轻症状。

（3）练功活动：加强股四头肌舒缩锻炼和髌周的自我按揉活动。

【转诊原则】

膝部肿胀明显、髌骨压痛、髌周挤压痛严重、活动髌骨时有粗糙的摩擦音、关节内有积液、股四头肌有轻度的萎缩等应转诊治疗。

【养生与康复】

1. 疼痛症状明显时要减轻劳动强度或减少运动量。
2. 膝关节屈伸动作宜缓慢，尤其要避免半蹲位或负重。

【健康教育】

1. 平时要减少膝关节剧烈的反复屈伸活动。
2. 注意膝部的保暖，勿受风寒，勿劳累。

【常用西药参考】

口服抗炎镇痛药物以缓解疼痛。常用药物如下：

1. 芬必得 每次0.75g，每日2次，口服。

2. 尼美舒利 每次0.05～0.1g，每日2次，餐后口服。

3. 维骨力 每次1～2粒，每日3次，进餐时服。

踝关节扭挫伤

【概述】

踝关节扭挫伤甚为常见，可发生于任何年龄，但以青壮年较多。多因踝关节突然受到过度的内翻或外翻暴力引起，如行走或跑步时踏在不平的地面上，上下楼梯、走坡路时不慎失足踩空，或骑车、踢球等运动中不慎跌倒，使踝关节突然过度内翻或外翻而产生踝部扭伤。

【病因病机】

临床上分为内翻扭伤和外翻扭伤两类。

1. 内翻扭伤　以跖屈内翻扭伤多见，因踝关节处于跖屈时，距骨可向两侧轻微活动而使踝关节不稳定，容易损伤外侧的距腓前韧带；单纯内翻扭伤时，容易损伤外侧的跟腓韧带。

2. 外翻扭伤　由于三角韧带比较坚强，较少发生损伤，但可引起下胫腓韧带撕裂。直接的外力打击，除韧带损伤外，多合并骨折和脱位。

【临床表现】

有明显的外伤史。受伤后踝关节骤然出现肿胀、疼痛，不能走路或尚可勉强行走，但疼痛加剧，局部压痛，韧带牵提试验阳性。伤后二三天局部可出现瘀斑。

内翻扭伤时，在外踝前下方肿胀、压痛明显，若将足部做内翻动作时，则外踝前下方发生剧痛。

外翻扭伤时，在内踝前下方肿胀、压痛明显，若将足部做外翻动作时，则内踝前下方发生剧痛。

严重扭伤疑有韧带断裂或合并骨折脱位者，应做与受伤姿势相同的内翻或外翻位 X 线摄片检查。一侧韧带撕裂往往显示患侧关节间隙增宽，下胫腓韧带断裂可显示内外踝间距增宽。

【鉴别诊断】

本病应与踝部骨折鉴别。踝部骨折局部瘀肿、疼痛和压痛，功能障碍，可闻及骨擦音。外翻骨折多呈外翻畸形，内翻骨折多呈内翻畸形，距骨脱位时。则畸形更加明显。X 线照片可显示骨折或脱位程度和损伤类型。

【治疗】

1. 内治法　初期宜活血祛瘀、消肿止痛，内服七厘散及舒筋丸；后期宜舒筋活络、温经止痛，内服小活络丹。

2. 外治法　初期外敷五黄散或三色膏敷药；后期用四肢损伤洗方。

桑枝 15g　桂枝 15g　伸筋草 15g　透骨草 15g　牛膝 15g　木瓜 15g　乳香 15g　没药 15g　红花 15g　羌活 15g　独活 15g　落得打 15g　补骨脂 15g　淫羊藿 15g　萆薢 15g

3. 其他疗法

（1）理筋手法：使气血疏通，减轻疼痛。

（2）固定方法：损伤严重者，根据其损伤程度可选用绷带、胶布或石膏外固定，保持踝关节于受伤韧带松弛的位置，内翻扭伤采用外翻固定，外翻扭伤采用内翻固定，并抬高患肢，以利消肿，暂时限制行走。一般固定3周左右。若韧带完全断裂者，固定4～6周。

（3）练功活动：固定期间作足趾伸屈活动；解除固定后开始锻炼踝关节的伸屈功能，并逐步练习行走。

【转诊原则】

严重扭伤疑有韧带断裂或合并骨折脱位者。

【养生与康复】

1. 踝部扭挫伤早期，瘀肿严重者可局部冷敷，忌手法按摩。
2. 踝关节固定解除后应适度锻炼踝关节的伸屈功能，动静结合练功。
3. 忌穿高跟鞋。

【健康教育】

参照“肩关节周围炎”。

【常用西药参考】

参照“肩关节周围炎”。

跟痛症

【概述】

主要是指跟骨底面由于慢性损伤所引起的以疼痛、行走困难为主的病证，常伴有跟骨结节部的前缘骨质增生。跟痛症多发生于40～60岁的中、老年肥胖人。

【病因病机】

1. 内因 多为老年肝肾不足或久病体虚，气血衰少，筋脉懈惰，加之体态肥胖，体重增加，久行久站造成足底部皮肤、皮下脂肪、跖腱膜负担过重。

2. 外因 足底的跖腱膜起自跟骨跖面结节，向前伸展，止于五个足趾近侧趾节的骨膜上，如果长期、持续的牵拉，可在跖腱膜的跟骨结节附着处发生慢性劳损，或骨质增生，致使局部无菌性炎症刺激引起疼痛。

【临床表现】

起病缓慢，多为一侧发病，可有数月或数年的病史。足跟部疼痛，行走加重。典型者晨起后站立或久坐起身站立时足跟部疼痛剧烈，行走片刻后疼痛减轻，但行走或站立过久疼痛又加重。跟骨的跖面和侧面有压痛，局部无明显肿胀。若跟骨骨质增生较大时，可触及骨性隆起。

【辅助检查】

X线摄片常见有骨质增生，但临床表现常与X线征象不符，不成正比，有骨质增生者可无症状，有症状者可无骨质增生。

【鉴别诊断】

1. 跟骨结核 多发于青少年，局部微热，肿痛范围大，X线摄片常见骨结核样改变。

2. 足跟部软组织化脓感染 虽有跟痛症状，但局部有红、肿、热、痛，严重者有全身症状，X线摄片无骨质变化。

【治疗】

1. 内治法

治法：养血舒筋，温经止痛。

方药：当归鸡血藤汤加减。

当归15g 鸡血藤15g 熟地15g 桂圆肉6g 白芍9g 防风3g 荆芥3g 川芎3g 甘草3g 当归6g 苍术10g 丹皮10g 川椒10g 苦参15g 丹参9g

肾虚者治宜滋补肝肾、强壮筋骨，内服六味地黄丸、金匮肾气丸。

2. 外治法 外贴活血止痛类膏药。亦可配合中药、熨风散作热熨或外用八仙逍遥汤熏洗患足。

防风3g 荆芥3g 川芎3g 甘草3g 当归6g 苍术10g 丹皮10g 川椒10g 苦参15g

3. 其他疗法

（1）理筋手法：温运气血，使气血疏通，减轻疼痛。

（2）局部封闭：局限性压痛严重影响行走者，可局部注射0.5%～1%利多卡因5ml，加醋酸氢化强的松12.5mg，每周1次，3次为一疗程。

【转诊原则】

有数月或数年的病史，足跟部疼痛严重影响行走，跟骨骨质增生较大，可触及骨性隆起。X线摄片见有骨质增生明显者。

【养生与康复】

1. 急性期宜休息，并抬高患肢。
2. 症状好转后仍宜减少步行。

【健康教育】

1. 鞋以宽松为宜。
2. 在患足鞋内放置海绵垫，以减少足跟部压力。

【常用西药参考】

参照“肩关节周围炎”。

第四节　颈腰椎疾病

落枕

【概述】

落枕又称“失枕”，多因睡眠姿势不良，睡起后颈部疼痛，活动受限，似身虽起而颈尚留落于枕，故名落枕。临床上以急性颈部肌肉痉挛、强直、酸胀、疼痛以至转动失灵为主要症状，轻者4～5日自愈，重者疼痛可向头部及上肢放射，延至数周不愈。冬春两季多发，落枕为单纯的肌肉痉挛，成年人若经常发作者，常系颈椎病的前兆。

【病因病机】

1. 睡眠时姿势不良，头颈过度偏转，或睡眠时睡枕过高、过低或过硬；也因长期低头伏案工作或劳累，使局部肌肉处于长时间紧张状态，持续牵拉而发生静力性损伤。

2. 颈背部遭受风寒侵袭也是常见因素，如严冬受寒，盛夏贪凉，风寒外邪使颈背部某些肌肉气血凝滞，经络痹阻，僵凝疼痛，功能障碍。

【临床表现】

晨起突感颈部疼痛不适，出现疼痛，头歪向患侧，常常固定在某一特定的姿势，或在某一位置时疼痛加重，甚则牵引至背部不舒，活动欠利，不能自由旋转后顾，如向后看时，须整个躯干向后转动。颈项部肌肉痉挛压痛，触及条索状硬结，斜方肌及大小菱形肌部位亦常有压痛。

风寒外束，颈项强痛者，可有淅淅恶风、身有微热、头痛等表证。往往起病较快，病程较短，二三天内即能缓解，一周内多能痊愈。如痊愈不彻底，常易反复发作，日久则易形成颈椎病。

【鉴别诊断】

1. 颈部扭挫伤　常见的颈部筋伤，颈部突然扭转或前屈、后伸而受伤。颈部一侧疼痛，头多偏向患侧，颈项部活动受限，X 线摄片无异常。

2. 颈椎病　颈椎骨质增生、颈项韧带钙化、颈椎间盘萎缩退化等改变，刺激或压迫颈部神经、脊髓、血管而产生的上肢单侧或双侧部分或全部感觉、运动、腱反射、肌营养、或头部供血不足、或内脏神经功能障碍的一系列症状和体征的综合征。

【治疗】

1. 内治法

（1）筋脉拘急

治法：舒筋活血，温经通络。

方药：伸筋草汤加减。

伸筋草 15g　透骨草 15g　红花 9g

（2）感受风寒

治法：疏风祛寒，宣痹通络。

方药：葛根汤加减。

葛根 12g　白芍 6g　炙甘草 5g　生姜 9g　大枣 6g　桂枝 6g　麻黄 6g

或服独活寄生丸，每次 5g，每日 2 次。

（3）有头痛形寒等表证

治法：祛风化湿，温经通络。

方药：羌活胜湿汤加减。

羌活 15g　蔓荆子 15g　藁本 15g　防风 15g　川芎 9g　甘草 6g　白芷 6g。

（4）常用中成药：可选用活血止痛胶囊，病情较轻者也可选用三七片或川芎茶调散。

2. 外治法　可选用麝香解痛膏、代温灸膏等外用，也可选用云南白药气雾剂、红花油、舒筋活络油、冰栀伤痛气雾剂等以活血通络，祛风寒湿而止痛。

3. 其他疗法

（1）针灸：取穴天柱、肩外俞、风池、大椎、合谷、落枕、阿是穴。每次取 3～4 穴，针用泻法，中、强度刺激，留针 5～10 分钟。可配合艾条温针灸。每日或隔日 1 次，10 次为一疗程。

（2）物理疗法：可选用电疗、磁疗、超声波等，以局部透热，缓解肌肉痉挛。

（3）穴位注射：取穴天柱、落枕、压痛点。用 5%～10% 葡萄糖注射液 5～10ml 注入穴内，隔日 1 次，5 次为一疗程。痛剧者用 1% 普鲁卡因 10ml 缓慢注入穴内。

（4）电针疗法：取穴风池、风府、大椎、曲池、合谷、手三里。疏密波，通电 30 分钟，电流量大小以患者能耐受为度，每日 1 次，10 次为一疗程。

（5）拔罐：取局部阿是穴及损伤局部周围肌肉丰富处。用闪火法，留罐 10～15 分钟，每日 1 次。如辅以刺络拔罐更有效。

（6）推拿：用轻柔的擦法、一指禅推法在患侧颈项及肩部治疗，配合轻缓的头部前屈、后伸及左右旋转活动。再用拿法提拿颈项及肩部或弹拨紧张的肌肉，使之逐渐放松。颈项作轻缓的旋转，摇动数次后，在颈部微向前屈位时，向患侧加大旋转幅度，至肌肉紧张后做小位移、短强力的扳法，手法要稳而快速，旋转幅度要在病员能忍受的限度内。按拿风池、风府、风门、肩井、天宗等穴，手法由轻至稍重。再拿颈椎棘突两侧肌肉。最后可在患部加用擦法和热敷，以活血止痛。

（7）练功活动：可做头颈的前屈后伸、左右旋转动作，以舒筋活络。

【转诊原则】

1. 急性颈部肌肉痉挛、强直、酸胀、疼痛以至转动失灵者。
2. 病程时间长，反复发作，症状严重者。

【养生与康复】

1. 避免不良的睡眠姿势，睡枕不宜过高、过低或过硬，不过度扭转颈部。
2. 睡眠时不要受凉，以免受风寒侵袭。
3. 落枕后尽量保持头部于正常位置，以松弛颈部的肌肉。

【健康教育】

1. 局部保暖，避风寒，防止过分劳累，以免诱发本病。
2. 饮食温热，不食生冷和贪凉。
3. 适当体育锻炼，如米字操、练功十八法、八段锦等。

【常用西药参考】

参照“肩关节周围炎”。

颈椎病

【概述】

颈椎病是指颈椎骨质增生、颈项韧带钙化、颈椎间盘萎缩退化等改变，刺激或压迫颈部神经、脊髓、血管而产生的上肢单侧或双侧部分或全部感觉、运动、腱反射、肌营养、或头部供血不足、或内脏神经功能障碍的一系列症状和体征的综合征。颈椎病是一种常见病，多见于40岁以上中老年患者，属于中医“痹证”、“痿证”范畴。

【病因病机】

1. 内因　由于年高肝肾不足，筋骨懈惰，引起颈椎间盘萎缩变性，弹力减小，向四周膨出，椎间隙变窄，继而出现椎体前后缘与钩椎关节的增生，小关节关系改变，椎体半脱位，椎间孔变窄，黄韧带肥厚、变性及项韧带钙化等一系列改变。椎体增生的骨赘可引起周围膨出的椎间盘、后纵韧带、关节囊的反应性充血、肿胀、纤维化、钙化等，共同形成混合性突出物。当此类劳损性改变影响到颈部神经根、颈部脊髓或颈部主要血管时，即可发生一系列相关的症状和体征。颈椎病常见的基本类型有神经根型、脊髓型、椎动脉型和交感神经型。

2. 外因 多因慢性劳损或急性外伤引起。由于颈项部日常活动频繁，易受外伤，因而中年以后颈部常易发生劳损。如从事长期低头伏案工作的会计、誊写、缝纫、刺绣等职业者；或长期使用电脑者；或颈部受过外伤者。

【临床表现及辅助检查】

1. 神经根型颈椎病 亦称痹痛型颈椎病，是各型中发病率最高、临床最为多见的一种。

（1）临床表观：第5～6颈椎及第6～7颈椎之间关节活动度较大，因而发病率较其余颈椎关节为高。多无明显外伤史。大多患者逐渐感到颈部单侧局限性痛，颈根部呈电击样向肩、上臂、前臂乃至手指放射，且有麻木感，或以疼痛为主，或以麻木为主。疼痛呈酸痛、灼痛或电击样痛，颈部后伸、咳嗽，甚至增加腹压时疼痛可加重。上肢沉重，酸软无力，持物易坠落。部分患者可有头晕、耳鸣、耳痛、握力减弱及肌肉萎缩，此类患者的颈部常无疼痛感觉。

（2）临床检查：颈部活动受限、僵硬，颈椎横突尖前侧有放射性压痛，患侧肩胛骨内上部也常有压痛点，部分患者可摸到条索状硬结，受压神经根皮肤节段分布区感觉减退，腱反射异常，肌力减弱。颈5～6椎间病变时，刺激颈6神经根引起患侧拇指或拇、示指感觉减退；颈6～7椎间病变时，则刺激颈7神经根而引起示、中指感觉减退。臂丛神经牵拉试验阳性，颈椎间孔挤压试验阳性。

（3）X线检查：颈椎正侧位、斜位；或侧位过伸、过屈位可显示椎体增生，钩椎关节增生，椎间隙变窄，颈椎生理曲度减小、消失或反角，轻度滑脱，项韧带钙化和椎间孔变小等改变。

2. 脊髓型颈椎病

（1）临床表现：缓慢进行性双下肢麻木、发冷、疼痛，走路欠灵、无力，打软腿、易绊倒，不能跨越障碍物。休息时症状缓解，紧张、劳累时加重，时缓时剧逐步加重。晚期下肢或四肢瘫痪，二便失禁或尿潴留。

（2）临床检查：颈部活动受限不明显，上肢活动欠灵活，双侧脊髓传导束的感觉与运动障碍，即受压脊髓节段以下感觉障碍，肌张力增强，反射亢进，锥体束征阳性。

（3）影像学检查：X线摄片显示颈椎生理曲度改变，病变椎间隙狭窄，椎体后缘唇样骨赘，椎间孔变小。CT检查可见颈椎间盘变性，颈椎增生，椎管前后径缩小，脊髓受压等改变。MRI检查可显示受压节段脊髓有信号改变，脊髓受压呈波浪样压迹。

3. 椎动脉型颈椎病

（1）临床表现：单侧颈枕部或枕顶部发作性头痛、视力减弱、耳鸣、听力下降、眩晕，可见猝倒发作。常因头部活动到某一位置时诱发或加重，头颈旋转时引起眩晕发作是本病的最大特点。

（2）椎动脉血流检测及椎动脉造影：可协助诊断，辨别椎动脉是否正常、有无压迫、迂曲、变细或阻滞。

（3）X线检查：可显示椎节不稳及钩椎关节侧方增生。

4. 交感神经型颈椎病　主要症见头痛或偏头痛，有时伴有恶心、呕吐，颈肩部酸困疼痛，上肢发凉发绀，眼部视物模糊，眼窝胀痛，眼睑无力，瞳孔扩大或缩小，常有耳鸣、听力减退或消失。心前区持续性压迫痛或钻痛，心律不齐，心跳过速。头颈部转动时症状可明显加重，压迫不稳定椎体的棘突可诱发或加重交感神经症状。

单纯交感神经型颈椎病诊断较为困难。

【鉴别诊断】

1. 神经根型颈椎病应与尺神经管卡压综合征作鉴别。尺神经管卡压综合征多见于老年或伴有肘关节外翻畸形者，肘后尺神经沟处压痛，伴有串麻或过电感，感觉障碍只限于手尺侧一个手指。

2. 脊髓型颈椎病应与脊髓肿瘤、脊髓空洞症等疾病鉴别。

3. 椎动脉型颈椎病应除外耳源性眩晕。耳源性眩晕呈发作性眩晕，波动性、进行性感音性听力减退，耳鸣，两耳前庭功能检查明确诊断。

4. 交感神经型颈椎病应注意与冠状动脉供血不足、神经官能症等疾病作鉴别。

【治疗】

1. 内治法

（1）肝肾方虚证

治法：补肝肾，祛风寒，活络止痛。

方药：补肾壮筋汤加减。

熟地 12g　当归 12g　牛膝 10g　山茱萸 12g　茯苓 12g　续断 12g　杜仲 10g　白芍 10g　青皮 5g　五加皮 10g

（2）气血瘀滞证：急性发作，颈臂痛较重者。

治法：活血舒筋。

方药：舒筋汤加减。

当归 12g　羌活 9g　骨碎补 9g　伸筋草 15g　五加皮 9g　桑寄生 15g　木瓜 9g　陈皮 9g。

（3）常用中成药：补肾壮筋丸或颈痛灵、颈复康、根痛平冲剂等。

2. 外治法　可选用代温灸贴、风湿膏、活血膏、麝香解痛膏等外用，也可选用活血伤筋油、红花油、白花油、舒筋活络油等局部使用以活血通络，舒筋止痛。

3. 其他疗法

（1）理筋手法：是治疗颈椎病的主要方法，能使部分患者较快缓解症状。用点压、拿捏、弹拨、滚法、按摩等舒筋活血、和络止痛的手法，放松紧张痉挛的肌肉；然后用颈项旋扳法（脊髓型颈椎病禁用，以免发生危险）；最后用放松手法。

（2）牵引：主要采用电脑控制间歇牵引法或枕颌带牵引法，适用于初次发作或反复发作的急、慢性期患者。每天牵引 1 次，每次约 30 分钟，15 次为一疗程。

（3）针灸：风池、风府、大椎、曲池、外关、列缺、合谷、大杼穴、落枕穴，内关、脾俞、胃俞。每次取 3～4 穴，针用泻法，中、强度刺激，留针 5～10 分钟。针后，可配合艾条温针灸。每日或隔日 1 次，10 次为一疗程。

（4）电针：取局部穴位及压痛点。疏密波，通电 30 分钟，电流量大小以患者能耐受为度，每日 1 次，10 次为一疗程。

（5）物理治疗：远红外线、微波、周林频谱或中药离子透入治疗。每日 1 次，每次 20～30 分，15 次为一疗程。

（6）练功活动：做颈项前屈后伸、左右侧屈、左右旋转及前伸后缩等活动锻炼。此外，还可以做体操、太极拳、健美操等运动锻炼。

【转诊原则】

1. 如颈椎退变严重、有心脑血管病者。

2. 脊髓型颈椎病，下肢或四肢瘫痪，二便失禁或尿潴留，必要时手术治疗者。

3. 椎动脉型颈椎病，头晕、恶心、呕吐、位置性眩晕、猝倒、持物落地、耳鸣耳聋、视物不清者。

【养生与康复】

1. 急性发作期应注意休息，以静为主，以动为辅，也可用颈围或颈托固定1~2周。

2. 慢性期以活动锻炼为主。颈椎病病程较长，非手术治疗症状易反复，患者往往有悲观和急躁情绪。

3. 避免颈部过度屈曲或劳累或受风寒。

4. 避免咳嗽、打喷嚏等增加腹压的动作。

5. 术后卧床3~4周，卧床时间长则术后疗效好。

【健康教育】

1. 合理用枕，选择合适的高度与硬度，保持良好睡眠体位。

2. 长期伏案工作者，应注意经常做颈项部的功能活动，以避免颈项部长时间处于某一低头姿势而发生慢性劳损。

3. 饮食清淡，忌膏粱厚味。

4. 加强体育锻炼，提倡工间操，尤其是脊柱头颈的活动，以改善颈椎血行，从而延缓变性的速度。

5. 颈部活动幅度不宜过大，速度不宜过快过猛。

【常用西药参考】

减轻神经根无菌性炎性水肿，阻断炎性介质对组织的损害，达到减轻或消除颈部疼痛。具体用药参照“肩关节周围炎”。

腰部扭挫伤

【概述】

本病系指腰部筋膜、肌肉、韧带、椎间小关节、腰骶关节的急性损伤，多因突然遭受间接暴力所致，俗称闪腰、岔气。若处理不当，或治疗不及时，也可使症状长期延续，变成慢性。腰部扭挫伤是常见的筋伤疾病，多发于青壮年和体力劳动者。

【病因病机】

腰部扭挫伤可分为扭伤与挫伤两大类，扭伤者较多见。

1. 扭伤 腰部扭伤多因突然遭受间接暴力致腰肌筋膜、腰部韧带损伤和小关节错缝。

2. 挫伤 腰部挫伤多为直接暴力所致，如车辆撞击、高处坠跌、重物压砸等，致使肌肉挫伤，血脉破损，筋膜损伤，引起瘀血肿胀、疼痛、活动受限等，严重者还可合并肾脏损伤。

【临床表现】

有明显的外伤史。伤后腰部即出现剧烈疼痛，其疼痛为持续性，深呼吸、咳嗽、喷嚏等用力时均可使疼痛加剧，常以双手撑住腰部，防止因活动而发生更剧烈的疼痛，休息后疼痛减轻但不消除，遇寒冷加重。脊柱多呈强直位，腰部僵硬，腰肌紧张，生理前凸改变，不能挺直，仰俯转侧均感困难，严重者不能坐立、行走或卧床难起，有时伴下肢牵涉痛。

腰肌及筋膜损伤时，腰部各方向活动均受限制。在棘突旁骶棘肌处、腰椎横突或髂嵴后部有压痛；棘上、棘间韧带损伤时，在脊柱屈曲受牵拉时疼痛加剧，压痛多在棘突或棘突间；髂腰韧带损伤时，其压痛点在髂嵴部与第5腰椎间三角区，屈曲旋转脊柱时疼痛加剧；椎间小关节损伤时，腰部被动旋转活动受限并使疼痛加剧，脊柱可有侧弯，有的棘突可偏歪，棘突两侧较深处有压痛；若挫伤合并肾脏损伤时，可出现血尿等症状。

腰部扭挫伤一般无下肢痛，但有时可出现下肢反射性疼痛，多为屈髋时臀大肌痉挛，骨盆有后仰活动，牵动腰部的肌肉、韧带所致。所以，直腿抬高试验阳性，但加强试验为阴性，可与腰椎间盘突出致神经根受压的下肢痛相鉴别。

【辅助检查】

X线摄片检查，主要显示腰椎生理前凸消失和肌性侧弯，不伴有其他改变。

【鉴别诊断】

本病应与腰椎间盘突出症鉴别。腰椎间盘突出症是腰痛伴有下肢坐骨神经放射痛等症状为特征的腰腿痛疾患。表现为腰骶脊神经压迫性病变，伴有腰部肌肉、韧带、肌腱等组织紧张，其压痛点在腰4、5或腰5、骶1椎旁，直腿抬高试验阳性，加强试验阳性。

【治疗】

1. 内治法

（1）初期

治法：活血化瘀，行气止痛。

方药：挫伤者侧重于活血化瘀，可用桃红四物汤加减；扭伤者侧重于行气止痛，可用舒筋汤加减。

桃仁9g　红花9g　赤芍9g　白芍9g　川芎9g　当归9g　生地15g　生大黄9g　延胡索10g　土鳖虫9g　血竭9g

当归12g　羌活9g　骨碎补9g　伸筋草15g　五加皮9g　桑寄生15g　木瓜9g　陈皮9g　枳壳12g　香附10g　木香12g

（2）后期

治法：舒筋活络，补益肝肾。

方药：补肾壮筋汤加减。

熟地12g　当归12g　牛膝10g　山茱萸12g　茯苓12g　续断12g　杜仲10g　白芍10g　青皮5g　五加皮10g

2. 外治法　初期外贴活血止痛类膏药；后期外贴跌打风湿类膏药，亦可配合中药热熨或熏洗。

3. 其他疗法

（1）理筋手法：选用适当的手法治疗腰部扭伤，其疗效显著。

（2）物理治疗：可采用超短波、磁疗、中药离子导入等，以减轻疼痛、促进恢复。每日1次，每次20～30分钟，15次为一疗程。

（3）固定方法：损伤初期宜卧硬板床休息，或佩戴腰围固定，以减轻疼痛，缓解肌肉痉挛，防止进一步损伤。

（4）练功活动：损伤后期宜作腰部前屈后伸、左右侧屈、左右回旋等各种功能锻炼，以促进气血循行，防止粘连，增强肌力。

【转诊原则】

1. 腰椎间小关节损伤时，腰部被动旋转活动受限并使疼痛加剧，脊柱可有侧弯，有的棘突可偏歪，棘突两侧较深处有压痛者。

2. 腰部挫伤合并肾脏损伤，出现血尿等症状者。

【养生与康复】

1. 腰部扭挫伤强调以预防为主，劳动或运动前做好充分准备活动，应量力而行。

2. 起床活动时可用腰围保护，以减轻疼痛，缓解肌肉痉挛并配合各种治疗。

【健康教育】

1. 平时要经常锻炼腰背肌的功能。

2. 弯腰搬物姿势要正确。

【常用西药参考】

参照“肩关节周围炎”。

第三腰椎横突综合征

【概述】

由于第三腰椎横突周围组织的损伤，造成慢性腰痛，出现以第三腰椎横突处明显压痛为主要特征的疾病。亦称第三腰椎横突滑囊炎，或第三腰椎横突周围炎。因其可影响邻近的神经纤维，故常伴有下肢疼痛。本病多见于青壮年，尤以体力劳动者常见。

【病因病机】

1. 急性损伤　第三腰椎居五个腰椎的中点，为五个腰椎的活动中心，其两侧的横突最长，是腰肌和腰方肌的起点，并有腹横肌、背阔肌的深部筋膜附着其上。其活动度较大，腰腹部肌肉收缩时，此处受力最大，易使肌肉附着处发生撕裂性损伤。

2. 慢性劳损　多因急性腰部损伤未及时处理或长期慢性劳损，使局部发生炎性肿胀、充血、渗出等病理变化，而引起第三腰椎横突周围瘢痕粘连，筋膜增厚，肌腱挛缩，以及骨膜、纤维组织、纤维软骨增生等病理改变。风寒湿邪侵袭可加剧局部炎症反应。

【临床表现】

有腰部扭伤史或慢性劳损史。多表现为腰部疼痛及同侧肌紧张或痉挛，腰部及臀部弥散性疼痛，有时可向大腿后侧乃至腘窝处扩散，骶脊肌外缘腰3横突尖端处（有的可在腰2或腰4横突尖端处）有明显压痛，压迫该处可引起同侧下肢反射痛，但反射痛的范围多不过膝。腰部活动时或活动后疼痛加重，有时患者翻身及行走均感困难，晨起或弯腰时疼痛加重，腰部功能多无明显受限。病程长者可出现肌肉萎缩，继发对侧肌紧张，导致对侧腰3横突受累、牵拉而发生损伤。

【辅助检查】

X线摄片检查可见一侧或双侧第三腰椎横突过长。

【鉴别诊断】

1. 腰椎间盘突出症　是以腰痛及下肢坐骨神经放射痛等症状为特征的腰腿痛疾患。表现为腰骶脊神经压迫性病变，伴有腰部肌肉、韧带、肌腱等组织紧张，其压痛点在腰4、5或腰5、骶1椎旁。

2. 急性腰骶关节扭伤　有明显的外伤史。伤后腰部即出现剧烈疼痛，严重者不能坐立、行走或卧床难起，有时伴下肢牵涉痛。其压痛点在髂嵴部与第5腰椎间三角区，屈曲旋转脊柱时疼痛加剧。

【治疗】

1. 内治法

（1）肾阳虚证

治法：温补肾阳。

方药：补肾活血汤加减。

熟地12g　当归12g　牛膝10g　山茱萸12g　茯苓12g　续断12g　杜仲10g　白芍10g　青皮5g　五加皮10g

（2）肾阴虚证

治法：滋补肾阴。

方法：知柏地黄丸或大补阴丸加减。

知母10g　黄柏12g　熟地10g　山茱萸12g　山药12g　泽泻9g　茯苓9g　牡丹

皮 9g　龟板 18g

（3）瘀滞证

治法：活血化瘀，行气止痛。

方法：地龙散加减。

地龙 15g　桃仁 10g　红花 15g　赤芍 15g　生地 15g　当归 12g　苏木 10g　川牛膝 10g　桂枝 8g

（4）寒湿证

治法：宣痹温经通络。

方法：独活寄生汤加减。

独活 6g　防风 6g　川芎 6g　牛膝 6g　桑寄生 18g　秦艽 12g　杜仲 12g　当归 12g　茯苓 12g　党参 12g　熟地 15g　白芍 10g　细辛 3g　甘草 3g　肉桂 2g

2. 外治法　外贴活血止痛类膏药、跌打风湿类膏药，亦可配合中药热熨或熏洗。

3. 其他疗法

（1）理筋手法：解除痉挛，减轻疼痛。

（2）物理疗法：远红外线、微波、周林频谱或中药离子透入治疗，每日 1 次，每次 20～30 分钟，15 次为一疗程。

（3）练功活动：患者身体直立，两足分开，与肩同宽，两手叉腰，两手拇指向后挺压第三腰椎横突，进行揉按。然后旋转、后伸和前屈腰部，以利于舒通筋脉、放松腰肌、解除粘连、消除炎症。

【转诊原则】

1. 腰部疼痛剧烈，患者翻身及行走困难，腰部功能明显受限，伴有腿部放射痛者。

2. 腰部疼痛反复发作，病程长，出现肌肉萎缩，继发对侧肌紧张，导致对侧腰 3 横突受累、牵拉者。

【养生与康复】

1. 腰部疼痛明显时应卧硬板床休息。
2. 起床活动时可用腰围保护，以减轻疼痛，缓解肌肉痉挛。

【健康教育】

1. 平时要经常锻炼腰背肌的功能。

2. 要注意腰部的保暖，勿受风寒。

【常用西药参考】

参照“肩关节周围炎”。

腰椎间盘突出症

【概述】

腰椎间盘突出症系因腰椎间盘发生退行性变，并在外力的作用下，使纤维环破裂、髓核突出，刺激或压迫神经根而引起腰痛及下肢坐骨神经放射痛为特征的腰腿痛疾患。病理表现为腰骶脊神经压迫性病变，伴有腰部肌肉、韧带、肌腱等组织紧张，出现无菌性炎症、充血水肿、浆液和纤维蛋白渗出、组织粘连等病变。属中医“痹证”、“劳伤”等范畴，是临床常见的腰腿痛原因之一。

【病因病机】

1. 内因　随着年龄的增长，以及在日常生活工作中，椎间盘不断遭受脊柱纵轴的挤压力、牵拉力和扭转力等外力作用，使椎间盘不断发生退行性变，髓核含水量逐渐减少，而失去弹性，继之使椎间隙变窄，周围韧带松弛，或产生裂隙，形成腰椎间盘突出。

2. 外因　当腰椎间盘突然或连续受到不平衡外力作用时；如弯腰提取重物时；姿势不当或准备欠充分的情况下搬动或抬举重物，或长时间弯腰后猛然伸腰，使椎间盘后部压力增加；甚至由于腰部的轻微扭动，如弯腰洗脸时、打喷嚏或咳嗽后，发生纤维环破裂、髓核向后侧或后外侧突出。

【临床表现】

本病好发于20～40岁青壮年，男性多于女性。多数患者因腰扭伤或劳累而发病，少数可无明显外伤史。

1. 主要症状　腰痛和下肢坐骨神经放射痛。腰腿疼痛可因咳嗽、打喷嚏、用力排便等腹腔内压升高时加剧，步行、弯腰、伸膝起坐等牵拉神经根的动作也使疼痛加剧，腰前屈活动受限，屈髋屈膝、卧床休息可使疼痛减轻。重者卧床不起，翻身极感困难。病程较长者，其下肢放射痛部位感觉麻木、冷感、无力。中央型突出造成马尾神经压迫症状为会阴部麻木、刺痛、二便功能障碍，阳痿或双下肢不全瘫痪。少数病例的起始症状是腿痛，而腰痛不甚明显。

2. 主要体征

（1）腰部畸形：腰肌紧张、痉挛，腰椎生理前凸减少或消失，甚至出现后凸畸形。有不同程度的脊柱侧弯；突出物压迫神经根内下方时（腋下型），脊柱向患侧弯曲；突出物压迫神经根外上方（肩上型），则脊柱向健侧弯曲。

（2）腰部压痛和叩痛：突出的椎间隙棘突旁有压痛和叩击痛，并沿患侧的大腿后侧向下放射至小腿外侧、足跟部或足背外侧。沿坐骨神经走行有压痛。

（3）腰部活动受限：急性发作期腰部活动可完全受限，绝大多数患者腰部伸屈和左右侧弯功能活动呈不对称性受限。

（4）皮肤感觉障碍：受累神经根所支配区域的皮肤感觉异常，早期多为皮肤过敏，渐而出现麻木、刺痛及感觉减退。腰3、4椎间盘突出，压迫腰4神经根，引起小腿前内侧皮肤感觉异常；腰4、5椎间盘突出，压迫腰5神经根，引起小腿前外侧、足背前内侧和足底皮肤感觉异常；腰5骶1椎间盘突出，压迫骶1神经根，引起小腿后外侧、足背外侧皮肤感觉异常；中央型突出则表现为马鞍区麻木，膀胱、肛门括约肌功能障碍。

（5）肌力减退或肌萎缩：受压神经根所支配的肌肉可出现肌力减退，肌萎缩。腰4神经根受压，引起股四头肌（股神经支配）肌力减退、肌肉萎缩；腰5神经根受压，引起伸拇肌肌力减退；骶1神经根受压，引起踝跖屈和立位单腿翘足跟力减弱。

（6）腱反射减弱或消失：腰4神经根受压，引起膝反射减弱或消失；骶1神经根受压，引起跟腱反射减弱或消失。

（7）其他：直腿抬高试验阳性，加强试验阳性；屈颈试验阳性，即头颈部被动前屈，使硬脊膜囊向头侧移动，牵张作用使神经根受压加剧，而引起受累的神经痛；仰卧挺腹试验与颈静脉压迫试验阳性，即压迫患者的颈内静脉，使其脑脊液回流暂时受阻，硬脊膜膨胀，神经根与突出的椎间盘产生挤压，而引起腰腿痛；股神经牵拉试验阳性，为上腰椎间盘突出的体征。

【辅助检查】

1. X线摄片检查 正位片可显示腰椎侧凸，椎间隙变窄或左右不等，患侧间隙较宽。侧位片显示腰椎前凸消失，甚至反张后凸，椎间隙前后等宽或前窄后宽，椎体可见休默结节等改变，或有椎体缘唇样增生等退行性改变。X线平片的显示必须与临床的体征定位相符合才有意义，主要排除骨病引起的腰骶神经痛，如结核、肿瘤等。

2. 脊髓造影检查 椎间盘造影能显示椎间盘突出的具体情况；蛛网膜下腔造影可观察蛛网膜下腔充盈情况，能较准确地反映硬脊膜受压程度和受压部位，以及椎间盘突出部位和程度；硬膜外造影可描绘硬脊膜外腔轮廓和神经根的走向，反映神经根受压的状况。

【鉴别诊断】

1. 腰椎椎管狭窄症 腰腿痛并有典型间歇性跛行，卧床休息后症状可明显减轻或消失，脊柱后伸时疼痛加重。X线检查见椎体及小关节突增生肥大、椎间隙狭窄、椎板增厚、椎间孔前后径变小。

2. 腰部扭挫伤 腰部活动障碍，疼痛可放射到臀部和下肢，骶棘肌痉挛，脊柱活动受限，局限性压痛。

3. 强直性脊柱炎 疼痛不因休息而减轻，脊柱僵硬不灵活，脊柱各方向活动均受限，直至强直，可出现驼背畸形。X线检查见早期骶髂关节和小关节突模糊，后期脊柱可呈竹节状。

【治疗】

1. 内治法

（1）急性期或初期

治法：活血舒筋。

方药：舒筋活血汤加减。

秦艽9g 川芎9g 桃仁6g 红花6g 甘草3g 羌活9g 没药9g 五灵脂9g 香附9g 牛膝9g 地龙9g 当归15g

常用中成药：可选用三七片、痹琪胶囊、活血止痛胶囊。

（2）慢性期或病久体虚

治法：补养肝肾，宣痹活络。

方药：补肾壮筋汤加减。

熟地12g 当归12g 牛膝10g 山茱萸12g 茯苓12g 续断12g 杜仲10g 白芍10g 青皮5g 五加皮10g

兼有风寒湿者，宜温经通络，方用大活络丹等。

2. 外治法 关节止痛膏、代温灸贴、活血膏等外用。

3. 其他疗法

(1) 理筋手法：按摩法、推压法、滚法、俯卧推髋扳肩法、俯卧推腰扳腿法、侧卧推髋扳肩法、侧卧推腰扳腿法（中央型椎间盘突出症不适宜用推扳法）。最后用牵抖法、滚摇法。以上手法可隔日1次，1个月为一疗程。

(2) 牵引：主要采用电脑控制间歇牵引法，适用于初次发作或反复发作的急、慢性期患者。每天牵引1次，每次约30分钟，15次为一疗程。

牵引机理：腰部牵引可使椎间隙增宽，增加了间隙的容积，使椎间盘内的压力更加降低；由于牵引而使后纵韧带紧张，纤维环外层纤维的张力减低，故为突出的髓核组织创造了还纳的条件。另外，电动间歇牵引，使神经根与突出髓核的解剖关系不断地发生不同程度的改变，甚至产生位移，改变了髓核对神经根的固定性压迫，对神经根周围的粘连起到分离松解作用。牵引能使椎间隙增宽，也使椎间孔增大，神经根通道增宽，消除或减轻神经根的刺激或压迫。

(3) 针灸：取穴环跳、命门、肾俞、腰阳关、关元、足三里、委中、腰眼、阿是穴。每次取5～7穴，针用泻法，中、强度刺激，留针5～10分钟。针后，可配合艾条温针灸。每日或隔日1次，10次为一疗程。

(4) 电针：取局部穴位及压痛点。疏密波，通电30分钟，电流量大小以患者能耐受为度，每日1次，10次为一疗程。

(5) 拔罐：取腰部穴位及腰肌肉丰厚处，拔2～4个火罐，每次10～15分钟，也可结合皮肤针刺络运用，隔日1次，10次为一疗程。

(6) 物理治疗：远红外线、微波、周林频谱或中药离子透入治疗。每日1次，每次20～30分钟，15次为一疗程。

(7) 练功活动：腰腿痛症状减轻后，应积极进行腰背肌的功能锻炼，可采用飞燕点水、五点支撑练功，经常后伸、旋转腰部，直腿抬高或压腿等动作，以增强腰腿部肌力，有利于腰椎的平衡稳定。

【转诊原则】

1. 腰腿疼痛、麻木屡次复发，复发症状日益加重，并持续较久，发作的间隔期逐渐缩短者。

2. 病程时间长，反复发作，症状严重者及中央型突出压迫马尾神经影响二便者。

【养生与康复】

1. 急性期应严格卧硬板床 3 周，手法治疗后应卧床休息，使损伤组织修复。

2. 疼痛减轻后，应注意加强锻炼腰背肌，以巩固疗效。

3. 久坐、久站时可佩戴腰围保护腰部，避免腰部过度屈曲或劳累或受风寒。弯腰搬物姿势要正确，避免腰部扭伤。

4. 避免咳嗽、打喷嚏等增加腹压的动作。

5. 术后卧床 3 ~ 4 周，卧床时间稍长术后疗效好，腰腿痛的残存症状及并发症少。如果术中同时植骨融合者，术后卧床时间还会更长，约 3 个月，待植骨块完全融合后才能下床活动。

【健康教育】

1. 结合腰部保健体操、气功及功能锻炼。

2. 戒烟、戒酒。饮食清淡，忌膏粱厚味。

3. 适当体育锻炼，特别适宜中国传统项目如太极拳等。

【常用西药参考】

减轻神经根无菌性炎性水肿，阻断炎性介质对组织的损害，达到减轻或消除腰腿疼痛、麻木。具体用药参照“肩关节周围炎”。

腰椎椎管狭窄症

【概述】

腰椎椎管狭窄症是指腰椎椎管、神经根管及椎间孔变形或狭窄并引起马尾及神经根受压而产生相应的临床症状者，又称腰椎椎管狭窄综合征。多发于 40 岁以上的中年人。好发部位为腰 4、5，其次为腰 5 骶 1，男性较女性多见，体力劳动者多见。腰椎椎管狭窄症属中医“腰腿痛”范畴。

【病因病机】

其主要病理机制是肾虚不固，邪阻经络，气滞血瘀，营卫不和，以致腰腿筋脉痹阻而产生疼痛。

1. 内因 先天肾气不足，后天肾气虚衰，以及劳役伤肾等。

2. 外因 反复外伤、慢性劳损和风寒湿邪的侵袭。

【临床表现】

1. 主要症状 为缓发性、持续性的下腰痛和腿痛，间歇性跛行，腰部过伸行动受限。腰痛在下腰部、骶部，腿痛多为双侧，可左、右交替出现，或一侧轻一侧重。疼痛性质为酸痛、刺痛或灼痛。间歇性跛行是其特征性症状，即当站立和行走时，出现腰腿痛或麻木无力，跛行逐渐加重，甚至不能继续行走，下蹲休息后缓解，若继续行走则症状又出现，骑自行车无妨碍。病情严重者，可出现尿频尿急或排尿困难，两下肢不完全瘫痪，马鞍区麻木，肛门括约肌松弛、无力或阳痿。

2. 主要体征 腰部后伸受限，背伸试验阳性，可引起后背与小腿疼痛，这是本病的一个重要体征。部分患者可出现下肢肌肉萎缩，以胫前肌及拇伸肌最明显，足趾背伸无力。小腿外侧痛觉减退或消失，跟腱反射减弱或消失。直腿抬高试验可出现阳性。但部分患者可没有任何阳性体征，其症状和体征的不一致是本病的特点之一。

【辅助检查】

1. X 线摄片检查 显示椎体骨质增生，小关节突增生、肥大，椎间隙狭窄，椎板增厚、密度增高，椎间孔前后径变小，或见椎体滑脱、腰骶角增大等改变。

2. 脊髓造影检查 碘柱可显示出典型的“蜂腰状”缺损、根袖受压及节段性狭窄等影像，甚至部分或全部受阻。完全梗阻时，断面呈梳齿状。

3. CT、MRI 检查 有助于明确诊断及量化标准。可显示椎体后缘骨质增生呈骨唇或骨嵴，椎管矢径变小；关节突增生肥大向椎管内突出，椎管呈三叶形，中央椎管、侧隐窝部狭窄，黄韧带肥厚等征象。

【鉴别诊断】

1. 血栓闭塞性脉管炎 属于缓慢性、进行性动脉、静脉同时受累的全身性疾病，表现为下肢麻木、酸胀、疼痛和间歇性跛行，足背动脉和胫后动脉搏动减弱或消失，后期可产生肢体的远端溃疡或坏死。

2. 腰椎间盘突出症 多见于青壮年，起病较急，有反复发作病史，腰痛和放射性腿痛。体征上多有脊柱侧弯、平腰畸形，在下腰部棘突旁压痛，并向一侧下肢放射，直腿抬高试验和加强试验阳性。

【治疗】

1. 内治法

（1）肾气亏虚证

①肾阳虚证

治法：温补肾阳。

方药：可用补肾壮筋汤或右归丸加减。

熟地12g 当归12g 牛膝10g 山茱萸12g 茯苓12g 续断12g 杜仲10g 白芍10g 青皮5g 五加皮10g

②肾阴虚证

治法：滋补肾阴。

方药：左归丸、大补阴丸加减。

（2）外邪侵袭证

①风湿盛者，治以独活寄生汤加减。

独活6g 防风6g 川芎6g 牛膝6g 桑寄生18g 秦艽12g 杜仲12g 当归12g 茯苓12g 党参12g 熟地15g 白芍10g 细辛3g 甘草3g 肉桂2g

②寒邪重者，治以麻桂温经汤加减。

麻黄12g 桂枝12g 红花10g 白芷12g 细辛5g 桃仁10g 赤芍12g 甘草10g

③湿邪偏重者，治以加味术附汤加减。

白术6g 附子4.5g 甘草4.5g 赤茯苓4.5g 生姜7片 大枣2枚

④湿热腰痛者，治以加味二妙汤加减。

黄柏9g 炒苍术9g 牛膝9g 槟榔6g 泽泻6g 木瓜6g 乌药6g 当归尾4.5g 黑豆49粒 生姜3片

2. 外治法 初期外贴活血止痛类膏药；后期外贴跌打风湿类膏药，亦可配合中药热熨或熏洗。

3. 其他疗法

（1）理筋手法：舒筋活络、疏散瘀血、松解粘连，使症状得以缓解或消失。

（2）练功活动：腰痛症状减轻后，应积极进行腰背肌的功能锻炼，可采用飞燕点水、五点支撑练功，以增强腰部肌力；练习行走、下坐、蹬空、侧卧外摆等动作，以增强腿部肌力。

（3）手术：经保守治疗无明显效果，或典型的严重病例，如疼痛剧烈、下肢肌无力和肌萎缩、行走或站立时间不断缩短，影响日常生活者应手术治疗。

【转诊原则】

1. 典型的严重病例，如疼痛剧烈、下肢肌无力和肌萎缩、行走或站立时间不断缩短，影响日常生活者。

2. 病情严重，出现尿频尿急或排尿困难，两下肢不完全瘫痪，马鞍区麻木，肛门括约肌松弛、无力或阳痿者。

【养生与康复】

1. 急性期应卧床休息2～3周。症状严重者可佩戴腰围，以固定腰部，减少后伸活动。

2. 手术治疗者，术后卧床休息1～2个月。若行植骨融合术者，应待植骨愈合，再行腰部功能锻炼，以巩固疗效。

【健康教育】

1. 腰部勿受风寒、勿劳累。

2. 行腰背肌、腰肌及腰屈曲功能锻炼，以增强腰椎稳定性，改善症状。

【常用西药参考】

参照“肩关节周围炎”。

第五节　骨关节疾病

骨性关节炎

【概述】

骨性关节炎是一种慢性关节疾病，又称增生性关节炎、肥大性关节炎、老年性关节炎、骨关节病、软骨软化性关节病等。它的主要病变是关节软骨的退行性变和继发性骨质增生。它可继发于创伤性关节炎、畸形性关节炎。

本病多在中年以后发生。好发于负重大，活动多的关节，如脊柱、膝、髋等处。

【病因病机】

1. 肝肾亏损　肝藏血，血养筋，故肝之合筋也。肾主储藏精气，骨髓生于精气，故肾之合骨也。诸筋者，皆属于节，筋能约束骨节。由于中年以后肝肾亏损，肝虚则血不养筋，筋不能维持骨节之张弛，关节失滑利，肾虚而髓减，致使筋骨均失所养。

2. 慢性劳损　过度劳累，日积月累，筋骨受损，营卫失调，气血受阻，经脉凝滞，筋骨失养，致生本病。

【临床表现】

主要症状为关节疼痛，早期为钝性，以后逐渐加重，可出现典型的“休息痛”与“晨僵”。患者会感到静止时疼痛，即关节处于一定的位置过久，或在清晨起床时，感到关节疼痛与僵硬；稍活动后疼痛减轻；如活动过多，因关节摩擦又产生疼痛。颈椎发生本病时，可有颈项疼痛不适，或上肢放射性疼痛；腰椎发生本病时，腰部疼痛不适，常伴有下肢放射性疼痛。

体检时可见患病关节肿胀，肌肉萎缩，关节主动或被动活动时可有软骨摩擦音，有不同程度的关节活动受限和其周围的肌肉痉挛。

早期可出现气血虚弱之证，精神萎靡，神情倦怠，面色苍白，少气懒言。后期可出现肝肾不足之证。

【辅助检查】

X线检查可见关节边缘有骨赘形成，关节间隙变窄，软骨下骨有硬化和囊腔形成。到晚期关节面凹凸不平，骨端变形，边缘有骨质增生，关节内可有游离体。脊椎发生骨性关节炎时，椎间隙变窄，椎体边缘变尖，可见唇形骨质增生。

【鉴别诊断】

1. 骨关节结核　早期出现低热、盗汗等阴虚内热症状，患部可见脓肿，X线可显示骨关节破坏。

2. 风湿性关节炎 典型表现为游走性的多关节炎，常呈对称性，关节局部可出现红肿热痛，但不化脓，炎症消退，关节功能恢复，不遗留关节强直畸形，皮肤可有环形红斑和皮下结节。风湿性心脏炎是最严重的并发症。

3. 类风湿关节炎 常为多关节发病，而且累及手足小关节，逐渐出现关节僵硬，肿胀，畸形。血清类风湿因子阳性。

【治疗】

1. 内治法

（1）肝肾亏损证

治法：滋补肝肾。

方药：左归丸。

熟地 12g 山药 12g 枸杞子 12g 山茱萸 12g 川牛膝 15g 鹿角胶 12g 龟板胶 12g 菟丝子 12g

（2）慢性劳损证

①早期气血虚弱，治以补气补血，方选十全大补汤。

党参 10g 当归 10g 熟地 12g 茯苓 12g 川芎 6g 白术 12g 炙甘草 5g 白芍 12g 黄芪 10g 肉桂（冲服）0.6g

②晚期出现肝肾不足，偏肾阳虚者，方用肾气丸以温补肾阳；偏肾阴虚者，方用六味地黄丸以滋补肾阴。

2. 外治法 初期外贴活血止痛类膏药；后期外贴跌打风湿类膏药，亦可配合中药热熨或熏洗。

桃仁 9g 红花 9g 赤白芍各 9g 川芎 9g 当归 9g 生地 15g 生大黄 9g 延胡索 10g 土鳖虫 9g 血竭 9g 伸筋草 15g 透骨草 15g 煎汤用毛巾热敷，或熏洗局部。

3. 其他疗法 有局限性压痛者，可局部注射 0.5% ~1% 利多卡因 5ml，加醋酸氢化强的松 12.5mg，每周 1 次，3 次为一疗程。

【转诊原则】

患者有持续性疼痛，进行性畸形，可考虑手术疗法。

【养生与康复】

1. 适当体育锻炼，增强体能，改善关节的稳定性。

2. 对患病的关节应妥善保护，防止再度损伤。严重时应注意休息，或遵医嘱，用石膏固定，防止畸形。热敷和手法按摩可促进气血运行，缓解症状。

【健康教育】

防止过度劳累，避免超强度劳动和运动造成损伤。

【常用西药参考】

参照“肩关节周围炎”。

膝关节创伤性滑膜炎

【概述】

膝关节的关节囊滑膜层是构成关节内的主要结构之一，滑膜富有血管，血运丰富。一旦滑膜急性创伤病变，不及时、有效地处理，则发生膝关节功能障碍，影响关节活动而成为慢性滑膜炎，临床上分急性创伤性和慢性劳损性两种。膝关节创伤性滑膜炎是指膝关节损伤后引起的滑膜无菌性炎症反应。

【病因病机】

1. 急性创伤性滑膜炎 以出血为主。由于外力打击、扭伤、关节附近骨折或手术创伤等，使滑膜受伤充血。关节滑膜逐渐增厚、纤维化，并引起关节粘连，影响关节功能。

2. 慢性创伤性滑膜炎 以渗出为主。一般由急性创伤性滑膜炎失治转化而成，或其他慢性劳损引起。多属中医“痹证”范畴。多由风寒湿三气杂合而成，一般夹湿者为多。或肥胖之人，湿气下注于关节而发病。

【临床表现】

1. 急性滑膜炎 有膝关节受到打击、碰撞、扭伤等明显的外伤史。膝关节伤后肿胀、疼痛，一般呈膨胀性胀痛或隐痛，尤以伸直及完全屈曲时胀痛难忍。膝关节活动不利，跛行。压痛点不定，可在原发损伤处有压痛。皮肤温度可增高，按之有波动感，浮髌试验阳性，关节穿刺可抽出血性液体。急性滑膜炎常是膝关节其他损伤的合并症，应仔细检查，需与骨折、脱位、韧带及半月板损伤相鉴别。

2. 慢性滑膜炎 有劳损或关节疼痛的病史。膝关节肿胀、胀满不适、下蹲困难，或上下楼梯疼痛，劳累后加重，休息后减轻，肤温正常，浮髌试验阳性。病程久则股四头肌萎缩，滑膜囊壁增厚，摸之可有韧厚感，关节不稳，活动受限。关节穿刺可抽出淡黄色清亮的渗出液，表面无脂肪滴。

【辅助检查】

X线片示膝关节结构无明显异常，可见关节肿胀，有的患者可见骨质增生。

【鉴别诊断】

1. 膝关节滑膜结核 滑膜炎症水肿充血，结核性肉芽组织，早期滑膜结核可见关节肿胀，股四头肌萎缩。局部皮温高，疼痛，浮髌试验阴性。X线检查：早期关节囊肿胀，关节间隙增宽，关节附近骨质疏松，随着病变发展可出现小死骨和骨空洞，晚期关节面破坏，关节间隙狭窄。

2. 类风湿性膝关节炎 膝关节出现晨僵；至少有一个关节活动时疼痛或压痛；关节往往呈对称性肿胀。在骨隆起部位或关节伸侧常有皮下结节。实验室检查：血沉加快，多数患者类风湿因子阳性。X线检查：膝关节间隙早期变宽，以后变狭窄。

3. 化脓性膝关节炎 早期全身症状明显，出现高热、畏寒、全身不适，患病膝关节有红、肿、热、痛表现，穿刺抽液黏稠、浑浊或成脓性。实验室检查：白细胞及中性粒细胞计数增多，关节液镜下可见大量白细胞、脓细胞及革兰阳性球菌。

【治疗】

1. 内治法

（1）急性期滑膜损伤

治法：散瘀生新为主。

方药：桃红四物汤加减。

桃仁9g　红花9g　赤白芍各9g　川芎9g　当归9g　生地15g　生大黄9g　延胡索10g　土鳖虫9g　血竭9g　三七末3g

（2）慢性期水湿稽留

治法：祛风燥湿，强壮肌筋。

方药：羌活胜湿汤加减。

羌活12g　独活15g　藁本15g　秦艽12g　海风藤9g　桑枝12g　桂心3g　防风

15g　川芎 10g　蔓荆子 10g　甘草 6g

2. 外治法

（1）急性期外敷消瘀止痛膏等。

（2）慢性期可外贴万应宝珍膏或用熨风散热敷。

（3）四肢损伤洗方或海桐皮汤熏洗患处。

四肢损伤洗方：桑枝 15g　桂枝 15g　伸筋草 15g　透骨草 15g　牛膝 15g　木瓜 15g　乳香 15g　没药 15g　红花 15g　羌活 15g　独活 15g　落得打 15g　补骨脂 15g　淫羊藿 15g

海桐皮汤：海桐皮 15g　透骨草 15g　乳香 10g　没药 10g　当归 15g　川椒 15g　川芎 10g　红花 10g　威灵仙 15g　甘草 10g　防风 15g　白芷 10g

3. 其他疗法

（1）理筋手法：急性损伤时，应将膝关节伸屈一次。先伸直膝关节，然后充分屈曲，再自然伸直，可使局限的血肿消散，减轻疼痛，预防粘连。

（2）固定方法：急性期应将膝关节固定于伸直位 2 周制动，卧床休息，抬高患肢，并禁止负重，以减轻症状。但不能长期固定，以免肌肉萎缩。

（3）练功活动：膝关节制动期间进行股四头肌舒缩锻炼，防止肌肉萎缩。后期加强膝关节的伸屈锻炼。

（4）抽吸积液：对膝关节积血、积液较多者，可穿刺抽液。抽尽关节内的积血、积液后，用弹性绷带加压包扎，以促进消肿和炎症的吸收，防止纤维化和关节粘连。

【转诊原则】

1. 膝关节急性滑膜炎患者疼痛剧烈，活动功能障碍者。
2. 膝关节积血、积液较多者。
3. 膝关节慢性滑膜炎久治不愈者。

【养生与康复】

1. 急性期应卧床休息，及时、正确地治疗，以免转变为慢性滑膜炎。
2. 慢性期，关节内积液较多者，亦应卧床休息，减少关节活动，以利于炎症的吸收、肿胀的消退。

【健康教育】

1. 爱好运动的青年人要尽量避免各种创伤，保护膝关节。

2. 避免风寒湿邪，做好劳动保护。

3. 减轻体重，忌身体肥胖或过用膝关节负重。

4. 患病后及时治疗。

【常用西药参考】

减轻膝关节无菌性炎性水肿，阻断炎性介质对组织的损害，达到减轻或消除疼痛的目的。常用药物如下：

1. 芬必得　每次0.75g，每日2次，口服。

2. 迈之灵　每次1～2片，每日2次，口服。

3. 扶他林膏　每日1～2次，外涂。

膝关节半月板损伤

【概述】

半月板是位于股骨髁与胫骨平台之间的纤维软骨，分为内侧半月板和外侧半月板，分别位于膝关节的内、外侧间隙内。内侧半月板较大，弯如新月形，前后角间距较远，呈“C”形。前角附着于胫骨髁间隆起的前方，在前交叉韧带附着点之前。后角附着于胫骨髁间隆起和后交叉韧带附着点之间。其后半部分与内侧副韧带相连，故后半部固定，扭转外力易造成交界处损伤。外侧半月板稍小，前后角间距较近，近似“O”形。前角附着于胫骨髁间隆起的前方，在前交叉韧带附着的后方；后角附着于胫骨髁间隆起的后方。外侧半月板不与外侧副韧带相连，因而外侧半月板活动度比内侧大。正常膝关节有轻度外翻，胫骨外侧髁负重较大，故外侧半月板承受压力也较大，易受损伤。

【病因病机】

半月板损伤多见于球类运动员、矿工、搬运工等。引起半月板破裂的外力因素有撕裂性外力和研磨性外力两种。

1. 撕裂性外力　发生在膝关节半屈曲状态下的旋转动作，当旋转碾锉力超过了半月板所承受的拉力，就会发生半月板的撕裂损伤。在膝半屈曲外展位，股骨髁骤然内旋牵拉，可致内侧半月板破裂。若膝为半屈曲内收位，股骨髁骤然外旋伸直，可致外侧半月板破裂。

2. 研磨性外力　多发生在外侧半月板，因外侧半月板负重较大（或先天性盘状半月板），长期蹲、跪工作的人，由于半月板长期受关节面的研磨挤压，加快半月板的退变，发生外侧半月板慢性撕裂性损伤。

【临床表现】

多有膝关节扭伤史。伤后膝关节立即发生剧烈的疼痛、关节肿胀、伸屈功能障碍。急性期由于剧痛，难以作详细的检查，故早期确诊比较困难。

慢性期或无明显外伤史的患者，病程漫长，持续不愈，主要症状是膝关节活动痛，以行走和上下坡时明显，部分患者可出现跛行。伸屈膝关节时，膝部有弹响，或出现"交锁征"，即在行走的情况下突发剧痛，膝关节不能伸屈，状如交锁，将患膝稍作晃动，或按摩 2～3 分钟，即可缓解并恢复行走。

检查时见患膝不肿或稍肿，股四头肌较健侧萎缩，尤以内侧头明显。膝关节不能过伸和屈曲，关节间隙处压痛。回旋挤压试验（麦氏征）、挤压研磨试验阳性。

【辅助检查】

必要时作关节镜检查或 CT、MRI 检查。

【鉴别诊断】

1. 膝关节骨性关节　关节疼痛，早期为钝痛，以后逐渐加重，可出现典型的"休息痛"与"晨僵"，患者会感到静止时疼痛，即关节处于一定的位置过久，或在清晨起床时，感到关节疼痛与僵硬，稍活动后疼痛减轻。如活动过多，因关节摩擦又产生疼痛。

2. 膝关节创伤性滑膜炎　明显的外伤史。膝关节伤后肿胀、疼痛，一般呈膨胀性胀痛或隐痛，尤以伸直及完全屈曲时胀痛难忍。膝关节活动不利，跛行。压痛点不定，可在原发损伤处有压痛。肤温可增高，按之有波动感，浮髌试验阳性，关节穿刺可抽出血性液体。

【治疗】

1. 内治法

（1）*初期*

治法：活血化瘀，消肿止痛。

方药：桃红四物汤，或舒筋活血汤加减。

桃仁9g 红花9g 赤白芍各9g 川芎9g 当归9g 生地15g 生大黄9g 延胡索10g 土鳖虫9g 血竭9g 牛膝15g 防风10g

羌活6g 防风9g 荆芥6g 独活9g 当归12g 续断12g 青皮5g 牛膝9g 五加皮9g 杜仲9g 红花6g 枳壳6g

（2）后期

治法：温经通络止痛。

方药：补肾壮筋汤或健步虎潜丸加减。

熟地12g 当归12g 牛膝10g 山茱萸12g 茯苓12g 续断12g 杜仲10g 白芍10g 青皮5g 五加皮10g

2. 外治法 初期外敷消瘀止痛膏。后期可用四肢损伤洗方。

桑枝15g 桂枝15g 伸筋草15g 透骨草15g 牛膝15g 木瓜15g 乳香15g 没药15g 红花15g 羌活15g 独活15g 落得打15g 补骨脂15g 淫羊藿15g

3. 其他疗法

（1）理筋手法：减轻疼痛。

（2）固定方法：急性损伤期膝关节功能位固定3周，以限制膝部活动，并禁止下床负重。

（3）练功活动：肿痛稍减后，应进行股四头肌舒缩锻炼，以防止肌肉萎缩。解除固定后，除加强股四头肌锻炼外，还可练习膝关节的伸屈活动和步行锻炼。

（4）物理治疗：远红外线、微波、周林频谱或中药离子透入治疗，每日1次，每次20～30分钟，15次为一疗程。

【转诊原则】

1. 半月板损伤，迁延不见好转者，可考虑手术治疗，以防止继发创伤性关节炎。
2. 伸屈膝关节时，膝部有弹响，或出现“交锁征”，发作频繁者。
3. 膝关节发生剧烈的疼痛、关节肿胀、伸屈功能障碍者。

【养生与康复】

1. 膝关节半月板损伤，应减少患肢运动，避免膝关节骤然的扭转、伸屈动作。
2. 手术治疗，术后一周开始股四头肌舒缩锻炼。
3. 术后2～3周如无关节积液，可下地步行锻炼。若出现积液则应立即停止下地运动，配合理疗及中药治疗等。

【健康教育】

1. 避免膝关节半屈曲状态下的旋转动作。

2. 运动时佩带护膝。

【常用西药参考】

参照“肩关节周围炎”。

髋关节暂时性滑膜炎

【概述】

本病多见于10岁以下的儿童，是一种非特异性炎症所引起的短暂的以急性髋关节疼痛、肿胀、跛行为主的病证。临床病名称谓很多，如一过性滑膜炎、单纯性滑膜炎、急性短暂性滑膜炎、小儿髋关节扭伤、小儿髋关节半脱位、髋掉环等。

【病因病机】

1. 内因　正气受损，卫外不固，风寒湿毒乘虚而入，致使关节脉络不通，气血运行受阻而致。

2. 外因　多数患儿发病前有髋部的过度外展、外旋，劳累或感受风寒湿邪所致。

【临床表现】

起病急骤，起病前患儿多有蹦、跳、滑、跌等外伤史。髋关节疼痛、肿胀、跛行，可伴有同侧大腿内侧及膝关节疼痛。髋关节囊前方及后方均可有压痛，髋关节处于屈曲、内收、内旋位，被动内旋、外展及伸直活动受限，且疼痛加剧，并有不同程度的股内收肌群痉挛。身体摆正后可见骨盆倾斜，两下肢长短不齐，患肢比健肢长0.5～2cm。

【辅助检查】

1. X线摄片检查　主要表现为髋关节囊阴影膨隆，关节腔积液严重时可见股骨头向外侧移位，关节间隙增宽，无骨质破坏。

2. 髋关节穿刺检查 穿刺液透明，细菌培养阴性。关节囊滑膜组织检查为非特异性炎症变化。白细胞总数可增高，血沉略快。

3. 实验室检查 多数白细胞计数和血沉均正常，结核菌素试验阴性，抗链球菌溶血素“O”在正常范围以内。

【鉴别诊断】

1. 髋关节滑膜结核 有明显的结核中毒症状，初起症状为髋痛，患髋活动受限，跛行，髋关节屈曲挛缩试验阳性。X线片可见关节囊肿胀，关节间隙稍宽或窄，晚期可发展为骨关节结核，骨质破坏明显。

2. 化脓性髋关节炎 起病急、高热、寒战，白细胞总数及中性粒细胞升高，血沉加快，有败血症表现。髋痛、活动受限，患肢短缩屈曲畸形，关节穿刺可抽出脓性液体，细菌培养可得化脓菌。

3. 风湿热合并髋关节炎 多表现为多发性、游走性髋关节痛，伴有高热，关节症状较重。血沉加快，抗链球菌溶血素“O”升高。

【治疗】

1. 内治法 一般不必服药。

2. 外治法 腹股沟部外用活血消肿止痛中药热敷。

3. 其他疗法 理筋手法：患儿仰卧位，术者立于患侧，先用拇指轻柔弹拨患髋股内收肌群，以缓解肌肉痉挛，而后一手虎口压在腹股沟处，另一手握住小腿下端，将下肢拔直环绕摇晃髋关节。将患侧踝部夹在腋下，在拔伸牵引下，将伤侧髋关节尽量屈曲，使膝靠近胸部，足跟接近臀部，作屈髋、内收、内旋患肢，同时缓缓将伤肢伸直，若患肢变短者，则作屈髋、外展、外旋手法。检查双下肢等长，骨盆不倾斜，症状可立即消失。

【转诊原则】

1. 患髋关节疼痛剧烈，并有不同程度的股内收肌群痉挛者。
2. 双下肢不等长，久治不愈者。
3. 髋关节暂时性滑膜炎反复发作者。

【养生与康复】

1. 小儿应避免下肢过度的外展、外旋或内收、内旋活动。

2. 治疗期间应卧床休息2～3日，避免负重和限制活动，局部可适当热敷，以利滑膜炎症的消退。

【健康教育】

1. 若患儿较小，回家时可抱，不可背。
2. 避免风寒湿邪，避免蹦跳等剧烈活动。患病后及时治疗。

【常用西药参考】

减轻髋关节无菌性炎性水肿，阻断炎性介质对组织的损害，达到减轻或消除疼痛的目的。常用药物如下：

1. 芬必得 每次0.75g，每日2次，口服。

2. 迈之灵 每次1片，每日2次，口服。

股骨头无菌性坏死

【概述】

股骨头无菌性坏死又称股骨头缺血性坏死。以儿童和青壮年多见，男多于女。本病类似古代医学文献所称髋骨部位的"骨痹"、"骨蚀"。

【病因病机】

1. 肝肾亏损 肾虚而不能主骨，髓失所养；肝虚而不能藏血，营卫失调，气血不能温煦、濡养筋骨，致生本病。

2. 正虚邪侵 体质素虚，外伤或感受风、寒、湿邪，脉络闭塞；或嗜欲不节，饮酒过度，脉络张弛失调，血行受阻；或因素体虚弱，复感外伤；或体虚患病，用药不当等骨骼受累。

3. 气滞血瘀 气滞则血行不畅，血瘀也可致气行受阻，营卫失调，闭而不通，骨失所养。

本病与创伤、慢性劳损，较长时间使用激素或用量过大，长期过量饮酒，以及接触放射线等原因有关。

【临床表现】

1. 主要症状 患侧髋部疼痛，呈隐性钝痛，急性发作可出现剧痛，疼痛部位在腹股沟区，站立或行走久时疼痛明显，出现轻度跛行。晚期可因劳累而疼痛加重，跛行，髋关节屈曲、外旋功能明显障碍。

2. 主要体征 检查时，患髋“4”字试验阳性，髋关节屈曲挛缩试验阳性。晚期髋关节屈曲、外展、外旋明显受限。患肢短缩畸形，并出现半脱位。髋关节承重机能试验阳性。

【辅助检查】

为了便于诊断，选择治疗方法和评价治疗效果，临床上可将X线表现分为4期。

Ⅰ期：股骨头轮廓无改变，多在负重区出现囊性变或“新月征”。

Ⅱ期：股骨头轮廓无明显改变，负重区可见密度增高，周围可出现硬化带。

Ⅲ期：股骨头出现阶梯状塌陷或双峰征，负重区变扁，有细微骨折线，周围有骨质疏松征象。

Ⅳ期：髋关节间隙狭窄，股骨头扁平、肥大、增生，可出现向外上方半脱位或脱位。髋臼边缘增生硬化。

【鉴别诊断】

1. 髋关节结核 早期出现低热、盗汗等阴虚内热症状，髋部可见脓肿，X线可显示骨与关节面破坏。

2. 类风湿性关节炎 关节出现晨僵；至少有一个关节活动时疼痛或压痛；从一个关节肿胀到另一个关节肿胀应不超过3个月。关节往往呈对称性肿胀。在骨隆起部位或关节伸侧常有皮下结节。实验室检查红细胞沉降率加快，多数患者类风湿因子阳性。X线片显示，关节间隙病变早期因滑膜充血、水肿而变宽，以后变狭窄。骨质疏松，关节周围韧带可出现钙化。

3. 风湿性关节炎 关节出现红、肿、热、痛，疼痛呈游走性。实验室检查血清抗链球菌溶血素“O”可为阳性。X线片骨结构改变不明显。

【治疗】

1. 内治法

（1）肝肾亏损证

治法：滋补肝肾。

方药：左归丸。

熟地 12g 山药 12g 枸杞子 12g 山萸肉 12g 川牛膝 15g 鹿角胶 12g 龟板胶 12g 菟丝子 12g

(2) 正虚邪侵证

治法：双补气血。

方药：八珍汤加减。

党参 10g 白术 10g 茯苓 10g 炙甘草 5g 川芎 6g 当归 10g 熟地 10g 白芍 10g 生姜 3 片 大枣 2 枚

(3) 酒湿痰饮证

治法：祛湿化痰。

方药：苓桂术甘汤合宣痹汤加减。

茯苓 10g 桂枝 9g 白术 9g 炙 甘草 6g 防己 15g 杏仁 15g 滑石 15g 连翘 9g 栀子 9g 薏苡仁 15g 半夏（醋炒）9g 晚蚕砂 9g 赤小豆皮 9g

(4) 气滞血瘀证

治法：行气止痛，活血祛瘀。

方药：桃红四物汤加减。

桃仁 9g 红花 9g 赤白芍各 9g 川芎 9g 当归 9g 生地 15g 生大黄 9g 延胡索 10g 土鳖虫 9g 血竭 9g 枳壳 9g 香附 9g

2. 外治法 可选用代温灸贴、风湿膏、消肿止痛膏、活血膏、麝香解痛膏等外用。

3. 其他疗法

(1) 牵引：缓解髋关节周围软组织痉挛，减低关节内压力，若放在下肢外展、内旋位牵引，还可以增加髋臼对股骨头的包容量。此外，还可运用推拿按摩手法，改善髋关节周围软组织血运，缓解肌肉痉挛，增加关节活动度。

(2) 手术：可选择钻孔减压术、带肌蒂或血管蒂植骨术、血管移植术、人工关节置换术等。

(3) 电针：取局部穴位及压痛点。疏密波，通电 30 分钟，电流量大小以患者能耐受为度，每日 1 次，10 次为一疗程。

(4) 物理治疗：远红外线、微波、周林频谱或中药离子透入治疗，每日 1 次，每次 20 ~ 30 分钟，15 次为一疗程。

(5) 练功活动：髋关节的前屈后伸、内收外展、直腿抬高及股四头肌肉的等张、等长收缩等床上活动。

【转诊原则】

1. 患者疼痛剧烈，不能站立或行走过久，出现跛行，关节功能障碍者。

2. 年龄在50岁以上，股骨头无菌性坏死Ⅲ、Ⅳ期的患者，适宜人工关节置换术者。

【养生与康复】

1. 髋关节因创伤骨折后，要及时正确治疗，避免发生创伤性股骨头无菌性坏死。

2. 因病使用激素治疗，要在医嘱下进行，不能滥用激素。

3. 接触放射线要注意防护。一旦发生本病，要早诊断，早治疗，不要延误病情。

4. 早期患者可于患髋应用活血化瘀中药热敷，并作推拿按摩手法，以促进局部血液循环，缓解关节周围肌肉痉挛，防止肌肉萎缩。

5. 手术治疗患者需做好手术后护理。

【健康教育】

1. 生活中要限制饮酒量。

2. 患病后持拐减轻负重，少站、少走，以减轻股骨头受压。

3. 饮食清淡，忌膏粱厚味。加强含钙量高的营养饮食。

【常用西药参考】

减轻髋关节无菌性炎性水肿，阻断炎性介质对组织的损害，达到减轻或消除疼痛的目的。常用药物如下：

1. 芬必得 每次0.75g，每日2次，口服。

2. 迈之灵 每次2片，每日2次，口服。

第六节 骨质疏松症

【概述】

骨质疏松症是以骨量减少、骨的脆性增加，以及易于发生骨折为特征的全身性骨骼疾病。该病属中医“痿证”范畴，病变在骨，其本在肾。

【病因病机】

1. 肾虚精亏　肾阳虚衰，不能充骨生髓，致使骨松不健；肾阴亏损，精失所藏，不能养髓。

2. 正虚邪侵　正虚而卫外不固，外邪乘虚而入，气血痹阻，骨失所养，髓虚骨疏。

3. 先天不足　肾为先天之本，由于先天禀赋不足，致使肾脏素虚，骨失所养，不能充骨生髓。

【临床表现】

1. 主要症状　骨痛，腰背疼痛，腿膝酸软，易发生骨折。常见胸腰椎压缩性骨折、膝踝关节疼痛等。

2. 主要体征　驼背、鸡胸、身高变矮。

【辅助检查】

1. 骨密度　测定是诊断的主要手段。

2. X 线平片　主要表现为骨密度减低，骨小梁减少、变细、分支消失，脊椎骨小梁以水平方向的吸收较快，进而纵行骨小梁也被吸收，残留的骨小梁稀疏排列呈栅状。

3. 实验室检查　骨质疏松症伴有骨折的患者，血清钙低于无骨折者，而血清磷高于无骨折者。如伴有软骨病，血磷、血钙偏低，碱性磷酸酶增高。尿磷、尿钙检查一般无异常发现；尿羟脯氨酸增高，其排出量与骨吸收率成正相关。

【鉴别诊断】

1. 骨质软化症　骨质钙化不良，骨样组织增加，骨质软化，因而脊椎、骨盆及下肢长骨可能产生各种压力畸形和不全骨折，骨骼的自发性疼痛、压痛出现较早并且广泛，以腰痛和下肢疼痛为甚。全身肌肉多无力，少数患者可发生手足抽搐。X 线片可见骨质广泛疏松；实验室检查：血钙、磷降低而碱性磷酸酶则升高。

2. 成骨不全症　有家族遗传史，由于周身骨胶原组织缺乏，成骨细胞数量不足，软骨成骨过程正常，钙化正常，致使钙化软骨不能形成骨质，因此骨皮质较薄，骨质脆弱。由于该病患者的巩膜变薄，透明度增加，使脉络膜色素外露而出现蓝巩膜；因听骨硬化，不能传达音波，而出现耳聋。

【治疗】

1. 内治法

（1）肾虚精亏证

证候：肾阳虚者可出现腰背疼痛，腿膝酸软，受轻微外力或未觉明显外力可出现胸、腰椎压缩性骨折。驼背弯腰，身高变矮。畏寒喜暖，小便频多且夜尿多。肾阴虚者除有腰背疼痛，腿膝酸软，易发生骨折等症外，常有手足心热，咽干舌燥。

治法：补肾填精。

方药：左归丸加减。

常用中成药：珍牡肾骨胶囊、健骨生、仙灵骨葆。

（2）正虚邪侵证

证候：骨痛，腰背疼痛，腿膝酸软，易发生骨折，由其他疾病继发或药物因素诱发本病的，兼有原发疾病症状和诱发本病药物的并发症。

治法：扶正固本。

方药：鹿角胶丸加减。

方中虎骨改用代用品。治疗须考虑继发疾病的病因，审因而治。

（3）先天不足证

证候：青少年期以背部下端、髋部和足部的隐痛开始，逐渐出现行走困难。常见膝关节和踝关节痛和下肢骨折。胸腰段脊柱后凸、鸡胸。身高变矮，长骨畸形，跛行。最终胸廓变形可影响心脏和呼吸。成人期以腰背疼痛为主，脊椎椎体压缩性骨折，楔形椎、鱼椎样变形，日久则脊椎缩短。除脊椎椎体外，肋骨、耻骨、坐骨骨折也可发生。

治法：填精养血，助阳益气。

方药：龟鹿二仙胶汤。

2. 外治法　对症外用活血消肿止痛中药热敷。

3. 其他疗法　远红外线、微波、周林频谱或中药离子透入治疗，每日 1 次，每次 20～30 分钟，15 次为一疗程。

【转诊原则】

1. 周身疼痛剧烈，并有不同程度功能障碍。
2. 骨质疏松症并发骨折者。

3. 青少年胸腰段脊柱后凸、鸡胸、跛行，最终胸廓变形影响心脏和呼吸者。

【养生与康复】

1. 重视绝经后和随年龄增大而发生的骨量丢失。

2. 对已患骨质疏松症的老年人应加强陪护，预防发生骨折。

3. 体育锻炼对于骨量的积累及减少发病极其有益，并有利于提高机体素质。

4. 如为继发性或特发性骨质疏松症在治疗时还需针对原发疾病进行治疗。

【健康教育】

1. 注意饮食营养，适量补充饮食中的蛋白质、钙盐，以及维生素 D、维生素 C。

2. 鼓励患者做适当的体力劳动，以刺激成骨细胞活动，有利于骨质形成，减少发生骨质疏松症的机会。

3. 老年人多晒太阳。

【常用西药参考】

减轻或消除疼痛为目的。常用西药如下：

1. 密钙息（鲑鱼降钙素）　每次 50IU，隔日 1 次，肌注。

2. 阿发迪三　每次 0.75g，每日 1 次，口服。

3. 依磷片　每次 1 片，每日 2 次，口服。

4. 迪巧　每次 1 片，每日 2 次，口服。

第七章

其他外科疾病

第一节　烧　伤

【概述】

烧伤是指因火焰、灼热的气体、液体或固体等热力作用于人体而引起的一种急性损伤性疾病。古代又称汤火伤、汤泼火伤、汤火疮、火烧疮、火疮等。其他还有化学烧伤、火器伤、放射性烧伤、电击伤等，仍以水火烫伤为多见。

【病因病机】

由于强热侵害人体，以致皮肉腐烂而成。严重者不仅皮肉损伤，而且火毒炽盛，伤及体内阴液，损伤阳气，致气阴两伤。或热毒内攻脏腑，以致脏腑不和，阴阳平衡失调，甚至死亡。

【临床表现】

1. 局部表现

（1）*Ⅰ度烫伤*：累及表皮浅层（角质层），亦可波及透明层、颗粒层，甚至棘细胞层和基底细胞层。烫伤局部红肿热痛，感觉过敏，表面干燥，全身反应极少。一般经过2～3天后，症状消失，出现皮肤脱屑，不产生瘢痕，有时局部可有轻度色素沉着。

（2）*浅Ⅱ度烫伤*：累及表皮全层及真皮浅层。烫伤局部有明显的水肿，剧痛，水疱形成，疮面色红，经常有液体渗出。在3～4天后出结成一层棕色较薄的干痂，一般在2周左右愈合，愈合后不留瘢痕，但有色素沉着或减退。

(3) 深Ⅱ度烫伤：损伤已达真皮深层，但有皮肤附件残留。表现为痛觉迟钝，有水疱，疮面颜色苍白，间有不同密度的猩红色小点，较易继发感染。一般需3～4周愈合，可留有瘢痕。

(4) Ⅲ度烫伤：累及全层皮肤，甚至深达脂肪、肌肉与骨骼。表现为痛觉丧失，皮肤颜色为苍白、棕褐色或焦黑色，皮肤失去弹性，触之坚硬，表面干燥，但皮下组织间隙中则有大量液体渗出而水肿。2～3周后发生焦痂下液化，易发生感染，焦痂脱落后露出肉芽创面。小面积Ⅲ度烧伤可由创面边缘上皮长入而愈合，但愈合极慢，愈后引起严重的瘢痕挛缩。

2. 全身症状

总面积在10%（儿童5%）以下的Ⅱ度烫伤属轻度烫伤，一般无全身症状。

总面积在10%～30%（儿童6～15）之间的Ⅱ度烫伤，或Ⅲ度烫伤在10%以上，或头面、颈、手、会阴烫伤等属中度烫伤，一般可出现发热口渴、食欲减退、大便秘结、小便短赤等症状。

总面积在30%～49%或Ⅲ度烫伤面积在10%～19%的属重度烫伤；总面积50%以上或Ⅲ度烫伤20%以上的属特重度烫伤。除上述一般症状外，还极易出现呼吸气微、大汗淋漓、神昏谵语等重症，甚至危及生命。

【辅助检查】

烫伤面积较大时可见血白细胞升高、红细胞压积升高，血电解质紊乱等。

【鉴别诊断】

1. 冻伤 有明显的受寒史。轻者，初起在受冻部位皮肤苍白，继则红肿，自觉灼痛或瘙痒，或有麻木之感；重者，受冻部位皮肤灰白或暗红或紫色，并有大小不等的水疱或紫血疱，疼痛剧烈，可出现腐烂坏死，收口较慢。

2. 接触性皮炎 一般均有明显的接触史，皮损大多为红斑、水肿、丘疹、水疱或大疱、糜烂、渗出等，皮损部位局限，边界清晰，形状与所接触的物质外形大致相同。大多数患者先痒后痛，局部有灼热感。

【治疗】

1. 内治法 烫伤轻证，一般不须内治；对于重证，必须内外治并重。治疗原则以清热解毒，益气养阴为主。

（1）火热伤津证

证候：发热，口干引饮，便秘，尿短赤，唇红而干。舌苔黄或黄腻糙，或舌光无苔，舌质红而干，脉洪数或弦细而数。

治法：养阴清热。

方药：黄连解毒汤、银花甘草汤、清营汤、犀角地黄汤加减。

黄连 9g　黄柏 12g　黄芩 12g　栀子 12g　金银花 15g　生甘草 6g　水牛角 12g　生地 15g　连翘 12g　玄参 9g　竹叶 9g　丹皮 12g　麦冬 12g　赤芍 15g

（2）阴伤阳脱证

证候：体温不升，呼吸气微，表情淡漠，神志恍惚，嗜睡，语言含糊不清，四肢厥冷，汗出淋漓。舌面光剥无苔或舌灰黑，舌质红绛或紫暗，脉微欲绝，或脉伏不起。

治法：扶阳救逆，固护阴液。

方药：参附汤合生脉散、四逆汤加减。

人参 9g　制附子 9g　麦冬 15g　五味子 12g　干姜 9g　炙甘草 6g

（3）火毒内陷证

证候：壮热烦渴，躁动不安，口干唇焦，大便秘结，小便短赤。舌苔黄或黄糙，或焦干起刺，舌质红或红绛而干，脉弦数。

治法：清营凉血解毒。

方药：清营汤、黄连解毒汤合犀角地黄汤、清瘟败毒饮加减。

黄连 9g　黄柏 12g　黄芩 12g　栀子 12g　金银花 15g　桔梗 12g　知母 12g　生石膏 30g　水牛角 12g　生地 15g　连翘 12g　玄参 9g　竹叶 9g　丹皮 12g　麦冬 12g　赤芍 15g

（4）气血两虚证

证候：低热或不发热，形体消瘦，面色无华，神疲乏力，食欲不振，夜卧不宁，自汗，盗汗，创面皮肉难生。舌淡红或胖嫩，舌边齿印，苔薄白或薄黄，脉细数或濡缓。

治法：调补气血。

方药：八珍汤加黄芪或托里消毒散加减。

熟地 24g　白芍 15g　当归 12g　川芎 12g　人参 9g　白术 15g　金银花 30g　皂角刺 9g　茯苓 12g　白芷 9g　甘草 6g

（5）脾胃虚弱证

证候：口舌生糜，口干津少，嗳气呃逆，纳呆食少，腹胀便溏。光剥无苔，或舌质淡胖，苔白，舌质暗红，脉细数或细弱等。

治法：健脾养胃。

方药：益胃汤或参苓白术散加减。

生地15g　沙参12g　麦冬15g　玉竹12g　白扁豆9g　人参6g　炙甘草6g　山药12g　莲子肉12g　桔梗12g　薏苡仁15g　砂仁12g　茯苓15g　陈皮9g　白术12g

2. 外治法

（1）初期：清洁创面后，用清凉膏、万花油外搽；或地榆、大黄粉各等分研末，麻油调敷；也可用虎地酊（虎杖、地榆、70%酒精）喷洒创面，每2～4小时1次，12～24小时结痂，以后每日3～4次。

（2）中期：创面有感染者，用黄连膏、红油膏、生肌玉红膏外敷；渗液多时，用2%黄连液、2%黄柏液或银花甘草汤湿敷。

（3）后期：腐脱生新时，用生肌白玉膏、生肌散外敷；瘢痕疙瘩形成者，用黑布膏药外敷。

3. 其他疗法

（1）抗生素：创面总面积较大或并发严重感染时可加用，首选青霉素类，或根据细菌培养结果选用。

（2）植皮：创面面积较大，肉色鲜活，感染已控制，可选择自体皮肤移植。

（3）生长因子的应用：外用贝复济等。

【转诊原则】

I度烧伤、浅II度烫伤可在当地社区医疗机构治疗，应注意预防感染。总面积在30%～49%II度烫伤或III度烫伤面积在10%～19%的属重度烫伤，总面积50%以上或III度烫伤20%以上的属特重度烫伤，除一般全身症状外，还极易出现呼吸气微、大汗淋漓、神昏谵语等重症，甚至危及生命，需及时转诊。

【养生与保健】

1. 烫伤后要保持创面清洁，不去污染或风尘多的场所，注意休息。
2. 烫伤后要多饮水，多食新鲜蔬菜水果。

【健康教育】

1. 加强劳动保护和防火灭火设备，开展防火宣传教育。
2. 注意安全操作及积极做好烧伤的预防工作。
3. 注意不让儿童玩火或接触易燃易爆物品。

【常用西药参考】

1. 青霉素　每日200万～1000万单位，每日1次，静滴。
2. 庆大霉素　每次3～5mg/kg，每日1次，静滴。
3. 头孢哌酮舒巴坦钠　每次3.0g，每日1次，静滴。

附：烫伤面积计算

1. 手掌法　伤员五指并拢时手掌的面积，占其全身体表面积的1%。此法计算简便，常用于小面积或散在的创面计算。

2. 中国新九分法　将全身体表面积分为11个9等分，如头、面、颈部为9%，双上肢为2×9%＝18%，躯干前后包括外阴为3×9%＝27%，双下肢包括臀部为5×9%＋1＝46%。此法主要用于成年男性，女性臀部面积和双足的面积各为6%。见表2－4。

3. 儿童烫伤面积计算法　在各个不同年龄期的婴儿和儿童，身体各部体表面积百分比亦不同，年龄越小，头部相对体表面积越大，而下肢体表面积越少。其他部位体表面积比例与成人大致相同。计算公式为：头颈面部：面积%＝9＋（12－年龄）；双下肢：面积%＝41－（12－年龄）。

表2－4　中国新九分法

部位	占成人体表%	占儿童体表%
发部	3	
头部、面部	3	9＋（12－年龄）
双前臂	7	
颈部	3	
双上肢、双前臂	6	9×2
双手	5	
躯干前	13	

（续表）

部位	占成人体表%	占儿童体表%
躯干、躯干后	13	9×3
会阴	1	
双臀	5*	
双下肢、双大腿	21	9×5+1（12-年龄）
双小腿	13	
双足	7*	

*成年女性的臀部和双足各占6%

第二节　破伤风

【概述】

破伤风是指皮肉破伤，风毒邪气乘虚侵入而引起发痉的一种急性疾病。因外伤引起者，又称金创痉；产后发生者，称产后痉；新生儿断脐所致者，称小儿脐风或脐风撮口。临床上多见因外伤所致者。本病的临床特点是有皮肉破伤史；有一定的潜伏期，发作时全身或局部肌肉强直性痉挛和阵发性抽搐；间歇期全身肌肉仍持续性紧张收缩。可伴有发热，但神志始终清楚。多因并发症而导致死亡。本病为厌氧菌产生的毒素造成的肌痉挛，中西医同名。

【病因病机】

总因皮肉破伤，感受风毒之邪，循经入肝，引动肝风，脏腑失和所致。

1. 金疮、创伤、烧伤、冻伤、虫毒咬伤等致皮肉破损，风毒入侵，由表及里，引动内风而发。

2. 疮疡溃后，外治不当，风毒经疮面内犯；或溃疡失治，热郁于里，复感风毒，内外合邪而发。

3. 新生儿先天不足，产妇气血大伤；或素体肝血不旺，卫外不固，风毒之邪从伤口入侵，易感而发。

【临床表现】

1. 潜伏期 一般为4～14天，短至24小时或长达数月、数年不等。潜伏期的长短与创伤性质、部位和伤口的早期处理方式，以及是否接受过预防注射等因素有关。

2. 前驱期 一般1～2天，患者常感头痛、头晕、乏力、多汗、烦躁不安、打呵欠、下颌微感紧张酸胀、咀嚼无力、张口略感不便。伤口往往干陷无脓，周围皮肤暗红，创口疼痛并有紧张牵制感。

3. 发作期 典型发作症状是全身或局部肌肉强直性痉挛和阵发性抽搐。肌肉强直性痉挛首先从头面部开始，进而延展至躯干四肢。其顺序为咀嚼肌紧张、疼痛，然后出现张口困难，牙关紧闭；面部肌群痉挛，形成苦笑面容；颈项肌肉痉挛时，颈项强直，头略后仰，不能做点头动作；咽喉部肌肉痉挛，可引起吞咽和呼吸困难；背腹肌痉挛时，腰部前凸，头和足后屈，呈角弓反张状；膈肌和肋间肌痉挛可出现呼吸困难，甚至窒息；膀胱括约肌痉挛可引起排尿困难，甚至尿潴留。

阵发性抽搐是在肌肉持续痉挛的基础上发生的，轻微的刺激如声音、光亮、震动、饮水、注射等均诱发强烈的阵发性抽搐。每次发作可持续数秒、数分钟或数十分钟不等，发作时患者面色苍白，口唇紫绀，呼吸急促，口吐白沫，流涎，磨牙，头频频后仰，四肢抽搐不止，全身大汗淋漓，表情非常痛苦。

发作间歇期长短不一。间歇期疼痛稍减，但肌肉收缩始终存在。

4. 后期 因长期肌肉痉挛和频繁抽搐，大量体力消耗，水、电解质紊乱，可致全身衰竭而死亡。或因呼吸肌麻痹引起窒息，心肌麻痹甚至休克，心跳骤停而危及生命。病程一般3～4周。

【辅助检查】

实验室检查：脓液培养可有破伤风杆菌生长。血常规检查：初期白细胞计数一般正常或偏高，发作期白细胞总数及中性粒细胞数增加。合并肺部感染时，白细胞总数常在$15\times10^9/L$以上，中性粒细胞达到80%以上。

【鉴别诊断】

1. 化脓性脑膜炎 可出现与破伤风相同的颈项强直、角弓反张等症状，但无阵发性肌肉痉挛。患者常有高热、嗜睡、剧烈头痛、喷射性呕吐等。脑脊液检查有压力增高，白细胞计数增多等。

2. 狂犬病　有被疯狗、猫咬伤史，潜伏期较长，以吞咽肌肉抽搐为主，患者呈兴奋、恐惧状，听到流水声或看到水便发生咽肌痉挛，被称为“恐水症”。可因膈肌收缩产生大声呃逆，如犬吠声。很少出现牙关紧闭。脑脊液中淋巴细胞增高。

3. 下颌关节炎、齿龈炎、咽喉炎、腮腺炎　早期可有张口困难，但无颈项强直，并有局部炎症表现显著。

4. 士的宁中毒　症状与破伤风很相像，但在抽搐的间歇期肌肉松弛，而破伤风在发作间歇期，肌肉收缩始终存在。

【治疗】

破伤风是一种严重的全身性感染，发生和发展过程甚为迅速，必须坚持中西医结合综合治疗。中医治疗以息风、镇痉、解毒为原则。西医治疗应尽快消除毒素来源和中和体内毒素，有效地控制和解除痉挛，保持呼吸道畅通，积极防治并发症等。

1. 内治法

（1）风毒在表证

证候：轻度吞咽困难和牙关紧闭，周身拘急，抽搐较轻，发作期短，间歇期长。舌苔薄白，脉数。

治法：祛风镇痉。

方药：玉真散合五虎追风散加减。

生白附 30g　防风 30g　白芷 30g　生南星 30g　天麻 30g　羌活 30g

以上六味，共研细末过筛，混合均匀，密闭贮存。

蝉衣 30g　南星 6g　天麻 6g　全蝎 7 个　僵蚕 7 条

（2）风毒入里证

证候：角弓反张，全身肌肉痉挛、抽搐，频繁发作，间歇期短；高热，大汗淋漓，面色青紫，呼吸急促，痰涎壅盛；或伴胸闷腹泻，大便秘结，溲赤或尿闭。舌红或红绛，苔黄或黄糙，脉弦数。

治法：祛风止痉，清热解毒。

方药：木萸散加减。

木瓜 9g　吴茱萸 12g　防风 9g　全蝎 6g　蝉衣 15g　胆南星 9g　藁本 9g　桂枝 6g　白蒺藜 12g　朱砂（冲服）0.5g　雄黄 0.1g

（3）阴虚津亏证

证候：疾病后期，抽搐停止，乏力倦怠，骨节酸胀，偶发拘急，或肌肤有蚁走感；伴头晕，口渴，时时汗出。舌淡红，脉细弱无力。

治法：养阴生津，疏通经络。

方药：沙参麦冬汤加减。

沙参12g　麦冬15g　天花粉12g　冬桑叶15g　玉竹12g　生甘草6g

2. 外治法　在控制痉挛和应用破伤风抗毒素（或清创前在伤口周围注射破伤风抗毒素5000～10000IU）后，进行彻底清创术，以消除毒素来源，清除坏死组织和异物。开放创口，用3%过氧化氢溶液冲洗伤口和湿敷；亦可用蝉衣、金银花、防风煎汤，反复冲洗，然后敷玉真散。创面有残余坏死组织时，可外用七三丹、红油膏；脓腐脱净，用生肌散、生肌白玉膏。

3. 其他疗法

（1）一般处理：将患者隔离于安静的暗室，保持呼吸道通畅。因喉头痉挛或痰涎壅盛致呼吸困难或窒息时，应及时气管切开。轻症患者在发作间歇期尽量鼓励自行进食，重症患者要定时鼻饲（最好行气管切开术后，放置胃管进行管饲），保证水和营养的摄入。也可行全胃肠外营养。

（2）常用中成药：新生儿破伤风，内服撮风散0.3～0.6g，每日3～4次。

（3）针灸：牙关紧闭者，取下关、颊车、合谷、内庭；角弓反张，取风池、风府、大椎、长强、承山、昆仑；四肢抽搐，取曲池、外关、合谷、后溪、风市、阳陵泉、太冲、申脉。一律采用泻法，留针15～20分钟。

【转诊原则】

对可疑感染的伤口，须通畅引流，不缝合，如当地不具备相应无菌条件，应及时转诊：如出现头痛、头晕、乏力、多汗、烦躁不安、打呵欠、下颌微感紧张酸胀、咀嚼无力、张口略感不便；伤口往往干陷无脓，周围皮肤暗红，创口疼痛并有紧张牵制感等前驱症状，高度怀疑破伤风者，需及时转诊。

【养生与保健】

1. 预防注射破伤风类毒素　可使人获得自动免疫。“基础注射”共需皮下注射3次，第一次0.5ml，后两次每隔3～6周各注射1ml。第二年再注射1ml，作为“强化注射”。以后每隔5年重复“强化注射”1ml，能有效地预防破伤风。

2. 常规使用破伤风抗毒素　创口有污染时，尤其小而深的伤口，于伤后24小时内常规肌注破伤风抗毒素1500IU。若污染严重，1周后再注射1次。

3. 中药预防 如无抗毒素时，可用蝉衣6～9g研末，每次1g，每日3次，黄酒送服；或玉真散5g，每日3次，黄酒送服，连服3日。

4. 患者隔离 保持环境安静，避免声、光、风等外界刺激，必要的治疗应争取在安静下进行。

5. 专人护理 防止发生窒息，严重患者在上、下牙之间放置橡皮开口器，防止舌咬伤；抽搐发作时防止摔伤和骨折；吸痰器放在床边，随时吸出口腔分泌物；注意口腔及皮肤护理；患者用过的器具严格消毒，敷料予以烧毁。

【健康教育】

1. 加强预防破伤风的知识宣传，发生外伤后应立即到医疗机构处置，不要自行包扎。

2. 正确处理伤口，特别是污染的或较深的创口要早期彻底清创，祛除坏死组织和异物。对可疑感染的伤口，须通畅引流，不缝合，用3%过氧化氢溶液或1：2000高锰酸钾溶液冲洗伤口。

【常用西药参考】

应采取综合措施，包括尽快中和游离毒素，控制和解除痉挛，保持呼吸道通畅及预防并发症等。

1. 中和游离毒素 确诊后首次用破伤风抗毒素20000～50000IU（皮试后）静脉滴入（对已经与神经结合的毒素则无效），以后视病情变化，每天静脉滴入或肌肉注射10000～20000IU，持续4～6天。新生儿破伤风可用20000IU静脉滴入，亦可作脐周封闭注射。

2. 控制和解除痉挛

病情较轻时：可用镇静剂和安眠药物，用安定5mg口服或10mg静脉注射，鲁米那钠0.1～0.2g肌肉注射，10%水合氯醛15ml口服或20～40ml直肠灌注。以上药物可6小时交替应用1次。

病情严重者：可用冬眠疗法，常用冬眠一号（氯丙嗪50mg，异丙嗪50mg，杜冷丁100mg，每次用1/3或1/2剂量，4～8小时肌注1次，病情好转可间歇或逐渐减量使用。应用时要密切观察生命体征变化。

3. 防治并发症 补充水和电解质，以纠正水、电解质代谢失调。必要时可输全血或血浆。应用抗生素抑制破伤风杆菌和其他细菌感染，首选青霉素和甲硝唑。

第八章

外科基本技术

第一节　无菌操作技术

无菌术是为了预防伤口感染，针对感染来源所采取的一种预防措施，由灭菌法、抗菌法和一定的操作规则及管理制度组成。

灭菌是指杀灭一切活的微生物，灭菌法一般是指预先用物理方法彻底消灭与手术区或伤口接触的物品上所附带的微生物。

消毒是指杀灭病原微生物和其他有害微生物，并不要求清除或杀灭所有微生物。消毒法又称抗菌法，指应用化学方法来消灭微生物，如某些器械的消毒、手术室空气的消毒、手术人员手臂的消毒，以及病人皮肤的消毒等。

一、戴无菌手套

进行某些无菌操作，如各种穿刺、导尿、外科手术等，需戴无菌手套。

1. 手套包布外应注明手套号码及灭菌日期。

2. 戴手套前整理衣袖，修剪指甲，洗手擦干；核对手套号码和灭菌日期；打开手套包布。

3. 以一手掀起袋的开口处，另一手捏住手套翻折部分（手套内面），取出手套；将另一手伸入手套内对准戴上，再用戴好手套的手指插入另一手套翻边内面（手套外面），按上法戴好。

4. 戴好后，用无菌纱布或两手互相推擦使其与手贴合，不可强拉。

二、穿隔离衣法

1. 戴好帽子、口罩，取下手表，卷袖过肘，冬季卷过前臂中部。

2. 手持衣领取下隔离衣，清洁面朝向自己，将衣领的两端向外折齐，对齐肩缝，露出衣袖内口。

3. 右手持衣领，左手深入袖内，右手将衣领向上拉，同时举手抖袖，露出左手。

4. 以左手持衣领，右手深入袖内，依上法穿好。

5. 两手持衣领，由领子中央顺着边缘向后将领扣扣好（注意袖子勿触及领口和面部），再扣好袖扣。

6. 将隔离衣的一边渐向前拉，看见衣边，横捏边缘，再依同法捏住另一边缘，手勿触及隔离衣内面，然后两手在背后将隔离衣的边缘对齐向外下拉，再向一侧折叠，一手按住折叠处，另一手松开前面腰带再背后交叉，回到前边打一活结。

三、脱隔离衣法

1. 解开腰带，在前面打活结。

2. 解开袖口，在肘部将衣袖塞于工作服袖下，使袖口部分向外翘起，露出双手。

3. 消毒双手、擦干。

四、穿手术衣法

手术人员手臂消毒后，提起手术衣衣领将衣服抖开，把衣服向空中轻抛，就势将双手深入衣袖内，由他人从背后协助牵拉，系上带子，再用双手交叉将垂于前身腰部衣服上的带子向身体两旁递给他人，由他人在背后系好。

第二节　换　药

伤口换药（简称换药）又称敷料交换，是处理伤口和创面的必要措施。此项操作常被临床医护人员疏忽，值得强调其重要性。换药应根据伤口创面的具体情况，选择不同的方法。

1. 一期缝口的伤口应保持敷料的清洁干燥和固定位置。如果敷料被污染、浸湿或移位，应及时更换。如果临床表现可疑伤口并发感染，更应及时更换，检查有无局部红肿等，必要时提前拆线以利引流。伤口愈合过程正常者，则等待5~7日拆线更换敷料。

2. 薄、中层植皮的供皮区和植皮区、表皮层创伤经清洁和制止渗血后，可用单层油纱布覆盖，外加吸水性纱布类包扎。4～5日或更迟时间更换敷料，注意避免损伤新生的上皮。

3. 化脓性伤口和创面

（1）有多量脓性分泌物时，需用生理盐水纱条、呋喃西林或洗必泰等溶液的纱布外敷，减少局部脓液存留。此时注意有无来自深部化脓病灶的脓液。

（2）脓液减少而有肉芽组织生长时，视肉芽组织性状选用不同的敷料。

肉芽色鲜、颗粒状、触之易渗血，表示其生长较好，可用等渗盐水或油纱布。

肉芽色淡、水肿，可用高渗盐水或20%～30%硫酸镁的纱布。

肉芽色暗、触之不易渗血、无生长趋势，可能由于局部血循不良（如褥疮），创面暂用碘仿纱布等，并设法改善局部血循。

已生长的肉芽发生销蚀现象，多由于某种致病菌（如绿脓杆菌）感染所致，应用含抗菌药物的纱条。

肉芽生长过盛超出创缘平面，有碍新生上皮向创面中心生长，可用刮匙刮去肉芽或者以硝酸银腐蚀肉芽，敷以盐水纱条或油纱条待其重新愈合。

（3）伤口或创面局部使用抗菌药物，应有针对性。例如烧伤创面脓毒症，常用磺胺嘧啶银，主要为了防治绿脓杆菌感染。庆大雷素等多种抗生素对绿脓杆菌也有效，但体表创面用抗生素时致病菌容易产生耐药性，故感染创面应尽可能少用抗生素。伤口和创面有较多的一般性脓液时，可用Dakin液（合漂白粉、硼酸、碳酸钠）、雷佛奴尔液或洗必泰液冲洗，并用药液纱布外敷。若发现有真菌感染，则需用酮康唑等抗真菌药。

4. 中心静脉或深静脉置管（监测、给营养等）时，伤口必须保持清洁无感染，以防致病菌侵入血流。每日更换其敷料，局部行清洁消毒（可用碘伏）后覆盖干纱布。

5. 按中医传统的“外治”经验，换药也可用中药制剂。例如：对化脓的伤口可用金黄散（膏）；对迁延难愈的肉芽创面可用玉红膏。如能适当选择，疗效良好，因为所用的中药可有抗菌、刺激肉芽生长或腐蚀过盛肉芽、收敛伤口等作用。

第三节　常用中医外治疗法

外治法是运用药物、手术、物理方法或配合一定的器械等，直接作用于患者体表某部或病变部位以达到治疗目的的一种治疗方法。外治法是指与内治法相对而言的治疗法则，是中医辨证施治的另一种体现。本节主要介绍以手术、物理方法为主的外治法。

一、手术疗法

（一）切开法

切开法就是运用手术进行脓肿切开的一种手术方法，以使脓液排出，从而达到疮疡毒随脓泄，肿消痛止，逐渐向愈的目的。

【适应证】一切外疡，不论阴证、阳证，确已成脓者，均可使用。

【用法】使用切开法之前，应当辨清脓成的程度、脓的深浅、患部的经络位置等情况，然后决定切开与否，具体运用如下。

1. 选择有利时机 即辨清脓成的程度和正确掌握切开排脓的有利时机，当肿疡成脓之后，且脓肿中央也有透脓之点（即脓腔中央最软的一点），确为脓成已熟，此时予以切开最为适宜。

2. 切口位置 应选择在脓肿稍低的部位，可使脓液畅流，不致袋脓，即为正确的切口位置。

3. 切口方向 一般疮疡宜循经直开，刀头向上，免伤血络；乳房部应以乳头为中心，放射形切开，免伤乳囊；面部脓肿应尽量沿皮肤的自然纹理切开；手指脓肿，应从侧方切开；关节区附近的脓肿切开，切口尽量避免越过关节；若在关节区脓肿，一般施行横切口，纵切口在瘢痕形成后可影响关节功能。

4. 切开的深浅 不同的病变部位，进刀深浅必须适度，如脓腔浅的，或疮疡生在皮肉较薄的头、颈、胁肋、腹、手指等部位，必须浅开；如脓腔深在，或生在皮肉较厚的臀、臂等部位可以稍深，但总以得脓为度。如疮疡脓浅而深开，则内脓虽出，而好肉损伤；脓深而浅开，则内脓不得外泄，血反走泄。

5. 切口大小 应根据脓肿范围大小，以及病变部位的肌肉厚薄而定。凡是脓肿范围大，肌肉丰厚而脓腔较深的，切口宜大；脓肿范围小，肉薄而脓肿较浅的，切口宜小。一般切口不能过大，以免损伤皮肉筋络，且愈合后形成瘢痕较大；但切口也不能过小，以免脓水难出，延长治愈日期。总以达到脓流通畅为度。

6. 操作方法 手术时以右手握刀，刀锋向外，拇食两指夹住刀口要进刀的尺寸，其余三指把住刀柄，并把刀柄的末端顶在鱼际上1/3处，这样能使进刀有力准确，同时左手拇食两指按捺在所要进刀部位的两侧，进刀时刀口直向上，在脓点部位向内直刺，深入脓腔即止，如欲刀口开大，则可将刀口向上或向下轻轻延伸；反之，将刀直出即可。如采用西医手术刀，可应用小号尖角刀以反挑式之执刀法，进行直刺，如欲刀口开大，则可将刀口向上或向下轻轻延伸。

【注意事项】在关节和筋脉的部位宜谨慎开刀，不要损伤筋脉，致使关节不利。如患者过于体弱，应先内服调补药物，然后切开，以免晕厥。凡颜面疔疮，尤其在鼻唇部位，应忌早期切开，以免疔毒走散，并发走黄危证；切开后，由脓自流，切忌用力挤压，以免感染扩散、毒邪内攻。

（二）烙法

烙法是应用针和烙器在火上加热后，进行手术操作的一种方法。烙法分两种，一种是火针烙法，另一种是烙铁烙法，其适应证与用法均不相同。

1. 火针烙法 古称燔针焠刺。是指将针具烧红后刺激患部的治疗方法。分有粗针与细针两种，粗针用以刺脓，细针用以消散。细针应用时将针烧红后对准患部速刺速出，目前对瘰疬之病偶而用之，至于其他外科疾病则很少应用，故这里仅介绍粗针烙法。

粗针形如细筷，系铁或铜制成，长为18～21cm，针头尖细而圆，针柄较粗或圆或方。它是借着灼烙的作用来代替开刀，从而达到脓肿溃破引流，并能防止出血的目的。

【适应证】适用于附骨疽、流痰等肉厚脓深的阴证。脓熟未溃，或虽溃而疮口过小，脓出不畅者，均可使用。

【用法】使用时将针头蘸麻油在炭火或酒精灯上烧红，当脓腔低处向上方斜入烙之，脓即随之流出（需要疮口开大，可在拔针时向上一拖，取斜出方向；需要疮口开小，可在拔针时取直出方向）。一烙不透，可以再烙，烙后可插入药线，使疮口一时不致粘合，便于引流排脓。至于进针宜深宜浅，具体要求均与“切开法”的注意相同。

【注意事项】对红肿焮痛的阳毒小疮，用之反增肿痛，加深溃烂；筋骨关节之处，用之恐焦筋灼骨，形成残废；胸胁、腰腹等部位，不可深刺，否则易伤及内膜；头面为诸阳之会，而且皮肉较薄，也在禁用之列。

2. 烙铁烙法 烙铁古代系用银制，现改用铁或铜制成，其头如半粒小蚕豆大小，上有一柄，它主要利用器械烧灼病变处，非但可以止血，而且又能烫治病根。目前以电灼器代替火烙。

【适应证】适用于创伤脉络裂断出血，以及赘疣、息肉突出等。

【用法】先在患处作局部浸润麻醉后，用烙器烧赤络之，如脉络裂断，可向出血点烧灼，如赘疣、息肉等，可用剪刀齐根剪除后再烙。

【注意事项】使用时避免患者看见，以免引起精神上的极度紧张，而发生晕厥之变。对血瘤及岩肿等病，禁用烙灼。

（三）砭镰法

砭镰法俗称飞针，它是用三棱针或刀锋在疮疡患处浅刺皮肤或黏膜，放出少量血液，促使内蕴热毒，随血外泄。

【适应证】适用于急性的阳证，如丹毒、红丝疔等。

【用法】先常规消毒，然后用三棱针或刀锋直刺皮肤或黏膜，迅速移动击刺，以患部出血或排出黏液、黄水为度。

【注意事项】慢性的阴证、虚证禁用，并不可刺得太深，以免伤及经络，刺后可再敷药包扎或外搽收口药。

（四）挂线法

挂线法是采用普通丝线或药制丝线或纸裹药线或橡皮筋线等来挂断瘘管或窦道的治疗方法。使用之后，利用线的紧力，促使气血阻绝，肌肉坏死，达到切开的目的。

【适应证】凡疮疡溃后，脓水不净，虽经内服、外敷等治疗无效而形成瘘管或窦道者，或疮口过深，或生于血络丛处而不宜采用切开手术者均可应用。

【操作法】先用球头银丝自甲孔探入管道，使银丝从乙孔穿出（如没有乙孔的，可在局麻下用硬性探针顶穿，再从顶穿处穿出），然后用丝线做成双套结，将橡皮筋线一根结扎在自乙孔穿出的银丝球头部，再由乙孔回入管道，从甲孔抽出，这样，橡皮筋线与丝线贯穿瘘管管道两口，此时将扎在球头上的丝线与橡皮筋线剪开（丝线暂时保留在管道内，以备橡皮筋线在结扎折断时，用以引橡皮筋线作更换之用），再在橡皮筋线下先垫以两根丝线，然后收紧橡皮筋线，打一个单结，再将所垫的两根丝线，各自分别在橡皮筋线上打结处予以结缚固定，最后抽出管道内上述保留的丝线。

如采用普通丝线或纸裹药线挂线法，则在挂线以后，须每隔 2～3 天解开线结，收紧一次，因而延长切开日期，橡皮筋线因有弹性，一般一次结紧后即可自动收紧切开，所以目前多采用橡皮筋线挂线法。

【注意事项】如果瘘管管道较长，发现挂线松弛时，则必须加线收紧，以免不能达到切开的目的；且须仔细探查瘘管管道，以免形成假道，而不能达到治愈的目的。

（五）拖线法

拖线法是以粗丝线贯穿于瘘管、窦道中，通过拖拉引流，排净脓腐，以治疗瘘管、窦道的方法。

【适应证】适用于乳房部多发性窦瘘、颅部术后残留窦道、臀部大范围脓腔形成的窦道或瘘管等。

【操作法】以4～6股7号或10号医用丝线引置于管道中，丝线两端要迂折于管道外打结，以防脱落，但丝线圈不必拉紧，以便每日来回拖拉。每日换药时，用提脓祛腐药物掺于丝线上，来回拖拉后将药物置于管腔内，使管道中脓腐坏死组织得以排出，待脓腐排净后，拆除拖线，外用棉垫加压固定，促进管腔粘合痊愈。拖线疗法一般保留2～3周，一般肛门部瘘管在10～14天，乳房部瘘管拖线时间应长一些，一般在14～21天。同时配合其他疗法内外合治，具有组织损伤少、痛苦小、疗程短、愈合后外形改变少等优点。

【注意事项】在具体操作时，所用拖线可视管壁的大小、厚薄及坏死组织的多少等，采用单线、双线或多股线；拖线切口，应注意低位引流和使拖线穿过整个脓腔、窦道或瘘管；剪除拖线不宜过早或过晚，应以管壁化脱、坏死组织和分泌物引流干净通畅，此时细菌培养多为阴性，新肉芽开始显露，即可剪除拖线。若拖线保留时间过短，坏死组织或异物会残留于管腔，影响正常肉芽组织生长，使管腔难以愈合，或愈后复发。而拖线保留时间过长，易造成异物刺激管壁，引起纤维化，亦影响管腔的愈合。此外，在每日换药时，须用生理盐水或呋喃西林溶液清洁创口及拖线周围的脓腐，防止脓腐干结而影响引流的通畅。提脓祛腐药应仔细地掺于丝线上，然后将丝线轻轻地来回拖拉，使药粉均匀地引置于管道内。拖线拆除后，必须配合垫棉压迫法，压迫整个管道空腔，并用阔绷带扎紧，可使管壁碰拢闭合，管腔粘连愈合。窦道瘘管收口后，仍应继续垫棉加压一段时期，以巩固疗效。但是对于有多层较大脓腔的窦道瘘管，仍需以切开扩创为主要治疗方法，拖线疗法则为辅助手段。

（六）结扎法

结扎法又名缠扎法。它是利用线的紧力，通过结扎，促使患部经络阻塞，气血不通，结扎上部的病变组织失去营养而致逐渐坏死脱落，从而达到治疗的目的。同时对较大脉络断裂而引起活动性出血，利用本法结扎血管，可以制止出血。

【适应证】适用于瘤、赘疣、痔、脱疽等病，以及脉络断裂引起出血之症。

【操作法】凡头大蒂小的赘疣、痔核等，可在根部以双套结扣住扎紧。凡头小蒂大的痔核，可以缝针贯穿它的根部，再用 8 字式结扎法，两线交叉扎紧。如截除脱疽坏死的趾、指，可在其上端预先用丝线缠绕十余圈，渐渐紧扎。如脉络断裂，可先找到断裂的络头，再用缝针引线贯穿出血底部，然后系紧打结。结扎使用线的种类有普通丝线、药制丝线、纸裹药线等，目前多采用较粗的普通丝线或医用缝合线。

【注意事项】如内痔用缝针穿线，不可穿过患处的肌层，以免化脓；扎线应扎紧，否则不能达到完全脱落的目的；扎线未脱，应使其自然脱落，不要硬拉，以防出血。

二、其他疗法

（一）引流法

脓肿切开或自行溃破后，需用各种方法引流，使脓液畅流，腐脱新生，防止毒邪扩散，促使溃疡早日愈合。引流法有药线引流、导管引流、扩创术等。

1. 药线引流　药线俗称纸捻或药捻，大多采用桑皮纸，也可应用丝棉纸或拷贝纸等做成。药线的类别有外粘药物及内裹药物两类，目前临床上大多应用外粘药物的药线。它是借着药物及物理作用，插入溃疡疮孔中，引流脓水外流；同时利用药线之绞形，能使坏死组织附着于药线而使之外出。此外，尚能探查脓肿的深浅，以及有否死骨的存在。探查有否死骨也是利用药线绞形之螺纹，如触及粗糙骨质者，则为疮疡已损骨无疑。采用药线引流和探查，具有方便、痛苦少、患者能自行更换等优点。目前将捻制成的药线经过高压蒸汽消毒后应用，使之无菌而更臻完善。

【适应证】凡溃疡疮口过小，脓水不易排出者；或已成瘘管、窦道者，均可使用。

【用法】

（1）外粘药物法：分有两种。一种是临用时将搓成的纸线放入油中或水中润湿，蘸药插入疮口；另一种是预先用白及汁与药和匀，黏附在纸线上，候干存贮，随时取用。目前大多采用前法。外粘药物，多用含有升丹成分的方剂或黑虎丹等，因它有提脓祛腐的作用，故适用于溃疡疮口过深过小，脓水不易排出者。

（2）内裹药物法：是将药物预先放在纸内，裹好搓成线状备用。内裹药物，多用白降丹、枯痔散等，因它有腐蚀化管的作用，故适用于溃疡已成瘘管或窦道者。

【注意事项】药线插入疮口中，应留出一小部分在疮口之外，并应将留出的药线末端向疮口侧方向下方折放，再以膏药或油膏盖贴固定。如脓水已尽流出淡黄色黏稠液体时，即使脓腔深，也不可再插药线，否则影响收口。

2. 导管引流 古代导管用铜制成，长约10cm左右，粗细约0.3cm，中空，一端平面光滑，一端呈斜尖式。在斜尖下方之两侧各有一孔（以备脓腐阻塞导管腔头部后，仍能起引流作用），即为导管的形状，消毒备用。这种导管引流较之药线引流更能使脓液畅出，从而达到脓毒外泄的目的。

【适应证】凡附骨疽、流痰、流注等脓腔较深，脓液不易畅流者。

【用法】将消毒的导管轻轻插入疮口，达到底部后，再稍退出一些即可，并视其管腔中已有脓液畅流排出时，即用橡皮膏固定导管，外盖厚层纱布，放置数日（纱布可每天更换），当脓液减少后，改用药线引流。另一种用法：当脓腔位于肌肉深部，切开后脓液不易畅流，将导管插入，引流脓液外出，待脓稍少后，即拔去导管，再用药线引流。导管引流，目前在体表脓肿已很少采用，大多应用于腹腔手术后，且导管均改用塑料管或橡皮管（导尿管）以替代铜制导管。

【注意事项】导管的放置应放在疮口较低的一端，易使脓液畅流。导管必须固定，以防滑脱落入疮口内。管腔如被腐肉阻塞，可松动引流管或轻轻冲洗，以保持引流通畅。

3. 扩创引流 是采用手术的方法来进行引流，大多应用于脓肿溃破后有袋脓现象，经其他引流、垫棉法等无效的情况下才予采用。

【适应证】如痈、有头疽、溃后有袋脓者；瘰疬溃后形成空腔者；脂瘤继发感染化脓时。

【用法】在消毒局麻下，对脓腔范围较小者，只需用手术刀将疮口上下延伸即可；如脓腔范围较大者则用剪刀作十字形扩创。瘰疬之溃疡，除扩创外，并须将空腔之皮修剪，剪后使疮面全部暴露。有头疽溃疡的袋脓，除作十字形扩创外，切忌将空腔之皮剪去，以免愈合后形成较大的瘢痕，影响活动功能。脂瘤继发感染化脓的扩创，作十字形切开后，将疮面两侧皮肤作修剪，便于棉花嵌塞，并用刮匙将渣样物质及囊壁一并刮清。

【注意事项】扩创后，须用消毒棉花按疮口大小，蘸八二丹或七三丹嵌塞疮口以祛腐，并加固定，以防止出血，以后可按溃疡处理。

（二）垫棉法

是用棉花或纱布折叠成块以衬垫疮部的一种辅助疗法。它是借着加压的力量，使溃疡的脓液不致下袋而潴留，或使过大的溃疡空腔皮肤与新肉得以粘合而达到愈合的目的。

【适应证】适用于溃疡脓出不畅有袋脓者；或疮孔窦道形成脓水不易排尽者；或溃疡脓腐已尽，新肉一时不能粘合者。

【用法】有袋脓者，在使用时将棉花或纱布垫衬在疮口下方空隙处，并用宽绷带固定。对窦道深而脓水不易排尽者，用棉垫压迫整个窦道空腔，并用绷带扎紧。溃疡空腔的皮肤与新肉一时不能粘合者，使用时可将棉垫按空腔的范围稍为放大，满垫在疮口之上，再用阔带绷紧。至于腋部、腘窝部的疮疡，最易形成袋脓或空腔，影响疮口愈合或虽愈合而易复溃，故应早日加用垫棉法。具体应用需根据不同部位，在垫棉后并采用不同的绷带予以加压固定，如项部用四头带，腹壁多用多头带，会阴部用丁字带，腋部、腘窝部用三角巾包扎，小范围的用阔橡皮膏加压固定。

【注意事项】在急性炎症红肿热痛尚未消退时不可应用，否则有促使炎症扩散之弊；如应用本法而未能获得预期效果时则宜采取扩创引流手术。

（三）药筒拔法

药筒拔法是采用一定的药物，与竹筒若干个同煎，乘热急合疮上，以吸取脓液毒水的方法。它是借着药筒具有宣通气血，拔毒泄热的作用，从而达到脓毒自出，毒尽疮愈的目的。

【适应证】适用于有头疽坚硬散漫不收，脓毒不得外出者；或毒蛇咬伤，肿势迅速蔓延，毒水不出者；以及反复发作的流火等。

【用法】先用鲜菖蒲、羌活、紫苏、蕲艾、白芷、甘草各15g，连须葱60g，用清水10碗煎数十滚，待药浓熟为度，备用。次用鲜嫩竹数段，每段长23cm，径口4.2cm，一头留节，刮去青皮留白，厚约0.3cm，靠节钻一小孔，以杉木条塞紧，放前药水内煮数十滚（药筒浮起用物压住），如疮口小可用拔火罐筒。将药水锅放在病床前，取筒倒去药水，乘热急对疮口合上，按紧，自然吸住，待片刻药筒已凉（5～10分钟），拔去杉木塞，其筒自落。并视其需要和病体强弱，每天可拔1～2筒或3～5筒，如其坚肿不消，或肿势继续扩散，脓毒依然不能外出者，翌日可以再次吸拔，如此连用数天。如治疗丹毒，患部消毒，先用砭镰法放血，再用药筒拔吸，待拔吸处血液自然凝固后，用纱布包扎，可应用于复发性丹毒已形成橡皮腿者。

【注意事项】必须验其筒内拔出的脓血，若是鲜明红黄稠厚者预后较好，纯是败浆稀水，气秽黑绿者预后较差。操作时须避开大血管，以免出血不止。

（四）针灸法

针法与灸法常相提并论，有时则统称针灸，其实针与灸各有其适应证。在外科方面，古代则多采用灸法，但近年来针法较灸法应用广泛，很多疾病均可配合针刺治疗而提高临床疗效。

灸法是用药物在患处燃烧，借着药力、火力的温暖作用，可以和阳祛寒、活血散瘀、疏通经络、拔引郁毒等。如此则肿病未成者易于消散，既成者易于溃脓，既溃者易于生肌收口。

【适应证】针刺适用于瘰疬、乳痈、乳癖、湿疮、瘾疹、蛇串疮、脱疽、内痔术后疼痛、排尿困难等。灸法适用于肿疡初起坚肿，特别是阴寒毒邪凝滞筋骨，而正气虚弱，难以起发，不能托毒外达者；或溃疡久不愈合，脓水稀薄，肌肉僵化，新肉生长迟缓者。

【用法】针刺一般采取病变远隔部位取穴，手法大多应用泻法，不同疾病取穴各异。灸法主要有两类：一种单纯用艾绒作艾柱着肤施灸称明灸，此法因有灼痛，并容易引起皮肤发生水疱，所以比较少用。一种捣药成饼，或切药成片（如豆豉、附子等作饼，成姜、蒜等切片），上置艾柱，于疮上灸之称隔灸。此外，还有用艾绒配伍其他药物，做成药条，隔纸燃灸称雷火神针灸。豆豉饼灸，同姜、蒜灸等，适用于疮病初起，毒邪壅滞之证，取其辛香之气，行气散邪。附子饼灸适用于气血俱虚，风邪寒湿凝滞筋骨之证，取其温经散寒，调气行血。雷火神针灸适用于风寒湿侵袭、经络痹痛之证，取其香窜经络，祛风除湿。至于灸柱的大小，壮数的多少，须视疮形的大小及疮口的深浅而定。总的原则，务必使药力达到病所，以痛者灸至不痛，不痛者灸至觉痛为止。

【注意事项】凡针刺一般不宜直接刺于病变部位。疔疮等实热阳证，不宜灸之，防止以火济火；头面为诸阳之会，颈项接近咽喉，灸之恐逼毒入里；手指等皮肉较薄之处，灸之更增疼痛。

此外，在针灸的同时，根据病情应与内治、外治等法共同施治。

（五）熏法

用药物燃烧后，取其烟气上熏，借着药力与热力的作用，使腠理疏通，气血流畅而达到治疗的目的。

【适应证】不论肿疡、溃疡都可应用。

【用法】神灯照法功能活血消肿，解毒止痛；适用于痈疽轻证，未成者自消，已成脓者自溃，不腐者即腐。桑柴火烘法功能助阳通络，消肿散坚，化腐，生肌，止痛；通用于疮疡坚而不溃，溃而不腐，新肉不生，疼痛不止之症。烟熏法功能杀虫止痒，适用于干燥而无渗液的各种顽固性皮肤病。

【注意事项】随时听取患者对治疗部位热感程度的反映，以免引起皮肤灼伤；室内烟雾弥漫时，要适当调节空气流通。

（六）熨法

用药物加酒醋炒热，布包熨摩患处，可使腠理疏通，气血流畅，达到治疗的目的。目前常因药物的炒煮不便，而较少应用，但在临床上单纯的热敷方法还是普遍使用的。

【适应证】风寒湿痰凝滞筋骨肌肉等证，以及乳痈初起或回乳时，均可应用。

【用法】熨风散药末，取赤皮葱连须240g，捣烂后与药末和匀，醋拌炒热，布包熨患处，稍冷即换；有温经祛寒，散风止痛之功，适用于附骨疽、流痰皮色不变，筋骨酸痛。又如取皮硝80g，置布袋中，敷于乳房部，再用热水袋置于布袋上待其溶化吸收，有消肿回乳之功，适用于乳痈初起或哺乳期的回乳。

【注意事项】阳证肿疡禁用。

（七）热烘疗法

在病变部位涂药后，再加热烘治疗。通过热力的作用，使局部气血流畅，腠理开疏，药物渗入，达到活血祛风以减轻或消除痒感；活血化瘀以消除皮肤肥厚等治疗目的。

【适应证】适用于鹅掌风、慢性湿疮、牛皮癣等皮肤干燥、瘙痒之症。

【用法】依据病情，选择相适应的药膏，如慢性湿疮用青黛膏；鹅掌风、牛皮癣用疯油膏等。操作时先将药膏涂于患部，须均匀极薄，然后用电吹风烘（或火烘）患部，每天1次，每次20分钟，烘后即可将所涂药膏擦去。

【注意事项】一般同熏洗。此外，禁用于一切急性皮肤病。

（八）浸渍法

浸渍法古称溻渍法，是用药物煎汤淋洗患部的方法。它能使疮口洁净，祛除病邪等，从而达到治疗的目的。

【适应证】凡疮疡溃后脓水淋漓或腐肉不脱；皮肤病瘙痒、脱屑；内、外痔的肿胀疼痛等。

【用法】临床上常用的有淋洗、坐浴、浸泡等。如2%～10%黄柏溶液有清热解毒的作用，适用于疮疡溃后，脓水淋漓或腐肉不脱，疮口难敛者；苦参汤有祛风除湿，杀虫止痒之功，可以洗涤尖锐湿疣、白疕等病。香樟木有调和营卫、祛风止痒之功，可以煎汤沐浴，适用于瘾疹。五倍子汤有消肿止痛和收敛止血的作用，可煎汤坐浴，适用于内、外痔肿痛，脱肛等。鹅掌风浸泡方有疏通气血，杀虫止痒之功，将药加醋同煎，待温，每日浸泡1~2小时，连续7天，适用于鹅掌风。

【注意事项】在浸渍时，冬季应该保暖，夏令宜避风凉，以免感冒。

第四节　中医外科术后康复指导

中医康复学是在中医理论指导下，采用中药及多种中医治疗方法对疾病施行康复的科学体系。作为具有外治法与手术治疗特点的外科学，由于其疾病及治疗方法的特殊之处，更是存在着较多的病后功能障碍及残疾患者需要进行康复治疗。

一、康复治疗原则

外科疾病康复的目标是消除或减轻患者在生理功能上的缺陷，使其在身体功能、精神与工作能力方面得到最大限度的恢复。具体实施，可按其疾病发展过程，分阶段达到以下三个目标。

1. 消除或缓解疾病或术后并发症及后遗症症状　在疾病的慢性期及由手术并发症、后遗症所引起的各种症状给病人带来长期的痛苦，影响了患者实行功能恢复锻炼的效果，同时也影响着患者的心理。所以康复的目标首先应该是消除或缓解各种症状，为病人进一步的康复奠定基础。

2. 功能恢复　在通过各种手段消除病痛症状的同时，还应注意开始功能恢复的训练，长期被动的休养将导致肢体功能的用进废退，最后因肌肉萎缩、关节变形而失去康复机会。

3. 心身康复　某些慢性疾病和手术后或外伤致残的患者，或多或少地存在着心身上的损伤，特别是像乳腺癌乳房切除术、直肠癌根治术安装假肛及各种截肢装假肢患者，由于身体部分的残缺或变形，使其感到自惭形秽，丧失了积极进取之心，甚至有轻生意念。

二、康复治疗方法

1. 药物康复　药物康复是以辨证康复观为指导，针对康复对象气血衰少、脏腑经络功能失调，以及血瘀痰阻等病理特点，根据中药性味、功能特性及方剂的配伍组成进行调治，以补益虚损、祛除痰瘀、协调脏腑经络功能，从而减轻和消除病人形神功能障碍，促使其身心康复的方法。常用方法有辨证内治、外用药物、药浴等。

(1) 内治：疔疮、痈疽溃后，伤口不愈合者，应考虑其气血不足，无力生养新肉，可投入人参养荣汤、八珍汤、十全大补汤等；长期肢体疼痛者，应注重通调气血，以补阳还五汤、桃红四物汤等加减；长期肢体水肿、畏寒者，可视为脾肾阳虚，予以温阳利水之真武汤、金匮肾气丸等方加减。对晚期癌症，常采用扶正固本、活血化瘀及清热解毒法。

(2) 外用：可分为局部用药及全身用药，全身用药又可归于浴疗。局部用药包括膏药、油膏、箍围药、掺药及草药煎汤外洗。用时根据局部阴阳及病期的不同，予以消肿、止痛、提脓祛腐、生新长肉等治疗。

(3) 药浴：是用中草药煎煮液或提取液加水后浸泡全身的一种常用浴疗。可在疗养院或专门康复机构里进行此治疗，家庭有条件者也可在家里施行。大部分周围血管病、截肢后残肢疼痛患者，通过此项治疗均有很好效果。药浴时，通过全身皮肤对药物进行吸收，以及浴场的温热效应，可以有效地改善血循环，调节各脏腑功能，促进新陈代谢，且有消炎抗菌作用。使用时应注意水温不宜过高，应保持在40℃左右；对于年老伴心血管系统功能不全者要慎用或改用半身浴、局部泡浴；浴后避免着凉。

2. 调摄情志　通过语言或非语言因素，影响和改变伤病和残疾患者的感受、认识、情绪和行为，减轻和改善患者的异常情志反应，达到减轻功能障碍和促使患者康复。具体包括说理开导法、情志相胜法、暗示疗法、行为疗法、色彩疗法等。

3. 娱乐康复　应用多种娱乐方式，通过对人体形神的影响而促使身心康复。娱乐康复活动内容丰富多彩，诸如音乐歌舞、琴棋书画、风筝钓鱼、戏剧游戏等，均有泊心志，畅神明，练形体，通气血之功效，古往今来，已成为人们喜闻乐见的康复方法，临床应用广泛。

4. 传统体育康复　传统体育康复法内容丰富，形式多样，如放松功、内养功、强壮功、五禽戏、易筋经、八段锦、太极拳、保健功等。该法强调动静结合，形神共养，通过锻炼可内养精气神、外练筋骨皮，达到燮理阴阳，流通气血，协调脏腑，扶正祛邪的功效。

5. 自然沐浴康复　在整体康复观指导下，通过自然界水、日光、空气、泥沙等因素对人体的沐浴而促使患者身心康复。临床应用时需严格掌握适应证，并严格按照规定方法，有选择性地应用，可用于治疗多种慢性皮肤病，如银屑病、皮肤瘙痒症、慢性荨麻疹、慢性湿疹、慢性肢体溃疡、神经性皮炎、硬皮病等。大部分周围血管疾病、截肢后残肢疼痛患者，通过此项治疗亦可取得很好疗效。

6. 针灸推拿康复 以经络的调整作用为基础，通过对一定腧穴经络进行适当的刺激，以激发经络气血的运行，进而宣通经脉，调和阴阳，协调脏腑，补虚泻实，从而达到扶正祛邪、身心康复的目的。它具有适应范围广、疗效明显、操作方便、经济安全等优点，是中医康复医疗的重要手段。如治疗外科疼痛性疾病、慢性顽固性皮肤病、肢体活动障碍等具有很好的疗效。但急性损伤、炎症、血栓性深静脉炎等则禁止局部推拿。

7. 饮食康复 康复饮食可分两类：一是药物配佐食物，如冬虫夏草鸡、当归生姜炖羊肉、五加皮酒等；另一为具有治疗作用的食物，如八宝粥、菊花茶等。康复饮食又称为药膳，可以具有养血安神、生津补气、益智安神等多种作用。外科病患者经常食用与其相适应的药膳，可以起到部分治疗或预防功效。如多发性疖病患者可长期饮用菊花茶、梅花粥；痔疮便秘患者可食用瓜蒌饼、桑椹醪、郁李仁粥；结肠炎腹泻患者可用栗子粥、豆蔻粥；胆囊炎或腹部术后恶心、纳差者用藿香粥。

中医康复疗法简便易行，患者可以在门诊治疗，也可以接受一定训练后在家中自我进行。

第五节　外科常用消毒剂、消毒方法及注意事项

一、常用消毒剂

1. 醇类 能使微生物体的蛋白质变性、凝固。70%乙醇杀菌作用强，细菌接触1～2分钟内即死亡，故消毒均保持此浓度。其主要优点是刺激性和毒性甚微，引起过敏者极少见，临床用途广。

2. 氧化剂 如碘剂、次氯酸盐、过氧乙酸、高锰酸钾等，能使微生物体的蛋白质或氨基酸等氧化变性。碘伏是碘与聚乙烯吡咯酮的结合物，含碘1%，涂布于皮肤后逐渐释出碘，可保持杀菌作用2～4小时，故对皮肤的暂存细菌和常存细菌均有效。如果涂布面积大，过量的碘由甲状腺吸收、从肾排出，故对其脏器有病者须慎用。孕妇和新生儿也不宜使用碘伏。

3. 表面活性剂 有阳离子、阴离子、两性离子和非离子4种。阴离子表面活性剂有去污作用，杀菌作用较弱。阳离子表面活性剂与细菌表层磷脂壁酸、多糖磷酸

基有亲和性（附于细菌），能破坏胞膜结构并促使蛋白质变性，故有较强的杀菌作用。目前用于临床的有新洁尔灭、洗必泰、消毒净、优安净等。

4. 酚类　能破坏微生物的细胞膜和使蛋白质变性。煤酚（甲酚）为来苏儿的主要成分，用于消毒环境和污染用品。

5. 烷化剂　能使微生物的酶烷基化，并阻止核酸代谢，有强杀灭作用。常用的有甲醛（40%福尔马林溶液）、戊二醛和环氧乙烷。甲醛和戊二醛的溶液可浸泡器械用品，也可加热气化熏蒸。用熏蒸法能避免消毒物品受潮湿。环氧乙烷沸点低（10.7℃），易气化，需用特制的容器熏蒸消毒物品，杀菌谱广，渗透性良好，但可能有部分环氧乙烷残留在消毒物品表面，有害于人体，故应控制浓度和时间；消毒后将物品置放于流通空气中一定的时间，监测残余浓度。此外，本品易燃，对操作人员的皮肤、眼睛等有刺激作用，使用时必须防护。

注意事项：消毒剂按杀灭微生物的范围，可分为高效、中效和低效三类。高效消毒剂是指能杀灭一切微生物，包括细菌芽孢、真菌孢子、病毒在内，如碘剂、次氯酸盐、甲醛、环氧乙烷等。中效消毒剂如乙醇、甲酚，能杀灭绝大多数微生物，但不能杀灭细菌芽孢。低效消毒剂如新洁尔灭、洗必泰，能杀灭大多数微生物，但不能杀灭结核杆菌、细菌芽孢、亲水性病毒等。然而，选用消毒剂时，除根据灭菌的要求，还需考虑到药剂对人体组织的刺激性、对器械用品的侵蚀作用、药效受有机物的影响等，尽量减少这些不利因素。此外，两种消毒剂配合使用可提高效能，如洗必泰与乙醇配合能提高杀菌作用。

二、常用消毒方法

1. 器械用品消毒　各种器械用品的制作材料不同，结构有简单和复杂精密的区别。故消毒方法不一，但均须具有下列条件：①能杀灭各种致病微生物；②杀菌作用不仅要达到物体表面，而且要达到管腔内、关节铰链等处；③物品的材料不受侵蚀，结构不被破坏或变形，消毒后仍保持良好的性能功用；④尽可能节省消毒时间。

表2－5列出手术器械用品的常用灭菌方法，使用量较大的敷料和器械用品，以高压蒸汽灭菌为主。金属锐器、内镜、特制导管和塑料制品等，为了保持其质量和性能，不用高热法，应选用消毒剂的浸泡法或熏蒸法。现有多种一次性的缝线、缝合针和特制导管等，就是为了保证无菌和性能良好。

表2－5　　手术器械用品的常用消毒方法

物品	高压蒸汽	浸泡法	熏蒸法
敷料	20～60分钟	——	——
一般金属器械	15分钟	碘伏稀释20倍30分钟或2%戊二醛20分钟	——
金属锐器	——	同上法	40%甲醛80ml/m³或环氧乙烷400～1500mg/L，6～12小时
缝线	丝线30分钟	肠线0.1%洗必泰30分钟	特制缝线同上法
橡胶、玻璃、搪瓷制品	15分钟	0.1%洗必泰、2%戊二醛，30分钟	同上法
塑料制品、内镜、特制导管	——	同上法	同上法

注意事项：①消毒前应将器械上的防护油类和锈斑擦去；②开放注射器、导管等的管腔，张开器械的关节，使消毒剂能接触物品内部；③消毒时物品包装不宜过大和过紧；④用前应清除物品表面和内部的消毒剂；⑤使用后要及时清除物品表面和内部的干血、浆液、油脂、组织碎片等，一般用煮沸法处理后需加防护油或干燥保存，感染手术的器械、手套等一般可用0.1%新洁尔灭或0.05%洗必泰浸泡2小时，厌氧梭状芽孢菌或其他特殊感染的手术用品应浸泡4小时，接触肝炎或肝炎抗原阳性的病人的器械用品须用2%戊二醛或0.2%过氧乙酸浸泡1小时。

2. 手术人员的准备　手术人员的手和前臂消毒、穿戴无菌的手术服、口罩，以及手套，是防止伤口污染的重要措施，同时也保护手术人员，防止某些传染。

参加手术以前，手术人员应尽可能避免自身、特别是手部受病菌污染。手术当日，原则上应先参加手术，然后为感染伤口换药。同理，应先施行清洁手术，然后施行污染或感染的手术。若确有先换药的必要，换药后应彻底刷洗手；涉及特殊感染者必须使用隔离技术。患有上呼吸道感染或皮肤感染者不应参加手术。

手术人员的术前洗手消毒：首先清洗自手指到肘上5cm的皮肤，使表面（包括指甲缘）清洁无污；其次擦干皮肤以免影响消毒剂的效能；然后用消毒剂碘伏或洗必泰、酒精等涂擦（或浸泡）。

适宜的皮肤消毒剂应具有以下条件：①能杀灭皮肤上的各种微生物，包括真菌在内；②不损害皮肤和不从皮肤吸收中毒；③不引起过敏反应；④能在皮肤上保留一定的时间。目前常用于手和前臂的消毒剂对革兰阳性和阴性致病菌，包括细菌芽孢均有杀灭作用。

3. 病人手术区的消毒处理　按伤口污染程度，手术分为清洁、轻度污染（清洁污染）、污染和感染四类。为了防止清洁手术和轻度污染手术的术后发生伤口感染，降低污染手术的术后感染率，减轻感染手术的伤口感染，都必须遵循无菌术的处理原则。

（1）手术前皮肤准备：为了尽量减少病人皮肤上的细菌数量，应重视一般的清洁卫生，如更衣、洗澡或床上擦澡。

术前皮肤准备还应注意清除脐或会阴等处的积垢，以免影响手术台上的皮肤消毒。备皮时应防止损伤。

烧伤后和其他病变的肉芽创面施行植皮术以前，需换药以尽量减轻感染和减少分泌物。

（2）手术区正常皮肤的消毒：消毒剂的使用与上述手术人员的手臂消毒相同。婴幼儿、阴茎和阴囊等的皮肤不宜用碘酊消毒，以免受刺激发炎。

（3）皮肤受损污染者的消毒：如烧伤清创和新鲜创伤的清创，首先要尽量清除创面、伤口的污染物，用清水和0.25%新洁尔灭反复冲洗，至创面基本上清洁时拭干。烧伤创面按其深度处理。创伤的伤口内用新洁而灭或过氧化氢，外周皮肤涂搽碘伏或洗必泰后铺巾，然后施行手术处理。创伤较重者在缝合伤口前还需重新消毒铺巾。

第六节　常用抗菌药物的使用原则

外科应用抗菌药物的目的是治疗已发生的感染和预防可能发生的感染，因而必然要涉及许多问题。例如，在何种情况下需用抗菌药物，怎样选择药物，怎样给药，预防性用药究竟有多少价值等。

一、治疗

抗菌药物适用于：①不呈局限化的外科感染，如急性蜂窝织炎、丹毒、急性淋巴管炎、急性淋巴结炎、急性骨髓炎、急性关节炎等，通过早期和积极的抗菌药物治疗，这些感染常可获得痊愈。但在治疗过程中，应密切观察有无脓肿形成或积脓；如有脓肿或积脓，应做切开引流，不能单纯依靠抗菌药物。②配合手术治疗外科感染，如急性腹膜炎、肝脓肿、急性化脓性胆管炎、气性坏疽、手部感染等手术治疗的前后，应用抗菌药物可以提高手术安全性和治愈率；对一些轻微的感染，如毛囊炎、疖或表浅伤口化脓等，一般不需全身应用抗菌药物。

1. 抗菌药物的选择（表2-6） 原则上应根据抗菌谱选择有效的抗菌药物，但还要考虑到抗菌药物的吸收、体内分布和排泄的特点，以及副作用和药源等。要防止遇到感染即用广谱抗生素的偏向。

在治疗外科感染时，虽然原则上应根据抗菌谱选择有效的抗菌药物，但病原菌种类的确定并不是在一开始就能做到的。因此，临床上一般根据诊断来选择抗菌药物，理由是各种感染都有它的主要病原菌。如痈、急性骨髓炎主要是葡萄球菌感染；急性蜂窝织炎、丹毒主要由溶血性链球菌所引起；肠道穿孔所致的急性腹膜炎是大肠杆菌、肠球菌和类杆菌等引起的混合感染。要尽可能获取渗出液或脓液，根据其性状可以大致推测病原菌的种类。更重要的是做渗出液或浓液的涂片革兰染色检查，以初步确定有无致病菌和致病菌是阳性菌还是阴性菌，是球菌还是杆菌，这样可以更有针对性地选择抗菌药物。在一些严重感染中，还应在抗菌药物治疗前尽可能做血、体液或脓液培养和细菌敏感度测定，以指导以后的用药。

表2-6 抗菌药物的选择

病原菌	主要外科感染	首选药物	可选药物
金黄色葡萄球菌（青霉素G敏感）	疖、痈、急性乳腺炎、急性骨髓炎、败血症等	青霉素G	大环内酯类、磺胺药+TMP、头孢类、克林霉素、多西环素
金黄色葡萄球菌（耐青霉素G）	同上	耐青霉素酶半合成青霉素	头孢类、克林霉素、万古霉素、大环内酯类、庆大霉素、利福平
溶血性链球菌	急性蜂窝织炎、丹毒、败血症等	青霉素G	大环内酯类、头孢类、磺胺药+TMP
肠球菌	尿路感染、腹膜炎、败血症等	氨苄西林+氨基糖苷类	氨苄西林+舒巴坦、万古霉素+氨基糖苷类
梭状芽孢杆菌	气性坏疽	青霉素G	四环素、红霉素、头孢类
炭疽杆菌	炭疽	青霉素G	四环素、红霉素、头孢类、庆大霉素
大肠杆菌	胆道感染、尿路感染、腹膜炎、败血症等	氨基糖苷类+氨苄西林	半合成广谱青霉素、头孢类、多黏菌素、喹诺酮类
产气杆菌	尿路感染、腹膜炎、败血症等	氨基糖苷类+四环素	头孢类、多黏菌素

（续表）

病原菌	主要外科感染	首选药物	可选药物
奇异变形杆菌（吲哚阴性）	同上	青霉素 G、氨苄西林	氨基糖苷类、羧苄西林、哌拉西林、第三代头孢
吲哚阳性变形杆菌	同上	氨基糖苷类	羧苄西林、哌拉西林、第三代头孢
绿脓杆菌	烧伤感染、尿路感染、肺炎、败血症等	庆大霉素 + 羧苄西林	多黏菌素、妥布霉素、哌拉西林、第三代头孢、磷霉素
克雷白细菌、肠细菌、沙雷细菌	败血症、腹膜炎、烧伤感染	庆大霉素	其他氨基糖苷类、哌拉西林、第三代头孢
脆弱类杆菌	腹膜炎、静脉炎、败血症、脓肿等	甲硝唑	克林霉素、头孢类
其他类杆菌	同上	甲硝唑、青霉素	克林霉素、头孢类
结核杆菌	结核病	链霉素 + 异烟肼	利福平、乙胺丁醇

真菌感染的治疗，除应尽可能停用广谱抗生素外，对消化道真菌感染一般可选用制霉菌素、曲古霉素或克霉唑；而对全身性真菌感染可先选用酮康唑或氟胞嘧啶，如疗效不显著，可改用两性霉素 B 或氟康唑。

2. 给药方法　一旦确定有感染，即应开始给药。剂量应根据感染的性质、程度和有无并发症等来全面考虑，但一般为常用剂量。常用剂量在血清内产生的抗菌药物浓度，一般可超过敏感细菌敏感度的数倍至十数倍，能满足一般的治疗要求。剂量不足，不仅缺乏疗效，而且还有导致细菌产生耐药性的危险。但剂量过大，不仅浪费，且有增加副作用发生的机会。

通常使用口服或肌肉注射途径给药。但对严重感染，特别是全身化脓性感染，能静脉应用的抗菌药物，应采用静脉途径给药。通过分次静脉注射，抗菌药物在血清内和组织液内产生的浓度，要高于连续静脉滴注所产生的浓度。故宜采用分次静脉注射给药的方法。

停药的时间不能完全以体温恢复正常作为唯一的指标，还需对病人的一般情况、精神状态、脉搏、呼吸、食欲，以及局部感染灶的情况加以全面考虑，白细胞计数和分类恢复正常也是一个参考指标。一般说来，较轻的感染在感染完全控制以后 48 ~ 72 小时停药。严重感染如败血症，则需在情况稳定 1 ~ 2 周后停药。某些感染如急性骨髓炎、放线菌病等，则往往需在感染控制 3 ~ 4 周，甚至更长时间后才停药。

3. 联合应用抗菌药物　一般应限于两种抗菌药物的联合，并结合临床经验和联合敏感试验结果选用。其目的在于：①获得协同作用，可以更快和更有效地控制感染；②防止或延迟细菌产生耐药性；③减少个别抗菌药物的剂量，降低其毒性反应。

联合应用可能产生协同、累加、无关和拮抗四种结果。而其中以累加和无关作用占多数。一般的说，繁殖期杀菌剂和静止期杀菌剂合用，通常产生协同作用；快速制菌剂和慢效制菌剂合用，可获得累加作用；繁殖期杀菌剂和快速制菌剂合用可能产生拮抗，而其余形式的配合应用，一般不致发生拮抗作用。因此，在选择抗菌药物联合应用时，应考虑到这些可能性，以避免发生拮抗作用而影响治疗效果。

相当多的外科感染可以用一种抗菌药物来控制，并无联合应用抗菌药物的必要。但在下列情况下，需考虑联合应用抗菌药物：①严重感染，单用一种抗菌药物不能控制者；②混合感染，如腹部脏器穿孔所致的腹膜炎、肺部感染、创伤感染等；③病原菌尚未确定的严重感染；④较长期用药，细菌有产生耐药性可能者，如结核病、尿路感染等；⑤发生二重感染；⑥药物不易渗入感染部位（中枢感染）。

选用抗菌药物作联合应用，最好是根据联合敏感试验。如无条件做此试验，可以参考表 2－7 来选择抗菌药物。联合应用抗菌药物时，如经静脉内滴注，则各种药物和静脉用液应无配伍禁忌。研究表明，采用从静脉内分次、分别给予抗菌药物的方法，血内药物浓度的维持优于几种抗菌药物混置于瓶中作静脉内持续滴注的方法，获得的治疗效果可能更好。

表 2－7　抗菌药物的联合应用

感染种类	抗菌药物的组合
一般感染	青霉素 G＋链霉素、头孢类＋氨基糖苷类
金黄色葡萄球菌感染	耐青霉素酶半合成青霉素＋头孢类或氨基糖苷类、大环内酯类＋氨基糖苷类或头孢类、头孢类＋氨基糖苷类
大肠杆菌感染	哌拉西林＋氨基糖苷类、头孢类＋氨基糖苷类
变形杆菌感染	氨苄西林或羧苄西林＋氨基糖苷类、哌拉西林＋第三代头孢
绿脓杆菌感染	氨基糖苷类＋哌拉西林、头孢他啶＋喹诺酮类
克雷白细菌、肠细菌、沙雷细菌	氨基糖苷类或多黏菌素＋头孢类
腹膜炎（混合感染）	氨基糖苷类＋氨苄西林、羧苄西林或头孢类、氨基糖苷类＋克林霉素

二、预防

预防性应用抗菌药物的效果是肯定的。但随便地预防性应用抗菌药物，非但不能减少感染的发生，反有促进耐药菌株生长的危险和延误诊断及外科治疗时机的可能。在外科病人中，对下列情况一般都需要预防性应用抗菌药物。

1. 严重创伤，如开放性骨折、火器伤、腹内空腔脏器穿通伤、有严重污染和软组织破坏的创伤，清创不能彻底，估计伤口内有较多病原菌存在，发生感染的可能性颇大者。

2. 对于大面积烧伤应否在一开始即用抗菌药物预防感染的问题，意见还有分歧。大多数认为不需应用全身性抗菌药物，主张局部应用，以控制烧伤创面上的细菌和防止全身性化脓性感染的发生。局部应用的抗菌药物可以选用醋酸磺胺米隆、磺胺嘧啶银、中药四季青等，而不宜采用庆大霉素、羧苄西林等溶液。庆大霉素和羧苄西林等的局部应用很容易导致细菌发生耐药性，以致增加以后治疗上的困难。但也有主张在早期用青霉素 G，以防止链球菌和肺炎球菌侵入创面引起感染者。

3. 结肠手术前肠道准备：结肠内有大量厌氧菌（主要为脆弱类杆菌），也有为数不少的大肠杆菌、肠杆菌属、链球菌等需氧菌。手术前通过口服抗菌药物，可以使肠道内的病原菌显著减少，对防止手术后感染有较大帮助。比较常用的方法为口服庆大霉素 80mg 和甲硝唑 500mg，每 8 小时 1 次，共 2 日。

4. 急症手术病人的身体其他部位有化脓性感染。

5. 营养不良、全身情况差，或接受激素、抗代谢药物等的病人需做手术治疗时。

6. 进行人造物留置手术。

7. 有心脏瓣膜病或已植有人工心脏瓣膜者需做手术时。

第三篇　妇　科

学习提要

本篇共分六章。第一章为妇科概论，第二章为常见月经病，第三章为带下病，第四章为常见妊娠病，第五章为常见产后病，第六章为常见妇科杂病。全科医师应掌握社区中医妇科常见病证（月经病、带下病、妇人腹痛等）的概念、病因病机、临床表现、辨证要点、类证鉴别、转诊原则、理法方药、养生与康复、健康教育、常用西药参考。了解常见妇科疾病（痛经、宫颈炎、阴道炎、盆腔炎、子宫内膜异位症、绝经期综合征、卵巢癌等）的诊断、鉴别诊断、转诊原则及治疗方法。掌握中医妇科四诊内容与特点，掌握针灸、推拿等中医适宜技术在妇科疾病中的应用，掌握妇科检查方法，掌握基础体温（BBT）的测量方法与临床意义，早孕 HCG 试纸的使用。

第一章

妇科概论

中医妇科学是运用中医学的理论，认识与研究妇女的解剖、生理与病理特点、诊疗规律，防治妇女特有疾病的一门临床科学。

第一节 女性解剖与生理特点

女性的解剖特点是具有与生殖有关的阴道、子宫、卵巢、输卵管等生殖脏器。女性的生理特点是月经、带下、妊娠、产育和哺乳。

一、女性生殖解剖特点

阴户，即女性外阴，包括阴道前庭及其两侧的大阴唇和小阴唇、阴蒂和阴唇系带、会阴。

阴道，位于子宫与外阴之间，上端包绕子宫颈，下端开口于阴道前庭。阴道是性交的器官，月经血排出及胎儿娩出的通道。环绕子宫颈的部分称为阴道穹隆。阴道口位于尿道口下方、前庭的后部，其形状、大小常不规则。阴道口周缘附有一层薄膜，称处女膜。

子宫，又称女子胞、胞宫，位于小腹正中，前为膀胱，后为直肠，下接阴道。是女性主要生殖脏器。其形态如倒置的梨形，下为子宫颈，底部两侧为子宫角，连接两条输卵管。子宫的主要功能是排出月经和孕育胎儿。具有定期藏泻的特点。

输卵管为精子与卵子相遇的场所，也是向宫腔运送受精卵的管道。卵巢位于输卵管的后下方，为女性生殖腺，左右各一，具有排卵和产生女性激素的内分泌功能。

二、女性生理特点

月经是指有规律的、周期性的子宫出血。一般以1个阴历月为1个周期，经常不变，信而有期，故又称“月事”、“月水”。月经初潮一般在11~16岁，平均14岁左右。月经来潮是女子发育趋于成熟并开始具有生育能力的标志。月经周期一般为28~30天，出血的第1天为月经周期的开始，两次月经第1天的间隔时间为1个月经周期。周期提前或延后不超过7天者仍可算正常范畴。每次月经的持续时间称为经期，正常为2~7天，月经量约30~80ml。少女在月经初潮后周期可不规律，一般在1~2年内逐渐形成正常周期。妊娠期和哺乳期月经停闭，属于生理性停经。一般在44~54岁绝经，平均49岁左右。以停经1年以上的最后一次月经为标志。绝经后一般不具备生育能力。

带下是润泽于阴户和阴道内的无色无臭、黏而不稠的液体，也称白带。在月经初潮后开始有带下分泌，其量不多，无色透明，黏而不稠，无特殊气味。月经前、经间期和妊娠早期则稍有增加，绝经后减少。

妊娠是指从受孕到分娩的过程。妊娠后，首先是月经停止来潮，在妊娠早期可出现晨起头晕、择食或恶心欲吐等症状，属于妊娠反应，一般在妊娠3个月后自然缓解。妊娠脉象为六脉平和滑利，按之不绝，尺脉尤甚。孕后子宫增大、变软。妊娠3月末，可从腹部扪及增大的子宫。妊娠4~5月，小腹逐渐膨隆，孕妇可自觉胎动。预产期的推算，是从末次月经的首日算起，月数加9（或减3），日数加7（阴历则加14）。

分娩后半小时即可开始哺乳。产后1周内分泌的乳汁称为初乳，有助于提高新生儿的抵抗力。

第二节　妇科疾病的诊法

妇科疾病的诊断，是以望、闻、问、切四诊为基础，结合女性解剖与生理特点，诊查月经、带下、胎孕、产育等情况，以辨别病性、病位，从而得出正确的诊断。

主要通过询问患者或其亲友，了解疾病的发生、发展、治疗经过。应依次询问年龄、主症、现病史，月经初潮年龄、周期、经期、经量、经色、经质和末次月经，带下情况，婚育情况，既往病史等，并注意全身状态、神态、面色、舌脉的诊查。

第三节　妇科检查方法

检查前先排尿，躺在妇科检查床上，取膀胱截石位。患者臀部下置一次性垫单。月经期或有阴道流血时一般不做盆腔检查，若因病情需要必须检查时，应先消毒外阴，并使用无菌手套。对于无性生活史患者禁做阴道检查，只能做肛腹诊。如病情需要做阴道检查，必须告知患者和家属，签知情同意书。男医生检查时，应有女护士在场。

1. 外阴检查　观察外阴的发育、阴毛分布，外阴和尿道有无红肿或慢性炎症，前庭大腺是否肿大，外阴有无畸形或肿瘤，有无会阴裂伤、阴道前后壁膨出及子宫脱垂等。

2. 阴道检查　用生理盐水润湿阴道窥器，将窥器两叶合拢，沿阴道侧后壁轻轻插入，转成正位，张开窥器两叶暴露宫颈。观察阴道有无畸形、隔膜、结节、出血、溃疡或肿物；分泌物量、色、质、气味；宫颈形状、色泽，有无糜烂、裂伤、息肉或肿物。需做宫颈刮片或阴道涂片时，应于此时进行。

3. 双合诊　检查者两指进入阴道内，另一手在腹部配合检查。扪清阴道、子宫颈、子宫体、输卵管、卵巢及宫旁结缔组织等情况。触知子宫的大小、位置、形态、软硬度、活动度及有无压痛。检查附件应注意有无肿块、增厚或压痛，如扪及肿块要了解其大小、形状、软硬度、活动度、有无压痛以及和子宫的关系。

4. 肛腹诊　一手食指蘸肥皂水伸入直肠，另一手在腹部配合检查。适用于未婚妇女、处女膜闭锁或经期不宜做双合诊者。

5. 检查记录

外阴：发育，阴毛分布，外阴有无红肿或炎症。

阴道：是否通畅，黏膜颜色及皱襞是否平滑，分泌物量、色、性状、有无臭味。

宫颈：大小、硬度、有无糜烂、裂伤、息肉、腺囊肿，有无接触性出血、举痛等。

子宫：位置、大小、硬度、活动度、有无压痛等。

附件：有无增厚、肿块、压痛。如有肿物，应记录其位置、大小、硬度、表面光滑或有结节状突起，活动度，有无压痛，以及与子宫及盆腔的关系，左右两侧情况应分别记录。

第四节　妇科常用特殊检查

1. 基础体温测定　机理是排卵后产生的孕激素能使体温升高。常用于了解有无排卵及黄体功能，协助诊断早孕。

每日清晨醒后，立即将体温计置舌下5分钟，将此体温记录于表格内并绘成基础体温曲线。一般需连续测量3个月以上。

2. 宫颈细胞涂片检查　主要用于宫颈癌的诊断。用阴道窥器暴露宫颈，以宫颈管外口为圆心，在宫颈表面轻轻刮取一周，涂于玻片上，放到95%乙醇中固定10分钟以上，染色后检查。

报告形式有分级诊断和描述性诊断两种。巴氏分类法Ⅲ级或以上，TBS分类法鳞状上皮细胞轻度不典型增生（LSIL），宫颈上皮内瘤变（CIN），宫颈管柱状上皮细胞不典型增生者，均应做进一步检查，如阴道镜、宫颈活检等，以明确诊断。

3. 妊娠试验　早孕试纸是通过半定量测定尿HCG诊断早期妊娠。方法简单、快捷：留取尿液（晨尿较准确），将早孕试纸有标志的一端浸入尿液中，尿的液面不得超过试纸的标志线，1~5分钟内观察结果。在显示区呈现两条红色线为阳性，提示妊娠；仅有一条红色线则为阴性。

第二章

常见月经病

月经病是指月经的周期、经期、经量异常，或以伴随月经周期出现的各种症状为特征，或在绝经前后出现一系列症状的一类疾病，是最常见的妇科疾病。常见月经病主要有：月经不调（包括月经先期、月经后期、月经先后不定期、月经过多、月经过少、经期延长）、闭经、崩漏、痛经、月经前后诸症、绝经前后诸症等。

月经病的病因病机，主要是外感六淫、内伤七情、饮食、劳倦或多产房劳，或先天禀赋不足，使脏腑功能失常，气血失调，冲任二脉损伤，胞宫定期藏泻失常，从而发生月经病。

月经病的辨证主要根据月经的周期、经期、经量、经色、经质特点及伴随月经出现的全身症状，结合形体、面色、舌脉的诊查，全面分析四诊所获资料，确定病性及病位。

月经病的治疗原则重在调经治本。调经之法重在补肾、疏肝、扶脾，调理气血、冲任。补肾以填补精血、补益肾气为主；疏肝以调达肝气为主，佐以养血柔肝；扶脾在于健运脾胃以益血之源，补气升阳以止血调经。调理气血，首先辨病在气在血，病在气者，以治气为主，佐以养血活血；病在血者，则以治血为主，佐以补气行气。调理冲任，在于使冲任通盛、血海按期满盈。调经又当辨清病之先后，因月经病而导致其他疾病，当先调经；因其他疾病而导致月经病，则应先治疗其原发疾病，病愈则经调。还应分清标本缓急，掌握急则治其标、缓则治其本的原则。此外，应该结合不同年龄阶段的生理特点，青春期重在调养肾气，育龄期注重疏肝养肝，老年期注重健脾益阴；同时配合月经周期的不同阶段，因时制宜，因势利导。

第一节　月经不调

【概述】

月经不调是指月经的周期、经期、经量的异常，包括月经先期、月经后期、月经先后无定期、经期延长、月经过多、月经过少等。若月经周期、经期或经量严重紊乱，可进一步发展为崩漏或闭经。西医学的排卵性功能性子宫出血可参照月经不调治疗。

【病因病机】

月经失调的主要病因病机是冲任气血失调，胞宫藏泻失常。

1. 气虚　素体脾胃虚弱，饮食失节，或劳倦过度，或思虑过极，伤及脾气。脾气虚弱，统摄无权，冲任不固，不能制约经血，则致月经先期、量多或经期延长。

2. 血热　热扰冲任，迫血妄行，使血海不宁，可导致月经先期、月经过多或经期延长。

（1）阳盛血热：素体阳盛，或过食辛燥助阳之品，或误服辛热暖宫之药，或感受火热之邪，热伏冲任，迫血妄行则致月经先期、经量过多。

（2）肝郁血热：郁怒伤肝，肝郁化火，木火妄动，下扰冲任血海，迫血下行致使月经先期或经量增多。

（3）虚热：素体阴虚或因久病阴亏，或因失血伤阴，水亏火旺，热扰冲任，血海不宁，则月经提前，或经期延长。

3. 血寒　经行产后，外感寒邪或过食生冷，或冒雨涉水，寒湿内侵，冲任阻滞，血海不能如期满溢，遂使经期延后。或素体阳虚，阴寒内盛，冲任失于温养，血海充盈延迟而致经行后期。

4. 血瘀　肝气郁结，气滞血瘀，或寒湿内侵，阻滞气机，或因手术所伤，瘀血阻滞冲任，新血不得循经，则经量过多，或经期延长；若瘀阻胞脉，血行受阻，经血不得下行，则月经过少。

5. 血虚　素体血虚或大病久病伤血，营血亏虚，或饮食劳倦，思虑伤脾，脾虚化源不足，均使血海不充而致经量减少。血虚冲任不充，血海不能按时满盈，则月经延后。

6. 肾虚　先天肾气不足，或少年肾气未充，或多产房劳伤肾，以致肾气不足，精血不充，血海不盈因而经量过少；若阳虚脏腑失温，气血运行迟缓，冲任不能按时满溢下泻则月经错后。

7. 肝郁　情志抑郁或忿怒伤肝，以致疏泄失司。疏泄过度则月经先期而至，疏泄不及则月经后期而来，遂使月经先后无定期。

8. 痰湿　素体肥胖，或脾虚失运，水湿内停，湿聚成痰，冲任阻滞，经血不畅，致经量减少或经行延后。

月经先期、月经过多、经期延长的病机主要是气虚冲任不固、血热迫血妄行或瘀血内阻以致新血不得归经。

月经后期、月经过少的病机主要有虚实两端，实者有寒凝、气滞、血瘀、痰湿，冲任阻滞；虚者有血虚、肾虚、冲任不足。

月经先后无定期的主要病机是肝失疏泄或肾失封藏，以致胞宫藏泻失常。

【类证鉴别】

1. 月经先期是指周期缩短，月经提前7天以上，甚至半个月一行者。

2. 月经后期是指周期延长，月经延后7天以上，甚至3～5个月一行者。

3. 月经先后无定期是指月经周期时或提前、时或错后7天以上者。

4. 月经过多是指每次经行血量较平常明显增多者。

5. 月经过少是指经量明显减少，或行经时间缩短至1～2天，经量亦少，甚至点滴即止者。

6. 经期延长是指月经周期基本正常，经行持续时间达7天以上，甚至淋漓不净达半月之久者。

7. 崩漏是月经周期、经期、经量严重紊乱的月经病。是指经血非时暴下不止或淋漓不尽，前者称崩中，后者称漏下，由于崩与漏二者常相互转化，故概称崩漏。

8. 闭经是指女子年满16周岁，月经从未来潮，或已正常行经后又中断达6个月以上者。

9. 月经先期当与经间期出血相鉴别，经间期出血常发生在月经周期第12～16天，出血量较少，出血常持续数小时以至2～7天自行停止。结合BBT测定，即可确诊。

10. 月经后期，首先要与妊娠相鉴别。凡是有性行为者，月经过期不至或停经后有阴道流血，当首先诊断是否妊娠。尿妊娠试验及B超检查即可鉴别。

11. 月经过少当与激经相鉴别，激经是妊娠早期仍按月经周期有少量阴道流血，但无损于胎儿，可伴有早孕反应，妊娠试验阳性，B超检查可见子宫腔内有孕囊、胚芽或胎心搏动等。

【鉴别诊断】

1. 排卵性功能性子宫出血 多发生于生育期妇女，主要是黄体功能异常。有以下两种类型：①黄体功能不足：表现为月经周期缩短，基础体温显示黄体期不足11天，主要病理改变为子宫内膜分泌不良。②子宫内膜不规则脱落：临床表现为月经期延长，且出血量多，或淋漓不止达10余天。主要是黄体萎缩过程延长。

2. 无排卵性功能性子宫出血 多发生于青春期和围绝经期妇女，占功血的80%。表现为月经周期紊乱，经期长短不一，多为延长，经量不定，常为增多，甚至大量出血。常常是先有数周或数月停经，然后大量阴道不规则流血，持续2～3周或更长时间，不易自止。出血期一般无下腹痛或其他不适。出血多或时间长者，常伴贫血。大量出血可导致休克。

【辨证论治】

1. 辨证要点 月经不调的辨证，主要根据月经的周期、经期、经量、经色、经质，并结合全身症状、舌脉辨其寒热虚实。一般而言，经血量多，色淡，质清稀，多为气虚；量少，色淡红，质清稀，多为血虚；经血量少，色鲜红，质黏，多为虚热；量多，色深红，质稠，多为实热；量少，色淡暗，质清稀，多为虚寒；经量多少不定，色紫暗有块，多为血瘀。

2. 治疗原则 月经先期、月经过多、经期延长的治疗原则重在调经止血，本着虚者补之、热者清之、活血调经的原则；月经后期、月经过少的治疗原则应根据辨证，虚者补之，实者泻之，寒者温之，痰者化之，滞者行之，瘀者通之，通调冲任以调经。月经先后无定期的治疗原则以疏肝补肾调冲任为主。

3. 证治分类

1）月经先期、月经过多

（1）气虚证

证候：月经周期提前，经行量多，色淡，质清稀。神疲乏力，倦怠嗜卧，气短懒言，小腹空坠，面色㿠白，食少纳呆，便溏。舌淡，苔薄白，脉缓弱。

治法：益气固冲，摄血调经。

方药：补中益气汤或举元煎。

月经先期选用补中益气汤：

人参（可改党参）10g　黄芪 15g　白术 10g　当归 15g　陈皮 10g　升麻 6g　柴胡 6g　炙甘草 6g

月经过多选用举元煎：

人参（可改党参）10g　炙黄芪 15g　炒白术 10g　炒升麻 10g　炙甘草 6g

常用中成药：补中益气丸、归脾丸。

（2）血热证

①阳盛血热证

证候：经行提前，经来量多，色紫红或深红，质稠黏。心烦口渴、尿黄、便结。舌红，苔黄，脉滑数。

治法：清热凉血，止血调经。

方药：清经散或保阴煎。

月经先期选用清经散：

丹皮 10g　地骨皮 15g　白芍 10g　熟地 15g　青蒿 10g　茯苓 10g　黄柏 10g

月经过多选用保阴煎：

生地 10g　熟地 15g　黄芩 10g　黄柏 9g　白芍 10g　山药 10g　续断 15g　甘草 6g

常用中成药：崩漏丸。

②肝郁血热证

证候：月经提前，经量或多或少，色紫红，有小血块。乳房、胸胁、少腹胀满疼痛，烦躁易怒，口苦咽干。舌红，苔薄黄，脉弦数。

治法：疏肝解郁，清热调经。

方药：丹栀逍遥散。

丹皮 10g　栀子 10g　柴胡 10g　当归 10g　茯苓 10g　白芍 9g　白术 9g　炙甘草 6g　煨姜 6g　薄荷 6g

常用中成药：逍遥丸。

③阴虚内热证

证候：月经提前，经量少，色红。形体瘦弱，潮热颧红，咽干，五心烦热。舌体瘦红，少苔，脉细数。

治法：滋阴清热，养血调经。

方药：两地汤。

生地 15g　地骨皮 15g　玄参 10g　白芍 10g　阿胶 10g　麦冬 10g

常用中成药：知柏地黄丸、大补阴丸。

(3) 血瘀证

证候：经行量多，或持续时间延长，经色紫暗，有血块，小腹疼痛、拒按，经行后痛减。舌质紫暗，或有瘀斑、瘀点，脉沉涩。

治法：活血化瘀，止血调经。

方药：失笑散加味。

蒲黄 15g　五灵脂 15g　益母草 30g　三七 6g　茜草 9g

常用中成药：益母草膏、调经活血片。

2）月经后期、月经过少

(1) 血寒证

证候：经期延后，量少，色暗有血块，小腹冷痛。畏寒肢冷，面色苍白，小便清长。舌暗红，苔白，脉沉紧或沉迟。

治法：温经散寒调经。

方药：温经汤。

人参（可改党参）10g　当归 10g　川芎 10g　白芍 10g　桂心 9g　莪术 9g　丹皮 9g　甘草 6g　牛膝 6g

常用中成药：右归丸、艾附暖宫丸。

(2) 血虚证

证候：经行错后，月经量少或点滴即净，色淡，质稀，无块。头晕眼花，心悸气短，面色萎黄。舌质淡，脉细弱。

治法：养血益气调经。

方药：大补元煎或滋血汤。

月经后期选用大补元煎：

人参（可改党参）10g　山药 15g　山茱萸 10g　枸杞子 15g　当归 10g　熟地 10g　杜仲 15g　甘草 6g

月经过少选用滋血汤：

人参（可改党参）10g　山药 15g　黄芪 15g　白茯苓 10g　川芎 10g　当归 10g　白芍 10g　熟地 10g

常用中成药：八珍丸、当归丸。

（3）肾虚证

证候：月经量少，或经期延后，色淡，质稀。腰膝酸软，性欲淡漠，头晕耳鸣，小便清冷，或夜尿多，大便溏泻。舌淡，脉沉弱或沉迟。

治法：补肾填精，温肾助阳，养血调经。

方药：归肾丸或温胞饮。

月经过少选用归肾丸：

菟丝子15g 杜仲15g 枸杞子15g 山茱萸10g 当归10g 熟地10g 山药10g

月经后期选用温胞饮：

茯苓10g 附子9g 肉桂9g 巴戟天9g 菟丝子15g 补骨脂10g 杜仲15g 人参（可改党参）10g 白术10g 山药10g 芡实10g

常用中成药：乌鸡白凤丸。

（4）气滞证

证候：月经周期延后，经行量少，色暗红，或有血块，小腹胀痛，精神抑郁，胸胁乳房胀痛。舌质正常或红，苔薄白或微黄，脉弦或弦数。

治法：理气行滞调经。

方药：乌药汤。

乌药10g 香附10g 木香10g 当归15g 甘草6g

常用中成药：逍遥丸。

（5）血瘀证

证候：经行量少，色紫暗，有血块，小腹疼痛、拒按，经行后痛减。舌质紫暗，或有瘀斑、瘀点，脉沉涩。

治法：活血化瘀，养血调经。

方药：桃红四物汤。

桃仁10g 红花10g 川芎10g 当归15g 白芍10g 熟地10g

常用中成药：调经活血片。

（6）痰湿证

证候：经量减少，或经行延后，色淡红，质黏稠或夹杂黏液。形体肥胖，胸脘满闷，倦怠乏力，或带下量多。舌体胖大，边有齿痕，苔白腻，脉弦滑。

治法：燥湿化痰，活血调经。

方药：二陈加芎归汤。

陈皮 10g 茯苓 10g 当归 10g 川芎 10g 香附 10g 枳壳 9g 半夏 9g 甘草 9g 滑石 9g

常用中成药：二陈丸、越鞠丸。

3）月经先后无定期

（1）肝郁证

证候：月经周期不定，或提前，或推后，经量或多或少，色暗红有块。伴胸胁、乳房、少腹胀痛，脘闷不舒，时叹息，嗳气食少。苔薄白或薄黄，脉弦。

治法：疏肝解郁，和血调经。

方药：逍遥散。

柴胡 10g 当归 10g 白芍 10g 茯苓 10g 白术 10g 炙甘草 6g 煨姜 6g 薄荷 6g

常用中成药：逍遥丸、七制香附丸。

（2）肾虚证

证候：经行或先或后，量少，色淡，质清稀。伴面色晦暗，头晕耳鸣，腰膝酸痛，小腹空坠，小便频数。舌淡，苔薄，脉沉细弱。

治法：补肾益气，固冲调经。

方药：固阴煎。

人参（可改党参）12g 熟地 12g 山药 12g 山茱萸 10g 远志 10g 炙甘草 6g 五味子 15g 菟丝子 15g

常用中成药：乌鸡白凤丸。

4）经期延长

（1）血瘀证

证候：经行时间延长，经色紫暗，有块，经行涩滞不畅，小腹疼痛。舌质紫暗，或有瘀斑、瘀点，脉沉涩。

治法：活血化瘀，止血调经。

方药：桃红四物汤合失笑散。

桃仁 10g 红花 10g 川芎 10g 当归 15g 白芍 10g 熟地 10g 蒲黄（包煎）15g 五灵脂 15g

常用中成药：益母草膏、调经活血片。

（2）血热证

证候：经行时间延长，量不多，色鲜红，形体消瘦，颧红潮热，咽干口燥，五心烦热，大便干，小便黄，脉细数。

治法：滋阴养血，清热调经。

方药：固经丸。

龟板 20g　白芍 15g　黄芩 12g　椿根皮 15g　黄柏 12g　香附 10g

常用中成药：知柏地黄丸。

（3）气虚证

证候：经行时间延长，经量多，色淡红，质清稀，面色无华，神疲乏力，气短懒言，头晕眼花，心悸失眠，食少纳呆。舌淡红，苔薄白，脉沉细弱。

治法：补气健脾，止血调经。

方药：归脾汤。

人参（可改党参）15g　黄芪 20g　当归 10g　白术 10g　茯神 10g　龙眼肉 10g　远志 10g　枣仁 10g　木香 6g　甘草 6g　乌贼骨 30g　棕榈炭 15g　仙鹤草 30g

常用中成药：归脾丸。

【其他疗法】

1. 益母草 30～60g，红糖适量，水煎服。适用于月经后期者。
2. 当归 9g，益母草 30g，水煎服。适用于月经过少者。
3. 黄芪 20g，五味子 15g，水煎服。适用于月经过多者。

【转诊原则】

1. 月经过多，经常规治疗 3 天出血仍不减少，失血性贫血，全身症状加重者。
2. 月经过多，子宫增大，考虑为子宫肌瘤所致，需要手术治疗者。
3. 月经过多，无血块，疑有凝血障碍性疾病，需进一步检查以诊断治疗。
4. 月经后期、经期延长，未排除妊娠病，如胎漏、异位妊娠者，需进一步检查以明确诊断。
5. 月经过少，伴有贫血，气血虚弱症状较重，疑有血液病者。

【养生与康复】

1. 节饮食，经期不宜过食肥甘滋腻、生冷寒凉、辛烈香燥之品，以免损伤脾胃，或生热灼血。
2. 调情志，宽心胸，乐观向上，保持心情舒畅，避免忧思郁怒损伤肝脾，因郁而滞，或七情过极，五志化火，冲任蕴热。

3. 适劳逸，经期不宜过度劳累，不宜剧烈运动和重体力劳动，以免耗气。

4. 节房事和节制生育，避免生育过多、过频，经期禁止性生活。

5. 适寒温，经期身体卫外能力差，宜适当增减衣被，以免受寒，经期避免淋雨、冷水浴、游泳。

6. 经期应加强营养，不宜节食，保持大小便通畅。

【健康教育】

1. 加强锻炼，增强体质，注意经期卫生，避免过度疲劳，合理安排休息，保证充足睡眠。

2. 重视精神心理调护，改善情绪，保持身心健康。给青春期少女讲解月经生理。首先认识月经是一种生理现象，解除不必要的思想顾虑。

3. 经期应注意外阴卫生，保持外阴清洁，勤换卫生垫及内裤。

4. 营养均衡，勿因瘦身节食，而致气血亏虚，经血化源不足，致月经不调。

【常用西药参考】

1. 月经先期（黄体功能不足）

促卵泡发育：于月经第 5 日起每日口服妊马雌酮 0.625mg 或 17β－雌二醇 1mg，连续 5～7 日。或于月经第 5 日始每日口服氯米芬 50mg，共 5 日。

黄体功能替代疗法：自排卵后开始每日肌注黄体酮 10mg，共 10～14 日，以补充黄体分泌孕酮的不足。

2. 经期延长（子宫内膜不规则脱落）

孕激素：自排卵后第 1～2 日或下次月经前 10～14 日开始，每日口服甲羟孕酮 10mg，连服 10 日。有生育要求者可肌注黄体酮注射液。无生育要求者也可口服单相口服避孕药，自月经周期第 5 日始，每日 1 片，连续 22 日为 1 周期。

第二节　崩　漏

【概述】

崩漏是指经血非时暴下不止或淋漓不尽，前者称崩中，后者称漏下，由于崩与漏二者常相互转化，故概称崩漏。崩漏是月经周期、经期、经量严重紊乱的月经病。

西医学的无排卵性功能性子宫出血可参照本病辨证论治。

【病因病机】

崩漏的病因病机有虚、热、瘀三个方面，主要是劳伤血气，脏腑损伤，血海蓄溢失常，冲任二脉不能制约经血，以致经血非时而下。

1. 血热　素体阳盛，肝火易动，或素性抑郁，郁久化火，或感受热邪，或过服辛辣助阳之品，酿成实火。实热伏于冲任，扰动血海，迫血妄行。或素体阴虚或久病、失血伤阴，阴虚内热，虚火内炽，扰动血海。

2. 肾虚　先天不足，肾气稚弱，冲任未盛，或因房劳多产，更年期肾气渐虚，封藏失司，冲任不固，不能制约经血。

3. 脾虚　忧思过度，饮食劳倦伤脾，脾虚气陷，统摄无权，冲任失固，不能制约经血。

4. 血瘀　肝郁气滞血瘀，或经期、产后余血未尽又感受寒、热，寒凝热灼而致血瘀，瘀阻冲任，新血难安，血不归经。

【类证鉴别】

1. 月经不调　是指月经的周期、经期、经量的异常，包括月经先期、月经后期、月经先后无定期、经期延长、月经过多、月经过少等。崩漏是指月经周期、经期或经量的严重紊乱。

2. 胎漏　妊娠期间的阴道少量出血或淋漓不断，应按妊娠病进行保胎治疗。

3. 赤带　指带下色赤，质黏，多见于未行经之时，月经多属正常。

4. 产后恶露不绝　产后恶露持续3周以上仍然淋漓不断者，有分娩、引产、堕胎、小产病史。

【鉴别诊断】

1. 无排卵性功能性子宫出血　参考月经不调一节相关内容。

2. 先兆流产　指停经后阴道少量流血，色红，无或伴轻微下腹痛或腰痛，妇科检查：子宫颈口闭，子宫大小与停经月份相符。经过治疗及休息后，症状消失可继续妊娠；如阴道流血增多或腹痛加剧，可发展为难免流产。

3. 异位妊娠　临床表现为停经后突然发生下腹撕裂样疼痛，阴道流血量少，早孕试验弱阳性或血清 HCG 水平偏低，B 超检查提示宫内无孕囊而附件有小包块。阴道后穹隆抽出不凝固的血液。应紧急抢救，准备手术、输血。

4. 葡萄胎 妊娠后阴道反复流血或夹有水泡状胎块，妊娠反应较重，子宫异常增大，血清 HCG 水平较高，B 超检查提示子宫内大量落雪样斑点。可发生大出血。需输液、备血并行清宫手术，一般在 1 周后应再次清宫，术后需随访观察 2 年，复查 HCG。

【辨证论治】

1. 辨证要点 崩漏的主证是血证，故辨证应根据出血的量、色、质变化，参合舌脉以辨其虚、实、寒、热。经血非时崩下，量多势急，继而淋漓不止，色淡，质稀，多属虚；经血非时暴下，血色鲜红或深红，质黏稠，多属实热；淋漓漏下，色红质稠，多属虚热；经来无期，时来时止，时多时少，或久漏不止，色暗夹血块，多属瘀滞。

一般而言，崩漏虚证多而实证少，热证多而寒证少。

2. 治疗原则 应本着“急则治其标，缓则治其本”的原则，灵活掌握塞流、澄源、复旧三法。塞流，即是止血，暴崩之际，急当止血防脱；澄源，即正本清源，求因治本，根据不同证型辨证论治；复旧，即固本善后，恢复月经周期。

3. 证治分类

（1）血热证

①实热证

证候：经血非时暴下，或淋漓不净又时而增多，血色深红。口干喜饮，唇红面赤，烦躁不寐，小便黄，大便干结。舌红，苔黄，脉滑数。

治法：清热养阴，凉血止血。

方药：清热固经汤。

生黄芩 10g　焦栀子 10g　生地 15g　地骨皮 10g　地榆 10g　阿胶 10g　生藕节 10g　陈棕炭 15g　炙龟板 15g　牡蛎粉 15g　生甘草 6g

常用中成药：固经丸。

②虚热证

证候：经血非时而下，量少淋漓，经色鲜红，质稠。心烦潮热，小便黄，大便燥结。舌红，苔薄黄，脉细数。

治法：养阴清热，止血调经。

方药：加减一阴煎。

生地 15g 熟地 15g 麦冬 10g 白芍 10g 知母 10g 地骨皮 10g 甘草 6g

常用中成药：大补阴丸、六味地黄丸。

（2）肾虚证

①肾阴虚证

证候：经乱无期，出血量少或淋漓不断，色鲜红，质稠。头晕耳鸣，五心烦热，失眠盗汗，腰膝酸软。舌质红，少苔或无苔，脉细数无力。

治法：滋肾养阴，固冲止血。

方药：左归丸。

熟地 15g 山药 15g 枸杞子 15g 山茱萸 10g 菟丝子 15g 鹿角胶 10g 龟板胶 10g 川牛膝 9g

常用中成药：左归丸、六味地黄丸。

②肾阳虚证

证候：经来无期，出血量多或淋漓不断，色淡红，质清稀。畏寒肢冷，面色晦暗，小便清长，大便溏薄。舌淡，苔薄白，脉沉细。

治法：温补肾阳，固冲止血。

方药：右归丸。

熟地 10g 山药 10g 山茱萸 10g 枸杞子 15g 杜仲 15g 菟丝子 15g 鹿角胶 10g 附子（先煎）9g 当归 10g 肉桂（焗服）3g

常用中成药：右归丸、金匮肾气丸。

（3）脾虚证

证候：经血非时而至，崩中暴下继而淋漓，血色淡而质薄。气短神疲，面色㿠白，或面浮肢肿，手足不温。舌质淡，苔薄白，脉弱或沉细。

治法：补气摄血，止血调经。

方药：固本止崩汤。

人参（可改党参）15g 黄芪 15g 白术 15g 熟地 10g 当归 10g 黑姜 10g

常用中成药：归脾丸、补中益气丸。

（4）血瘀证

证候：经血非时而下，时下时止，或淋漓不净，或停闭日久又突然崩中下血，继而淋漓不断，色紫黑有块。小腹疼痛或胀痛，块下痛减。舌质紫暗，舌尖边有瘀点，脉涩。

治法：活血化瘀，止血调经。

方药：桃红四物汤合失笑散。

桃仁 10g　红花 10g　当归 10g　熟地 10g　川芎 10g　白芍 10g　炒蒲黄 15g　五灵脂 15g

常用中成药：益母草膏。

【其他疗法】

1. 验方

（1）仙鹤草、血见愁、旱莲草各 30g，水煎服。

（2）马鞭草 30g，鹿衔草 30g，茜草 15g，益母草 15g，水煎服。

2. 针灸

（1）体针：神阙、隐白，艾灸 20 分钟。

（2）耳针：子宫穴、内分泌、皮质下针刺，留针 15～20 分钟。

【转诊原则】

1. 阴道流血量多，经常规治疗 24 小时出血未减，严重贫血，血压下降，有失血性休克倾向。
2. 阴道流血量多，子宫增大，考虑为子宫肌瘤，需要手术治疗者。
3. 阴道流血量多，色鲜红，疑有生殖道损伤，需要手术修补治疗者。
4. 阴道流血时间较长，曾有停经史，HCG 阳性，子宫增大，疑为滋养细胞疾病，诊断未明确者。
5. 出血量多，无血块，疑有凝血障碍，需进一步检查以明确诊断。
6. 未排除胎漏、异位妊娠、产后出血、绒毛膜癌等病证，需进一步检查治疗。

【养生与康复】

1. 有阴道流血时，应卧床休息，并应避免性生活，以免邪入血室。
2. 宜调情志，慎起居，适寒温。

【健康教育】

1. 注意保持外阴清洁，及时更换卫生垫。
2. 应适当休息，不宜过度劳累、过度站立、持重。

3. 饮食要营养均衡，不宜过于寒凉或温热。

4. 如无虚证，不宜乱用温补之药，以免燥热动血。

【常用西药参考】

1. 一般治疗 贫血者应补充铁剂、维生素 C 和蛋白质，严重贫血需输血。流血时间长者给予抗生素预防感染。

2. 药物治疗 青春期及生育期无排卵性功血以止血、调整周期、促排卵为主；绝经过渡期功血以止血、调整周期、减少经量为主。常采用性激素止血和调整月经周期。出血期可辅以促进凝血和抗纤溶药物，促进止血。

（1）止血：对于出血量不太多，仅轻度贫血的青春期功血患者，可于月经第 1 天口服复方低剂量避孕药共 21 天，停药 7 天，共 28 天为 1 周期。对于急性大出血者，可采用复方单相口服避孕药，每 6～8 小时 1 片，血止后每 3 日递减 1/3 量，直至维持量每日 1 片，共 20 日停药。

（2）调整月经周期：使用性激素止血后必须调整月经周期。雌、孕激素序贯法（人工周期）：适用于青春期功血或生育期功血内源性雌激素水平较低者。雌激素自血止周期撤药性月经第 5 日起，用妊马雌酮 1. 25mg 或雌二醇 2mg，每晚 1 次，连服 20 日，于服雌激素以后 10 日加用甲羟孕酮，每日 10mg，连服 10 日。连续 3 个周期为一疗程。

（3）促排卵：适用于有生育要求的无排卵不孕患者。氯米芬是最常用的促排卵药物，月经第 5 日始，每日 50～100mg，连用 5 日。

第三节 闭 经

【概述】

女子年逾 16 周岁月经尚未初潮，或已行经而又中断达 6 个月以上者，称为闭经。妊娠期、哺乳期暂时性的停经、绝经期的绝经或有些少女初潮后，一段时间内有停经现象等，均属生理现象，不作闭经论。

西医学的多囊卵巢综合征、闭经泌乳综合征、卵巢早衰、子宫内膜炎及因精神、营养、剧烈运动等引起的闭经可参照本节辨证论治。闭经原因较复杂，因先天性生殖器官缺如或畸形，或后天器质性损伤无月经者，药物常不能奏效。

【病因病机】

本病的病因病机可分为虚、实两端。虚者多为精血不足，血海空虚，无血下行；实者多为冲任胞宫阻滞，脉道不通，经血不得下行。

1. 肝肾不足 禀赋不足，肾气未盛，或因多产房劳，或久病及肾，精气未充，肝血不足，冲任亏损，胞宫无血可下，而成经闭。

2. 气血虚弱 脾胃素弱，或饮食劳倦或忧思过度，或大病、久病，或吐血、下血、堕胎、小产等数脱于血，或哺乳过久或患虫积，耗血，以致冲任大虚，血海空乏，无血可下。

3. 阴虚血燥 素体阴虚或失血伤阴，或久病耗血，以致血海涸涩，无血可下。

4. 气滞血瘀 肝气郁结，或寒凝血滞，或热壅成瘀，冲任瘀阻，胞脉壅塞，经水阻隔不行。

5. 痰湿阻滞 肥胖之人，多痰多湿，或脾阳失运，湿聚成痰，痰湿壅阻冲任，胞脉闭而经不行。

【类证鉴别】

1. 早孕 以往月经正常而突然停经，常伴厌食、恶心、喜食酸味等早孕反应。

2. 月经后期 是指周期延长，月经延后7天以上，甚至3～5个月一行者；闭经指月经停闭达6个月以上者。

【鉴别诊断】

1. 多囊卵巢综合征 多为下丘脑功能失调所致。临床表现为闭经、不孕、多毛、肥胖、双侧卵巢增大，其中以闭经、不孕最为常见。

2. 避孕药引起的闭经 避孕药的成分是雌激素和孕激素。在两种激素的作用下，下丘脑－垂体对卵巢的调节功能受到抑制。长期应用避孕药物后，会使子宫内膜萎缩或子宫内膜对激素刺激失去反应。一般避孕药物引起的闭经在停用药物后半年内多可自行恢复正常月经。如果停药半年后仍未恢复，则需要进一步检查。

3. 希恩综合征 希恩综合征是产后大出血导致失血性休克，造成腺垂体细胞缺血、坏死，引起腺垂体功能低下而出现一系列临床症状，如闭经、性欲减退、毛发脱落、第二性征衰退、生殖器官萎缩以及肾上腺皮质和甲状腺功能减退，出现如畏寒、嗜睡、低血压等症状及基础代谢率降低的临床征象。

4. 卵巢早衰　女性40岁前由于卵巢内卵泡耗竭或因医源性损伤而发生的卵巢功能衰竭，称卵巢早衰。可由遗传因素、自身免疫性疾病、医源性损伤（放疗、化疗或手术所致的卵巢血供受影响）或特发性原因引起。以低雌激素及高促性腺激素为特征，表现为继发性闭经，常伴围绝经期症状。

【辨证论治】

1. 辨证要点　闭经的辨证，首当分清虚实。一般而论，已逾16周岁尚未行经或月经逐渐稀发而停闭者，多属虚证。如以往月经尚属正常而突然停闭，或伴有痰饮、瘀血等征象者，多属实证。

2. 治疗原则　根据辨证，虚者补而通之，或补益肝肾，或调养气血；实者泻而通之，或活血化瘀，或理气行滞，或化痰调经。切不可不分虚实，滥用攻破方药，亦不可一味峻补，反而涩血留邪。

3. 证治分类

（1）肝肾不足证

证候：年逾16周岁尚未行经，或由月经后期量少逐渐至经闭。头晕耳鸣，腰酸腿软。舌淡红，苔少，脉沉弱或细涩。

治法：补肾养肝调经。

方药：归肾丸。

菟丝子15g　杜仲15g　枸杞子15g　山茱萸10g　当归10g　熟地15g　山药10g　茯苓10g

常用中成药：乌鸡白凤丸。

（2）气血虚弱证

证候：月经逐渐延后，量少，经色淡而质薄，继而停闭不行。头晕眼花，心悸气短，神疲肢倦，食欲不振，毛发不泽，羸瘦萎黄。舌淡，苔少或薄白，脉沉缓或虚数。

治法：补气养血调经。

方药：人参养荣汤。

人参（可改党参）10g　黄芪15g　煨白术15g　茯苓10g　远志10g　陈皮9g　五味子10g　当归15g　白芍10g　熟地10g　桂心6g　炙甘草6g

常用中成药：人参养荣丸。

（3）阴虚血燥证

证候：经血量少而渐至停闭。五心烦热，两颧潮红，交睫盗汗，咳嗽唾血。舌红，苔少，脉细数。

治法：养阴清热调经。

方药：加减一阴煎。

生地 15g　熟地 15g　白芍 10g　麦冬 10g　知母 10g　地骨皮 15g　炙甘草 6g

常用中成药：大补阴丸、知柏地黄丸。

（4）气滞血瘀证

证候：月经数月不行。精神抑郁，烦躁易怒，胸胁胀满，少腹胀痛或拒按。舌边紫暗，或有瘀点，脉沉弦或沉涩。

治法：理气活血，祛瘀通经。

方药：血府逐瘀汤。

桃仁 10g　红花 10g　当归 10g　生地 10g　川芎 10g　赤芍 10g　牛膝 6g　桔梗 6g　柴胡 6g　枳壳 10g　甘草 6g

常用中成药：逍遥丸、血府逐瘀丸、少腹逐瘀丸。

（5）痰湿阻滞证

证候：月经停闭。形体肥胖，胸胁满闷，呕恶痰多，神疲倦怠，面浮足肿，带下量多，色白。苔腻，脉滑。

治法：豁痰除湿，调气活血通经。

方药：苍附导痰丸合佛手散。

茯苓 10g　法半夏 10g　陈皮 10g　甘草 6g　苍术 9g　香附 10g　胆南星 10g　枳壳 9g　生姜 9g　神曲 10g　当归 10g　川芎 10g

常用中成药：二陈丸、越鞠丸。

【其他疗法】

1. 验方

（1）益母草 30～60g，红糖适量，水煎服。

（2）红花 9g，黑豆 90g，红糖 60g，水煎服。

（3）当归 9g，益母草 30g，水煎服。

2. 针灸

（1）体针：取三阴交、关元穴。虚证，配足三里、血海、肾俞；实证，配太冲、中极。

(2) 耳针：取子宫、内分泌、卵巢、皮质下、神门、交感等穴。

【转诊原则】

1. 闭经由垂体肿瘤、卵巢肿瘤等器质性疾病引起，需手术治疗者。

2. 闭经由甲状腺、肾上腺等内分泌功能异常的内科疾病引起者，需结合内科或到上级医院治疗。

【养生与康复】

1. 虚证闭经，应多服血肉有情之品以滋补，如紫河车、鹿茸、阿胶、羊肉等。

2. 保持情志舒畅，心胸豁达，避免因郁而滞，致经血阻滞不通。

【健康教育】

1. 正常月经每28天一行，偶因地域、环境改变，或工作紧张提前或推后3～5日者，不作病论，一般可自行恢复正常。

2. 如育龄期妇女，未避孕而月经推后者，应排除早孕。

3. 积极治疗全身性疾病；同时积极治疗内分泌疾病。子宫内膜结核导致闭经者，应该积极抗结核治疗。

4. 其他内容参照月经不调。

【常用西药参考】

雌激素替代治疗，适用于无子宫者，妊马雌酮0.625mg/d，连用21日，停药1周后重复给药。

雌、孕激素人工周期疗法，适用于低雌激素性腺功能减退患者。上述雌激素连服25日，最后10～12日同时给予甲羟孕酮6～10mg/d。

促排卵，用于有生育要求的患者。氯米芬是最常用的促排卵药物，月经第5日始，每日50～100mg，连用5日。

第四节　痛　经

【概述】

妇女正值经期或经行前后，出现周期性小腹疼痛，或痛引腰骶，甚则剧痛昏厥者，称为“痛经”。若经前或经期仅有轻微的小腹或腰部胀痛不适，不影响日常工作和生活者，则属经期常见生理现象，不作病论。痛经分原发性和继发性。原发性痛经常见于年轻未产女性；继发性痛经常见于盆腔炎、子宫内膜异位症、子宫腺肌病、宫腔粘连、宫颈狭窄、宫腔异物等引起的月经期疼痛，多发于育龄期妇女。

【病因病机】

痛经的发病机理主要是在此期间受到致病因素的影响，导致冲任、胞宫气血阻滞，“不通则痛”，或冲任胞宫失于濡养，“不荣而痛”。其病位在冲任、胞宫，变化在气血，表现为痛证。

1. 气滞血瘀　素多抑郁，经期或经期前后复伤情志，肝郁气滞，气滞血瘀，经血运行不畅。

2. 寒湿凝滞　经期冒雨、涉水，或贪食生冷、过于贪凉、久居阴湿之地，风冷寒湿客于冲任、胞宫，冲任气血凝滞不畅。

3. 阳虚内寒　素禀阳虚，阴寒内盛，冲任胞宫失于温煦，经水运行迟滞。

4. 湿热瘀阻　宿有湿热内蕴，或经期感湿热之邪，湿热蕴结胞宫，气血壅滞不畅。

5. 气血虚弱　脾胃素弱，化源不足，或大病久病，气血俱虚，冲任气血虚少，经期、经后血海气血更加空虚，胞宫失于濡养。

6. 肝肾虚损　多因禀赋素弱，肝肾本虚，或因多产房劳，损及肝肾，精亏血少，经期、经后血海更虚，冲任、胞宫失于濡养。

【类证鉴别】

1. 异位妊娠　突然下腹一侧撕裂样疼痛，甚至晕厥或休克，多有停经或不孕史，阴道不规则流血，HCG 阳性或弱阳性。

2. 胎动不安　妊娠期间出现腰酸，腹痛，小腹下坠，或伴有少量阴道出血者。HCG 阳性。

3. 堕胎　妊娠 12 周内，胚胎自然殒堕。多有反复阴道流血，量多，腹痛加剧，排出胚胎组织物。如排出少许胚胎组织仍阴道流血持续不止，多为堕胎不全，需行清宫术。

4. 小产　妊娠 12 ~ 28 周内，胎儿已成形而自然殒堕。一般先出现小腹阵发性疼痛，继而阴道流血，或羊水流出，并娩出胎儿。

【鉴别诊断】

1. 异位妊娠（宫外孕）　有停经史，突然发生下腹撕裂样疼痛，阴道流血量少但出现明显的贫血，阴道后穹隆抽出不凝固的血液，则提示异位妊娠破裂。早孕试验弱阳性或血清 HCG 水平偏低。B 超检查提示：宫内无孕囊而附件有小包块。应紧急抢救，准备手术、输血。

2. 卵巢囊肿蒂扭转　有卵巢肿瘤病史，常感腹胀，下腹扪及肿块，边界清楚。若瘤蒂长，瘤体大，在患者突然改变体位或向同一方向连续扭转时发生蒂扭转，瘤内高度充血，易破裂或继发感染。典型症状为突然发生一侧下腹剧痛，常伴恶心、呕吐，甚至休克，一旦确诊，应立即手术治疗。

【辨证论治】

1. 辨证要点　痛经辨证首先当识别痛证的属性。根据疼痛发生的时间、性质、部位以及痛的程度，结合月经期、量、色、质及兼证、舌脉，并根据素体情况等辨其寒、热、虚、实。一般痛在经前、经期多属实，痛在经后多属虚；疼痛剧烈拒按多属实，隐隐作痛喜揉喜按多属虚；得热痛减多为寒，得热痛增多为热；痛甚于胀，血块排出则疼痛减轻或刺痛者多为血瘀；胀甚于痛者多为气滞；绞痛、冷痛者属寒，灼痛者属热；痛在两侧少腹病多在肝，痛连腰际病多在肾。

2. 治疗原则　痛经的治疗原则，以需理冲任气血为主。又需根据不同的证候，或行气，或活血，或散寒，或清热，或补虚，或泻实。治法分两步：月经期调血止痛以治标；平时辨证求因而治本。同时应因时制宜，实证着重经前 5 ~ 10 天以疏通气血为主；虚证着重在行经末期和经后 3 ~ 7 天以养血益精为主。

3. 证治分类

（1）气滞血瘀证

证候：每于经前一两日或经期小腹胀痛、拒按，经量少或经行不畅，经色紫暗有块，血块排出后痛减，经净疼痛消失。或伴胸胁乳房作胀。舌紫暗或有瘀点，脉弦或弦滑。

治法：理气化瘀止痛。

方药：膈下逐瘀汤。

当归10g　川芎10g　赤芍6g　桃仁9g　红花9g　枳壳10g　延胡索15g　五灵脂15g　丹皮6g　乌药9g　香附9g　甘草6g

常用中成药：延胡索止痛片、延胡索片。

（2）寒湿凝滞证

证候：经前或经期小腹冷痛，得热痛减，按之痛甚，经量少，经色暗黑有块。形寒肢冷，小便清长。苔白腻，脉沉紧。

治法：温经散寒除湿，化瘀止痛。

方药：少腹逐瘀汤。

小茴香15g　干姜10g　延胡索15g　没药9g　当归9g　川芎9g　肉桂（焗服）3g　赤芍6g　蒲黄15g　五灵脂15g

常用中成药：少腹逐瘀丸。

（3）阳虚内寒证

证候：经期或经后小腹冷痛，喜按，得热则舒，经量少，经色暗淡。腰腿酸软，小便清长。苔白润，脉沉。

治法：温经暖宫止痛。

方药：温经汤（《金匮要略》）。

吴茱萸9g　当归9g　芍药9g　川芎9g　人参10g　生姜9g　麦门冬9g　制半夏9g　牡丹皮6g　甘草6g　桂枝6g

常用中成药：温经丸、右归丸、艾附暖宫丸。

（4）湿热瘀阻证

证候：经前小腹疼痛拒按，有灼热感，或伴腰骶胀痛；或平时少腹时痛，经来疼痛加剧。低热起伏，经色暗红，质稠有块，带下黄稠，小便短黄。舌红，苔黄而腻，脉弦数或濡数。

治法：清热除湿，化瘀止痛。

方药：清热调血汤。

牡丹皮 10g 黄连 10g 生地 10g 当归 15g 白芍 10g 川芎 10g 红花 10g 桃仁 10g 莪术 9g 香附 10g 延胡索 15g

常用中成药：痛经丸。

(5) 气血虚弱证

证候：经后一两日或经期小腹隐隐作痛，或小腹及阴部空坠，喜揉喜按，月经量少，色淡质薄。神疲乏力，面色不华，纳少便溏。舌质淡，脉细弱。

治法：益气补血止痛。

方药：圣愈汤。

人参（可改党参）10g 黄芪 20g 当归 15g 川芎 10g 熟地 15g 生地 15g

常用中成药：八珍丸。

(6) 肝肾虚损证

证候：经行后一两日内小腹绵绵作痛，经色暗淡，量少，质稀薄。腰膝酸软，头晕耳鸣。舌淡红，苔薄白，脉沉细。

治法：益肾养肝，缓急止痛。

方药：调肝汤。

当归 15g 白芍 10g 山茱萸 10g 巴戟天 10g 阿胶 10g 山药 10g 甘草 6g

常用中成药：乌鸡白凤丸。

【其他疗法】

1. 单方验方

（1）云南白药，按说明服。

（2）伤科七厘散，每次 1 支，每日 2～3 次。于经前及痛经时温开水送服。

（3）田七末 2～3g，经前及痛经时温开水送服，每日 1～2 次。

2. 针灸

（1）体针：中极、次髎、地机，或足三里（双）、三阴交（双）。实证用泻法，留针 15～20 分钟。

（2）耳针：子宫、内分泌、交感、肾，每次选 2～4 穴，用中、强刺激，留针 10～15 分钟，也可用耳穴埋针。

【转诊原则】

1. 腹痛剧烈，经常规治疗 3 天疼痛仍不能缓解者。

2. 若小腹疼痛剧烈甚至晕厥，应详细询问月经史，疑有异位妊娠者，需立即转院检查处理。

3. 若小腹疼痛伴恶心纳差，应仔细询问有无停经，做妊娠试验。疑有胎动不安者，需进一步检查，进行保胎治疗。

4. 未排除卵巢囊肿蒂扭转、膀胱炎、结肠炎、急性阑尾炎等所致腹痛者，需进一步检查、鉴别、治疗。

【养生与康复】

1. 经期应适当休息，保持半卧位，有利于经血排出。

2. 经期下腹、腰部应保暖，寒冷季节可用暖水袋温暖小腹、腰部，有助经血畅行。

3. 经期禁用寒凉泻火药物，以免引起下血过多。

【健康教育】

1. 正确认识月经生理，经前或经期仅有小腹或腰部轻微不适，属正常现象。

2. 经期避免剧烈的运动和过度的体力劳动，勿久站、持重，以免耗气伤血。

3. 经期避免涉水、冒雨，饮食勿过寒凉或辛辣，以免寒凝滞血或辛温动血。

4. 经期应禁止性生活，以免邪入血室。

【常用西药参考】

1. 一般治疗：应重视心理治疗，疼痛不能忍受时可适当应用镇痛、镇静、解痉药。

2. 前列腺素合成酶抑制剂：布洛芬 400mg，每日 3～4 次，

第五节　月经前后诸证

【概述】

月经前后诸证是指经行前后及经期出现的一些症状，如乳房胀痛、头痛、身痛、头晕、肿胀、泄泻、吐血衄血、烦躁易怒、失眠、情志异常、发热等症状。上述症

状可单独出现，也可二三证同见，多在月经前1~2周出现，月经来潮后症状即减轻或消失。

西医学的经前期综合征、倒经等可参照本节论治。

【病因病机】

本病的发生与经期的生理变化、患者情志因素和体质因素有密切关系。与肝、脾、肾三脏紧密相关。女子以血为用，肝藏血，肾藏精，精化血，脾生血、统血，肝、脾、肾功能失调，气血失和是月经前后诸证的主要病机。

1. 肝气郁滞　素有抑郁，情志不畅，肝气不舒，复因恚怒伤肝，肝失调达冲和之性。经期阴血下注血海，肝血不足，肝气易郁，气机不利，而出现经行乳房胀痛。肝郁化火，上扰清窍，灼伤血络，遂致经行吐衄，头晕头痛，烦躁失眠。肝木犯脾，则出现经行泄泻、腹痛。

2. 脾肾阳虚　肾阳不足，命门火衰，火不生土，脾失健运。或素体脾虚，经期经血盈于冲任，脾气益虚，脾虚湿停，水湿下注大肠而为经行泄泻，水湿泛溢肌肤则致经行肿胀。

3. 血虚肝旺　素体血虚，经期阴血下注血海，阴血更显不足，肝失所养，肝阳偏旺，则出现头痛、头晕。血不养心，则烦躁失眠，情志异常。血虚经脉失养，则出现经行身痛。阴虚火旺，虚火上炎，灼伤血络，则致经行吐衄。虚火上乘于心，心火上炎，致口舌糜烂。

4. 血瘀痰浊　经行、产后感寒饮冷，寒凝血瘀，素体肥胖或脾虚生痰，痰浊瘀血阻滞清窍，则致经行头痛、头晕。经前气血下注冲任，血瘀痰浊阻滞脉络，不通则经行身痛。

【类证鉴别】

1. 乳癖　乳癖可出现经前乳房胀痛，检查多见乳房有包块。经行乳房胀痛每随月经周期而发，经后消失，检查多无器质性改变。乳房B超或红外线扫描有助于鉴别诊断。

2. 外感头痛　经期偶感风寒或风热以致头痛者，常伴表证，如恶寒发热、鼻塞、流涕、咽痒脉浮等。无月经周期性发病特点。

3. 脏躁　妇人无故自悲伤，不能控制，甚或哭笑无常，呵欠频作者，称为脏躁。虽与经行情志异常都有情志改变，但脏躁无月经周期性发作，而经行情志异常则伴随月经周期而发作。

【鉴别诊断】

1. 乳腺癌 初起也可有乳房胀痛，但无经行乳房胀痛随月经周期而发的特点，乳房可扪及结块，有压痛，病变晚期可伴有乳头凹陷、溢血，表皮呈橘皮样改变。

2. 内科泄泻 常伴有发热、恶心呕吐，多因饮食内伤或感寒，偶可正值经期发病，但无随月经周期反复发作的特点。

3. 内科吐血、衄血疾病 多有消化性溃疡、肝硬化、支气管扩张、肺结核等病史，吐血、衄血可在非经期发生，胸片、纤维内窥镜等检查有助于鉴别。

【辨证论治】

1. 辨证要点 本病症状复杂，应根据主证的性质、部位、特点，参考月经的期、量、色、质，结合全身症状及舌脉，综合分析。

2. 治疗原则 本病的治疗重在补肾、健脾、疏肝、调理气血。治疗分两步，经前、经期重在辨证基础上控制症状，平时辨证论治以治本。

3. 证治分类

（1）经行乳房胀痛

①肝气郁滞证

证候：经前或经行乳房胀满疼痛，或乳头痒痛，甚至不能触衣。小腹胀痛，胸胁胀满，精神抑郁，时叹息。月经先后不定期，经量或多或少，经行不畅。舌苔薄白，脉弦。

治法：疏肝解郁，理气止痛。

方药：柴胡疏肝散加郁金、川楝子。

柴胡 10g 枳壳 10g 香附 15g 陈皮 10g 白芍 10g 川芎 10g 炙甘草 6g

常用中成药：逍遥丸、延胡止痛片。

②肝肾阴虚证

证候：经行或经后乳房胀痛，乳房柔软无块。月经量少，色淡，耳鸣目涩咽干，五心烦热。舌红，少苔，脉细数。

治法：滋肾养肝，通络止痛。

方药：一贯煎加味。

沙参 15g 麦冬 10g 当归 10g 生地 10g 川楝子 15g 枸杞子 15g 麦芽 15g

鸡内金 15g

常用中成药：乌鸡白凤丸。

（2）经行头痛

①血虚证

证候：经期或经后，头部绵绵作痛。头晕眼花，心悸少寐，神疲乏力，月经量少，色淡质稀。舌淡，苔薄，脉虚细。

治法：养血益气，通络止痛。

方药：八珍汤加味。

熟地 15g　当归 10g　川芎 10g　白芍 10g　人参（可改党参）15g　茯苓 10g　白术 10g　炙甘草 6g　首乌 15g　蔓荆子 9g　鸡血藤 15g

常用中成药：八珍颗粒。

②阴虚阳亢证

证候：经前或经期头痛，甚或颠顶掣痛。头晕目眩，烦躁易怒，腰膝酸软，五心烦热，月经量少，色鲜红。舌红，少苔，脉细数。

治法：滋阴潜阳，平肝止痛。

方药：杞菊地黄丸加味。

熟地 15g　山茱萸 10g　山药 10g　茯苓 6g　丹皮 6g　泽泻 6g　枸杞子 15g　菊花 10g　钩藤 15g　石决明 30g

常用中成药：杞菊地黄丸。

③血瘀证

证候：经前或经期头痛剧烈，痛如锥刺，或经行不畅，色紫暗有块，小腹疼痛拒按，舌暗或边尖有瘀点，脉细涩或弦涩。

治法：活血化瘀，通窍止痛。

方药：通窍活血汤。

赤芍 15g　川芎 10g　桃仁 15g　红花 15g　老葱 1 根　麝香 3g　生姜 6 片　红枣 6 枚

常用中成药：复方丹参片、三七片。

④痰浊上扰证

证候：经前或经期头痛头重，眩晕，胸闷泛恶，少食多寐，口黏。舌淡胖，苔厚腻，脉弦滑。

治法：健脾化湿除痰。

方药：半夏白术天麻汤加减。

制半夏9g　白术15g　天麻15g　陈皮10g　橘红10g　炙甘草6g　蔓荆子10g　生姜6g

常用中成药：天麻丸。

（3）经行吐衄

①肝经郁火证

证候：经前或经期吐血、衄血，量较多，色鲜红，月经量可提前，量少，或无月经，胸闷胁胀，尿黄便结，口苦咽干，头晕耳鸣。舌红，苔黄，脉弦数。

治法：疏肝清热，引血下行。

方药：清肝引经汤。

当归10g　白芍10g　生地10g　丹皮15g　栀子15g　黄芩10g　川楝子15g　茜草10g　牛膝10g　白茅根10g　甘草6g

常用中成药：龙胆泻肝丸。

②肺肾阴虚证

证候：经前或经期吐血、衄血，量少，色暗红。月经先期，量少，色鲜红，头晕耳鸣，手足心热，两颧潮红，咽干口渴。舌红，少苔或无苔，脉细数。

治法：滋阴润肺，引血下行。

方药：顺经汤加味。

熟地15g　当归10g　沙参10g　茯苓10g　白芍10g　丹皮10g　黑荆芥10g　牛膝9g

常用中成药：知柏地黄丸。

（4）经行泄泻

①脾虚证

证候：经前或经期，大便泄泻。脘腹胀满，神疲肢软，或面浮肢肿，经行量多，色淡质稀。舌淡胖，边有齿痕，苔白，脉濡缓。

治法：健脾益气，除湿止泻。

方药：参苓白术散。

人参（可改党参）15g　茯苓15g　白术15g　甘草6g　扁豆15g　山药10g　莲肉15g　桔梗10g　薏苡仁15g　砂仁10g

常用中成药：参苓白术散、归脾丸。

②肾阳虚证

证候：经前或经行前后，大便泄泻，或五更泄泻。腰膝酸软，畏寒肢冷，头晕耳鸣，月经量少，色淡，质稀。舌淡，苔白，脉沉迟。

治法：温肾健脾，除湿止泻。

方药：健固汤合四神丸。

人参（可改党参）15g　白术10g　茯苓10g　薏苡仁15g　巴戟天10g　补骨脂15g　吴茱萸10g　肉豆蔻15g　五味子15g　生姜6片　大枣6枚

常用中成药：参苓白术散、四神丸。

（5）经行情志异常

①肝气郁结证

证候：经前、经期抑郁不乐，情绪不宁，失眠，烦躁易怒，甚至怒而发狂，经后症状逐渐减轻，复如常人。经期提前，量多，色红，胸闷胁胀，不思饮食。苔薄白，脉弦细。

治法：疏肝解郁，养血调经。

方药：逍遥散。

柴胡15g　当归10g　茯苓10g　白芍15g　白术9g　炙甘草6g　煨姜6g　薄荷6g

肝郁化火，躁动不安，舌红苔黄燥，脉弦滑者，用龙胆泻肝汤。

龙胆草15g　柴胡15g　栀子15g　黄芩10g　车前子15g　木通10g　泽泻10g　生地10g　当归10g　甘草6g

常用中成药：逍遥丸、龙胆泻肝丸。

②痰火上扰证

证候：经行狂躁不安，头痛失眠，经后复如常人。面红目赤，心胸烦闷，尿黄便结。舌红，苔黄厚或腻，脉弦滑而数。

治法：清热化痰，宁心安神。

方药：生铁落饮加味。

天冬10g　麦冬10g　贝母15g　橘红10g　远志15g　连翘10g　茯苓10g　茯神10g　玄参10g　钩藤10g　丹参15g　辰砂10g　石菖蒲15g　生铁落10g　郁金9g　黄连6g

常用中成药：黄连上清丸。

【其他疗法】

1. 衄血多时可口服田七粉、云南白药，外用纱条压迫鼻腔部止血。

2. 针灸治疗：经行情志异常可选用三阴交、合谷、内关等穴。

【转诊原则】

1. 若经常规治疗疼痛不减轻，乳房可触及肿块，或乳头有溢液或溢血者，应到上级医院进一步检查，排除器质性病变。

2. 经行头痛剧烈，经常规治疗痛未止，与月经周期无明显关系，疑为内科疾病或头部占位性病变者。

3. 衄血量多，止血无效或由内科疾病引起者。

【养生与康复】

1. 本病的发生，多与精神因素有关，故应重视情志调节，尤其在经期，应保持心情舒畅，避免情绪紧张及恼怒，使气血调和，减少本病发生。

2. 均衡饮食，经前经期勿过食寒凉，以免损伤脾阳。勿过食辛辣，以免伤阴。

3. 经期不宜过度消耗脑力或体力，以免耗气伤血，劳伤心脾。

【健康教育】

1. 经行泄泻，饮食宜清淡，经期慎食生冷瓜果之类。

2. 经行吐衄，特别应保持大便通畅，饮食宜清淡，忌食辛辣如椒、姜、葱之类。

3. 经行情志异常除药物治疗外，必须进行心理疏导，解释安慰。

【常用西药参考】

1. 维生素 B_6，每日 100mg 口服。

2. 衄血用 1% 麻黄素滴鼻，每次 2～3 滴，每日 3～4 次。

3. 精神症状较重者，可用抗焦虑剂：阿普唑仑，经前用药，起始可用 0.25mg，每日 2～3 次，逐渐递增，最大剂量为每日 4mg，一直用至月经来潮的第 2～3 日。

4. 抑郁症状较重者，可用氟西汀，20mg,，每日 1～2 次口服。

第六节　绝经前后诸证

【概述】

妇女在绝经期前后，出现烘热汗出，烦躁易怒，头晕耳鸣，心悸失眠，或浮肿，便溏，纳呆，倦怠乏力，或伴月经紊乱等与绝经有关的症状，称为绝经前后诸证。这些证候常参差出现，发作次数和时间无规律性，病程长短不一，短者数月，长者可迁延数年。

本病相当于西医学的围绝经期综合征。

【病因病机】

本病以肾虚为主，或偏于阴虚，或偏于阳虚，或阴阳两虚而出现不同证候，并可累及心、肝、脾。

1. 肾阴虚　素体阴虚，或数脱于血，或多产房劳，精血亏虚，肾阴不足，阳失潜藏，虚火上扰，心肾不交。

2. 肾阳虚　素体阳虚，或过用寒凉，或过度贪凉取冷，可致肾阳虚惫，脏腑失煦，脾肾阳虚。

3. 肾阴阳两虚　阴损及阳，或阳损及阴，肾阴阳两虚，不能濡养温煦脏腑，出现阴阳俱虚之证。

【类证鉴别】

1. 癥瘕　绝经前后为癥瘕的好发期，常伴月经过多或经断复来，或身体明显消瘦。表现为妇女下腹胞中结块，伴有或胀、或痛、或满、或异常出血。

2. 眩晕　眩是指眼花或眼前发黑，晕是指头晕甚或感觉自身或外界景物旋转。二者常同时并见，故统称为“眩晕”。轻者闭目即止；重者如坐车船，旋转不定，不能站立，或伴有恶心、呕吐、汗出，甚则昏倒等症状。导致眩晕的原因复杂，应检查血压、血糖、血脂以及颈椎等情况以明确诊断。

3. 心悸　心悸是指患者自觉心中悸动，惊惕不安，甚则不能自主的一种病证，常伴胸闷、气短、眩晕等症。是内科心血管疾病的常见症状。应做心电图检查等明确诊断。

4. 水肿 水肿是体内水液潴留，泛溢肌肤，表现以头面、眼睑、四肢，甚至全身浮肿为特征的一类病证。应注意诊查心、肝、肾功能与器质性病变。

【鉴别诊断】

1. 围绝经期抑郁症 一般起病缓慢，早期有围绝经期综合征的表现，主要为内分泌及自主神经功能不稳定及类似神经衰弱症状。患者有头痛、头晕、失眠、手抖、对声光刺激敏感、情绪不稳、烦躁、易激惹等症状。此外有心悸、血压波动、胸部憋气、阵发性面部潮红、多汗、四肢麻木等。病程较长，临床以焦虑、抑郁、紧张不安的情绪障碍为主要症状。表现为情绪忧郁，坐卧不宁，搓手顿足，终日惶惶不安，有若大祸临头，对躯体变化十分敏感。认为自己得了重症，危在旦夕，可出现消极观念和自伤行为。

2. 子宫肌瘤 是妇科最常见的子宫良性肿瘤，根据肌瘤与子宫肌壁的关系，分肌壁间肌瘤、浆膜下肌瘤、黏膜下肌瘤。临床表现：月经改变，白带增多，腹痛，腰酸，下腹坠胀等。围绝经期患者，肌瘤小、无症状者，每3～6个月检查随访1次，药物治疗用雄激素、促性腺激素释放激素类似物。如肌瘤增大，怀疑有恶变，症状明显而药物治疗无效者，可采用手术治疗。

【辨证论治】

1. 辨证要点 本病以肾虚为主，可根据月经情况、全身症状及舌脉辨证。经量少，经色鲜红，烘热汗出，五心烦热，舌红，苔少，脉细数，属肾阴虚；月经量多，色淡，质稀，形寒肢冷，纳呆便溏，尿频，舌淡，苔薄白，脉沉细无力，属肾阳虚。

2. 治疗原则 以补肾气，调冲任为主，注意调理肾阴肾阳，使阴阳恢复平衡。

3. 证治分类

（1）肾阴虚证

证候：经断前后，头晕耳鸣，头部面颊阵发性烘热汗出，五心烦热，腰膝酸软，皮肤干燥瘙痒，月经周期紊乱，量少或多，经色鲜红。舌红，苔少，脉细数。

治法：滋养肾阴，佐以潜阳。

方药：左归饮。

熟地15g　山药15g　山茱萸15g　茯苓10g　枸杞子10g　炙甘草6g

常用中成药：左归丸、杞菊地黄丸、天王补心丹。

(2) 肾阳虚证

证候：经断前后，头晕耳鸣，形寒肢冷，腰膝酸冷，面色晦暗，精神萎靡，纳呆腹胀，大便溏薄，月经量多，色淡，质稀，带下量多，夜尿多或尿频失禁。舌淡，或胖嫩边有齿印，苔薄白，脉沉细无力。

治法：温肾扶阳，佐以温中健脾。

方药：右归丸。

熟地 15g　山药 15g　山茱萸 15g　枸杞子 15g　杜仲 10g　菟丝子 15g　鹿角胶 10g

附子（先煎）9g　当归 9g　肉桂（焗服）3g

常用中成药：右归丸、金匮肾气丸。

(3) 肾阴阳两虚证

证候：经断前后，时而畏寒恶风，时而潮热汗出，腰酸乏力，头晕耳鸣，五心烦热，月经紊乱，量少或多。舌红，苔薄，脉沉细。

治法：补肾扶阳，滋肾养血。

方药：二仙汤。

仙茅 15g　仙灵脾 15g　当归 10g　巴戟天 10g　黄柏 9g　知母 9g

常用中成药：左归丸、右归丸。

【其他疗法】

1. 单方验方　甘草 10g，浮小麦 10g，大枣 6 枚，夜交藤 10g，白芍 10g，酸枣仁 10g，麦冬 10g，生龙牡各 15g。水煎服，日 1 剂。

2. 针灸治疗

(1) 体针：肾阴虚：肾俞、心俞、太溪、三阴交、太冲；肾阳虚：关元、肾俞、脾俞、章门、足三里。

(2) 耳针：取卵巢、内分泌、神门、交感、皮质下、心、肝、脾等穴。

3. 心理治疗　通过心理疏导，解除疑虑。

【转诊原则】

1. 如出现月经过多或经断复来，或有腹痛、五色带下、身体明显消瘦者，应首先考虑子宫内膜不典型增生、子宫内膜癌、子宫颈癌等，应行专科检查，明确诊断。

2. 眩晕、心悸、水肿等症状较重，应进一步检查，与内科疾病相鉴别。

【养生与康复】

1. 食补：偏于阴虚者，选西洋参、麦冬、沙参、冰糖、枸杞子，泡茶，多食木耳、银耳、山药等。偏于阳虚者，选红参、枸杞子，泡茶，药食选用当归生姜羊肉汤。

2. 多参加有益的集体活动，勤锻炼，有利于身心健康。

【健康教育】

1. 饮食勿过于辛辣刺激或生冷寒凉，以免耗阴或伤阳。

2. 正确对待围绝经期所出现的症状，提高自我调节和控制能力，建立良好的心理状态。

3. 如症状较重，或出血较多，应及时进行检查，及早排除器质性疾病及恶性肿瘤。

4. 应该重视患者的心理问题，指导患者正确服用激素类药物或镇静剂。

【常用西药参考】

1. 谷维素，20mg，每日 3 次。

2. 尼尔雌醇，每半月服 1 ~ 2mg，或每月服 2 ~ 5mg。

3. 妊马雌酮，经阴道给药，0.3 ~ 0.625mg，每周 2 ~ 7 次。主要用于治疗下泌尿生殖道局部低雌激素症状。

4. 氨基酸螯合钙胶囊，每日 1 粒，口服。

5. 维生素 D，每日 400 ~ 500U，口服。

第三章

带下病

【概述】

带下病是指带下量明显增多，色、质、气味发生异常，或伴有全身或局部症状者。西医学的各类阴道炎、子宫颈炎、盆腔炎、妇科肿瘤、内分泌功能失调等疾病引起的阴道分泌物异常与中医学带下过多的临床表现相类似，可以参照本病治疗。

【病因病机】

湿是带下病的主要病因，包括湿邪外侵和湿浊内生。主要病机是任脉不固，带脉失约。

1. 脾虚 素体脾虚，或饮食劳倦，或忧思气结，损伤脾气，运化失常，水聚成湿，流注下焦，伤及任带而为带下。

2. 肾虚 素禀肾虚，或房劳多产，或年老久病，肾气虚损，气化失常，水湿下注，封藏失职，阴液滑脱；或肾阴偏虚，阴虚火动，任带不固，而为带下。

3. 湿热下注 经期产后感邪，或脾湿化热，或摄生不洁，或恣食肥甘，湿热互结，流注下焦，任脉不固，带脉失约，而为带下。

4. 热毒蕴结 经期产后，忽视卫生，不禁房事，或手术损伤，湿毒秽浊之邪乘虚而入，任脉不固，带脉失约，而为带下。

【类证鉴别】

1. 白浊 白浊是指尿窍流出浑浊如米泔样物的一种疾患，色白者谓之白浊。多随小便排出，可伴有小便淋漓涩痛，属泌尿系疾病。而带下秽物出自阴道。

2. 白淫 白淫指因欲念过度，心愿不遂，或纵欲过度，房事频繁，从阴道内流出的白液，一般无臭味，有的偶然发作，有的反复发生，与男子遗精相类。

3. 漏下 经血非时而下，量少淋漓不断，以血液为主，一般无臭味，易与赤带相混。赤带者，月经正常，非经期不时从阴道流出少许赤白黏液，似血非血，绵绵不断，以黏液为主，夹少量血液。

4. 经间期出血 经间期出血是指在两次月经之间（排卵期）少量阴道出血，有周期性，一般无臭味。而赤带则绵绵不断无周期性。

【鉴别诊断】

1. 阴道炎 常见的阴道炎有细菌性阴道病、特异性阴道炎（包括滴虫性阴道炎及霉菌性阴道炎）、老年性阴道炎及婴幼儿阴道炎。鉴别见表3－1。

表3－1　阴道炎的鉴别

	年龄	症状	体征	实验室检查
细菌性阴道病	多发于生育年龄	阴道下壁有灼热感，或伴有外阴瘙痒，白带呈黄白色有恶臭味	阴道黏膜充血，可有浅表小溃疡，宫颈肿胀，阴道口有触痛	取白带镜检可找到线索细胞，阴道 pH > 4.5，氨试验阳性
滴虫性阴道炎	多发于生育年龄	外阴瘙痒，白带呈灰黄色或黄绿色、脓性稀薄的液体，呈泡沫状、有臭味	阴道黏膜及宫颈充血，常有散在红色斑点如草莓状	取阴道分泌物镜检可找到滴虫
霉菌性阴道炎		外阴瘙痒，白带呈凝乳状或呈豆腐渣样，含有白色片状物	外阴及阴道前庭黏膜充血水肿，表面有白色分泌物，可见黏膜红肿或浅溃疡	取阴道分泌物镜检可见霉菌
老年性阴道炎	45～65岁绝经后妇女	外阴瘙痒及干痛	阴道有老年性改变，黏膜充血，有针尖状出血点	阴道 pH 值上升，取阴道分泌物镜检可见大量脓细胞
婴幼儿阴道炎	多见于1～5岁的幼女	白带呈脓性，外阴痛痒，患儿哭闹不安或用手抓外阴	外阴及前庭黏膜充血，阴道口见到脓性分泌物，严重的见外阴皮肤溃疡，尿道口黏膜充血、水肿，小阴唇或有粘连	取阴道分泌物做涂片检查或送培养，查找病原体，必要时做药物敏感试验

2. 宫颈炎 子宫颈炎是子宫颈的急、慢性炎症病变，为育龄妇女的常见病。急性宫颈炎多发生于产褥感染、感染性流产，或与阴道炎、子宫内膜炎并存。慢性宫颈炎可由急性期转变而来，或因经期、性生活不洁引起。部分患者由淋病、HPV病毒感染引起，后者与宫颈癌关系密切。慢性宫颈炎可有宫颈糜烂、肥大、息肉、腺

体囊肿及宫颈管炎等病理变化。

3. 宫颈癌 多数宫颈癌患者有不同程度的白带增多，初期量不多，晚期可出现大量脓性或米汤样恶臭白带；或早期为少量血性白带及接触性或排便后阴道少量流血，晚期癌肿侵蚀大血管后可引起大量阴道流血。临床仅以肉眼有时难以鉴别早期宫颈癌，故应常规做宫颈细胞刮片或涂片查癌细胞，必要时行阴道镜检及宫颈活检以明确诊断。

【辨证论治】

1. 辨证要点 首先根据带下量、色、质、气味，辨别寒热虚实。其次注重兼证舌脉，结合体质、病程等进行综合分析。

2. 治疗原则 祛湿为治带之首。湿热者宜清、宜利；脾肾两虚者，以调补脾肾为主。治脾宜升、宜燥，治肾宜补、宜涩。同时应结合使用外治法。

3. 证治分类

（1）脾虚证

证候：带下量多，色白或淡黄，质黏稠，无臭气，如涕如唾，绵绵不断，神疲倦怠，四肢不温，纳少便溏，两足浮肿，面色㿠白。舌质淡，苔白腻，脉缓弱。

治法：健脾益气，升阳除湿。

方药：完带汤。

山药 20g 白术 15g 党参 15g 苍术 15g 柴胡 6g 陈皮 6g 车前子（包煎）10g 黑芥穗 8g 甘草 6g 白芍 10g

常用中成药：补中益气丸、乌鸡白凤丸。

（2）肾阳虚证

证候：带下量多，色白清冷，稀薄如水，淋漓不断，头晕耳鸣，腰痛如折，畏寒肢冷，小腹冷感，小便频数清长，夜间尤甚，大便溏薄，面色晦暗。舌质淡润，苔薄白，脉沉迟。

治法：温肾培元，固涩止带。

方药：内补丸。

鹿茸 10g 菟丝子 15g 潼蒺藜 15g 黄芪 20g 白蒺藜 15g 肉桂（焗服）3g 紫菀 10g 桑螵蛸 15g 肉苁蓉 20g 制附子（先煎）10g

常用中成药：右归丸。

(3) 阴虚夹湿证

证候：带下量多，色黄或赤白相兼，质稠或有臭气，腰膝酸软，头晕耳鸣，颧赤唇红，五心烦热，失眠多梦。舌红，苔少或黄腻，脉细数。

治法：益肾滋阴，清热祛湿。

方药：知柏地黄汤加味。

知母 12g　黄柏 12g　生地 20g　山药 20g　山茱萸 15g　茯苓 20g　泽泻 15g　丹皮 12g　芡实 15g　金樱子 15g

常用中成药：知柏地黄丸。

(4) 湿热下注证

证候：带下量多，色黄，黏稠，有臭气，或伴阴部瘙痒，胸闷心烦，口苦咽干，纳差，小腹或少腹作痛，小便短赤。舌红，苔黄腻，脉濡数。

治法：清热利湿止带。

方药：止带汤。

猪苓 10g　茯苓 20g　车前子（包煎）10g　泽泻 10g　茵陈 15g　赤芍 15g　丹皮 12g　黄柏 10g　栀子 10g　牛膝 15g

常用中成药：四妙丸。

(5) 湿毒蕴结证

证候：带下量多，黄绿如脓，或赤白相兼，或五色杂下，状如米泔，臭秽难闻，小腹疼痛，腰骶酸痛，口苦咽干，小便短赤，舌红，苔黄腻，脉滑数。

治法：清热解毒除湿。

方药：五味消毒饮加味。

蒲公英 15g　金银花 15g　野菊花 20g　紫花地丁 12g　天葵子 12g　土茯苓 15g　薏苡仁 30g

【其他疗法】

1. 外洗法　用洁尔阴、洁身纯、肤阴洁、舒乐宁、红核妇洁洗液、苦参洗液等，稀释后坐浴。亦可选清热利湿解毒中药组方，煎煮后滤去药渣，先熏后洗。

2. 阴道及宫颈上药　洁尔阴泡腾片、保妇康栓、妇炎栓等用于各种阴道炎；双料喉风散、珍珠层粉、外用溃疡散等用于宫颈糜烂。

3. 物理治疗　电熨法、冷冻疗法、激光治疗、火熨等，治疗宫颈炎。

【转诊原则】

1. 疗效不佳或反复感染，或未能排除性传播疾病，应与配偶同时进行专科检查和治疗。

2. 对中老年患者，应了解有无糖尿病等全身疾患，做尿糖、血糖等检查，进一步诊治。

3. 宫颈细胞检查发现异常（TBS 中 ASC 及其以上，或巴氏染色Ⅲ级及Ⅲ级以上），宫颈上皮内瘤变（CIN），早期宫颈癌者，需进行宫颈活组织检查或宫颈锥形切除、子宫切除术。

【养生与康复】

1. 食疗方：木棉花粥（木棉花 30g，大米适量），用于湿热型；白果薏苡仁猪肚汤（白果 10 个，生薏苡仁 30g，猪小肚 3 个），用于脾虚型。

2. 饮食宜清淡，以免辛辣油腻滋生湿热。

3. 经期产后避免水中作业及生冷饮食，以免外湿内侵。

【健康教育】

1. 保持外阴清洁，提倡淋浴及蹲式厕所。

2. 做好计划生育工作，定期进行妇科普查，发现病变，及时治疗。

3. 阴道分泌物中找到滴虫或霉菌者，应禁止游泳，专盆自用，浴巾及内裤应于日光下曝晒，治疗期间应避免性生活。夫妇双方应同时进行治疗。

4. 加强卫生宣传教育，注意阴部卫生，尤其是经期、产褥期及性生活卫生。提倡晚婚晚育和计划生育。

5. 避免过度的阴道冲洗，以免破坏阴道的正常防御功能。

6. 医务人员行妇科检查及手术操作时应严格执行无菌操作，防止交叉感染。

【常用西药参考】

1. 滴虫性阴道炎

（1）全身用药：甲硝唑 2g，单次口服；或甲硝唑 400mg，每日 2～3 次，连服 7 日。

（2）局部用药：甲硝唑泡腾片，200mg，每晚 1 次，连用 7 日。

2. 霉菌性阴道炎 全身用药：氟康唑150mg，顿服。或伊曲康唑每次200mg，每日1次，连用3～5日。局部用药：克霉唑栓剂，每晚1粒（150mg），塞入阴道深部，连用7日；或每日早、晚各1粒（150mg），连用3日。

第四章

常见妊娠病

妊娠期间，发生与妊娠有关的疾病，称为妊娠病。妊娠病既影响孕妇的身体健康，又可能妨碍胎儿的发育，甚至危及生命，因此必须重视平时的预防和发病后的调治。

妊娠的临床表现首先是月经停止来潮，部分孕妇可有恶心、食欲下降、头晕等早孕反应，并自觉乳房胀满，有乳晕着色，脉滑利等。早孕诊断主要根据停经和妊娠试验。一般可在月经过期 3 ~7 天时用早孕试纸测定晨尿，或检查血清 HCG，如停经 6 周以上，B 超检查可在宫腔内测出孕囊和胚芽，妊娠 6 ~8 周可测出原始胎心搏动。

妊娠病的治疗原则：以胎元的正常与否为前提。胎元正常者，治病与安胎并举。安胎之法，以补肾培脾、调理气血为主，补肾为固胎之本，培脾为益血之源，理气以通调气机，理血以养血清热，使脾肾健强，本固血充，则胎元可安。若母体有病，则当先去病，或辅以补肾培脾，使病去则胎可安。若胎元不正，胎堕难留，或胎死不下，则宜从速下胎以益母体健康。

妊娠期的用药原则：凡峻下、滑利、祛瘀、破血、耗气、散气以及一切有毒药品，都应慎用或禁用。

第一节　妊娠恶阻

【概述】

妊娠早期出现恶心呕吐，头晕厌食，甚则食入即吐者，称为“恶阻”，又称“子病”、“病儿”、“阻病”。轻者一般对生活和工作影响不大，不需要特殊治疗，多在妊娠12周前后自然消失。

西医学的妊娠剧吐可以参照本病辨治。

【病因病机】

恶阻的发生，主要是冲气上逆，胃失和降所致。

1. 脾胃虚弱 素体脾胃虚弱，孕后血聚胞宫养胎，冲脉气盛，冲脉隶于阳明，其气循经上冲犯胃，胃失和降，而发恶阻。

2. 肝胃不和 素性抑郁，或恚怒伤肝，肝气郁结，孕后血聚胞宫养胎，肝血愈虚，肝气愈旺，肝旺侮胃，胃失和降，而发恶阻。

【鉴别诊断】

1. 葡萄胎 恶心呕吐较剧，阴道不规则出血，偶可见水泡状组织排出，子宫大小与停经月份不符，多数较停经月份大，质软，HCG水平明显升高，B超可见典型的蜂窝状回声，见不到明显胎儿及其附属物。

2. 妊娠合并急性胃肠炎或慢性胃炎急性发作 多有饮食不当或食物中毒史，除了恶心呕吐外，常伴有上腹部或全腹阵发性疼痛，肠道受累时伴腹泻，大便检查可见白细胞及脓细胞。

3. 妊娠合并肝炎 多有肝炎接触史。恶心呕吐，发热，皮肤、巩膜黄染。肝功能检查有助诊断。

4. 妊娠合并急性阑尾炎 急性阑尾炎典型的临床表现是疼痛开始于脐周或中上腹，伴恶心呕吐，随后腹痛转移至右下腹；体格检查见麦氏点压痛、反跳痛，伴腹紧张；可见体温升高和白细胞增高。

【辨证论治】

1. 辨证要点 恶阻的辨证主要根据呕吐物的性状和患者的口感，结合全身情况、舌脉综合分析，辨其虚实。

2. 治疗原则 恶阻的治疗以调气和中，降逆止呕为主。

3. 证治分类

（1）脾胃虚弱证

证候：妊娠早期，恶心，呕吐不食，恶闻食气，食入即吐；口淡，呕吐清涎或食糜；头晕，纳呆，神疲倦怠，嗜卧嗜睡。舌淡，苔白，脉缓滑无力。

治法：健脾和胃，降逆止呕。

方药：香砂六君子汤。

党参 15g　白术 15g　茯苓 10g　砂仁（后下）6g　生姜 10g　法半夏 10g　陈皮 10g　木香（后下）6g　炙甘草 6g

常用中成药：香砂六君子丸。

（2）肝胃不和证

证候：妊娠早期，恶心呕吐，恶闻食气，甚则食入即吐；口苦咽干，呕吐酸水或苦水；头晕而胀，胸胁胀痛，心烦躁急，嘈杂不安，溺黄便结而臭。舌红，苔黄而干，脉弦滑数。

治法：调肝养胃，降逆止呕。

方药：苏叶黄连汤加减。

制半夏 8g　竹茹 10g　陈皮 10g　乌梅 10g　苏叶 12g　陈皮 10g　黄连 8g

（3）气阴两亏证

证候：妊娠期呕吐频繁，而见精神萎靡，形体消瘦，双目无神，眼眶下陷，皮肤干燥，尿少，大便秘结，甚或发热，舌质红，苔少，脉细滑数无力。

治法：益气养阴，和胃止呕。

方药：生脉散合增液汤加味。

人参（可用太子参）15g　麦冬 15g　五味子 10g　生地 15g　玄参 10g　石斛 10g　玉竹 9g　芦根 15g　代赭石 15g

若呕吐带血，加乌贼骨 12g，乌梅炭 15g，藕节 12g。

常用中成药：生脉饮。

【其他疗法】

1. 针灸

（1）穴位注射：维生素 B_1 100mg 分别注射双侧内关穴或止呕穴（乳突骨下缘，平耳垂后下缘处），每日 1 次，可用 2 ~ 3 日。

（2）艾灸：灸至阴，配中脘、足三里、内关。

2. 外治法

（1）点舌法：对妊娠呕吐不能进食者，用姜盐饮（生姜、食盐按 8∶1 比例捣汁制成）滴于舌面，再服中药或进食。或单用生姜汁涂于舌面。

(2) 敷脐法：半夏、丁香各15g共为细末，生姜30g捣碎煎浓汁，加入细末，调成糊，敷于脐，每日1次。

(3) 负压吸引法：用穴位吸引器吸紧中脘穴后，嘱患者立即进食，食后15～20分钟放去负压，取下穴位吸引器，每次食前使用1次。

【转诊原则】

1. 轻症者可予维生素 $B_6$10mg，每日3次，口服，维生素C100mg，每日3次，口服及中药辨证治疗。

2. 对中、重度患者，尿酮体阳性者，需采用中西医结合治疗，给予输液，纠正酸中毒及电解质紊乱。

3. 经过治疗，病情不见好转，体温升高超过38℃以上，心率超过120次/分，出现黄疸、谵妄或昏迷、视网膜出血等现象时，应及时考虑是否终止妊娠，以保母体安全。

【养生与康复】

1. 保持乐观愉快的情绪，解除思想顾虑，避免精神刺激。

2. 饮食宜清淡，易于消化，忌肥甘厚味及辛辣饮食，少食多餐。

3. 起居有常，劳逸适度，以免损伤脾胃，呕吐频繁者更应卧床休息。

【健康教育】

参照月经不调。

第二节　胎漏、胎动不安

【概述】

妊娠期间阴道有少量出血，时出时止，或淋漓不断，而无腰酸、腹痛，或小腹下坠者，称为“胎漏”。妊娠期间出现腰酸，腹痛，小腹下坠，或伴有少量阴道出血者，称为“胎动不安”。胎漏、胎动不安常发生在妊娠早期或中期，尤以妊娠早期多见，是堕胎、小产的先兆。西医学中的先兆流产可参照本节辨治。

【病因病机】

主要病机是冲任损伤、胎元不固。包括母体与胎元两方面的因素。

1. 母体因素

（1）肾虚：孕产频多，或孕后房劳所伤，冲任不固。

（2）气血虚弱：饮食、劳倦所伤，或忧思伤脾，运化失常，胎元失养。

（3）血热：情志化火，或饮食辛燥，或感受热邪，热扰冲任。

（4）血瘀：宿有瘀血，或孕后外伤，瘀阻胞宫。

2. 胎元因素　父母精气薄弱，或孕后受病邪、毒物所伤，均可致胎元不健。

【类证鉴别】

1. 堕胎　妊娠12周内，胚胎自然殒堕。多有反复阴道流血，量多，腹痛加剧，排出胚胎组织物。如排出少许胚胎组织仍阴道流血持续不止，多为堕胎不全，需行清宫术。

2. 小产　妊娠12～28周内，胎儿已成形而自然殒堕。一般先出现小腹阵发性疼痛，继而阴道流血，或羊水流出，并娩出胎儿。

3. 胎死不下　怀孕后可有少量阴道流血，下腹冷痛，早孕反应消失，B超提示胚胎停止发育。

【鉴别诊断】

应与异位妊娠、葡萄胎鉴别。

【辨证论治】

1. 辨证要点　胎漏的辨证主要根据阴道下血的量、色、质和持续时间，并结合全身脉证以辨虚实；胎动不安的辨证主要根据阴道下血、腰酸、小腹疼痛、腰腹下坠等四大症状的性质、轻重程度及全身脉证以辨虚实。

2. 治疗原则　以补肾安胎为大法，根据不同的证型辅以清热凉血、益气养血或化瘀固冲。

3. 证治分类

（1）肾虚证

证候：妊娠期阴道少量出血，色淡暗，腰酸、腹痛、下坠，或曾屡孕屡堕；头晕耳鸣，夜尿多，眼眶暗或有面部暗斑；舌淡暗，苔白，脉沉细滑尺脉弱。

治法：补肾固冲，益气安胎。

方药：寿胎丸。

菟丝子 15g　桑寄生 15g　续断 15g　阿胶 10g

常用中成药：滋肾育胎丸、孕康口服液。

（2）气血虚弱证

证候：妊娠期少量阴道出血，色淡红，质清稀。或小腹空坠而痛、腰酸；面色㿠白，心悸气短，神疲肢倦；舌质淡，苔薄白，脉细弱略滑。

治法：补气养血，固肾安胎。

方药：胎元饮。

党参 15g　杜仲 15g　白芍 15g　熟地 15g　白术 15g　陈皮 6g　炙甘草 3g　当归 10g

常用中成药：补中益气丸、归脾丸。

（3）血热证

证候：妊娠期阴道少量下血，色鲜红或深红，质稠，或腰酸，口苦咽干，心烦不安，便结溺黄。舌质红，苔黄，脉滑数。

治法：清热凉血，养血安胎。

方药：保阴煎。

生地 15g　熟地 15g　白芍 15g　山药 15g　川续断 15g　黄芩 10g　黄柏 10g　甘草 6g

（4）血瘀证

证候：宿有癥积，孕后常有腰酸腹痛下坠，阴道不时下血，色暗红，或妊娠期跌仆闪挫，继而小腹隐痛或阴道少量下血；舌暗红，或有瘀斑，脉弦滑或沉弦。

治法：活血消癥，固冲安胎。

方药：桂枝茯苓丸合寿胎丸。

桂枝 10g　茯苓 15g　丹皮 10g　赤芍 15g　桃仁 10g　菟丝子 15g　桑寄生 15g　续断 15g　阿胶 10g

常用中成药：桂枝茯苓胶囊。

【其他疗法】

验方：

1. 阿胶10g炖服。
2. 人参6g炖服。

【转诊原则】

1. 常规治疗3天阴道流血未止或下腹痛等症状加重者。
2. 阴道流血量增加，腹痛加重，考虑为难免流产或不全流产。
3. 反复阴道流血，或HCG下降，可疑为胚胎停止发育，需手术处理。
4. 有复发性流产病史，原因未明，需进一步到上级医院进行检查治疗者。
5. 未排除异位妊娠、葡萄胎等病证，需进一步检查和治疗。

【养生与康复】

1. 食疗：桑寄生30g，红枣10枚，鸡蛋2枚，煎水代茶。
2. 有阴道流血时，应卧床休息，并应避免性生活。
3. 饮食均衡，不宜用辛燥刺激或生冷寒凉的药物或食物。
4. 情志安和，消除紧张、焦虑等情绪。

【健康教育】

1. 妊娠早期（12周以内）和晚期（28周以上）均不宜性生活，以免引起流产、早产或感染。

2. 妊娠期间应保持均衡营养，多进食肉类、奶类、五谷、蔬菜、水果，适当补充钙、铁、叶酸、多种维生素等。

3. 妊娠期应适当休息，不宜过度劳累，尤其应避免增加腹压的劳动或运动。

【常用西药参考】

1. 黄体酮注射液，10～20mg，每日或隔日1次，肌注。
2. 绒促性素（HCG），3000U，隔日1次，肌注。

第三节 异位妊娠

【概述】

凡孕卵在子宫体腔以外着床发育，称为“异位妊娠”。其中以输卵管妊娠最常见，约占95%左右，俗称“宫外孕”。但异位妊娠的含义更广，还包括子宫颈妊娠等。

异位妊娠是妇产科常见急症，处理不当可危及生命。本节主要介绍输卵管妊娠。

【病因病理】

1. 西医病因病理

（1）发病原因

①慢性输卵管炎：炎症使管腔内膜粘连，管腔变窄，影响孕卵的正常移行。

②输卵管发育不良或畸形：常表现为输卵管过长、肌层发育差、黏膜纤毛缺乏。其他还有双输卵管、憩室或有副伞等，使孕卵不能适时到达宫腔。

③受精卵游走：一侧卵巢排卵，受精卵经宫腔或腹腔向对侧输卵管移行发育。

④各种节育措施后：输卵管绝育术后，若形成输卵管瘘管或再通；或输卵管绝育术后的复通术等，均可导致管腔狭窄。

⑤其他：输卵管周围肿瘤的牵拉或压迫，影响输卵管的通畅，使受精卵运行受阻。

（2）病理变化

①输卵管妊娠流产：多发生于输卵管壶腹部和伞部妊娠。其生长发育多向管腔突出，终致突破包膜而出血，囊胚也可与管壁分离而出血。如整个囊胚自管壁分离而经伞部排入腹腔，称为输卵管妊娠完全流产。流产后的胚胎偶尔仍可继续生长而成为腹腔妊娠。

②输卵管妊娠破裂：多发生于输卵管峡部和间质部妊娠，孕卵绒毛向管壁侵蚀肌层及浆膜，最后穿透管壁而破裂，发生大量出血，严重时可引起休克，危及生命。输卵管妊娠流产或破裂后，或因孕卵死亡而形成盆腔包块，与周围组织粘连，临床上又称为陈旧性宫外孕。

③子宫的变化：输卵管妊娠时，子宫增大，但小于停经月份。子宫内膜可呈蜕膜样变，当孕卵死亡后，可排出三角形蜕膜管型。

2. 中医病因病机　异位妊娠的发病机理与少腹宿有瘀滞，冲任不畅，或先天肾气不足等有关。由于孕卵未能移行胞宫，在输卵管内发育，以致胀破脉络，阴血内溢于少腹，发生血瘀、血虚、厥脱等一系列证候。

【诊断】

1. 病史　可有不孕、输卵管炎、盆腔炎、宫内节育环史等，或短期停经及点滴阴道流血史。

2. 临床表现

（1）症状：输卵管妊娠在流产或破裂之前，往往无其他不适。其典型临床症状如下：

①停经：一般在6～8周左右，有时无明显停经史。

②阴道不规则出血：孕卵死亡后，蜕膜分离而表现为少量不规则阴道出血。出血时间与输卵管妊娠部位有关，在峡部者较早，在间质部者较晚。

③腹痛：突然下腹一侧撕裂样疼痛，常伴有恶心呕吐。疼痛范围与出血量有关。

④晕厥、休克：约1/3以上病例出现晕厥，休克仅占少数，均为疼痛和低血容量所致。

（2）体征：急性出血者，往往有腹痛、贫血或休克状态。腹部压痛、反跳痛，以患侧为重。内出血较多者，叩诊有移动性浊音，血压下降，脉搏微弱。

妇科检查：后穹隆饱胀，宫颈举摆痛，一侧附件或盆腔压痛。内出血较多时，子宫有漂浮感，子宫稍增大、质软。输卵管妊娠破裂或流产形成血肿者（陈旧性输卵管妊娠），可在后穹隆或阔韧带部触及半实质感的压痛包块。

（3）辅助检查

①血象：失血初期血红蛋白和红细胞可在正常值范围内，但有进行性贫血，白细胞正常或略偏高。

②后穹隆穿刺：异位妊娠所致的盆腔积血，一般不凝。如抽出血液很快凝固，则表示为静脉血。但如抽不出任何液体，也不能排除输卵管妊娠的可能性。

③妊娠试验：妊娠试验可为阳性或弱阳性。但妊娠试验阴性者，不能绝对排除异位妊娠。

④超声检查：子宫略增大但宫腔内未见孕囊，宫旁出现低回声区，若见胚芽及

原始心管搏动，即可诊断；输卵管妊娠流产或破裂后，腹腔或子宫直肠陷凹处见积液暗区。

⑤诊断性刮宫：仅有蜕膜而未见绒毛，很可能为异位妊娠。

⑥剖腹探查或腹腔镜检查：可以明确诊断和处理。

结合病史、临床表现及辅助检查，典型病例不难诊断。但在未破损前，诊断较困难，常易漏诊、误诊，需详问病史，严密观察病情变化。

【鉴别诊断】

1. 黄体破裂 同样具有内出血症状及体征，但多发生在月经中后期，无停经及早孕反应，亦无阴道流血。但正常妊娠的黄体破裂则术前较难鉴别。

2. 急性输卵管炎 有急性腹痛，体温升高，腹肌紧张，压痛。但一般无停经及早孕反应（合并早孕者例外）。经后穹隆穿刺，能抽出脓液。但急性出血性输卵管炎者，往往后穹隆穿刺能抽出不凝血，极易误诊。

3. 卵巢囊肿蒂扭转 常有腹痛发作或腹部包块史，无停经或早孕反应。

4. 早期妊娠流产 有停经、阴道流血及腹痛。但无腹肌紧张及压痛、反跳痛。血压变化与阴道流血量成正比。

5. 急性阑尾炎 腹痛由上腹部或脐周开始，然后局限于右下腹，常伴有发热、恶心、呕吐。麦氏点压痛、反跳痛。如已形成阑尾脓肿，脓肿部位较一般附件包块为高。

【治疗】

根据病情缓急，在有输血、输液及手术准备的条件下进行动态观察，及时处理。

1. 未破损期 输卵管妊娠尚未破损或流产，应留院观察。

2. 已破损期 输卵管妊娠流产或破裂。大量内出血可导致休克。患者下腹剧痛，面色苍白，四肢厥冷，冷汗淋漓，血压下降，脉微欲绝。腹部压痛、反跳痛。后穹隆穿刺抽出不凝血。应立即给予吸氧、输液，必要时输血，即转院手术抢救。

3. 陈旧性宫外孕 输卵管妊娠破损后时间较长，腹腔内血液已形成血肿包块。腹痛减轻，并逐渐消失，可有下腹坠胀或便意感，阴道出血逐渐停止，腹部检查或妇科检查扪及盆腔包块。脉细涩。

治法：破瘀消癥。

方药：宫外孕Ⅱ号方（山西医学院第一附属医院）。

丹参15g 赤芍15g 桃仁10g 三棱10g 莪术10g

【转诊原则】

对于疑似输卵管妊娠者，未破损期应留院观察，已破损期应及时转院手术抢救。

【养生与康复】

1. 避免产后及流产后感染，注意卫生。
2. 积极治疗输卵管炎、盆腔炎、盆腔肿瘤等疾病。

【健康教育】

1. 曾有盆腔炎史、不孕史、宫内节育环史而停经者，育龄女性有停经史，剧烈腹痛者应及时就诊，不可姑息拖延。

2. 及早正确诊断，及时治疗，预后大多良好；对输卵管妊娠破裂或流产者应尽量清除腹腔积血，以免形成粘连。

【常用西药参考】

1. 黄体酮注射液，10~20mg，每日或隔日1次，肌注。
2. 绒促性素（HCG），3000U，隔日1次，肌注。

第四节 妊娠肿胀

【概述】

妊娠中晚期，肢体面目发生肿胀者，称为“妊娠肿胀”，亦称“子肿”。若在妊娠七八月以后，只是脚部轻度浮肿，休息后可消退，并无其他不适者，为妊娠晚期常见现象，可不必治疗，产后自消。西医的妊娠高血压疾病早期可参照本病治疗。

【病因病机】

本病的病机主要是脾肾阳虚，水湿不化或胎阻气机，气滞湿停。

1. 脾虚 素体脾虚，或过食生冷，伤及脾阳，运化失职，水湿停聚，流于四末，泛溢肌肤，遂发水肿。

2. 肾虚 素体肾虚，命火不足。孕后阴血下聚养胎，有碍肾阳敷布，不能化气行水，且肾为胃关，肾阳不布，则关门不利，聚水而从其类，水遂泛溢而为肿。

3. 气滞 素多忧郁，气机不畅，胎体渐长，有碍气机升降，气滞水湿不化，溢于肌肤遂致肿胀。

【类证鉴别】

1. 妊娠眩晕 妊娠水肿继而出现头晕眼花，视物模糊，头痛，恶心等。应注意定期测量血压，检查尿蛋白。如血压持续升高，应及时到产科做进一步检查。

2. 子痫 妊娠晚期、临产前或产后 2 天内，剧烈头痛，上腹部不适，呕吐，突然发生抽搐、昏迷，为子痫发作。应即转院抢救。

【辨证论治】

1. 辨证要点 辨水病和气病：因于水者，皮薄色白而光亮，按之凹陷不起；因于气者，皮厚而色不变，按之凹陷即起。

2. 治疗原则 治病与安胎并举，以运化水湿为主，适当佐以养血安胎之品，慎用温燥、寒凉、峻下、滑利之品。

3. 证治分类

（1）脾虚证

证候：妊娠数月，四肢面目浮肿，甚则遍及全身，皮薄光亮，按之凹陷不起，伴脘腹胀满，气短懒言，口淡而腻，食欲不振，小便短少，大便溏薄。舌淡体胖，边有齿印，苔白润而腻，脉缓滑。

治法：健脾除湿，行水消肿。

方药：白术散。

白术 20g　茯苓 15g　大腹皮 12g　陈皮 10g　生姜皮 10g

（2）肾虚证

证候：妊娠数月，面浮肢肿，下肢尤甚，按之没指，伴心悸气短，腰酸乏力，下肢逆冷，小便不利。舌淡，苔白润，脉沉迟。

治法：补肾温阳，化气行水。

方药：肾气丸。

附子（先煎）6g　桂枝 10g　茯苓 15g　山茱萸 10g　熟地 10g　山药 12g　丹皮

10g　泽泻10g

常用中成药：肾气丸。

(3) 气滞证

证候：妊娠三四月后，肢体肿胀，始于两足，渐延于腿，皮色不变，随按随起，伴胸闷胁胀，头晕胀痛，苔薄腻，脉弦滑。

治法：理气行滞，除湿消肿。

方药：天仙藤散。

天仙藤20g　陈皮10g　香附15g　乌药12g　木瓜15g　苏叶12g　甘草6g　生姜10g

【转诊原则】

1. 血压持续升高，水肿较严重，甚至出现腹水，尿蛋白阳性，头痛，头晕，眼花，属于重度子痫前期，应及时转院治疗。

2. 若突然发生子痫，必须密切观察血压、呼吸，放置压舌板以防止口舌咬伤，给予吸氧，即送院救治。

【养生与康复】

1. 注意休息，以左侧卧位为佳。

2. 调理饮食，注意控制食盐的摄入量，一般盐量每天6g水平。

3. 充足补钙，以孕20～24周开始，每天补钙2g，可降低妊娠高血压疾病的发生率。

【健康教育】

1. 子肿通常是妊娠高血压疾病的始发症状，应定期检查血压、尿蛋白，及早发现，积极治疗。

2. 加强营养，孕妇需摄入足够的蛋白质、叶酸、维生素。

第五节　胎水肿满

【概述】

妊娠五六月后出现腹大异常，胸膈满闷，甚或喘息不得卧者，称“胎水肿满”，亦称“子满”。西医之“羊水过多”可参照本病治疗。

【病因病机】

素体脾虚，或孕后过食生冷寒凉之品，损及脾阳，湿聚胞中，遂致子满。

【类证鉴别】

子肿：子肿以肢体面目浮肿为主，而子满主要是胞中蓄水，腹大异常，甚则喘不得卧。

【鉴别诊断】

本病应与多胎妊娠、巨大胎儿、葡萄胎相鉴别，B超检查有助于诊断。

【辨证论治】

1. 治疗原则　胎儿正常者，以“治病与安胎并举”为治则，治疗大法以利水除湿为主。若有胎儿畸形则下胎益母。

2. 证治

证候：妊娠中期，腹大异常，腹部皮肤薄而光亮，胸膈满闷，甚或喘息不得卧，食少腹胀，神疲肢软，舌淡苔白，脉沉滑无力。

治法：健脾渗湿，养血安胎。

方药：鲤鱼汤（《千金要方》）。

鲤鱼（去内脏）一条　白术15g　陈皮6g　茯苓15g　当归12g　白芍12g　生姜6g　煎浓汤，去药材，饮汤吃鱼。

【其他疗法】

1. 冬瓜连皮不拘多少，将冬瓜洗净切块煮熟，入少许盐，随意服。适用于体质壮实，水湿蕴蓄之羊水过多。

2. 红茶和红糖各150g，分7～10次用沸水泡饮，早晚各1次。

3. 白扁豆、赤小豆各30g，红枣10枚煎水代茶饮。

【转诊原则】

发现羊水过多，应转院做进一步检查以确诊是否合并胎儿畸形。

【养生与康复】

1. 孕后注意调理脾胃，饮食宜清淡，禁辛辣、生冷、暴饮暴食。

2. 适当休息，定期检查，每周一次测体重。

【健康教育】

1. 调理饮食，注意控制食盐的摄入量。

2. 胎儿畸形常伴有羊水过多。应进行产前诊断，如确诊为畸胎，应考虑终止妊娠。

第五章

常见产后病

产妇在新产后及产褥期内发生的与分娩或产褥有关的疾病，称为“产后病”。产褥期是指产妇分娩后除乳腺以外全身各器官恢复或接近正常未孕状态所需的时间，一般为6周。新产后指产后7天之内。

产后病的病因病机一是亡血伤津，元气亏损，虚火易动；二是瘀血内阻，败血妄行；三为饮食劳倦，外邪所伤。产后病以正虚邪盛，多虚多瘀为特点。

产后病的诊断除以四诊八纲为基本方法外，尤其要注意“三审”：先审小腹痛与不痛，以辨有无恶露停滞；次审大便通与不通，以验津液之盛衰；再审乳汁的行与不行及饮食多少，以察胃气之强弱。

产后病的治疗应本着“勿拘于产后，亦勿忘于产后”的原则，注意补虚与祛邪的关系。产后注意用药“三禁”：禁大汗、禁峻下、禁通利小便。

第一节　产后发热

【概述】

产褥期内以发热为主症，并伴有其他症状者，称为“产后发热”。

产后一二天内，由于阴血骤虚，营卫失调，常有轻微的发热，不兼有其他症状，一般能自行退热，属生理性发热；或产后三四天内，泌乳期间有低热，俗称“蒸乳”，也不属病理范围。

【病因病机】

1. 感染邪毒 由于产伤和出血，元气受损，或因护理不洁，邪毒乘虚侵入，正邪相争。

2. 外感 新产体虚，卫气不固，风寒客表，营卫不和。

3. 血虚 素体阴虚，或产时失血伤阴，阴血骤虚，阳浮于外。

4. 血瘀 产后恶露停滞，气机受阻，瘀而发热。

【类证鉴别】

1. 蒸乳发热 由于乳汁未吸吮干净，或乳孔阻塞，乳汁壅积而致发热。恶露多属正常。伴乳房憋胀，局部发热。

2. 伤食发热 由于饮食辛燥，或脾胃虚弱，食积而发热。恶露正常而有嗳腐吞酸、胃脘胀满、大便干结等症。

3. 产后淋症 发热伴尿频、尿急、尿痛，或伴小腹疼痛，恶露正常。

4. 产后乳痈 发热伴乳房局部红肿、灼热，甚至破溃化脓，乳房皮下或腋下可触及肿大淋巴结。

【鉴别诊断】

1. 血栓性静脉炎 反复高热、寒战，下肢持续性疼痛、肿胀。

2. 产后泌尿系统感染 有持续膀胱插管、频繁导尿、多次阴道检查和会阴污染等病因，发热同时伴尿频、尿急、尿痛，尿常规化验可见红细胞、白细胞。

3. 急性乳腺炎 发热伴乳房胀痛，局部红肿、灼热，甚至破溃化脓，乳房皮下、腋下可触及肿大压痛的淋巴结。

【辨证论治】

1. 辨证要点 主要根据发热的特点，参照恶露的量、色、质、气味及腹痛的性质以及兼症、舌脉，辨其虚实寒热。高热寒战，恶露臭秽，腹痛拒按，舌红，苔黄，脉弦数，属感染邪毒证；恶寒发热，无汗，头痛鼻塞，舌苔薄白，脉浮紧，属外感证；低热自汗，恶露色淡，舌淡红，脉细无力，属血虚；寒热时作，恶露甚少，有血块，舌紫暗，脉涩，属血瘀。

2. 治疗原则 以调气血、和营卫为主。病情危重者，应中西医结合治疗。

3. 证治分类

（1）感染邪毒证

证候：产后高热寒战，恶露量或多或少，色紫暗，气臭秽，腹痛拒按。烦躁口渴，尿少而赤，大便秘结。舌红，苔黄，脉弦数。

治法：清热解毒，活血化瘀。

方药：五味消毒饮合失笑散。

蒲公英 12g　金银花 12g　野菊花 9g　紫花地丁 9g　天葵子 9g　炒蒲黄 10g　五灵脂 10g

此型多为产褥感染，属急重证，加之产后多虚，邪毒传变迅速，治疗务必及时，应中西医结合治疗，随证用药。

常用中成药：清热解毒丸、板蓝根冲剂、柴胡口服液。

（2）外感证

①外感风寒

证候：产后恶寒发热，头痛身痛，无汗，鼻塞流涕。舌苔薄白，脉浮紧。

治法：养血疏风。

方药：荆防四物汤。

荆芥 10g　防风 10g　生地 9g　当归 9g　川芎 9g　白芍 9g

常用中成药：荆防冲剂。

②外感风热

证候：发热恶风，头痛自汗，口干咽痛。舌尖红，苔白，脉浮数。

治法：辛凉解表，疏风清热。

方药：银翘散。

银花 10g　连翘 10g　竹叶 9g　荆芥穗 9g　牛蒡子 9g　薄荷（后下）6g　桔梗 6g　淡豆豉 6g　芦根 6g　甘草 6g

③外感暑热

证候：暑天感冒，高热，多汗，口渴心烦，体倦少气。舌红少津，脉虚数。

治法：清暑益气，养阴生津。

方药：清暑益气汤。

西洋参 10g　石斛 15g　麦冬 10g　黄连 6g　竹叶 6g　荷梗 6g　知母 9g　粳米 10g　西瓜翠衣 10g　甘草 6g

(3) 血虚证

证候：产时或产后失血过多，低热不退。自汗，恶露量少，色淡质稀，小腹绵绵作痛，喜按，头晕眼花，心悸失眠。舌淡红，脉细无力。

治法：补血益气。

方药：八珍汤。

当归 15g　川芎 10g　白芍 10g　熟地 10g　人参 15g　白术 10g　茯苓 10g　炙甘草 6g

常用中成药：八珍丸、人参养荣丸。

(4) 血瘀证

证候：产后寒热时作，恶露不下或下而甚少，色紫暗有血块，小腹疼痛拒按，块下痛减，口干不欲饮。舌质紫暗或有瘀点，脉弦数或涩。

治法：活血化瘀。

方药：生化汤（《傅青主女科》）。

当归 15g　川芎 15g　桃仁 15g　炮姜 10g　炙甘草 6g

常用中成药：生化丸、益母草冲剂。

【其他疗法】

1. 验方

(1) 马齿苋 120g，蒲公英 60g，银花 30g，皂刺 12g，水煎服。适用于产后发热感染邪毒者。

(2) 当归 25g，黄芪 30g，生姜 5g，红枣 5 枚，水煎服，每日 1 剂，连服 5～6 剂。适用于产后血虚发热。

2. 针灸　针刺人中、合谷、涌泉、内关、少商穴，灸百会、关元、神阙穴。

中药肛门导入：丹参 15g，鸡血藤 15g，桃仁 10g，红花 10g，三棱 10g，红藤 30g，金银花 30g，败酱草 30g，浓煎至 100ml，保留灌肠，每日 1 次。

【转诊原则】

1. 产褥感染：持续高热寒战，可出现脓毒血症及败血症，全身中毒症状明显，腹部有压痛、反跳痛，白细胞尤其是中性粒细胞明显增多，子宫压痛明显，须即转院救治。

2. 中暑高热，有虚脱表现。

3. 经常规治疗 3 天仍发热不退者或伴随症状加重者。

4. 胎盘、胎膜残留宫腔，需手术清宫。

5. 发热原因不明，需进一步检查治疗。

【养生与康复】

1. 起居适宜，根据气候适当增减衣被。

2. 预防感冒及产褥感染，产后室内尽量减少外人进入，避免在到人多地方久留。

3. 新产后尽量采取半卧位，有利于恶露排出。

【健康教育】

1. 产时、产后房间温度要适宜，注意空气流通，勿过于密闭。

2. 注意保持外阴清洁及乳房卫生，产褥期内禁忌性生活，以免邪入血室。

3. 产褥期饮食要富有营养并易于消化，不要过于肥腻，亦不宜过于寒凉。

4. 产褥期应多休息，可进行适当活动，但不宜过度劳累，不宜过度站立、持重。

【常用西药参考】

1. 支持疗法：加强营养，纠正水、电解质失衡，病情严重或贫血者，多次少量输新鲜血或血浆。

2. 属产褥感染需用抗生素治疗：应按药敏试验选用抗生素。

3. 氧氟沙星 400mg，口服，每日 2 次，或左氧氟沙星 500mg，口服，每日 1 次，同时加服甲硝唑 400mg，每日 2～3 次，口服，连用 14 日。

4. 头孢西丁钠 2g，单次肌注，同时口服丙磺舒 1g，然后改为多西环素 100mg，每日 2 次，连用 14 日。或选用其他第三代头孢菌素如头孢曲松钠与多西环素、甲硝唑合用。

第二节　产后恶露不绝

【概述】

产后血性恶露持续 3 周以上仍然淋漓不断者，称为“产后恶露不绝”。

恶露指胎儿、胎盘娩出后，胞宫中遗留的余血浊液，随胞宫缩复而逐渐排出，总量约250～500ml。正常恶露约3周左右干净。若产后子宫复旧不全或宫腔内残留胎盘、胎膜或合并感染时，恶露时间会延长。西医学的晚期产后出血及人工流产、药物流产后表现为恶露淋漓不净者可参照本节辨治。

【病因病机】

产后恶露不绝的主要病机是胞宫藏泄失度，冲任不固，血海不宁。

1. 气虚　素体虚弱，或产时失血伤气，或产后过劳，气虚血失统摄，冲任不固。

2. 血热　素体阴虚，产时失血伤津，阴虚火旺，虚火内扰。情志化火，或素体阳盛，产后过于温补，或感染邪毒。热扰冲任，迫血妄行。

3. 血瘀　寒凝血瘀，或素有癥瘕，或胎盘胎膜残留；瘀血内阻冲任，新血不得归经。

【类证鉴别】

1. 产后月经不调　部分产妇在产后1个月左右月经来潮，但周期不规则、经期较长或经量多少不定。多见分娩后无哺乳或乳汁不足者。

2. 产后发热　以发热为主症，但可伴有恶露异常。参照上节。

【鉴别诊断】

1. 胎盘部位滋养细胞肿瘤　有足月产、流产、葡萄胎病史，表现为产后不规则的阴道出血，子宫增大明显，血HCG、HPL升高，借助B超、诊断性刮宫即可确诊。

2. 生殖道损伤　有分娩产伤、手术或机械损伤、产褥期性交等病因，表现为阴道不规则出血，血色鲜红或暗红，妇科检查可发现阴道或宫颈裂伤。

3. 凝血障碍性疾病　阴道出血时间较长，血色淡红，无血块，或原有凝血障碍性疾病：如血小板减少症、白血病、再生障碍性贫血、重症肝炎等。通过血液检查可明确诊断。

【辨证论治】

1. 辨证要点　产后恶露不绝的辨证，应从恶露的量、色、质、气味等辨别寒、热、虚、实。量多、色淡红、质清稀、无臭气，多为气虚；色红或紫、质稠黏而臭秽，多为血热；色紫暗有块，多为血瘀。

2. 治疗原则 虚者补之，热者清之，瘀者攻之。

3. 证治分类

（1）气虚证

证候：产后恶露过期不止，量多，或淋漓不断，色淡红，质稀薄，无臭气。小腹空坠，神疲倦怠，气短懒言，面色皖白。舌淡，苔白，脉缓弱。

治法：补气摄血。

方药：补中益气汤。

人参（可改党参）10g 黄芪 15g 白术 10g 当归 10g 陈皮 9g 升麻 6g 柴胡 6g 炙甘草 6g

常用中成药：补中益气丸、归脾丸。

（2）血热证

证候：恶露过期不止，量较多，色深红，质黏稠，有臭秽气。面色潮红，口燥咽干。舌质红，脉滑数或细数。

治法：养阴清热止血。

方药：保阴煎。

生地 15g 熟地 15g 黄芩 10g 黄柏 10g 白芍 10g 山药 15g 续断 15g 甘草 6g

常用中成药：固经丸、崩漏丸。

（3）血瘀证

证候：产后恶露过期不止，量时多时少，色紫暗有块，腹痛拒按，块下痛减。舌紫暗或边有瘀斑、瘀点，脉弦涩。

治法：活血化瘀止血。

方药：生化汤。

当归 15g 川芎 15g 桃仁 15g 炮姜 10g 炙甘草 6g

常用中成药：生化丸、益母草冲剂。

【其他疗法】

1. 验方

（1）马齿苋 30g，水煎服。

（2）益母草 30g，红糖适量，水煎服。

2. 腹带法 在腹壁上放棉花 4～5 层，用软布围而缚之。

【转诊原则】

1. 阴道流血量多，色鲜红，疑为产道损伤需要手术修补者。

2. 常规治疗 3 天出血未见减少，腹痛等全身症状加重者。

3. 阴道流血量增加，腹痛加重，考虑为胎盘、胎膜残留者。

4. 阴道流血时间较长，HCG 升高，子宫增大，疑为滋养细胞肿瘤者。

5. 出血量多，无血块，疑有凝血障碍性疾病，需进一步到上级医院进行检查治疗者。

【养生与康复】

1. 新产后尽量采取半卧位，有利于恶露排出。有阴道流血时，应卧床休息，避免性生活。

2. 宜调情志，慎起居，适寒温。饮食均衡，不宜过食生冷寒凉。

【健康教育】

1. 产褥期不宜性生活，以免邪入血室，感染邪毒。

2. 产褥期饮食要富有营养并易于消化，不要过于肥腻，亦不宜过于寒凉。

3. 注意保持外阴清洁，勤换内裤及卫生垫，用温水及时清洗外阴。

4. 产褥期应适当休息，不宜过度劳累、过度站立、持重。

【常用西药参考】

1. 少量或中等量阴道流血，应给予广谱抗生素、子宫收缩剂及支持疗法。

2. 疑有胎盘、胎膜残留者，刮宫多能奏效。刮出物送病理检查，以明确诊断。术后继续给予广谱抗生素及子宫收缩剂。

3. 缩宫素（催产素）：每次肌注 5～10U 或 5～10U 加于 5% 葡萄糖液中静滴。

第三节　产后身痛

【概述】

产妇在产褥期内，出现肢体或关节酸楚、疼痛、麻木、重着者，称为“产后身痛”。

西医产褥期中因风湿、类风湿引起的关节痛、产后坐骨神经痛、多发性肌炎、产后血栓性静脉炎出现类似症状者，可参照本病辨证论治。

【病因病机】

主要发病机理是产后营血亏虚，经脉失养或风寒湿邪乘虚而入，稽留关节、经络，经脉阻滞所致。

1. 血虚　素体血虚，产时产后失血过多，阴血亏虚，四肢百脉空虚，经脉关节失于濡养，致肢体酸楚、麻木。由于产伤和出血，元气受损，或因护理不洁，邪毒乘虚侵入，正邪相争。

2. 风寒　产后百脉空虚，卫表不固，腠理不密，若起居不慎，风寒湿邪乘虚而入，稽留关节、肢体，使气血运行不畅，瘀阻经络而痛。

3. 血瘀　产后余血未净，留滞经脉，或因难产手术，伤气动血，或因感受寒热，寒凝或热灼致瘀，瘀阻经络、关节，发为疼痛。

4. 肾虚　素体肾虚，因产伤动肾气，耗伤精血，腰为肾之府，膝属肾，足跟为肾经所过，肾之精气血亏虚，失于濡养，故腰膝疼痛，腿脚乏力或足跟痛。

【类证鉴别】

1. 痹证　本病外感风寒型与痹证的发病机理相近，临床表现也相类似，两者病位都在肢体关节。但痹证在任何时候均可发病；产后身痛只发生在产褥期，与产褥生理有关，若身痛日久不愈，迁延至产褥期后，当属痹证论治。

2. 痿证　两者症状均在肢体关节。痿证以肢体瘦弱不用、肌肉瘦削为特点，肢体关节一般不痛。产后身痛以肢体、关节疼痛、重着、屈伸不利为特点，有时亦兼麻木不仁或肿胀，但无瘫痿的表现。

【鉴别诊断】

1. 风湿性关节痛 是风湿病的主要症状，主要表现有关节痛、颈肩痛、腰背痛、足跟痛，有时还伴有关节的肿胀。伴有发热，可为低热、中等度发热，也可为高热，抗生素无效，同时血沉快。有些风湿病可有多个器官的损害。

2. 类风湿性关节炎 简称类风湿，其突出的临床表现为反复发作的对称性的多发性小关节炎，以手、腕、足等关节最常受累；早期呈现红、肿、热、痛和功能障碍，晚期关节可出现不同程度的强硬和畸形，并有骨和骨骼肌萎缩，可有全身性表现，如发热、疲乏无力、体重减轻、皮下结节、心包炎、胸膜炎、周围神经病变、眼病变、动脉炎等。

【辨证论治】

1. 辨证要点 重在辨其疼痛的部位、性质，并结合全身症状和舌脉。肢体关节酸楚麻木多属血虚；疼痛较重，痛有定处，多属血瘀；腰酸，足跟疼痛，多属肾虚。疼痛走窜不定者多属风，冷痛而喜热者多属寒，重着而痛者多属湿。

2. 治疗原则 以养血益气补肾为主，兼活血通络，祛风止痛。

3. 证治分类

（1）血虚证

证候：产褥期中，遍身关节酸痛、麻木。面色萎黄，头晕心悸，气短乏力。舌淡红，苔薄白，脉细弱。

治法：养血益气，温经通络。

方药：黄芪桂枝五物汤加当归、秦艽、丹参、鸡血藤。

黄芪 20g　桂枝 10g　芍药 10g　生姜 9g　大枣 6 枚

常用中成药：八珍益母丸。

（2）风寒证

证候：产后关节疼痛，屈伸不利，或痛无定处，或冷痛剧烈，或肢体关节肿胀、麻木、重着，恶风怕冷。舌淡，苔白或白腻，脉浮紧或濡细。

治法：养血祛风，散寒除湿。

方药：独活寄生汤。

独活 15g　桑寄生 15g　秦艽 10g　防风 10g　细辛 6g　芍药 10g　川芎 10g　地黄 10g　杜仲 15g　牛膝 10g　茯苓 10g　桂心 10g　当归 10g　人参（可改党参）10g

甘草 6g

常用中成药：麝香追风膏。

（3）血瘀证

证候：产后遍身疼痛，或四肢关节刺痛，屈伸不利，小腿压痛。小腹疼痛拒按，恶露不畅，色暗红。舌质紫暗，苔白，脉弦涩。

治法：养血活血，通络止痛。

方药：身痛逐瘀汤。

秦艽 15g　川芎 10g　桃仁 10g　红花 10g　甘草 6g　羌活 10g　没药 15g　当归 10g　五灵脂 15g　香附 10g　牛膝 6g　地龙 15g

常用中成药：益母草冲剂。

（4）肾虚证

证候：产后腰背、膝关节、足跟疼痛，腿脚无力。头晕耳鸣，夜尿多。舌淡暗，脉沉细弦。

治法：补肾通络，温经止痛。

方药：养荣壮肾汤加秦艽、熟地。

桑寄生 15g　续断 15g　杜仲 15g　独活 10g　当归 10g　防风 10g　肉桂 10g　川芎 9g　生姜 6g

常用中成药：仙灵骨葆胶囊。

【其他疗法】

1. 食疗　羊肉 500g，莲藕 50g，山药 50g，黄芪 15g，黄酒、食盐适量。羊肉洗净切块，黄芪加水 3 碗，煎取汁 2 碗，将羊肉、莲藕、山药、黄芪水与黄酒一同炖煮成汤，调入食盐即可服用，连服 5 ~ 7 日。功能补气血，适用于血虚证。

2. 针灸治疗　全身痛者，选穴合谷、足三里、三阴交；上肢痛选穴肩髃、曲池、合谷、外关；下肢痛选穴环跳、足三里、阳陵泉、三阴交、太冲。留针 20 分钟，虚证用补法，风寒湿证用平补平泻法。

【转诊原则】

1. 经常规治疗 3 天，疼痛未减轻者或伴随症状加重者。
2. 疑有风湿性关节炎、类风湿性关节炎，需进一步检查治疗。

【养生与康复】

1. 产褥期要慎起居，避风寒，注意保暖，避免居住在寒冷潮湿的环境。

2. 加强营养，增强体质，适当活动，保持心情舒畅。

【健康教育】

1. 产后注意居所空气清新、流通，但又应注意保暖防寒，不过早用冷水洗涤，暑热天气不能用空调或电扇直接吹身体。

2. 产后应注意清洁外阴，严禁房事。

第四节 产后缺乳

【概述】

产后哺乳期内，产妇乳汁甚少或全无，不足以喂养婴儿者，称为“产后缺乳”。西医学的产后泌乳过少可参照本病论治。

【病因病机】

本病主要病机为乳汁生化不足或乳络不畅。

1. 气血虚弱 素体气血亏虚，或脾胃素虚，气血生化无源，复因分娩失血耗气，致气血亏虚，乳汁化生乏源，因而乳汁甚少或无乳可下。

2. 肝郁气滞 素多抑郁，或产后情志不遂，肝失调达，气机不畅，乳络不通，乳汁运行不畅而致缺乳。

3. 痰浊阻滞 肥胖之人，痰湿内盛，或产后摄入膏粱厚味，脾失健运，聚湿成痰，痰气阻滞乳络乳脉，或“肥人气虚”无力行乳，遂致缺乳。

【类证鉴别】

乳痈：本病应与乳痈引起的缺乳相鉴别，乳痈为邪毒外侵，乳汁壅积成痈。初起时乳房局部红肿热痛，恶寒发热，乳汁排出不畅。一般单侧发病。

【鉴别诊断】

1. 急性化脓性乳腺炎 是哺乳期常见的乳房疾病，开始乳房肿胀疼痛，逐渐出现肿块，局部焮红，硬块中央渐软，按之有波动感，常伴高热。

2. 乳头皲裂 是引起乳痈的重要原因，多发生在乳头、乳晕部位，喂奶时痛如刀割。

3. 贫血 乳汁甚少或全无，面色苍白，头晕心悸，气短乏力。既往有贫血，或有产后大量失血病史，血液化验即可诊断。

【辨证论治】

1. 辨证要点 应根据乳汁和乳房的情况，结合舌脉及其他症状以辨虚实。乳汁甚少而清稀，乳房柔软，不胀不痛者，多为气血虚弱；乳汁较稠，乳房胀硬疼痛，胸胁胀满者，多为肝郁气滞；乳汁少或无，质不稠，乳房不胀满，形体肥胖，痰多胸闷，多为痰浊阻滞。

2. 治疗原则 以调理气血，通络下乳为主。气血虚弱者应补气养血，肝郁气滞者应疏肝解郁，二者均应佐以通乳。

3. 证治分类

（1）气血虚弱证

证候：产后乳汁少或无，质清稀，乳房柔软无胀感。面色无华，倦怠乏力，食欲不振。舌淡，苔薄白，脉细弱。

治法：补气养血，佐以通乳。

方药：通乳丹。

人参10g 黄芪20g 当归10g 麦冬10g 木通（改通草）10g 桔梗10g 猪蹄1只

常用中成药：十全大补丸、归脾丸。

（2）肝郁气滞证

证候：乳汁少或无，质稠，乳房胀硬疼痛，或乳房局部发热。胸胁胀满，情志抑郁，食欲不振。舌苔薄黄，脉弦或弦数。

治法：疏肝解郁，通络下乳。

方药：下乳涌泉散。

当归10g 白芍10g 川芎10g 生地10g 柴胡15g 青皮15g 花粉10g 漏芦

10g 通草 15g 桔梗 10g 白芷 10g 穿山甲 15g 王不留行 15g 甘草 6g

常用中成药：下乳涌泉散、逍遥丸。

（3）痰浊阻滞证

证候：乳汁少或无，质不稠，乳房硕大或下垂，不胀满。形体肥胖，胸闷痰多，纳少便溏。舌淡胖，苔腻，脉沉细。

治法：健脾化痰，通乳。

方药：苍附导痰丸合漏芦散。

茯苓 15g 半夏 10g 陈皮 10g 甘草 6g 苍术 10g 香附 10g 胆南星 10g 枳壳 10g 生姜 9g 神曲 15g 漏芦 10g 蛇蜕 9g 瓜蒌 9g

常用中成药：二陈丸。

【其他疗法】

1. 验方

（1）通草 24g，猪蹄 2 只，同炖，去通草，食猪蹄饮汤。

（2）黄芪 30g，当归 9g，炖猪蹄。

（3）王不留行 50g，研细末，取药末 10g，黄酒调匀，猪蹄 3～4 只煮汤，冲入药末食用。

2. 针灸治疗 选穴膻中、乳根、少泽、足三里、太冲、脾俞、胃俞等，用补法，留针 20 分钟。

3. 推拿按摩 取穴乳根、膻中、期门、肝俞、少泽。取仰卧位，单掌和多指摩擦胸腹数分钟，以膻中和乳根、中脘部为主，捏拿背部脊柱两侧数十遍，拇食指由下向上施捏脊手法数遍，重提肝俞、三焦俞、脾俞，最后掐少泽穴 1～2 分钟，捏提肩井多次。

【转诊原则】

1. 产后失血较多，贫血较严重，需进一步检查治疗。
2. 乳房局部红肿热痛，伴发热，属急性化脓性乳腺炎，需专科治疗者。

【养生与康复】

1. 注意产后调理，饮食要富于营养，容易消化，不偏食。要有足够的营养和水分摄入。

2. 要保证产妇充分休息，避免劳累过度。

3. 调理情志，保持心情舒畅，避免精神紧张及情绪抑郁。

【健康教育】

1. 产后半小时内开始哺乳，以刺激泌乳。

2. 注意乳房护理，哺乳前可用湿毛巾擦拭乳头、乳房。

3. 每次让婴儿吸空一侧乳房后，再吸吮另侧乳房。

4. 孕期做好乳头护理，产检时若发现乳头凹陷者，要嘱孕妇经常把乳头向外拉，并要常用肥皂擦洗乳头，防止乳头皲裂造成哺乳困难。

第六章

常见妇科杂病

第一节　盆腔炎

【概述】

盆腔炎是指女性内生殖器官及其周围结缔组织、盆腔腹膜发生的炎症。是妇科常见病之一，多见于已婚生育年龄之妇女。按其发病部位，有子宫内膜炎、子宫肌炎、输卵管炎、卵巢炎、盆腔结缔组织炎、盆腔腹膜炎等。炎症可局限于一个部位，也可以几个部位同时发病；急性炎症可引起弥漫性腹膜炎、败血症、脓毒血症，甚至感染性休克而危及生命；部分患者无急性炎症经过，仅表现为炎症反复发作、盆腔粘连、慢性盆腔疼痛，属于盆腔炎后遗症，以往称为“慢性盆腔炎”。可导致输卵管阻塞、不孕、异位妊娠。由于本病有反复发作的倾向，缠绵难愈，影响妇女的生殖健康，故应予重视及积极防治。

中医古籍中无盆腔炎病名，根据其临床特征，可属“热入血室”、“带下病”、“产后发热”、“癥瘕”、“不孕”等范畴。

本病为感染湿热、湿毒之邪所致。经期、产后、流产后，或手术损伤，体弱胞虚，房事不节，邪毒乘虚直犯阴中，与气血相搏结，蕴积胞宫、胞脉、胞络，致高热腹痛不宁。湿热邪毒积久，影响气血运行，夹瘀血阻滞胞络，滞于少腹，则出现发热、腹痛、带下等。邪毒留连日久，盘踞胞宫、胞脉，瘀血内阻则形成癥瘕、痛经、月经不调，甚至不孕等病证。

西医学认为盆腔炎是由于产褥期、流产后或经宫腔、盆腔手术等原因，破坏机体自然防御机制，致病菌从外阴、阴道、子宫颈、子宫体的创伤处，经淋巴系统、血液循环系统，或沿生殖器黏膜上行蔓延，或经腹腔其他脏器感染后，直接蔓延侵入生殖器所致。引起盆腔生殖器炎症的病菌常见的有葡萄球菌、链球菌、大肠杆菌、厌氧菌、结核菌，还有衣原体、支原体及淋球菌等。

一、急性盆腔炎

女性生殖器官及其周围结缔组织和腹膜的急性炎症，称“急性盆腔炎”。根据其发病部位的不同，可有急性子宫内膜炎、急性子宫肌炎、急性输卵管炎、输卵管积脓、输卵管卵巢脓肿、急性盆腔结缔组织炎、急性盆腔炎。严重时则产生败血症及脓毒血症、休克，危及生命。

【诊断】

1. 病史 可有经期性交、产褥期感染、宫腔手术创伤史，或盆腔炎症反复发作病史等。

2. 临床表现 高热寒战，腹痛拒按，带下增多，黄色脓样，秽臭，腰骶酸痛，月经期发病可出现月经过多，经期延长；伴腹膜炎时可有恶心呕吐，腹胀腹泻；炎性肿块形成时可有局部压迫刺激症状，或有尿频、尿痛、排便困难、里急后重等症。

3. 体征 急性病容，下腹部肌紧张、压痛及反跳痛，肠鸣音减弱或消失。妇科检查见阴道黏膜充血，分泌物呈黄色脓性；宫颈充血水肿，明显举痛，穹隆部有明显触痛，宫体正常大小或略大，压痛明显，或活动受限；两侧附件压痛明显，可扪及增粗的输卵管，或可扪及炎性增厚；或可扪及炎性肿块，压痛明显；宫骶韧带水肿增粗，触痛。

4. 实验室检查与其他检查

（1）血常规：周围血白细胞明显增高，中性升高，血沉加快。

（2）宫腔分泌物培养：可找到致病菌。

（3）后穹隆穿刺：可抽出炎性渗出液或脓液，经培养可找到致病菌。

（4）B超：提示子宫直肠陷凹积液、盆腔炎性包块或脓肿。

（5）血培养：菌血症时血培养可找到致病菌。

【鉴别诊断】

1. 急性阑尾炎 腹痛多由脐周开始后转移局限于右下腹，麦氏点压痛、反跳痛明显，妇查盆腔可正常。白细胞增高，妊娠试验阴性，后穹隆穿刺为阴性。

2. 黄体破裂 多发生在经前期，下腹一侧突发性疼痛，无发热，阴道分泌物无异常，妇查盆腔无肿块触及，一侧附件压痛，白细胞正常，血红蛋白下降，后穹隆穿刺可抽出不凝血，妊娠试验阴性。

此外，应与异位妊娠、卵巢囊肿蒂扭转鉴别。

【辨证论治】

1. 治疗原则 急性盆腔炎发病急，病情重，病势凶险。临床以实证为主，病因以热毒为主，兼有湿、瘀，故以清热解毒为主，祛湿化瘀为辅。

2. 证治分类

（1）热毒炽盛证

证候：高热恶寒，甚或寒战，腹痛甚剧，拒按，腰骶胀痛，带下量多，色黄如脓，或夹杂血丝，气臭秽，伴见口渴喜冷饮，头痛烦躁，倦怠乏力，小便短赤，大便干结。舌质红，苔黄少津，脉滑数。

治法：清热解毒，化瘀止痛。

方药：五味消毒饮合大黄牡丹皮汤。

蒲公英15g 金银花15g 野菊花20g 紫花地丁12g 天葵子12g 大黄（后下）6g 丹皮12g 赤芍12g 桃仁15g 冬瓜仁15g 芒硝10g

（2）湿热瘀结证

证候：发热恶寒，或低热起伏，下腹胀坠，疼痛拒按，或灼热疼痛，带下量多、黄稠、有臭气，纳差食少，口干，大便不爽或便秘，小便频急涩痛。舌红，苔黄腻，脉弦数。

治法：清热利湿，活血止痛。

方药：仙方活命饮。

穿山甲15g 皂角刺15g 当归10g 甘草6g 金银花15g 赤芍15g 乳香10g 没药10g 天花粉12g 浙贝母10g 白芷10g 薏苡仁30g 冬瓜仁30g

【西医治疗】

1. 一般治疗 卧床休息，取半卧位。给予充分营养，纠正电解质紊乱，体质虚弱者可多次少量输血，高热时采用物理降温，避免不必要的妇科检查以免炎症扩散。

2. 抗生素治疗 根据病原体选用抗生素，在细菌培养结果不明或无培养条件时，则根据经验选用，力求彻底治愈，以免形成慢性盆腔炎。常用联合用药方案：

（1）青霉素或红霉素与氨基糖苷类药物及甲硝唑联合方案：青霉素 320 万 ~960 万单位/天，分3~4次静滴，红霉素1~2g/d静滴，庆大霉素16万~24万单位/天静滴，甲硝唑0.5g或替硝唑0.4g静滴，每日2次。

（2）头孢菌素类抗生素：头孢唑林2~4g/d或头孢拉定2~4g/d，分2~4次静注或静滴。与庆大霉素合用可增强抗菌活性，配合甲硝唑治疗厌氧菌感染。头孢噻肟2~6g/d（严重感染增至12g/d）或头孢哌酮2~4g/d（严重感染增至6~8g/d），分2~4次静脉给药；头孢曲松钠2~4g/d，分2~4次静滴，后者对淋球菌的抗菌活性为第三代头孢菌素中最强，是治疗淋菌性盆腔炎的首选方案。若考虑衣原体或支原体感染，应同时加服强力霉素100mg，每日2次，服用1~2周，或阿奇霉素1g顿服。

（3）喹诺酮类药物与甲硝唑联合应用：环丙沙星200mg或氧氟沙星400mg，静滴，每日2次。甲硝唑0.5g静滴，每日2次。

（4）克林霉素与氨基糖苷类药物联合应用：克林霉素0.6~1.2g/d，分2~3次静滴，联合阿米卡星0.2g静滴，每日2次。常用于治疗输卵管卵巢脓肿。

3. 手术治疗

（1）*经药物治疗无效*：凡有脓肿形成，经药物治疗48~72小时，体温持续不降，患者中毒症状加重或肿块增大者，应及时手术，以免发生脓肿破裂。

（2）*输卵管脓肿或卵巢脓肿*：经药物控制炎症数日后应手术切除。

（3）*脓肿破裂*：突然腹痛加剧，寒战、高热、恶心、呕吐、腹胀拒按或有中毒性休克表现，需立即剖腹探查。

【其他疗法】

1. 中药外敷　双柏散（侧柏叶、大黄、黄柏、薄荷、泽兰共研细末）200g，以水、蜜调和外敷下腹部，每日1次，连用2周。经期停药。

2. 中药塞肛或保留灌肠

（1）野菊花栓剂，每晚睡前30分钟将药1枚纳入肛门内约7~10cm处，10天为一疗程，一般3~4疗程有明显效果。

（2）红藤30g，败酱草30g，蒲公英30g，三棱10g，莪术10g，延胡索15g，加水浓煎成100ml，保留灌肠，每日1次。

3. 针灸疗法　取穴中极、关元、归来、三阴交、足三里、肾俞，每次任选2~3穴，中刺激，隔日1次。

【转诊原则】

1. 高热不退，抗生素治疗未能有效控制病情，或有中毒性休克表现。

2. 已形成输卵管卵巢脓肿或盆腔脓肿，应手术引流；若脓肿破裂，需立即剖腹探查。

【养生与康复】

1. 注意性生活卫生，预防性传播疾病。

2. 饮食清淡，忌辛辣燥热之品。

3. 增强体质，提高机体抗病能力。

【健康教育】

1. 注意经期、孕期及产褥期卫生。

2. 妇科检查、手术操作应规范，严格遵守无菌操作规程，术后做好护理，预防感染。

3. 及时治疗、彻底治愈急性盆腔炎，防止转为慢性而反复发作，甚或导致不孕或异位妊娠等。

二、盆腔炎后遗症（慢性盆腔炎）

本病常为急性盆腔炎延误诊治，或治疗不彻底，或患者体质差，病程迁延所致，或无明显急性发作史，如沙眼衣原体感染所致输卵管炎。炎症反复发作，严重影响妇女的身心健康。

【诊断】

1. 病史 有急性盆腔炎史，有产褥期、手术等感染史，有产后、流产后、经期性生活史等诱因，及邻近器官炎症的病史。

2. 临床表现 全身症状可不明显，有时可有低热，易感疲乏；如病程时间长，部分患者可有神经衰弱症状，如精神不振、失眠等；下腹坠胀、疼痛及腰骶部酸痛，常在劳累、性交后、排便时及月经前后加剧；月经过多或紊乱、痛经及带下增多；输卵管粘连堵塞时可致不孕。

3. 体征 子宫常呈后位、活动受限或粘连固定；若为输卵管炎，则在子宫一侧或两侧触及增粗的输卵管，呈条索状，并有轻度压痛；若为输卵管积水或输卵管卵巢囊肿，则在盆腔一侧或两侧扪及囊性肿物；若为盆腔结缔组织炎时，子宫一侧或两侧有片状增厚、压痛；宫骶韧带增粗、变硬、有触痛。

4. 辅助检查

（1）血常规：外周血白细胞可轻度升高，或不高。

（2）B超检查：见炎性包块，边界不清、质地不均的暗区，内有较密的光点或液性暗区，有输卵管积水时为液性暗区。

（3）子宫输卵管造影：输卵管弯曲，部分或完全阻塞，或呈油滴状集聚。

【鉴别诊断】

1. 子宫内膜异位症 可有进行性痛经，体征可与慢性盆腔炎相似，但妇科检查可在宫体后壁、宫骶韧带处扪及触痛性结节；若伴有巧克力囊肿则可在一侧或双侧附件扪及囊性肿块；B超及腹腔镜检查可以鉴别。

2. 盆腔淤血综合征 临床表现与盆腔炎有相似处，长期慢性下腹坠胀，低位疼痛；但体征、妇科检查可无异常表现，有时亦可见宫颈紫暗，或有抬举痛，宫旁组织有压痛，但无明显增厚，腹腔镜检查可资鉴别。

【辨证论治】

本病由湿热、湿毒之邪乘虚入侵，与气血互结，蕴积胞脉、胞络，气血瘀滞，或肝经积郁，气滞血瘀，不通为痛，久则内结成癥所致。病情缠绵难愈，重伤正气，故临床常见寒热错综、虚实夹杂之证。治疗除内服药外，还可结合保留灌肠、中药热敷、理疗等方法，以提高疗效。

1. 湿热蕴结证

证候：低热起伏，少腹隐痛或腹痛拒按，带下增多，色黄黏稠或有秽气，尿赤便秘，口干欲饮。舌红，苔黄腻，脉弦数。

治法：清热利湿，祛瘀止痛。

方药：银甲方。

金银花20g　鳖甲（先煎）10g　连翘15g　升麻10g　红藤20g　蒲公英20g　紫花地丁15g　生蒲黄（包煎）10g　椿根皮15g　大青叶15g　茵陈18g　桔梗10g　琥珀末（冲服）3g

2. 寒凝血滞证

证候：少腹冷痛，得温则舒，或坠胀疼痛，月经后期，量少色暗有块，白带增多。舌略胖，苔白腻，脉沉迟。

治法：温经散寒，活血祛瘀。

方药：少腹逐瘀汤。

小茴香 15g 干姜 15g 延胡索 15g 没药 10g 当归 12g 川芎 9g 肉桂 6g 赤芍 15g 蒲黄 12g 五灵脂 12g

3. 气滞血瘀证

证候：少腹胀痛、刺痛，白带增多，经行腹痛，量多有血块，瘀块排出则痛减，经前乳房胀痛，情志抑郁。舌暗，有瘀点或瘀斑，苔薄，脉弦涩。

治法：调气活血，消癥散结。

方药：膈下逐瘀汤。

当归 10g 川芎 10g 赤芍 15g 桃仁 15g 红花 12g 枳壳 10g 延胡索 15g 五灵脂 15g 丹皮 15g 乌药 10g 香附 10g 甘草 6g

4. 肾虚瘀滞证

证候：少腹疼痛，绵绵不休，白带增多，腰脊酸楚，头晕目眩，神疲乏力。舌暗或有瘀点，苔薄，脉沉细。

治法：补益肝肾，和营祛瘀。

方药：左归丸加味。

熟地 15g 山药 15g 山茱萸 15g 川牛膝 15g 菟丝子 15g 枸杞子 20g 鹿角胶（烊化）15g 龟板胶（烊化）15g 丹参 9g 当归 9g 白芍 9g 甘草 9g 鸡血藤 15g

5. 气虚血瘀证

证候：少腹坠痛，疼痛，少气乏力，心悸怔忡，月经量少，甚或闭经，或月经失调。舌淡红或尖有瘀点或瘀斑，苔薄，脉细涩。

治法：益气化瘀，养血止痛。

方药：参苓白术散合桃红四物汤。

人参（可改党参）15g 白术 15g 扁豆 15g 茯苓 20g 山药 20g 莲子肉 20g 薏苡仁 30g 甘草 6g 桔梗 10g 砂仁（后下）3g 桃仁 10g 红花 10g 当归 12g 川芎 10g 地黄 15g 赤芍 15g

【西医治疗】

1. 一般治疗 加强营养，增强体质，注意劳逸结合，提高机体抵抗力。

2. 物理疗法 温热的良性刺激可促进盆腔局部血液循环、改善组织的营养状态、提高新陈代谢，以利炎症的吸收和消退。常用的有短波、超短波、离子透入等。

3. 手术治疗 经长期非手术治疗无效而症状明显或反复急性发作者；或已形成较大炎性包块者，可采用手术治疗。

【其他疗法】

1. 常用中成药 妇乐冲剂、金刚藤胶囊、妇科千金片。

2. 中药保留灌肠 复方毛冬青灌肠液（毛冬青、败酱草、枳壳等）100ml 保留灌肠。

3. 中药外敷

（1）双柏散（侧柏叶、大黄、黄柏、薄荷、泽兰）水蜜 200g，外敷下腹痛，每日 1 ~2 次，7 天为一疗程。

（2）四黄散（大黄、黄芩、黄柏、黄连）水蜜 200g，外敷下腹痛，每日 1 ~2 次，7 天为一疗程。

4. 隔姜艾灸法 主穴取气海、中极、归来，配穴取大肠俞、次髎。用艾绒做成直径 1.5cm，高 1.8cm，重约 800mg 的艾炷置于 0.4cm 厚的鲜姜片上（姜片放在所取穴位上）点燃灸之，每穴灸 3 壮，每壮 6 ~7 分钟。

【转诊原则】

1. 症状明显或反复发作，疗效不显著，需进一步检查和鉴别诊断。
2. 已形成较大的炎性包块，需手术治疗。
3. 因盆腔粘连、输卵管阻塞、积液，影响生育者。

【养生与康复】

1. 饮食清淡，忌辛辣燥热之品。
2. 劳逸结合，加强体育锻炼，适当增加营养，增强体质，提高抗病能力。

【健康教育】

1. 普及妇女保健知识，尤其是月经期、产后及流产后的卫生保健。
2. 普及避孕知识，避免非意愿妊娠，减少宫腔手术的操作。
3. 使患者了解生殖道感染途径与治疗方法，树立战胜疾病的信心。

第二节　子宫肌瘤

【概述】

子宫肌瘤是女性生殖器最常见的良性肿瘤，也是人体最常见的肿瘤。瘤体主要由平滑肌细胞增生而成，其间有少量纤维结缔组织。多发年龄为30～50岁，35岁以上妇女的发病率约为20%～25%。其大小不等，数目不定，单个或多个肌瘤存在，大部分为多发。子宫肌瘤最常见的类型为肌壁间肌瘤、浆膜下肌瘤及黏膜下肌瘤。

子宫肌瘤乃触之可及的有形癥块，属中医学的“癥瘕”范畴。

【病因病理】

1. 西医病因病理　本病的确切病因不清楚，一般认为可能与长期、过度的雌激素刺激有关。其病理肌瘤见“假包膜”，肌瘤切面为灰白色，呈不规则漩涡状。当肌瘤血供不足时，会失去原有典型结构发生变性，主要是囊性变、玻璃样变、红色变性、肉瘤变及钙化。

2. 中医病因病机　主要是痰湿、瘀血内蓄胞宫，日久形成癥块。

（1）气滞血瘀：素性抑郁，或耗伤阴血，肝木失养，肝气郁结，气滞血瘀，瘀久成癥。

（2）气虚血瘀：素体气虚，孕产乳耗伤气血，或过劳、忧思、饮食不节，脾胃受损，气虚血滞，瘀久成癥。

（3）痰瘀互结：素体肥胖，忧思伤脾，或饮食失节，运化失司，酿生痰浊，痰血搏结，积而成癥。

（4）寒凝血瘀：经期产后，胞脉空虚，风寒乘虚侵入，或脾肾阳虚，寒从内生，凝滞气血，瘀积日久，则可成癥。

【诊断】

1. 病史　多有月经异常病史，或有盆腹腔压迫症状。

2. 临床表现

（1）症状：早期多无明显症状。症状出现与肌瘤大小、部位、生长速度及肌瘤变性关系密切。黏膜下肌瘤多导致月经改变，往往是月经过多，伴有血块，或经期延长，或月经提前，如果发生坏死、溃疡、感染时，则为不规则阴道出血；若继发性贫血，有全身乏力、面色苍白、气短、心悸等症状；浆膜下肌瘤蒂扭转时出现急性腹痛；肌瘤红色样变时腹痛剧烈且伴发热，多见于妊娠期；瘤体较大者，可发现腹部胀大，下腹正中扪及块物，质硬；白带增多；压迫膀胱则尿频、排尿困难、尿潴留等，压迫输尿管可致肾盂积水，压迫直肠可致排便困难；还可以导致不孕或流产。

（2）体征：与肌瘤大小、位置、数目以及有无变性有关。肌瘤较大，在腹部可扪及质硬、不规则、结节状块物。妇科检查时，肌壁间肌瘤之子宫常增大，表面不规则，单个或多个结节状突起；浆膜下肌瘤可扪及质硬、球状块物与子宫有细蒂相连，活动；黏膜下肌瘤子宫多为均匀增大，有时宫口扩张，肌瘤脱出于宫口外或脱出在阴道内。

3. 辅助检查 B超可协助诊断。

【鉴别诊断】

1. 卵巢肿瘤 一般无月经改变，多为偏于一侧的囊性肿块，能与子宫分开。实质性卵巢肿瘤可误认为带蒂浆膜下肌瘤；应仔细询问病史，行三合诊检查，注意肿块与子宫的关系。对鉴别有困难者应用B超检查可确诊。

2. 子宫腺肌病及腺肌瘤 子宫腺肌病时，子宫常均匀性增大，子宫很少超过妊娠3个月大小，且会表现为经期子宫增大、经后缩小。腺肌病及腺肌瘤患者多有继发性痛经，进行性加重。

3. 盆腔炎性块物 常有盆腔感染病史，块物边界不清，有压痛，质地多较肌瘤软，抗炎治疗后包块会减小，压痛减轻。B超检查可协助鉴别。

【辨证论治】

1. 辨证要点 根据包块的性质、大小、部位、病程的长短以及兼证和月经情况辨其在气在血。

2. 治疗原则 以活血化瘀、软坚散结为主，佐以行气化痰，兼调寒热。

3. 证治分类

（1）气滞血瘀证

证候：胞中积块坚硬，固定不移，疼痛拒按，少腹胀痛或刺痛，块下痛减。胸胁不舒，情志抑郁，面色晦暗，肌肤乏润，月经量多或经期延后，口干不欲饮。舌边瘀点，脉沉涩。

治法：行气活血，破瘀消癥。

方药：桂枝茯苓丸合香棱丸。

桂枝10g 茯苓15g 丹皮10g 赤芍15g 桃仁10g 木香6g 丁香10g 三棱10g 枳壳10g 莪术10g 青皮10g 川楝子10g 小茴香6g

常用中成药：桂枝茯苓胶囊、大黄䗪虫丸。

（2）气虚血瘀证

证候：胞中结块，月经先期、量多、色淡、质稀、夹有大血块，小腹坠痛，带下量多、色白、质稀，四肢乏力，少气懒言。舌淡暗，苔薄白，脉虚细而涩。

治法：补气健脾，化瘀散结。

方药：补气消瘕丸。

党参15g 太子参15g 南沙参15g 黄芪15g 三棱15g 莪术15g 山药15g 白术15g 枳壳15g 昆布15g 山慈菇15g 夏枯草10g

（3）痰瘀互结证

证候：胞中结块，时或作痛，经色暗红，质稠有块，量或多，带多色白、质黏腻，胸脘痞闷，形体肥胖。苔白腻，舌质暗紫，脉细濡或沉滑。

治法：理气化痰，破瘀消癥。

方药：开郁二陈汤。

制半夏10g 陈皮10g 茯苓15g 青皮10g 香附10g 川芎10g 莪术10g 木香6g 槟榔15g 苍术10g 甘草6g 生姜3片 鬼箭羽15g 水蛭10g

（4）寒凝血瘀证

证候：胞中结块，月经后期，量少，色黑红，夹有血块，小腹冷痛、拘急，块下腹痛减轻，白带量多、色白、质稀，四末不温。舌淡紫，苔薄白，脉沉紧。

治法：暖宫散寒，化瘀散结。

方药：少腹逐瘀汤。

小茴香10g 干姜10g 延胡索12g 没药10g 当归15g 川芎10g 肉桂10g 赤芍10g 蒲黄（包煎）10g 五灵脂10g

【西医治疗】

1. 随访观察 若肌瘤小且无症状，每3～6个月随访一次。

2. 药物治疗 增大子宫在妊娠10周子宫大小以内，症状不明显或较轻，近绝经年龄，或全身情况不能耐受手术者，可给予药物对症治疗。

（1）丙酸睾酮25mg肌注，每5日1次，月经来潮时25mg肌注，每日1次，共3次，每月总量不超过300mg，以免引起男性化。多用于近绝经期患者。

（2）米非司酮常用剂量为每日12.5～25mg，口服，连续服3个月。

3. 手术治疗 适应证：①子宫≥妊娠10周子宫。②肌瘤虽不大，但月经量多、经期长的症状明显，经过系统的药物治疗效果不佳。具备二者之一，应考虑手术治疗。

【其他疗法】

经导管子宫动脉栓塞术治疗。

【转诊原则】

瘤体较大或增大较迅速，或黏膜下肌瘤从宫颈脱出，或月经过多、周期紊乱，需进一步明确诊断或手术治疗。

【养生与康复】

1. 调畅情志，避免忧思恚怒。
2. 加强营养，多进食含铁及蛋白质较高的食物。

【健康教育】

1. 清洁外阴，预防感染，尤其是黏膜下肌瘤从宫颈脱出者。
2. 合理使用性激素类药物，包括避孕药。
3. 定期体检，一般每年体检一次，有肌瘤病史，宜3～6个月做B超或妇科检查。

第三节　卵巢肿瘤

【概述】

卵巢位于盆腔深部，卵巢肿瘤是女性生殖器常见肿瘤。卵巢恶性肿瘤是女性生殖器三大恶性肿瘤之一，发展迅速，早期诊断困难，临床诊断时往往已是晚期，5年存活率为25%～30%。

卵巢肿瘤有良性、交界性及恶性。根据世界卫生组织（WHO，1973）制定的卵巢肿瘤组织学分类法，上皮性肿瘤占50%～70%，好发于30～60岁，其恶性类型占卵巢恶性肿瘤的85%～90%；生殖细胞肿瘤占20%～40%，好发于青少年；性索间质肿瘤约占5%，多见于中年妇女；转移性肿瘤占5%～10%，其原发部位通常在胃肠道、乳腺及生殖器官。WHO根据细胞分化程度分3级：1级为高度分化；2级为中度分化；3级为低度分化。

卵巢恶性肿瘤可通过直接蔓延及腹腔种植发生转移，这是其最主要的转移方式；亦常见淋巴转移，晚期可血行转移到肝及肺。

卵巢肌瘤乃触之可及的有形癥块，属中医妇科学的“癥瘕”范畴。

【病因病理】

1. 西医病因病理　确切病因尚不明了。相关的高危因素有：①遗传、家族因素：5%～10%的卵巢上皮癌有遗传异常；②环境因素：工业发达国家的卵巢癌发病率高，可能与环境污染相关；③内分泌因素：不育或低生育是卵巢癌的危险因素，可能与持续排卵相关。

2. 中医病因病机　长期忧思、郁怒，情志不畅，气机阻滞，血脉凝涩；或外感六淫，湿（热）毒内攻，客于胞中；或脾肾虚弱，痰湿内停，壅滞胞中；日久正气虚衰，邪与血结，或痰湿凝聚，或湿（热）毒壅滞，与血相搏，而致本病。

【诊断】

1. 病史　20%～25%卵巢恶性肿瘤患者有家族史。

2. 症状

（1）卵巢良性肿瘤：发展缓慢。早期肿瘤较小，多无症状，腹部扪不到包块，往往在妇科检查时偶然发现。肿瘤逐渐增大时，常感腹胀或腹部扪及肿块。妇科检查在子宫一侧或双侧触及球形肿块，多为囊性、单侧，表面光滑，活动较好。

（2）卵巢恶性肿瘤：早期常无症状，多因妇检时被发现。一旦出现症状常表现为腹胀、腹部肿块及腹水等，病情发展迅速。症状轻重与肿瘤的组织类型、分化程度、病程长短有关。三合诊检查在阴道后穹隆触及盆腔内散在质硬结节，肿块多为双侧，实性或囊实性，表面凹凸不平，活动差，常伴有腹水。有时在腹股沟、腋下或锁骨上可触及肿大淋巴结。

3. 体征 部分患者腹部体检或妇科检查可扪及包块。

4. 实验室检查与其他检查

（1）B超：能检测盆腔肿块部位、大小、形态及性质，可提示肿瘤性质（囊性、实性或囊实性）。

（2）肿瘤标志物：①CA125：80%卵巢上皮性癌患者CA125水平高于正常值；CA125水平的消长与病情缓解或恶化相一致；无特异性。②AFP：对卵巢内胚窦瘤有特异性价值。未成熟型畸胎瘤、混合性无性细胞瘤也可升高。③HCG：对原发性卵巢绒癌有特异性。④性激素：颗粒细胞瘤、卵泡膜细胞瘤产生较高水平雌激素。浆液性、黏液性或纤维上皮瘤有时也分泌一定量雌激素。

（3）放射学诊断：CT、MRI能清晰显示肿块大小、质地、与周围脏器的关系。

【鉴别诊断】

1. 卵巢良性肿瘤与恶性肿瘤的鉴别（表3－2）

表3－2　卵巢良性肿瘤和恶性肿瘤的鉴别

鉴别内容	良性肿瘤	恶性肿瘤
病史	病程长，逐渐增大	病程短，迅速增大
体征	多为单侧，活动，囊性，表面光滑，通常无腹水	多为双侧，固定，实性或半囊性，表面结节状不平，常伴腹水
一般情况	良好	逐渐出现恶病质
B超	多为液性暗区，边界清	实性或囊实性肿块，边界不清

2. 卵巢瘤样病变 滤泡囊肿和黄体囊肿最常见。多为单侧，直径<5cm，壁薄，观察3个月内自行消失，若持续存在或长大，应考虑为卵巢肿瘤。

3. 输卵管卵巢囊肿 为炎性包块，常有不孕或盆腔感染史，边界清或不清，活动受限。

4. 子宫肌瘤 常为多发性，与子宫相连，多伴月经异常，如月经过多等，检查时肿瘤随宫体及宫颈移动。

5. 妊娠子宫 有停经史，子宫增大变软，做HCG测定或B超检查即可鉴别。

6. 子宫内膜异位症 常有进行性痛经、性交痛。B超检查、腹腔镜检查是有效的辅助诊断方法。

7. 结核性腹膜炎 多发生于年轻、不孕妇女。多有肺结核史，全身症状有消瘦、乏力、低热、盗汗、食欲不振、月经稀少或闭经。B超检查、X线胃肠检查多可协助诊断，必要时行剖腹探查确诊。

【辨证论治】

1. 辨证要点 根据肿瘤的性质、大小、部位、病程的长短以及体质情况，先辨善证、恶证，次辨虚实。

2. 治疗原则 良性卵巢肿瘤的中医治疗以理气、祛瘀、利湿、化痰为大法。恶性卵巢肿瘤以手术治疗为主，辅以化疗和放疗，中医药对卵巢癌手术后以及化疗、放疗后出现恶心呕吐、脱发、骨髓抑制等不良反应有较好的疗效。

3. 证治分类

（1）气机郁滞证

证候：下腹积块不坚，推之可移，少腹胀痛，痛无定处，胸闷不舒，精神抑郁，善太息，或月经不调，周期先后不定，量或多或少，或有痛经。舌暗，脉弦。

治法：行气解郁，活血散结。

方药：香棱丸（方见子宫肌瘤）。

常用中成药：桂枝茯苓胶囊、大黄䗪虫丸。

（2）痰湿凝聚证

证候：下腹结块，按之不坚，推揉不散，胸脘痞满，时有恶心，身倦无力，带下量多，质黏腻。舌淡胖，苔白滑或腻，脉弦滑。

治法：燥湿豁痰，化瘀消癥。

方药：涤痰消癥饮。

苍术 15g 陈皮 10g 茯苓 15g 胆南星 10g 山慈菇 15g 夏枯草 15g 赤芍 10g 郁金 10g 瓦楞子 30g 半夏 10g 薏苡仁 30g 海藻 15g 厚朴 10g

（3）湿热郁毒证

证候：小腹部肿块，腹胀或痛，或满，或不规则阴道出血，甚伴有腹水，大便干燥，尿黄灼热，口干、口苦不欲饮。舌质暗红，苔厚腻，脉弦滑或滑数。

治法：清热利湿，解毒散结。

方药：清热利湿解毒汤。

半枝莲 30g 龙葵 30g 白花蛇舌草 30g 白英 30g 川楝子 12g 车前草 30g 土茯苓 30g 瞿麦 15g 败酱草 30g 鳖甲 30g 大腹皮 10g 水蛭 10g

【西医治疗】

首选手术治疗。根据患者年龄、对生育的要求、肿瘤的性质、临床分期以及患者全身情况等综合分析而确定手术范围。若为恶性肿瘤，依据术中冰冻检查确定的病理类型，决定手术范围。术后是否需要化学药物治疗或放射治疗，应依据病理分期、病理类型而定。

【其他疗法】

针灸治疗：取中极、气海、归来、血海、三阴交、太冲，兼有痰阻者，加天枢、丰隆。

【养生与康复】

1. 和调情志，树立信心，积极配合治疗。

2. 均衡营养，进食易消化的食物，促进康复。

3. 在放、化疗期间，配合中医药，可以起到减轻放、化疗的毒副反应，增加对放、化疗的敏感性的作用。

【健康教育】

1. 定期体检，一般每年体检一次。争取早发现、早治疗。

2. 手术后应定期复查，防止复发和转移。

【转诊原则】

发现下腹部包块，拟为卵巢肿瘤者，应转专科诊察，进一步明确诊断，及时手术治疗。

第四篇　儿　科

学习提要

本篇共分两章。第一章儿科概论，第二章儿科常见疾病。全科医师应掌握儿科常见病证（感冒、咳嗽、腹泻、腹痛、虫积、疳积、佝偻病等）的概念、病因病机、临床表现、辨证要点、类证鉴别、转诊原则、理法方药、儿童保健、健康教育和康复指导；熟悉儿科常见病（上呼吸道感染、支气管炎、小儿肺炎、小儿腹痛、贫血及小儿常见急性传染病）的诊断、鉴别诊断、转诊原则及预防护理措施；掌握中医儿科四诊特点及体格检查方法；掌握小儿捏脊手法、食疗等中医适宜技术在儿科疾病中的应用；掌握小儿用药特点、药物剂量计算及喂药方法。

第一章

儿科概论

小儿从出生到青春期，一直处于不断生长发育的过程中。生长发育是小儿不同于成人的重要特点。掌握小儿生长发育规律、生理常数、生理病理特点、辨证与治疗特点，对于指导儿童保健、做好儿科疾病防治，具有重要意义。

第一节　小儿年龄分期

胎儿期：从受孕至分娩断脐属于胎儿期。胎龄满 28 周至出生后 7 足天，为围生期。

新生儿期：从出生后脐带结扎开始，至生后满 28 天，为新生儿期。

婴儿期：出生 28 天后至 1 周岁为婴儿期。

幼儿期：1 周岁后至 3 周岁为幼儿期。

学龄前期：3 周岁后到 7 周岁为学龄前期，也称幼童期。

学龄期：7 周岁后至青春期来临（一般为女 12 岁，男 13 岁）称学龄期。

青春期：一般女孩自 11 ~ 12 岁到 17 ~ 18 岁，男孩自 13 ~ 14 岁到 18 ~ 20 岁。

第二节　小儿生长发育

一、体格生长

1. 体重　出生时体重约为 3kg，出生后前半年平均每月增长约 0.7kg，后半年平均每月增长约0.5kg，1周岁以后平均每年增加约2kg。临床可用以下公式推算小儿体重：

<6个月　　体重（kg）=3+0.7×月龄

7~12个月　　体重（kg）=7+0.5×（月龄-6）

1岁以上　　体重（kg）=8+2×年龄

2. 身高（长） 出生时身长约为50cm，生后第一年身长约增长25cm，第二年身长约增长10cm，2周岁后至青春期身高每年约增长7cm。

临床可用以下公式推算2岁后至12岁儿童的身高：

身高（cm）=70+7×年龄。

3. 囟门 前囟应在小儿出生后的12~18个月闭合；后囟在部分小儿出生时就已闭合，未闭合者正常情况应在生后2~4个月内闭合。

4. 头围 足月儿出生时头围约为33~34cm，出生后前3个月和后9个月各增长6cm，1周岁时约为46cm，2周岁时约为48cm，5周岁时约增长至50cm，15岁时接近成人，约为54~58cm。

5. 胸围 新生儿胸围约32cm；1岁时约44cm，接近头围；2岁后胸围渐大于头围。

6. 牙齿 生后4~10个月乳牙开始萌出，乳牙约在2~2.5岁出齐。6岁左右开始萌出恒牙，乳牙脱落。

2岁以内乳牙颗数可用以下公式推算：

乳牙数=月龄-4（或6）

7. 呼吸、脉搏 各年龄组小儿呼吸、脉搏次数（每分钟）见表4-1。

表4-1　各年龄组小儿呼吸、脉搏次数（每分钟）

年龄	呼吸	脉搏	呼吸：脉搏
新生儿	45~40	140~120	1∶3
≤1岁	40~30	130~110	1∶(3~4)
1^+~3岁	30~25	120~100	1∶(3~4)
3^+~7岁	25~20	100~80	1∶4
7^+~14岁	20~18	90~70	1∶4

8. 血压

收缩压（mmHg）=80+2×年龄

舒张压（mmHg）=收缩压×2/3

二、智能发育

1. 感知发育　视感知的发育：新生儿视觉在15～20cm距离处最清晰；3个月时头眼协调好；6个月时能转动身体协调视觉；9个月时出现视深度感觉，能看到小物体；1岁半时能区别各种形状。

听感知的发育：新生儿出生3～7天听觉已相当良好；3个月时可将头转向声源；4个月时听到悦耳声音会有微笑；5个月时对母亲语声有反应；8个月时能区别语声的意义；9个月时能寻找来自不同方向的声源；1岁时听懂自己的名字。

2. 运动发育　发育顺序是由上到下、由粗到细、由不协调到协调地进展。新生儿仅有反射性活动（如吸吮、吞咽等）和不自主的活动；1个月小儿睡醒后常做伸欠动作；2个月时扶坐或侧卧时能勉强抬头；4个月时可用手撑起上半身；6个月时能独坐片刻；8个月会爬；10个月可扶走；12个月能独走。

手指精细运动的发育过程为：新生儿时双手握拳；3～4个月时可自行玩手，并企图抓东西；5个月时眼与手的动作取得协调，能有意识地抓取面前的物品；5～7个月时出现换手与捏、敲等探索性的动作；9～10个月时可用拇指、食指拾东西；12～15个月时学会用匙，乱涂画。

3. 语言发育　新生儿已会哭叫；2个月能发出和谐喉音；3个月发出咿呀之声；4个月能发出笑声；7～8个月会发复音，如“妈妈”、“爸爸”等；1岁时能说出简单的生活用语，如吃、走、拿等。

第三节　小儿生理病理特点

一、生理特点

1. 脏腑娇嫩，形气未充　小儿处于生长发育时期，无论是物质基础还是生理功能都是幼稚和不完善的。小儿脏腑娇嫩以肺、脾、肾三脏不足更为突出，表现为“肺常不足”、“脾常不足”、“肾常虚”。

2. 生机蓬勃，发育迅速　小儿机体在形态结构与生理功能方面，都是处于不断的生长发育中，如小儿的身长、胸围、头围随着年龄的增加而增长，小儿的思维、语言、动作能力随着年龄的增加而迅速地提高。小儿的年龄越小，这种蓬勃的生机、迅速的生长发育就越明显。

二、病理特点

1. 发病容易，传变迅速 小儿为“稚阴稚阳”之体，年龄越小，脏腑娇嫩的表现就越突出。正是由于小儿机体的这种不够成熟、不够完善的生理特点，导致小儿御邪能力较弱，抗病能力不强，容易被外邪所伤，且一旦患病常出现“易虚易实”、“易寒易热”、病情多变而迅速传变的特点。

2. 脏气清灵，易趋康复 小儿为纯阳之体，生机蓬勃，活力充沛，脏器清灵，对各种治疗反应敏捷，且病因单纯，宿疾较少，又少有七情伤害，故在患病以后经过及时恰当的治疗和护理，病情好转比成人快，易恢复健康。

第四节 儿科诊法概要

小儿疾病的诊断，亦用望、闻、问、切四种诊法，但有别于成人。因婴儿不会说话，较大儿童虽已会说话，也不能正确叙述自己的病情，所以古称儿科为“哑科”。加上就诊时常啼哭吵闹，影响气息脉象，所以小儿“脉难以消息求，证不可言语取”。历代儿科医家对于小儿诊法，既主张四诊合参，又特别重视望诊。

望诊内容可分为总体望诊（望神色、望形态）和分部望诊（审苗窍、辨斑疹、察二便、察指纹）。

一、望诊

1. 望神色 五色主病：面呈白色，多为寒证、虚证；面呈红色，多为热证；面呈黄色，多为脾虚证或有湿浊；面呈青色，多为寒证、痛证、瘀证、惊痫；面呈黑色，多为寒证、痛证、瘀证、水饮证。

2. 望形态 凡发育正常、筋骨强健、肌丰肤润、毛发黑泽、姿态活泼者，是胎禀充足，营养良好，属健康表现；若生长迟缓、筋骨软弱、肌瘦形瘠、皮肤干枯、毛发萎黄、囟门逾期不合、姿态呆滞者，为胎禀不足，营养不良，属于病态。

3. 审苗窍

（1）察舌：正常小儿舌体柔软、淡红润泽、伸缩自如，舌面有干湿适中的薄苔，舌质较成人红嫩。新生儿舌红无苔和哺乳婴儿的乳白苔，均属正常舌象。

舌体：舌体胖嫩，舌边齿痕显著，多为脾肾阳虚，或有水饮痰湿内停；舌体肿大，色泽青紫，可见于气血瘀滞；舌体强硬，多为热盛伤津；急性热病中出现舌体短缩，舌干绛者，则为热甚津伤，经脉失养；舌体肿大，板硬麻木，转动不灵，甚则肿塞满口，称为木舌，由心脾积热，火热循经上行所致；舌下红肿突起，形如小舌，称为重舌，属心脾火炽，上冲舌本所致；舌体不能伸出唇外，转动伸缩不灵，语音不清，称为连舌，因舌系带过短所致；舌吐唇外，掉弄如蛇，称为弄舌，多为大病之后，心气不足或惊风之兆；舌吐唇外，缓缓收回，称吐舌，常为心经有热所致，吐舌不收，心气将绝；若舌常吐于唇外，伴见眼裂增宽，表情愚钝者，为智力低下之表现。时时用舌舔口唇，以致口唇四周发红或有脱屑、作痒，称舔舌，多因脾经伏热所致。

舌质：正常舌质淡红。若舌质淡白为气血虚亏；舌质绛红，舌有红刺，为温热病邪入营入血；舌质红少苔，甚则无苔而干，为阴虚火旺；舌质紫暗或紫红，为气血瘀滞；舌起粗大红刺，状如杨梅者，常见于猩红热。

舌苔：苔白为寒；苔黄为热；苔白腻为寒湿内滞，或有寒痰食积；苔黄腻为湿热内蕴，或乳食内停；热性病见剥苔，多为阴伤津亏所致；舌苔花剥，状如地图，时隐时现，经久不愈，多为胃之气阴不足所致；舌苔厚腻垢浊不化，状如霉酱伴便秘腹胀者，为宿食内积，中焦气机阻滞。当出现异常苔色时，要询问是否吃过某种食物或药品，注意是否系染苔。

(2) 察口：主要观察口唇、口腔、齿龈、咽喉的颜色、润燥及外形变化。唇色淡白为气血不足；唇色淡青为风寒束表；唇色红赤为热；唇色红紫为瘀热互结；唇色樱红，为暴泻伤阴；唇白而肿，是为唇风；面颊潮红，唯口唇周围苍白，是猩红热征象。

口腔黏膜色淡白为虚为寒，色红为实为热。口腔破溃糜烂，为口疮；口内白屑成片，为鹅口疮；两颊黏膜有针尖大小的白色小点，周围红晕，为麻疹黏膜斑；上下臼齿间腮腺管口红肿如粟粒，按摩肿胀腮部无脓水流出者为痄腮，有脓水流出者为发颐。

牙齿萌出延迟，为肾气不足；齿衄龈痛，为胃火上炎；牙龈红肿，为胃热熏蒸；新生儿牙龈上有白色斑点斑块，称为马牙。

咽红恶寒发热是外感之象；咽红乳蛾肿痛为外感风热或肺胃之火上炎；乳蛾溢脓，是热壅肉腐；乳蛾大而不红，是为肥大，多为瘀热未尽，或气虚不敛；咽痛微红，有灰白色假膜，不易拭去，为白喉之症。

（3）察耳：小儿耳壳丰厚，颜色红润，是先天肾气充沛的表现；耳壳薄软，耳舟不清，是先天肾气未充的证候；耳内疼痛流脓，为肝胆火盛之证；以耳垂为中心的腮部漫肿疼痛，是痄腮之表现。

（4）察二阴：男孩阴囊不紧不松是肾气充沛的表现。若阴囊松弛，多为体虚或发热；阴囊肿大透亮不红，为水疝；阴囊中有物下坠，时大时小，上下可移，为小肠下坠之狐疝。阴囊水肿，常见于阳虚阴水。女孩前阴部潮红灼热，常见于湿热下注，亦须注意是否有蛲虫病。

小儿肛门潮湿红痛，多属尿布皮炎；肛门脱出，为中气下陷之脱肛；肛门裂开出血，多因大便秘结，热迫大肠所致。

4. 辨斑疹 一般说来，皮肤之发斑，形态大小不一，不高出皮面，压之不退色；皮肤之出疹，高出皮面，压之退色。斑与疹在儿科多见于外感时行疾病，如麻疹、幼儿急疹、风疹、猩红热、水痘等；也见于杂病，如紫癜等。

5. 察二便 新生儿生后3～4天内，大便呈黏稠糊状，褐色，无臭气，日行2～3次，是为胎粪。单纯母乳喂养之婴儿大便呈卵黄色，稠而不成形，稍有酸臭气，日行3次左右。牛乳、羊乳为主喂养者，大便色淡黄，质较干硬，有臭气，日行1～2次。

小便清澈量多为寒；小便色黄量少为热；尿色深黄为湿热内蕴；黄褐如浓茶，多为湿热黄疸。尿色红如洗肉水或镜检红细胞增多者为尿血，大体鲜红色为血热妄行，淡红色为气不摄血，红褐色为瘀热内结，暗红色为阴虚内热。

6. 察指纹 儿科对于3岁以下小儿察指纹。自虎口向指端，第1节为风关，第2节为气关，第3节为命关。指纹的辨证纲要归纳为“浮沉分表里，红紫辨寒热，淡滞定虚实，三关测轻重”。“浮”指指纹浮现，显露于外，主病邪在表；“沉”指指纹沉伏，深而不显，主病邪在里。纹色鲜红浮露，多为外感风寒；纹色紫红，多为邪热郁滞；纹色淡红，多为内有虚寒；纹色青紫，多为瘀热内结；纹色深紫，多为瘀滞络闭，病情深重。指纹色淡，推之流畅，主气血亏虚；指纹色紫，推之滞涩，复盈缓慢，主实邪内滞，如瘀热、痰湿、积滞等。纹在风关，示病邪初入，病情轻浅；纹达气关，示病邪入里，病情较重；纹进命关，示病邪深入，病情加重；纹达指尖，称透关射甲，则示病情重危。

二、闻诊

1. 听声音

(1) 啼哭声：小儿啼哭以洪亮为实证；哭声微细而弱为虚证；哭声清亮和顺为正常或病轻；哭声尖锐或细弱无力为病重。

(2) 呼吸声：乳儿呼吸稍促，用口呼吸者，常因鼻塞所致；若呼吸气粗有力，多为外感实证，肺蕴痰热；若呼吸急促，喉间哮鸣者，为邪壅气道，是为哮喘；呼吸急迫，甚则鼻煽，咳嗽频作者，是为肺气闭郁之肺炎；呼吸窘迫，面青不咳或呛咳，常为异物堵塞气道；呼吸微弱及吸气如哭泣样，为肺气欲绝之状。

(3) 咳嗽声：如干咳无痰或痰少黏稠，多为燥邪犯肺，或肺阴受损；咳声清高，鼻塞声重，多为外感；咳嗽频频，痰稠难咯，喉中痰鸣，多为肺蕴痰热，或肺气闭塞；咳声嘶哑如犬吠状者，常见于白喉、急喉风；连声咳嗽，夜咳为主，咳而呕吐，伴鸡鸣样回声者为顿咳（百日咳）。

(4) 语言声：语声低弱，为气虚的表现；呻吟不休，多为身体不适；突然语声嘶哑，多为外感；高声尖叫，多为剧痛所致；谵语妄言，声高有力，兼神识不清，为热闭心包；语声謇涩，多为温病高热伤津，或痰湿蒙闭心包。

2. 嗅气味

(1) 口中气味：口气秽臭，多为肺胃积热，伤食积滞，浊气上蒸；口气血腥，多见于齿龈、肺部出血；口气腐臭，兼吐脓痰带血，多属肺痈。

(2) 大小便气味：大便酸腐，多因伤食；臭味不著，完谷不化，多为脾肾虚寒。小便气味臊臭，多因湿热下注；小便清长如水，多属脾肾阳虚。

(3) 呕吐物气味：吐物酸腐，多因食滞化热；吐物臭秽如粪，多因肠结气阻，秽粪上逆。

三、问诊

1. 问年龄 问年龄要询问实足年龄，新生儿应问明出生天数；2 岁以内的小儿应问明实足月龄；2 岁以上的小儿，应问明实足岁数及月数。

2. 问病情

(1) 问寒热：主要问清寒热的微甚进退，发作时辰与持续时间，温度高低最好用体温计测量。

(2) 问出汗：常见入睡之时，头额汗出，若汗出不多，又无他症者，不属病态。

问汗主要询问汗出的多少、部位、时间等。

（3）问头身：较大儿童能诉说头痛、头晕及身体其他部位的疼痛和不适。

（4）问二便：患儿大小便的数量、性状、颜色及排便时的感觉。

（5）问饮食：不思饮食，或所食不多，兼见面白神疲，为脾胃虚弱；若腹部胀满，纳食不下，或兼呕恶，为乳食积滞；嗜食异物，多为疳证、虫证。热病时渴饮为津伤；渴而不欲饮，或饮而不多，多为湿热内蕴。

（6）问睡眠：小儿睡眠总以安静为佳。年龄越小，睡眠时间越长。

3. 问个人史

（1）胎产史：要问清胎次、产次，是否足月，顺产或难产，有否流产以及接生方式、出生地点、出生情况、孕期母亲的营养和健康状况等。

（2）喂养史：包括喂养方式和辅助食品添加情况，是否已经断奶和断奶的情况。对年长儿还应询问饮食习惯，现在的食物种类和食欲等。

（3）生长发育史：包括体格生长和智能发育。如坐、立、行、语、齿等出现的时间；囟门闭合的时间；体重、身长增长情况；对已入学小儿还应了解学习成绩，推测智力情况。

（4）预防接种史：包括卡介苗、麻疹减毒活疫苗、脊髓灰质炎减毒活疫苗等疫苗的预防接种情况。记录接种年龄和反应等。

四、切诊

1. 脉诊 较小儿童采用一指定三关的方法。再根据指力轻、中、重的不同，取浮、中、沉，来体会小儿脉象的变化。较大儿童可采用成人三指定寸关尺三部的切脉方法。切脉时间应在1分钟以上，最好在小孩安静或入睡时进行。

小儿脉象较成人软而稍数，年龄越小，脉搏越快。注意恐惧、活动、啼哭等会影响脉象。

浮为病在表，沉为病在里；迟为寒，数为热；有力为实，无力为虚。结脉为心气伤；代脉为脏气损；细脉为阴虚；弦脉为肝旺或为痛为惊；滑脉为痰食中阻；脉律不整，时缓时数，为心之气血失和。

2. 按诊

（1）按头囟：按察小儿头囟的大小、凹凸、闭合的情况，头颅的坚硬程度等。

（2）按颈腋：正常小儿在颈项、腋下部位可触及少许绿豆大小之臖核（淋巴结），活动自如，不痛，不为病态。若臖核增大，按之疼痛，或肿大灼热，为痰热之毒；若仅见增大，按之不痛，质坚成串，则为瘰疬。

(3) *按胸腹*：左侧前胸心尖搏动处若搏动太强，节律不匀，为宗气内虚外泄；若搏动过速，伴喘促，是宗气不继之证。按察腹部，右上腹胁肋下触及痞块，或按之疼痛，为肝肿大；左上腹胁肋下触及痞块，为脾肿大，俱多为气滞血瘀之征。剑突下疼痛多属胃脘痛；脐周按之痛，可触及团块、推之可散者，多为虫证。大凡腹痛喜按，为虚为寒；腹痛拒按，多为实为热；腹部胀满，叩之如鼓者为气胀；叩之音浊，按之有液体波动之感，脐突者，多有腹水；右下腹按之疼痛，兼发热，右下肢拘急者多属肠痈。

(4) *按四肢*：高热时四肢厥冷为热深厥甚；平时肢末不温为阳气虚弱；手足心发热多为阴虚内热。四肢肌肉结实者体壮，松弛软弱者脾气虚弱。

(5) *按皮肤*：肤冷汗多为阳气不足；肤热无汗为热闭于内；肤热汗出，为热蒸于外；皮肤干燥失去弹性，为吐泻阴液耗脱之证。肌肤肿胀，按之随手而起，属阳水水肿；肌肤肿胀，按之凹陷难起，属阴水水肿。

第五节　儿科治法概要

一、内治法

1. 用药原则

(1) *治疗要及时、正确和审慎*：由于小儿具有脏腑娇嫩，形气未充，发病容易，变化迅速的特点，因此要掌握有利时机，及时采取有效措施，争取主动，力求及时控制病情的发展变化。

(2) *处方轻巧灵活*：小儿脏气清灵，随拨随应，在治疗时，处方也就应轻巧灵活。对于大苦、大寒、大辛、大热、峻下、毒烈之品，均当慎用，即便有是证而用是药，也应中病即止，或衰其大半而止，不可过剂，以免耗伤小儿正气。

(3) *注意顾护脾胃*：小儿的生长发育，全靠后天脾胃化生精微之气以充养；疾病的恢复赖脾胃健运生化；先天不足的小儿也要靠后天来调补。患病后注重调理脾胃是儿科的重要治则。

(4) *重视先证而治*：由于小儿发病容易，传变迅速，虚实寒热的变化较成人为快，故应见微知著，先证而治，挫病势于萌芽之时，挽病机于欲成未成之际。

（5）不可乱投补益：补益之剂对体质虚弱的小儿有增强机体功能，助长发育的作用。但是，由于药物每多偏性，有偏性即有偏胜，故虽补剂也不可乱用。健康小儿不必靠药物来补益，长期补益可能导致性早熟。

（6）掌握用药剂量：小儿用药剂量常随年龄大小、个体差异、病情轻重、方剂的组合、药味多少、医师的经验而异。新生儿用成人量的1/6，婴幼儿用成人量的1/3，学龄儿童用成人量的1/2。

2. 给药方法

（1）口服给药法：汤剂及各种内服中成药均可口服。汤剂的煎煮，药汁不宜太多，并可采取少量多次喂服的方法，不必限于1日2次服。

（2）鼻饲给药法：对于昏迷或吞咽困难的患儿，可采取鼻饲给药的方法，取消毒鼻饲管轻轻由鼻腔插入食管至胃中，用针筒吸取药液，徐徐注入鼻饲管内。

（3）蒸汽及气雾吸入法：用蒸汽吸入器械或气雾吸入器，使水蒸气或气雾由病儿口鼻吸入。使用中药作气雾吸入，只能用注射液类药剂，如鱼腥草注射液、双黄连注射液等。

（4）吹鼻法：用药末吹入鼻腔内取嚏，或将药液滴入鼻腔内，可治疗窍闭神昏等病证。

（5）直肠给药法：取导尿管做常规消毒后，轻轻插入肛门直肠中，用针筒吸入药液缓缓注入直肠；或将药液倒入点滴瓶中，接上输液管，使药液徐徐滴入直肠中，通过直肠吸收以治疗疾病。

（6）注射给药法：将供肌肉注射、静脉滴注的中药制剂，按要求给予肌肉注射、静脉注射或静脉点滴。

3. 常用内治法　“汗、吐、下、和、温、清、补、消”是最基本的治法。儿科临床多应用以下治法：

（1）疏风解表法：主要适用于外邪侵袭肌表所致的表证。可用疏散风邪的药物，使郁于肌表的邪毒从汗而解。

（2）止咳平喘法：主要适用于邪郁肺经，痰阻肺络所致的咳喘。寒痰内伏可用温肺散寒、化痰平喘的方药；热痰内蕴可用清热化痰、宣肺平喘的方药；咳喘久病，出现肾虚的证候，此时在止咳平喘的方剂中，可加入温肾纳气的药物。

（3）清热解毒法：主要适用于邪热炽盛的实热证，其中可分为甘凉清热、苦寒清热、苦泄降热、咸寒清热等，应按邪热之在表、在里，属气、属血，入脏、入腑等，分别选方用药。

(4) 凉血止血法：主要适用于诸种出血的证候。小儿血证常由血热妄行、血不循经引起，用清热凉血法治疗居多；但是，气不摄血、脾不统血、阴虚火旺等其他原因引起的出血临床也不少见，可用补气、健脾、养阴等法治疗。

(5) 安蛔驱虫法：主要适用于小儿肠道虫证。其中尤其以蛔虫病变化多端，可合并蛔厥（胆道蛔虫症）、虫瘕（蛔虫性肠梗阻）等，发生这些情况，当先安蛔缓痛为主，待病势缓和后，再予驱虫。

(6) 消食导滞法：主要适用于小儿饮食不节、乳食内滞之证，如积滞、伤食泻、疳证等。

(7) 镇惊开窍法：主要适用于小儿惊风、癫痫等证。

(8) 利水消肿法：主要适用于水湿停聚，小便短少而水肿的患儿。

(9) 健脾益气法：主要适用于脾胃虚弱、气血不足的小儿，如泄泻、疳证及病后体虚等。

(10) 培元补肾法：主要适用于小儿胎禀不足，肾气虚弱及肾不纳气之证，如解颅、五迟、五软、遗尿、哮喘等。

(11) 活血化瘀法：主要适用于各种血瘀之证。如肺炎喘嗽、哮喘口唇青紫、肌肤有瘀斑瘀点，以及腹痛如针刺、痛有定处、按之有痞块等。

(12) 回阳救逆法：主要适用于小儿元阳虚衰欲脱之危重证候。临床可见面色苍白、神疲肢厥、冷汗淋漓、气息奄奄、脉微欲绝等，此时必须用峻补阳气的方药加以救治。

二、外治法

1. 熏洗法　是利用中药的药液及蒸汽熏洗人体外表的一种治法。

2. 涂敷法　是将新鲜的中草药捣烂，或用药物研末加入水或醋调匀后，涂敷于体表的一种外治法。

3. 罨包法　是将药物置于皮肤局部，并加以包扎的一种外治法。

4. 热熨法　是将药炒热后，用布包裹以熨肌表的一种外治法。

5. 敷贴法　是将药物制成软膏、药饼，或研粉撒于普通膏药上，敷贴于局部的一种外治法。

6. 擦拭法　是用药液或药末擦拭局部的一种外治法。

7. 药袋疗法　选用山柰、苍术、白芷、砂仁（后下）、丁香、肉桂、甘松、草豆蔻、沉香、檀香等芳香药物，根据病情，选药配合成方，研成粉末，制成香袋、肚兜、香枕等。

三、其他治法

1. 推拿疗法 推拿疗法常用于5岁以下小儿泄泻、腹痛、厌食、痿证、斜颈等疾病的治疗。其手法应轻快柔和，取穴和操作方法与成人有所不同。常用推、拿、揉、掐等手法，常用穴有手部的六腑、天河水、三关，掌部的大肠、脾经、板门，背部的大椎、七节骨、龟尾，腹部的脐中、丹田等。

2. 捏脊疗法 捏脊疗法常用于厌食、疳气等病证的治疗。具体操作方法：患儿俯卧，医者两手半握拳，两示指抵于背脊之上，再以两手拇指伸向示指前方，合力夹住肌肉提起，而后示指向前，拇指向后退，做翻卷动作，两手同时向前移动，自长强穴起，一直捏至大椎穴止，如此反复3～5次，捏到第3次后，每捏3把，将皮肤提起1次。每日1次，6日为一疗程。对有脊背皮肤感染、紫癜等疾病的患儿禁用此法。

3. 针灸疗法 儿科针灸疗法常用于治疗遗尿、哮喘、泄泻、痢疾、痹证等疾病。小儿针灸所用的经穴基本与成人相同。但是，由于小儿接受针刺的依从性较差，故一般采用浅刺、速刺的针法，又常用腕踝针、耳针、激光穴位照射治疗；小儿灸治常用艾条间接灸法，与皮肤有适当距离，以皮肤微热微红为宜。

4. 拔罐疗法 拔罐疗法有促进气血流畅、营卫运行、祛风散寒、舒筋止痛等作用，常用于肺炎喘嗽、哮喘、腹痛、遗尿等病证。

附：

1. 中国九市城郊7岁以下正常儿童体格发育的衡量数字（表4－2、4－3）

表4－2　中国九市城郊7岁以下正常男童体格发育的衡量数字（1995年，均值）

年龄	体重（kg）		身高（cm）		胸围（cm）		头围（cm）	
	城区	郊区	城区	郊区	城区	郊区	城区	郊区
初生～3天	3.3	3.3	50.4	50.3	32.7	32.7	34.3	34.2
1月～	5.1	5.1	56.9	56.5	37.6	37.5	38.1	38.0
2月～	6.2	6.2	60.4	60.0	39.8	39.6	39.7	39.7
3月～	7.0	6.9	63.0	62.5	41.4	41.1	41.0	40.9
4月～	7.6	7.5	65.1	64.4	42.3	41.9	42.1	41.9
5月～	8.0	7.9	67.0	66.2	43.0	42.8	43.0	42.9
6月～	8.6	8.3	69.2	68.3	44.0	43.5	44.1	43.9
8月～	9.2	8.9	72.0	71.0	44.8	44.3	45.1	44.7

（续表）

年龄	体重（kg）		身高（cm）		胸围（cm）		头围（cm）	
	城区	郊区	城区	郊区	城区	郊区	城区	郊区
10月~	9.7	9.3	74.6	73.4	45.5	44.9	45.8	45.5
12月~	10.2	9.7	77.3	76.1	46.3	45.6	46.5	46.0
15月~	10.7	10.2	80.3	78.7	47.2	46.5	47.1	46.5
18月~	11.3	10.7	82.7	81.3	48.0	47.3	47.6	47.1
21月~	11.8	11.3	85.6	83.8	48.6	48.0	48.1	47.5
2.0岁~	12.6	12.0	89.1	87.0	49.4	48.9	48.4	48.0
2.5岁~	13.6	13.0	93.3	90.9	50.3	49.8	49.0	48.5
3.0岁~	14.4	13.9	96.8	94.3	50.9	50.5	49.4	48.9
3.5岁~	15.4	14.7	100.2	97.6	51.7	51.3	49.8	49.2
4.0岁~	16.2	15.5	103.7	101.0	52.4	51.9	50.1	49.5
4.5岁~	17.2	16.3	107.1	104.2	53.3	52.7	50.4	49.8
5.0岁~	18.3	17.2	110.5	107.5	54.2	53.4	50.7	50.0
5.5岁~	19.4	18.0	113.7	110.4	55.0	54.1	50.9	50.3
6~7岁	21.0	19.3	117.9	114.3	56.3	55.3	51.3	50.5

表4-3 中国九市城郊7岁以下正常女童体格发育的衡量数字（1995年，均值）

年龄	体重（kg）		身高（cm）		胸围（cm）		头围（cm）	
	城区	郊区	城区	郊区	城区	郊区	城区	郊区
初生~3天	3.2	3.2	49.8	49.7	32.6	32.5	33.9	33.9
1月~	4.8	4.8	56.1	55.7	36.9	36.7	37.4	37.3
2月~	5.7	5.7	59.2	59.0	38.9	38.7	38.9	39.0
3月~	6.4	6.4	61.6	61.3	40.2	40.0	40.1	40.0
4月~	7.0	7.0	63.8	63.0	41.3	40.9	41.2	41.0
5月~	7.5	7.4	65.5	64.8	42.1	41.6	42.1	41.9
6月~	8.0	7.8	67.6	66.8	42.9	42.5	43.0	42.8
8月~	8.7	8.4	70.6	69.4	43.9	43.4	44.1	43.7
10月~	9.1	8.7	73.3	72.1	44.5	44.0	44.3	44.4
12月~	9.5	9.2	75.9	75.0	45.2	44.7	45.4	45.0
15月~	10.1	9.6	78.9	77.3	46.1	45.4	46.0	45.5
18月~	10.7	10.1	81.6	79.9	46.8	46.3	46.5	46.1
21月~	11.3	10.7	84.5	82.6	47.4	47.1	46.9	46.5
2.0岁~	12.0	11.5	88.1	85.9	48.2	47.9	47.4	47.0
2.5岁~	13.0	12.5	92.0	89.7	49.2	48.9	48.0	47.5
3.0岁~	14.0	13.4	95.9	93.5	49.9	49.5	48.4	48.0
3.5岁~	14.9	14.2	99.2	96.6	50.7	50.1	48.8	48.3
4.0岁~	15.8	14.9	102.8	99.9	51.3	50.6	49.1	48.5
4.5岁~	16.8	15.8	106.2	103.2	52.1	51.5	49.4	48.8
5.0岁~	17.8	16.7	109.8	106.5	52.9	52.1	49.7	49.1
5.5岁~	18.8	17.5	112.9	109.5	53.6	52.8	50.0	49.4
6~7岁	20.4	18.7	117.1	113.5	54.9	53.8	50.3	49.6

2. 常见急性传染病的潜伏期、隔离期和检疫期（表4－4）

表4－4　　常见急性传染病的潜伏期、隔离期和检疫期

病名	潜伏期（常见）	隔离期	接触者检疫期
水痘	10～21日（13～17日）	隔离至全部皮疹干燥、结痂、脱落为止，不得少于发病后2周	医学观察21日
麻疹	6～21日（10～12日）	隔离至出疹后5日，合并肺炎者延长隔离至出疹后10日	易感者医学观察21日，接受过被动免疫者检疫28日
风疹	5～25日（10～21日）	隔离至出疹后5日	不检疫
流行性腮腺炎	8～30日（14～21日）	隔离至症状和体征消失为止或发病后10日	医学观察21日
流行性感冒	数小时～4日（1～2日）	隔离至症状消失为止或热退后2日	大流行期集体机构人员检疫4日
猩红热	1～7日（2～4日）	隔离至接受治疗后7日	医学观察7日
白喉	1～7日（2～4日）	隔离至症状消失后咽拭子培养2次阴性为止或于症状消失后14日	医学观察7日
百日咳	2～21日（7～10日）	隔离至发病后40日或痉咳后30日	医学观察21日
流行性脑脊髓膜炎	1～7日（2～3日）	隔离至症状消失后3日或发病后7日	医学观察7日
流行性乙型脑炎	4～21日（10～14日）	隔离至体温正常为止，隔离在有防蚊设备室内	不检疫
脊髓灰质炎	3～35日（5～14日）	隔离期不少于发病后40日	集体机构儿童检疫35日
病毒性肝炎	甲型15～40日（3～4周），乙型2～6月（60～160日）	隔离自发病日起不少于30日	密切接触者检疫40日
细菌性痢疾	数小时～7日（2～4日）	隔离至症状消失后粪便培养连续3次阴性为止	医学观察7日
阿米巴痢疾	4日～1年（7～14日）	隔离至症状消失后粪便检查3次阴性为止	不检疫

（续表）

病名	潜伏期（常见）	隔离期	接触者检疫期
食物中毒	沙门菌4小时~3日（18小时）；葡萄球菌0.5~6小时（2.5~3小时）；肉毒杆菌2小时~10日（12~36小时）；嗜盐菌（副溶血弧菌）1~99小时（6~20小时）	患者集中隔离治疗	不检疫
伤寒	5~40日（7~14日）	隔离至体温正常后16日为止；或症状消失，停药3日后大便培养连续3次阴性止	医学观察25日
副伤寒	2~15日（6~8日）	同伤寒	医学观察15日
霍乱、副霍乱	数小时~7日（1~3日）	隔离至症状消失后，大便培养连续3次阴性止，或自发病日起至少2周	医学观察5日，并大便培养3次阴性
流行性斑疹	5~21日	彻底灭虱，或体温正常后12日解除	彻底灭虱，医学观察15日
恶性疟	7~15日（12日）	不隔离，住室内应防蚊、灭蚊	不检疫
间日疟、卵形疟	10~20日（13~15日，长潜伏期原虫可达6个月以上）	不隔离，住室内应防蚊、灭蚊	不检疫
三日疟	14~45日（21~30日）	不隔离，住室内应防蚊、灭蚊	不检疫
流行性出血热	4~60日（7~14日）	隔离至急性症状消失为止	不检疫
布氏杆菌病	3日~1年（14日）	隔离至临床症状消失为止	不检疫
钩端螺旋体病	3~28日（10日）	隔离治疗至痊愈为主	不检疫
鼠疫、腺鼠疫	1~12日（3~4日）	隔离治疗至淋巴结肿完全愈合，菌检3次阴性为止	医学观察9日，接受过预防接种或血清者检疫12日
肺鼠疫	数小时~3日（1~3日）	隔离至症状消失后痰液培养3次阴性	
狂犬病	10日~1年以上（12~99日）	病程中隔离治疗	不检疫，被可疑狂犬咬伤后注射疫苗

3. 计划免疫程序（表4－5）

表4－5 计划免疫程序

免疫制剂名称	接种对象	接种方法及剂量	初种和复种时间	免疫期	备注
卡介苗	初生婴儿及结核菌素试验阴性儿童	皮内注射每次0.1ml	初种：出生24～48小时；复种：3～4岁、7～8岁、11～12岁（结核菌素试验阴性者）	3～4年	
脊髓灰质炎减毒活疫苗	2足月龄～7足岁	先服Ⅰ型糖丸1粒，间隔1月后再同时服Ⅱ、Ⅲ型各1粒	初服：2足月龄婴儿；加服：1、2、7足岁时剂量同初服	3年以上	切忌用热开水吞服
百日咳菌苗白喉类毒素破伤风类毒素三联	3足月龄～4足岁	皮下注射0.25～0.5ml共3次，每次间隔1～3个月	初种：3足月龄婴儿；复种：第2年、4足岁时各加强1次		如5足月龄开始全程，则首次加强在3足岁
麻疹减毒活疫苗	8足月龄以上的易感儿童	皮下注射0.35ml	初种：8足月婴儿；复种：小学一年级学生	4～6年以上	丙种球蛋白注射后至少间隔1～3月才能注射麻疹减毒活疫苗
流行性乙型脑炎灭活疫苗	1足岁以上儿童	皮下注射2次，间隔7～10天，学龄前儿童全程和加强均为0.5ml	初种：1足岁开始；加强：次年，小学一、四年级各加强1次，小学生为1.0ml	1年	

（续表）

免疫制剂名称	接种对象	接种方法及剂量	初种和复种时间	免疫期	备注
伤寒、副伤寒甲乙三联死菌苗	疫点周围人群（2岁以上儿童）	皮下注射全程3次，每次间隔7～10天，剂量2～6岁0.2、0.4、0.4ml，7～14岁0.3、0.6、0.6ml，15岁以上0.5、1.0、1.0ml	每年加强1次，连续3年；加强剂量为2～6岁0.4ml，7～14岁0.6ml，15岁以上1.0ml	1年	可采用皮内注射法，剂量均为0.1ml，加强时每年1次，连续2年
霍乱死菌苗	疫区儿童	皮下注射2次，间隔7～10天，剂量6岁以下0.2、0.4ml，7～14岁0.3、0.6ml，15岁以上0.5、1.0ml	每年加强1次 加强剂量为6岁以下0.4ml，7～14岁0.5ml，15岁以上1.0ml	3～6个月	要求在流行前1月完成
流行性斑疹伤寒死疫苗	疫区儿童	皮下注射全程3次，每次间隔5～10天，剂量14岁以下为0.3～0.4、0.6～0.8、0.6～0.8ml，15岁以上0.5、1.0、1.0ml	每年加强1次；加强剂量为14岁以下0.6～0.8ml，15岁以上1.0ml	1年	

（续表）

免疫制剂名称	接种对象	接种方法及剂量	初种和复种时间	免疫期	备注
狂犬病死疫苗	被狂犬、疑似狂犬的动物咬伤、抓伤者	肌肉注射全程10针，即被咬伤后0、1、2、3、7、10、14、20、30、90天各1次，每次1支疫苗			和狂犬病血清40U/kg联合应用（将抗血清先做过敏试验，再于伤口滴注，局部浸润注射，剩余的血清可肌肉注射）可提高预防效果。伤口及早处理。
冻干流行性脑脊髓膜炎多糖体菌苗（A群）	与患者密切接触的3～14岁儿童	皮下注射0.5ml	1年左右	作应急接种用的制剂用稀释液稀释	
精制白喉抗毒素	与白喉患者密切接触而锡克反应阳性的体弱儿	皮下或肌肉注射1000～2000U		3周	可和白喉类毒素0.5ml分别注射，达联合预防作用。注射前先做过敏试验
精制破伤风抗毒素	受伤后有发生破伤风可能者	5年内未经破伤风类毒素全程免疫者，皮下或肌肉注射1500～3000U，伤口严重者加倍量		3周	可和破伤风类毒素0.5ml同时分别注射，注前先做过敏试验

第二章

儿科常见疾病

第一节 感 冒

【概述】

感冒又称伤风，是感受外邪引起的一种常见的外感疾病。以发热、鼻塞流涕、喷嚏、咳嗽为主要临床表现。本病一年四季均可发生，以气候骤变及冬春时节发病率较高。任何年龄小儿皆可发病，婴幼儿更为常见。小儿神气怯弱，肺脏娇嫩，脾常不足，感冒之时常出现夹痰、夹滞、夹惊等兼证。西医学中的上呼吸道感染可参照本节辨证施治。

【病因病机】

小儿感冒内因责之于正气不足，表卫未固，外因责之于风夹时邪外袭。病变部位主要在肺，可累及肝脾。病机关键为肺卫失宣。

1. 感受外邪 以感受风邪为主，外邪经口鼻或皮毛侵犯肺卫，皮毛开合失司，卫阳被遏，可见恶寒发热，鼻塞流涕，喷嚏咳嗽，头痛身痛，咽喉红肿等肺卫失宣表证。风为百病之长，风邪常兼夹寒、热、暑、湿等病因为患，病理演变上可见兼夹热邪的风热证、兼夹寒邪的风寒证及兼夹暑湿的湿困中焦证等。

2. 脏腑失调 小儿感冒出现的兼证多为外邪使脏腑功能失调所致。肺脏受邪，失于清肃，津液凝聚为痰，壅结咽喉，阻于气道，加剧咳嗽，此即感冒夹痰。小儿脾常不足，感受外邪后往往影响中焦气机，减弱运化功能，致乳食停积不化，阻滞中焦，出现脘腹胀满、不思乳食，或伴呕吐、泄泻，此即感冒夹滞。小儿神气怯弱，感邪之后热扰肝经，易导致心神不宁，生痰动风，出现一时性惊厥，此即感冒夹惊。

3. 正气虚弱 体禀不足，卫外功能不固之小儿，稍有不慎则感受外邪，久之肺脾气虚、营卫不和，或肺阴不足，更易反复感邪，屡作感冒。

【诊断要点】

1. 病史 有感受外邪病史。

2. 症状 婴幼儿起病急，全身症状为主，局部症状较轻，多有发热，体温可高达39℃～40℃，热程2～3天至1周左右，起病1～2天可因高热引起惊厥。年长儿以局部症状为主，全身症状较轻，可仅轻度发热。

局部症状：鼻塞、流涕、喷嚏、干咳、咽部不适和咽痛等，多于3～4天内自然痊愈。

全身症状：发热、恶风寒、烦躁不安、头痛、全身不适、乏力等。

兼夹证：可见咳嗽加剧，喉间痰鸣；或脘腹胀满，不思饮食，呕吐酸腐，大便失调；或睡卧不宁，惊惕抽搐。

3. 体征 体检可见咽部充血，扁桃体肿大。有时可见下颌和颈淋巴结肿大。肺部听诊一般正常。肠道病毒感染者可见不同形态的皮疹。

4. 血常规 病毒感染者白细胞计数正常或偏低，中性粒细胞减少，淋巴细胞计数相对增高。病毒分离和血清学检查可明确病原。细菌感染者白细胞可增高，中性粒细胞增高。

5. 病原学检查 鼻咽或气管分泌物病毒分离或桥联酶标法检测，可作病毒学诊断。咽拭子培养可有病原菌生长。链球菌感染者，血中抗链球菌溶血素“O”（ASO）滴度增高。

【鉴别诊断】

很多疾病的早期常常表现为上呼吸道感染症状，应注意鉴别，以防误诊。本病应与咽结合膜热、疱疹性咽峡炎、流行性感冒、急性感染性喉炎、麻疹、风疹、猩红热等病的早期症状相鉴别。

1. 咽结合膜热 以2～3岁幼儿多见。常有高热，咽痛，单侧或双侧眼睑红肿及咽结合膜充血，耳后、双侧颈及颌下淋巴结肿大，咽充血，偶有腹泻。病程1～2周。

2. 疱疹性咽峡炎 多见于婴幼儿，高热，婴儿流涎增多，咽痛，吞咽不适，拒奶，烦躁，爱哭闹。咽部初为散在性红疹，旋即变为疱疹，直径约2～4mm，破溃后成为黄白色浅溃疡，周围有红晕，数目多少不定，主要分布于咽腭弓、软腭、扁桃体及悬雍垂上。发热在2~4天后下降，溃疡一般持续4~10天。

3. 流感　流行病史，发热、头痛、肌痛明显，呼吸道症状轻。病毒分离、病毒免疫荧光快速诊断、血凝抑制试验等有助于确诊。

4. 急性感染性喉炎　本病初起仅表现发热、微咳，患儿哭叫声音嘶哑，病情较重时可闻及犬吠样咳嗽及吸气性喉鸣。

5. 其他多种急性传染病　如麻疹、风疹、猩红热等早期有类似感冒的症状，应注意鉴别。

【辨证论治】

1. 辨证要点　本病辨证重在辨风寒、风热、暑湿及表里、虚实。根据发病季节及流行特点，冬春之季多为风寒、风热感冒；夏季多为暑邪感冒；发病呈流行性者多为时行感冒。

（1）辨风寒、风热

风寒：恶寒，无汗，流清涕，咽不红，舌淡，苔薄白。

风热：发热恶风，有汗，鼻塞流浊涕，咽红，舌苔薄黄。

外寒里热：恶寒，头痛，身痛，流清涕，面赤唇红，口干渴，咽红，舌质红，苔薄黄。

（2）辨暑热、暑湿

暑热偏盛：暑邪感冒发热较高，无汗或少汗，口渴心烦。

暑湿偏盛：胸闷，泛恶，身重困倦，食少纳呆，舌苔腻。

（3）辨表里虚实

表证：时邪感冒起病急，发热，恶寒，无汗或少汗，烦躁不安，头痛，肢体酸痛，多为表证。

里证：恶心，呕吐，胸胀，腹痛，大便不调，面红目赤。

虚证：反复感冒，体质虚弱，易出汗，畏寒。

（4）辨兼夹证

夹痰：感邪之后，失于宣肃，气机不利，津液不得敷布而内生痰液，痰壅气道，则咳嗽加剧，喉间痰鸣。

夹滞：感邪之后，脾运失司，稍有饮食不节，致乳食停滞，阻于中焦，则脘腹胀满，不思乳食，或伴呕吐、泄泻。

夹惊：小儿神气怯弱，肝气未盛，感邪之后，热扰心肝，易致心神不宁，睡卧不宁，惊惕抽搐。

2. 治疗原则

（1）基本治疗原则：疏风解表。

（2）主要治法：风寒者，辛温解表；风热者，辛凉解表；暑热者，清暑解表；毒热者，清热解毒；体虚者，扶正解表。

（3）兼证治法：在解表基础上，分别佐以化痰、消导、镇惊之法。

（4）治疗宜忌：发汗不宜太过，防止津液耗损。小儿感冒易于寒从热化，或热为寒闭，形成寒热夹杂证。单用辛凉药汗出不透，单用辛温药助热化火，故常以辛凉辛温药并用。对于体虚感冒治疗不可过于辛散，单纯祛邪，强发其汗，耗气伤津，重伤正气。

3. 证治分类

（1）风寒感冒

证候：发热，恶寒，无汗，头痛，鼻流清涕，喷嚏，咳嗽，咽部不红肿。舌淡红，苔薄白，脉浮紧或指纹浮红。

治法：辛温解表。

方药：荆防败毒散加减。

荆芥6~10g　防风6~10g　羌活5~10g　苏叶5~10g　前胡6~10g　桔梗5~10g　甘草3~5g

常用中成药：感冒疏风片。

（2）风热感冒

证候：发热重，恶风，有汗或少汗，头痛，鼻塞，鼻流浊涕，喷嚏，咳嗽，痰稠色白或黄，咽红肿痛，口干渴。舌质红，苔薄黄，脉浮数或指纹浮紫。

治法：辛凉解表。

方药：银翘散加减。

金银花6~10g　连翘6~10g　大青叶6~15g　薄荷（后下）5~10g　桔梗5~10g　牛蒡子5~10g　荆芥6~10g　豆豉6~10g　芦根5~10g　竹叶5~10g

常用中成药：银翘散解毒，用于风热感冒之咽痛明显者；桑菊感冒片，用于风热感冒之咳嗽明显者。

（3）暑邪感冒

证候：发热，无汗或汗出热不解，头晕、头痛，鼻塞，身重困倦，胸闷，泛恶，口渴心烦，食欲不振，或有呕吐、泄泻，小便短黄。舌质红，苔黄腻，脉数或指纹紫滞。

治法：清暑解表。

方药：新加香薷饮加减。

香薷5～10g　金银花5～10g　连翘5～10g　厚朴3～6g　扁豆5～10g

(4) 时邪感冒

证候：起病急骤，全身症状重。高热，恶寒，无汗或汗出热不解，头痛，心烦，目赤，咽红，肌肉酸痛，腹痛，或有恶心、呕吐。舌质红，舌苔黄，脉数。

治法：清热解毒。

方药：银翘散合普济消毒饮加减。

金银花5～15g　连翘5～15g　荆芥6～9g　羌活5～10g　栀子5～10g　黄芩5～10g　大青叶5～15g　桔梗6～9g　牛蒡子5～10g　薄荷（后下）6～9g

常用中成药：抗病毒口服液。

(5) 感冒兼夹证

①夹痰

证候：感冒兼见咳嗽较剧，痰多，喉间痰鸣。

治法：辛温解表，宣肺化痰；辛凉解表，清肺化痰。

方药：在疏风解表的基础上对症选方治疗。

风寒夹痰证加用三拗汤、二陈汤：

麻黄3～6g　杏仁5～10g　半夏6～9g　陈皮5～10g

风热夹痰证加用桑菊饮加减：

桑叶5～10g　菊花5～10g　杏仁5～10g　连翘5～15g　桔梗5～10g　芦根5～10g　瓜蒌皮5～10g　浙贝母6～9g　甘草3～5g

②夹滞

证候：感冒兼见脘腹胀满，不思饮食，呕吐酸腐，口气秽浊，大便酸臭，或腹痛泄泻，或大便秘结，小便短黄。舌苔厚腻，脉滑。

治法：解表兼以消食导滞。

方药：在疏风解表的基础上，加用保和丸加减：

山楂5～10g　神曲6～9g　鸡内金6～9g　莱菔子5～10g　枳壳5～10g

常用中成药：午时茶，用于风寒感冒夹滞；健儿清解液，用于风热感冒夹滞。

③夹惊

证候：感冒兼见惊惕哭闹，睡卧不宁，甚至骤然抽风。舌质红，脉浮弦。

治法：解表兼以清热镇惊。

方药：在疏风解表的基础上，加用镇惊丸加减。

钩藤（后下）5～10g　僵蚕3～9g　蝉蜕5～10g

常用中成药：小儿回春丹、小儿金丹片。

（6）体虚感冒证

①气虚感冒

证候：恶寒较甚，发热，无汗，头痛身楚，咳嗽，痰白，咯痰无力，平素神疲体弱，气短懒言，反复易感。舌淡苔白，脉浮而无力。

治法：益气解表。

方药：参苏饮加减。

党参5～10g　甘草3～5g　茯苓5～10g　苏叶6～9g　葛根5～10g　前胡5～10g　半夏6～9g　陈皮5～10g　枳壳9g　桔梗5～10g

常用中成药：玉屏风冲剂。

②阴虚感冒

证候：身热，微恶风寒，少汗，干咳少痰，头昏，心烦，口干。舌红少苔，脉细数。

治法：滋阴解表。

方药：加减葳蕤汤化裁。

玉竹6～9g　甘草3～5g　大枣5～10g　豆豉6～9g　薄荷（后下）6～9g　葱白6～9g　桔梗5～10g　白薇6～9g

【西医治疗】

1. 一般治疗　病毒性上呼吸道感染者，应告诉患者家属该病的自限性和治疗的目的：防止交叉感染及并发症。注意休息、保持良好的周围环境、多饮水和补充大量维生素C等。

2. 抗感染治疗　①抗病毒药物：大多数上呼吸道感染由病毒引起，可试用三氮唑核苷（病毒唑）。②抗生素：细菌性上呼吸道感染或病毒性上呼吸道感染继发细菌感染者可选用抗生素治疗，常选用青霉素类、复方新诺明及大环内酯类抗生素。

3. 对症治疗　高热可口服对乙酰氨基酚或布洛芬，亦可用冷敷、温湿敷或酒精浴降温。发生高热惊厥者可予以镇静、止惊等处理。

【其他疗法】

1. 中药药浴　香薷30g，柴胡30g，扁豆花30g，防风30g，金银花50g，连翘50g，豆豉50g，鸡苏散50g，石膏50g，板蓝根50g。煎水3000ml，候温沐浴，每日1～2次。用于暑邪感冒。

2. 针灸疗法

（1）针法：取大椎、曲池、外关、合谷。头痛加太阳，咽喉痛加少商。用泻法，每日1～2次。用于风热感冒。

（2）灸法：取大椎、风池、肺俞。用艾炷1～2壮，依次灸治，以表面皮肤潮热为宜，每日1～2次。用于风寒感冒。

【转诊原则】

1. 高热不退，反复惊厥，诊断不明，需进一步到上级医院做相关检查者。
2. 有皮肤出疹，诊断未明者。
3. 常规治疗无效或病情加重者。

【预防保健】

1. 居室保持空气流通、新鲜，每天可用食醋50ml，加水熏蒸20～30分钟，进行空气消毒。
2. 发热期间多饮热开水，汤药应热服。服药出汗后尤应避风，以防复感。
3. 注意观察病情变化。高热患儿及时物理降温。做好口腔护理。
4. 对复感儿，坚持每天按摩迎香穴。
5. 时邪毒胜，流行广泛，可用贯众、板蓝根、生甘草煎服。
6. 饮食需易消化、清淡，如米粥、新鲜蔬菜、水果等，忌食辛辣、冷饮、油腻食物。

【健康教育】

1. 注意气候变化，尤其在秋冬季节，注意保暖，防止受凉感冒。
2. 改善居住环境，保持室内空气流通，避免煤气、尘烟等刺激。
3. 注意合理喂养，加强户外锻炼，增强小儿抗病能力。

4. 保护易感儿，按时接种流感疫苗。

第二节　咳　嗽

【概述】

咳嗽是小儿时期常见的一种肺系病证。本病以婴幼儿为多见，以冬春二季发病率高。小儿咳嗽有外感和内伤之分，临床上小儿的外感咳嗽多于内伤咳嗽。本病相当于西医学的气管炎、支气管炎。

【病因病机】

小儿咳嗽发生的原因，主要为感受外邪，其中又以感受风邪为主。此外，肺脾虚弱则是本病的主要内因。小儿咳嗽病因虽多，但其发病机理则一，皆为肺脏受累，肺失宣肃而成。外感咳嗽病起于肺，内伤咳嗽可因肺病迁延，或他脏先病，累及于肺所致。

1. 感受外邪　主要为感受风邪。风邪犯肺，肺络壅阻，肺失宣肃，肺气上逆，则致咳嗽。若风寒束肺，则见咳嗽频作，咽痒声重，痰白清稀；若风热犯肺，则致咳嗽不爽，痰黄黏稠。

2. 痰热蕴肺　若素有食积内热，或心肝火热，或外感邪热稽留，炼液成痰，痰热相结，阻于气道，肺失清肃，则致咳嗽痰多，痰稠色黄，不易咯出。

3. 痰湿蕴肺　脾失健运，酿液为痰，上贮于肺。肺脏不能敷布津液，化液成痰，痰阻气道。肺失宣降，气机不畅，则致咳嗽痰多，痰色白而稀。

4. 肺气亏虚　外感咳嗽日久不愈，使肺气亏虚，脾气虚弱，运化失司，气不布津，痰液内生，蕴于肺络，则致久咳不止，咳嗽无力，痰白清稀。

5. 肺阴亏虚　外感咳嗽，日久不愈，正虚邪恋，热伤肺津，阴津受损，阴虚生内热，热伤肺络，或阴虚生燥，而致久咳不止，干咳无痰，声音嘶哑。

【诊断要点】

1. 有流行特点，好发于冬春二季，常因气候变化而发病。
2. 病前多有感冒病史。

3. 咳嗽为主要临床症状。

4. 肺部听诊：两肺呼吸音粗，或闻及干啰音。

5. 血常规检查：病毒感染者血白细胞总数正常或偏低；细菌感染者血白细胞总数及中性粒细胞增高。

6. 病原学检查：可于起病7日内取鼻咽或气管分泌物标本做病毒分离或桥联酶标法检测，有助于病毒学的诊断。冷凝集试验可作为肺炎支原体感染的过筛试验，一般病后1~2周开始上升，滴度>1∶32为阳性，可持续数月，50%~76%的肺炎支原体感染患儿可呈阳性。痰细菌培养，可作为细菌学诊断依据。

7. X线检查：胸片显示正常，或肺纹理增粗，肺门阴影增深。

【鉴别诊断】

急性支气管炎是支气管黏膜的急性炎症，临床以咳嗽、咯痰为主要症状，多继发于上呼吸道感染之后，或为麻疹、百日咳、伤寒等急性传染病的一种临床表现。冬春季发病较多，3岁以内小儿多见。临床需与下列疾病相鉴别：

1. 肺炎 早期常有发热、咳嗽、呼吸急促，双肺听诊吸气末可闻及固定细湿啰音或捻发音，胸部X线检查可见斑片状阴影。

2. 咳嗽变异性哮喘 咳嗽持续或反复发作大于1个月，常在夜间或清晨发作，痰少，运动后加重，临床上常无感染征象或经长期抗生素治疗无效，支气管扩张剂可使咳嗽发作缓解，追问病史，有个人过敏史或家族过敏史，气道呈高反应性，变应原试验阳性。

3. 化脓性肺部疾患 如长期持续性咳嗽咳脓性痰，应考虑有慢性肺不张，X线检查肺实质常有改变，可进一步做CT、MRI检查。

4. 原发型肺结核 以低热、咳嗽、盗汗为主症。多有结核病接触史，结核菌素试验阳性，气道排出物中找到结核菌，胸部X线检查显示活动性原发型肺结核改变，纤维支气管镜检查可见明显的支气管结核病变。

【辨证论治】

1. 辨证要点

(1) *辨虚实*

实证：外感咳嗽发病较急，咳声高扬，病程短，伴有表证。

虚证：内伤咳嗽发病较缓，咳声低沉，病程较长，多兼有不同程度的里证，且常呈由实转虚或虚中夹实的证候变化。

（2）辨寒热

寒证：咳嗽痰白清稀，咽不红，舌质淡红，苔薄白或白腻。

热证：咳嗽痰黄黏稠，咽红，舌质红，苔黄腻，或见苔少。

2. 治疗原则

（1）治疗基本原则：宣通肺气。临证应根据寒、热证候不同治以散寒宣肺、解热宣肺。

（2）治疗注意点：外感咳嗽一般邪气盛而正气未虚，治疗时不宜过早使用滋腻、收涩、镇咳之药，以免留邪。内伤咳嗽应辨别病位、病性，随证施治。痰盛者，按痰热、痰湿不同，分别治以清肺化痰、燥湿化痰。气阴虚者，按气虚、阴虚之不同，分别治以健脾补肺、益气化痰，养阴润肺、兼清余热之法。

3. 证治分类

（1）外感咳嗽

证候：咳嗽频作、声重，咽痒，痰白清稀，鼻塞流涕，恶寒无汗，发热头痛，全身酸痛，舌苔薄白，脉浮紧或指纹浮红。

治法：疏风散寒，宣肺止咳。

方药：金沸草散加减。

旋覆花 6 ~ 9g　麻黄 3 ~ 6g　前胡 5 ~ 10g　荆芥穗 6 ~ 9g　炒甘草 3 ~ 5g　姜半夏 3 ~ 6g　赤芍药 3 ~ 6g

（2）风热咳嗽

证候：咳嗽不爽，痰黄黏稠，不易咯出，口渴咽痛，鼻流浊涕，伴有发热恶风，头痛，微汗出，舌质红，苔薄黄，脉浮数或指纹浮紫。

治法：疏风解热，宣肺止咳。

方药：桑菊饮加减。

桑叶 5 ~ 10g　菊花 5 ~ 10g　杏仁 5 ~ 10g　连翘 5 ~ 10g　薄荷（后下）3 ~ 6g　桔梗 6 ~ 10g　芦根 5 ~ 10g　甘草 3 ~ 5g

常用中成药：急支糖浆、川贝枇杷糖浆。

（3）痰热咳嗽

证候：咳嗽痰多，色黄黏稠，难以咯出，甚则喉间痰鸣，发热口渴，烦躁不宁，尿少色黄，大便干结，舌质红，苔黄腻，脉滑数或指纹紫。

治法：清肺化痰止咳。

方药：清金化痰汤加减。

黄芩5～10g　栀子5～10g　知母5～10g　桑白皮5～10g　瓜蒌仁5～10g　贝母6～9g　麦门冬5～10g　橘红5～10g　茯苓5～10g　桔梗6～9g　甘草3～5g

常用中成药：羚羊清肺散。

（4）痰湿咳嗽

证候：咳嗽重浊，痰多壅盛，色白而稀，喉间痰声辘辘，胸闷纳呆，神乏困倦，舌淡红，苔白腻，脉滑。

治法：燥湿化痰止咳。

方药：三拗汤合二陈汤加减。

麻黄3～6g　杏仁5～10g　甘草3～5g　半夏5～10g　橘红5～10g　白茯苓5～10g　炙甘草3～5g

（5）气虚咳嗽

证候：咳而无力，痰白清稀，面色苍白，气短懒言，语声低微，自汗畏寒，舌淡嫩，边有齿痕，脉细无力。

治法：健脾补肺，益气化痰。

方药：六君子汤加味。

人参3～6g　白术5～10g　茯苓5～10g　炙甘草3～5g　陈皮5～10g　半夏6～9g

（6）阴虚咳嗽

证候：干咳无痰，或痰少而黏，或痰中带血，不易咯出，口渴咽干，喉痒，声音嘶哑，午后潮热或手足心热，舌红，少苔，脉细数。

治法：养阴润肺，兼清余热。

方药：沙参麦冬汤加减。

生地5～10g　麦冬5～10g　生甘草3～5g　玄参5～10g　贝母3～6g　丹皮5～10g　薄荷（后下）6～9g　炒白芍5～10g

常用中成药：罗汉果止咳糖浆。

【西医治疗】

1. 一般治疗　防止交叉感染及并发症，注意休息，保持良好的周围环境和补充大量维生素C，经常变换体位，多饮水，使呼吸道分泌物易于咳出。

2. 控制感染　由于病原体多为病毒，一般不采用抗生素，怀疑有细菌感染者则可用青霉素类，如系支原体感染则应予以大环内酯类抗生素。

3. 对症治疗 应使痰易于咳出，故不用镇咳剂。①化痰止咳；②止喘；③抗过敏。

【其他疗法】

1. 脐疗 ①鱼腥草 15g，青黛 10g，海蛤壳 10g，葱白 3 根，冰片 0.3g。将前三味研末，取葱白、冰片与药末捣烂如糊状，外敷脐部，适用于风热咳嗽。②白芥子 3g，半夏 3g，细辛 3g，麻黄 5g，肉桂 5g，丁香 0.5g。共研细末，外敷脐部，适用于风寒咳嗽。

2. 针灸疗法 取穴：①天突、内关、曲池、丰隆。②肺俞、尺泽、太白、太冲。每日取 1 组，两组交替使用，每日 1 次，10 ~ 15 次为一疗程。中等刺激，或针后加灸，用于气虚咳嗽。

【转诊原则】

1. 诊断未明或症状加重者应转上级医院以明确诊断。
2. 出现合并症如代谢性酸中毒、呼吸性酸中毒、心力衰竭及呼吸衰竭者应立即转诊。

【预防保健】

1. 饮食宜清淡，避免辛辣、油腻之品，多饮水。
2. 经常变换体位及拍背部，以促进痰液排出。
3. 注意背、腹部保暖。

【健康教育】

1. 注意气候变化，尤其在秋冬季节，注意保暖，防止受凉感冒。
2. 改善居住环境，保持室内空气流通，避免煤气、烟尘等刺激。
3. 注意合理喂养，加强户外锻炼，增强小儿抗病能力。

第三节 小儿肺炎

【概述】

肺炎是不同致病因素引起的小儿时期的常见疾病，以发热、咳嗽、气急、鼻煽为主要症状，多见于婴幼儿。一年四季均可发病，尤以冬春季节气候变化时发病率尤高。多发于上呼吸道感染之后，也可继发于麻疹、百日咳等疾病。体质虚弱和营养不良小儿患本病后，病程较长，病情亦重，易合并心功能衰竭等症。

小儿肺炎分类，根据病因分为细菌性肺炎、病毒性肺炎、支原体肺炎、霉菌性肺炎、吸入性肺炎、过敏性肺炎和坠积性肺炎等；按病理分类为大叶性肺炎、支气管肺炎、间质性肺炎、毛细支气管炎等；按病程分类为急性肺炎（病程 <1 个月）、迁延性肺炎（病程 1 ~ 3 个月）和慢性肺炎（病程 >3 个月）。年长儿表现为大叶性肺炎，而婴幼儿则表现为支气管肺炎，病毒感染者常为间质性肺炎，体弱及佝偻病患儿的肺炎一般为间质性肺炎，病程多迁延。

【病因病机】

本病外因责之于感受风邪，或由其他疾病传变而来；内因责之于小儿形气未充，肺脏娇嫩，卫外不固。

主要病理过程：外感风邪由口鼻或皮毛而入，侵犯肺卫，肺失宣降，清肃之令不行，致肺被邪束，郁闭不宣，化热烁津，炼液成痰，阻于气道，肃降无权，从而出现咳嗽、气喘、痰鸣、鼻煽、发热等肺气闭塞的证候，发为肺炎喘嗽。

主要病理演变：肺主气而朝百脉，若邪气壅盛或正气虚弱，病情进一步发展，可由肺而涉及其他脏腑。如肺失肃降，可影响脾胃升降，以致浊气停聚，大肠之气不得下行，出现腹胀、便秘等腑实证候；若热毒之邪炽盛，热炽化火，内陷厥阴，引动肝风，则又可致神昏、抽搐之变证。肺主气，心主血，肝藏血，气为血帅，气行则血行，气滞则血滞。肺气闭塞，气机不利，则血流不畅，脉道涩滞，故重症患儿常有颜面苍白、青紫，唇甲发紫，舌质紫暗等气滞血瘀的证象；若正不胜邪，气滞血瘀加重，可致心失所养，心气不足，甚而心阳虚衰，并使肝脏藏血失调，临床出现呼吸不利，或喘促息微，颜面唇甲发绀，胁下痞块增大，肢端逆冷，皮肤紫纹等危重症。而心阳不振和肺气闭塞，如未能得到及时正确的治疗使病情好转，有可能迅速导致阳气虚脱。

【诊断要点】

1. 支气管肺炎

（1）起病多急骤，有发热、咳嗽、呼吸急促、喘憋等症状，婴儿常伴拒奶、呕吐、腹泻等。

（2）两肺可闻及中、细湿啰音。若有病灶融合扩大，可闻及管状呼吸音，叩诊可呈浊音。

（3）重症病儿呼吸急促，呼吸频率增快超过40次/分；可出现点头呼吸、三凹征，口周、指甲青紫。合并心衰时患儿脸色苍白或紫绀，烦躁不安，呼吸困难加重，呼吸频率超过60次/分，有浮肿、心音低钝、心率突然增快，超过160～180次/分（除外体温因素）或出现奔马律及肝脏短时间内迅速增大。

（4）血常规：细菌感染引起者白细胞总数及中性粒细胞增高；病毒感染引起者降低或正常。

（5）X线：肺纹理增粗，有点状、斑片状阴影，或大片融合病灶。

2. 大叶性肺炎

（1）急性发病，发热、咳嗽、胸痛，肺局部叩诊浊音，呼吸音减弱，或胸部呼吸运动一侧减弱，语颤增强。

（2）胸部X线摄片或透视有节段或大片阴影。

（3）白细胞总数及中性粒细胞增多。

3. 支原体肺炎

（1）起病急或缓，体温可高可低，刺激性频咳，呼吸困难和肺部体征不明显，偶见呼吸音减低，局部少许干湿啰音。

（2）X线检查：常在肺门附近有毛玻璃样片状阴影，自肺门蔓延至肺野或呈斑点状阴影。

（3）血清冷凝集反应（>1∶32）呈阳性，双份血清第二次滴度较第一次增高4倍以上更有助于临床诊断。

【鉴别诊断】

1. 急性支气管炎　全身症状轻，一般无明显的呼吸困难及缺氧症状，肺部闻及中湿啰音，多不固定，随咳嗽而改变。

2. 急性粟粒性肺结核　粟粒性肺结核也可表现为高热、气促、咳嗽、紫绀等与肺炎相似症状，但肺部啰音常不明显。根据有结核病接触史、结核菌素试验阳性及X线检查肺部呈粟粒状阴影可资鉴别。

3. 支气管异物　有异物吸入史，突然出现呛咳，并结合胸部X线检查可以区别，必要时可行纤支镜检查。

【辨证论治】

1. 辨证要点

（1）辨风热风寒，风寒者多恶寒无汗，痰多清稀，风热者则发热重，咳痰黏稠。

（2）辨热重痰重，热重者高热稽留不退，面红唇赤，烦渴引饮，便秘尿黄；痰重者喉中痰声辘辘，胸高气急。若高热炽盛，喘憋严重，张口抬肩。

2. 治疗原则　以开肺化痰，止咳平喘为基本治疗原则。痰多壅盛者，首先降气涤痰；喘憋严重者，治以平喘利气；气滞血瘀者，佐以活血化瘀；肺与大肠相表里，壮热炽盛时宜用通下药以通腑泄热。

3. 证治分类

（1）风寒闭肺证

证候：恶寒发热，无汗，呛咳不爽，呼吸气急，痰白而稀，口不渴，咽不红。舌质不红，舌苔薄白或白腻，脉浮紧，指纹浮红。

治法：辛温宣肺，化痰止咳。

方药：华盖散加减。

麻黄3～6g　杏仁5～10g　荆芥6～9g　防风6～9g　桔梗5～10g　白前5～10g　苏子6～9g　陈皮5～10g

（2）风热闭肺证

证候：初起证稍轻，见发热恶风，咳嗽气急，痰多，痰稠黏或黄，口渴咽红，舌红，苔薄白或黄，脉浮数。重证则见高热烦躁，咳嗽微喘，气急鼻煽，喉中痰鸣，面色红赤，便干尿黄。舌红苔黄，脉滑数，指纹紫滞。

治法：辛凉宣肺，清热化痰。

方药：银翘散合麻杏石甘汤加减。

麻黄3～6g　杏仁5～10g　生石膏10～15g　金银花5～15g　连翘5～10g　薄荷（后下）6～9g　桑叶5～10g　桔梗5～10g　前胡5～10g　甘草3～5g

（3）痰热闭肺证

证候：发热烦躁，咳嗽喘促，呼吸困难，气急鼻煽，喉间痰鸣，口唇紫绀，面赤口渴，胸闷胀满，泛吐痰涎。舌质红，舌苔黄，脉象弦滑。

治法：清热涤痰，开肺定喘。

方药：五虎汤合葶苈大枣泻肺汤加减。

麻黄 3～6g　杏仁 5～10g　前胡 5～10g　生石膏 10～15g　黄芩 5～10g　鱼腥草 10～15g　桑白皮 5～10g　葶苈子 5～10g　苏子 6～9g　甘草 3～5g　细茶 1～3g

（4）阴虚肺热证

证候：病程较长，低热盗汗，干咳无痰，面色潮红。舌质红乏津，舌苔花剥、苔少或无苔，脉细数。

治法：养阴清肺，润肺止咳。

方药：沙参麦冬汤加减。

沙参 5～10g　麦冬 5～10g　玉竹 5～10g　天花粉 5～10g　桑白皮 5～10g　炙冬花 5～10g　扁豆 6～9g　甘草 3～5g

（5）肺脾气虚证

证候：低热起伏不定，面白少华，动则汗出，咳嗽无力，纳差便溏，神疲乏力，舌质偏淡，舌苔薄白，脉细无力。

治法：补肺健脾，益气化痰。

方药：人参五味子汤加减。

人参 3～6g　茯苓 5～10g　炒白术 5～10g　五味子 5～10g　百部 6～9g　橘红 5～10g　炙甘草 3～5g

【西医治疗】

采用综合治疗，原则为控制感染、改善通气功能、对症治疗、防止和治疗并发症。

1. 一般治疗　室内空气要流通，给予营养丰富的饮食，重症患儿进食困难者可给予肠道外营养。经常变换体位，注意防止交叉感染。注意补充水和电解质，纠正酸中毒和电解质紊乱。

2. 抗感染治疗

（1）抗生素治疗：明确为细菌感染者或病毒感染继发细菌感染者应正确选用抗生素。①根据不同病原选择抗生素。②用药时间：一般应持续至体温正常后5～7天，症状、体征消失后3天停药。支原体肺炎至少使用抗菌药物2~3周，葡萄球菌肺炎在体温正常后2~3周可停药，一般总疗程≥6周。

（2）抗病毒治疗：①三氮唑核苷：可滴鼻、雾化吸入、肌注和静脉点滴。②α-干扰素：常用基因α-干扰素肌注，5~7天为一疗程，亦可雾化吸入。

3. 对症治疗

（1）氧疗：有缺氧表现，如烦躁、口周发绀时需吸氧，多用鼻前庭导管给氧，经湿化的氧气流量为0.5~1L/min，氧浓度不超过40%。

（2）气道管理：及时清除鼻痂、鼻腔分泌物和吸痰，以保持呼吸道通畅，改善通气功能。

（3）其他：高热患儿可用物理降温。

【其他疗法】

1. 中成药 双黄连口服液，适用于风热闭肺证；养阴清肺口服液，适用于阴虚肺热证。

2. 外治法

（1）天花粉、黄柏、乳香、没药、樟脑、大黄、生天南星、白芷各等份，共研细末。以温食醋调和成膏状，置于纱布上，贴在胸部两侧中府、屋翳穴，每日1~2次。用于支气管肺炎。

（2）肉桂12g，丁香16g，制川乌15g，制草乌15g，乳香15g，没药15g，当归30g，红花30g，赤芍30g，川芎30g，透骨草30g，制成10%油膏。敷背部湿性啰音显著处，每日1次，5~7日为一疗程。用于肺部湿性啰音持续不消者。

3. 针灸疗法 主穴：尺泽、孔最、列缺、合谷、肺俞、足三里。配穴：少商、丰隆、曲池、中脘，用于痰热闭肺证；气海、关元、百会，用于阳气虚脱证。

4. 拔罐疗法 取穴双侧肩胛下部，拔火罐。每次5~10分钟，每日1次，5日为一疗程。用于肺炎后期湿性啰音久不消失者。

【转诊原则】

1. 若在治疗中突然出现剧烈的咳嗽、气急、口周发紫、神情萎靡、高热、烦躁不安，提示病情恶化者应立即转诊。

2. 常规治疗症状无改善者。

3. 出现严重的并发症者：①发热持续不退或退而复升。中毒症状加重，呼吸困难、咳嗽频繁，咳出大量脓性痰多提示可能并发肺脓肿。②若突然病情加重，出现剧烈咳嗽，呼吸困难，胸痛，发绀，脉率加快，烦躁不安，患侧呼吸运动受限等，考虑并发脓胸或脓气胸的可能，应及时转诊。

【预防保健】

1. 保持呼吸道通畅，稀释痰液，以利咳出，保持适宜的室内温度18℃～20℃和湿度60%，鼓励患儿多饮水。

2. 帮助患儿排痰，如帮患儿翻身，进行体位引流，吸痰等。

3. 预防心力衰竭的发生，保持安静，减少刺激，控制输液速度，滴速应控制在10～15滴/分。

【健康教育】

1. 加强锻炼，增强体质，适当进行户外活动，接受新鲜空气、阳光，居室每日定时开窗换气。

2. 注意饮食营养，增强抗病防病能力。随温度变化而增减衣服，衣着不过厚或过薄。

3. 注意做好计划免疫，预防容易引起肺炎的疾病，如百日咳、流感、麻疹等。积极治疗佝偻病、营养不良、贫血等疾病。

4. 尽可能避免接触呼吸道感染的患者，流行季节少到公共场所去。成人患感冒应尽量减少与婴幼儿接触。

第四节　反复呼吸道感染

【概述】

呼吸道疾病中的感冒、急性扁桃体、支气管炎、肺炎等是儿童时期最常见的疾病。由于免疫功能下降，可导致这些疾病反复发作，影响小儿生长发育。反复呼吸道感染的发病年龄多见于6月～6岁，尤以1～3岁的婴幼儿最为多见。本病属中医“虚证”范围。

【病因病机】

主要病因，外因责之于反复感受六淫之邪，六淫之邪反复从皮毛或口鼻而入，犯肺而发病。内因责之于脏腑娇嫩，形气未充，特别是肺脾肾三脏不足，卫外功能薄弱，对外邪的抵抗力差。病位在肺脾，与肾有密切关系。

1. 禀赋不足，体质柔弱 若父母体弱多病或早产、双胎，胎气孱弱，生后肌骨娇怯，皮毛疏松，易受邪气侵袭，一感即病。

2. 喂养不当，调护失宜 人工喂养或过早断乳，营养不良，脾胃运化力弱，大部分患儿有挑食、偏食、长期食欲不振的情况，饮食精微摄入不足，脏腑功能失健，肺脾气虚，易遭外邪侵袭。

3. 少见风日，不耐风寒 小儿肌骨娇怯，户外活动过少，对寒冷环境的适应能力弱，表气虚而卫外不固。

4. 用药不当，戕害正气 感冒过服解表剂，损伤卫阳，以致表卫气虚、营卫不和，营阴不能内守而汗多，卫阳不能外御而屡感。或抗生素、激素等药物的使用不当损阴耗阳，使抵抗力下降而反复感染。

5. 正虚邪伏，遇感乃发 外邪侵袭后，由于正气虚弱，邪毒不能清除，留伏于里，一旦受凉或劳累后，机体抵抗力下降，新感易合留邪内发。或虽无新感，余毒复炽，诸症又起。

【诊断要点】

1. 发病年龄常在6月~6岁间，尤以1~3岁婴幼儿多见。春、秋、冬三季好发，夏季较少见。

2. 以反复不断感冒、扁桃体炎、支气管炎为主要特征。上呼吸道感染1年达5~7次，下呼吸道感染1年达2~3次。发病特点为病程长，每次上呼吸道感染可达10天以上，下呼吸道感染可达3周以上，或初期是上呼吸道感染，很快发展为下呼吸道感染。

3. 平时血白细胞总数正常或偏低，血清免疫球蛋白IgA偏低，微量元素锌缺乏。或有血红细胞减少，血红蛋白降低，有轻、中度贫血。X线胸片在未感染时，可无异常或有两肺纹理增多增深。

【辨证论证】

1. 辨证要点

（1）辨虚实：辨证重在辨明邪正消长与变化。感染期：以邪实为主；迁延期：正虚邪恋，邪毒渐平，热、痰、瘀、积未尽，而有明显的肺脾肾虚表现；恢复期：以正虚为主，肺虚者气弱，脾虚者运艰，肾虚者骨弱。

（2）辨表里

感染期：初起多有外感表证，当辨风寒、风热、外寒里热之不同，夹积、夹痰之差异，但多为本虚标实之证。

迁延期、恢复期：多以里证为主。

2. 治疗原则

（1）治疗大法：以扶正为主，兼以祛邪，正复邪自退。

（2）各证型治法：补气固表，运脾和营，补肾壮骨。

（3）治疗宜忌：把握正邪消长关系，治疗时注意扶正不留邪，祛邪不伤正。

3. 证治分类

（1）营卫不和证

证候：反复感冒，神疲，午后低热，咽红不消退，扁桃体肿大。自汗盗汗，恶风怕热，纳呆食少，形体较瘦，或肺炎喘嗽后久不康复。舌质淡红，舌苔薄白或有花剥，脉浮数无力，指纹紫滞。

治法：扶正固表，调和营卫。

方药：黄芪桂枝五物汤加减。

黄芪10～15g　桂枝5～10g　白芍6～9g　生姜3～5g　大枣5～10g　甘草3～5g

常用中成药：玉屏风口服液。

（2）肺脾气虚证

证候：易反复感冒、反复咳嗽，病程迁延，或愈后又发，神疲乏力，面色不荣，形体瘦弱，毛发黄软，纳呆食少，易汗出，大便稀薄，时有咳嗽，喉中痰声，口唇色淡，舌质淡红，脉数无力，指纹淡。

治法：健脾益气，补土生金。

方药：玉屏风散合生脉散加减。

黄芪6～15g　白术6～10g　防风6～10g　人参6～10g　麦冬6～10g　五味子6～10g

(3) 肺肾不足证

证候：经常感冒咳嗽，面色皖白，肌肉松弛，自汗盗汗，夜寐不宁，走路不稳，或有鸡胸龟背，发育迟缓，囟门迟闭，苔薄白，脉细。

治法：补益肺肾，填精固表。

方药：河车大造丸合生脉散加减。

紫河车3～6g　人参6～10g　地黄6～10g　龟板（先煎）6～10g　杜仲6～10g　牛膝6～10g　天冬6～10g　麦冬6～10g　砂仁（后下）3～6g　茯苓6～10g　五味子6～10g

【其他疗法】

1. 验方　黄芪10g，红枣30g，煎汤代茶饮连续1～3个月。

2. 推拿　捏脊的部位为脊背的正中线，从尾骨部起至第7颈椎，即沿着督脉的循行路线，从长强穴直至大椎穴，重复3～5遍后，再按揉肾俞穴2～3次。一般每天或隔天捏脊1次，6次为一疗程。

3. 耳压法　取穴咽喉、气管、肺、大肠、脾、肾、内分泌、皮质下、神门、脑干、耳尖（放血）。先将耳郭皮肤用75%酒精棉球消毒，取0.4cm×0.4cm方形胶布，中心贴1粒王不留行籽，对准耳穴贴压，用手轻按片刻，每治疗6日为一疗程。

【转诊原则】

下呼吸道感染期，常规治疗无效，症状加重者应转诊。

【预防保健】

1. 居室空气流通，阳光充足，空气新鲜，要注意环境清洁卫生。

2. 适当进行户外活动，直接接触太阳光，提高机体抗病能力。按时预防接种。

3. 注意饮食卫生，营养要合理，富于蛋白质，保证多种维生素摄入。注意冷暖，穿着不宜过热，也要防止受凉，注意保护颈部及两手臂处不使着冷。

【健康教育】

1. 让家长了解患儿因长期生病易产生焦虑、沮丧、孤独和恐惧心理，应及时给予心理支持，帮助树立战胜疾病的信心。

2. 介绍预防感染的卫生知识，指导合理的喂养，养成良好的生活习惯。

第五节　口　疮

【概述】

小儿口疮，是以齿龈、舌体、两颊、上腭等处出现黄白色溃疡，疼痛流涎，或伴发热为特征。若满口糜烂，色红作痛者，称为口糜；溃疡只发生在口唇两侧，称为燕口疮。口疮一年四季均可发病，无明显的季节性。发病年龄以2～4岁为多见，预后良好。若体质虚弱，则口疮可反复出现，迁延难愈。

【病因病机】

小儿口疮发生的原因，以外感风热乘脾、心脾积热上熏、阴虚虚火上浮为多见。其主要病变在心脾胃肾。因脾开窍于口、心开窍于舌、肾经连舌本、胃经络齿龈，若感受风热之邪，或心脾积热，或虚火上炎，均可熏蒸口舌而致口疮。

1. 风热乘脾　外感风热之邪，由口鼻侵入，内乘于脾胃。邪从外入，风热邪毒一般先犯于肺，继乘脾胃，熏灼口舌牙龈，故口腔黏膜破溃，形成口疮。

2. 心脾积热　调护失宜，喂养不当，恣食肥甘厚味，蕴而生热，或喜啖煎炒炙烤，内火偏盛，邪热积于心脾，循经上炎为口疮。

3. 虚火上浮　素体虚弱，气阴两虚，或病后体虚未复，久病久泻，津液大伤，阴液耗损，久而肾阴内亏，水不制火，虚火上浮，熏灼口舌而生疮。

【诊断要点】

1. 有喂养不当，过食炙煿，或有外感发热的病史。
2. 齿龈、舌体、两颊、上腭等处出现黄白色溃疡点，大小不等，甚则满口糜腐，疼痛流涎，可伴发热或颌下淋巴结肿大、疼痛。
3. 血象检查：白细胞总数及中性粒细胞偏高或正常。

【鉴别诊断】

1. 鹅口疮　多发生于初生儿或体弱多病婴幼儿。口腔及舌上满布白屑，周围有红晕，其疼痛、流涎一般较轻。

2. 手足口病 多见于4岁以下小儿，春夏季流行。除口腔黏膜溃疡之外，伴手、足、臀部皮肤疱疹。

【辨证论治】

1. 辨证要点

（1）辨虚实

实证：凡起病急，病程短，口腔溃烂及疼痛较重，局部有灼热感，或伴发热者，病位多在心脾。

虚证：起病缓，病程长，口腔溃烂及疼痛较轻者，病位多在肝肾。

（2）辨脏腑：若口疮见于舌上、舌边溃烂者，多属心；口颊部、上腭、齿龈、口角溃烂为主者，多属脾胃。

2. 治疗原则

（1）实证治以清热解毒，泻心脾积热；虚证治以滋阴降火，引火归元。

（2）应配合口腔局部外治疗法。

3. 证治分类

（1）风热乘脾证

证候：以口颊、上腭、齿龈、口角溃烂为主，甚则满口糜烂，周围焮红，疼痛拒食，烦躁不安，口臭，涎多，小便短赤，大便秘结，或伴发热。舌红，苔薄黄，指纹紫，脉浮数。

治法：疏风散火，清热解毒。

方药：银翘散加减。

连翘6～9g 银花6～9g 苦桔梗6～9g 薄荷（后下）3～6g 竹叶5～10g 生甘草3～5g 荆芥穗5～10g 淡豆豉5～10g 牛蒡子6～9g 芦根5～10g

常用中成药：牛黄解毒片。

（2）心火上炎证

证候：舌上、舌边溃烂，色赤疼痛，饮食困难，心烦不安，口干欲饮，小便短黄，舌尖红，苔薄黄，指纹紫，脉细数。

治法：清心凉血，泻火解毒。

方药：泻心导赤散加减。

生地6～9g 木通3～5g 黄连3～6g 甘草3～5g

常用中成药：小儿化毒散。

（3）虚火上浮证

证候：口腔溃烂、周围色不红或微红，疼痛不甚，反复发作或迁延不愈，神疲颧红，口干不渴，舌红，苔少或花剥，指纹淡紫，脉细数。

治法：滋阴降火，引火归元。

方药：六味地黄丸加肉桂。

生地6～9g　丹皮6～9g　茯苓5～10g　山茱萸6～9g　山药6～9g　肉桂3～5g

常用中成药：知柏地黄丸。

【西医治疗】

1. 针对病因选用抗生素治疗。

2. 做好口腔护理，多清洁口腔，以0.1%～0.3%利凡诺溶液漱口；1%～3%双氧水，或1∶2000高锰酸钾液清洗溃疡面，然后涂5%金霉素鱼肝油、锡类散等。补充足够的营养和液体，供给多种维生素；预防和纠正水、酸碱失衡；及时控制感染。

【其他疗法】

1. 冰硼散少许，涂敷患处，每日3次。用于风热乘脾证、心火上炎证。

2. 锡类散少许，涂敷患处，每日3次。用于心火上炎证、虚火上浮证。

3. 吴茱萸适量，捣碎，醋调敷涌泉穴，临睡前固定，翌晨去除。用于虚火上浮证。

【预防保健】

1. 食物宜新鲜、清洁，多食新鲜蔬菜和水果，不宜过食肥甘厚腻之食物。

2. 给初生儿、小婴儿清洁口腔时，动作宜轻，避免损伤口腔黏膜。

3. 注意口腔外周皮肤卫生，颈项处可围上清洁毛巾，口中涎水流出及时擦干。

4. 补充水分，保持大便通畅。

【健康教育】

保持口腔清洁，注意饮食卫生，餐具应经常消毒。

第六节 鹅口疮

【概述】

鹅口疮是以口腔、舌上满布白屑为主要临床特征的一种口腔疾病。本病一年四季均可发生。多见于初生儿，以及久病体虚婴幼儿。轻者治疗得当，预后良好；若体虚邪盛者，鹅口疮白屑蔓延，阻碍气道，也可影响呼吸，甚至危及生命。

【病因病机】

鹅口疮的发病，可由胎热内蕴，口腔不洁，感受秽毒之邪所致。其主要病变在心脾。舌为心之苗，口为脾之窍，脾脉络于舌，若感受秽毒之邪，循经上炎，则发为口舌白屑之症。本病系感染白色念珠菌所致。

1. 心脾积热 可因孕妇平素喜食辛热炙煿之品，胎热内蕴，遗患胎儿，或因出生后不注意口腔清洁，黏膜破损，为秽毒之邪所侵，秽毒积热蕴于心脾，熏灼口舌，故出现鹅口疮实证证候。

2. 虚火上浮 多由胎禀不足，肾阴亏虚，也有因病后失调，久病体虚，或久泻久利，津液大伤，脾虚及肾，气阴内耗，阴虚水不制火，虚火循经上炎，则病发鹅口疮。

【诊断要点】

1. 多见于新生儿，久病体弱者，或长期使用抗生素及激素患者。

2. 舌上、颊内、牙龈或上腭散布白屑，可融合成片。重者可向咽喉处蔓延，影响吸奶与呼吸，偶可累及食管、肠道、气管等。

3. 取白屑少许涂片，加10%氢氧化钠液，置显微镜下，可见白色念珠菌芽孢及菌丝。

【鉴别诊断】

鹅口疮是由白色念珠菌感染，在黏膜表面形成的白色斑膜疾病，应注意与下列疾病相鉴别。

1. 白喉 是一种传染病。白喉假膜多起于扁桃体，渐次蔓延于咽或鼻腔等处，其色灰白，不易擦去，若强力擦去则易出血，多有发热、喉痛、疲乏等症状，病情严重。

2. 残留奶块 其状与鹅口疮相似，但以温开水或棉签轻拭，即可除去奶块。

【辨证论治】

1. 辨证要点

（1）虚证：多病程较长，口腔白屑较少，周围不红，疼痛不著，大便稀溏，食欲不振，或形体瘦弱等。

（2）实证：一般病程短，口腔白屑堆积，周围焮红，疼痛哭闹，尿赤便秘。

2. 治疗原则

（1）清火为基本治疗原则。

（2）根据虚实辨证，实火证应治以清泄心脾积热，虚火证应治以滋肾养阴降火。

3. 证治分类

（1）心脾积热证

证候：口腔满布白屑，周围焮红较甚，面赤，唇红，或伴发热、烦躁、多啼，口干或渴，大便干结，小便黄赤，舌红，苔薄白，脉滑或指纹青紫。

治法：清心泻脾。

方药：清热泻脾散加减。

炒栀子3～6g　生石膏10～15g　川连3～5g　生地6～9g　黄芩5～10g　茯苓5～10g　灯心草3～6g　生甘草3～5g

常用中成药：小儿清热解毒口服液。

（2）虚火上浮证

证候：口腔内白屑散在，周围红晕不著，形体瘦弱，颧红，手足心热，口干不渴，舌红，苔少，脉细或指纹紫。

治法：滋阴降火。

方药：知柏地黄丸加减。

知母5～10g　黄柏5～10g　生地5～10g　茯苓5～10g　丹皮5～10g　甘草3～5g

【西医治疗】

2%碳酸氢钠溶液于哺乳前后清洗口腔。制霉菌素甘油涂患处，每日3～4次。

【其他疗法】

1. 生石膏2.5g，青黛1g，黄连1g，乳香1g，没药1g，冰片0.3g。共研细末，瓶装贮存。每次少许涂患处，每日4～5次。用于心脾积热证。

2. 选用冰硼散、青黛散、珠黄散。每次适量，涂敷患处，每日3次。用于心脾积热证。

3. 吴茱萸15g，胡黄连6g，大黄6g，生南星3g。共研细末。1岁以内每次用3g，1岁以上可增至5～10g，用醋调成糊状，晚上涂于患儿两足心，外加包扎，晨起除去。

【转诊原则】

注意观察口腔黏膜白屑变化，如发现患儿吞咽或呼吸困难，应立即转诊。

【预防保健】

1. 母乳喂养时，应用冷开水清洗奶头，喂奶后给服少量温开水，清洁婴儿口腔。
2. 用银花甘草水轻轻搽洗患儿口腔，每日3次。
3. 保持大便通畅，大便干结者，适当食用水果及蜜糖。

【健康教育】

1. 孕妇注意个人卫生，患念珠菌性阴道病者要及时治愈。
2. 注意口腔清洁，婴儿奶具要消毒。
3. 避免过烫、过硬或刺激性食物，防止损伤口腔黏膜。
4. 注意患儿营养，积极治疗原发病。长期用抗生素或肾上腺皮质激素者，尽可能暂停使用。

第七节　积　滞

【概述】

积滞是指小儿内伤乳食，停聚中焦，积而不化，气滞不行或脾胃虚弱，腐熟运化不及，乳食停滞不化致脾胃运化功能失调所形成的一种胃肠疾患。以不思乳食，食而不化，脘腹胀满，嗳气酸腐，大便溏薄或秘结酸臭为特征。以婴幼儿为多见。其病位在脾胃，基本病理改变为乳食停聚中脘，积而不化，气滞不行。本病一般预后良好，个别患儿因积滞日久，迁延失治，可转化为疳证，“积为疳之母，无积不成疳”。

【病因病机】

引起本病的主要原因为乳食不节，伤及脾胃。其病位在脾胃，基本病理改变为乳食停聚中脘，积而不化，气滞不行。

1. 乳食内积 小儿脾常不足，乳食不知自节。若调护失宜，喂养不当，则易为乳食所伤。伤于乳者，多因哺乳不节，过急过量，冷热不调；伤于食者，多由饮食喂养不当，偏食嗜食，暴饮暴食，或过食膏粱厚味，煎炸炙煿，或贪食生冷、坚硬难化之物，或添加辅食过多过快。若乳食不节，脾胃受损，受纳运化失职，升降失调，宿食停聚，积而不化，则成积滞。伤于乳者，为乳积；伤于食者，则为食积。

2. 脾虚夹积 若禀赋不足，脾胃素虚；或病后失调，脾气亏虚；或过用寒凉攻伐之品，致脾胃虚寒，腐熟运化不及，乳食稍有增加，即停滞不化，而成积滞。

若积久不消，迁延失治，则可进一步损伤脾胃，导致气血生化乏源，营养及生长发育障碍，形体日渐消瘦而转为疳证。

【诊断要点】

1. 伤乳、伤食史。
2. 以不思乳食，食而不化，脘腹胀满，大便溏泄，臭如败卵或便秘为特征。
3. 可伴有烦躁不安、夜间哭闹或呕吐等症。
4. 大便化验检查，可见不消化食物残渣、脂肪滴。

【鉴别诊断】

厌食：长期食欲不振，厌恶进食，一般无脘腹胀满、大便酸臭等症。

【辨证论治】

1. 辨证要点 本病病位以脾胃为主，根据病史、伴随症状以及病程长短以辨别其虚、实、寒、热。

（1）辨虚实：初病多实，积久则虚实夹杂，或实多虚少，或实少虚多。

由脾胃虚弱所致者，初起即表现虚实夹杂证候。

若素体脾虚，腐熟运化不及，乳食停留不消，日久形成积滞者为虚中夹实证。

（2）辨寒热：若素体阴盛，喜食肥甘辛辣之品，致不思乳食，脘腹胀满或疼痛，得热则甚，遇凉稍缓，口气臭秽，呕吐酸腐，面赤唇红，烦躁易怒，大便秘结臭秽，手足胸腹灼热，舌红苔黄厚腻，此系热证。

若素体阳虚，贪食生冷，或过用寒凉药物，致脘腹胀满，喜温喜按，面白唇淡，四肢欠温，朝食暮吐，或暮食朝吐，吐物酸腥，大便稀溏，小便清长，舌淡苔白腻，此系寒证。

2. 治疗原则

（1）治疗大法：消食化积，理气行滞。

（2）具体治法：实证以消食导滞为主；积滞化热者，佐以清解积热；偏寒者，佐以温阳助运。积滞较重，或积热结聚者，当通腑导滞，泻热攻下。虚实夹杂者，宜消补兼施；积重而脾虚轻者，宜消中兼补；积轻而脾虚重者，宜补中兼消。

（3）治疗注意：需用攻下之法时，应中病即止，不可过用。

3. 证治分类

（1）乳食内积证

证候：不思乳食，嗳腐酸馊或呕吐食物、乳片，脘腹胀满疼痛，大便酸臭，烦躁啼哭，夜眠不安，手足心热。舌质红，苔白厚或黄厚腻，脉象弦滑，指纹紫滞。

治法：消乳化食，和中导滞。

方药：乳积者，选消乳丸加减；食积者，选保和丸加减。

消乳丸：麦芽 5～10g　砂仁（后下）3～6g　神曲 5～10g　香附 3～6g　陈皮 5～10g　谷芽 5～10g　茯苓 5～10g

保和丸：山楂 5～10g　神曲 5～10g　鸡内金 3～6g　莱菔子 5～10g　香附 3～5g　陈皮 5～10g　砂仁（后下）3～6g　茯苓 5～10g　半夏 5～10g　连翘 5～10g

常用中成药：化积口服液，用于乳食内积证；枳实导滞丸，用于积滞较重，郁而化热者。

（2）脾虚夹积证

证候：面色萎黄，形体消瘦，神疲肢倦，不思乳食，食则饱胀，腹满喜按，大便稀溏酸腥，夹有乳片或不消化食物残渣。舌质淡，苔白腻，脉细滑，指纹淡滞。

治法：健脾助运，消食化滞。

方药：健脾丸加减。

人参3～5g　白术5～10g　茯苓5～10g　甘草3～5g　麦芽5～10g　山楂5～10g　神曲5～10g　陈皮5～10g　枳实5～10g　砂仁（后下）3～6g

【其他疗法】

1. 外治法　①玄明粉3g，胡椒粉0.5g，研细粉拌匀。置于脐中，外盖纱布，胶布固定。每日换1次。用于乳食内积证。②神曲30g，麦芽30g，山楂30g，槟榔10g，生大黄10g，芒硝20g，共研细末。以麻油调上药，敷于中脘、神阙穴，先热敷5分钟后继续保留24小时。隔日1次，3次为一疗程。用于食积腹胀痛者。③酒糟100g，入锅内炒热，分2次装袋，交替放腹部热熨。每次2～3小时，每日1次。用于脾虚夹积证。

2. 推拿疗法　①清胃经，揉板门，运内八卦，退四横纹，揉按中脘、足三里，推下七节骨，分腹阴阳。用于乳食内积证。②以上取穴，加清天河水、清大肠。烦躁不安加清心、平肝，揉曲池。用于食积化热证。③补脾经，运内八卦，摩中脘，清补大肠，揉按足三里。用于脾虚夹积证。以上各证均可配合使用捏脊法。

3. 针灸疗法　①体针：取足三里、中脘、梁门。乳食内积加里内庭、天枢；积滞化热加曲池、大椎；烦躁加神门；脾虚夹积加四缝、脾俞、胃俞、气海。每次取3～5穴，中等刺激，不留针，实证用泻法为主，辅以补法，虚证用补法为主，辅以泻法。②耳穴：取胃、大肠、神门、交感、脾。每次选3～4穴，用王不留行籽贴压，左右交替，每日按压3～4次。

【转诊原则】

症状加重或诊断未明应转诊。

【预防保健】

1. 调节饮食，合理喂养，乳食宜定时定量，富含营养，易于消化，忌暴饮暴食、过食肥甘炙煿、生冷瓜果、偏食零食及妄加滋补。

2. 应根据小儿生长发育需求，逐渐给婴儿添加辅食，按由少到多、由稀到稠、由一种到多种，循序渐进的原则进行。既不可骤然添加过多，造成脾胃不能适应而积滞不化；亦不可到期不给添加，使婴儿脾胃运化功能不能逐渐增强而不耐饮食。

3. 伤食积滞患儿应暂时控制饮食，给予药物调理，积滞消除后，逐渐恢复正常饮食。

4. 注意病情变化，给予适当处理。呕吐者，可暂停进饮食，并给生姜汁数滴加少许糖水饮服；腹胀者，可揉摩腹部；便秘者，可予蜂蜜 10～20ml 冲服，严重者可予开塞露外导；脾胃虚弱者，常灸足三里穴。

【健康教育】

1. 提倡母乳喂养，乳食宜定时定量，不宜过饥过饱，选择易于消化和富有营养食物。

2. 随年龄及生长发育的需要，逐渐添加供应各种辅助食品，但要注意由一种到多种，由少到多，由稀到稠，务必使乳婴儿逐步适应。

3. 发现有积滞者，应及时查明原因，暂时控制饮食，给予药物调理，积滞好转后，饮食要逐步恢复。

第八节　疳　证

【概述】

疳证是由喂养不当或多种疾病影响，导致脾胃受损，气液耗伤而形成的一种慢性疾病。临床以形体消瘦，面色无华，毛发干枯，精神萎靡或烦躁，饮食异常为特征。

"疳"有两种含义：一为"疳者甘也"，谓其病由恣食肥甘厚腻所致；二为"疳者干也"，是指病见气液干涸，形体干瘪消瘦的临床特征。前者言其病因，后者言其病机和症状。由于本病起病缓慢，病程较长，迁延难愈，严重影响小儿生长发育，甚至导致阴竭阳脱，猝然而亡，故前人视为恶候，列为儿科四大要证之一。本病发病无明显季节性，各种年龄均可罹患，临床尤多见于 5 岁以下小儿。

关于疳证的分类，有以五脏、病因、患病部位、证候分类的，目前临床一般将疳证按病程与证候特点分证，分为疳气、疳积、干疳三大证候及其他兼证。

本病相当于西医学的营养不良。

【病因病机】

引起疳证的病因较多，临床以饮食不节，喂养不当，营养失调，疾病影响以及先天禀赋不足为常见，其病变部位主要在脾胃，可涉及五脏。脾胃失健，生化乏源，则气血不足，津液亏耗，肌肤、筋骨、经脉、脏腑失于濡养，日久则形成疳证。其基本病理改变为脾胃受损，津液消亡。

1. 喂养不当 饮食不节，喂养不当是引起疳证最常见的病因，小儿“脾常不足”，喂养不当，乳食太过或不及，均可损伤脾胃，形成疳证。太过指乳食无度，过食肥甘厚味、生冷坚硬难化之物，或妄投滋补食品，以致食积内停，积久成疳。正所谓“积为疳之母”也。不及指母乳匮乏，代乳品质量低下，未能及时添加辅食，或过早断乳，摄入食物的数量、质量不足，或偏食、挑食，致营养失衡，长期不能满足生长发育需要，气液亏损，形体日渐消瘦而形成疳证。

2. 疾病影响 多因小儿久病吐泻，或反复外感，罹患时行热病、肺痨诸虫，失于调治或误用攻伐，致脾胃受损，津液耗伤，气血亏损，肌肉消灼，形体羸瘦，而成疳证。

3. 禀赋不足 先天胎禀不足，或早产、多胎，或孕期久病、药物损伤胎元，致元气虚惫。脾胃功能薄弱，纳化不健，水谷精微摄取不足，气血亏耗，脏腑肌肤失于濡养，形体羸瘦，形成疳证。

【诊断要点】

1. 有喂养不当或病后饮食失调史。

2. 形体消瘦，体重比正常同年龄儿童平均值低15%以上，面色不华，毛发稀疏枯黄；严重者干枯羸瘦，体重可比正常平均值低40%以上。

3. 有饮食异常，大便干稀不调，或脘腹膨胀等明显脾胃功能失调症状。

4. 兼有精神不振，或好发脾气，烦躁易怒，或喜揉眉擦眼，或吮指磨牙等症状。

5. 贫血者，血红蛋白及红细胞减少。出现肢体浮肿，属于疳肿胀（营养性水肿）者，血清总蛋白大多在45g/L以下，血清白蛋白约在20g/L以下。

【鉴别诊断】

1. 厌食 本病由喂养不当，脾胃运化功能失调所致，以长期食欲不振，厌恶进食为主症，无明显消瘦，精神尚好，病在脾胃，不涉及他脏，一般预后良好。

2. 积滞 本病以不思乳食，食而不化，脘腹胀满，大便酸臭为特征，与疳证以形体消瘦为特征有明显区别。但两者也有密切联系，若积久不消，影响水谷精微化生，致形体日渐消瘦，可转化为疳证。

【辨证论治】

1. 辨证要点

（1）辨分期

①疳气：初起面黄发疏，食欲欠佳，形体略瘦，大便不调，精神如常。属脾胃失和，病情轻浅之虚证轻证。

②疳积：病情进展，见形体明显消瘦，肚腹膨隆，烦躁多啼，夜卧不宁，善食易饥或嗜食异物。为脾虚夹积，病情较重之虚实夹杂证。

③干疳：病程久延失治，见形体极度消瘦，貌似老人，杳不思食，腹凹如舟，精神萎靡。属脾胃衰败，津液消亡之虚证重证。

（2）辨兼证：脾病及心则口舌生疮；脾病及肝则目生云翳，干涩夜盲；脾病及肺则潮热久嗽；脾病及肾则鸡胸龟背。脾阳虚衰，水湿泛溢则肌肤水肿；气血虚衰，血络不固则牙龈出血，皮肤紫癜；阴阳离决则神萎息微，杳不思纳，为恶候。

2. 治疗原则

（1）治疗大法：健运脾胃。

（2）各证型治法：疳气以和为主；疳积以消为主，或消补兼施；干疳以补为要。

（3）兼证治疗：按脾胃本病与他脏兼证合参而随症治之。

3. 证治分类

（1）疳气证

证候：形体略瘦，面色少华，毛发稀疏，不思饮食，精神欠佳，性急易怒，大便干稀不调，舌质略淡，苔薄微腻，脉细有力。

治法：调脾健运。

方药：资生健脾丸加减。

党参 5～10g　白术 5～10g　山药 5～10g　茯苓 5～10g　薏苡仁 5～10g　泽泻 6～9g　藿香 5～10g　砂仁（后下）3～6g　扁豆 5～10g　麦芽 5～10g　神曲 5～10g　山楂 5～10g

常用中成药：肥儿丸。

（2）疳积证

证候：形体明显消瘦，面色萎黄，肚腹膨胀，甚则青筋暴露，毛发稀疏结穗，精神烦躁，夜卧不宁，或见揉眉挖鼻，吮指磨牙，动作异常，食欲不振或善食易饥，或嗜食异物，舌淡苔腻，脉沉细而滑。

治法：消积理脾。

方药：肥儿丸加减。

人参3~6g　白术5~10g　茯苓5~10g　神曲5~10g　山楂5~10g　麦芽5~10g　鸡内金3~6g　大腹皮5~10g　槟榔5~10g　胡黄连3~6g　甘草3~5g

常用中成药：肥儿丸、小儿香橘丹。

（3）干疳证

证候：形体极度消瘦，皮肤干瘪起皱，大肉已脱，皮包骨头，貌似老人，毛发干枯，面色㿠白，精神萎靡，啼哭无力，腹凹如舟，杳不思食，大便稀溏或便秘，舌淡嫩，苔少，脉细弱。

治法：补益气血。

方药：八珍汤加减。

党参5~10g　黄芪5~10g　白术5~10g　茯苓5~10g　甘草3~5g　熟地5~10g　当归5~10g　白芍5~10g　川芎5~10g　陈皮5~10g　扁豆5~10g　砂仁（后下）3~6g

常用中成药：十全大补丸。

（4）兼证

①眼疳

证候：两目干涩，畏光羞明，眼角赤烂，甚则黑睛浑浊，白翳遮睛或有夜盲等。

治法：养血柔肝，滋阴明目。

方药：石斛夜光丸加减。

石斛5~10g　天冬5~10g　生地5~10g　枸杞子5~10g　菊花5~10g　白蒺藜5~10g　蝉蜕6~9g　木贼5~10g　青葙子5~10g　夏枯草5~10g　川芎5~10g　枳壳5~10g

常用中成药：石斛夜光丸、羊肝丸。

②口疳

证候：口舌生疮，甚或满口糜烂，秽臭难闻，面赤心烦，夜卧不宁，小便短黄，或吐舌、弄舌，舌质红，苔薄黄，脉细数。

治法：清心泻火，滋阴生津。

方药：泻心导赤散加减。

黄连3~5g　栀子6~9g　连翘5~10g　灯心草5~10g　竹叶5~10g　生地5~10g　麦冬5~10g　玉竹5~10g

常用中成药：冰硼散或珠黄散涂搽患处。

③疳肿胀

证候：足踝浮肿，甚或颜面及全身浮肿，面色无华，神疲乏力，四肢欠温，小便短少，舌淡嫩，苔薄白，脉沉迟无力。

治法：健脾温阳，利水消肿。

方药：防己黄芪汤合五苓散加减。

黄芪 10～15g 白术 5～10g 甘草 5～10g 茯苓 10～15g 猪苓 5～10g 泽泻 5～10g 防己 5～10g 桂枝 5～10g

【其他疗法】

1. 外治法 ①莱菔子适量研末，阿魏调和。敷于伤湿止痛膏上，外贴于神阙穴。每日 1 次，连用 7 日为一疗程。用于疳积证腹部气胀者。②大黄 6g，芒硝 6g，栀子 6g，杏仁 6g，桃仁 6g，共研细末。加面粉适量，用鸡蛋清、葱白汁、醋、白酒少许，调成糊状，敷于脐部。每日 1 次，连用 3～5 日。用于疳积证腹部胀实者。

2. 推拿疗法 ①补脾经，补肾经，运八卦，揉板门、足三里，捏脊。用于疳气证。②补脾经，清胃经、心经、肝经，捣小天心，分手阴阳、腹阴阳。用于疳积证。③补脾经、肾经，运八卦，揉二马、足三里。用于干疳证。

3. 捏脊疗法 可用于疳气证、疳积证。背部无肉，皮包骨头者不可应用。

4. 针灸疗法 ①体针：主穴：合谷、曲池、中脘、气海、足三里、三阴交；配穴：脾俞、胃俞、痞根（奇穴，第 1 腰椎棘突下旁开 3.5 寸）。中等刺激，不留针。每日 1 次，7 日为一疗程。用于疳气证、疳积轻证。烦躁不安，夜眠不宁加神门、内关；脾虚夹积，脘腹胀满加刺四缝；气血亏虚重加关元；大便稀溏加天枢、上巨虚。②点刺：取穴四缝，常规消毒后，用三棱针在穴位上快速点刺，挤压出黄色黏液或血少许，每周 2 次，为一疗程。用于疳积证。

【转诊原则】

1. 诊断未明，需转诊上级医院做相关检查。
2. 出现严重并发症者。
3. 常规治疗无效或病情加重者。

【预防保健】

1. 预防

（1）提倡母乳喂养，乳食定时定量，按时按序添加辅食，供给多种营养物质，以满足小儿生长发育的需要。

（2）合理安排小儿生活起居，保证充足睡眠时间，经常户外活动，呼吸新鲜空气，多晒太阳，增强体质。

（3）纠正饮食偏嗜、过度肥甘滋补、贪吃零食、饥饱无常等不良饮食习惯。

（4）发现体重不增或减轻，食欲减退时，要尽快查明原因，及时加以治疗。

2. 调护

（1）加强饮食调护，饮食物要富含营养，易于消化，添加食物不可过急过快，应由少及多，由稀至稠，由单一到多种，循序渐进地进行。

（2）保证病室温度适宜，光线充足，空气新鲜，患儿衣着要柔软，注意保暖，防止交叉感染。

（3）病情较重的患儿要加强全身护理，防止褥疮、眼疳、口疳等并发症的发生。

（4）定期测量患儿的体重、身高，以及时了解和分析病情，检验治疗效果。

【健康教育】

1. 向患儿家长解释导致疳积的原因。

2. 介绍科学的育儿知识。指导科学合理喂养：母乳喂养、混合喂养和人工喂养的具体执行方法。纠正不良的饮食习惯。

3. 合理安排生活作息制度，加强户外锻炼，增强小儿抗病能力。

4. 保证充足的睡眠。

5. 预防感染，按时进行预防接种。

第九节　腹　泻

【概述】

泄泻是以大便次数增多，粪质稀薄或如水样为特征的一种小儿常见病。2 岁以下小儿发病率高。一年四季均可发生，但以夏秋季节发病率为高，秋冬季节发生的泄泻，容易引起流行。轻者治疗得当，预后良好；重者泻下过度，易见气阴两伤，甚至阴竭阳脱；久泻迁延不愈者，则易转为疳证或出现慢惊风。西医学的小儿腹泻病可参照本篇辨证治疗。

【病因病机】

引起小儿泄泻的病因，以感受外邪、伤于饮食、脾胃虚弱为多见。其主要病变在脾胃。由于小儿稚阳未充、稚阴未长，患泄泻后较成人更易于损阴伤阳发生变证。

1. 感受外邪　湿困脾阳，运化失职，"无湿不成泻"，外感风、寒、暑、热诸邪常与湿邪相合而致泻。

2. 伤于饮食　哺乳不当，饮食失节或不洁，过食生冷瓜果或难以消化之食物，皆能损伤脾胃，发生泄泻。小儿易为食伤，发生伤食泻，在其他各种泄泻证候中亦常兼见伤食证候。

3. 脾胃虚弱　小儿素体脾虚，或久病迁延不愈，脾胃虚弱，胃弱则腐熟无能，脾虚则运化失职，不能分清别浊，因而水反为湿，谷反为滞，水湿水谷合污而下，而成脾虚泄泻。亦有暴泻实证，失治误治，迁延不愈，虽风寒、湿热外邪已解而脾胃损伤，转成脾虚泄泻。

4. 脾肾阳虚　脾虚致泻者，一般先耗脾气，继伤脾阳，日久则脾损及肾，造成脾肾阳虚。阳气不足，脾失温煦，阴寒内盛，水谷不化，并走肠间，而致澄澈清冷，洞泄而下的脾肾阳虚泻。

【诊断要点】

1. 有乳食不节、饮食不洁，或冒风受寒、感受时邪病史。

2. 大便次数增多，重者1日达10次以上。粪呈淡黄色或清水样；或夹奶块、不消化物，如同蛋花汤；或黄绿稀溏，或色褐而臭，夹少量黏液。可伴有恶心、呕吐、腹痛、发热、口渴等症。

3. 重症泄泻，可见小便短少、高热烦渴、神疲萎软、皮肤干瘪、囟门凹陷、目眶下陷、啼哭无泪等脱水征，以及口唇樱红、呼吸深长、腹胀等脱水、酸碱平衡失调和电解质紊乱的表现。

4. 大便镜检可有脂肪球或少量白细胞、红细胞。

5. 大便病原学检查：可有轮状病毒等病毒检测阳性，或致病性大肠杆菌等细菌培养阳性。临床上常需与细菌性痢疾进行鉴别。

【临床表现】

小儿腹泻临床表现有轻重之分，临证当加以区分。因病原不同临床表现亦不同。

1. 轻型腹泻 多数由饮食不当或肠道外感染引起，少数可因致病性大肠杆菌或肠道病感染所致。

（1）临床症状较轻，腹泻次数多在10次/天以内，大便黄色或黄绿色，偶有呕吐。

（2）患儿精神状态较好，无明显脱水及电解质紊乱症状。

（3）大便镜检仅有少量白细胞、脂肪球。

（4）常伴发肠道外感染的病灶。

2. 重型腹泻 为致病性大肠杆菌或病毒性感染引起，或由轻型转为重型。

（1）腹泻一般每天20次左右，大便呈水样或蛋花汤样，黄色或绿色，含水较多，呕吐频繁，每天在10次以上。

（2）全身中毒症状：烦躁，精神萎靡，意识蒙眬甚至昏迷。

（3）脱水及电解质紊乱：因腹泻与呕吐导致液体丢失及摄入不足而引起。

①脱水：按血清中钠离子浓度分为等渗、低渗、高渗性脱水，临床上以等渗性脱水多见；低渗性脱水见于营养不良伴腹泻患儿；高渗性脱水见于高热伴急剧大量腹泻患儿。按脱水程度分轻、中、重度。

②低钾血症：精神萎靡，肌张力低下，心音低钝，腹胀，肠鸣音减少或消失，膝反射迟钝或消失。心电图示T波低平、倒置，出现U波，Q-T间期延长，ST段下移。多见于营养不良儿的慢性腹泻或急性腹泻脱水纠正后。

③代谢性酸中毒：轻度仅呼吸增快，恶心，呕吐，口唇呈樱桃红色，重症萎靡，嗜睡，昏迷，当 $pH<7.2$ 时，心率减慢，可发生低血压，心力衰竭。

3. 各型腹泻临床特点

（1）轮状病毒性肠炎

①多发生于秋冬季节，6个月~2岁小儿多见。

②病初常伴发热等呼吸道症状，多出现等渗性脱水。

③便呈蛋花汤样，无腥臭味，有少量黏液，镜检有少量白细胞。

④病程3~8天，抗生素治疗无效。

（2）致病性大肠杆菌性肠炎

①多发生于5～8月份。

②起病较缓，轻者无全身症状，重者有发热、脱水及电解质紊乱。

③便呈蛋花汤样，有腥臭味，伴黏液。

④镜检有少量白细胞。

（3）侵袭性大肠杆菌性肠炎

①多发生于5～8月份，潜伏期1～2天。

②起病急，腹泻频繁，常伴呕吐、高热、腹痛和里急后重，严重者出现中毒症状或休克。

③便呈胶冻状，有脓血。

（4）金黄色葡萄球菌性肠炎

①起病急，中毒症状重，多发生于大量应用广谱抗生素后。

②有脱水和电解质紊乱，易并发循环衰竭。

③便呈墨绿色，似海水样，每日10～20次。

④镜检见大量脓细胞和革兰阳性菌。

（5）真菌性肠炎

①多见于营养不良或长期应用广谱抗生素后。

②常伴鹅口疮。

③大便黄色，泡沫多，呈豆腐渣样。

④镜检见真菌孢子及菌丝。

4. 腹泻病程分类

（1）急性腹泻：病程在2周之内。

（2）迁延性腹泻：持续腹泻，病程在2周～2个月。

（3）慢性腹泻：持续腹泻，病程在2个月以上。

【鉴别诊断】

本病应与下列疾病相鉴别：

1. “生理性腹泻”　多见于6个月以内婴儿，外观虚胖，常有湿疹，生后不久即出现腹泻，除大便次数增多外，无其他症状，食欲好，不影响生长发育。近年来发现此类腹泻可能为乳糖不耐受的一种特殊类型，添加辅食后，大便即逐渐转为正常。

2. 导致小肠消化吸收功能障碍的各种疾病 如乳糖酶缺乏、葡萄糖－半乳糖吸收不良、失氯性腹泻、原发性胆酸吸收不良、过敏性腹泻等，可根据各病特点进行粪便酸度、还原糖试验等检查方法加以鉴别。

3. 痢疾（细菌性痢疾） 急性起病，便次频多，大便稀，有黏冻脓血，腹痛明显，里急后重。大便常规检查见脓细胞、红细胞，可找到吞噬细胞，大便培养有痢疾杆菌生长，则考虑为痢疾。

4. 坏死性肠炎 中毒症状较严重，腹痛、腹胀、频繁呕吐、高热，大便暗红色糊状，渐出现典型的赤豆汤样血便，常伴休克。腹部立、卧位X线摄片呈小肠局限性充气扩张，肠间隙增宽，肠壁积气等。

【辨证论治】

1. 辨证要点 常证重在辨寒、热，虚、实；变证重在辨阴、阳之伤。常证按起病缓急、病程长短分为暴泻、久泻，暴泻多属实，久泻多属虚或虚中夹实。

（1）辨因

湿热泻：便次多，便下急迫，色黄褐气秽臭，或见少许黏液，舌苔黄腻。

风寒泻：大便清稀多泡沫，臭气轻，腹痛重，伴外感风寒症状。

伤食泻：有伤食史，纳呆腹胀，便稀夹不消化物，泻下后腹痛减。

（2）辨脏腑

脾虚泻：大便稀溏，色淡不臭，多于食后作泻，时轻时重，面色萎黄，形体消瘦，神疲倦怠，舌淡苔白，脉缓弱。

脾肾阳虚泻：大便澄澈清冷，完谷不化，阳虚内寒症状显著。

（3）辨变证

泻下不止，神疲肢软，皮肤干燥，属气阴两伤之变证、重证。

精神萎靡，尿少或无，四肢厥冷，脉细欲绝，属阴竭阳脱之变证、危症。

2. 治疗原则

（1）基本治疗原则：运脾化湿，实证以祛邪为主，分别治以清肠化湿、祛风散寒、消食导滞。虚证以扶正为主，分别治以健脾益气，温补脾肾。

（2）变证治法：针对阴阳耗伤之变化，分别采用益气养阴、酸甘敛阴，护阴回阳、救逆固脱之法。

3. 证治分类

（1）湿热泻

证候：大便水样，或如蛋花汤样，泻下急迫，量多次频，气味秽臭，或见少许黏液，腹痛时作，食欲不振，或伴呕恶，神疲乏力，或发热烦闹，口渴，小便短黄，舌质红，苔黄腻，脉滑数，指纹紫。

治法：清肠解热，化湿止泻。

方药：葛根黄芩黄连汤加减。

葛根5~10g　黄芩5~10g　黄连6~9g　地锦草5~10g　马齿苋5~10g　半夏3~6g　车前草5~10g

常用中成药：葛根芩连微丸。

（2）风寒泻

证候：大便清稀，夹有泡沫，臭气不甚，肠鸣腹痛，或伴恶寒发热，鼻流清涕，咳嗽，舌质淡，苔薄白，脉浮紧，指纹淡红。

治法：疏风散寒，化湿和中。

方药：藿香正气散加减。

藿香5~10g　苏叶6~9g　白芷5~10g　生姜3~6g　半夏3~6g　陈皮5~10g　苍术6~9g　茯苓5~10g　甘草3~5g　大枣5~10g

常用中成药：藿香正气液。

（3）伤食泻

证候：大便稀溏，夹有乳凝块或食物残渣，气味酸臭，或如败卵，脘腹胀满，便前腹痛，泻后痛减，腹痛拒按，嗳气酸馊，或有呕吐，不思乳食，夜卧不安，舌苔厚腻，或微黄，脉滑实，指纹滞。

治法：运脾和胃，消食化滞。

方药：保和丸加减。

焦山楂5~10g　焦神曲5~10g　鸡内金6~9g　陈皮5~10g　半夏3~5g　茯苓5~10g　连翘5~10g

常用中成药：保和丸。

（4）脾虚泻

证候：大便稀溏，色淡不臭，多于食后作泻，时轻时重，面色萎黄，形体消瘦，神疲倦怠，舌淡苔白，脉缓弱，指纹淡。

治法：健脾益气，助运止泻。

方药：参苓白术散加减。

党参5～10g　白术5～10g　茯苓5～10g　甘草3～5g　山药5～10g　莲子肉5～10g　扁豆5～10g　薏苡仁5～10g　砂仁（后下）3～6g　桔梗3～5g

常用中成药：健脾八珍糕。

（5）脾肾阳虚泻

证候：久泻不止，大便清稀，澄澈清冷，完谷不化，或见脱肛，形寒肢冷，面色㿠白，精神萎靡，睡时露睛，舌淡苔白，脉细弱，指纹色淡。

治法：温补脾肾，固涩止泻。

方药：附子理中汤合四神丸加减。

党参5～10g　白术5～10g　甘草3～5g　干姜3～5g　吴茱萸6～9g　补骨脂6～9g　肉豆蔻3～6g　附子3～6g

常用中成药：附子理中丸。

【其他疗法】

1. 单方验方　①苍术、山楂各等份，炒炭存性，研末。每次1～2g，每日3～4次，开水调服。有运脾止泻之功，用于湿浊泻、伤食泻。久泻脾阳伤者加等份炮姜炭粉，用于脾虚泻。②饭锅巴100g，莲子肉100g，白糖100g研末和匀，每服10g，每日3次。用于脾虚泻。③车前子、白茯苓、山药各60g，甘草20g，共研末，每服10g，炒米汤下，每日3次。用于脾虚泻。④杏仁滑石汤：杏仁、滑石、半夏各10g，黄芩、厚朴、郁金各6g，橘红4g，黄连、甘草各3g。水煎服，每日1剂。有宣畅气机，清利湿热之功，用于湿热泻。⑤黄连10g，车前子10g。水煎服，用于湿热泻。

2. 外治法　①丁香2g，吴茱萸30g，胡椒30粒，共研细末。每次1～3g，醋调成糊状，敷贴脐部，每日1次。用于风寒泻、脾虚泻。②鬼针草30g，加水适量，煎煮后倒入盆内，先熏蒸、后浸泡双足，每日2～4次，连用3～5日。用于小儿各种泄泻。

3. 针灸疗法　①针法：取足三里、中脘、天枢、脾俞。发热加曲池，呕吐加内关、上脘，腹胀加下脘，伤食加刺四缝，水样便多加水分。实证用泻法，虚证用补法，每日1～2次。②灸法：取足三里、中脘、神阙。隔姜灸或艾条温和灸。每日1～2次。用于脾虚泻、脾肾阳虚泻。

4. 推拿疗法　①清补脾土，清大肠，清小肠，推六腑，揉小天心。用于湿热泻。②揉外劳宫，推三关，摩腹，揉脐，揉龟尾。用于风寒泻。③推板门，清大肠，补脾土，摩腹，逆运内八卦，点揉天突。用于伤食泻。④推三关，补脾土，补大肠，摩腹，推上七节骨，捏脊，重按肺俞、脾俞、胃俞、大肠俞。用于脾虚泻。

【转诊原则】

1. 常规治疗无效或病情加重者。

2. 腹泻出现严重脱水、酸碱平衡失调和电解质紊乱者。

【预防保健】

1. 提倡母乳喂养，不宜在夏季及小儿有病时断奶，遵守添加辅食的原则，注意科学喂养。

2. 注意饮食卫生，食品应新鲜、清洁，不吃变质食品，不要暴饮暴食。忌食油腻、生冷及不易消化的食物。饭前、便后要洗手，餐具要卫生。

3. 适当控制饮食，减轻脾胃负担。对吐泻严重及伤食泄泻患儿暂时禁食，以后随着病情好转，逐渐增加饮食量。

4. 其他内容参照积滞。

【健康教育】

参照积滞部分。

第十节　腹　痛

【概述】

腹痛，是指胃脘以下、脐之四旁以及耻骨以上部位发生的疼痛。包括大腹痛、脐腹痛、少腹痛和小腹痛。大腹痛，指胃脘以下，脐部以上腹部疼痛；脐腹痛，指脐周部位的疼痛；少腹痛，指小腹两侧或一侧疼痛；小腹痛指下腹部的正中部位疼痛。

腹痛为小儿常见的证候，可见于任何年龄与季节。由于小儿常难以诉说清楚，婴幼儿不能描述，常表现为啼哭。产生腹痛的原因主要有三类：第一类为全身性疾病及腹部以外器官疾病产生的腹痛；第二类为腹部器官的器质性疾病；第三类为功能性腹痛，主要为再发性腹痛，约占腹痛患儿总数的50% ~70%，也是本节所讨论的腹痛类型，这类腹痛常有反复发作史，常时作时止、时轻时重，发作时可以自行缓解。疼痛的性质，有钝痛、胀痛、刺痛、掣痛等不同。其他类型的腹痛应在明确病因诊断，并给以相应治疗的基础上，参考本节内容辨证论治。

【病因病机】

1. 感受寒邪 由于腹部为风冷之气所侵，或因过食生冷瓜果，中阳受戕。寒主收引，寒凝气滞，则经络不畅，气血不行而腹痛，属于寒性腹痛。

2. 乳食积滞 如过食油腻厚味、辛辣香燥，过多进饮食，误食变质不洁之物，致食积停滞，郁积胃肠，气机壅塞，痞满腹胀腹痛；胃肠积滞日久化热，肠中津液不足致燥热闭结，使气机不利，传导之令不行而致腹痛，属于热性腹痛。

3. 脏腑虚冷 素体脾阳虚弱，脏腑虚冷，或寒湿内停，损伤阳气。阳气不振，温煦失职，阴寒内盛，气机不畅，腹部绵绵作痛，属于寒性腹痛。

4. 气滞血瘀 小儿情志怫郁，肝失条达，肝气横逆，犯于脾胃，中焦气机窒塞，血脉凝滞，导致气血运行不畅，产生腹痛，常表现为寒热错杂之证。

上述不同的病因，加上小儿素体差异，形成病机属性有寒热之分。

【诊断要点】

腹痛是小儿常见症状之一，必须仔细观察客观症状、体征及其变化，及时明确诊断。诊断步骤如下：

1. 病史及临床表现

（1）年龄

①肠痉挛多见于3个月以下的幼婴，常由于喂养不当或吞咽空气过多所致。

②肠套叠、嵌顿性疝以及肠道感染多见于两岁以内小儿，急性阑尾炎、肠道寄生虫病则相对少见。

③胃肠道感染、肠寄生虫病、肠系膜淋巴结炎、胆道蛔虫病、大叶性肺炎、腹型癫痫、过敏性紫癜等以年长儿为多见。

（2）腹痛发生的急缓

①发病急骤或阵发性加剧者常为外科疾病，如急性阑尾炎、绞窄性肠梗阻、胃肠道穿孔、肠套叠及腹股沟疝嵌顿等。

②发病缓慢而疼痛持续者常为内科疾病，如肠蛔虫症、胃及十二指肠溃疡、肠

炎及病毒性肝炎等。

对原有慢性腹痛者，如腹痛转为持续性或突然剧痛，应注意急腹症的可能，如溃疡病原属慢性腹痛，在合并穿孔时即为急腹症。

（3）腹痛的性质

①阵发性疼痛或绞痛有梗阻性疾病，若局部喜按或热敷后腹痛减轻者，常为胃、肠、胆管等空腔脏器的痉挛；持续腹痛加剧多见于胃肠穿孔；持续性钝痛，改变体位时加剧、拒按，常为腹腔脏器炎症、包膜牵张，肿瘤以及腹膜脏层受到刺激所致。

②隐痛多见于消化性溃疡。

③放射性疼痛为一个局部病灶通过神经或邻近器官而波及其他部位的疼痛，如大叶性肺炎引起同侧上腹部疼痛。

④腹痛伴排粪或排尿困难，可能为粪块堵塞或尿路感染、结石。

总之，腹部器质性病变的疼痛特点为：①持续性钝痛，阵发性加剧；②局部压痛明显；③有腹肌紧张；④肠鸣音异常。

（4）腹痛的部位

①右上腹痛常见胆道蛔虫症、病毒性肝炎以及同侧的胸膜病变或大叶性肺炎。

②剑突下疼痛见于消化性溃疡。

③右下腹痛以阑尾炎及肠系膜淋巴结炎等可能性最大。

④左下腹痛要想到便秘或菌痢的可能性。

⑤脐部疼痛以肠蛔虫症及急性肠炎为多见。

⑥全腹剧烈疼痛，伴高热及全身中毒症状者，多提示原发性腹膜炎。

⑦沿输尿管部位的绞痛，伴腰痛者，应多考虑尿路结石的可能。

⑧但有的疾病，起病时的疾病部位可能与病变部位不同，如阑尾炎最早可在脐周、中上腹痛，6～12 小时后转移局限于右下腹痛。

（5）伴随症状

①先发热、后腹痛多为内科疾病，如上呼吸道感染、扁桃体炎常并发急性肠系膜淋巴结炎。

②先腹痛、后发热多为外科疾病，如急性阑尾炎、继发性腹膜炎等。

③更应注意腹痛与伴随症状属于哪个系统：如腹痛伴发热、咳嗽则为呼吸系统疾病；伴恶心、呕吐、腹泻、便血或呕血等多为胃肠道疾病；伴尿频、尿痛、血尿或脓尿者，多为泌尿道疾患，但阑尾脓肿、髂窝脓肿也见有泌尿道刺激症状或里急后重等肠壁刺激症状，需注意鉴别；伴黄疸者多系肝胆疾病。

④阵发性腹痛伴有频繁呕吐，明显腹胀，不排气及不排粪者，常提示肠梗阻。

⑤急性腹痛伴中毒性休克多见于胃肠穿孔、急性坏死性肠炎、急性胰腺炎、卵巢囊肿蒂扭转等。

⑥腹痛剧烈不敢翻动体位且拒按者，常有局限性或弥漫性腹膜刺激征，如阑尾炎、腹膜炎等。

（6）既往史：大便排虫和皮肤紫癜史，应了解发病前有无外伤，饮食卫生和进食何种食物等，均有助于腹痛原因的诊断。

2. 体检 除测体温、脉搏、呼吸、血压外，应注意观察小儿的面色、表情、体位和精神状态，需仔细进行全身体格检查，尤以腹部检查对诊断更有帮助。

（1）腹部检查

视诊：注意有无腹胀、肠型、肠蠕动波和腹式呼吸。若有明显肠型或蠕动波者，提示有肠道梗阻可能；若伴有明显腹胀者，应考虑肠炎、机械性或麻痹性肠梗阻等；弥漫性腹膜炎时，腹式呼吸常受限。

听诊：正常肠鸣音，每分钟1～5次。肠鸣音减少或消失，可能为肠麻痹；肠鸣音不规则亢进，提示有肠道感染的可能；肠鸣音高亢、气过水声、金属音则常表示肠梗阻的存在。

叩诊：腹胀明显者应检查肝浊音是否消失，有无移动性浊音，对腹腔脏器破裂、出血、穿孔的诊断甚为重要。鼓音明显者提示肠腔充气，有梗阻可能。肝浊音区消失是穿孔的表现。

触诊：若全腹柔软，疼痛部位不固定，基本可排除外科急腹症。阑尾炎，右下腹有明显压痛，同时有反跳痛、肌紧张；全腹肌紧张伴压痛及反跳痛者，提示有腹膜炎存在或腹内空腔脏器有穿孔。腹内触及肿块者对疼痛的诊断有重要意义。肠套叠可于右上腹或脐上方触及腊肠样肿物；蛔虫性肠梗阻，常在腹痛缓解时，于脐周触及不规则的条索状物；急性肠系膜淋巴结炎，有时可在右下腹触及肿大的淋巴结；先天性肥大性幽门狭窄，可于肋下缘与右腹直肌间触及橄榄样肿块。

（2）其他检查：注意皮肤出血点、瘀斑、黄疸有助于流行性脑脊髓膜炎、败血症、紫癜及肝胆疾病引起腹痛的诊断。心肺检查可协助诊断大叶性肺炎、胸膜炎、心脏疾患所致腹痛的诊断。检查腹股沟，以免漏诊嵌顿性疝。疑有急腹症时应做肛指检查，注意穹隆处有无触痛（腹膜炎）、肿块（卵巢囊肿蒂扭转）及血便（肠套叠）。

3. 辅助检查 根据病史、临床表现及体检结果，有针对性地选择下列检查。

（1）实验室检查：血液和大小便常规检查，有时可提供有诊断价值的资料，如血红蛋白及红细胞逐渐下降，需警惕内出血的存在。白细胞总数升高常提示炎症性病变。观察粪便性质有助于肠道感染和肠套叠的诊断。尿内有较多红细胞或脓细胞提示尿路感染。必要时需检测血和尿的胰淀粉酶等。

（2）X线检查：胸部X线检查可显示肺、胸膜及心脏病变。腹部透视和摄片检查，如发现膈下游离气体，提示胃肠穿孔；肠内有梯形液体平面，肠腔内充气较多，提示肠梗阻。若疑及肠套叠可做空气灌肠以协助诊断和复位治疗，但疑有内脏穿孔者禁用。疑有尿路病变可摄腹部平片或做静脉肾盂造影。

（3）B型超声及其他检查：疑有胆石症、肝脓肿、膈下脓肿时做腹部B型超声检查。疑有腹型癫痫可做脑电图。疑腹腔有积液或出血，可进行腹腔诊断性穿刺，吸取液体进行常规检查和细胞学检查，可以确定病变性质。

【鉴别诊断】

本节讨论的是再发性腹痛，其特点有：①腹痛突然发作，持续时间不太长，能自行缓解。②腹痛以脐周为主，疼痛可轻可重，但腹部无明显体征。③无伴随的病灶器官症状，如发热、呕吐、腹泻、咳嗽、气喘、尿频、尿急、尿痛等。④有反复发作的特点，每次发作时症状相似。应与其他疾病引起的腹痛加以鉴别。

1. 全身性疾病及腹部以外器官疾病产生的腹痛　①呼吸系统疾病引起的腹痛常有咳嗽，或扁桃体红肿，肺部有啰音等。②心血管系统疾病引起的腹痛常伴有心悸，心脏杂音，心电图异常。③神经系统疾病引起的腹痛常反复发作，脑电图异常，腹型癫痫服抗癫痫药有效。④血液系统疾病引起的腹痛常伴有贫血、血象及骨髓象异常。⑤代谢性疾病引起的腹痛，如糖尿病有血糖、尿糖增高，铅中毒有指甲、牙齿染黑色，卟啉病有尿呈红色，曝光后色更深等可助诊断。

2. 腹部脏器的器质性病变　①胃肠道感染如急性阑尾炎、结肠炎、腹泻、急性坏死性肠炎、肠寄生虫病，除有腹痛外，还有饮食不调史及感染病史，大便及血象化验有助于诊断。②胃肠道梗阻、肠套叠、嵌顿性腹股沟斜疝，有腹痛及腹胀和梗阻现象，全腹压痛，腹肌紧张，肠鸣音消失，X线检查可助诊断。③肝胆疾病如胆道蛔虫、肝炎、胆囊炎、胆结石症，常有右上腹阵痛和压痛，肝功能异常及B超检查等可助诊断。④泌尿系统疾病如感染、结石、尿路畸形、急性肾炎等，常有腰痛、下腹痛、尿道刺激症状，尿检异常、X线检查可助诊断。⑤下腹痛对少女要注意是否卵巢囊肿蒂扭转、痛经。⑥内脏肝脾破裂，有外伤史，常伴有休克等。配合实验室及医学影像诊断技术检查，可以作出诊断。

【辨证论治】

1. 辨证要点

（1）辨气、血、虫、食

气滞：有情志失调病史，胀痛时聚时散、痛无定处，气聚则痛而见形，气散则痛而无迹。气滞可以导致血瘀。

血瘀：有跌仆损伤手术史，腹部刺痛，痛有定处，按之痛剧，局部满硬。血瘀可使气机不畅。

虫积：有大便排虫史，或镜检有虫卵，脐周疼痛，时作时止。虫积可兼食滞。

食积：有乳食不节史，见嗳腐吞酸，呕吐不食，脘腹胀满。食滞有利于肠虫的寄生。

（2）辨寒、热、虚、实

寒证：暴痛而无间歇，得热痛减，兼有口不渴，下利清谷，小便清利，舌淡苔白滑润，脉迟或紧，指纹淡。

热证：如热邪内结，疼痛阵作，得寒痛减，兼有口渴引饮，大便秘结，小便黄赤，舌红苔黄少津，脉洪大而数，指纹紫。热痛日久不愈，可以转为虚寒，成为寒热错杂证。

实证：一般急性腹痛多属实证，发病急、变化快。因寒、热、食、积等损伤所致者，其痛有定处，拒按，痛剧而有形，饱而痛甚，兼有胀满，脉大有力。实证未得到及时治疗，可以转为虚证。

虚证：慢性腹痛多虚，起病缓，变化慢，常因脏腑虚弱所致。其痛无定处，喜按，痛缓而无形，饥则痛作，兼有闷胀，舌淡少苔，脉弱无力。虚证复感寒邪或伤于乳食，又可成虚实夹杂之证。

2. 治疗原则

（1）基本治疗原则：调理气机，疏通经脉。

（2）具体治法：温散寒邪、消食导滞、通腑泄热、温中补虚、活血化瘀。

3. 证治分类

（1）腹部中寒证

证候：腹部疼痛，阵阵发作，痛处喜暖，得温则舒，遇寒痛甚，肠鸣辘辘，面色苍白，痛甚者，额冷汗出，唇色紫暗，肢冷，或兼吐泻，小便清长。舌淡红，苔白滑，脉沉弦紧，指纹红。

治法：温中散寒，理气止痛。

方药：养脏汤加减。

木香3～5g　丁香3～5g　香附3～6g　当归5～10g　川芎5～10g　吴茱萸3～6g　肉桂3～5g

常用中成药：藿香正气水、纯阳正气丸。

（2）乳食积滞证

证候：脘腹胀满，疼痛拒按，不思乳食，嗳腐吞酸，或腹痛欲泻，泻后痛减，或时有呕吐，吐物酸馊，矢气频作，粪便秽臭，夜卧不安，时时啼哭。舌淡红，苔厚腻，脉象沉滑，指纹紫滞。

治法：消食导滞，行气止痛。

方药：香砂平胃散加减。

苍术3～5g　陈皮5～10g　厚朴3～6g　砂仁（后下）3～6g　香附3～5g　枳壳5～10g　焦山楂5～10g　焦神曲5～10g　炒麦芽5～10g　白芍5～10g　甘草3～5g

常用中成药：大山楂丸、木香槟榔丸。

（3）胃肠结热证

证候：腹部胀满，疼痛拒按，大便秘结，烦躁不安，潮热口渴，手足心热，唇舌鲜红，舌苔黄燥，脉滑数或沉实，指纹紫滞。

治法：通腑泄热，行气止痛。

方药：大承气汤加减。

生大黄（后下）3～5g　玄明粉3～6g　厚朴3～6g　升麻6～9g　黄连3～6g　木香6～9g　枳实5～10g

（4）脾胃虚寒证

证候：腹痛绵绵，时作时止，痛处喜温喜按，面白少华，精神倦怠，手足清冷，乳食减少，或食后腹胀，大便稀溏，唇舌淡白，脉沉缓，指纹淡红。

治法：温中理脾，缓急止痛。

方药：小建中汤合理中丸加减。

桂枝6～9g　白芍5～10g　甘草3～5g　饴糖3～6g　大枣5～10g　生姜3～5g　党参5～10g　白术5～10g　干姜3～5g

常用中成药：附子理中丸。

（5）气滞血瘀证

证候：腹痛经久不愈，痛有定处，痛如锥刺，或腹部癥块拒按，肚腹硬胀，青筋显露，舌紫暗或有瘀点，脉涩，指纹紫滞。

治法：活血化瘀，行气止痛。

方药：少腹逐瘀汤加减。

肉桂 3～6g　干姜 3～5g　小茴 6～9g　蒲黄 6～9g　五灵脂 6～9g　赤芍 5～10g　当归 5～10g　川芎 5～10g　延胡索 5～10g　没药 3～6g

常用中成药：延胡索止痛片、越鞠丸。

【其他疗法】

1. 脐疗　①公丁香 3g，白豆蔻 3g，肉桂 2g，白胡椒 4g，共研细末，过 100 目筛，贮瓶备用。用时取药末 1～1.5g，填敷脐中，再外贴万应膏。用于腹部中寒证、脾胃虚寒证。②生葱头 250g，捣烂炒熟敷肚脐。用于脾胃虚寒证。

2. 推拿疗法　①揉一窝风，揉外劳宫。用于腹部中寒证。②清脾胃，顺运八卦，推四横纹，清板门，清大肠。用于乳食积滞证。③顺运八卦，清胃，退六腑，推四横纹。用于胃肠积热证。④揉外劳宫，清补脾，顺运八卦。用于脾胃虚寒证。

3. 针刺法　取足三里、合谷、中脘。寒证腹痛加灸神阙，食积加里内庭，呕吐加内关。一般取患侧，亦可取双侧。用 3～5cm 长 30 号毫针，快速进针，行平补平泻手法，捻转或提插。年龄较大儿童可留针 15 分钟，留至腹痛消失。

【转诊原则】

1. 腹痛原因诊断不明，需进一步到上级医院行相关化验等检查者。

2. 有外科情况者。

3. 常规治疗无效或病情加重者。

【预防保健】

1. 注意饮食卫生，饮食易消化、清淡，如米粥、新鲜蔬菜、水果等，忌食辛辣、冷饮、油腻食物。

2. 剧烈或持续腹痛者应卧床休息，随时查腹部体征，并做必要的其他辅助检查，以便作好鉴别诊断和及时处理。

3. 根据病因，给予相应饮食调护。消除患儿恐惧心理。

4. 寒性腹痛者应温服或热服药液，热性腹痛者应冷服药液，伴呕吐者，药液要少量多次分服。

5. 注意观察病情变化。

【健康教育】

1. 介绍腹痛相关知识，指导家长科学喂养。让家长了解腹部保暖的重要性。

2. 养成良好的生活习惯，每天定时排便。餐后稍事休息，勿做剧烈运动。

第十一节　水　肿

【概述】

小儿水肿是指体内水液潴留，泛溢肌肤，引起面目、四肢甚至全身浮肿，小便短少的一种常见病证。根据其临床表现分为阳水和阴水。阳水多见于西医学急性肾小球肾炎，阴水多见于西医学肾病综合征。小儿水肿好发于2～7岁的儿童。阳水发病较急，若治疗及时，调护得当，易于康复，预后一般良好；阴水起病缓慢，病程较长，容易反复发作，迁延难愈。

【病因病机】

本病的发生，外因主要为感受风邪，或水湿、疮毒入侵，内因主要是肺、脾、肾三脏功能失调，致水液代谢异常，水湿潴留发为水肿。不论阳水、阴水，其病变部位主要在肺、脾、肾，变证可涉及心肝。其病机可概括为“其标在肺，其制在脾，其本在肾”。

1. 感受风邪　风邪常兼夹热、寒、湿邪，从口鼻或皮毛侵犯肺经，使肺失宣降，通调水道失职，风遏水阻，不能下输膀胱，风水相搏，流溢肌肤，发为水肿，是为“风水”。多见于阳水。

2. 湿热内侵　肌肤患有疮疡疖痈、丹痧疹毒，由风毒则内归于肺，由湿毒则内归于脾。风湿热毒外袭肌表，内归肺脾，肺失通调，脾失运化，水湿内停，泛溢肌肤，引起水肿。多见于阳水。

3. 肺脾气虚　肺脾不足，肺虚通调失职，气不化水，脾虚运化失权，土不制水，以致水不归经而横溢肌肤，产生水肿。

4. 脾肾阳虚 若小儿素体不足，肾常虚，或水湿内侵，影响脾阳运化，脾虚及肾，命门火衰，无以温化水湿从膀胱而去，所谓关门不利则聚水发生水肿，是为阴水。

5. 肝肾阴虚 素体阴虚，过用温燥或利尿过度，尤多见于大量使用激素，水肿或轻或无。临床以头痛头晕、心烦易怒、手足心热、口干咽燥、舌红少苔为特征。偏于肝阴虚者，则头痛头晕，心烦躁扰，目睛干涩明显；偏于肾阴虚者，口干咽燥、手足心热、面色潮红突出；阴虚火旺则见痤疮、失眠、多汗等。

【诊断要点】

1. 阳水

（1）病程短，病前1～4周常有乳蛾、脓疱疮、丹痧等病史。

（2）浮肿多由眼睑开始，逐渐遍及全身，皮肤光亮，按之随手而起，尿量减少，甚至尿闭。部分患儿出现肉眼血尿，常伴血压增高。

（3）严重病例可出现头痛、呕吐、恶心、抽风、昏迷，或面色青灰、烦躁、呼吸急促等变证。

（4）实验室检查，尿常规镜检有大量红细胞，可见颗粒管型和红细胞管型，尿蛋白增多。

2. 阴水

（1）病程较长，常反复发作，缠绵难愈。

（2）全身浮肿明显，呈凹陷性，腰以下肿甚，皮肤苍白，甚则出现腹水、胸水，脉沉无力。

（3）实验室检查，尿常规蛋白显著增多。

【鉴别诊断】

急性肾小球肾炎是一组不同病因所致的感染后免疫反应引起的急性弥漫性肾小球炎性病变，以血尿、少尿、水肿和高血压为主要表现；肾病综合征是由于肾小球滤过膜的通透性增高，导致大量血浆白蛋白从尿中丢失而引起的一种临床症候群，表现为全身水肿、大量蛋白尿、低蛋白血症、高脂血症。两者有相似的症状，应进行鉴别。

1. 急性肾小球肾炎

（1）有前驱链球菌感染病史。

（2）典型病例可无水肿、高血压及肉眼血尿，仅发现镜下血尿。

（3）重症早期可出现高血压脑病、严重循环充血、急性肾功能衰竭并发症。

（4）实验室检查：尿检均有红细胞增多。尿蛋白一般为（+）~（++），也可见透明、颗粒管型。血清总补体及 C_3 可一过性明显下降，6~8 周恢复正常。非链球菌感染后肾炎（如病毒或其他细菌性肾炎），补体 C_3 不低。抗链球菌溶血素“O”抗体（ASO）可增高，抗脱氧核糖核酸酶 B 或抗透明质酸酶升高，纤维蛋白降解产物（FDP）增多。

2. 肾病综合征

（1）单纯型肾病：具备四大特征：①全身水肿。②大量蛋白尿（尿蛋白定性常在+++以上，24 小时尿蛋白定量>0.1g/kg）。③低蛋白血症（血浆白蛋白：儿童<30g/L，婴儿<25g/L）。④高脂血症（血浆胆固醇：儿童>5.7mmol/L，婴儿>5.2mmol/L）。其中以大量蛋白尿和低蛋白血症为必备条件。

（2）肾炎型肾病：除单纯型肾病四大特征外，还具有以下四项中之一项或多项。①明显血尿：尿中红细胞>10 个/HP（见于 2 周内 3 次离心尿标本）。②高血压持续或反复出现（学龄儿童血压>130/90mmHg，学龄前儿童血压>120/80mmHg），并排除激素所致者。③持续性氮质血症（血尿素氮>10.7mmol/L），并排除血容量不足所致者。④血总补体量（CH_{50}）或血 C_3 反复降低。

【辨证论治】

1. 辨证要点

（1）辨阴阳虚实

实证、阳证：起病急，病程短，水肿以头面为重，皮肤光亮，按之即起。

虚中夹实证、阴证：起病缓慢，病程长，水肿以腰以下为重，皮肤色暗，按之凹陷难起者多为阴水，属虚中夹实。

（2）辨常证、变证

常证：表现为浮肿，尿少，精神食欲尚可。

变证：在浮肿、尿少同时兼见胸满、咳喘、心悸，或见神昏谵语、抽风惊厥，甚则见有尿闭、恶心呕吐、口有秽气、衄血。

2. 治疗原则

（1）治疗大法：通利水道。

（2）具体治法：阳水属实，应以祛邪为主，治以发汗利尿，清热解毒等法；阴水属虚，治以扶正祛邪，健脾宣肺，温阳利水。如阳水由实转虚，应配合培本扶正之法；阴水复感外邪，则应注意急则治标，邪去方治其本。血瘀可见于小儿水肿的各个病程阶段中，治疗时均可酌情使用活血化瘀法。

（3）治疗宜忌：阳水之风水相搏，血压升高明显者，一定要慎用或不用麻黄。

3. 证治分类

（1）风水相搏证

证候：水肿大都先从眼睑开始，继而四肢，甚则全身浮肿，来势迅速，颜面为甚，皮肤光亮，按之凹陷即起，尿少或有尿血，伴发热恶风，咳嗽，咽痛，肢体酸痛。苔薄白，脉浮。

治法：疏风利水。

方药：麻黄连翘赤小豆汤加减。

麻黄3～6g　连翘5～10g　赤小豆5～10g　杏仁5～10g　桑白皮5～10g　生姜3～5g　大枣5～10g　甘草3～5g

常用中成药：肾炎清热片。

（2）湿热内侵证

证候：面肢浮肿或轻或重，小便黄赤短少或见尿血，常患有脓疱疮、疖肿、丹毒等疮毒，烦热口渴，大便干结。舌红，苔黄腻，脉滑数。

治法：清热解毒，淡渗利湿。

方药：五味消毒饮合五皮饮加减。

金银花5～10g　野菊花5～10g　蒲公英5～10g　紫花地丁5～10g　天葵子3～5g　桑白皮5～10g　生姜皮3～5g　大腹皮5～10g　茯苓皮5～10g　陈皮5～10g

常用中成药：肾炎清热片。

（3）水湿内停证

证候：全身广泛浮肿，肿甚者可见皮肤光亮，可伴见腹胀水鼓，水聚肠间，辘辘有声，或见胸闷气短，心下痞满，甚有喘咳，小便短少，脉沉。

治法：补气健脾，逐水消肿。

方药：防己黄芪汤合己椒苈黄丸加减。

黄芪5～10g　白术5～10g　防己5～10g　甘草3～5g　茯苓5～10g　泽泻5～

10g 椒目 5~10g 葶苈子 5~10g 大黄（后下）3~5g

常用中成药：肾炎消肿片。

（4）血瘀阻络证

证候：面色紫暗或晦暗，眼睑下发青、发暗，皮肤不泽或肌肤甲错，有紫纹或血缕，常伴有腰痛或胁下有癥瘕积聚。唇舌紫暗，舌有瘀点或瘀斑，苔少，脉弦涩等。

治法：活血化瘀。

方药：桃红四物汤加减。

桃仁 5~10g 红花 5~10g 当归 5~10g 生地 5~10g 丹参 5~10g 赤芍 5~10g 川芎 5~10g 党参 10~15g 黄芪 10~15g 益母草 5~10g 泽兰 5~10g

常用中成药：血府逐瘀口服液。

（5）肺脾气虚证

证候：浮肿不著，或仅见面目浮肿，面色少华，倦怠乏力，纳少便溏，小便略少，易出汗，易感冒。舌质淡，苔薄白，脉缓弱。

治法：益气健脾，利水渗湿。

方药：参苓白术散合玉屏风散加减。

党参 10~15g 黄芪 10~15g 白术 5~10g 山药 5~10g 莲子 5~10g 薏苡仁 5~10g 茯苓 5~10g 砂仁（后下）5~10g 桔梗 5~10g 甘草 5~10g 防风 5g 黄芪 8g 白术 8g

常用中成药：玉屏风口服液。

（6）脾肾阳虚证

证候：全身浮肿，以腰腹下肢为甚，按之深陷难起，畏寒肢冷，面白无华，神倦乏力，小便少，大便溏。舌淡胖，苔白滑，脉沉细。

治法：温肾健脾，化气利水。

方药：真武汤加减。

附子 5~10g 白术 5~10g 茯苓 10~15g 白芍 5~10g 生姜 3~5g 补骨脂 5~10g

常用中成药：金匮肾气丸。

（7）肝肾阴虚证

证候：浮肿或重或轻，头痛头晕，心烦躁扰，口干咽燥，手足心热或有面色潮红，目睛干涩或视物不清，痤疮，失眠多汗。舌红苔少，脉弦细数。

治法：滋阴补肾，平肝潜阳。

方药：知柏地黄丸合二至丸加减。

熟地 5～10g　山药 5～10g　山茱萸 5～10g　牡丹皮 5～10g　茯苓 5～10g　泽泻 5～10g　知母 5～10g　黄柏 5～10g　女贞子 5～10g　旱莲草 5～10g

常用中成药：六味地黄丸。

【其他疗法】

1. 单方验方　①鲜车前草、鲜玉米须各 50～100g，煎水代茶，每日 1 剂。用于阳水。②冬瓜皮、葫芦各 50g，煎水代茶，每日 1 剂。用于水肿和小便不利者。③罗布麻、菊花各 10g，沸水浸泡，每日 1 剂，分 3～4 次服。用于急性肾炎血压偏高者。

2. 外治法　①紫皮大蒜 1 枚，蓖麻子 60 粒。共捣糊状，分两等份，分别敷于双腰部及足心，包扎固定。每 2 日换药 1 次，7 次为一疗程。用于阳水。②商陆 100g，麝香 1g，葱白或鲜生姜适量。将商陆研极细末，每次取药末 3～5g，葱白 1 根，捣烂成糊状，取麝香粉 0.1g，放入脐内，再将调好的药糊敷在上面，盖上油纸、纱布，胶布固定。每日换药 1 次，一般 3～5 天见效，7 天为一疗程。用于腹水。

3. 食疗　①乌鱼 1 条，赤小豆 30g，不加食盐，煮熟后食用。用于阴水。②薏苡仁、赤小豆、绿豆各 30g，粳米 100g。如常法煮粥服食。用于水肿脾虚夹湿者。

【转诊原则】

发现水肿，疑似肾炎、肾病，需进一步到上级医院做相关检查，明确诊断。

【预防保健】

1. 锻炼身体，增强体质，提高抗病能力。

2. 预防感冒，保持皮肤清洁，彻底治疗各种皮肤疮毒。

3. 发病早期应卧床休息，待血压恢复正常，其他症状明显减轻或消失，可逐渐增加活动。

4. 水肿期应限制钠盐及水的摄入，早期少尿和高度水肿的患儿，应暂时忌盐，至小便增多，水肿渐消，可给予低盐饮食。

5. 肾炎或肾病时，应尽量避免使用对肾脏有损害的药物。

6. 密切观察患儿水的进出量、血压、水肿、神志等情况，早期发现水肿变证。

【健康教育】

1. 对急性肾炎患儿的家长宣传本病是自限性疾病，强调限制患儿活动是控制病情进展的重要措施，尤其前2周最为关键。同时说明本病的预后一般良好，锻炼身体、增强体质、避免和预防上感是预防本病的关键，一旦发生上感或皮肤感染，应及早应用抗生素治疗。

2. 对肾病患儿应给予关心和爱护：①鼓励患儿及家长说出心里的感受，同时指导家长多给患儿心里支持，保持良好的情绪，在恢复期可做一些轻松的娱乐活动，适当安排学习，以增强患儿的信心，积极配合治疗，早日康复。活动时注意安全，以防摔伤骨折。②讲解激素对本病治疗及中药配合治疗的重要性，使家长主动配合并坚持计划用药，并告知家庭护理对本病的重要性。③让患儿和家长了解感染是本病最常见的合并症和复发的原因，采取有效的措施预防感染至关重要。④教会家长和较大患儿学会用试纸监测尿蛋白的变化。

第十二节　贫　血

【概述】

贫血是指外周血中单位体积内的红细胞数或血红蛋白量低于正常标准者。

贫血按病因分类有：①红细胞及血红蛋白生成不足所致贫血：如营养性贫血、再生障碍性贫血；②红细胞及血红蛋白破坏过多所致贫血：如溶血性贫血、脾功能亢进症；③红细胞及血红蛋白丢失过多：如急、慢性失血性贫血。

贫血按红细胞形态分类有：①正细胞性贫血；②大细胞性贫血；③单纯小细胞性贫血；④小细胞低色素性贫血。

贫血按骨髓象特点分类有：①增生性贫血：骨髓检查显示增生性骨髓象（有核细胞数增多），如多数儿科贫血均属此类；②增生不良性贫血：贫血时骨髓造血功能显示减低（有核细胞数减少）者，如再生障碍性贫血。

小儿贫血以营养性缺铁性贫血最为常见，营养性缺铁性贫血是由于体内贮存铁缺乏，致使血红蛋白合成减少而引起的一种小细胞低色素性贫血，以6个月~2岁的婴幼儿发病率最高，是我国重点防治的小儿疾病之一。本节主要介绍营养性缺铁性贫血。

【病因病机】

病因先天责之于禀赋不足，脾胃虚弱，后天责之于饮食失调，护理不当，脏腑虚损。其病位主要在脾肾心肝。

1. 饮食失节、喂养不当，损伤脾胃，气血生化乏源而致贫血。

2. 禀赋不足，脾肾阳虚，精血不生亦致贫血。

【诊断要点】

1. 有明确的缺铁病史：铁供给不足、吸收障碍、需要增多或慢性失血等。

2. 临床表现：发病缓慢，皮肤黏膜逐渐苍白或苍黄，以口唇、口腔黏膜及甲床最为明显，神疲乏力，食欲减退。年长儿有头晕等症状。部分患儿可有肝脾肿大。

3. 贫血为小细胞低色素性，平均血红蛋白浓度（MCHC）<31%，红细胞平均体积（MCV）<80fl/dl，平均血红蛋白（MCH）<27pg。

4. 3月~6岁血红蛋白<110g/L，6岁以上血红蛋白<120g/L。

5. 血清铁、总铁结合力、运铁蛋白饱和度、红细胞原卟啉、血清铁蛋白等异常。

6. 铁剂治疗有效。用铁剂治疗6周后，血红蛋白上升20g/L以上。

7. 病情分度

（1）轻度：血红蛋白：6个月~6岁（90~110）g/L，6岁以上（90~120）g/L；红细胞：（3~4）$\times 10^{12}$/L。

（2）中度：血红蛋白：（60~90）g/L；红细胞：（2~3）$\times 10^{12}$/L。

（3）重度：血红蛋白：（30~60）g/L；红细胞：（1~2）$\times 10^{12}$/L。

（4）极重度：血红蛋白：<30g/L；红细胞：<1×10^{12}/L。

【鉴别诊断】

1. 再生障碍性贫血（再障） 又称全血细胞减少症，临床以贫血、出血、感染等为特征。外周血象检查呈全血减低现象。骨髓象多系统增生减弱。

2. 营养性巨幼红细胞性贫血 维生素B_{12}缺乏或（和）叶酸缺乏为主要病因，临床除贫血表现外，并有神经系统表现，重则出现震颤、肌无力等。血象呈大细胞性贫血。骨髓象增生明显活跃，以红细胞系统增生为主，各期幼红细胞均出现巨幼变。

【辨证论治】

1. 脾胃虚弱证

证候：面色萎黄无华，食欲不振或偏食，体倦乏力，或腹泻便溏，口唇淡白。舌质淡，薄白，脉弱。

治法：健脾益气。

方药：异功散加味。

党参5～10g　白术5～10g　茯苓5～10g　甘草3～5g　陈皮5～10g　山药5～10g　扁豆5～10g

2. 气血两虚证

证候：面色萎黄或苍白，口唇爪甲淡白，神疲乏力，少气懒言，食欲不振。舌质淡，苔薄白，脉细弱，指纹淡红。

治法：益气养血。

方药：八珍汤加减。

党参5～10g　白术5～10g　茯苓5～10g　甘草3～5g　黄芪5～10g　当归5～10g　白芍5～10g　熟地5～10g　鸡内金5～10g　鸡血藤5～10g

【其他疗法】

1. 中成药　归脾丸、新血宝、六君子丸。

2. 针灸疗法　取膈俞、足三里、隐白、三阴交为主穴，用补法，每日1次，针后加灸，10天为一疗程。

【转诊原则】

1. 诊断不明，需进一步到上级医院做骨髓象及相关检查者。
2. 有出血倾向者、有发热不退者、有感染、肝脾肿大或黄疸者。
3. 常规治疗无效或病情加重者。

【预防保健】

1. 注意休息，适当活动：本病发病缓慢，病程长。可耐受日常活动者，活动间歇充分休息，应避免剧烈运动，活动以不感到疲乏为宜。

2. 合理安排饮食：饮食易消化，且富于营养；提倡母乳喂养；多食用含铁丰富且铁吸收率高的食品，如肝、瘦肉、鱼等；食可促进铁吸收的食物，如维生素C、氨基酸、果糖、肉类；避免与含铁食物同时进食，而抑制铁的吸收，如茶、咖啡、牛奶、麦麸、植物纤维等。鲜牛奶必须加热处理后才能喂养婴儿，以减少因过敏而致肠出血。

3. 指导正确使用铁剂，掌握服用铁剂正确的剂量和疗程，口服剂量一般以元素铁计算，1～2mg/kg，每日2～3次，至血红蛋白达到正常水平后2个月左右停药。服铁剂宜从小剂量开始，饭后服用，以减少对胃肠的刺激。注射铁剂时应分次深部肌肉注射，每次更换注射部位，可采用“Z”字形注射，要注意防止药液漏入皮下组织致局部坏死。

4. 观察疗效：铁剂治疗有效者在用药3～4天后网织红细胞升高，2周后血红蛋白逐渐上升；患儿乏力、易激惹症状减轻，食欲增加。服药3～4周仍无效，应查找原因。

5. 贫血患儿要预防外感，应随气候变化及时增减衣服。

【健康教育】

1. 提倡母乳喂养，及时添加辅食。

2. 养成良好饮食习惯，合理配置膳食结构。纠正偏食、挑食、零食等不良习惯。

3. 早产、双胎、低体重儿储存铁较少，宜从2个月左右给予铁剂预防。

4. 注意防治腹泻、呕吐等消化功能紊乱、感染性疾病和钩虫、息肉等肠出血性疾病。

第十三节　佝偻病

【概述】

佝偻病是一种由于维生素D缺乏引起全身钙、磷代谢失常和以骨骼改变为主的一系列变化的慢性营养性疾病。临床以多汗、夜啼、烦躁、枕秃、肌肉松弛、囟门迟闭，甚至鸡胸肋翻、下肢弯曲等为特征。是目前国内儿童重点防治的四大疾病之一。本病常发于冬春两季，3岁以内，尤以6～12月婴儿发病率较高。北方地区发病率高于南方地区，工业城市高于农村，人工喂养的婴儿发病率高于母乳喂养者。本病轻者如治疗得当，预后良好；重者如失治、误治，易导致骨骼畸形，留有后遗症，影响儿童正常生长发育。

【病因病机】

病因为小儿先天禀赋不足，后天护养失宜。病机主要是脾肾两虚，常累及心肺肝。若先天肾气不足，则骨髓不充，骨骼发育障碍，出现颅骨软化、前囟晚闭、齿迟，甚至骨骼畸形。若脾虚水谷精微输布无权，全身失于濡养，卫气不足，营卫失调，则多汗；若心气不足，心神不宁，脾虚失抑，肝木亢旺，则夜惊、烦躁；肺气不足易罹外感，脾虚则肝旺。

1. 胎元失养 由于孕妇少见阳光，营养失调，或疾病影响，导致孕妇体弱，胎儿养育失宜，而使胎元先天未充，肾气不足。

2. 乳食失调 婴幼儿生机蓬勃，发育迅速，如母乳喂养而未及时添加辅食，或每日摄入食物的质和量不足，致使脾之后天不足，日久脾肾两虚，促使本病发生。

3. 其他因素 日照不足，或体虚多病等，均可造成体质下降，脾肾不足，又可引起心肺肝等脏腑功能失调，出现多汗、夜惊、烦躁等症，并易感外邪，常罹患肺炎、泄泻等。

【诊断要点】

1. 有维生素 D 缺乏史。

2. 多见于婴幼儿，好发于冬春季。

3. 本病临床上分为以下 4 期：

（1）*初期*：多汗、夜惊、烦躁等神经精神症状，或有发稀、枕秃等症。血生化轻度改变或正常。

（2）*极期*：除上述表现外，以骨骼改变为主。骨骼改变以轻中度为多。X 线摄片见临时钙化带模糊，干骺端增宽，边缘呈毛刷状。血清钙、磷均降低，碱性磷酸酶增高。

（3）*恢复期*：经治疗后症状改善，体征减轻，X 线片临时钙化带重现，血生化恢复正常，但可遗留骨骼畸形。

（4）*后遗症期*：重症患儿残留不同程度的骨骼畸形，多见于 >2 岁的儿童。无其他临床症状，理化检查正常。

4. 血生化：初期血钙正常或稍低，血磷明显下降，钙磷乘积 < 30，血清碱性磷

酸酶增高。极期血钙降低，碱性磷酸酶明显增高。腕部X线片可见干骺端模糊，临时钙化带消失，呈毛刷状或杯口状改变。

【鉴别诊断】

1. 脑积水 中医学称“解颅”。发病常在出生后数月，前囟及头颅进行性增大，且前囟饱满紧张，骨缝分离，两眼下视，如“落日状”。X线片示颅骨穹隆膨大，颅骨变薄，囟门及骨缝宽大等。

2. 先天性甲状腺功能低下 又称克汀病、呆小病。出生3个月后呈现生长发育迟缓，明显矮小，出牙迟，前囟大而闭合晚。但患儿智力明显低下，表情呆滞，皮肤粗糙干燥，血钙磷正常，X线片示骨龄延迟，但钙化正常。血查甲状腺素T_4和促甲状腺激素TSH可资鉴别。

【辨证论治】

1. 辨证要点

（1）辨病位

病在脾：除佝偻病一般表现外，尚有面色欠华、纳呆、便溏、反复呼吸道感染。

病在肾：以骨骼改变为主。

（2）辨轻重

轻证：如单有神经精神症状，骨骼病变较轻或无病变。

重证：不分寤寐，汗出较多，头发稀少，筋肉萎软，骨骼改变明显。

2. 治疗原则

（1）治疗大法：调补脾肾，健脾益气，补肾填精。

（2）具体治法：初期证属脾肺气虚者，治以健脾补肺；证属脾虚肝旺者，治以健脾平肝。恢复期、后遗症期多为肾精亏损，治以补肾填精为主，佐以健脾。

3. 证治分类

（1）肺脾气虚证

证候：初期多以非特异性神经精神症状为主，多汗夜惊，烦躁不安，发稀枕秃，囟门开大，伴有轻度骨骼改变，或形体虚胖，肌肉松软，大便不实，食欲不振，反复感冒。舌质淡，苔薄白，脉软无力。

治法：健脾益气，补肺固表。

方药：人参五味子汤加减。

黄芪 10 ~ 15g 党参 5 ~ 10g 白术 5 ~ 10g 茯苓 5 ~ 10g 甘草 3 ~ 5g 五味子 5 ~ 10g 酸枣仁 5 ~ 10g 煅牡蛎（先煎）10 ~ 15g 陈皮 5 ~ 10g 神曲 5 ~ 10g

常用中成药：玉屏风颗粒、龙牡壮骨颗粒。

(2) 脾虚肝旺证

证候：头部多汗，发稀枕秃，囟门迟闭，出牙延迟，坐立行走无力，夜啼不宁，易惊多惕，甚则抽搐，纳呆食少。舌淡苔薄，脉细弦。

治法：健脾助运，平肝息风。

方药：益脾镇惊散加减。

党参 5 ~ 10g 白术 5 ~ 10g 苍术 5 ~ 10g 茯苓 5 ~ 10g 煅龙骨（先煎）5 ~ 10g 灯心草 5 ~ 10g 煅牡蛎（先煎）5 ~ 10g 钩藤（后下）5 ~ 10g 甘草 3 ~ 5g

(3) 肾精亏损证

证候：有明显的骨骼改变症状，如头颅方大、肋软骨沟、肋串珠、手镯、足镯、鸡胸、漏斗胸等，O 型或 X 形腿，出牙、坐立、行走迟缓，并有面白虚烦，多汗肢软，舌淡，苔少，脉细无力。

治法：补肾填精，佐以健脾。

方药：补肾地黄丸加减。

紫河车 5 ~ 10g 熟地 5 ~ 10g 山茱萸 5 ~ 10g 枸杞子 5 ~ 10g 山药 5 ~ 10g 茯苓 5 ~ 10g 肉苁蓉 3 ~ 5g 巴戟天 5 ~ 10g 菟丝子 5 ~ 10g 远志 5 ~ 10g

常用中成药：六味地黄丸。

【其他疗法】

单方验方：①紫河车 1 具，煅牡蛎 30g，黄芪 30g，蜈蚣 10 条，青盐 10g。焙干研为细粉，分 100 小包。每次 1 包，温开水冲服，每日 2 次，连服 1 个月。②黄芪、菟丝子、苍术、麦芽各 10g，牡蛎 30g，水煎服。用于肺脾气虚证。③龟板、鳖甲、鸡内金、鹿角、乌贼骨各等份，研为细末。每服 1g，每日 2 次。用于肾精亏损证。

【转诊原则】

出现抽搐或诊断未明需转诊上级医院检查治疗。

【预防保健】

1. 加强孕期保健，孕妇要有适当的户外活动。

2. 加强户外活动，多晒太阳，增强小儿体质。

3. 提倡母乳喂养，及时增添辅食。多食含维生素 D 及钙磷较丰富的食物。

4. 患儿不要久坐、久站，防止发生骨骼变形。不系裤带，穿背带裤，防止肋骨外翻。

5. 帮助患儿做俯卧抬头动作，每天 2～3 次，防止鸡胸形成。

【健康教育】

1. 给孕妇及患儿父母讲述有关疾病的预防、护理知识，鼓励孕妇多进行户外活动和晒太阳，选择富含维生素 D、钙、磷和蛋白质的食物。

2. 宣传母乳喂养，尽早开始户外活动。

3. 对于处在生长发育高峰的婴幼儿更应加强户外活动，给予预防量维生素 D 和钙剂，并及时添加辅食。

第十四节　紫　癜

【概述】

紫癜是以血液溢于皮肤、黏膜之下，出现瘀点、瘀斑，压之不退色为其临床特征，常伴鼻衄、齿衄，甚则呕血、便血、尿血。本病包括西医学的过敏性紫癜和血小板减少性紫癜。过敏性紫癜好发年龄为 3～14 岁，尤以学龄儿童多见，男性多于女性，春季发病较多。血小板减少性紫癜发病年龄多在 2～5 岁，男女发病比例无差异，其死亡率约 1%，主要致死原因为颅内出血。

【病因病机】

本病的发生与外感风热、饮食失节、瘀血阻络等因素有关，其病机为血热和血瘀，邪热入血，迫血妄行，血不循经，热盛伤络是其主要病理基础。

1. 外感因素　小儿为稚阴稚阳之体，易为六淫外邪所伤，外邪郁而化热，由表入里，入营入血，迫血妄行，络脉损伤，血不循经。泛溢肌肤则为紫癜；内伤胃肠血络，而见呕血、便血；下注膀胱而见尿血。瘀热阻滞四肢经络，则为关节肿痛。

2. 饮食因素　饮食不节或食入不适之品，常导致脾胃运化失司，内热聚生，外发于肌肤，迫血外溢而成紫癜。另外，饮食不洁会导致虫积而诱发本病。

3. 虚损因素 禀赋不足，或疾病反复发作后脏腑虚损，气虚血瘀，血不循经而成紫癜。

4. 瘀血阻滞 离经之血不能速散，可形成瘀血，瘀血在经络脏腑之间，阻塞气机，故常伴腹痛、关节痛，尤其是反复发作者更为突出。

【诊断要点】

1. 过敏性紫癜

（1）发病前可有上呼吸道感染或服食某些致敏食物、药物等诱因。

（2）紫癜多见于下肢伸侧及臀部、关节周围。为高出皮肤的鲜红色至深红色丘疹、红斑或荨麻疹，大小不一，多呈对称性，分批出现，压之不退色。

（3）可伴有腹痛、呕吐、血便等消化道症状，游走性大关节肿痛及血尿、蛋白尿等。

（4）血小板计数，出、凝血时间，血块收缩时间均正常。

2. 血小板减少性紫癜

（1）皮肤黏膜见瘀点、瘀斑。瘀点多为针尖样大小，一般不高出皮面，多不对称，可遍及全身，但以四肢及头面部多见。

（2）可伴有鼻衄、齿衄、尿血、便血等，严重者可并发颅内出血。

（3）血小板计数显著减少，急性型一般低于 $20 \times 10^9/L$，慢性型一般在（30～80）$\times 10^9/L$之间。出血时间延长，血块收缩不良，束臂试验阳性。

【鉴别诊断】

1. 细菌感染 如脑膜炎双球菌菌血症、败血症及亚急性细菌性心内膜炎均可出现紫癜样皮疹，这些疾病的紫癜一开始即为瘀血斑，其中心部位可有坏死。起病急骤，全身中毒症状重，血培养阳性。

2. 急腹症 在皮疹出现前发生腹痛等症状应与急腹症鉴别。儿童期出现急性腹痛者，要考虑过敏性紫癜的可能，此时应仔细寻找典型皮肤紫癜，注意关节、腹部、肾脏的综合表现。

此外，过敏性紫癜出现肾脏症状时应与链球菌感染后肾小球肾炎、IgA 肾病等相鉴别。

【辨证论治】

1. 辨证要点

（1）辨虚实

实证：起病急，病程短，紫癜颜色鲜明。

虚证：起病缓，病情反复，病程缠绵，紫癜颜色较淡。

（2）辨轻重

重症：皮肤出血严重伴大量便血、血尿，明显蛋白尿，或头痛、昏迷、抽搐等。

轻症：仅表现为皮肤出血点，不伴其他出血或量少者。

2. 治疗原则

（1）实证清热凉血；虚证益气摄血、滋阴降火为基本治疗法则。

（2）初起热毒较盛，治应清热解毒凉血；久则耗伤阴津，虚热内生，故恢复期常用滋阴清热、益气健脾等法以进一步清除余邪，调和气血；若合并瘀血之证，则佐以活血化瘀，临证需注意证型之间的相互转化或同时并见。

3. 证治分类

（1）风热伤络证

证候：起病较急，全身皮肤紫癜散发，尤以下肢及臀部居多，呈对称分布，色泽鲜红，大小不一，或伴痒感，可有发热、腹痛、关节肿痛、尿血等。舌质红，苔薄黄，脉浮数。

治法：疏风散邪，清热凉血。

方药：连翘败毒散加减。

连翘5～10g　栀子5～10g　玄参5～10g　防风5～10g　柴胡5～10g　升麻3～6g　川芎5～10g　当归5～10g　黄芩5～10g　芍药5～10g

（2）血热妄行证

证候：起病较急，皮肤出现瘀点、瘀斑，色泽鲜红，或伴鼻衄、齿衄、便血、尿血，血色鲜红或紫红，同时见心烦、口渴、便秘，或伴腹痛，或有发热。舌红，脉数有力。

治法：清热解毒，凉血止血。

方药：犀角地黄汤加味。

水牛角（先煎）10～15g　生地5～10g　赤芍5～10g　牡丹皮5～10g

（3）气不摄血证

证候：起病缓慢，病程迁延，紫癜反复出现，瘀斑、瘀点颜色淡紫，常有鼻衄、齿衄，面色苍黄，神疲乏力，食欲不振，头晕心慌。舌淡苔薄，脉细无力。

治法：健脾养心，益气摄血。

方药：归脾汤加减。

白术5～10g　茯神5～10g　黄芪10～15g　龙眼肉5～10g　人参5～10g　木香5～10g　甘草3～5g　当归5～10g　远志5～10g

常用中成药：宁血糖浆。

（4）阴虚火旺证

证候：紫癜时发时止，鼻衄齿衄，血色鲜红，低热盗汗，心烦少寐，大便干燥，小便黄赤，舌光红，苔少，脉细数。

治法：滋阴降火，凉血止血。

方药：大补阴丸加减。

黄柏5～10g　知母5～10g　熟地5～10g　龟板（先煎）5～10g

【西医治疗】

1. 过敏性紫癜

（1）对症治疗：发热、关节痛可使用阿司匹林等解热镇痛剂；有腹痛时应用654－2、阿托品等解痉药物；有消化道症状时应限制粗糙饮食，大剂量维生素C、钙剂及抗组胺药；有大量出血时要考虑输血并禁食，同时可试用止血药物。

（2）皮质激素与免疫抑制剂：激素对缓解严重的血管神经水肿、关节痛、腹痛有效，但对皮肤紫癜及肾损害无效，也不能改善肾脏受累的发病率及病程或结局。在急性发作症状明显时服用泼尼松，或甲基泼尼松龙，症状缓解后逐渐减量停药。若并发肾炎且经激素治疗无效者，可考虑联合用免疫抑制剂如硫唑嘌呤、环磷酰胺（冲击或口服）以抑制严重免疫损伤。顽固病例可用抗凝药物、皮质激素和免疫抑制剂等联合治疗。

（3）抗凝治疗：可根据病情选用潘生丁或肝素或阿司匹林。

2. 血小板减少性紫癜

（1）肾上腺糖皮质激素：一般用泼尼松口服，视病情逐渐减量，疗程一般不超过4周。重度患者的初始治疗宜采用冲击疗法：地塞米松或用甲基泼尼松静脉滴注，连用3天后，改泼尼松口服，待出血减轻，血小板上升后减量、停药。疗程一般不超过 4 周。

（2）丙种球蛋白：大剂量静脉注射丙种球蛋白。

（3）血小板输注：急性特发性血小板减少性紫癜患儿血循环中有大量 PAIgG，输入血小板会很快被破坏，故一般不主张输血小板，只有在发生颅内出血或急性内脏大出血、危及生命时才输注血小板。

（4）脾切除：适用于慢性血小板减少性紫癜。一般认为，病程超过 1 年，用激素及免疫抑制剂等多种疗法无效，出血症状严重，年龄在 6 岁以上为脾切除指征。

（5）其他对症治疗：①急性型应卧床休息，限制活动，避免外伤；②有或疑有感染者，酌情合理使用抗生素；③避免使用阿司匹林等影响血小板功能的药物；④有出血倾向者给予大剂量维生素 C、安络血和止血敏等止血剂。

【其他疗法】

1. 艾灸 取穴八髎、腰阳关。艾炷隔姜灸。每穴灸 45 分钟，每日 1 次，半个月为一疗程。用于气不摄血证、阴虚火炎证。

2. 体针 主穴：曲池、足三里。备穴：合谷、血海。先刺主穴，效果不好加刺备穴。有腹痛加刺三阴交、太冲、内关。

【转诊原则】

1. 发现皮肤出血点，诊断不明应转诊上级医院做进一步检查。
2. 常规治疗无效或病情加重应立即转诊。

【预防保健】

1. 注意寻找引起本病的各种原因，去除过敏原。
2. 发病期间饮食宜清淡，适当增加含维生素 C 丰富的水果（菠萝除外）。

【健康教育】

1. 积极参加户外活动，增强体质。
2. 积极预防呼吸道感染。

第十五节 虫 积

【概述】

虫积是指寄生于腹腔脏腑（以胃肠道为主）的寄生虫病。临床常见蛔虫证、蛲虫证和绦虫证，而以蛔虫证最为多见，故本节主要介绍蛔虫证。以饮食异常，脐腹疼痛，面黄肌瘦，面有虫斑为主要表现。

【病因病机】

蛔虫病的发生，主要是吞入了感染性蛔虫卵所致。饮食不洁，误食感染性蛔虫卵进入小肠，胚蚴破壳而出后，经血管移行于肝、心、肺，再经咽喉吞下，在小肠内发育为成虫。成虫寄生肠道，可产生一系列病理变化。

1. 虫踞肠腑 蛔虫寄居肠内，频频扰动，致肠腑不宁，气机不利。小肠盘复于腹内中部，故腹痛多发生在脐周，虫静则疼痛缓解。蛔虫扰动胃腑，胃气上逆，见呕恶、流涎；蛔虫上逆，形成吐蛔。虫踞肠腑，劫取水谷精微，损伤脾胃，脾失健运，胃滞不化，见食欲异常，体形消瘦。重者面黄肌瘦，精神疲乏，甚至肚腹胀大，四肢瘦弱，形成蛔疳。虫聚肠内，脾胃失和，内生湿热，熏蒸于上，可见龂齿、鼻痒、面部白斑、白睛蓝斑等症。

2. 虫窜入膈 蛔虫好动而尤喜钻孔，特别是受到某些刺激，如寒温不适，使蛔虫受扰时，更易在肠腑中窜动。最常见为蛔虫上窜入膈，钻入胆道而发生蛔厥。虫体阻塞胆道，气机不利，疏泄失常，表现为右上腹部剧烈绞痛，伴有呕吐，或为胆汁，或见蛔虫，甚则肢冷汗出，形成“蛔厥”之证。

3. 虫聚成瘕 蛔虫性喜团聚。若大量蛔虫壅积肠中，互相扭结，聚集成团，可致肠道阻塞，格塞不通，形成虫瘕。肠腑气机阻塞，不通则痛，故腹痛剧烈，腹部扪之有条索状物；胃失通降，腑气上逆，而见呕恶和大便不通。

【诊断要点】

1. 可有吐蛔、排蛔史。
2. 反复脐周疼痛，时作时止，腹部按之有条索状物或团块，轻揉可散，食欲异常，形体消瘦，可见挖鼻、咬指甲、睡眠磨牙、面部白斑。

3. 合并蛔厥、虫瘕，可见阵发性剧烈腹痛，伴恶心呕吐，甚或吐出蛔虫。蛔厥者，可伴有畏寒发热，甚至出现黄疸。虫瘕者，腹部可扪及虫团，按之柔软可动，多见大便不通。

4. 大便病原学检查：应用直接涂片法或厚涂片法或饱和盐水浮聚法检出粪便中蛔虫卵，即可确诊，但粪检未查出虫卵也不能排除本病。

【鉴别诊断】

1. 蛔虫病　反复脐周疼痛，时作时止，腹部按之有条索状物或团块，轻揉可散，食欲异常，嗜食异物，形体消瘦，可见挖鼻、咬指甲、睡眠磨牙、面部白斑。合并蛔厥、虫瘕，可见阵发性剧烈腹痛，伴恶心呕吐，甚或吐出蛔虫。蛔厥者，可伴有畏寒发热，甚至出现黄疸。虫瘕者，腹部可扪及虫团，按之柔软可动，多见大便不通。大便病原学检查：检出粪便中蛔虫卵即可确诊，但粪检未查出虫卵也不能排除本病。

2. 蛲虫病　主要表现为夜间肛门奇痒难忍，女性会阴亦痒，睡眠不安，尿频或遗尿，肛门湿疹。日久可见食欲减退，面黄肌瘦。治宜杀虫止痒，方用追虫丸等。外用百部、大蒜灌洗。

3. 绦虫病　主要表现为面色萎黄，脘腹胀痛或隐痛，大便不调，便中有扁节状虫体，肛门作痒，食欲不振或亢进，形体消瘦，四肢乏力。日久会出现烦躁不安，头晕惊厥。

4. 有腹痛表现的其他疾病　应与蛔虫病鉴别。

上腹正中痛：多为消化性溃疡、急慢性胃炎、急性胰腺炎、胸膜炎、大叶性肺炎、胆道蛔虫症等。右上腹痛：多为肝炎、胆囊炎、胆石症、肠蛔虫症、胆道蛔虫症。左上腹痛：多为脾脏创伤等。脐周围痛：多为肠蛔虫症、肠痉挛、急慢性肠炎、过敏性紫癜等。右下腹痛：多为急性阑尾炎、肠系膜淋巴结炎、肠结核等。左下腹痛：多为痢疾、粪便堵塞、乙状结肠扭转等。脐部痛：多为肾盂肾炎、输尿管结石等。

【辨证论治】

1. 辨证要点

（1）肠虫证：本病肠虫证最为多见，虫踞肠腑，以发作性脐周腹痛为主要症状。

（2）蛔厥证：蛔虫入膈，窜入胆腑，腹痛在剑突下、右上腹，呈阵发性剧烈绞痛，痛时肢冷汗出，多有呕吐，且常见呕吐胆汁和蛔虫。

（3）虫瘕：虫团聚结肠腑，腹部剧痛不止，阵发性加重，腹部可扪及条索状或团状包块，伴有剧烈呕吐，大便多不通。

2. 治疗原则

（1）治疗大法：驱蛔杀虫为主，辅以调理脾胃之法。

（2）具体治法：体壮者，当先驱虫，后调脾胃；体弱者，驱虫扶正并举；体虚甚者，应先调理脾胃，继而驱虫。

（3）重证治疗：腹痛剧烈，出现蛔厥、虫瘕等并发症者，根据蛔“得酸则安，得辛则伏，得苦则下”的特性，先予酸、辛、苦等药味，以安蛔止痛，可同时或其后择机驱虫。

（4）治疗宜忌：如并发症严重，经内科治疗不能缓解者，应考虑手术治疗。

3. 证治分类

（1）肠虫证

证候：脐腹部疼痛，轻重不一，乍作乍止；或不思食，或嗜异食；大便不调，或泄泻，或便秘，或便下蛔虫；面色多黄滞，可见面部白斑，白睛蓝斑，唇内粟状白点，夜寐龂齿。甚者，腹部可扪及条索状物，时聚时散，形体消瘦，肚腹胀大，青筋显露。舌苔多见花剥或腻，舌尖红赤，脉弦滑。

治法：驱蛔杀虫，调理脾胃。

方药：使君子散加减。

使君子5～10g 芜荑5～10g 苦楝皮5～10g 槟榔5～10g 甘草3～5g

常用中成药：化虫丸、使君子丸。

（2）蛔厥证

证候：有肠蛔虫症状。突然腹部绞痛，弯腰曲背，辗转不宁，肢冷汗出，恶心呕吐，常吐出胆汁或蛔虫。腹部绞痛呈阵发性，疼痛部位在右上腹或剑突下，疼痛可暂时缓解，但又反复发作。重者腹痛持续而阵发性加剧，可伴畏寒发热，甚至出现黄疸。舌苔多黄腻，脉弦数或滑数。

治法：安蛔定痛，继之驱虫。

方药：乌梅丸加减。

乌梅5～10g 细辛3g 椒目5～10g 黄连5～10g 黄柏5～10g 干姜3～5g 附子（先煎）5～10g 桂枝5～10g 当归5～10g 人参5～10g 延胡索5～10g 白

芍5～10g

（3）虫瘕证

证候：有肠蛔虫症状。突然阵发性脐腹剧烈疼痛，部位不定，频繁呕吐，可呕出蛔虫，大便不下或量少，腹胀，腹部可扪及质软、无痛的可移动团块。病情持续不缓解者，见腹硬、压痛明显，肠鸣，无矢气。舌苔白或黄腻，脉滑数或弦数。

治法：通腑散结，驱蛔下虫。

方药：驱蛔承气汤加减。

大黄（后下）3～5g　玄明粉（冲服）3～6g　枳实5～10g　厚朴5～10g　乌梅5～10g　椒目5～10g　使君子5～10g　苦楝皮5～10g　槟榔5～10g

【其他疗法】

1. 单方验方　使君子仁，文火炒黄嚼服。每岁1～2粒，最大剂量不超过20粒，晨起空腹服之，连服2～3天。服时勿进热汤热食。平素大便难排者，可于服药后2小时以生大黄泡水服，导泻下虫。用于驱蛔。

2. 外治法　新鲜苦楝皮200g，全葱100g，胡椒20粒。共捣烂如泥，加醋150ml，炒热，以纱布包裹，置痛处，反复多次，以痛减为度。用于蛔虫腹痛。

3. 推拿疗法　①按压上腹部剑突下3～4cm处，手法先轻后重，一压一推一松，连续操作7～8次，待腹肌放松时，突然重力推压一次，若患儿腹痛消失或减轻，表明蛔虫已退出胆道，可停止推拿。如使用1～2遍无效，不宜再用此法。用于蛔厥证。②用掌心以旋摩法顺时针方向按摩患儿脐部，手法由轻到重。如虫团松动，但解开较慢，可配合捏法帮助松解。一般经过30～40分钟按摩后，虫团即可开解，腹痛明显减轻，梗阻缓解。若推拿前1小时口服植物油50～100ml，则效果更好。用于虫瘕证。

4. 针灸疗法　①迎香透四白、胆囊穴、内关、足三里、中脘、人中。强刺激，泻法，用于蛔厥证。②天枢、中脘、足三里、内关、合谷。强刺激，泻法。用于虫瘕证。

【转诊原则】

1. 突然脐周剧痛，并呕吐食物、胆汁、蛔虫等，出现严重并发症者，如胆道并发症（胆绞痛、急性胆囊炎、急性胆管炎、急性胰腺炎与肝脓肿）、肠道并发症（机械性肠梗阻、并发肠穿孔、肠扭转、阑尾炎）、蛔虫性腹膜炎等应立即转诊。

2. 常规治疗无效或病情加重者，如出现过敏性肺炎等严重的并发症者。

【预防保健】

1. 注意饮食卫生，不吃不洁的生冷食物，生食的蔬菜瓜果一定要洗净后才能食用。

2. 养成良好的卫生习惯，不可随地大便。蛔虫病的传播途径为蛔虫排出的虫卵随大便排出体外，继而污染周围环境，又可污染蔬菜瓜果等。一旦吞食，即可感染。要做到饭前便后洗手，勤剪指甲。儿童不要吮吸指头。

【健康教育】

1. 向患儿及家长讲解疾病的防治知识，指导家长搞好饮食卫生及环境卫生，培养小儿养成良好的个人卫生，不随地大小便，做到饭前便后洗手，不吮指头，不生食未洗净的瓜果和生菜，不饮生水。

2. 消灭苍蝇、蟑螂，做好粪便管理，减少感染机会。

第十六节　麻　疹

【概述】

麻疹是感受时行邪毒（麻疹病毒）引起的一种急性出疹性传染病，以发热恶寒，咳嗽咽痛，鼻塞流涕，泪水汪汪，畏光羞明，口腔两颊近臼齿处可见麻疹黏膜斑，全身皮肤斑丘疹，有糠麸样脱屑和色素沉着斑等为临床特征。本病一年四季都有发生，但好发于冬春季节，且常可引起流行。6 个月至 5 岁小儿均易发病。麻疹若能及时治疗，合理调护，疹点按期有序布发，则预后良好；但麻疹重症可产生逆险证候，甚至危及生命。本病患病后一般可获得终生免疫。近年来，临床非典型麻疹病例增多，表现为症状较轻，病程较短，重症、逆证少见，且发病有向大年龄推移的现象。另外，在未做过麻疹疫苗预防接种，又未患过麻疹者，其典型病例亦时有所见，值得注意。

【病因病机】

发病的主要病因是感受时行邪毒，主要病变在肺脾。

主要病机：时行邪毒侵袭肺卫，正邪相争，肺失宣肃。邪毒入里，郁阻于脾，正邪相争，驱邪外泄，邪毒出于肌表，皮疹按序布发于全身。疹透则毒随疹泄，麻疹渐次收没，热去津伤，趋于康复。此为麻疹之顺证。

如若感邪较重，或是素体正气不足，正不胜邪，或者治疗不当，或者调护失宜，均可导致正虚不能托邪外泄，邪毒内陷，则可产生逆证。如麻疹时邪内传，或他邪乘机袭肺，灼津炼液成痰，痰热壅盛，肺气闭郁，则成肺炎喘嗽。麻疹时邪热盛，夹痰上攻咽喉，痰热壅结，咽喉不利，则成急喉喑证。麻疹邪毒炽盛，正气不支，邪毒内陷厥阴，蒙蔽心包，引动肝风，则可形成邪陷心肝变证。

【诊断要点】

1. 有麻疹接触史。

2. 前驱期卡他症状；发热后 2 ~ 3 天，于口腔两颊黏膜近臼齿处出现直径约 0.5 ~ 1mm 的灰白色斑点。

3. 皮疹先见于耳后、颈部，24 小时内波及面部、躯干及上肢，于第 3 天累及下肢及足部。皮疹初起为玫瑰红色斑丘疹，疹间可见正常皮肤。出疹 3 ~ 4 天后，皮疹按出疹的先后顺序消退，皮疹消退后出疹部位可见糠麸状脱屑，并留有棕褐色色素沉着，约经 2 ~ 3 周后完全消失。

4. 邪毒深重者，皮疹稠密，融合成片，疹色紫暗；邪毒内陷者，可见皮疹骤没，或疹稀色淡。常可合并邪毒闭肺，或邪毒攻喉，或邪陷心肝等危重变证。

5. 血象检查：疹前期白细胞总数正常或减少，中性粒细胞及淋巴细胞几乎相等。非典型麻疹患者，嗜酸性粒细胞增多。

6. 麻疹初热期取患儿口腔黏膜或鼻咽拭子涂片，如找到多核巨细胞则有助诊断。

7. 非典型麻疹可在发病后 1 个月做血清学检查，血清抗体超过发病前 4 倍或抗体 >1∶160 时可以确诊。

【鉴别诊断】

本病需与风疹、猩红热及幼儿急疹相鉴别。

1. 幼儿急疹 幼儿急疹是 6、7 型人类疱疹病毒引起的一种婴幼儿期常见的发疹性疾病。多发生于春秋季，以 6 ~ 18 个月小儿多见，以持续高热 3 ~ 5 天，热退疹出为临床特点。

2. 风疹 风疹是由风疹病毒引起，以发热，皮疹及耳后、枕后、颈部淋巴结肿大为特征的急性呼吸道传染病。

3. 猩红热　猩红热是由A组乙型溶血性链球菌感染后引起的急性发疹性呼吸道传染病，临床以发热、咽峡炎、全身弥漫性猩红色皮疹和疹退后皮肤脱屑为特征。

【辨证论治】

1. 辨证要点

顺证：初热期，麻疹时邪在表，发热自38℃左右渐升，常有微汗，神烦能眠，伴有咳嗽，咳声清爽。泪水汪汪，畏光羞明，口腔内两颊近臼齿处可见麻疹黏膜斑。发热3天后时邪由表入里，正邪交争，开始出疹，出疹期发热如潮，体温可达39℃～40℃，精神烦躁，咳嗽有痰，麻毒随汗而透。皮疹先见于耳后、发际，渐次延及头面、颈部，而后急速蔓延至胸、背、腹部、四肢，最后在手心、足心及鼻准部见疹点。疹点色泽红活，皮疹分布均匀，疹点多在3天内透发完毕，无合并症。收没期正胜邪却，皮疹按先出先没，依次隐退，疹没热退，脉静身凉，咳嗽减轻，精神转佳，胃纳增加，皮肤可出现糠麸样脱屑和色素沉着斑，疾病则渐趋康复。

逆证：初热期或出疹期，壮热持续不降，肤干无汗，烦躁不安，麻疹暴出，皮疹稠密，疹色紫暗；或体温不升，或身热骤降，麻疹透发不畅，疹出即没，皮疹稀疏，疹色淡白；或皮疹隐没，面色苍白，四肢厥冷等，均为麻疹逆证证象。

2. 治疗原则　麻为阳毒，以透为顺，以清为要，故本病治疗以“麻不厌透”、“麻喜清凉”为基本法则。初热期麻毒郁表，治以解表透疹为主，麻疹未透之前，解表透疹，透疹宜取清凉，或辛温辛凉并用，辛以透疹，解毒泄热，又须慎用辛温，以免辛温发散，损伤阴液。出疹期麻毒炽盛，治以清热解毒为主，继续透疹，为协助正气驱除邪气之意，清热不可过用苦寒，以免损伤正气，防止麻毒内陷。收没期邪毒已退，正气亦伤，治以养阴清热为主。

3. 证治分类

(1) 邪犯肺卫证（初热期）

证候：发热咳嗽，微恶风寒，喷嚏流涕，咽喉肿痛，两目红赤，泪水汪汪，畏光羞明，神烦哭闹，纳减口干，小便短少，大便不调。发热第2～3天，口腔两颊黏膜红赤，贴近臼齿处可见麻疹黏膜斑，周围红晕。舌质偏红，舌苔薄白或薄黄，脉象浮数。

治法：辛凉透表，清宣肺卫。

方药：宣毒发表汤加减。

升麻 3～6g　葛根 5～10g　荆芥 5～10g　防风 5～10g　薄荷 5～10g　连翘 5～10g　前胡 5～10g　牛蒡子 5～10g　桔梗 5～10g　甘草 3～5g

（2）邪入肺胃证（出疹期）

证候：壮热持续，起伏如潮，肤有微汗，烦躁不安，目赤眵多，咳嗽阵作，皮疹布发，疹点由细小稀少而逐渐稠密，疹色先红后暗，皮疹凸起，触之碍手，压之退色，大便干结，小便短少。舌质红赤，舌苔黄腻，脉数有力。

治法：清凉解毒，透疹达邪。

方药：清解透表汤加减。

金银花 5～10g　连翘 5～10g　桑叶 5～10g　菊花 5～10g　西河柳 5～10g　葛根 5～10g　蝉蜕 5～10g　牛蒡子 5～10g　升麻 5～10g

（3）阴津耗伤证（收没期）

证候：麻疹出齐，发热渐退，精神疲倦，夜睡安静，咳嗽减轻，胃纳增加，皮疹依次渐回，皮肤可见糠麸样脱屑，并有色素沉着，舌红少津，舌苔薄净，脉细无力或细数。

治法：养阴益气，清解余邪。

方药：沙参麦冬汤加减。

沙参 5～10g　麦冬 5～10g　天花粉 5～10g　玉竹 5～10g　桑叶 5～10g　扁豆 5～10g　甘草 3～5g

【转诊原则】

发现疑似病例立即隔离并转诊传染病医院。

【预防保健】

1. 易感儿进行麻疹减毒活疫苗预防接种，有明显麻疹接触史者，应及时注射丙种球蛋白，并检疫观察 3 周。

2. 麻疹流行期间，避免去公共场所及探亲访友。对麻疹患者应做到早诊断、早报告、早隔离、早治疗，患儿隔离至出疹后 5 天，并发肺炎者，延长隔离至出疹后 10 天。

3. 患儿应卧床休息，居室空气要流通，保持适当温度和湿度，有畏光症状时室内光线要柔和。

4. 注意补充水分，给予易消化、富含营养的食物。

5. 保持患儿皮肤、眼睛、鼻腔及口腔的清洁，勤换内衣，注意消毒。

【健康教育】

1. 控制传染源，发现麻疹患儿应立即隔离至出疹后5天，合并肺炎者延长隔离至出疹后10天。一般对接触者宜隔离观察14天，已做过免疫接种者观察4周。

2. 切断传播途径。

3. 保护易感儿，按计划接种麻疹减毒活疫苗。在流行期间有麻疹接触史者，可及时注射丙种球蛋白以预防麻疹的发病。

第十七节 幼儿急疹

【概述】

幼儿急疹是因感受时行邪毒（人疱疹病毒6、7型）引起的一种婴幼儿期常见的发疹性疾病。临床以急起发热，持续高热3~5天，热退疹出为特点，由于皮疹形似麻疹，且病发于婴幼儿，故中医学称为“奶麻”。本病一年四季均可发生，好发于冬春季节。多见于6~18个月儿。患儿多能顺利出疹，极少有合并症，预后良好。

【病因病机】

发病的原因，主要为感受时行邪毒。

主要病机，时行邪毒由口鼻而入，侵袭肺卫，郁于肌表，与气血相搏，其主要病变在肺脾。正邪相争，热蕴肺胃，正气抗邪，时邪出于肺卫，疹透于肌肤，邪毒外泄。

疹出后气阴耗损，调养后多能康复。

【诊断要点】

1. 多发生于2岁以下的婴幼儿。

2. 骤起高热，发热持续3~4天，体温多达39℃~40℃或更高，但全身症状轻微。

3. 身热始退，或热退稍后，即出现玫瑰红色皮疹。皮疹以躯干、腰部、臀部为主，面部及肘、膝关节等处较少。皮疹出现1~2天后即消退，疹退后无脱屑及色素沉着。

4. 血象检查：白细胞总数减少，淋巴细胞分类计数较高。

【鉴别诊断】

本病需与麻疹、风疹及猩红热相鉴别。

表4-6　麻疹、幼儿急疹、风疹、猩红热鉴别诊断表

病名	麻疹	幼儿急疹	风疹	猩红热
潜伏期	6~21天	7~17天	5~25天	1~7天
初期症状	发热，咳嗽，流涕，泪水汪汪	突然高热，一般情况好	发热，咳嗽，流涕，枕部淋巴结肿大	发热，咽喉红肿化脓疼痛
出疹与发热的关系	发热3~4天出疹，出疹时发热更高	发热3~4天出疹，热退疹出	发热1/2~1天出疹	发热数小时~1天出疹，出疹时热高
特殊体征	麻疹黏膜斑	无	无	环口苍白圈，草莓舌，帕氏线
皮疹特点	玫瑰色斑丘疹自耳后发际→额面、颈部→躯干→四肢，3天左右出齐，疹退后遗留棕色色素斑、糠麸样脱屑	玫瑰色斑疹或斑丘疹，较麻疹细小，发疹无一定顺序，疹出后1~2天消退，疹退后无色素沉着，无脱屑	玫瑰色细小斑丘疹自头面→躯干→四肢，24小时布满全身，疹退后无色素沉着，无脱屑	细小红色丘疹，皮肤猩红，自颈、腋下、腹股沟处开始，2~3天遍布全身，疹退后无色素沉着，有大片脱皮
周围血象	白细胞总数下降，淋巴细胞升高	白细胞总数下降，淋巴细胞升高	白细胞总数下降，淋巴细胞升高	白细胞总数升高，中性粒细胞升高

【辨证论治】

1. 辨证要点　病在卫分为主，可涉及气分，一般不至深入营血。病初为邪郁肌表，病在卫分或入气分，卫气同病。

2. 治疗原则　治疗以解表清热为主。邪郁肌表者，治以疏风清热，宣透邪毒；热退疹出后，治以清热生津，以助康复。

3. 证治分类

（1）邪郁肌表证

证候：骤发高热，持续 3 ~ 4 天，神情正常或稍有烦躁，饮食减少，偶有囟填，或见抽风，咽红。舌质偏红，舌苔薄黄，指纹浮紫。

治法：解表清热。

方药：银翘散加减。

金银花 5 ~ 10g　连翘 5 ~ 10g　薄荷 3 ~ 16g　桑叶 5 ~ 10g　菊花 5 ~ 10g　牛蒡子 3 ~ 6g　桔梗 5 ~ 10g　竹叶 5 ~ 10g　板蓝根 5 ~ 10g　甘草 3 ~ 5g

（2）毒透肌肤证

证候：身热已退，肌肤出现玫瑰红色小丘疹，皮疹始见于躯干部，很快延及全身，约经 1 ~ 2 天皮疹消退，肤无痒感，或有口干、纳差，舌质偏红，苔薄少津，指纹淡紫。

治法：清热生津。

方药：银翘散合养阴清肺汤加减。

金银花 5 ~ 10g　连翘 5 ~ 10g　薄荷 3 ~ 6g　大青叶 5 ~ 10g　桔梗 5 ~ 10g　牛蒡子 5 ~ 10g　生甘草 3 ~ 5g　生地 5 ~ 10g　牡丹皮 5 ~ 10g　玄参 5 ~ 10g

【其他疗法】

中成药：①小儿热速清口服液：适用于邪郁肌表证。②小儿金丹片：适用于邪郁肌表证及兼见抽风者。③银黄口服液：适用于邪郁肌表证及兼见咽喉红肿疼痛者。

【转诊原则】

1. 高热不退，需要明确诊断做病原学检查者。
2. 病情加重，或并发脑症者需要转诊。

【预防保健】

1. 及时隔离患儿至出疹后 5 天，在婴幼儿集体场所，如幼儿园，发现可疑患儿应隔离观察 7 ~ 10 天。
2. 婴幼儿患病期间，宜安静休息，注意避风寒、防感冒。
3. 饮食宜清淡，容易消化，忌油腻，适当多饮水。
4. 持续高热患儿可做物理降温，防止发生高热惊厥。

【健康教育】

1. 保护易感儿，婴幼儿应尽量减少去公共场所。
2. 提倡母乳喂养。

第十八节 风　疹

【概述】

风疹是感受风疹时邪（风疹病毒），以轻度发热，咳嗽，全身皮肤出现细沙样玫瑰色斑丘疹，耳后及枕部臖核（淋巴结）肿大为特征的一种急性出疹性传染病。本病属于中医学“风疹”、“瘾疹”、“风痧”之类。一年四季均可发生，但冬春季节好发，且可造成流行。1~5岁小儿多见。

【病因病机】

风疹的病因以感受风疹时邪为主。其主要病变在肺卫。

时邪自口鼻而入，与气血相搏，正邪相争，发于肌肤。若邪毒阻滞少阳经络，则耳后、枕部臖核肿胀，胁下可见痞块。

风疹时邪毒轻病浅，一般只犯于肺卫，蕴于肌腠，邪毒外泄后能较快康复。

【诊断要点】

1. 病史：有与确诊的风疹患者接触史。
2. 发热，全身皮肤在起病1~2天内出现红色斑丘疹。
3. 耳后、枕后、颈部淋巴结肿大或结膜炎。
4. 实验室诊断：分离到风疹病毒；1个月内未接种过风疹疫苗而在血清中查到风疹IgM抗体；恢复期患者血清风疹IgG抗体滴度较急性期有4倍或4倍以上升高，或急性期抗体阴性而恢复期抗体阳性。

【鉴别诊断】

本病应与麻疹、幼儿急疹鉴别（内容见麻疹）。

【辨证论治】

1. 辨证要点　邪犯肺卫属轻证，病在肺卫，以轻度发热，精神安宁，疹色淡红，分布均匀为特点。邪犯气营属重证，以壮热烦渴，疹色鲜红或紫暗，分布密集为特点。

2. 治疗原则　基本法则：疏风清热。轻证邪犯肺卫，治以疏风解表清热；重证邪入气营，治以清气凉营解毒。

3. 证治分类

（1）邪犯肺卫证

证候：发热恶风，喷嚏流涕，轻微咳嗽，皮疹先起于头面、躯干，随即遍及四肢，分布均匀，疹点稀疏细小，疹色淡红，一般2～3日渐见消退，肌肤轻度瘙痒，耳后及枕部臖核肿大触痛。舌质偏红，舌苔薄白，或见薄黄，脉象浮数。

治法：疏风解表清热。

方药：银翘散加减。

金银花5～10g　连翘5～10g　竹叶5～10g　牛蒡子6～9g　桔梗6～9g　夏枯草6～9g　玄参5～10g　甘草3～5g

（2）邪入气营证

证候：壮热口渴，疹色鲜红或紫暗，疹点稠密，甚至可见皮疹融合成片或成片皮肤猩红，小便短黄，大便秘结。舌质红赤，舌苔黄糙，脉象洪数。

治法：清气凉营解毒。

方药：透疹凉解汤加减。

桑叶5～10g　薄荷3～6g　牛蒡子5～10g　蝉蜕5～10g　连翘5～10g　黄芩5～10g　紫花地丁5～10g　赤芍5～10g　紫草5～10g　牡丹皮5～10g

【其他疗法】

中成药：①板蓝根颗粒：用于邪犯肺卫证。②小儿羚羊散：用于邪犯气营证。③清开灵颗粒：用于邪犯气营证。

【转诊原则】

1. 诊断不明，高热不退，皮疹加重需要转诊。
2. 出现高热、头痛剧烈、呕吐需要转诊。

【预防保健】

1. 一般可不必采取隔离措施，但在易感儿群集的地方，则须适当隔离，可隔离至出疹后5天。

2. 患儿在出疹期间不宜外出，防止交叉感染。

3. 注意休息与保暖，多饮开水，对体温较高者可做物理降温。

4. 皮肤瘙痒者，不要用手挠抓，防止损伤皮肤导致感染。衣服宜柔软宽松。

5. 患儿应注意休息，饮食宜富含营养和容易消化，供给足够水分，保持室内适宜温、湿度。

6. 饮食需清淡而易于消化，不宜吃辛辣、煎炸爆炒等食物。

【健康教育】

1. 风疹流行期间，不要带易感儿去公共场所。

2. 小儿有与风疹患者密切接触史者，可口服板蓝根颗粒预防发病。

3. 保护孕妇，尤其在妊娠早期（妊娠3个月内），应避免与风疹患者接触。

4. 接种风疹疫苗，对儿童及婚前女子进行接种，具有预防风疹的效果。

第十九节　猩红热

【概述】

猩红热是感受时行邪毒（A族乙型溶血性链球菌）引起的急性发疹性疾病。临床以发热，咽喉肿痛或伴腐烂，全身布发猩红色皮疹，疹后脱屑脱皮为特征。本病属于中医学温病范围，因具有强烈的传染性，故称为“疫痧”、“疫疹”，又因其见症咽喉肿痛腐烂，皮肤色赤猩红，皮疹细小如沙，故又称“烂喉痧”、“烂喉丹痧”。

猩红热一年四季都可发生，但以冬春两季为多。任何年龄都可发病，2～8岁儿童发病率较高。少数病例可并发心悸、水肿、痹证等疾病。

【病因病机】

病因，外感时行邪毒，乘寒暖失调之时、机体脆弱之机，从口鼻侵入人体，蕴于肺胃二经。

1. 邪郁肺卫　病之初起，时行邪毒外侵，邪郁肌表，正邪相争，郁于肺卫。

2. 毒炽气营　邪毒入里，蕴于肺胃。咽喉为肺胃之门户，咽通于胃，喉通于肺。肺胃邪热蒸腾，上熏咽喉，而见咽喉糜烂、红肿疼痛，甚则热毒灼伤肌膜，导致咽喉溃烂白腐。肺主皮毛，胃主肌肉，邪毒循经外窜肌表，则肌肤透发痧疹，色红如丹。若邪毒重者，可进一步化火入里，传入气营，或内迫营血，此时痧疹密布，融合成片，其色泽紫暗或有瘀点，同时可见壮热烦渴，嗜睡萎靡等症。舌为心之苗，邪毒内灼，心火上炎，加之热耗阴津，可见舌光无苔、舌生红刺，状如草莓，称为"草莓舌"。若邪毒炽盛，内陷厥阴，闭于心包，则神昏谵语；热极动风，则壮热惊风。

3. 肺胃阴伤　病至后期，邪毒虽去，阴津耗损，肺胃阴伤。

4. 变证　在本病的发展过程中或恢复期，因邪毒炽盛，伤于心络，耗损气阴，可导致心悸之证。余邪热毒流窜经络筋肉，关节不利，可导致痹证。余邪内归，损伤肺脾肾，导致三焦水液输化通调失职，水湿内停，外溢肌肤，则可导致水肿之证。

【诊断要点】

1. 有与猩红热患者接触史。

2. 起病急骤，发热，咽峡炎，草莓舌。发病1～2天内出现猩红热样皮疹，皮肤呈弥漫性充血潮红，其间有针尖大小猩红色疹点，压之退色，亦可呈"鸡皮疹"或"粟粒疹"。皮肤皱褶处有密集的红点疹。呈皮折红线（即帕氏线）。有杨梅舌和口周苍白。2～5天后皮疹消退，疹退后皮肤有脱屑或脱皮。

3. 实验室检查：血常规中白细胞总数可达（10～20）$\times 10^9$/L或更高，中性粒细胞大于80%，有时可见到中毒颗粒；咽拭子或脓液培养，分离出A族乙型溶血性链球菌。

【鉴别诊断】

1. 与麻疹、风疹、急疹鉴别　内容见前。

2. 金黄色葡萄球菌感染　金黄色葡萄球菌感染后致咽炎和败血症，可发生与猩红热同样的皮疹，但皮疹持续时间短暂，无脱皮，且常有局部和迁延性病灶，细菌培养结果不同。

3. 川崎病　发热持续时间较长，可有草莓舌，猩红热样皮疹，同时伴有眼结膜充血、口唇干裂，一过性颌下淋巴结肿大及指（趾）末端膜状或套状脱皮，可引起冠状动脉病变，病原学检查阴性，抗感染治疗无效。

4. 药物疹或其他过敏性疾病 某些药物如苯巴比妥、安替比林、阿托品等药都有引起猩红热样弥漫性皮疹的可能。但这类疾病缺乏全身症状，而且多有最近服药和接触过敏源的病史。

【辨证论治】

1. 辨证要点 猩红热的发病与病情演变符合温病的卫气营血的传变规律，应将病情分期与卫气营血辨证相结合。

初期卫分证（肺卫表证），以发热、恶寒、咽喉肿痛、痧疹隐现为主症。

出疹期气营同病，以壮热口渴，咽喉糜烂有白腐，皮疹猩红如丹或紫暗如斑，舌光红为主症。

恢复期疹后阴伤证，以口渴唇燥，皮肤脱屑，舌红少津为主症。

2. 治疗原则 治疗以清热解毒，清利咽喉为基本法则。病初邪在表，宜辛凉宣透，清热利咽；出疹期毒在气营，宜清气凉营，泻火解毒；恢复期疹后伤阴，宜养阴生津。若发生心悸、痹证、水肿等病证，则参照有关病证辨证治疗。

3. 证治分类

（1）邪侵肺卫证

证候：发热骤起，头痛畏寒，肌肤无汗，咽喉红肿，吞咽疼痛，皮肤潮红，痧疹隐隐。舌质红，苔薄白或薄黄，脉浮数有力。

治法：辛凉宣透，清热利咽。

方药：解肌透痧汤加减。

金银花 5～10g　连翘 5～10g　葛根 5～10g　大青叶 10～15g　桔梗 5～10g　射干 5～10g　牛蒡子 5～10g　荆芥 5～10g　蝉蜕 5～10g　浮萍 5～10g　甘草 3～5g

（2）毒炽气营证

证候：壮热不解，烦躁口渴，咽喉肿痛，伴有糜烂白腐，皮疹密布，色红如丹，甚则色紫如瘀点。疹由颈、胸开始，继而弥漫全身，压之退色。见疹后的 1～2 天舌苔黄糙，舌质起红刺，3～4 天后舌苔剥脱，舌面光红起刺，状如草莓。脉数有力。

治法：清气凉营，泻火解毒。

方药：凉营清气汤加减。

水牛角 10～15g　赤芍 5～10g　丹皮 5～10g　生石膏 10～20g　黄连 3～5g　黄

芩5～10g 连翘5～10g 板蓝根10～15g 生地5～10g 芦根10～15g 玄参5～10g

（3）疹后阴伤证

证候：丹痧布齐后1～2天，身热渐退，咽部糜烂疼痛减轻，或见低热，唇干口燥，或伴有干咳，食欲不振。舌红少津，苔剥脱，脉细数。约2周后可见皮肤脱屑、脱皮。

治法：养阴生津，清热润喉。

方药：沙参麦冬汤加减。

沙参5～10g 麦冬5～10g 玉竹5～10g 天花粉5～10g 扁豆5～10g 桑叶5～10g 甘草3～5g

【其他疗法】

1. 中成药 ①五福化毒丸：用于毒炽气营证。②锡类散：取药少许吹喉中。用于咽喉肿痛。③珠黄散：取药少许吹喉中。用于咽喉肿痛、溃烂。

2. 针刺疗法 取穴风池、天柱、合谷、曲池、少商、膈俞、血海、三阴交。用泻法，每日1次。

3. 西医疗法 首选青霉素，如青霉素过敏，可用红霉素或头孢菌素。疗程7～10天。中毒症状严重者可加大剂量静脉给药。

【转诊原则】

1. 诊断不明、高热不退需要转诊。

2. 出现严重的毒血症、中毒性心肌炎和感染性休克需要转诊。

【预防保健】

1. 隔离传染源：猩红热患者及患急性咽炎、扁桃体炎的患者都是传染源，发现猩红热患者应及时隔离，至临床症状消失，咽拭子培养链球菌阴性时解除隔离。对密切接触的易感人员应隔离7～12天。密切接触的带菌者，也应隔离，并同时用青霉素治疗。

2. 切断传播途径：流行期间，禁止小儿去公共场所，接触患者要戴口罩，对患者的污染物、分泌物及时消毒处理。

3. 保证患儿充分休息，高热期间，需卧床休息，热退时也不宜过多活动，以防并发症的发生。多饮开水，饮食以流质或半流质为宜。

4. 注意皮肤与口腔清洁，用淡盐水含漱或一枝黄花煎汤含漱，每日 2～3 次；皮肤保持清洁。皮肤瘙痒者不可抓挠，脱皮时不可撕扯。

【健康教育】

1. 居室要经常保持空气流通，但要避免直接吹风，注意定时消毒。
2. 易感儿要减少去公共场所的机会。

第二十节　水　痘

【概述】

水痘是由水痘时邪（水痘－带状疱疹病毒）引起的一种传染性强的出疹性疾病，以发热，皮肤黏膜分批出现皮疹，丘疹、疱疹、结痂同时存在为主要特征。因其疱疹内含水液，形态椭圆，状如豆粒，故名水痘。

本病一年四季均可发生，以冬春二季发病率高。任何年龄小儿皆可发病，90%为 10 岁以下小儿，以 6～9 岁儿童最为多见。本病一般预后良好。

【病因病机】

病因为感受水痘时邪。

1. 邪伤肺卫：水痘时邪从口鼻而入，蕴郁肺脾，时邪夹湿透于肌表，发为水痘。
2. 毒炽气营：邪盛正虚，邪毒炽盛，则内传气营。气分热盛，毒传营分，与内湿相合外透肌表，则致水痘密集，疹色暗紫，疱浆浑浊。
3. 邪毒内陷心肝之变证，小儿肝常有余，心火易炎，若邪毒炽盛，毒热化火，内陷心肝出现变证。

【诊断要点】

1. 起病 2～3 周前有水痘接触史。
2. 周身可见疱疹，以躯干部为主。疱疹呈椭圆形，大小不一，内含水液，周围红晕常伴有瘙痒，结痂后不留瘢痕。皮疹分批出现，在同一时期，丘疹、疱疹、干痂并见。

3. 血象检查：白细胞大都正常，或有轻度增高。

4. 病原学检查：使用单抗－免疫荧光法检测病毒抗原，敏感性较高，有助于病毒学诊断。用抗膜抗原荧光试验、免疫黏附血凝试验，或酶联免疫吸附试验检测抗体，在出疹1～4天后即出现，2～3周后滴度增加4倍以上即可确诊。刮取新鲜水疱基底物，用瑞氏染色找到多核巨细胞和核内包涵体，可供快速诊断。

【鉴别诊断】

1. 脓疱疮　好发于炎热夏季，多见于头面部及肢体暴露部位，病初为疱疹，很快成为脓疱，疱液浑浊。疱液可培养出细菌。

2. 丘疹样荨麻疹　本病多见于婴幼儿，系皮肤过敏性疾病，皮疹多见于四肢，可分批出现，为红色丘疹，顶端有小水疱，壁较坚实，痒感显著，周围无红晕，不结痂。

3. 手足口病　本病皮疹多以疱疹为主，疱疹出现的部位以口腔、臀部、手掌、足底为主，疱疹分布以离心性为主。

【辨证论治】

1. 辨证要点　辨轻重。

轻证：凡痘疹小而稀疏，色红润，疱浆清亮，或伴有微热、流涕、咳嗽等为轻证。

重证：痘疹大而密集，色赤紫，疱浆浑浊，伴有高热、烦躁等为重证。

变证：病重者易出现邪陷心肝、邪毒闭肺之变证。

2. 治疗原则　以清热解毒化湿为基本原则：根据不同的证型分别治以疏风清热、利湿解毒，清气凉营、解毒渗湿。对邪陷心肝，邪毒闭肺之变证，则治以清热解毒，镇惊开窍，开肺化痰之法。

3. 证治分类

（1）邪伤肺卫证

证候：发热轻微，或无热，鼻塞流涕，喷嚏，咳嗽，起病后1～2天出皮疹，疹色红润，胞浆清亮，根盘红晕，皮疹瘙痒，分布稀疏，此起彼伏，以躯干为多。舌苔薄白，脉浮数。

治法：疏风清热，利湿解毒。

方药：银翘散加减。

金银花 5～10g　连翘 5～10g　竹叶 5～10g　薄荷 3～6g　牛蒡子 5～10g　桔梗 5～10g　车前子 5～10g

（2）邪炽气营证

证候：壮热不退，烦躁不安，口渴欲饮，面红目赤，皮疹分布较密，疹色紫暗，疱浆浑浊，甚至可见出血性皮疹、紫癜，大便干结，小便短黄。舌红或绛，苔黄糙而干，脉数有力。

治法：清气凉营，解毒化湿。

方药：清胃解毒汤加减。

升麻 3～6g　黄连 3～6g　黄芩 5～10g　石膏 10～15g　牡丹皮 5～10g　生地 5～10g　紫草 5～10g　栀子 5～10g　木通 3～6g

【其他疗法】

1. 中成药　①板蓝根颗粒：适用于邪伤肺卫证。②清开灵颗粒：适用于邪炽气营证。

2. 外治法

（1）苦参 15g，芒硝 10g，浮萍 10g。煎水外洗，每日 2 次。用于水痘皮疹较密，瘙痒明显者。

（2）青黛 5g，煅石膏 15g，滑石 15g，黄柏 15g，冰片 5g，黄连 5g。共研细末，和匀，拌油适量，调搽患处。每日 1 次。用于水痘疱浆浑浊或疱疹破溃者。

【转诊原则】

出现壮热不退，神志模糊，甚至昏迷，抽搐等需要转诊。

【预防保健】

1. 要经常保持室内空气流通、新鲜，注意避风寒，防止复感外邪。
2. 饮食易消化、清淡，多饮温开水。
3. 要保持皮肤清洁，勤换内衣，剪短手指甲，或带连指手套，以防抓破疱疹，减少继发感染。
4. 水痘急性期应卧床休息，注意水分和营养的补充，不宜吃辛辣、肥腻的食物。
5. 对使用大剂量肾上腺皮质激素、免疫抑制剂患儿，及免疫功能受损、恶性肿瘤患儿，在接触水痘 72 小时内可肌肉注射水痘－带状疱疹免疫球蛋白，以预防感染本病。

【健康教育】

1. 控制传染源，一般水痘患者应在家隔离治疗至疱疹全部结痂。消毒患者呼吸道分泌物和被污染的用品。托幼机构宜用紫外线消毒。带状疱疹患者不必隔离，但应避免与易感儿及孕妇接触。

2. 保护易感儿，进行水痘减毒活疫苗的接种有较好预防效果。用水痘－带状疱疹免疫球蛋白肌肉注射进行被动免疫，主要适用于有细胞免疫缺陷者、免疫抑制剂治疗者、患有严重疾病者（如白血病、淋巴瘤及其他恶性肿瘤等）或易感孕妇及体弱者，亦可用于控制、预防医院内水痘爆发流行。

第二十一节　流行性腮腺炎

【概述】

流行性腮腺炎是由时行邪毒（腮腺炎病毒）引起的一种急性传染病。临床以发热、耳下腮部肿胀疼痛为主要特征。中医学称之为痄腮。本病一年四季均可发生，以冬春两季易于流行。多发于 3 岁以上儿童，2 岁以下婴幼儿少见。

本病一般预后良好。少数患儿因素体虚弱或邪毒炽盛，可见邪陷心肝、毒窜睾腹之变证。感染本病后可获终生免疫。

【病因病机】

主要病因为感受时行邪毒。主要病机为邪毒壅阻少阳经脉，与气血相搏，凝滞于耳下腮部。

1. 邪犯少阳　时邪之毒从口鼻而入，侵犯足少阳胆经。邪毒循少阳经上攻腮颊，与气血相搏，凝滞于耳下腮部，则致腮部肿胀疼痛；邪毒郁于肌表，则致发热恶寒；邪毒郁阻经脉，关节不利，则致咀嚼不便；邪毒上扰清阳，则头痛；邪毒内扰脾胃，则致纳少、恶心、呕吐。

2. 热毒壅盛　时邪病毒壅盛于少阳经脉，循经上攻腮颊，气血凝滞不通，则致腮部肿胀、疼痛，坚硬拒按，张口咀嚼不便；热毒炽盛，则高热不退；邪热扰心，则烦躁不安；热毒内扰脾胃，则致纳少，呕吐；热邪伤津，则致口渴欲饮，尿少而黄。

足少阳胆经与足厥阴肝经互为表里，热毒炽盛者，内陷厥阴，扰动肝风，蒙蔽心包，可见高热、抽搐、昏迷等邪陷心肝之变证。

足厥阴肝经循少腹络阴器，邪毒内传，引睾窜腹，可见睾丸肿胀、疼痛，或少腹疼痛等毒窜睾腹之变证。

肝气乘脾，还可出现上腹疼痛、恶心呕吐等症。

【诊断要点】

1. 发病前2～3周有与流行性腮腺炎患者接触史。

2. 初病时可有发热。腮腺肿大以耳垂为中心，向前、后、下扩大，边缘不清，触之有弹性感、疼痛感。常一侧先肿大，2～3天后对侧亦出现肿大。腮腺管口红肿，或同时有颌下腺肿大。

3. 可并发脑膜脑炎、睾丸炎、卵巢炎、胰腺炎等。

4. 血象检查：血白细胞总数正常或偏低，继发细菌感染者血白细胞总数及中性粒细胞均增高。

5. 血清和尿淀粉酶测定：血清及尿中淀粉酶活性与腮腺肿胀相平行，2周左右恢复至正常。

6. 病原学检查：从患儿唾液、脑脊液、尿或血中可分离出腮腺炎病毒。用补体结合试验或ELISA法检测抗V（Virus）和抗S（Soluble）两种抗体，抗S抗体在疾病早期的阳性率为75%，可作为近期感染的证据，6～12个月逐渐下降消失，病后2年达最低水平并持续存在。

【鉴别诊断】

1. 化脓性腮腺炎 多为一侧腮腺肿大，局部皮肤泛红，疼痛剧烈，拒按；按压腮部可见口腔内腮腺管口有脓液溢出；无传染性；血白细胞总数及中性粒细胞增高。

2. 其他病毒性腮腺炎 流感病毒、副流感病毒、巨细胞包涵体病毒、艾滋病毒等都可引起腮腺肿大，可依据病毒分离加以鉴别。

3. 其他原因的腮腺肿大 慢性消耗性疾病、营养不良及结石阻塞唾液管均可引起腮腺导管阻塞致腮腺肿大，一般不伴急性感染症状，局部也无明显疼痛和压痛。

【辨证论治】

1. 辨证要点 常证：凡发热、耳下腮肿，但无神志障碍，无抽搐，无睾丸肿痛或少腹疼痛者，病在少阳经为主。变证：高热不退、神志不清、反复抽搐，或睾丸肿痛、少腹疼痛者，病在少阳、厥阴二经。

2. 治疗原则 以清热解毒，软坚散结为基本法则。本病宜采用内服药物与外治法结合治疗，有助于腮部肿胀的消退。

3. 证治分类

（1）邪犯少阳证

证候：轻微发热恶寒，一侧或双侧耳下腮部漫肿疼痛，咀嚼不便，或有头痛、咽红、纳少。舌质红，苔薄白或薄黄，脉浮数。

治法：疏风清热，散结消肿。

方药：银翘散加减。

牛蒡子5~10g 荆芥5~10g 桔梗5~10g 金银花5~10g 连翘5~10g 板蓝根10~15g 夏枯草5~10g 赤芍5~10g 僵蚕3~6g 浙贝母5~10g

（2）热毒壅盛证

证候：高热，一侧或两侧耳下腮部肿胀疼痛，坚硬拒按，张口咀嚼困难，或有烦躁不安，口渴欲饮，头痛，咽红肿痛，颌下肿块胀痛，纳少，大便秘结，尿少而黄。舌质红，舌苔黄，脉滑数。

治法：清热解毒，软坚散结。

方药：普济消毒饮加减。

柴胡5~10g 黄芩5~10g 黄连3~6g 连翘5~10g 板蓝根10~15g 升麻6~9g 牛蒡子5~10g 马勃5~10g 桔梗5~10g 玄参5~10g 薄荷3~6g 陈皮5~10g 僵蚕3~6g

【其他疗法】

1. 中成药 ①腮腺炎片：适用于邪犯少阳证。②赛金化毒散：适用于热毒壅盛证。

2. 外治法

（1）如意金黄散：适量，以醋或茶水调，外敷患处，每日1~2次。用于腮部肿痛。已破溃者禁止外用。

(2) 玉枢丹：每次0.5～1.5g，以醋或水调匀，外敷患处，每日2次。用于腮部肿痛。已破溃者禁止外用。

(3) 新鲜仙人掌：每次取一块，去刺，洗净后捣泥或切成薄片，贴敷患处，每日2次。用于腮部肿痛。

(4) 新鲜败酱草：每次50g，煎汤熏洗患处，每日2次。用于腮部肿痛及毒窜睾腹变证。

3. 针灸疗法 针刺取翳风、颊车、合谷、外关。高热配曲池、大椎，睾丸肿痛配太冲、血海、三阴交。用泻法，强刺激，每日1次。用于腮部肿痛及毒窜睾腹之变证。

【转诊原则】

并发脑病、睾丸炎、急性胰腺炎等变证时，需要转诊。

【预防保健】

1. 患儿应按呼吸道传染病隔离至腮肿完全消退5天左右为止，有接触史的易感儿应检疫观察3周。

2. 本病流行期间，少去公共场所，避免感染。

3. 预防的重点是应用疫苗进行主动免疫。目前采用麻疹、风疹、腮腺炎三联疫苗，接种后96%以上可产生抗体。

4. 患儿发热期间应卧床休息，禁食肥腻之品，尤其避免酸辣等刺激性食物，并以流食、半流食为宜，注意口腔卫生，多饮开水。

5. 居室应空气流通，避免复感外邪。

6. 进入青春期的男性患儿，若已经并发睾丸炎可应用软纸及丁字带托住阴囊。

【健康教育】

1. 控制感染源，发现病儿应隔离，隔离至腮肿完全消退5天左右为止，有接触史的易感儿应检疫观察3周。

2. 切断传播途径。

3. 保护易感儿。接种疫苗进行主动免疫。

第二十二节　手足口病

【概述】

手足口病是由于感受时行邪毒（肠道病毒）引起的发疹性传染病，又称川崎病临床以手、足、口咽部发生疱疹为特征。本病一年四季均可发生，但以夏秋季节为多见。任何年龄均可发病，常见于5岁以下小儿。本病传染性强，易引起流行。一般预后较好，少数重症患儿可合并心肌炎、脑炎、脑膜炎等，甚或危及生命。

【病因病机】

主要病因为感受时行邪毒，其病变部位在肺脾二经。

1. 邪蕴肺脾　时邪疫毒由口鼻而入，内侵肺脾，肺气失宣，卫阳被遏，脾气失健，胃失和降，则见发热、咳嗽、流涕、口痛、纳差、恶心、呕吐、泄泻等症；邪毒蕴郁，气化失司，水湿内停，与毒相搏，外透肌表，则发疱疹。

2. 毒热内盛　邪毒炽盛，内迫营血则疱疹波及四肢、臀部，分布稠密，根盘红晕显著。邪毒犯心，气阴耗损，则出现心阳虚衰，邪毒内陷厥阴则神昏、抽搐，甚或心阳欲脱，危及生命。

【诊断要点】

1. 有与手足口病患儿接触史。

2. 急性起病，发热，口腔硬腭、颊部、齿龈、唇内及舌部出现散在疱疹，疼痛，破溃后形成小的溃疡，皮肤斑丘疹，呈离心性分布，以手足部多见，疱疹呈圆形或椭圆形扁平凸起，如米粒至豌豆大，质地较硬，多不破溃，内有浑浊液体，周围绕以红晕，其数目少则几个，多则百余个。疱疹长轴与指、趾皮纹走向一致。少数患儿臂、腿、臀等部位也可出现，但躯干及颜面部极少。疱疹一般7～10天消退，疹退后无瘢痕及色素沉着。可伴头痛、咳嗽、流涕、口痛、纳差、恶心、呕吐、泄泻等症状。一般体温越高，病程越长，则病情越重。

3. 血象检查：血白细胞计数正常，淋巴细胞和单核细胞比值相对增高。

4. 咽拭子或粪便可分离出肠道病毒。

【鉴别诊断】

1. 水痘 由感受水痘病毒所致。疱疹较手足口病稍大，呈向心性分布，躯干、头面多，四肢少，疱壁薄，易破溃结痂。疱疹多呈椭圆形，其长轴与躯体的纵轴垂直，特点是在同一时期、同一皮损区斑丘疹、疱疹、结痂并见。

2. 疱疹性咽峡炎 可由柯萨奇病毒感染引起，多见于5岁以下小儿，起病较急，常突发高热、流涕、口腔疼痛甚或拒食，体检可见软腭、悬雍垂、腭舌弓、扁桃体、咽后壁等口腔后部出现灰白色小疱疹，1~2天内疱疹破溃形成溃疡，颌下淋巴结可肿大，但很少累及颊黏膜、舌、龈以及口腔以外部位皮肤，可资鉴别。

3. 口蹄疫 由口蹄疫病毒引起，目前有7个血清型、65个亚型。主要侵犯猪、牛、马等家畜。对人虽然可致病，但不敏感。一般发生于畜牧区，成人牧民多见，四季均有。口腔黏膜疹易融合成较大溃疡，手背及指、趾间有疹子，有痒痛感。

【辨证论治】

1. 辨证要点 轻证：病程短，疱疹仅现于手足掌心及口腔部，疹色红润，稀疏散在，根盘红晕不著，疱液清亮，全身症状轻微，或伴低热、流涕、咳嗽、口痛、流涎、恶心、呕吐、泄泻等肺、脾二经症状。

重证：病程长，疱疹除手足掌心及口腔部外，四肢、臀部等其他部位也可累及，疹色紫暗，分布稠密，或成簇出现，根盘红晕显著，疱液浑浊，全身症状较重，常伴高热、烦躁、口痛、拒食等，甚或出现邪毒内陷、邪毒犯心等心、肝经证候。

2. 治疗原则 治疗以清热祛湿解毒为原则。轻证治以宣肺解表，清热化湿；重证宜分清湿重、热重。偏湿盛者，治以利湿化湿为主，佐以清热解毒，若出现邪毒内陷或邪毒犯心者，又当配伍镇痉开窍、益气养阴、活血祛瘀等法。

3. 证治分类

（1）邪犯肺脾证

证候：发热或无发热，或流涕咳嗽，纳差恶心，呕吐泄泻，口腔疱疹，或溃后溃疡，疼痛流涎，不欲进食，手足掌心出现米粒至豌豆大斑丘疹，并迅速转为疱疹，分布稀疏，疹色红润，根盘红晕不著，疱液清亮。舌质红，苔薄黄腻，脉浮数。

治法：宣肺解表，清热化湿。

方药：甘露消毒丹加减。

金银花5~10g　连翘5~10g　黄芩5~10g　薄荷3~6g　白蔻仁3~6g　藿香

5~10g　石菖蒲3~6g　滑石5~10g　茵陈5~10g　板蓝根10~15g　射干5~10g

（2）湿毒内盛证

证候：身热持续，烦躁口渴，小便黄赤，大便秘结，手足、口部及四肢、臀部疱疹，痛痒剧烈，甚或拒食，疱疹色泽紫暗，分布稠密，或成簇出现，根盘红晕显著，疱液浑浊。舌质红绛，苔黄厚腻或黄燥，脉滑数。

治法：清热凉营，解毒祛湿。

方药：清瘟败毒饮加减。

黄连3~10g　黄芩5~10g　栀子5~10g　连翘5~10g　生石膏10~15g　知母5~10g　生地5~10g　赤芍5~10g　牡丹皮5~10g　大青叶5~10g　板蓝根5~10g　紫草5~10g

若邪毒炽盛，内陷厥阴，而见壮热、神昏、抽搐者，宜送服安宫牛黄丸或紫雪丹等。

【其他疗法】

1. 中成药　①清热解毒口服液：用于邪犯肺脾证。②清胃黄连丸：用于湿热内盛证。

2. 外治法

（1）西瓜霜、冰硼散、珠黄散：任选1种，涂搽口腔患处，每日2次。

（2）金黄散、青黛散：任选1种，麻油调，敷于手足疱疹患处，每日2次。

【转诊原则】

1. 诊断不明、高热不退需要转诊。

2. 出现中毒性心肌炎、脑病、脑膜炎和休克等严重的并发症需要转诊。

【预防保健】

1. 本病流行期间，勿带孩子去公共场所，发现疑似患者，应及时进行隔离，对密切接触者应隔离观察7~10天，并给板蓝根颗粒冲服。

2. 对被污染的日常用品、食具等应及时消毒处理，患儿粪便及其他排泄物可用3%漂白粉澄清液浸泡，衣物置阳光下暴晒，室内保持通风换气。

3. 注意饮食起居，合理供给营养，保证充足睡眠，避免阳光曝晒，防止过度疲劳降低机体抵抗力。

4. 患病期间，宜给清淡无刺激的流质或软食，多饮开水，进食前后可用生理盐水或温开水漱口，以减轻食物对口腔的刺激。

5. 注意保持皮肤清洁，对皮肤疱疹切勿挠抓，以防溃破感染。对已有破溃感染者，可用金黄散或青黛散麻油调后撒布患处，以收敛燥湿，助其痊愈。

6. 密切观察病情变化，及早发现邪毒内陷及邪毒犯心等并发症。

【健康教育】

注意搞好个人卫生，养成饭前便后洗手的习惯。

第五篇　眼科与耳鼻咽喉科

学习提要

本篇共分六章。第一章为中医眼科概论，第二章为眼科常用诊疗技术，第三章为眼科常见疾病，第四章为中医耳鼻咽喉科概论，第五章为耳鼻咽喉科常用诊疗技术，第六章为耳鼻咽喉科常见疾病。

全科医师应掌握眼与脏腑经络的关系及发病特点；掌握常见眼病的预防保健知识及宣教手段、简便的中医治疗及预防、康复的方法；了解老年性眼病的临床表现及处理原则等。掌握视力、色觉的检查方法和眼部冲洗方法，电光性眼炎、化学性眼外伤的判断及处理，熟悉角、结膜异物取出的方法，熟悉检眼镜的使用方法。

全科医师应掌握耳鼻咽喉与脏腑经络的关系；掌握耳鼻咽喉常见病的中医治疗及预防、康复方法。了解耳鼻咽喉的直观检查方法，掌握耵聍、耳疖、前鼻孔出血的处理方法，耳瘘、脓耳的换药及滴药方法。掌握耳鼻咽喉疾病的针灸、穴位注射、按摩推拿、鼻腔冲洗、超声雾化等治疗方法。

第一章

中医眼科概论

第一节 概 述

中医眼科，是我国宝贵文化遗产的一部分，是我国人民几千年来在与疾病作斗争过程中，逐渐发展起来的一门临床学科，是中医学的重要组成部分。中医眼科是运用中医基本理论和方法研究眼的生理、病理和眼病的临床表现、诊断、辨证、治疗与预防的专门学科，任务是防治眼病，维护人体视觉器官的健康。

眼是人类感知外界环境各种信息的重要感觉器官，一旦患病，将会导致视功能障碍，临床对眼科疾病的诊治，分为内障和外障。外障眼病多因六淫之邪外袭或外伤所致，眼部外显证候明显，如红赤、肿胀、湿烂、生眵、流泪、翳膜等，多有眼痛、痒涩、羞明等自觉症状；内障眼病多因内伤七情，脏腑内损，气血两亏，气滞血瘀，以及外邪入里，眼外伤等因素引起，一般眼外观端好，多有视觉变化，如视力下降、视物变形、视物异色、眼前黑花飞舞等。

中医学认为，人体是有机的整体，全身各个脏腑器官在生理上是协调统一不可分割的，在病理上也是相互联系和相互影响。中医眼科也体现了中医学的整体观念。

第二节 眼与脏腑的生理关系

一、眼与五脏的生理关系

目：称为“睛明”，是视觉器官，可视万物，察秋毫，辨形状，别颜色，《太平圣惠方·眼论》谓："明孔遍通五脏，脏气若乱，目患即生；诸脏既安，何辄有损。"明确指出了眼与五脏的密切关系，在五脏之中，眼与肝肾的关系最为密切。

肝：肝在窍为目，目为肝之外候，肝的经脉直接上连于目系，眼的视觉功能有赖于肝气之疏泄和肝血之营养，故说"肝开窍于目"。因肝开窍于目，泪从目出，故《素问·宣明五气》说："肝为泪"。泪有润泽眼睛、保护眼睛的功能。《灵枢·脉度》亦说："肝气通于目，肝和则目能辨五色矣。"肝气可直接通达于目，肝气的调和可直接影响到眼的视觉功能。同时肝有贮藏血液和调节血液的生理功能，肝藏之血含有眼目所需的各种精微物质，因而《素问·五脏生成》有"肝受血而能视"之论。

肾：《灵枢·大惑论》说："目者，五脏六腑之精气也。"寓含眼的形成有赖于精，眼之能视，凭借于精。肾主骨生髓，脑与髓均为肾精所化生，肾精充足，髓海丰满，则目视精明。《灵枢·五癃津液别》："五脏六腑之津液，尽上渗于目。"肾为水脏，主津液，津液在肾的调节下，不断输送至目，为目外润泽之水及充养目内之液提供了物质保障。《审视瑶函》曰："肾之精腾，结而为水轮。"以此说明，肾乃眼能明视之根本。

心：《审视瑶函·开导之后宣补论》说："夫目之有血，为养目之源，充和则有发生长养之功，而目不病。少有亏滞，目病生焉。"可见血液濡养眼目运行有序，是目视睛明的重要条件。因心主神明，人的精神、意识、思维乃至人的整个生命活动均由心主宰，而接受外界事物或刺激并作出相应反应是由心来完成，包括眼接受光线刺激而产生的视觉。

脾：脾为后天之本，主运化水谷精微，目得精气营血之养则目光锐敏。目在头面部，为清阳之窍，唯清阳之气易达之。

肺：肺主气司呼吸，主宣发肃降。肺气旺盛，全身气机调畅，五脏六腑精阳之气顺达于目，目得其养则明视万物。

二、眼与六腑的生理关系

眼与六腑的关系，主要是五脏与六腑具有相互依赖、相互协调的内在关系。在生理上，脏行气于腑，腑输精于脏，故眼不仅与五脏有着密切关系，同样也与六腑有着不可分割的关系。

胆：肝与胆脏腑相合，肝气溢入于胆，聚而成精，为之胆汁，胆汁有助脾胃消化水谷，化生气血以营养于目之功。

胃：胃为水谷之海，主受纳、腐熟水谷。脾胃密切配合，完成气血的生化，合称为“后天之本”，其中对眼有温煦濡养作用的清阳之气来源于胃气。由此可知，脾胃功能的正常与否直接关系到眼的功能状态。

小肠：小肠主受盛和化物，分清泌浊，其清者由脾输送到全身，从而使目得到滋养。

大肠：大肠主司传导之责，与肺脏相合。若肺失肃降，大肠传导之令不行，热结于下，熏蒸于上而发为眼病。

膀胱：膀胱与肾脏相表里，当水液聚集膀胱之后，在肾脏的蒸化作用下，将其中清澈者气化升腾为津液，以濡润包括目窍在内的脏腑官窍。

第三节　眼与经络的关系

人体经络运行气血，沟通表里，贯穿上下，联络脏腑、器官，把人体有机地连接成一个统一的整体。《灵枢·口问》云：“目者，宗脉之所聚也。”正如《灵枢·邪气脏腑病形》云：“十二经脉，三百六十五络，其血气皆上于面而走空窍，其精阳气上走于目而为睛。”因此，眼与经络的关系极为密切。

一、起止、交接及循行于眼内眦的经脉

1. 足太阳膀胱经　《灵枢·经脉》：“膀胱足太阳之脉，起于目内眦，上额交颠。”

2. 足阳明胃经　起于鼻旁迎香穴，经过目内眦睛明穴，与足太阳膀胱经交会。

3. 手太阳小肠经　一支脉从颊部别出，上走眼眶之下，抵于鼻旁，至目内眦睛明穴，与足太阳膀胱经相接。

4. 手阳明大肠经　其支脉上行头面，左右相交于人中之后，上夹鼻孔，循禾髎，终于眼下鼻旁支迎香穴。

二、起止、交接及循行于眼外眦的经脉

1. 足少阳胆经　起于目锐眦之瞳子髎，由听会过上关，上抵额角之颔厌，下行耳后，经风池至颈。其一支脉，从耳后入耳中，出耳前，再行至目锐眦之瞳子髎后。另一支脉又从瞳子髎下走大迎，会合手少阳经，到达眼眶下。

2. 手少阳三焦经 有一支脉从胸上项，沿耳后翳风上行，出耳上角，至角孙，过阳白、禾髎，再屈曲下行至面颊，直达眼眶之下。另一耳部支脉入耳中，走耳前，与前一条支脉交会于面颊部，到达目锐眦，与足少阳胆经相接。

3. 手太阳小肠经 有一支脉循颈上颊，抵颧髎，上至目锐眦，过瞳子髎，后转入耳中。

三、与目系有联系的经脉

1. 足厥阴肝经 其主脉沿喉咙之后，行大迎、地仓、四白、阳白之外直接与目系连接。

2. 手少阴心经 手少阴心经的支脉系目系。

3. 足太阳膀胱经 足太阳膀胱经有通过项部的玉枕穴入脑直属目本的支脉。

第四节 眼科常用辨证方法

辨证是眼科诊断的重要内容，是中医诊治眼病的重要环节。中医眼科的辨证方法内容较为丰富，但主要是辨外障与内障、五轮辨证，这两种辨证方法一直指导中医眼科的临床工作。

一、外障与内障

外障、内障是中医眼科对眼病的一种分类方法。在古代眼科书籍中，将眼病统称为障，并根据发病部位的不同，分为外障和内障两大类。

1. 辨外障

（1）病位：指发生在胞睑、两眦、白睛、黑睛的眼病。

（2）病因：多因六淫之邪或外伤所致，亦可由痰湿内蕴、肺火炽盛、肝火上炎、脾虚气弱、阴虚火炎等引起。

（3）特点：一般外显证候较为明显，如红赤、肿胀、湿烂、生眵、流泪、痂皮、结节、上胞下垂、胬肉、翳膜等。多有眼痛、痒涩、羞明、眼睑难睁等自觉症状。

2. 辨内障

（1）病位：指发生在瞳神、晶珠、神膏、视衣、目系等眼内组织的眼病。

（2）病因：多因内伤七情、脏腑内损、气血两亏、阴虚火炎、气滞血瘀以及外邪入里、眼外伤等因素引起。

(3) 特点：一般眼外观端好，多有视觉变化，如视力下降、视物变形、视物易色、视灯光有如彩虹、眼前黑花飞舞、萤星满目及夜盲等症。也可见抱轮红赤或白睛混赤，瞳神散大或缩小、变形或变色，眼底出血、渗出、水肿等改变。

二、五轮辨证

1. 五轮学说　五轮学说起源于《内经》，《灵枢·大惑论》曰："五脏六腑之精气，皆上注于目而为之精，精之窠为眼，骨之精为瞳子，筋之精为黑眼，血之精为络，其窠气之精为白眼，肌肉之精为约束，裹撷筋骨血气之精而与脉并为系，上属于脑，后出于项中。"为五轮学说的形成奠定了基础。该学说在我国现存书籍中，以《太平圣惠方·眼论》记载为最早。

五轮中的轮是比喻眼珠形圆而转动灵活如车轮之意。正如《审视瑶函》所说："五轮者，皆五脏之精华所发，名之曰轮，其像车轮圆转，运动之意也。"

五轮学说是根据眼与脏腑密切相关的理论，将眼局部由外至内分为眼睑、两眦、白睛、黑睛和瞳神等五个部分，分属于五脏，分别命名为肉轮、血轮、气轮、风轮、水轮，借以说明眼的解剖、生理和病理及其与脏腑的关系，并用于指导临床。

2. 五轮的部位及脏腑分属（表5-1）

表5-1　五轮的部位及脏腑分属

五轮	解剖位置	脏腑分属	功能
肉轮	胞睑	脾、胃	司开合
血轮	两眦	心、小肠	涵养瞳神
气轮	白睛	肺、大肠	保护风水二轮
风轮	黑睛	肝、胆	涵养瞳神
水轮	瞳神及瞳神内各组织	五脏、六腑	司视觉

3. 五轮学说的临床意义

(1) 轮为脏腑之表，脏为五轮之本，脏为本，轮为标，表明五轮学说实质上是轮脏相关学说，是辨证施治的根本法则之一。

(2) 五轮学说是中医眼科的独特理论，它概括了眼的解剖、生理、病理，轮之有病，多由脏腑功能失调所致。是通过观察各轮外显症状，推断相应脏腑内蕴的病变。

(3) 五轮学说将眼的局部与全身各器官之间形成一个整体，作为指导临床实践的基本法则。

4. 各轮的辨证法

（1）肉轮

①辨胞睑肿胀：胞睑肿胀、按之虚软，肤色光亮，不红不痛，为脾肾阳虚，水气上犯。胞睑红肿，触之灼热，压痛明显，为外感风热，热毒壅盛。胞睑局限性红赤肿胀，如涂丹砂，触之质硬，表皮光亮紧张，为火毒郁于肌肤。胞睑边缘局限性红肿，触之有硬结、压痛，为邪毒外袭所致。胞睑局限性肿胀，不红不痛，触之有硬核，为痰湿结聚而成。胞睑青紫肿胀，有外伤史，为络破血溢，瘀血内停。

②辨睑肤糜烂：出现水疱、脓疱，糜烂渗水，为脾胃湿热上蒸。边缘红赤糜烂，痛痒并作，为风、湿、热三邪互结所致。睑缘皮肤时时作痒，附有鳞屑样物，为血虚风燥。

③辨睑位异常：上睑下垂，无力提举，为虚证，常由脾胃气虚所致。胞睑内翻，睫毛倒入，多为椒疮后遗症。胞睑外翻，多为局部瘢痕牵拉。

④辨胞睑瞤动：胞睑频频掣动，多为血虚有风。上下胞睑频频眨动，多为津液不足；若是小儿患者，多为脾虚肝旺。频频眨目或骤然紧闭不开，数小时后自然缓解，多为情志不舒，肝失条达引起。

⑤辨睑内颗粒：睑内颗粒累累，形小色红而坚，多为热重于湿兼有气滞血瘀；形大色黄而致，多为湿重于热。睑内红色颗粒，排列如铺卵石样，奇痒难忍，为风、湿、热三邪互结。睑内黄白色结石，为津液受灼，痰湿凝聚。

（2）血轮

①内眦红肿，触之有硬结，疼痛拒按，为心火上炎或热毒结聚所致；内眦不红不肿，指压泪窍出脓，为心经积热。

②眦角皮肤红赤糜烂，为心火兼夹湿邪；若干裂出血，则为心阴不足。

③两眦赤脉粗大刺痛，为心经实火；赤脉细小、淡红、稀疏、干涩不舒，为心经虚火上炎。

④眦部胬肉红赤壅肿，发展迅速，头尖体厚，为心肺风热；胬肉淡红菲薄，时轻时重，涩痒间作，发展缓慢或静止不生长，为心经虚火上炎。

（3）气轮

①辨颜色红赤：白睛表层红赤，颜色鲜红，为外感风热或肺经实火。赤脉粗大迂曲而暗红，为热郁血滞。抱轮红赤，颜色紫暗，眼疼痛拒按，为肝火上炎兼有瘀滞；抱轮淡赤，按压眼珠疼痛轻微，为阴虚火旺。白睛表层赤脉纵横，时轻时重，为热郁脉络或阴虚火旺所致；白睛表层下呈现片状出血，色如胭脂，为肺热伤络或

肝肾阴亏所致，亦有外伤引起。

②辨白睛肿胀：表层红赤浮肿，眵泪俱多，骤然发生，多为外感风热。紫暗浮肿，眵少泪多，舌淡苔薄白，为外感风寒所致。表层水肿，透明发亮，伴眼睑水肿，多为脾肾阳虚，水湿上泛。表层红赤肿胀，甚至脱于睑裂之外，眼珠突出，为热毒壅滞。

③辨白睛结节：白睛表层有泡性结节，周围赤脉环绕，涩痛畏光，多为肺经燥热所致。结节周围脉络淡红，且病久不愈，反复发作，则为肺阴不足，虚火上炎所致。白睛里层有紫红色结节，周围发红，触痛明显，为肺热炽盛所致。

④辨白睛变青：白睛局限性青蓝，呈隆起状，高低不平，多为肺肝热毒。白睛青蓝一片，不红不痛，表明光滑，为先天而成。

（4）风轮

①辨黑睛翳障：黑睛初生星翳，多为外感风邪。翳大浮嫩或有溃陷，为肝火炽盛。黑睛浑浊，翳漫黑睛，或兼有血丝伸入，为肝胆湿热，兼有瘀滞。黑睛翳久不敛，时隐时现，为肝阴不足，或气血不足。

②辨黑睛赤脉：黑睛浅层赤脉，排列密集如赤膜状，逐渐包满整个黑睛，甚至表面堆积如肉状，多为肺肝热盛，热郁脉络，瘀热互结所致。黑睛深层出现赤脉，排列如梳，深层呈现舌形浑浊，多为肝胆热毒蕴结，气血瘀滞所致。黑睛出现灰白色颗粒，赤脉成束追随，直达黑睛浅层，多为肝经积热或虚中有实。

（5）水轮

①辨瞳神大小：瞳神散大，色呈淡绿，眼胀欲脱，眼硬如石，头痛呕吐，为肝胆风火上扰所致。瞳神散大，眼胀眼痛，时有呕吐，病势缓和，多为阴虚阳亢或气滞血瘀引起。瞳神散大不收，或瞳神歪斜不正，有明显外伤史，为黄仁受伤所致。瞳神紧小，甚至小如针孔，神水浑浊，黑睛后壁沉着物多，或黄液上冲，抱轮红赤，为肝胆实热。瞳神紧小，干缺不圆，抱轮红赤，反复发作，经久不愈，为阴虚火旺所致。

②辨瞳神气色改变：瞳神内色呈淡黄，瞳神散大，不辨明暗，为绿风内障后期。瞳神展缩不开，内结黄白色翳障，如金花之状，为瞳神干缺后遗而成。瞳神展缩自如，内结白色圆翳，不红不痛，视力渐降，为年老肝肾不足，晶珠失养所致。瞳神变红，视力骤减，红光满目（视网膜、玻璃体积血），为血热妄行，或肝阳上亢所致；反复出血者，多为阴虚火旺所致。瞳神内变黄，白睛混赤，眼珠变软，为火毒之邪困于睛中；若瞳神内变黄，状如猫眼，眼珠变硬，多系眼内有恶瘤。

第二章

眼科常用诊疗技术

第一节　视力检查法

一、检查步骤

1. 正常视力标准为1.0，如果在5m处连最大的试标（0.1行）也不能识别，则嘱患者逐步向视力表走近，直到识别试标为止。此时，再根据 $V=d/D\times0.1$ 的公式计算。如在3m处看清5m的试标，其实际视力应为 $V=3/5\times0.1=0.06$。

2. 如走到视力表1m处仍不能识别最大的试标时，则检查指数，检查距离从1m开始，逐渐移近，直到能正确辨认为止，并记录该距离，如"指数/30cm"。如指数在5cm处仍不能识别，则检查手动。如果眼前手动不能识别，则检查光感，在暗室中用手电照射受试眼，另眼须用手掌捂紧不让透光，测试患者眼前是否感觉光亮，记录"光感"或"无光感"，并记录看到光亮的距离，一般到5m为止。对有光感者还要检查光源定位，嘱患者向前方注视不动，检查者在受试者1m处，上、下、左、右、左上、左下、右上、右下变换光源位置，用"+"、"-"表示光源定位的"阳性"、"阴性"。

3. 近视力检查：视力检查必须检查远视力、近视力，这样可以大致了解患者的屈光状态。

二、注意事项

1. 查视力两眼分别进行，先右后左，可用手掌或小板遮盖另眼，但不要压迫眼球。

2. 视力表需有充足的光线照明，远视力检查的距离为5m，近视力检查的距离为30cm。

3. 检查者用杆指着视力表的试标，嘱受试者说出或用手势表示该试标的缺口方向，逐行检查，找出受试者的最佳辨认行。

4. 视力表的1.0的试标的高度应与被检查者的眼睛相平。

第二节　检眼镜的使用方法

一、直接检眼镜

1. 彻照法　用于观察眼的屈光间质有无浑浊，将镜片转盘拨到+8～+10D，距患者10～20cm。正常时，瞳孔区呈橘红色反光，若屈光间质有浑浊，红色反光中出现黑影，此时嘱患者转动眼珠，如黑影移动方向与眼动方向一致，表明其浑浊位于晶状体的前面，反之，则位于晶状体后方，如不动则在晶状体。

2. 检眼镜使用方法　如检查患者右眼，检查者立于患者的右侧，嘱患者向正前方注视，检查者右手持检眼镜，右手食指将转盘拨到“0”处，距患者2cm处，用检查者的右眼经检眼镜检查患者右眼，可看到视盘及血管，同时根据血管走向观察视网膜周边部，最后嘱患者注视检眼镜灯光，以检查黄斑区。因检查者及受检者屈光状态不同，检查者可根据需要拨动转盘直到看清眼底为止。左眼操作同右眼。

3. 眼底检查记录　应记录视盘大小形状（有无先天发育异常）、颜色（是否视神经萎缩）、边界（是否视盘水肿、炎症）和病理凹陷（青光眼）、视网膜血管的管径大小、是否均匀一致、颜色、动静脉比例（正常2∶3）、形态、有无搏动及交叉压迫征；黄斑区及中心凹反射情况，视网膜是否有出血、渗出、色素增生或脱失，描述其大小形状、数量等。对明显的异常可在视网膜图上绘出。

二、间接检眼镜

放大倍数小，可见范围大，所见为倒像，具有立体感，一般需散瞳检查。用之比较全面地观察眼底情况，不易漏诊眼底病变，辅以巩膜压迫器，可看到锯齿缘，有利于查找视网膜裂孔。因其能在较远距离检查眼底，可直视下进行视网膜裂孔封闭及巩膜外垫压等操作。

第三节　色觉检查法

色觉检查属于主觉检查，色盲有红色盲、绿色盲、全色盲等不同种类，最常见者为红绿色者。有以下几种方法：

1. 假同色图　也称色盲本。在同一副色彩图中，既有相同亮度、不同颜色的斑点组成的图形或数字，也有不同亮度、相同颜色的斑点组成的图形或数字，正常人以颜色来辨认，色盲者只能以明暗来判断。能够正确认出，但表现困难或辨认时间延长者为色弱。检查需在充足的自然光线下进行，图表距眼0.5cm，应在5秒钟内读出。

2. 色觉镜　利用红光与绿光适当混合形成黄光的原理，根据受试者调配红光与绿光的比例是否合适，判断其有否色觉障碍及其性质与程度。

第四节　眼部常用外治法

一、点眼药法

1. 点眼药水法

（1）适应证：外障眼病、瞳神紧小、绿风内障、圆翳内障、眼外伤。

（2）方法：滴药时患者取卧位或坐位，头略后仰，眼向上看，操作者用手指或棉签牵拉患者下睑，将其滴入结膜囊内，并将上睑稍提起使药水充盈于整个结膜囊内。嘱患者轻闭眼2～3分钟。

（3）注意事项

①勿将眼药直接滴在角膜上，因角膜感觉敏感，易引起反射性闭眼将眼药水挤出。

②滴用某种特殊眼药水，如阿托品眼液时，务必用棉球压迫泪囊区3～5分钟，以免药物经泪道流入泪囊和鼻腔被吸收而引起中毒反应。

③同时用2种以上眼药水者，滴药后需间隔15分钟左右再滴另一种眼药水。

④滴药时其滴管勿接触患者眼部及睫毛等，同时药物要定期更换、消毒，以免

眼药水污染。

2. 涂眼药膏法

（1）适应证：其药物组成、适应证与眼药水基本相同。

（2）方法：用玻璃小棒挑适量眼膏涂于眼内下穹隆结膜或眼睑患处，若是管装眼药膏，可直接将眼膏涂于眼部，轻提上睑然后闭合，使眼药膏在结膜囊内分布均匀。每日 3 次或临睡前用 1 次。

（3）注意事项：涂眼药膏时注意勿使眼膏污染，如用于散瞳验光，则验光当日勿用眼膏。

二、熏洗法

1. 适应证　胞睑红肿、羞明涩痛、眵泪较多的外障眼病。

2. 方法

（1）熏法：将中药煎制后乘热气蒸腾上熏眼部以治疗眼病。

（2）洗法：是将中药煎液滤渣，取清液冲洗眼的一种方法。

3. 注意事项

（1）注意温度的高低，温度过低则不起作用，应重新加温。

（2）注意药液必须过滤，以免药渣进入眼部，引起不适，甚至刺伤。

（3）眼部有新鲜出血或患有恶疮者，忌用本法。

三、敷法

1. 药物敷

（1）适应证：外眼炎症，尤其是化脓性炎症。

（2）方法：用药物捣烂或中成药外敷患眼，还可以研细末后加入赋形剂等调成糊状，先涂眼药膏于眼内，然后将外敷药置于消毒纱布上敷眼。

（3）注意事项

①用干药粉调成糊状敷眼时，注意保持局部湿润为度。

②药物必须做到清洁无变质，无刺激性，无毒性。

③注意其药物切勿进入眼内，以免损伤眼珠。

2. 热敷法

（1）分类：湿热敷、干热敷。

（2）适应证：眼睑疖肿、黑睛生翳、火疳、瞳神紧小、眼外伤 48 小时后的胞睑及白睛瘀血等。

（3）方法

①湿热敷：用药液或热水浸湿纱布趁热敷眼，亦可用湿毛巾包热水袋外敷。

②干热敷：以毛巾裹热水袋外敷即可，亦可用生盐、葱白、生姜、艾叶、吴茱萸等温寒散邪之药炒热，布包趁热敷患眼。

（4）注意事项：热敷时温度不宜过高。

3. 冷敷法

（1）适应证：挫伤性眼部出血之早期出血（24 小时内）。

（2）方法：将冰块等冷物置于患眼局部。

（3）注意事项：有凝滞气血之弊，只可暂用，不宜久施。

四、冲洗结膜囊法

1. 适应证 眵泪较多的胞睑、白睛疾患，结膜囊异物，手术前准备，及作为眼化学伤的急救措施。

2. 方法 利用盛以 0.9% 生理盐水注射液或药液的洗眼壶等冲洗。冲洗时，如患者取坐位，则令头稍后仰，将受水器紧贴颊部，如患者取卧位，则令头偏向患眼，将受水器紧贴耳前皮肤，然后轻轻拉开眼睑，进行冲洗，并令患者睁眼及转动眼珠，以扩大冲洗范围。眼分泌物多或结膜囊异物多者，应翻转上下眼睑，暴露睑内面及穹隆部结膜，彻底冲洗。冲洗毕，用消毒纱布擦干眼外部，然后除去受水器。

3. 注意事项

（1）如为卧位冲洗时，受水器一定要贴紧耳前皮肤，以免水液流入耳内，或预先于耳内塞一个小棉球亦可。

（2）如一眼为传染性眼病，冲洗患眼时，注意防止污染和冲洗液溅入健眼。

五、眼部穴位注射法

1. 适应证 高风内障、青盲等病证。

2. 方法 常规消毒穴位皮肤，操作者持盛有药液的注射器，用 6 号注射针头从穴位皮肤斜刺而入，于皮下注入约 0.5ml 左右的药液，使局部皮肤稍有隆起即可。一般可隔日注射 1 次。

六、异物取出法

1. 结膜异物伤

（1）病因：飞扬的砂石、动物的虫毛、谷物壳以及金属或玻璃碎屑等。

（2）临床表现

①位于睑板下沟者，瞬目动作时，可以擦伤角膜，而引起严重的刺激症状。

②位于穹隆部或半月皱襞及结膜下的异物，由于不接触角膜，可不出现明显的症状而被忽视，有的甚至可引起感染化脓。

③植物性异物位于结膜处，不仅可引起刺激性炎症反应，局部水肿，分泌物增多，而且可产生异物性肉芽肿，形成一个鸡冠状肿块。

（3）处置

①大多数异物可在局麻下用盐水冲洗或用湿棉签或镊子摘出，局部用抗生素药膏以预防感染。

②对位于结膜内的金属异物，因日久逐渐被氧化而引起组织刺激症状，应及时摘出，在滴用1%地卡因表面麻醉后，在异物存留处，用剪刀将球结膜剪一小口，再用镊子将异物夹出，如其周围有增生组织或结膜下组织粘连难以分离时，可一同剪除之。

③对于火药爆炸所致的结膜多发细小异物，除将突出表面的异物摘出外，对无明显刺激症状的异物，无需全部摘出，以免多发异物的摘出对结膜造成广泛的瘢痕形成。

2. 角膜异物伤

（1）病因：最常见的为机床、飞转的砂轮或敲击溅出的金属细屑，爆炸伤时金属或火药微粒、煤屑、石屑、玻璃屑及沙尘、谷壳、细刺等，偶有动物的虫毛和羽翼。

（2）临床表现

①有明显的异物感，畏光、流泪、酸痛、眼睑痉挛等刺激症状。

②铁异物存留超过24小时，可在角膜内产生铁质沉着，形成一个棕色铁锈环，异物周围组织浸润。部分进入前房的铁异物可形成铁质沉着症，呈现瞳孔散大，晶状体前囊下棕褐色颗粒沉着，有时在瞳孔缘下呈环形白内障形成。

③铜异物若含铜量高者，局部可产生无菌性炎症改变，异物多自动排出，含铜量低者可产生铜质沉着，裂隙灯可见异物周围金黄色颗粒堆积，部分进入前房的铜异物可出现间接铜质沉着症，晶状体呈向日葵样白内障。

④化学性质稳定的异物如玻璃、煤屑、碎石、塑料等不产生化学反应。

⑤植物性角膜异物不仅可引起刺激性炎性反应，还往往形成角膜溃疡。

（3）处置

①位于角膜表层的异物无论性质如何都应尽快除去，可用冲洗法除去，这种方法角膜损伤最小。

②如异物未露出角膜表面，或虽露出但嵌顿牢固，应在表麻下以细针头或异物针将其剔除。剔异物时，针尖应朝向头顶方向或针尖应指向角膜周边，以防患者为躲避或突然闭睑时眼球上转而将针头刺入太深。

③位于角膜深层的异物如为磁性，可以用电磁针或恒磁针将其吸出。若不能吸出者，将异物处的浅层角膜切开，直达异物，再吸除。若为非磁性异物，则应先对较小的角膜瓣进行层间分离，掀起此瓣，露出异物，小心除去。

④为数众多的细屑或粉尘状异物，可将露出表面的异物剔除，以后随异物的前移，再将露出者陆续剔除，如碎屑极多，刺激症状较重，严重影响视力，可做板层角膜移植术。

第五节　眼科常用针灸穴位及应用

一、眼周围穴位及经外奇穴

1. 睛明

【定位】在面部，目内眦稍上方凹陷处。

【主治】迎风流泪、针眼、上胞下垂、风牵偏视、风热眼病、火疳、黑睛翳障、圆翳内障及多种瞳神疾患。

2. 攒竹

【定位】在面部，当眉头陷中，眶上切迹处。

【主治】主治同睛明穴。

3. 丝竹空

【定位】在面部，当眉梢凹陷处。

【主治】针眼、胞轮振跳、上胞下垂、风牵偏视、风热眼病、聚星障、火疳、瞳神紧小等。

4. 瞳子髎

【定位】在面部，目外眦旁，当眶外侧缘处。

【主治】针眼、上胞下垂、风牵偏视、青风内障、绿风内障、瞳神紧小等。

5. 阳白

【定位】在前额部，当瞳孔直上，眉上1寸。

【主治】针眼、风牵偏视、黑睛翳障、圆翳内障、青风内障、绿风内障等。

6. 四白

【定位】在面部瞳孔直下，当眶下孔凹陷处。

【主治】针眼、胞轮振跳、风牵偏视、近视、远视、聚星障、青风内障、绿风内障等。

7. 承泣

【定位】在面部瞳孔直下，当眼球与眶下缘之间。

【主治】针眼、流泪症、胞轮振跳、风牵偏视、黑睛翳障、近视、远视。

8. 眉冲

【定位】在头部，当攒竹直上入发际0.5寸。

【主治】头目肿痛、黑睛翳障等。

9. 角孙

【定位】在头部，折耳郭向前，当耳尖直上入发际处。

【主治】目赤肿痛、黑睛翳障等。

10. 头临泣

【定位】在头部，当瞳孔直上入前发际0.5寸。

【主治】流泪、黑睛翳障、圆翳内障、视瞻昏渺等。

11. 太阳

【定位】在颞侧，当眉梢与目内眦之间，向后约1横指的凹陷处。

【主治】目涩、针眼、上胞下垂、黑睛翳障、圆翳内障、青风内障、绿风内障等。

12. 球后

【定位】在面部，当眶下缘外1/4与内3/4交界处。

【主治】圆翳内障、视瞻昏渺、视瞻有色、青盲、近视、远视。

13. 鱼腰

【定位】在额部，瞳孔直下，眉毛中。

【主治】针眼、上胞下垂、目眶痛、胞睑瞤动等。

二、躯干四肢部穴位

1. 合谷

【定位】在手背，第1、第2掌骨间，在第2掌骨中点。

【主治】睑弦赤烂、胬肉攀睛、白睛及黑睛干燥失润、瞳神紧小、绿风内障等。

2. 曲池

【定位】在肘横纹外侧端，屈肘时当尺泽与肱骨外上髁连线中点。

【主治】视物模糊、眼珠突出、风赤疮痍等。

3. 尺泽

【定位】在肘横纹中，肱二头肌腱桡侧凹陷处。

【主治】暴风客热、天行赤眼等。

4. 足三里

【定位】在小腿前外侧，当犊鼻下3寸，胫骨前缘旁开1横指。

【主治】上胞下垂、黑睛翳障、视瞻昏渺、疳积上目等。

5. 外关

【定位】在前臂外侧，当阳池与肘尖的连线上，腕背横纹上2寸，尺骨与桡骨之间。

【主治】胞睑肿痛化脓、胬肉攀睛、流泪等。

6. 头维

【定位】在头侧部，当额角发际上0.5寸，头正中线旁开4.5寸。

【主治】胞睑瞤动、绿风内障、目痛如脱等。

7. 行间

【定位】在足背侧，当第1、第2趾间，趾蹼缘的后方赤白肉际处。

【主治】目赤肿痛、流泪症、胬肉攀睛、黑睛翳障、青盲等。

8. 风池

【定位】在项部，当枕骨之下，与风府相平，胸锁乳突肌与斜方肌上端之间的凹陷处。

【主治】上胞下垂、黑睛翳障、睑弦赤烂、流泪症、暴风客热、天行赤眼等。

第六节 眼部外伤的判断及处理

一、电光性眼炎的判断及处理

1. 定义 是指紫外线照射后引起的白睛、黑睛浅层损害，又称紫外线眼炎。

2. 临床表现

（1）经过一定的潜伏期（最短半小时，最长不超过24小时，大多在6～8小时后），眼出现症状。症状的轻重与紫外线的强度及照射时间的长短有关。

（2）症状轻者自觉眼内沙涩不适，灼热疼痛；重者眼内剧痛，睑肿难开，泪热如汤，视物模糊。检查眼睑红肿，或起水疱，或有小出血点，白睛红赤或混赤，黑睛表层微混，用2%荧光素钠液滴眼，可见黑睛呈点状或片状着色，尤以常暴露之黑睛部分最明显，还有少数可见瞳神紧缩变小。一般于1～2日后痊愈，若长期或反复照射，可使睑弦赤烂、白睛涩痛、黑睛浑浊等。

3. 处置

（1）主要靠自生组织的恢复，一般1～2日内即可痊愈，不留瘢痕，视力一般不受影响。

（2）疼痛剧烈者，局部滴用0.25%～0.5%地卡因眼液，但不宜多滴，以免影响组织的修复。

（3）针刺合谷、睛明、太阳、风池、四白穴，有针感后留针15分钟。

（4）滴用抗生素眼药水及眼膏以防感染，眼睑有水疱者，用眼膏外涂。

4. 预防

（1）教育工人遵守操作规程，直接操作的工人和10m范围以内的工人应戴防护面罩。

（2）车间可用吸收紫外线的涂料（如含氧化锌、氧化铁的油性涂料）粉刷墙壁。

（3）在冰川、雪地、沙漠、海面作业人员应戴好防护面罩。

（4）高紫外线地区人民应经常佩戴紫外线防护镜。

二、化学性眼损伤的判断及处理

1. 定义 是指化学性物质进入或接触眼部并引起眼部组织损伤的眼病。

2. 临床表现

（1）症状：轻者仅感眼部灼热刺痛，畏光流泪；重者伤眼剧烈疼痛，畏光难睁，热泪如泉，视力急剧下降。

（2）体征：轻者白睛微红，黑睛浑浊，表层点状脱落；重者胞睑红肿或起泡糜烂，白睛混赤壅肿或显苍白，黑睛广泛浑浊，甚至完全变白坏死，并伤及深部组织，出现黄液上冲，瞳神变小、干枯，晶珠浑浊，甚或眼珠萎缩等症。病至晚期，可形成黑睛厚翳，或有赤脉深入，或成血翳包睛之势，严重影响视力。

3. 处置

（1）急救冲洗：伤后立即就地用生理盐水或清水彻底冲洗。

（2）中和冲洗：在急救之后，应进行中和冲洗。若为酸性伤，用2%～3%碳酸氢钠液冲洗；碱性伤用3%硼酸液冲洗；石灰致伤用0.37%依他酸二钠液冲洗。

（3）结膜下注射：病情加重者，在中和冲洗后还可做结膜下注射。若为酸性伤，用5%磺胺嘧啶钠2ml，碱性伤用10%维生素C 0.5～1ml，均可做结膜下注射。

（4）滴眼药水：伤后应频滴抗生素眼药水，石灰致伤者，还应用0.37%依他酸二钠液滴眼；如出现瞳神紧小或干缺，需用1%阿托品眼药水或眼膏散瞳；碱性伤后黑睛发生溃烂时，滴用半胱氨酸眼药水等。

（5）手术治疗：如病情严重者，应根据病情选择球结膜切开冲洗术、前房穿刺术、结膜囊成形术及角膜移植术。

4. 预防

（1）建立健全规章制度，加强防护措施，避免发生化学性眼损伤。

（2）对于易混淆的药物如滴鼻净、脚气水等应该仔细核对后使用。

第三章

眼科常见疾病

第一节　暴风客热

【概念】

暴风客热是因外感风热之邪而突然发生，以白睛红赤、胞睑红肿、痒痛交作、眵多黏稠为主要特征的眼病。本病类似于西医学的急性卡他性结膜炎，属急性细菌性结膜炎，俗称“红眼病”。

【病因病机】

《证治准绳·杂病·七窍门》中指出本病“乃素养不清，躁急劳苦客感风热，卒然而发也”。结合临床归纳为：骤感风热之邪，风热相搏，客留肺经，上犯白睛而发；若素有肺经蕴热，则病证更甚。

【鉴别诊断】

1. 天行赤眼　为外感疫疠之气，白睛暴发红赤，点片溢血，泪多眵稀，本病迅速传染，并可引起广泛流行；而暴风客热为外感风热之邪，泪多黏稠。

2. 天行赤眼暴翳　为外感疫疠之气，急发白睛红赤，继之黑睛生翳的眼病；而暴风客热多无黑睛生翳。

【辨证论治】

1. 辨证要点　因外感风热之邪，猝然发病，以实证为主。

2. 治疗原则 积极去除病因，内治以祛风清热为基本原则，外治应滴用清热解毒眼药水或抗生素眼药水，以控制炎症。

3. 证治分类

（1）风重于热

证候：痒涩刺痛，羞明流泪，眵多黏稠，白睛红赤，胞睑微肿；可见头痛，鼻塞，恶风。舌质红，苔薄白或微黄，脉浮数。

治法：疏风清热。

方药：银翘散加减。

连翘20g 银花15g 苦桔梗9g 薄荷9g 竹叶9g 生甘草6g 荆芥穗9g 淡豆豉9g 牛蒡子9g

常用中成药：银翘解毒片。

（2）热重于风

证候：目痛较甚，怕热畏光，眵多黄稠，热泪如汤，胞睑红肿，白睛红赤浮肿，可兼见口渴，尿黄，便秘。舌红，苔黄，脉数。

治法：清热疏风。

方药：泻肺饮加减。

石膏15g 赤芍9g 黄芩15g 桑白皮9g 枳壳9g 木通5g 连翘9g 荆芥9g 防风9g 栀子9g 白芷9g 羌活9g 甘草6g

常用中成药：黄连上清丸。

（3）风热并重

证候：患眼焮热疼痛，刺痒交作，怕热畏光，泪热眵结，白睛赤肿；兼见头痛鼻塞，恶寒发热，口渴思饮，便秘溲赤。舌红，苔黄脉数。

治法：疏风清热，表里双解。

方药：防风通圣散加减。

防风15g 川芎15g 大黄9g 赤芍12g 连翘9g 麻黄12g 芒硝5g 薄荷（后下）6g 当归10g 滑石6g 甘草6g 黑栀子12g 桔梗9g 石膏9g 荆芥9g 黄芩9g 生姜9g

常用中成药：防风通圣丸。

【其他治疗】

1. 滴眼药水 0.5%熊胆眼药水，每日6次，亦可选用抗生素眼药水。

2. 涂眼膏 可选用抗生素类眼膏涂眼。

3. 洗眼 桑叶15g，野菊花10g，玄明粉30g；或蒲公英15g，双花20g，薄荷10g。加水1000ml，煎10分钟后纱布过滤洗患眼，日2次。

4. 冷敷

5. 验方 黄连、黄柏、菊花、连翘、赤芍、蔓荆子、甘草各9g，银花、蒲公英、玄参、决明子各12g。水煎日服3次。

6. 针刺

(1) *以针为主*：取合谷、曲池、攒竹、丝竹空、睛明、瞳子髎、风池、太阳、外关、少商，每次选3~4穴，每日针1次。

(2) *放血疗法*：点刺眉弓、眉尖、太阳穴、耳尖，放血2~3滴以泻热消肿，每日1次。

【转诊原则】

1. 常规治疗无效或加重者。
2. 若并发黑睛生翳、花翳白陷，需到上级医院诊治。

【养生与康复】

1. 保证睡眠充足、早睡早起勿恋床，每天早起到户外舒展身体，做半个小时的有氧运动，既能提高机体抗病能力，也可使自己一天内精力充沛。
2. 应多吃营养丰富、气味清淡之品，忌食油腻、煎炸及热性的食物。可适当摄入一些瘦肉、蛋、奶、鱼以及豆制品，关键是在烹调时多用清蒸、凉拌等方法，不要做得过于油腻。平时多吃新鲜的蔬菜和水果，苦味宜多食，少食辛辣带刺激性的食品。
3. 应补充充足的水分。一般来讲，少量多次饮水比较好，在清晨起床后、上午10点左右、下午3~4点、晚上就寝之前这四个“最佳饮水时间”饮用1~2杯水。
4. 在红眼病流行期间，可用板蓝根、大青叶，泡水代茶饮，服药预防。

【健康教育】

1. 注意个人卫生，勿用脏手揉擦眼部，应做到一人一巾，脸盆一人专用。
2. 若已患病，特别是患者的手帕、脸盆、毛巾以及患者用过的眼药水，应避免接触，对其用具应进行煮沸消毒。

3. 如一眼患病，另一眼需要保护，以防患眼分泌物及药水流入健眼。

4. 医生为患者诊查前后，应注意洗手及检查用具的消毒，避免交叉感染。

5. 对急性期患者应隔离，对其生活用品及集体环境注意消毒，防止传染。

附：急性卡他性结膜炎

【概述】

急性卡他性结膜炎，俗称红眼病。本病发病急，潜伏期 1 ~ 3 天，两眼同时或相隔 1 ~ 2 天发病，发病 3 ~ 4 天时病情达到高峰，以后逐渐减轻。

【诊断要点】

1. 起病急，双眼同时或先后发病，或有与本病患者的接触史。

2. 眼睑肿胀、结膜充血和结膜表面分泌物。

【鉴别诊断】

流行性出血性结膜炎：二者眼部均可有眼红、异物感、灼热感症状，眼睑肿胀、结膜充血。但流行性出血性结膜炎传染性极强，可大面积迅速流行，潜伏期短，约在 24 小时内发病，可见球结膜点状或片状出血，耳前淋巴结肿大。

【治疗要点】

1. 氯霉素眼药水，急性期可每 1 小时 1 次。

2. 红霉素眼膏，每日 1 次，睡前涂眼。

3. 当患眼分泌物较多时，宜用适当的冲洗剂如冷生理盐水、3% 硼酸水冲洗结膜囊，冲洗时要小心操作，避免损伤角膜上皮，另需将头偏向患眼，以免感染健眼。

第二节　圆翳内障

【概述】

圆翳内障是指随年龄增长而晶珠逐渐浑浊，视力缓慢下降，终至失明的眼病。

本病类似于西医学的年龄相关性白内障。

【病因病机】

古代医籍中认为本病的发生与“肝风上冲”、“肝肾俱虚”等因素有关。

1. 年老体弱，肝肾不足，精血亏损，不能滋养晶珠而浑浊。

2. 年老脾虚气弱，运化失健，精微输布乏力，不能濡养晶珠而浑浊；或水湿内生，上泛晶珠而浑浊。

3. 肝经郁热、肝热上扰，晶珠逐渐浑浊。

【鉴别诊断】

1. 视瞻昏渺　二者均有视力减退，最终失明。但视瞻昏渺通常眼外观无异常，视物昏朦，随年龄增长而视力减退日渐加重，终致失明的一种眼病，属于视衣疾病；而圆翳内障则是随着年龄的增长晶珠逐渐浑浊，视力缓降的一种眼病。

2. 青盲　二者均有视力减退的临床表现，但青盲则视盘色淡，视野窄小，属于目系疾病，而圆翳内障为晶珠浑浊。

【辨证论治】

1. 辨证要点　本病多因年老体弱、气血不足、肝肾亏虚、晶珠失养所致，故以虚证为主。

2. 治疗原则　初患圆翳内障者，可用药物治疗，尚能控制和减缓晶珠浑浊的发展。晶珠浑浊程度较甚或完全浑浊时，应行手术治疗。

3. 证治分类

（1）肝肾不足证

证候：视物昏花，视力缓降，晶珠浑浊，头昏耳鸣，少寐健忘，腰酸腿软，口干。舌红少苔，脉细。

治法：补益肝肾，清热明目。

方药：杞菊地黄丸加减。

枸杞子 15g　菊花 15g　熟地 12g　山茱萸 9g　山药 9g　泽泻 9g　茯苓 9g　丹皮 9g

常用中成药：石斛夜光丸。

（2）脾气虚弱证

证候：视物模糊，视力缓降，晶珠浑浊，或见晶珠浑浊，视近尚明而视远模糊等；伴面色萎黄，少气懒言，肢体倦怠。舌淡苔白，脉缓弱。

治法：益气健脾，利水渗湿。

方药：四君子汤加减。

人参15g　白术12g　茯苓9g　甘草5g

常用中成药：补中益气丸。

（3）肝热上扰证

证候：视物不清，视力缓降，晶珠浑浊，或有眵泪，目涩胀；时有头昏痛，口苦咽干，便结；舌红苔薄黄，脉弦或弦数。

治法：清热平肝，明目退障。

方药：石决明散加减。

石决明15g　草决明15g　赤芍9g　青葙子12g　麦冬12g　羌活9g　栀子9g　木贼6g　大黄6g　荆芥9g

【其他治疗】

1. 滴眼药水　初期时可用白内停、卡林－U、法可林。

2. 手术治疗　白内障囊外摘除术、人工晶体植入术。

3. 其他治法

（1）针灸治疗

①肝热上扰：多用泻法，太冲、蠡沟、风池、阳白、攒竹、太阳。

②肝肾不足：多用补法，睛明、肝俞、肾俞、太溪、太冲等。

③脾气虚弱：补法，三阴交、血海、承泣、脾俞、胃俞。

（2）穴位按摩：采取坐式或仰卧式均可，将两眼自然闭合。按摩风池、承泣、太阳、睛明，取穴准确、手法轻缓，每穴大约按摩3～5分钟，每日1～2次。

【转诊原则】

1. 若晶珠浑浊程度较甚或完全浑浊者，需行手术治疗，应及时转到上级医院诊治。

2. 若晶珠浑浊，晶体膨胀，患者自觉眼痛，头痛，伴恶心、呕吐时，应考虑继发绿风内障，应及时转诊行手术治疗。

【养生与康复】

1. 可服用含有 β - 胡萝卜素、维生素 C 多的食物等。有研究表明白内障和其他老年人出现的身体障碍一样，其实是一种维生素缺乏症，更确切地说，这是一种抗氧化物质的缺乏症。所以适当补充维生素，是预防白内障的有效方法。

2. 击穴法：用食指对眉毛（丝竹空）、中指对眉中央（鱼腰穴）、无名指对眉头（攒竹穴），轻轻叩击几次，早晚各一次。

3. 锻炼睫状肌：紧闭双眼，几秒钟后尽量睁开双眼，尽力望远，看远处目标（树或山峰）几秒后，再看自己的脚尖，重复 5 ~ 7 次。

【健康教育】

1. 发现本病应积极治疗，以控制或缓解晶珠浑浊的发展。

2. 若患有糖尿病、高血压等全身疾病，应积极治疗原发病，对控制或缓解晶珠浑浊有一定的意义，同时也有利于日后手术治疗。

3. 注意饮食调养，慎用辛燥煎炸食品。若为阴亏精血虚少者，可采用沙参、黄精、熟地等食疗。

附：年龄相关性白内障

【概述】

年龄相关性白内障又称老年性白内障，是在中老年开始发生的晶状体浑浊，随着年龄增加，其患病率也明显增高，它分为皮质性、核性和后囊膜下三类。

【诊断要点】

1. 年龄在 50 岁以上渐进性视力减退。

2. 双眼晶状体皮质或核性及后囊膜下浑浊。

【鉴别诊断】

1. 代谢性白内障 多因代谢性障碍引起的晶状体浑浊。如糖尿病性白内障，多是年龄相关性白内障伴有糖尿病病史，临床上比单纯年龄相关性白内障较多见，且二者较相似，但糖尿病性白内障发生较早，进展较快，容易成熟。

2. 先天性白内障 是儿童的常见眼病，多为单眼或双眼发病，晶状体浑浊的形态多种多样，且具有静止性。

【治疗要点】

目前尚无有效药物预防和延缓年龄相关性白内障的发生和发展，如白内障影响工作和生活时，可考虑手术治疗，可行白内障囊外摘除术联合人工晶状体植入术。

第三节 绿风内障

【概述】

绿风内障是以头眼胀痛，眼珠变硬，瞳神散大，视力锐减为主要临床特征的眼病。本病类似于西医学中的急性闭角型青光眼。

【病因病机】

《审视瑶函·内障》认为虚、实皆有，“阴虚血少之人，及竭劳心思，忧郁忿恚，用意太过者，每有此患。然无头风痰气火攻者，则无此患”。

1. 先天禀赋不足，命门火衰，不能温运脾阳，水谷不化精微，生湿生痰，痰湿流窜目中脉络，阻滞目中玄府，玄府受损，神水运行不畅而滞留于目。

2. 久病肝肾亏虚，目窍失养，神水滞涩。

3. 肝郁气滞，气郁化火，致血、痰、湿郁，诸瘀犯目，致目中脉络不利，玄府郁闭，神水瘀滞。

【鉴别诊断】

1. 瞳神紧小 二者均有抱轮红赤，最终致失明。但瞳神紧小的眼压正常或偏低，且前房深浅正常，神水浑浊或伴有黄液上冲，瞳神常缩小或干缺；而绿风内障则是眼压增高，前房浅，房水通常无浑浊，瞳神散大，同时患者伴有同侧偏头痛、恶心、呕吐等全身症状。

2. 天行赤眼 二者均可见白睛红赤。但天行赤眼为外障眼病，通常视力正常，黑睛多伴有星翳，前房深浅正常，瞳神大小及眼压均正常，但具有广泛的传染性；

而绿风内障则为内障眼病，通常视力锐减，伴有虹视，但前房浅，瞳神呈散大，眼压升高。

【辨证论治】

1. 辨证要点　本病多与内伤七情、劳伤肝肾，致目中脉络不利，玄府郁闭，神水瘀滞。

2. 治疗原则　本病发病急，对视力危害极大，甚至失明，故以急则治其标，缓则治其本为原则，注意通血脉，开玄府，宣壅滞，缩瞳神，以挽救视力为先，临证时多宜中西医结合治疗。

3. 证治分类

（1）风火攻目证

证候：头痛如劈，目珠胀硬，视力锐减，眼压升高，胞睑红肿，白睛混赤，黑睛雾状水肿，前房极浅，黄仁晦暗，瞳孔中等度散大，房角有粘连，兼见恶心、呕吐等。舌红苔黄，脉弦数。

治法：清热泻火，平肝息风。

方药：绿风羚羊饮加减。

黑参20g　防风20g　茯苓15g　知母9g　黄芩9g　细辛3g　桔梗9g　羚羊角9g　车前子（包煎）9g　大黄9g

（2）气火上逆证

证候：头眼胀痛剧烈，视力骤降，眼压升高，白睛混赤，黑睛雾状水肿，前房极浅，黄仁晦暗，瞳孔中等度散大，房角有粘连，兼见胸闷嗳气，口苦，咽干。舌红苔黄，脉弦数。

治法：清热疏肝解郁。

方药：丹栀逍遥散加减。

柴胡20g　当归20g　白芍15g　茯苓15g　白术9g　薄荷9g　牡丹皮9g　栀子9g　甘草6g

（3）痰火郁结证

证候：头眼胀痛，视力锐减，眼压升高，抱轮红赤或白睛混赤，黑睛雾状水肿，瞳神稍散大，房角有粘连，动辄眩晕，呕吐痰涎。舌红苔黄，脉弦滑。

治法：降火逐痰。

方药：将军定痛丸。

黄芩20g 僵蚕15g 陈皮12g 天麻9g 桔梗9g 白芷12g 薄荷9g 大黄9g 半夏9g

【其他治疗】

1. 缩瞳剂 局部宜及早应用缩瞳剂：1%毛果芸香碱眼药水，每10分钟点眼一次，症状缓解后每日3~5次，因其毒性大，点眼时可压迫泪囊。

2. 散瞳剂 晚间用1%的阿托品眼膏涂眼。

散瞳剂的作用：①防止瞳孔后粘连，避免并发症。②缓解睫状肌、瞳孔括约肌的痉挛，以减轻充血、水肿及疼痛，促进炎症恢复和减轻患者痛苦。③预防复发。

3. 高渗脱水剂 20%甘露醇、50%甘油。

作用机理与副作用：短期内提高血浆渗透压，使眼组织特别是玻璃体中的水分进入血液，从而减少眼内容量，迅速降低眼压。使用高渗剂后因颅内压降低，部分患者可出现头痛、恶心等症状。

4. 碳酸酐酶抑制剂 乙酰唑胺。

作用及副作用：减少房水生成，降低眼压。久服可引起口唇面部及指趾麻木、全身不适、肾绞痛、血尿等副作用，不宜长期服用。

5. 针刺治疗

（1）风火攻目，玄府闭塞：以针为主，针用泻法，选睛明、天柱、风池、悬钟、外关、太冲等。

（2）气火上逆，玄府郁闭：以针为主，针用泻法，选行间、风池、攒竹、四白、太阳等。

（3）痰郁互结，阻塞玄府：以针为主，针用泻法，选太冲、风池、昆仑、丰隆等。

【转诊原则】

1. 若眼压控制不理想，或全身状态较差，应立即转诊到上级医院治疗。

2. 病情反复发作者，建议到上级医院就诊，采取手术治疗。

【养生与康复】

1. 青光眼是眼科常见致盲眼病。它与神经精神因素、生活起居、饮食、情绪波动有着密切的关系。青光眼重在预防。凡年龄在35岁以上，家族有青光眼病史，或者患有糖尿病、贫血等系统疾病，以及高度近视人群，属于易患青光眼的高危人群，更要提高警惕。需每年一次接受眼部检查，确定是否患有青光眼。

2. 指导患者养成良好的生活习惯，避免情志过激及情志抑郁，心胸开阔，减少诱发因素，按时起居，睡眠充足，避免剧烈活动。

3. 术后坚持复查治疗，出院后 1 周、2 周、1 个月复诊，以便观察视力、视野、眼压的变化，如有眼部不适可随时就诊。根据辨证论治，服用中药保护视功能。

4. 注意用眼卫生，不要在昏暗的环境久留、戴墨镜，应少看书报、电视。

5. 饮食教育：多食蔬菜，不宜食过于辛辣及咖啡、浓茶等刺激性强的食物，避免交感神经兴奋而加重视力损害，勿暴饮，一次性饮水量不超过 300ml，避免房水分泌增加而致眼压升高。

6. 按摩指导：抗青光眼滤过手术后的患者，需要在医生的指导下坚持按摩眼球 30 秒以上，以防瘢痕形成阻塞滤过口。按摩时手法应准确，力度适当，按摩次数严格遵从医嘱，如果按摩后有不适要及时与医生联系，以调整按摩次数和力度。

7. 中医惯用利水药治疗青光眼，因为青光眼眼压高是由于眼内积聚过多的水分，用利水药可以增加房水流量，减少房水潴留。因此青光眼患者在平时可服用一些有利水作用的食物，如赤豆、金针菜、米仁、西瓜、丝瓜等。

8. 草决明、莱菔子各 20g，水煎服，每日 2 次。草决明有清肝明目降眼压之功，莱菔子消食导滞，防止绿风内障反复发作。

9. 西医多用维生素 B、B_1、B_{12} 等药物治疗青光眼。麦芽、蛋黄、植物油、黄豆、花生、莴笋、绿叶菜等食物富含维生素 E；粗粮、豆类、动物内脏、瘦猪肉等富含维生素 B_1；动物肝及绿叶菜等含有维生素 B_{12}，可以适当食用。

【健康教育】

1. 绿风内障若反复发作，失治误治，终成失明，所以要重视早期治疗。

2. 睡眠不佳时，勿服安定，以免轻微的散瞳作用而引起眼压升高。双眼青光眼单眼手术期间，扩瞳眼液勿错滴，且要压迫泪囊部 3 ~ 5 分钟，防止药液溢到对侧，诱发未手术患眼的眼压增高。

3. 用药指导：滴降眼压眼液，如滴毛果芸香碱时，应压迫泪囊部 2 ~ 3 分钟，避免过多药物经泪道流入鼻腔，通过鼻腔黏膜吸收引起全身中毒。应注意观察患者有无眩晕、气喘、恶心、呕吐、流涎、出汗、腹痛、心率下降等中毒症状，及时发现并处理。使用碳酸酐酶抑制剂时注意同时补充钾离子及小苏打，并注意观察有无四肢麻木及泌尿系统症状，如尿痛、血尿等，防止低血钾及尿结石的发生。

附：急性闭角型青光眼

【概述】

急性闭角型青光眼为原发性闭角型青光眼的一种临床表现类型，是由于前房角被周边虹膜组织机械性阻塞导致房水流出受阻，造成眼压升高的一类青光眼。

【诊断要点】

1. 年龄在40岁以上。
2. 视力明显减退，甚至仅存光感，眼部胀痛，虹视，伴头痛、恶心、呕吐。
3. 眼球混合性充血，角膜水肿呈雾状浑浊，前房浅，房角窄，瞳孔散大，对光反射消失，眼压增高，多在50mmHg以上。

【治疗要点】

1. 局部宜及早应用缩瞳剂：1%毛果芸香碱眼药水，每10分钟点眼一次，症状缓解后每日3～5次，因其毒性大，点眼时可压迫泪囊。
2. 高渗脱水剂：20%甘露醇，50%甘油。
3. 碳酸酐酶抑制剂：乙酰唑胺。
4. 如药物控制不理想，应考虑行手术治疗。

第四节　络损暴盲

【概述】

络损暴盲是指因眼底脉络受损出血致视力突然下降的眼病。本病类似于西医学的视网膜中央或分支静脉阻塞、视网膜血管炎、视网膜出血、玻璃体积血等。

【病因病机】

《银海指南·肾经主病》提出其病因为“属相火上浮，水不能制”。本病是多种原因致眼底脉络瘀阻、损伤而致血溢脉外。

1. 情志内伤，肝气郁结，肝失调达，气滞血行不畅，瘀滞脉内，瘀久则脉络破损而出血。

2. 肝肾阴亏，水不涵木，肝阳上亢，气虚上逆，血不循经而外溢。

3. 过食肥甘厚味，痰湿内生，痰凝气滞，血脉瘀阻出血。

4. 劳瞻竭视，阴血暗耗，心血不足，无以化气则脾气虚弱，血失统摄，血溢脉外。

【鉴别诊断】

消渴目病：二者均可出现视力下降。但消渴目病有明确的消渴病史，常双眼发病，视力缓降，且眼底可见微动脉瘤、硬性渗出及出血点，晚期可见新生血管及纤维增殖，消渴目病的出血是片状的，为深层出血；而络损暴盲多为单眼发病，视力突然下降，出血呈火焰状。

【辨证论治】

1. 辨证要点　本病多虚实夹杂，多因情志、饮食不节、劳倦，致气血运行不畅，瘀滞脉内而出血。

2. 治疗原则　络损暴盲可见眼底脉络受损出血，治疗时应注意止血勿留瘀，消瘀避免再出血。

3. 证治分类

（1）痰瘀互结证

证候：眼外观端好，视力骤降，眼底表现同眼部检查，病程较长，眼底水肿较明显，或黄斑囊样水肿；伴形体肥胖，头晕，胸脘胀闷。舌苔腻或舌有瘀斑，脉弦滑。

治法：清热除湿，化瘀通络。

方药：桃红四物汤合温胆汤。

桃仁20g　红花20g　当归15g　川芎15g　熟地9g　白芍9g　陈皮15g　半夏9g　茯苓9g　甘草6g　枳实9g　竹茹9g

（2）肝肾阴亏证

证候：眼部情况同前，兼见头晕耳鸣，面热潮红，失眠多梦，腰膝酸软。舌红少津，脉弦细。

治法：滋补肝肾。

方药：六味地黄丸加减。

熟地 15g 山茱萸 12g 山药 9g 泽泻 9g 茯苓 9g 丹皮 6g

常用中成药：六味地黄丸。

（3）气虚血瘀证

证候：眼部情况同前，眼病日久，网膜血斑颜色暗滞，兼见面色无华，体倦乏力。舌淡有瘀点，脉细。

治法：补气活血，化瘀通脉。

方药：归脾丸合血府逐瘀汤加减。

白术 20g 茯神 9g 黄芪 20g 人参 15g 木香 15g 当归 9g 远志 9g 桃仁 15g 红花 9g 川芎 9g 生地 9g 赤芍 9g 牛膝 9g 桔梗 9g 柴胡 9g 枳壳 9g 甘草 9g

【其他治疗】

1. 中成药治疗 ①复方血栓通胶囊，用于阴虚血瘀型络损暴盲；②静点血栓通注射液。

2. 针刺疗法 睛明、攒竹、球后、承泣、瞳子髎、太阳、风池、翳明、合谷、外关等常用穴中，每次局部远端各取 2 穴，中刺激，不留针。

3. 单方验方 扶正破瘀通脉汤：黄芪、党参各 15g，生地、女贞子、丹参各 12g，赤芍、牛膝、桃仁、红花、香附、白芍、当归、川芎各 10g。水煎服，每日 1 剂。

【转诊原则】

一旦确诊后，就应立即转诊，到上级医院做进一步检查和治疗，避免病情继续向前发展。

【养生与康复】

1. 视网膜静脉阻塞为常见致盲眼病之一，其老年人与青壮年有很大差异，前者绝大多数继发于视网膜动脉硬化，后者则多为静脉本身的炎症。视网膜动脉硬化常见于慢性进行性高血压病或动脉硬化，因此应积极治疗原发病，且坚持复查，每半年复查一次。

2. 多伴有全身性疾病，如高血压、糖尿病等，应积极治疗全身性疾病。

3. 饮食疗法：熟地 60g，三七 3g，生姜 9g，粳米 100g。先用干地黄煎取药汁备用（也可用新鲜生地榨汁50ml），将粳米煮粥，煮沸后加入地黄汁、生姜，继续煮成粥服食，食前用米汤冲服三七粉。

【健康教育】

1. 在出血发作期应适当休息，有新鲜玻璃体积血者，应半坐卧位，使积血下沉。

2. 饮食宜清淡，少食辛辣及肥甘厚腻之品，应戒烟限酒，保持二便通畅。

3. 本病可能有反复性出血，应坚持长期治疗和观察，当病情反复时，勿急躁、悲观，忌忿怒，心情宜舒畅，积极配合治疗。

附：视网膜静脉阻塞

【概述】

视网膜静脉阻塞是一种常见的视网膜血管疾病，主要是静脉发生阻塞而引起一系列的眼底改变。临床上分为视网膜中央静脉阻塞、视网膜分支静脉阻塞两类。

【诊断要点】

1. 既往患有高血压病、动脉硬化及心脑血管疾病的患者。

2. 单眼突然视力障碍，眼底中央或分支静脉扩张迂曲，沿血管较多浅层出血。

【治疗要点】

1. 药物的效果现尚不肯定，应寻找病因，积极治疗原发病。

2. 早期可行荧光造影检查，对检测视网膜缺血、水肿及新生血管有帮助。

3. 可采用激光光凝治疗。

第五节　络阻暴盲

【概述】

络阻暴盲是指患眼外观正常，猝然一眼或双眼视力急剧下降，视衣可见典型的缺血性改变为特征的致盲眼病。本病类似于西医学的视网膜动脉阻塞。

【病因病机】

《眼科抄本》指出其病机为“元气下陷，阴气上升”所致。

1. 忿怒暴悖，气机逆乱，气血上壅，血络瘀阻。

2. 偏食肥甘燥腻，或嗜酒嗜辣，痰热内生，血脉闭塞。

3. 年老阴亏，肝肾不足，肝阳上亢，气血并逆，瘀滞脉络。

4. 心气亏虚，推动乏力，血行滞缓，血脉瘀滞。

【鉴别诊断】

目系暴盲：二者均有视力骤然下降，但目系暴盲常伴转动眼珠时疼痛或感眼球深部疼痛，而络阻暴盲则除视力骤降外眼部无其他不适，主要是典型的视衣缺血性改变。

【辨证论治】

1. 辨证要点 本病因情志、饮食不节、劳倦致气血运行不畅，血脉闭塞，引起目中脉络瘀阻，故本病有虚实之分。

2. 治疗原则 络损暴盲为眼科急重症，抢救应尽早、尽快，以通为要，兼顾脏腑之虚实，辅以益气、行气。

3. 证治分类

(1) 气血瘀阻证

证候：眼外观端好，眼底表现同前眼部检查。全身可见急躁易怒，胸胁胀满，头痛眼胀。舌有瘀点，脉弦或涩。

治法：行气活血，通窍明目。

方药：通窍活血汤加减。

赤芍 15g　川芎 15g　桃仁 12g　红花 9g　老葱 9g　红枣 5 枚　黄酒 15g

(2) 痰热上壅证

证候：眼部症状及检查同前。形体肥胖，头眩而重，胸闷烦躁，食少恶心，口苦痰稠。舌苔黄腻，脉弦滑。

治法：涤痰通络，活血开窍。

方药：涤痰汤加减。

半夏 15g　胆星 12g　橘红 9g　枳实 9g　茯苓 9g　人参 9g　菖蒲 12g　竹茹 9g

甘草 6g

（3）肝阳上亢证

证候：眼部症状及眼底检查同前。目干涩，头痛眼胀或眩晕时作，急躁易怒，面赤烘热，心悸健忘，失眠多梦，口苦咽干。舌苔黄，脉弦细或数。

治法：滋阴潜阳，活血通络。

方药：镇肝息风汤加减。

怀牛膝 15g　生杭芍 9g　生牡蛎（先煎）9g　生龟板（先煎）9g　玄参 9g　天冬 9g　生赭石 9g　生龙骨 6g　生麦芽 9g　川楝子 9g　茵陈 9g　甘草 6g

（4）气虚血瘀证

证候：发病日久，视物昏朦，动脉细而色淡红或呈白色线条状，视网膜水肿，视盘色淡白，或伴短气乏力，面色萎黄，倦怠懒言。舌淡有瘀斑，脉涩或结代。

治法：补气养血，化瘀通脉。

方药：补阳还五汤加减。

黄芪 15g　归尾 9g　赤芍 9g　川芎 9g　桃仁 9g　红花 9g　地龙 9g

【其他治疗】

1. 抢救措施

（1）吸氧：吸入 95% 氧和 5% 二氧化碳混合气体，白天每小时 1 次，每次 10 分钟，晚上每 4 小时 1 次，以增加脉络膜血管含氧量，缓解视网膜缺氧状态。

（2）亚硝酸异戊酯（每次 0.2ml），每隔 1～2 小时 1 次，连续 2～3 次，舌下含服三硝酸甘油酯片（每次 0.3～0.6mg），每日 2～3 次。

（3）球后注射阿托品 1mg 或妥拉唑啉 12.5～25mg，以扩张视网膜动脉及解除痉挛。

（4）用乙酰胆碱 0.1～0.2g 皮下或肌肉注射。

（5）急降眼压：按摩眼球至少 15 分钟可使眼压下降；也可口服乙酰唑胺等药物，必要时可进行前房穿刺，放出 0.1～0.4ml 前房房水。促使血管扩张，动脉灌注阻力减少。

（6）条件允许的话，应尽早进行高压氧舱治疗。

2. 中成药治疗

（1）复方丹参滴丸：适用于各型络阻暴盲。舌下含服，每日 3～4 次，每次 10 粒。

（2）葛根素注射液：适用于各型络阻暴盲。肌肉注射，每日 2 次，每次 100mg；或静脉滴注，每日 1 次，每次以 300～400mg 加入 5% 葡萄糖注射液或 0.9% 氯化钠注射液 500ml 中，20 天为一疗程。

（3）醒脑静注射液：适用于气血瘀阻证，静脉滴注，每日 1 次，每次 10～20ml 加入 0.9% 氯化钠注射液 250ml 中，10 天为一疗程。

3. 针刺治疗

（1）毫针刺法

一组主穴：睛明、风池、球后；配穴：外关、合谷、光明。

二组主穴：风池、大椎、攒竹；配穴：合谷、阳白、内关。

三组主穴：鱼腰、攒竹、球后；配穴：合谷、太冲、翳风。

操作方法：各组穴位轮流交替使用，每天 1 次，平补平泻，留针 20～30 分钟，远端配穴左右交替，可坚持 1～3 个月。

（2）梅花针刺血法

取穴：睛明、攒竹、丝竹空、瞳子髎、太阳、承泣。

操作方法：常现消毒后，用梅花针叩至眼周皮肤及穴位部略有潮红、充血，或者轻微出血为度。

4. 单方验方 麝香（冲服）0.6g，川芎 15g，赤芍 25g，桃仁 12g，红花 9g，丹参 25g，葱白 20g，牛膝 15g，三七粉（冲服）3g，枳壳 9g，刘寄奴 12g，水煎服，可酌加少许黄酒。

若有高血压，见头痛头晕，舌红脉弦者，加水牛角 30g，钩藤 12g，栀子 9g。苔腻脉滑者，加僵蚕 9g，法半夏 12g，胆南星 9g。栓塞严重者，加水蛭 9g，全蝎 9g，地龙干 9g。体虚者，酌加黄芪 15～30g。

【转诊原则】

确诊为本病后，立即采取抢救措施，积极治疗后转入上级医院进一步诊治。

【养生与康复】

1. 保持大便通畅，多卧床休息，避免头部震动，并减少低头弯腰、呛咳等使眼压增高的动作。

2. 饮食宜清淡，少食含高胆固醇的食物（如蛋黄等），忌烟、酒、浓茶、咖啡、辛辣食物等。

3. 食疗

（1）双耳汤：取黑白木耳各10g，冰糖30g，木耳洗净泡发，放入碗中，加冰糖和水，隔水蒸1小时，熟后食用。

（2）谷精旱莲银耳汤：银耳10g，谷精草9g，旱莲草各9g。水煎服，每日1剂，每剂煎2次，上、下午各服1次。

（3）菊花决明汤：菊花10g，槐花6g，决明子10g。水煎，1日3次分服。

（4）新鲜番茄1～2个，温水烫洗，去皮切薄片，白糖少许拌匀，每日早晨空腹吃，15天为一疗程。适用于高血压所致的眼底出血。

【健康教育】

1. 视网膜中央动脉阻塞是眼科的危重急症，必须予以紧急诊治，特别重要的是开始治疗的时间，发病后1小时以内阻塞得到缓解者，可恢复视力，超过4小时则很难恢复。因此应及时发现、立即抢救。

2. 积极治疗全身病，如高血压、心内膜炎、动脉硬化等血管性疾病，坚持正规治疗。

3. 患本病后应尽早抢救视力，如果患有冠心病的老年人发生单眼或双眼骤盲，可以在赶赴医院的同时，使用抗心绞痛的药自救，只要诊治及时，视力仍有恢复的希望。

4. 若曾出现一过性黑矇，多为该病的早期临床表现，应引起高度注意。

5. 避免七情内伤，如情绪激动及精神过度紧张，保持心情舒畅，减少诱发因素。

6. 生活要有规律，避免过度疲劳，注意避免长时间用眼。

附：视网膜动脉阻塞

【概述】

视网膜动脉阻塞是从颈总动脉到视网膜内小动脉的任何部位阻塞，会引起相应的视网膜缺血，动脉阻塞的表现取决于受累血管。

【诊断要点】

1. 单眼突然发生无痛性视力骤降。

2. 患眼瞳孔直接光反射消失，间接光反射存在。

3. 眼底可见视网膜后极部灰白色水肿，黄斑区呈圆形或椭圆形红色，称为“樱桃红”。

【治疗要点】

1. 吸氧：吸入95%氧和5%二氧化碳混合气体，白天每小时1次，每次10分钟，晚上每4小时1次，以增加脉络膜血管含氧量，缓解视网膜缺氧状态。

2. 亚硝酸异戊酯（每次0.2ml），每隔1~2小时1次，连续2~3次，舌下含服三硝酸甘油酯片，每次0.3~0.6mg，每日2~3次。

3. 球后注射阿托品1mg或妥拉唑啉12.5~25mg，以扩张视网膜动脉及解除痉挛。

4. 用乙酰胆碱0.1~0.2g皮下或肌肉注射。

5. 急降眼压：可以按摩眼球，至少15分钟，可使眼压下降；也可口服乙酰唑胺等药物，必要时可进行前房穿刺，放出0.1~0.4ml前房房水。促使血管扩张，动脉灌注阻力减少。

6. 条件允许的话，应尽早进行高压氧舱治疗。

第六节　视瞻昏渺

【概述】

视瞻昏渺是指患眼外观正常，视物昏朦，随年龄增长而视力减退日渐加重，终至失明的眼病。本病类似于西医学的老年性黄斑变性。

【病因病机】

《证治准绳·杂病·七窍门》认为本病“有神劳，有血少，有元气弱，有元精亏而昏渺者”。

1. 饮食不节，脾失健运，不能运化水湿，聚湿生痰，浊气上泛，或脾气虚弱，气虚血瘀，视物昏朦。

2. 老年人肝肾亏虚，精血不足，目失濡养或阴虚火炎，灼烁津液以致神光暗淡。

3. 劳思竭视，耗伤心血或素体气血不足，以致目昏不明。

【鉴别诊断】

1. 视瞻有色　二者均有视力减退的临床表现，但视瞻有色临床上青壮年多见，视力呈中度下降，用凸透镜部分可矫正，同时荧光造影可协助临床诊断；而视瞻昏渺则多发于50岁以上的中老年人，初期视力轻度下降，后期视力下降不能矫正，眼底可出现新生血管。

2. 圆翳内障　二者均有视力减退，终至失明。但圆翳内障是随着年龄的增长晶珠逐渐浑浊，导致视力缓降；而视瞻昏渺通常眼外观无异常，是眼底改变，属于视衣疾病。

【辨证论治】

1. 辨证要点　本病多因年老体弱、饮食不节，致肝肾亏虚、气血不足、目失所养而引起视力下降，故本病以虚证居多。

2. 治疗原则　本病以虚证居多，治疗时采取虚者补之的原则。气血不足者，补益气血；肝肾亏虚者，滋补肝肾。

3. 证治分类

（1）痰湿蕴结证

证候：视物昏朦，视物变形，眼底表现同眼部检查之干性者；全身可伴胸膈胀满，眩晕心悸，肢体乏力。舌苔白腻或黄腻，脉沉滑或弦滑。

治法：燥湿化痰，软坚散结。

方药：二陈汤加减。

半夏15g　橘红12g　茯苓9g　炙甘草6g

（2）瘀血阻络证

证候：视力下降，视物变形，眼底同眼部检查之所见；可伴头痛失眠。舌质暗红，有瘀斑，苔薄，脉沉涩或弦涩。

治法：活血化瘀，行气消滞。

方药：血府逐瘀汤加减。

桃仁15g　红花15g　当归9g　川芎15g　生地9g　赤芍15g　牛膝12g　桔梗15g　柴胡12g　枳壳15g　甘草6g

（3）肝肾阴虚证

证候：视物模糊，视物变形，眼前有黑影遮挡，甚至视力骤降，视物不见，眼底可见黄斑部出血，呈片状或圆点状，或视网膜前大量出血，甚至进入玻璃体；常伴有心烦失眠，手足心热，面赤颧红。舌红少苔，脉弦数或细数。

治法：滋养肝肾。

方药：杞菊地黄丸加减。

枸杞子 15g　菊花 15g　熟地 12g　山茱萸 9g　山药 12g　泽泻 12g　茯苓 15g　丹皮 15g

常用中成药：杞菊地黄丸。

（4）气血亏虚证

证候：眼症同前，眼底表现同眼部检查；可伴神疲乏力，食少纳呆。舌淡苔白，脉细无力。

治法：益气补血。

方药：人参养荣汤加减。

白芍 15g　当归 15g　陈皮 10g　黄芪 15g　桂心 10g　人参 9g　白术 15g　炙甘草 6g　熟地 15g　五味子 12g　茯苓 15g　远志 15g　生姜 9g　大枣 9g

【其他治疗】

1. 中成药治疗

（1）知柏地黄丸：适用于肝肾阴虚、虚火上炎，口服，每日 2 次，每次 2 丸。

（2）石斛夜光丸：适用于肝肾阴虚证，口服，每日 2 次，每次 2 丸。

（3）杞菊地黄丸：适用于肝肾阴虚证，口服，每日 2 次，每次 2 丸。

（4）生脉饮：适用于气血亏虚证，口服，每日 2～3 次，每次 10ml。

（5）血府逐瘀口服液：适用于瘀血阻络证，口服，每日 2～3 次，每次 10ml。

（6）复方丹参滴丸：适用于瘀血阻络证，每次 10 粒，每日 3 次口服。

（7）丹参注射液：适用于瘀血阻络证，5% 葡萄糖或 0.9% 生理盐水 250ml，加丹参注射液 10ml，每日 1 次静滴，10 次为一疗程。

2. 针刺治疗　常用穴位有睛明、承泣、风池、球后、丝竹空、攒竹、四白、阳白、百会、合谷、足三里、光明、三阴交等。一般每次取眼周穴位 1～2 个，肢体穴位 1～2 个，分组交替运用，每日或隔日 1 次，10 次为一疗程。

3. 支持疗法　适用于本病干性者，补充微量元素及维生素，可口服维生素 C、维生素 E 等，以保护视细胞。

4. 激光治疗

（1）适用于本病湿性者，视网膜下新生血管膜位于黄斑中心凹200μm以外，封闭新生血管膜，以免病变不断发展、扩大而影响中心视力。

（2）光动力疗法及经瞳孔温热疗法，适用于封闭黄斑脉络膜新生血管膜的治疗。

5. 单方验方 丹参15g，赤勺12g，山茱萸15g，泽泻19g，茯苓9g，山药12g，僵蚕9g，首乌6g，白术15g，黄芪15g，红花9g。每日1剂，日服2次。

【转诊原则】

若患者出现突然视力下降，应及时到上级医院就诊。

【养生与康复】

1. 中老年人多吃鱼有助于预防老年性眼底黄斑退化和视网膜病变。然而科学研究证明，吃鱼能护眼，但吃得太多对眼睛反而有害，食鱼量达到某一程度后，对眼底黄斑退化的预防作用不升反降。专家指出，从保护眼睛健康的角度看，最好是每周食鱼一次。

2. 要注意巧用目力，让眼睛得到调养休息。在阳光强烈的地方最好戴太阳镜，防止光辐射、光污染。

3. 中药中的枸杞子、菊花等，可每日泡水代茶饮，对眼睛也不无裨益。

【健康教育】

1. 老年性黄斑变性是一种随年龄增加而发病率上升并导致视力明显下降的疾病，是发生在眼底视网膜黄斑部的一种病变，常一眼先发病，最终双眼受累。一般来说，本病病因不明，一旦发现病变，应争取尽早治疗。

2. 近来有人认为本病与缺锌有关，建议口服硫酸锌每日3次，每次25mg，有可能控制其发展。

3. 提醒老年朋友，要重视眼健康，定期检查视力及眼底，建立防病的观念。

4. 饮食合理，戒烟限酒。

5. 一眼已患病者，应严格监测其健眼，一旦发现病变，立即就诊。

附：年龄相关性黄斑变性

【概述】

年龄相关性黄斑变性是发达地区 50 岁以上常见的致盲眼病，随着社会的老龄化，发病率逐渐升高，分为干性和湿性两类。

【诊断要点】

1. 45 岁以上渐进性视力减退。
2. 眼底后极部视网膜散在玻璃膜疣，深、浅层出血伴有新生血管膜或黄斑区盘状瘢痕。

【治疗要点】

1. 目前，抗氧化剂等对年龄相关性黄斑变性的防治效果尚不肯定。
2. 对于湿性型，可行激光光凝治疗，封闭新生血管，防止继续发展。

第七节　消渴目病

【概述】

消渴目病是指由消渴病引起的内障眼病。该病类似于西医学的糖尿病视网膜病变。

【病因病机】

《秘传证治要诀·三消》认为："三消久之，精血既亏，或目无视，或手足偏废如风疾……"

1. 病久伤阴或素体阴亏，虚火内生，火性炎上，灼伤目中血络，血溢脉外。
2. 气阴两亏，目失所养，或因虚致瘀，血络不畅而成内障。
3. 饮食不节，脾胃受损，或情志伤肝，肝郁犯脾，致脾虚失运，痰湿内生，上蒙清窍。

4. 禀赋不足，脏腑柔弱，或劳伤过度，伤耗肾精，脾肾两虚，目失濡养。

【类证鉴别】

络损暴盲：二者均有视力下降的临床表现，但络损暴盲常单眼发病，视力多突然下降，出血量较大；而消渴目病有明确的消渴病史，常双眼发病，视力多缓慢下降，眼底常见血管瘤、硬性渗出及片状出血等。

【辨证论治】

1. 辨证要点　本病多为虚证，因久病、饮食不节、情志所伤，致肝肾亏虚、脾胃受损、血络不畅，引起血溢脉外。

2. 治疗原则　本病应采取综合治疗，如口服中药、激光光凝及玻璃体切割等。

3. 证治分类

（1）阴虚燥热证

证候：眼底查见微动脉瘤、出血、渗出等；兼见口渴多饮，消谷善饥，或口干舌燥，腰膝酸软，心烦失眠。舌红苔薄白，脉细数。

治法：滋阴润燥，凉血化瘀。

方药：玉泉丸合白虎加人参汤加减。

葛根 15g　天花粉 15g　生地 12g　麦冬 9g　五味子 9g　知母 12g　石膏 12g　甘草 6g　粳米 6g　人参 15g

（2）气阴两虚证

证候：视力下降，或眼前有黑影飘动，眼底可见视网膜、黄斑水肿，视网膜渗出、出血；面色少华，神疲乏力，少气懒言，咽干，自汗，五心烦热。舌淡，脉虚无力。

治法：益气养阴，利水化瘀。

方药：六味地黄丸合生脉散加减。

熟地 15g　山茱萸 12g　山药 9g　泽泻 9g　茯苓 9g　丹皮 6g　人参 12g　麦冬 9g　五味子 9g

常用中成药：六味地黄丸。

（3）瘀血内阻证

证候：视力下降，眼前有黑影飘动，眼底可见视网膜新生血管，反复发生大片状出血、视网膜增殖膜；兼见胸闷，头昏目眩，肢体麻木。舌质暗有瘀斑，脉弦或细涩。

治法：化瘀通络。

方药：血府逐瘀汤加减。

桃仁 15g　红花 9g　当归 12g　川芎 9g　生地 9g　赤芍 9g　牛膝 9g　桔梗 9g　柴胡 12g　枳壳 9　甘草 6g

【其他治疗】

1. 中成药治疗

（1）杞菊地黄丸：适用于肝肾不足证，口服，每日 3 次，每次 6 ~ 8g。

（2）复方血栓通胶囊：适用于肝肾不足证，口服，每日 3 次，每次 2 ~ 4 粒。

2. 针刺治疗　主穴可选瞳子髎、攒竹、球后、睛明，配穴可选用合谷、足三里、三阴交，每次选主穴 2 个，配穴 1 个，每日针刺 1 次。

3. 单方验方　天花粉 120g，山药、葛根各 20g，玉竹、楮实子、生地、白芍、丹参、山茱萸、荞麦叶各 15g，炒大黄 6g。

【转诊原则】

1. 若消渴目病早期出现视力突然下降，则应及时转诊，到上级医院诊治。

2. 若消渴目病中期，建议到上级医院进一步检查及治疗。

3. 若消渴目病后期，虹膜出现新生血管，易引起新生血管性青光眼，应及时转诊治疗。

【养生与康复】

1. 戒烟慎酒，限食辛辣、油腻食品。

2. 食疗

（1）玉米须瘦肉汤：玉米须 30g，猪瘦肉 100g，煮汤，以食盐调味。

（2）八宝粥：芡实、山药、茯苓、莲子、薏苡仁、扁豆、玉竹、黄芪各 15g，粳米 60g，煮粥，加入适量食盐调味。

（3）蚌肉苦瓜汤：苦瓜 250g，蚌肉 60g，煮汤。

（4）杞子淮山粥：枸杞子 10g，山药、薏苡仁各 20g，粳米 60g，煮粥常服。

【健康教育】

1. 严格有效控制血糖、血压、血脂，是防治糖尿病眼病的根本措施。要积极配合内分泌科医师的指导，坚持正规治疗。

2. 糖尿病患者在确诊之时就应到眼科做眼部筛查。无视网膜病变者，以后每年复查1次；年龄50岁以上，每半年复查1次。有轻度视网膜病变者，应每年复查不低于4次；经过激光光凝治疗者，每月复查1次。只有这样眼部并发症才能及时发现，及时治疗，并能延缓病情发展，避免失明。

3. 注意节制肥甘厚味，避免七情内伤，节制房事，建立有规律的生活制度，并加强锻炼。

4. 应避免情绪激动及精神过度紧张，注意不熬夜及过度疲劳。

5. 眼底出现新鲜出血时要多卧床休息，减少活动。

附：糖尿病视网膜病变

【概述】

糖尿病视网膜病变是最常见的视网膜血管病，为糖尿病眼部最严重的并发症之一，是眼科常见致盲眼病。

【诊断要点】

1. 既往糖尿病病史。
2. 眼底可见微动脉瘤、硬性渗出及棉绒斑，后期可见新生血管及纤维增殖。

【治疗要点】

1. 严格控制血糖。
2. 必要时可行激光光凝治疗。

第八节 近 视

【概述】

近视是眼在调节松弛状态下，平行光线经眼的屈光系统的折射后焦点落在视网膜之前。古代医籍对本病早有认识，称为目不能远视，又名能近怯远症，至《目经大成》始称近视。由于先天生成，近视程度较高者又称近觑。古代医籍对本病多有论述。近视的发生与遗传、发育、环境等诸多因素有关，但确切的发病机理仍在研究中。

【病因病机】

《诸病源候论·目病诸候》中谓："劳伤肝脏，肝气不足，秉受风邪使精华之气衰弱，故不能远视。"在《审视瑶函·内障》中称："肝经不足肾经病，光华咫尺视物模糊"及"阳不足，病于少火者也"。结合临床归纳如下：

1. 过用目力，久视伤血，血伤气损，以致目中神光不能发越于远处。
2. 心阳衰弱，神光不得发越于远处。
3. 肝肾两虚，禀赋不足，神光衰弱，光华不能远及而仅能视近。

【鉴别诊断】

近视、远视、散光均属屈光不正，验光可作为诊断的参考依据。患者需配戴眼镜矫正，但他们又各有不同：

1. 近视 近视力良好，远视力减退。高度近视者眼前常有黑影飘动，眼球突出多伴有并发症。需配戴凹透镜矫正视力。

2. 远视 远视力尚好，近视力减退。远视程度高者，视远近目标皆模糊。持续近距离使用目力时，常感眼胀、头痛、视昏，休息片刻可以缓解。小儿患本病者，容易引起通睛（类似于西医学共同性内斜视）。需配戴凸透镜矫正视力。

3. 散光 散光除有视力减退之外，还具有视疲劳，往往利用改变调节、眯眼、斜颈等方法进行自我矫正。需配戴柱镜矫正视力。

4. 老视 视远如常，视近则模糊不清，将目标移远即感清楚，故常不自主将近物远移。并可伴有眼胀、干涩、头痛等症状。年龄多在 40～50 岁以上。老视是一种生理现象，是人生的必经阶段；老视不是病态，也不属于屈光不正，戴凸透镜后，近视力能提高。

【辨证论治】

1. 辨证要点 本病多因久视伤血，血伤气损，心阳衰弱，肝肾两虚，禀赋不足，以致目中神光不能发越于远处。故本病以虚证为多。

2. 治疗原则 本病以虚证居多，故治疗时遵循虚者补之的原则。气血不足者，补心益气、安神定志；肝肾两虚、禀赋不足者，滋补肝肾。

3. 证治分类

（1）心阳不足证

证候：视近清楚，视远模糊。全身明显不适，或面色皖白，心悸神疲。舌淡脉弱。

治法：补心益气，安神定志。

方药：定志丸加减。

远志 15g　石菖蒲 12g　人参 9g　白茯苓 9g　朱砂 9g

（2）气血不足证

证候：视近清楚，视远模糊，眼底或可见视网膜呈豹纹状改变；或兼见面色皖白，体疲乏力。舌质淡，苔薄白，脉细弱。

治法：补血益气。

方药：当归补血汤加减。

生地 15g　熟地 9g　当归身 15g　川芎 9g　牛膝 9g　防风 5g　炙甘草 5g　白术 12g　天门冬 9g　白芍 12g

（3）肝肾两虚证

证候：能进怯远，可有眼前黑花飘动，眼底可见玻璃体液化浑浊，视网膜呈豹纹状改变；或有头晕耳鸣，腰膝酸软，寐差多梦。舌质淡，脉细弱或弦细。

治法：滋补肝肾。

方药：驻景丸加减方。

车前子 15g　当归 15g　熟地 12g　楮实 9g　川椒 3g　五倍子 6g　枸杞子 15g　菟丝子 15g

【其他治疗】

1. 体针　承泣、翳明，或四白、肩中俞，或球后、头维，或睛明、光明，每天针刺一组，轮换取穴，10 次为一疗程。

2. 耳针　采用王不留行籽埋穴，取耳穴眼、目 1、目 2、肝、脾、肾、心、内分泌等。

3. 推拿　主穴取攒竹下 3 分，配穴取攒竹、鱼腰、丝竹空、四白、睛明。

【转诊原则】

1. 高度近视者，若出现视物变形、变色、闪光感或视物有遮挡感，需到上级医院进一步诊治。

2. 若近视度数增长较快，并伴有眼胀不适，需转诊进一步检查。

【养生与康复】

1. 按摩保健 采取坐式或仰卧式均可，将两眼自然闭合。然后依次按摩眼睛周围的穴位。要求取穴准确、手法轻缓，以局部有酸胀感为度。

（1）天应穴：用双手大拇指轻轻揉按天应穴（眉头下面、眼眶外上角处）。

（2）睛明穴：用一只手的大拇指轻轻揉按睛明穴（鼻根部紧挨两眼内眦处），先下按，然后向上挤。

（3）四白穴：用双手食指揉按四白穴（眼眶下缘正中直下 1 横指处）。

（4）太阳穴、轮刮眼眶：用双手拇指按压太阳穴（眉梢和外眼角的中间向后 1 横指处），然后用弯曲的食指第 2 节内侧面轻刮眼眶一圈，由内上→外上→外下→内下，使眼眶周围的攒竹、鱼腰、丝竹空、瞳子髎、球后、承泣等穴位受到按摩。对于假性近视，或预防近视眼度数的加深有好处。

2. 食疗 常吃鱼类、粮食、柑橘类水果以及红色果实，对防止视力衰退有很好的效果。近视患者还应尽量少吃甜食和全脂奶酪，这些食物如果吃得太多，会使近视度数加重。

（1）杞子粥：有补肝肾、明目的功效，对肝肾阴虚型近视者很适合。用料是杞子 30g，粳米 100g，加水煮成稀粥，随量服用。亦可在粥料中加菟丝子 30g 同用，可加强养肝明目之效。

（2）参杞饮：是护眼佳品，各类型的视力疲劳者都可饮用。用料是枸杞子 12g，红参 3g，冰糖 30g。将杞子洗净，晒干；红参放锅中蒸软，切成薄片；将杞子、红参片一并放茶杯内，加冰糖，冲入沸水，焗约 10 分钟即成。可连茶及茶料同服（如有阴虚内热者，可将红参改为生晒参或西洋参。）

（3）羊肝枸杞子汤：可用于肝肾精血不足之近视眼。可以鸡肝或猪肝代替。

（4）食疗方：猪肝 100g，猪心 150g，枸杞子 20g，谷精草 20g，菟丝子 10g，龙眼肉 15g，杭白菊 12g。把用料放入锅内，武火煮滚，后用文火煲 1 小时。

【健康教育】

1. 学习和工作环境照明度要适宜，光线不可太暗，阅读物字迹要清晰，对比度鲜明。

2. 阅读和书写时姿势要端正，距离30cm，切勿卧床、走路、乘车时看书，并避免长时间近距离阅读。

3. 定期检查视力，发现假性近视即应治疗，如为真性近视，应配镜矫正，以防度数加深。

4. 加强锻炼，注意营养，增强体质，并坚持做眼保健操。

第四章

中医耳鼻咽喉科概论

第一节　概　述

中医耳鼻咽喉科学是运用中医基本理论和方法研究人体耳、鼻、咽喉的生理、病理及其疾病防治的一门临床学科。

中医学认为，人体是一个有机的整体，耳、鼻、咽喉位居人体的头面部，为外在可见的独立器官，通过经络的循行络属与内在的五脏六腑构成密切的联系。再者，耳、鼻、咽喉多为狭长细小的腔洞，常规要借助于特殊的器械才得以观察到，因此，中医耳鼻咽喉科学又具有自身的专科特点：它以中医整体观念为指导思想，以脏腑经络学说为理论基础，吸取了现代科学一些先进的诊疗方法，注重辨证与辨病相结合，局部辨证与整体辨证相结合，内治与外治相结合。因此，学习中医耳鼻咽喉科学，强调同时掌握中医内科学和外科学的相关知识是十分重要的。

第二节　耳鼻咽喉与脏腑的关系

耳鼻咽喉位于头面部，通过经络循行与脏腑组成一个整体，因此，不同脏腑的生理功能和病理变化，可分别循经反映于耳、鼻、咽喉等器官，相反，耳、鼻、咽喉等器官发生病变，亦可循经波及所属脏腑，主要表现在生理和病理关系、诊断和治疗关系等方面。

一、耳与脏腑的关系

耳司听觉，主平衡。《灵枢·口问》说："耳者宗脉之所聚。"由于全身各大脉络聚会于耳，使耳与全身各部及脏腑发生密切联系。与耳有较为密切关系的脏腑有肾、心、肝胆、肺、脾。

1. 肾 肾主耳，耳为肾之窍。《素问·阴阳应象大论》说："肾主耳……在窍为耳。"《灵枢·五阅五使》说"耳者肾之官。"指出了耳与肾之间的所属关系。肾藏精，肾之精气上通于耳，肾精充沛，耳窍得以濡养，则听力聪敏，能闻五音。如《灵枢·脉度》说："肾气通于耳，肾和则耳能闻五音矣。"

2. 心 耳为心之客窍。如《证治准绳·杂病·第八册》说："……则肾为耳窍之主，心为耳窍之客。"心主神明，耳司听觉，受心之主宰。又心主血脉，耳为宗脉之所聚，心血上奉，耳得心血濡养而功能健旺。肾之精气上通于耳，心肾相交，水火互济，则精明之气上走空窍，耳受之而听觉聪敏。

3. 肝 足少阳胆经之脉循耳后，其支者从耳后入耳中，出走耳前。肝胆互为表里，胆经循耳，肝之络脉亦络于耳。耳的正常生理功能有赖于肝胆之气的通达。肝藏血，肾藏精，肝肾精血同源，耳的正常生理功能有赖于肝胆之气通达及肝血的奉养。

4. 肺 手太阴肺经别出的络脉亦循行于耳。肺主气，肺气贯于耳。肺与肾金水相生，《杂病源流犀烛·卷二十三》说："然肾窍于耳，所以聪听，实因水生于金，盖肺主气，一身之气贯于耳，故能为听。"

5. 脾 脾为后天之本，主输布水谷精微，运化水湿，升清降浊，为气血生化之源。耳为清窍，得清气濡养方能维持正常功能。

二、鼻与脏腑的关系

鼻居头面之中，鼻属肺系，居气道之上，下通于肺，主嗅觉，助发声，有协肺行呼吸之功能。鼻通过经络，与五脏六腑紧密地联系着，构成了鼻与脏腑在生理、病理变化等方面的相互联系。鼻与肺、脾、胆、肾、心等脏腑的关系比较密切。

1. 肺 肺主鼻，鼻为肺之窍，《灵枢·五阅五使》说："鼻者，肺之官也。"肺气通于鼻，鼻为呼吸之气出入之门户，肺气充沛，鼻窍通畅，呼吸之气出入畅达；肺主宣发肃降，肺气清利，则嗅觉灵敏。如《灵枢·脉度》说："肺气通于鼻，肺和则鼻能知香臭矣。"

2. 脾 鼻居面中，为一身血脉多聚之处，脾统摄血液，又是气血生化之源，脾的盛衰，关系到鼻部血脉的盈虚与血液的运化情况，鼻的正常生理功能有赖于脾气的健旺。

3. 胆 胆之经脉起于目锐眦，曲折布于脑后，通过经络与鼻发生联系；胆之经气上通于脑，脑下通于頞，頞之下为鼻，故胆通过髓海与鼻相互联系。

4. 肾 鼻为肺之窍，肺为气之主，肾为气之根，肺之气津濡养卫护鼻窍，有赖于肾之精气充养。而肺肾同源，金水相生，故肾与鼻有着间接的所属关系。

5. 心 心主神明，鼻主嗅觉的功能是在心的主宰之下，如《难经·四十难》说："心主嗅，故令鼻知香臭。"鼻为心肺之门户，心肺同位于上焦，心气充沛，鼻功能正常。

三、咽喉与脏腑的关系

咽连口腔，下经食道通胃腑，为胃系，是呼吸、消化的共同通道，有司饮食吞咽、助言语、御外邪的功能。喉上通口鼻，下连气管至肺，属肺系，有行呼吸、发声音、护气道的功能。咽喉是经脉循行交会之要冲，其中与肺、脾胃、肝、肾关系较为密切。

1. 肺 喉在上，下通于肺，为肺之系，肺气充沛，宣发舒畅，呼吸方能通顺，喉与肺相互协同，以完成"行呼吸、发声音"的生理功能。

2. 脾胃 咽为胃之通道，脾胃互为表里，共主腐熟水谷，输布精微，咽喉得脾气的输布而健旺。而咽喉的生理功能健旺，饮食呼吸调畅，脾胃才能完成其消化吸收输布之功。

3. 肾 肾足少阴之脉入肺中，循喉咙，在经络上有直接联系。肾为藏精之脏，肾精充沛，咽喉得精气濡养而生理功能健旺，声音洪亮，呼吸均匀，且不易为邪毒所犯。临床上有些咽喉疾病可从肾论治，常有滋养肾阴、温补肾阳、引火归元等方法。

4. 肝 肝足厥阴之脉，循喉咙，入颃颡。肝主疏泄，而肝之经气上于咽喉，故肝的疏泄功能正常，气机调畅，则咽喉通利。

第三节　耳鼻咽喉与经络的关系

经络是运行气血，沟通表里，联络五官七窍的主要通道，构成了统一的有机整体。

一、耳与经络的关系

耳是经脉聚会之处，通过经络的循行，构成了耳与五脏六腑，全身各部广泛联系，在《灵枢·邪气脏腑病形》说："十二经脉，三百六十五络，其气血皆上于面而走空窍……其别气走于耳而为听。"直接循行于耳的经脉，多属阳经，计有：

足少阳胆经，其分支，从耳后分出，进入耳中走耳前至目外眦后方。

手少阳三焦经，其分支从耳后分出，进入耳中走耳前至目外眦。

足阳明胃经，环绕口唇，下交承浆，分别沿下颌的后下方经大迎，循颊车，上耳前，沿发际到前额。

手太阳小肠经，其分支从缺盆沿颈上颊至锐眦入耳中。

足太阳膀胱经，其分支从颠分出，向两侧下行至耳上角。

此外还有别出的络脉，直接循行于耳，有：手阳明大肠经别出的络脉；手厥阴心包络别行的正经；足少阳胆经筋；足阳明胃经筋；手太阳小肠经筋；手少阳三焦经筋；手足少阴、太阴，足阳明之络等。同时阴经和阳经相互络交，与耳联系着，耳就成为很多脉络之所聚。

二、鼻与经络的关系

鼻位居阳中之阳，是血脉多聚之处，又是清阳交会之处。循行鼻部和鼻旁（包括鼻窦）的脉络多属阳经，而阴阳经脉相互交接，故阴经脉络亦有相络于鼻窍的。《灵枢·邪气脏腑病形》说："十二经脉，三百六十五络，其血气皆上于面而走空窍……其宗气上出于鼻而为臭。"直接循行于鼻的经脉有：

手阳明大肠经，其支脉从缺盆上颈，通过颊部，入下齿龈中，循出绕上唇，左右交叉于人中，分布于鼻孔两侧。

足阳明胃经，起于鼻之两旁，向上行，左右相交于鼻根，旁纳足太阳的经脉，向下沿鼻外侧，入于齿龈内。

手太阳小肠经，其支脉从颊部至眼眶的下部到鼻，再至眼内眦。

足太阳膀胱经，起于鼻旁目内眦，向上过额交会于头顶。

手少阳三焦经，其支脉从膻中上行至缺盆，沿颈项系于耳后，直上耳上角，由此屈折下行到颊部。

足少阳胆经，其支脉从目外眦，下行至大迎，抵于䪼，过颊，再下行于颈。

手少阴心经，其支脉夹咽，经面部，沿鼻旁上联目系。

督脉，由颠顶沿前额下行鼻柱，至鼻尖到上唇。

任脉，环绕口唇，上至龈交，分左右循鼻旁到二目下。

阳跷脉，从颈外侧，上夹口角，循鼻外侧到达目内眦。

此外还有别出的络脉，直接循行于鼻及鼻旁的经筋有：足阳明胃经别行的正经；手少阴心经别行的正经；足太阳之筋，其正者；足阳明胃经之筋，其直行者。

三、咽喉与经络的关系

咽喉是人体的要冲，是经脉循行交会之处，在十二经脉中，除手厥阴心包经和足太阳膀胱经间接通于咽喉外，其余经脉皆直接通达。

手太阴肺经，入肺脏，上循咽中，横出腋下。

手阳明大肠经，从缺盆上走颈部，夹口入下齿中。

足阳明胃经，其支者，从大迎前下人迎，循喉咙入缺盆。

足太阴脾经，从脾脏上络于胃，横过膈，上行夹于食道两旁，循经咽喉连于舌根。

手少阴心经，其支者从心系，夹食道上循咽喉，连于目系。

手太阳小肠经，其支者从缺盆循颈经咽喉上颊。

足少阴肾经，其直者，从肾上贯肝膈，入肺中，循喉咙夹舌本。

手少阳三焦经，从肩上走颈，过咽喉，经耳上角到颊部。

足少阳胆经，从耳后，循颈过咽，下肩至缺盆；其支者，从颊车，下走颈经咽喉至缺盆。

足厥阴肝经，属肝、络胆，上贯膈，分布于胁肋，循喉咙之后，上入颃颡。

任脉、冲脉，均循经进入缺盆，出结喉旁，上至目内眦。

阳跷脉，从肩部，循经颈过咽上夹口角。

阴维脉，从胁部上行至咽喉。

此外还有别出的络脉、经筋等，循经咽喉的有：手少阴心经别出络脉；足阳明胃经别出络脉；足少阳胆经别行正经；足阳明胃经别行正经；足太阴脾经别行正经；手少阴心经别行正经；手厥阴心包络别行正经；手阳明大肠经别行正经；手太阴肺经别行正经；足阳明胃经之筋其直行者；手太阳小肠经之筋其支者；手少阳三焦经之筋；手阳明大肠经之筋其直行者。

第五章

耳鼻咽喉常用诊疗技术

耳鼻咽喉的检查常借助于专科的器械与照明，戴额镜对光是耳鼻喉科的一项最基本技能。检查者头戴额镜，与被检查者的距离应在30～50cm，光源选择100W聚光检查灯，光线投照额镜上，瞳孔、镜孔、检查部位成一直线，使最佳聚焦点反射于检查部位。

第一节　耳部常用检查

一、耳郭及耳周围的检查法

检查时要注意观察耳郭有无红肿、裂伤、渗出、畸形、瘘管等。牵动耳郭或压迫耳屏时，有无压痛，乳突有无红肿及肿大的淋巴结等。

二、外耳道及鼓膜的检查法

外耳道及鼓膜的检查常借助于照明灯、额镜及耳镜，或直接用电耳镜进行检查。

1. 外耳道检查　患者面向侧面而坐，医生以额镜将光线反射到外耳道口，外耳道呈“S”形弯曲，应选择大小合适的耳镜放置。检查耳道时将其耳郭向后上方牵拉，有利于观察耳道腔的大小、皮肤的色泽，有无肿胀、有无异物、耵聍及分泌物。

2. 鼓膜检查　正常的鼓膜为一圆形半透明薄膜，临床要注意观察鼓膜的锤骨柄、短突、鼓膜脐部、紧张部和松弛部。紧张部颜色为灰白色而有光泽，可见光锥。松弛部为淡粉红色。当鼓室发生病变，鼓膜的正常色泽及标志则会改变或消失。

在鼓膜出现穿孔时，应检查穿孔的位置、大小及穿孔的病理变化：如外伤性穿孔多呈裂缝状、锐角状不规则性；化脓性中耳炎，鼓膜穿孔小并多在中央部，有搏动现象。慢性中耳炎可分为3型：单纯型者鼓膜穿孔位于紧张部，可表现为中央性小穿孔、肾形穿孔；骨疡型者鼓膜穿孔可表现为紧张部大穿孔或边缘性穿孔；胆脂瘤型者鼓膜穿孔多位于松弛部或紧张部边缘性穿孔。

三、听力功能检查法

听力试验检查测定听力是否正常、听力障碍的程度和性质，宜在安静无噪音的环境中进行。常用简易听力功能检查如下：

1. 语音测试 正常的言语交谈，听力在20～30分贝，大声交谈，听力约在40～50分贝，需高声交谈才可听到，听力约在60～70分贝。

2. 音叉试验 音叉试验是耳鼻喉科最常见的基本听力检查法，简便可靠，可鉴别耳聋的性质，常用频率为256Hz或512Hz的音叉。

（1）林纳试验：又称气骨导比较试验。是比较同侧受试耳气传导和骨传导的检查方法。

取C256音叉，将振动的音叉柄置耳后被检者乳突部或鼓窦区以测试骨导听力，待听不到声音时记录时间，并立即将音叉移置于距外耳道口约1cm处，以测试气导听力，待听不到声音时记录时间。

结果判断：气导比骨导时间长，见于正常听力或感音神经性聋。若骨导比气导时间长，或骨导、气导时间相等，可见于传导性耳聋或混合性耳聋。

（2）韦伯试验：又称骨导偏向试验。是比较双耳骨导听力强弱的方法。取频率为256Hz或512Hz的音叉，振动后置于被检者额骨中线或头顶正中，让受试者比较哪侧耳听到声音较响。

结果判断：正常者两耳听到声音响度相等；传导性耳聋，声音偏向患侧或耳聋较重侧；感音神经性聋，声音偏向健侧或耳聋较轻侧。

（3）施瓦巴赫试验：又称骨导比较试验。此试验是以比较受检者和正常人骨导时间的长短来分辨耳聋的类型。将振动音叉的柄部放在受检者的乳突或鼓窦区至听不到声音时，立即移动至检查者的鼓窦区（检查者的听力必须正常），若检查者认可听到，则表示受检者骨导比正常人缩短，反之则为延长。

结果判断：正常听力为受检者与检查者的骨导时间相等；传导性耳聋，骨导时间延长；感音神经性聋，骨导时间缩短。

不同类型耳聋的音叉试验结果见表 5－2。

表 5－2　音叉试验结果比较

音叉试验	传导性耳聋	感音神经性聋
林纳试验	（－），（±）	（＋）
韦伯试验	偏向患侧	偏向健侧
施瓦巴赫试验	延长	缩短

第二节　鼻部常用检查

鼻部的检查借助于聚光灯、额镜及鼻镜。分为鼻前庭及鼻腔内部的检查。

一、外鼻及鼻前庭检查法

外鼻及鼻前庭检查：患者正坐，检查者对好光，嘱患者头稍后仰，医生首先观察外鼻有无畸形，再以拇指推起其鼻尖即可，注意检查鼻前庭皮肤有无红肿、疔疮、流水、结痂等。

二、鼻腔的检查

鼻腔的检查：左手持鼻镜，与鼻腔底平行伸入鼻前庭，不超过鼻阈范围，然后张开鼻镜，使受检者变动头位角度，检查鼻中隔、中下鼻甲及中下鼻道及鼻底。正常鼻腔黏膜呈淡红色，光滑，鼻甲黏膜有弹性，鼻甲大小适中，通气良好，无涕存留。

注：后鼻镜及鼻窦检查略。

第三节　咽喉部常用检查

咽喉检查分为口咽部检查、喉咽部检查及鼻咽部检查。

一、口咽部检查法

1. 用压舌板轻压患者舌前 2/3 处，检查咽部形态变化，黏膜色泽，湿润程度，有无充血、肿胀、隆起、溃疡等病变。

2. 观察软腭运动情况，双侧是否对称。悬雍垂有无水肿、畸形。

3. 查看扁桃体形状、大小，有无充血，有无分泌物、溃疡、肿瘤。

二、喉咽部及喉腔检查法

医生对光后，左手用纱布，右手持喉镜，嘱患者平静呼吸，伸舌，将纱布包住舌前部，观察并拉出口腔外，右手将间接喉镜伸入口咽部，镜面贴于悬雍垂前面，将软腭推向后上，移动镜面角度和位置，检查喉咽及喉腔各部分，如舌根扁桃体、梨状窝、杓间区，特别是观察会厌有无水肿、充血，嘱患者发“衣”音，检查声带运动。注意声带色泽、边缘是否光滑，有无新生物等。

第四节　耳鼻咽喉疾病的针灸推拿技术

一、针灸治疗

选用与耳鼻咽喉疾病有关经络的穴位，常采用辨证循经取穴或邻近与远端相结合的取穴方法。

（一）常用穴位

1. 耳病常用穴位　手少阳三焦经的中渚、外关、翳风、天牖、瘛脉、耳门；足少阳胆经的听会、正营、侠溪、上关；手太阳小肠经的听宫穴；手太阴肺经的少商穴；手少阴心经的神门、曲池；手阳明大肠经的曲池、迎香、合谷；督脉的百会、神庭。

2. 鼻病常用的穴位　手太阴肺经的天府、少商；手阳明大肠经的二间、偏历、迎香；足阳明胃经的巨髎；足太阳膀胱经的眉冲、五枕、天柱；足少阳胆经的目窗、承灵、风池；督脉的囟会、上星、素髎；奇穴的印堂、鼻通。

3. 咽喉病常用穴位　手太阴肺经的列缺、鱼际、少商；手阳明大肠经的商阳、合谷、曲池、扶突；足阳明胃经的人迎、气舍、内庭；手太阳小肠经的少泽、天窗、天容；足少阴肾经的涌泉、照海；手少阳三焦经的关冲、中渚、支沟、四渎；督脉的哑门、风池；任脉的天突。

（二）方法

1. 毫针刺　选用穴位，用毫针进行针刺的方法。针刺后得气出针或留针 10～20 分钟。针刺手法有泻法与补法。泻法用于治疗实证、热证，此法是进针时捻转角度大，频率较快，用力较重，出针时摇大针孔。补法用于治疗虚证、寒证，此法是捻转角度较小，频率慢，用力轻，出针后揉按针孔。

毫针刺常用于治疗慢性耳病，如耳鸣、耳聋、耳眩晕、口眼㖞斜等；鼻病如鼻窒、鼻鼽、鼻渊、鼻衄等；咽喉病如咽喉红肿疼痛、喉喑、喉风等。

2. 穴位注射　是在穴位中进行药物注射，通过针刺与药液对穴位的刺激及药理作用，从而调整机体的功能，改善病理状态的一种治疗方法。亦称水针。

耳病穴位注射：多用于治疗耳鸣、耳聋，选用上述耳区邻近的穴位 1～2 穴，根据病情，注入调补气血、通经活络、行气祛瘀的药物，如黄芪、当归、川芎、红花、丹参等注射液，每穴注入 0.5～1ml，每天或隔天 1 次，一般 5～10 次为一疗程。

鼻病穴位注射多用于治疗鼻窒、鼻渊、鼻鼽、嗅觉不灵等。从上述针刺穴位选择 1～2 穴，按疾病虚实不同选择药液：实证热证，可选用鱼腥草注射液、柴胡注射液、红花注射液、丹参注射液等，以清热解毒，凉血活血，消肿通窍；虚证可选用当归注射液、川芎注射液、黄芪注射液，或维生素 B_1、B_{12} 等，以补血养血，温经通窍。每次每穴注入 0.5ml，每日或隔日 1 次，一般以 5～10 次为一疗程。

咽喉病穴位注射多用于治疗乳蛾、喉痹、喉痈、喉喑等病而致咽喉红肿疼痛、声嘶等。药物选用有虚实之不同：实证可选用丹参、红花、柴胡、鱼腥草、板蓝根等注射液，虚证可选用当归、川芎、黄芪及维生素 B_1、维生素 B_{12} 等注射液。

3. 针刺放血　用三棱针点刺，先在针刺部位上下推按，使瘀血积聚一处，右手持针（拇、食两指捏住针柄，中指指端紧靠针身下端，留出 1～2 分针尖），对准已消毒部位迅速刺入 1～2 分，立即出针，轻轻挤压针孔周围，使出血数滴，然后用消毒棉球按压针孔。针刺放血有活血通经、泄热开窍、消肿止痛的作用。咽喉红肿疼痛、高热，常取少商、商阳、耳背、耳尖、耳垂等。此外，咽喉局部红肿较甚，病情重，吞咽、呼吸不利者，可用三棱针在咽喉内患部之红肿高突处刺入，一般刺入 1 分许，刺 2～3 下，排出紫血，或于局部黏膜浅刺 5～6 下，出血泄热。

4. 耳针　由于人体的经脉直接或间接聚会于耳，人体各器官组织与耳有着广泛的联系，因此，人体各部器官组织在耳郭上均有其相应的分区与穴位，换言之，就是耳郭各部分分别隶属于人体各脏腑器官，称之为耳穴。耳针疗法是指针刺耳穴以防治疾病的一种方法，具有奏效迅速、操作简便等优点。

（1）常用耳穴　耳科疾病常用耳穴：内耳、肾、内分泌、枕、神门、肾上腺、口、颊等。常用于治疗耳鸣、耳聋、耳胀、耳闭、耳眩晕、脓耳、口眼㖞斜等病。

鼻科疾病常用耳穴：外鼻、内鼻、下屏尖、额、内分泌、肺、脾等。常用于治疗鼻塞、流涕、鼻鼽、鼻渊、鼻槁、鼻衄、头痛等。

咽喉科疾病常用的耳穴：咽喉、轮1～6、扁桃体、耳下根、内分泌、肾上腺、肺、脾、肝等。常用于治疗喉痹、乳蛾、喉喑等咽喉急慢性炎症疾病，咽喉红肿疼痛。

（2）耳针治疗的操作方法　耳针治疗的操作方法主要有毫针针刺、埋针及耳穴敷贴疗法等。耳针治疗时应注意：①要注意严密消毒，以防感染。耳郭冻伤和有炎症的部位禁针。如见针眼发红，患者又觉耳郭胀痛，可能有轻度感染时，应及时抗感染处理。②有习惯性流产史的孕妇，不宜采用耳针治疗。对年老体弱的高血压、动脉硬化患者，针刺前后应适当休息，以防意外。③耳针治疗时也有可能发生晕针，需注意预防和及时处理。④耳针疗法和其他疗法一样，也有一定的使用范围。因此，在使用时应防止“万病一针”的倾向，为了提高疗效，必要时可配合其他疗法。

二、推拿、按摩、导引法

1. 咽鼓管自行吹张法　用于治疗耳胀、耳闭之耳鸣、重听、耳膜内陷、咽鼓管不通者。其方法是调整好呼吸，闭唇合齿，用拇、食二指捏紧双前鼻孔，然后用力鼓气，使气体经咽鼓管咽口进入中耳内。此时可感觉到鼓膜突然向外膨出，并有哄然之声。

2. 鼓膜按摩术　用于治疗耳闭之耳鸣、耳聋、耳膜内陷者。其法是用中指尖插入外耳道口，轻轻按压，一按一放，或中指尖在外耳道轻轻摇动10余次，待外耳道的空气排出后即突然拔出，如此重复多次。也可用两手中指分别按压耳屏，使其掩盖住外耳道口，一按一放，有节奏地重复数十次。

3. 鸣天鼓　用于防治耳聋耳鸣。其方法是调整好呼吸，先用两手掌按摩耳郭，再用两手掌心紧贴两外耳道，两手食、中、无名、小指对称地横按在枕部，两中指相接触，再将两食指翘起放在中指上，然后把食指从中指上用力滑下，重重地叩击脑后枕部。此时可闻宏亮清晰之声，响如击鼓。先左手24次，再右手24次，最后双手同时叩击48次。

4. 鼻部按摩法　用于鼻塞、流涕之证。鼻背按摩方法是用两手鱼际部搓热，然后分别于鼻背由鼻根向迎香穴往返按摩，至热感为度，然后再分别由攒竹向太阳穴推拿，使局部有热感。每日3次。迎香穴按摩用食指于迎香穴上点、压、揉、按，每日3次，以觉鼻内舒适为度。

5. 咽喉部按摩法　声嘶失音的按摩法：取穴部位重点在人迎穴、水突穴、局部敏感压痛点，及咽喉部3条侧线：第1侧线，喉结旁开1分处直下；第3侧线，喉结旁开1.5寸直下；第2侧线，在第1、第3侧线中间。操作时，患者取坐位或仰卧位，医者先于患者咽喉部3条侧线一指推法或拿法，往返数次，也可配合揉法。然后在人迎、水突穴及敏感压痛点处采用揉法。手法宜轻快柔和，不可粗暴用力。

咽喉疼痛的按摩：取穴风池、风府、天突、曲池、合谷、肩井。操作时患者取仰卧位，先喉结两旁及天突穴处用推拿或一指推揉手法，上下往返数次。再取坐位，按揉风池、风府、肩井等穴，配合拿风池、肩井、曲池、合谷等。

三、擒拿法

擒拿法常用于急性咽喉疾病，有咽喉肿胀、疼痛剧烈、吞咽困难、汤水难下、痰涎壅盛，口噤难开等症状者。能调和气血，疏通经络，减轻症状，以便进食汤药或稀粥。其方法有多种，常用的有单侧擒拿法与双侧擒拿法。

1. 单侧擒拿法　患者正坐，单手侧平举，拇指在上，小指在下。术者站于患者手之正侧面，用与患者同侧手的食、中、无名指，紧按患者鱼际背部（相当于合谷穴处），小指扣于腕部，拇指与患者拇指罗纹面相对，并用力向前压紧，另一手拇指按住患者术侧锁骨上缘肩关节处（相当于肩髃穴处），食、中、无名指紧握腋窝处，并用力向外拉开。如此反复多次，此时患者咽喉疼痛明显减轻，助手则可将汤药或稀粥喂给患者缓缓咽下。

2. 双侧擒拿法　患者坐在没有靠背的凳上，术者站在患者背后，用两手从患者腋下伸向胸前，并以食、中、无名指按住锁骨上缘，两肘臂压住患者胁肋。术者胸部贴紧患者背部。位置固定好后，两手用力向左右两侧拉开（沿锁骨到肩胛），两肘臂和胸部将患者胁肋及背部压紧，三方面同时用力，以使患者咽喉部松动，便于吞咽，助手则可将汤药或稀粥喂给患者缓缓咽下。

施术时注意患者全身情况，术者用力需恰当，不可过于粗暴。

第五节　耳鼻咽喉科常用其他治疗技术

一、超短波理疗

超短波理疗属于高频电疗法范畴，是指用波长为 1 ~ 10m，频率为 30 ~ 300MHz 的高频振荡电流在人体所产生的电场作用进行治疗的方法。耳鼻喉科用于治疗急性咽炎、急性扁桃体炎、急性喉炎、急性外耳道炎、中耳炎等疾病效果较好。

二、超声雾化治疗

超声雾化治疗是利用超声波的振荡作用使药物溶液被破碎为雾状微粒，沿软管喷出，供口鼻吸入，配合超声波药液雾化吸闻可使微细的药液颗粒达咽喉，深入支气管、肺部，以利毛细血管的吸收，达到治疗作用。

三、鼻腔冲洗

取立位或半坐位，头向前倾，其下放一面盆。将冲洗器带橄榄头一端放入一侧鼻孔，另一端放入盛有冲洗剂的容器内。用手轻压冲洗器，使冲洗液缓慢进入鼻腔，由另一侧鼻孔流出，两侧交替进行。冲洗过程中应注意：冲洗时压力不可过大或做吞咽动作，以免引起耳部并发症。冲洗时请勿说话，以免引起呛咳。如果右侧进水，左侧出水困难，可以试着从左侧进水，右侧出水，反之亦可。

第 六 章

耳鼻咽喉科常见疾病

第一节　耳　疖

【概述】

耳疖是指发生于外耳道软骨部皮肤毛囊或皮脂腺的化脓性细菌感染性疾病，以耳痛、张口咀嚼疼痛加重，外耳道局限性红肿为症状表现，4～5天后，疖肿表面可见黄白色脓头，破溃后可有脓性分泌物。本病一般多由挖耳损伤皮肤，或耳道进水表皮软化，细菌感染所引起，多为单发，少数可为多发。

【诊断要点】

1. 耳痛剧烈，张口、咀嚼时加重，严重者牵引同侧头痛，全身可有发热、恶寒等症。
2. 多有挖耳史。
3. 检查：耳屏压痛，耳郭牵拉痛，外耳道壁局限性红肿突起，隆起如椒目状，肿甚者可堵塞外耳道。脓肿溃破后外耳道可见脓血。

【鉴别诊断】

外耳道炎：外耳道皮肤及皮下组织的弥漫性炎症，分急、慢性两种。急性外耳道炎耳胀、痒、疼痛，可伴听力减退，轻者外耳道皮肤弥漫性充血，重者耳道充血及肿胀，表皮溃烂，有少量黏脓性分泌物。临床应保持耳道清洁、干燥，避免机械性摩擦损伤耳道皮肤，可选用氯霉素甘油滴耳剂滴耳，肿胀明显者全身抗感染治疗。

【转诊原则】

1. 多发性疖肿或疖肿堵塞外耳道者。

2. 出现耳郭红肿，或耳前后淋巴结肿大者。

3. 常规治疗1周症状无改善者。

4. 合并慢性化脓性中耳炎，或糖尿病者。

【基本用药及治疗】

1. 疖肿早期局部4%硼酸乙醇或70%乙醇或2%酚甘油或抗生素软膏纱条敷于疖肿处，促其消肿或疖肿成熟溃破。

2. 疖肿成熟未破溃者需在耳道纵轴平行方向切开排脓，以防切口难愈及愈后形成外耳道狭窄，并将脓腔内脓栓清除，用75%乙醇纱条敷压切口，若脓性分泌物多，可行引流后再用75%乙醇纱条敷压切口。注意切口要沿耳道纵轴平行方向，以防切口难愈及愈后形成外耳道狭窄。

第二节　耵　耳

【概述】

耵耳是指耵聍堵塞外耳道引起的疾病。耵聍俗称耳垢、耳屎，乃耳道之正常分泌物，多可自行排出，不发生堵塞和引起症状。若耵聍分泌过多或排出受阻，耵聍凝结成团块，阻塞耳道，则成耵耳，即耵聍栓塞。

【诊断要点】

1. 耳道因各种原因刺激，导致耵聍腺分泌过多，耵聍逐渐凝聚成团，阻塞外耳道，称耵聍栓塞。

2. 可出现耳堵、耳胀、耳鸣、耳痛、听力减退，偶见眩晕等症状。

3. 检查：可见棕黑色或黄褐色块状物堵塞外耳道，质地不等，有的松软如泥，有的坚硬如石。如做听力检查为传导性聋。

【鉴别诊断】

外耳道异物：是指外来物质进入并停留在弯曲的外耳道内，临床有无症状或症状的轻重均视异物的大小、性质、部位、停留时间及有无继发感染等相关因素而定。异物可包括昆虫、工作现场飞扬性物体、挖耳或治疗失误留的火柴杆、棉花等，儿童自行将圆球状物、豆类及小玩具塞入耳道居多。临床以耳痛、耳鸣、听力下降症状为主，检查可见外耳道异物存留，治疗原则为尽早将异物取出，有感染者，抗感染治疗。

【转诊原则】

1. 若耵聍较大，压迫外耳道，或继发感染引起外耳道红肿疼痛、糜烂者。

2. 有慢性中耳炎病史者。

3. 耵聍黏附鼓膜表面者。

【基本用药及治疗】

1. 对可活动的、部位浅、未完全阻塞外耳道的耵聍可用膝状镊或耵聍钩取出。

2. 耵聍较大而坚硬，难以取出者，先滴入5%碳酸氢钠，待软化后用吸引法或外耳道冲洗法清除。

3. 已有外耳道炎者，应先控制炎症，再以上法取耵聍。合并外耳道感染者，可配合热敷、超短波及微波理疗。

第三节　耳　瘘

【概述】

耳瘘是指发生于耳前或耳后的瘘管。发生于耳前者称耳前瘘，多属先天性；发生于耳后者称耳后瘘，多由痈疮、耳后附骨痈治疗不彻底，或体虚邪毒未尽，脓液从窍内蚀骨成瘘。西医学的先天性耳前瘘管、化脓性中耳炎合并耳后瘘管等可参考本节进行辨证施治。

【诊断要点】

1. 先天性耳前瘘管是一种常见的先天耳畸形。为胚胎时期形成耳郭的第1、2鳃弓的6个小丘样结节融合不良或第1鳃沟封闭不全所致。耳前瘘管瘘口多位于耳轮脚前，多为单侧性，也可为双侧。挤压时有少量白色黏稠性或干酪样分泌物从管口溢出。

2. 临床表现：未染毒的耳前瘘，一般无自觉症状，不必处理。若感染邪毒，则局部红肿疼痛，甚则破溃流脓，且常反复发作。耳后瘘常流出清稀脓液，经久不愈，且多伴有耳内流脓。

3. 检查：耳前瘘开口多位于耳轮脚的前缘，少数亦可位于耳郭或耳垂等部位。未染毒者，瘘口周围皮肤如常，若感染邪毒，则可见瘘口周围红肿，时有脓液自瘘口溢出。

【鉴别诊断】

耳后皮脂腺囊肿：俗称“粉瘤”，是因皮脂腺导管阻塞后形成。处于生长发育旺盛期的青年人多发。皮脂腺囊肿好发于头皮和颜面部，耳后更为常见，一般为单发，偶见多发，可挤出白色豆腐渣样内容物。感染后，造成囊肿破裂分泌物排出而暂时消退，但会形成瘢痕，并且易于复发。手术是唯一的治疗方法。

【转诊原则】

1. 耳前瘘管脓肿期，常规切开引流、换药，切口延期愈合或复发者。
2. 化脓性中耳炎合并耳后瘘者。
3. 耳前瘘管脓肿期，常规切开引流、换药，切口延期愈合或复发者。
4. 化脓性中耳炎合并耳后瘘者。

【基本用药及治疗】

1. 外敷 耳前瘘红肿未成脓者，可外敷金黄油膏、鱼石脂膏或抗生素软膏。

2. 切开排脓 瘘口周围脓肿形成者，应切开排脓，放置引流条，定时清洁更换，待脓液渐减至干净，择期手术治疗。

3. 手术治疗 对耳前瘘，控制感染后，可行瘘管切除术。

第四节 脓 耳

【概述】

脓耳是指以鼓膜穿孔、耳内流脓、听力下降为主要特征的耳病。病发初期，治疗及时可治愈，若反复发作，迁延不愈则转为慢性脓耳。西医学的急、慢性化脓性中耳炎及乳突炎可参考本节进行辨证施治。

【诊断要点】

1. 初发病者大多有外感病史，病久者有耳内反复流脓史。

2. 急发者，以耳痛逐渐加重、听力下降、耳内流脓为主要症状。全身可有发热、恶风寒、头痛等症状。小儿急性发作者，症状较重，可见高热并伴有呕吐、泄泻或惊厥。鼓膜穿孔流脓后，全身症状逐渐缓解。病久者，以耳内反复流脓或持续流脓、听力下降为主要症状。

3. 检查：发病初期，从鼓膜松弛部开始充血，逐渐发展到锤骨柄至紧张部，继而整个鼓膜红赤、肿胀，向外膨出，正常鼓膜标志难以辨识。鼓膜穿孔前，局部可见小黄亮点，初始穿孔甚小，或可见脓液从小孔闪动而出。病程迁延日久者，鼓膜穿孔较大，多位于紧张部，也可在松弛部，常反复流脓。

【鉴别诊断】

1. 外耳道炎 外耳道皮肤及皮下组织的弥漫性炎症，分急、慢性两种。急性外耳道炎耳胀、痒、疼痛，可伴听力减退，轻者外耳道皮肤弥漫性充血，重者耳道充血及肿胀，表皮溃烂，有黏脓性分泌物。

2. 耳疖 耳疖是指发生于外耳道软骨部皮肤毛囊或皮脂腺的化脓性细菌感染性疾病，以耳痛、张口咀嚼疼痛加重，外耳道局限性红肿为症状表现，4～5 天后，疖肿表面可见黄白色脓头，破溃后可有脓性分泌物。

【转诊原则】

1. 常规治疗无效或加重者。

2. 患耳侧头痛、发热、乳突红肿并有压痛者。

3. 诊断不明，需进一步到上级医院行CT等相关检查者。

【基本用药及治疗】

1. 鼓膜穿孔前，可选2%酚甘油滴耳剂滴耳，消炎镇痛。若耳膜穿孔有脓应立即停药，因该药遇脓液后释放石炭酸，可腐蚀黏膜和鼓膜。

2. 鼓膜穿孔后，黏脓性分泌物存留于外耳道时，选用3%过氧化氢清洗耳道脓液并拭净，也可用负压吸引的方法清除脓液，再以抗生素水溶液如氧氟沙星滴耳液等滴耳，若鼓膜穿孔小，可采取加压滴药方法，至炎症基本消退。

第五节　耳鸣、耳聋

【概念】

耳鸣指外界无声源而患者自觉耳中鸣响，可发生于单侧，也可发生于双侧；耳聋指不同程度的听力减退。

耳鸣与耳聋这两个症状在临床上可以单独发生，又多有同时或先后出现，如《杂病源流犀烛·卷二十三》谓："耳鸣者，聋之渐也……"二者的病因病理及中医辨证施治原则基本相似，故常将两者一起进行讨论。耳鸣、耳聋可以为多种耳科疾病及全身疾病的一种常见症状，也可单独成为一种疾病。西医学的特发性突聋、暴震性聋、传染病中毒性聋、噪音性聋、药物中毒性聋、老年性聋、耳硬化症以及原因不明的感音神经性聋、混合性聋及耳鸣等疾病，均可参考本节辨证施治。

【病因病机】

耳鸣耳聋应辨明虚实，实者可因外邪或脏腑实火上扰耳窍，或瘀血、痰饮蔽阻清窍；虚者多为脏腑虚损、耳窍失养所致。

1. 风热侵袭　若寒暖不适，外邪侵袭，肺失宣降，外邪循经上犯耳窍，致使耳窍失聪，而导致耳聋或耳鸣。

2. 肝火上扰　若外邪由表及里，侵犯少阳，或情志抑郁，或暴怒伤肝，致肝失调达，气郁化火，均可导致肝胆火热循经上扰耳窍，引起耳鸣耳聋。

3. 痰火郁结　饮食不节，过食醇酒厚味，使脾胃受伤，或忧思伤脾，致水湿不运，湿聚生痰，若痰郁化火，痰借火势上升，郁于耳中，壅闭清窍，从而导致耳鸣耳聋。

4. 气滞血瘀　若情志抑郁不遂，致肝气郁结，气滞血瘀，或因跌仆暴震等伤及气血，致瘀血内停，或久病及血，均可造成耳窍经脉壅阻，清窍闭塞，发生耳鸣或耳聋。

5. 肾精亏损　若先天肾精不足，或病后失养，恣情纵欲，伤及肾精，或年老肾精渐亏等，均可导致肾精亏损，耳窍失于充养；若肾阴不足，则虚火内生，上扰耳窍；肾阳不足，则耳窍失于温煦，均可引起耳鸣或耳聋。

6. 气血亏虚　若饮食劳倦、思虑过度，致脾胃虚弱，清阳不升，气血生化之源不足，则气血亏虚，不能上奉于耳，耳窍经脉空虚，致耳鸣或耳聋。亦可因大病之后，耗伤心血，则耳窍失养而致耳鸣耳聋。

【鉴别诊断】

1. 特发性突聋　患者在数小时至3日内突然发生听力急剧下降，多为单耳发病，听力检查呈中重度以上的感音神经性聋，可伴有耳鸣、眩晕、恶心呕吐等。

2. 药物中毒性聋　是在某些抗生素、水杨酸盐、利尿剂、抗肿瘤类等药物应用过程中或应用以后发生的感音神经性聋，症状以耳鸣、耳聋与眩晕为主，可能出现在用药过程中，亦可能发生于停药后数日、数周甚至数月。

3. 老年聋　为伴随年龄老化而发生的耳聋，表现为双侧进展缓慢、无波动的高频的听力减退，常伴耳鸣，一般无眩晕。

4. 噪声性聋与爆震性聋　长期接触噪声刺激所引起的缓慢进行性的感音神经性聋为噪声性聋，暴露于一次瞬时高强度脉冲噪声所引起的急性声损伤为爆震性聋。

5. 梅尼埃病　梅尼埃病是以膜迷路积水为基本病理改变，以反复发作的旋转性眩晕、波动性感音性听力损失、耳鸣和耳内胀满感为临床特征的特发性内耳疾病。其确切病因尚不明确，首次发病年龄以30～50岁居多，单耳患病者约占85%。

6. 全身疾病相关性聋　某些全身性疾病如高血压与动脉硬化、糖尿病、慢性肾炎与肾衰竭、系统性红斑狼疮、甲状腺功能低下、高脂血症、红细胞增多症、白血病、镰状细胞贫血、多发性硬化、多发性结节性动脉炎等均可造成内耳损伤，导致感音神经性聋。

【辨证论治】

1. 辨证要点

（1）实证：发病急，病程短，耳鸣声大，高调或低调，听力下降迅速，可伴耳堵闷、眩晕及实证表现，脉实有力。

（2）虚证：发病缓慢，病程较长，听力减退逐渐加重，耳鸣声音尖细，多呈高调，伴虚证表现，脉弱。

2. 治疗原则 实证宜祛邪为主，根据病因分别采用祛风、清肝、化痰、活血等法；虚证宜扶正为主，采用补肾填精、益气养血等法。

3. 证治分类

（1）风热侵袭证

证候：突起耳鸣，昼夜不停，听力下降，或伴耳胀闷感。全身可伴有鼻塞、流涕、咳嗽、头痛、寒热等。舌红，苔薄黄，脉浮数。

治法：疏风清热。

方药：银翘散加减。

连翘20g　银花15g　苦桔梗9g　薄荷9g　竹叶9g　生甘草6g　荆芥穗9g　淡豆豉9g　牛蒡子9g

常用中成药：银翘解毒片。

（2）肝火上扰证

证候：突发耳鸣高调且持续，听力下降，多在情志抑郁或恼怒之后加重，伴口苦，面红急躁，夜寐不宁，头痛或眩晕。舌红苔黄，脉弦数有力。目痛较甚，怕热畏光，眵多黄稠，热泪如汤，胞睑红肿，白睛红赤浮肿，可兼见口渴、尿黄、便秘。舌红，苔黄，脉数。

治法：清肝泄热，解郁通窍。

方药：龙胆泻肝丸。

龙胆草9g　栀子6g　黄芩6g　柴胡9g　车前子10g　泽泻6g　木通3g　生地9g　当归10g　甘草13g

常用中成药：龙胆泻肝丸。

（3）痰火郁结证

证候：耳鸣耳聋，耳中胀闷，头重头昏，或头晕目眩，痰盛呕恶，口苦，二便不畅。舌红，苔黄腻，脉滑数。

治法：化痰清热通窍。

方药：清气化痰丸。

胆南星9g 瓜蒌仁9g 制半夏9g 茯苓9g 黄芩9 陈皮9g 枳实9g 杏仁9g 石菖蒲9g

(4) 气滞血瘀证

证候：耳鸣耳聋，病程可长可短，伴耳周麻木、堵塞感，或有爆震史。舌质暗或有瘀点，脉细涩。

治法：活血化瘀，行气通窍。

桃仁9g 红花9g 赤芍9g 川芎9g 当归10g 生姜9g 大枣5枚 鲜姜3片

常用中成药：血府逐瘀胶囊。

(5) 肾精亏损证

证候：气血亏损，虚鸣如蝉，听力逐渐下降，或见头昏，腰膝酸软，虚烦失眠，记忆减退。舌红少苔，脉细弱或细数。

治法：补肾填精，滋阴潜阳。

方药：耳聋左慈丸。

熟地15g 淮山药12g 山茱萸9g 丹皮9g 泽泻9g 茯苓9g 五味子9g 磁石（先煎）30g 石菖蒲9g

常用中成药：杞菊地黄丸、左归丸。

(6) 气血亏虚证

证候：耳鸣耳聋，疲劳后加重。倦怠乏力，面色无华，食欲不振，脘胀便溏，心悸失眠。舌质淡红，苔薄白，脉细弱。

治法：健脾益气，养血通窍。

方药：归脾汤。

党参9g 黄芪9g 白术9g 炙甘草9g 当归9g 阿胶（烊冲）9g 龙眼肉9g 酸枣仁9g 茯苓9g 远志9g 木香9g

常用中成药：归脾丸。

【其他治疗】

1. 针灸 局部取穴与辨证全身取穴相结合，局部可取耳门、听宫、听会、翳风为主。风热侵袭者，可加外关、合谷、曲池、大椎；肝火上扰可加太冲、丘墟、中渚；痰火郁结可加丰隆、大椎；气滞血瘀可加膈俞、血海；肾精亏损加肾俞、关元；

气血亏虚加足三里、气海、脾俞。实证用泻法，虚证用补法，或不论虚实，一律用平补平泻法，每日针刺1次。

2. 耳针法 内耳、肾、肝、神门、皮质下等；亦可用王不留行籽贴压这些穴位，反复按压刺激。

3. 穴位注射法 选穴参照针刺穴位选用听宫、翳风、完骨、耳门等穴，药物可选用当归注射液、丹参注射液、维生素 B_{12}注射液等，每次每穴注入0.5～1ml。隔日1次，各穴交替应用。

【转诊原则】

1. 常规治疗无效或加重者。
2. 单耳听力迅速（数小时或数天内）下降者。
3. 耳鸣耳聋伴有眩晕或呕吐者。
4. 诊断不明，需进一步到上级医院行声导抗、脑干电位、前庭功能、CT等检查者。

【养生与康复】

1. 食疗：肾精亏损者，平时可食用枸杞子、山药等滋补食品以益肾填精；气血亏虚者可用桂圆、红枣、乌鸡等调补气血。
2. 足疗：中医辨证处方，水煎后热水泡脚并实施按摩。
3. 穴位贴敷：听宫、翳风、完骨、耳门等穴用绿豆压在穴位上适力按压。
4. 对于情志因素导致的耳鸣耳聋可多加心理疏导，解除影响因素，尤其是对于心因性耳鸣耳聋，要指导患者释放心理压力。

【健康教育】

1. 重视精神调摄，保持心情愉快，开朗乐观，劳逸结合。
2. 保持良好的生活规律，注意休息，切忌过量饮酒。
3. 服用汤剂中药，耳鸣耳聋属实证者（风热侵袭、肝火上扰、痰火郁结），应清淡饮食，切忌饮酒。

第六节 鼻 窒

【概念】

鼻窒是指以经常性鼻塞为主要特征的慢性鼻病。本病的发生无年龄及性别上的差异。西医学的慢性鼻炎等疾病可参考本节进行辨证施治。

【病因病机】

本病多因正气虚弱，伤风鼻塞反复发作，余邪未清而致。其病机与肺、脾二脏功能失调及久病气滞血瘀有关。

1. 肺经蕴热，壅塞鼻窍 伤风鼻塞失于调治，反复发作，迁延不愈，邪热伏肺，久蕴不去，致邪热壅结鼻窍，鼻失宣通，气息出入受阻而为病。

2. 肺脾气虚，邪滞鼻窍 素体肺气不足，或久病耗伤肺卫，致使肺气虚弱，邪毒留滞鼻窍而为病。或饮食不节，劳倦过度，病后失养，损伤脾胃，致脾胃虚弱，运化失健，湿浊滞留鼻窍而为病。

3. 邪毒久留，血瘀鼻窍 伤风鼻塞失治，或外邪屡犯鼻窍，邪毒留滞不去，壅阻鼻窍脉络，气血运行不畅为病。

【鉴别诊断】

1. 鼻窦炎 多为患侧持续性鼻塞，如双侧同时患病，则为双侧持续性鼻塞，多因鼻腔黏膜黏性肿胀和分泌物积蓄所致，鼻塞还可致嗅觉减退或消失。同时鼻腔大量脓性或黏性脓涕难以擤尽，可伴少量血涕，分泌物可流至咽部。部分患者可伴有明显的头痛，头痛的部位常局限于前额、鼻根部或颌面部、头顶或枕部等，并有一定的规律性。鼻窦 X 线或 CT 检查常显示鼻窦腔模糊、密度增高及浑浊，或可见液平面。

2. 鼻息肉 进行性鼻塞可发生于单侧或双侧鼻息肉，检查可见鼻腔单个或多个灰白或淡红色半透明样肿物，常有嗅觉减退或消失；伴有鼻窦炎者常有头胀痛、流脓涕等症状；伴有变应性鼻炎者常阵发性鼻痒、喷嚏、鼻流清涕等。

【辨证论治】

1. 辨证要点

（1）实证：鼻塞时轻时重，或呈交替性，或持续不减，鼻涕黏黄或黏白，鼻甲肿大或肥大质硬，伴实证表现。

（2）虚证：鼻塞或重或轻，或呈交替性，或持续不减，稍遇风冷则鼻塞加重，伴虚证表现，脉缓弱。

2. 治疗原则 实证宜祛邪为主，根据病因分别采用清热通窍、化瘀通窍等法；虚证宜扶正为主，采用补益肺脾、散邪通窍等法。

3. 证治分类

（1）肺经蕴热，壅塞鼻窍证

证候：鼻塞时轻时重，或交替性鼻塞，鼻涕色黄量少，鼻气灼热，检查见鼻黏膜充血，下鼻甲肿胀，表面光滑、柔软有弹性。舌尖红，苔薄黄，脉数。

治法：清热散邪，宣肺通窍。

方药：黄芩汤。

酒黄芩 9g　栀子 9g　桑白皮 12g　甘草 9g　连翘 9g　薄荷 3g　荆芥穗 9g　赤芍 9g　麦冬 9g　桔梗 6g

（2）肺脾气虚，邪滞鼻窍证

证候：鼻塞时轻时重，或呈交替性，涕白而黏，遇寒冷时症状加重。恶风自汗，易患感冒，检查见鼻黏膜及鼻甲淡红肿胀。舌淡苔白，脉缓弱。

治法：补益肺脾，散邪通窍。

方药：温肺止流丹。

细辛 9g　荆芥 9g　人参 9g　甘草 9g　诃子 9g　桔梗 9g　鱼脑石 9g　五味子 9g　白术 9g　黄芪 9g

常用中成药：补中益气丸、玉屏风颗粒。

（3）邪毒久留，血瘀鼻窍证

证候：鼻塞较甚或持续不减，鼻涕黏黄或黏白，语声重浊或有头胀头痛，耳闭重听，嗅觉减退。检查见鼻黏膜暗红肥厚，鼻甲肥大质硬，表面凹凸不平，呈桑葚状。舌质暗红，脉弦涩。

治法：行气活血，化瘀通窍。

方药：通窍活血汤合苍耳子散加减。

桃仁 9g　红花 9g　赤芍 9g　川芎 9g　白芷 9g　薄荷 9g　辛夷 9g　苍耳子 9g　老葱 15g　生姜 9g　大枣 5 枚

常用中成药：血府逐瘀胶囊。

【其他疗法】

1. 针灸

(1) 耳针：取鼻、内鼻、肺、脾、内分泌、皮质下等穴，用耳针针刺或用王不留行籽贴压耳穴。

(2) 体针：主穴：迎香、鼻通、印堂。配穴：百会、风池、太阳、合谷、足三里。每次取主穴加配穴 2 ~ 3 个，针刺，辨证施用补泻手法。

(3) 艾灸：对于肺脾气虚、气血瘀阻证，取迎香、人中、印堂、百会、肺俞、脾俞、足三里等穴，温灸。

2. 滴鼻法　用芳香通窍的药物滴剂滴入鼻内，以疏通鼻窍，利于引流。如滴通鼻炎水、1% 麻黄素滴鼻液等。

3. 药液熏洗法　用芳香通窍，行气活血的药物，如苍耳子散、辛夷散、川芎茶调散等，放砂锅中，加水 2000ml，煎至 1000ml，倒入合适的容器中。先令患者用鼻吸入热气，从口中吐出，反复多次，待药液温度降至不烫手时，热敷印堂、阳白等穴位，每日早晚各 1 次，每天 1 次，7 天为一疗程。

【转诊原则】

1. 常规治疗无效或加重者。
2. 涕中带血反复发作者。
3. 鼻塞伴有头痛者。
4. 诊断不明，需进一步到上级医院行鼻内镜、CT 等检查者。

【养生与康复】

1. 足疗　中医辨证处方，水煎后热水泡脚并实施按摩。

2. 穴位贴敷　印堂、迎香、大椎等穴用药贴敷或绿豆压在穴位上适力按压。

【健康教育】

1. 保持良好的生活规律，注意休息，锻炼身体，增强体质，避免受风受凉，积极防治伤风鼻塞。

2. 戒除烟酒，注意饮食卫生和环境保护，避免粉尘长期刺激。

3. 避免局部长期使用血管收缩类西药滴鼻，鼻塞重时，不可强行擤鼻，以免邪毒入耳。

4. 本病若在早期治疗得当，可获痊愈。长期失治，则缠绵难愈，并可引发鼻渊、耳胀耳闭、喉痹等疾病。

第七节 鼻 衄

【概述】

鼻衄，即鼻出血，属急诊，是多种疾病的常见症状之一。鼻部及全身多种疾病均可引发。

【诊断要点】

1. 鼻中出血，多为单侧出血，亦可双侧。可表现为间歇反复出血，亦可持续出血。出血量多少不一，轻者仅鼻涕中带血；较重者，渗渗而出或点滴而下；严重者，大量出血或反复出血者，可导致贫血甚至休克。

2. 应注意询问有无鼻部外伤、肿瘤或全身各系统疾病等病史，有无其他诱发因素。

3. 检查：一般情况下，首先应找出血点，在前鼻镜或鼻内镜下做鼻腔检查，出血多位于鼻中隔前下方的易出血区，以儿童及青年患者居多，中老年患者出血多位于鼻腔后段或中段。待采取有效止血措施后，找出血原因进行必要的全身检查和实验室检查。

【鉴别诊断】

1. 呕血 上腹部疼痛，呕出血多为鲜红或暗红色，咖啡样或棕褐色，无泡沫，但常混有食物残渣和胃液，呈酸性反应；呕血凶猛时可同时从口鼻中涌出，有血便，很少有痰中带血。常有胃病或肝病史如消化性溃疡、肝硬化、食管胃底静脉曲张、糜烂性出血性胃炎、胃黏膜脱垂、食管癌、胃癌等。

2. 咯血　胸闷，胸部不适，喉痒感，咳出凶猛时亦可同时从口鼻涌出，由暗红至鲜红色，混有气泡或痰液，常呈碱性，痰中带血可持续数日，一般无血便，除非血液咽下，常见于肺结核、肺脓肿、支气管扩张、肺癌、二尖瓣狭窄等。

【转诊原则】

1. 外伤及不明原因的鼻出血。
2. 鼻出血伴有高血压病史者。
3. 经前鼻孔填塞止血，止血效果不佳者。

【治疗】

鼻衄属于急症，临床治疗时要遵照“急则治其标”、“缓则治其本”之原则，积极采取止血措施。

1. 滴鼻法　用1%盐酸麻黄素液、1%呋麻滴鼻液等滴鼻，或用1%呋麻滴鼻液浸湿的棉卷放置出血的一侧鼻腔，也有止血作用。

2. 冷敷法　取坐位，以冷水浸湿的毛巾或冰袋敷于患者的前额或颈部，以达凉血止血的目的，适用于实热证鼻衄。

3. 压迫法　用手指掐压患者入前发际正中线1～2寸处，或患者用手指向鼻腔内后方压迫出血侧鼻翼10～15分钟，以达止血目的。

4. 简易填塞法　适用于小量出血者，用胶原蛋白止血海绵塞入鼻腔，压迫止血。

5. 前鼻孔填塞止血法　适用于鼻中隔、鼻腔出血者，采用凡士林纱条自后向前从上至下填塞鼻腔，或直接放入膨胀止血海绵并注入生理盐水，以持续加压达到止血目的。

第八节　喉　痹

【概念】

喉痹是指以咽部红肿疼痛、灼热、干咳作痒，或异物感不适为主要特征的咽部疾病。西医学的急、慢性咽炎及某些全身性疾病在咽部的表现可参考本节进行辨证施治。

【病因病机】

1. 外邪侵袭，上犯咽喉 气候骤变，起居不慎，风热外邪从口鼻侵犯人体，邪毒停聚于咽，则发为喉痹；风寒之邪外袭，寒邪客于肺系，壅结于咽，亦可发为喉痹。

2. 肺胃热盛，上攻咽喉 邪热外袭，或过食辛热煎炒、醇酒之类，肺胃蕴热，复感外邪，内外邪热搏结，循经上蒸咽喉而为病。

3. 肺肾阴虚，虚火上炎 温热病后，或劳伤过度，耗伤肺肾阴液，使咽喉失于滋养，加之阴虚则虚火亢盛，虚火上炎，灼于咽喉，发为喉痹。

4. 脾胃虚弱，咽喉失养 思虑过度，劳伤脾胃，或饮食不节，或久病伤脾，致脾胃受损，水谷精微生化不足，津不上承，咽喉失养，则发为喉痹。

5. 脾肾阳虚，咽失温煦 过劳伤肾，或久病过用寒凉之品，以至脾肾阳虚，肾阳虚则虚阳浮越，上扰咽喉；或脾肾阳气亏损，失去温运固摄功能，寒邪凝闭，阳气无以上布于咽而为病。

6. 痰凝血瘀，结聚咽喉 饮食不节，损伤脾胃，运化失常，水湿停聚为痰，凝结咽喉；或喉痹反复发作，余邪滞留于咽，久则经脉瘀滞，咽喉气血壅滞而为病。

【鉴别诊断】

1. 扁桃体炎 主要由乙型溶血性链球菌、葡萄球菌、肺炎链球菌和腺病毒引起的腭扁桃体的非特异性炎症。如炎症仅限于扁桃体表面黏膜、隐窝内，临床常有咽痛不适、低热等轻度的全身症状；若炎症进入扁桃体实质，则咽痛剧烈，高热、局部及全身症状较重，扁桃体肿大充血，可见白色脓点，易拭去，下颌角淋巴结肿大，白细胞明显增高。慢性扁桃体炎患者常有咽干发痒、异物感、刺激性咳嗽及口臭等临床症状，扁桃体及咽后壁充血，扁桃体腺窝口有干酪样点状分泌物等。

2. 传染性单核细胞增多症 由EB病毒感染所致的急性或亚急性传染病。临床表现以头痛、发热、咽痛为多见，咽部、软腭及扁桃体弥漫性充血，扁桃体肿大，有时表面有白色假膜，易拭去，全身淋巴结多发性肿大，有时出现皮疹，肝脾肿大。血液检查，异常淋巴细胞、单核细胞增多可占50%以上，血液嗜异性凝集试验阳性。

【辨证论治】

1. 辨证要点

(1) 实证：起病急，多表现为咽部疼痛为主，吞咽时咽痛加重，局部红肿明显，伴实证表现。

(2) 虚证：病程较长，出现咽干、咽痒、咽部微痛及灼热感、咽喉异物阻塞感及哽哽不利，劳累后加重等种种咽喉不适的症状，伴虚证或虚热证表现，脉细。

2. 治疗原则　实证宜祛邪清热为主，根据病因分别采用清热宣肺、解毒、化痰散结利咽等法；虚证要兼顾气阴，根据病因分别采用滋阴、益气、温阳利咽等法。

3. 证治分类

(1) 外邪侵袭，上犯咽喉证

证候：咽部疼痛，吞咽不利。偏于风热者，咽痛较剧，吞咽痛增，伴发热，头痛，咳嗽，痰黄稠。舌苔薄黄，脉浮数。检查可见咽部黏膜充血、肿胀，咽后壁淋巴滤泡、颌下淋巴结肿大压痛。偏于风寒者，咽痛较轻，伴恶寒发热，身疼，咳嗽痰稀。舌质淡红，脉浮紧。

治法：疏风散邪，宣肺利咽。

方药：银翘散、六味汤。

银花9g　连翘9g　牛蒡子9g　荆芥9g　薄荷（后下）9g　桔梗9g　蝉衣9g　淡竹叶9g　芦根9g　甘草9g　荆芥9g　防风9g　桔梗9g　僵蚕9g　薄荷（后下）9g　甘草6g

常用中成药：银翘解毒片。

(2) 肺胃热盛，上攻咽喉证

证候：咽部疼痛较剧，吞咽困难，发热，口渴便秘。舌质红，舌苔黄，脉洪数。检查见咽部黏膜充血肿胀明显，咽后壁淋巴滤泡红肿，颌下淋巴结肿大压痛。

治法：清热解毒，利咽消肿。

方药：清咽利膈汤。

荆芥9g　防风9g　薄荷9g　金银花9g　连翘9g　栀子9g　黄芩9g　黄连9g　桔梗9g　甘草6g　牛蒡子9g　玄参9g　生大黄（后下）3g　玄明粉（冲服）3g

(3) 肺肾阴虚，虚火上炎证

证候：咽部干燥，灼热疼痛，午后较重，或咽部不利，干咳痰少而稠，或痰中带血，手足心热。舌红少津，脉细数。检查可见咽部黏膜潮红，咽后壁淋巴滤泡增生，或咽部黏膜干燥少津。

治法：滋养阴液，降火利咽。

方药：养阴清肺汤合知柏地黄汤加减。

玄参 9g　生甘草 6g　麦冬 9g　生地 9g　薄荷 9g　贝母 9g　丹皮 9g　山茱萸 9g　茯苓 9g　知母 9g　黄柏 9g

常用中成药：养阴清肺丸、知柏地黄丸。

(4) 脾胃虚弱，咽喉失养证

证候：咽喉哽哽不利或痰黏着感，咽燥微痛，口干而不欲饮或喜热饮，易恶心干呕，或时有呃逆反酸，若受凉、多言则症状加重。检查见咽黏膜淡红或微肿，淋巴滤泡增生，可呈扁平或融合，平素容易感冒，倦怠乏力，胃纳欠佳。舌质淡红边有齿印，苔薄白，脉细弱。

治法：益气健脾，升清利咽。

方药：补中益气汤。

党参 9g　黄芪 9g　茯苓 9g　白术 9g　炙甘草 9g　陈皮 9g　当归 9g　升麻 6g　柴胡 9g

(5) 脾肾阳虚，咽失温煦证

证候：咽部异物感，哽哽不利，痰涎稀白，面色苍白，形寒肢冷，腰膝冷痛，腹胀纳呆，下利清谷。舌质淡嫩，舌体胖，苔白，脉沉细弱。检查见咽部黏膜淡红，咽后壁清稀痰涎。

治法：补益脾肾，温阳利咽。

方药：附子理中丸。

党参 9g　白术 9g　干姜 9g　炙甘草 9g　炮附子（先煎）9g

(6) 痰凝血瘀，结聚咽喉证

证候：咽部异物感、痰黏着感、焮热感，或咽微痛，痰黏难咯，咽干不欲饮，易恶心呕吐，胸闷不适。舌质暗红，或有瘀斑、瘀点，苔白或微黄，脉弦滑。检查见咽黏膜暗淡或暗红，咽后壁滤泡增多或融合成片，咽侧索肥厚。

治法：化痰散结，祛瘀利咽。

方药：贝母瓜蒌散。

贝母 9g　瓜蒌 9g　橘红 9g　天花粉 15g　桔梗 9g　茯苓 9g

【其他疗法】

1. 针灸

(1) 体针：可选用合谷、内庭、曲池、足三里、肺俞、太溪、照海等为主穴，以尺泽、内关、复溜、列缺等为配穴。每次主穴、配穴可各选 2～3 穴，根据病情可用补法或泻法，每日 1 次，5～10 次为一疗程。

(2) 灸法：主要用于虚证，可选合谷、足三里、肺俞等穴，悬灸或隔姜灸，每次 2～3 穴，每穴 20 分钟，10 次为一疗程。

(3) 耳针：可选咽喉、肺、心、肾上腺、神门等埋针或可用胶布埋压王不留行籽，或六神丸，两耳交替使用埋压法，隔日 1 次，5～10 次为一疗程。

(4) 穴位注射：可选人迎、扶突、水突等穴，以丹参注射液、川芎注射液或维生素 B_1 注射液等每次 1 穴（双侧），每穴 0.5～1ml，每隔 3 日 1 次，5～10 次为一疗程。

2. 含漱　以清热利咽之中药煎水漱口，有清热解毒，防止邪毒侵袭和滞留咽喉的作用。

(1) 银花、连翘、薄荷、甘草煎汤，漱口。

(2) 桔梗、甘草、菊花、岗梅根煎汤，漱口。

3. 吹喉　将中药制成粉剂，直接吹喷于咽喉患部，以清热止痛利咽，如西瓜霜、喉风散等。

4. 涂敷　用棉签蘸复方碘甘油或硼酸甘油涂于咽部肌膜。

5. 含服　将中药制成丸或片剂进行含服，使药物直接作用于咽喉以清热生津利咽，如银黄含片、六神丸、草珊瑚含片等，每日 3～4 次，每次 1～2 片。

6. 蒸汽或雾化吸入　可用内服之中药煎水装入保温杯中，趁热吸入药物蒸汽；亦可用中药液置入超声雾化器中进行雾化吸入，如丹参注射液、川芎注射液或银花、连翘、板蓝根、野菊花、蒲公英等煎水过滤。

7. 按摩　于喉结旁开 1～2 寸，用食指、中指、无名指沿纵向平行线上下反复轻轻揉按，每次 10～20 分钟，10 次为一疗程。亦可沿颈部第 1～7 颈椎棘突旁开 1～3 寸按摩。

【转诊原则】

1. 常规治疗无效或加重者。

2. 痰中带血反复发作者。

3. 诊断不明，需进一步到上级医院行纤维喉镜及 CT 等检查者。

【养生与康复】

1. 食疗

（1）绿豆 30g，海带 30g，白糖少许。制法：将绿豆与海带（切丝）放于锅中，加水煮烂，后入白糖调味，每日当茶喝。

（2）取橄榄两枚，绿茶 1g。将橄榄连核切成两半，与绿茶同放入杯中，冲入开水，加盖闷 5 分钟后饮用。适用于慢性咽炎，咽部异物感者。

2. 足疗　中医辨证处方，水煎后热水泡脚并实施按摩。

3. 穴位贴敷　取水突、廉泉、大椎等穴用药贴敷，24 小时更换一次。

【健康教育】

1. 保持良好的生活规律，注意休息，锻炼身体，增强体质，避免受风受凉，积极防治。

2. 戒除烟酒，注意饮食卫生和环境保护，避免粉尘长期刺激。

3. 切勿过食辛辣肥甘厚味，坚果食用要适量。

4. 急性起病者，若得到及时恰当的治疗，多可痊愈。病久而反复发作者，其症状的轻重与心理因素有关。

第九节　喉　喑

【概念】

喉喑是指以声音不扬，甚至嘶哑失音为主要特征的喉部疾病。发生于小儿症状多较严重，甚至可发展成急喉风。西医学的急性喉炎、慢性喉炎、声带小结、声带息肉、喉肌弱症等疾病可参考本节进行辨证施治。

【病因病机】

喉喑有虚实之分，实证者多由风寒、风热、痰热犯肺，肺气不宣，邪滞喉窍，声户开合不利而致，即所谓“金实不鸣”、“窍闭而喑”。虚证者多因脏腑虚损，喉窍失养，声户开合不利而致，即所谓“金破不鸣”。

1. 风寒袭肺　风寒外袭，阻遏肺气，肺气失宣，风寒之邪客于喉窍，阻滞脉络，喉窍郁闭，发为喉喑。

2. 风热犯肺　风热外袭，首犯于肺，则邪热上蒸，肺失清肃，热结于喉窍，致喉窍壅闭，声户开合不利，发为喉喑。

3. 痰热壅肺　肺胃蕴热，复感外邪，邪热互结，灼津为痰，痰热壅肺，肺失宣降，致喉窍阻闭，声户开合不利，发为喉喑。小儿脏腑娇弱，喉窍较窄，患有本病时，易导致气道阻闭，发展成急喉风。

4. 肺肾阴虚　过度用嗓，劳后失养，或温热病后，肺肾阴亏，阴液无以上承，喉窍失滋，声户失健；又因阴虚生内热，虚火上炎，熏灼喉窍，发为喉喑。

5. 肺脾气虚　素体虚弱，过度用嗓，气耗太甚，加之久病失调，或劳倦太过，肺脾气虚，喉窍失养，气虚无力鼓动声户，声户失健，开合不利，发为喉喑。

6. 血瘀痰凝　患病日久，邪滞喉窍难去，或用嗓太过，耗气伤阴，喉窍脉络受阻，经气郁滞不畅，气滞则血瘀痰凝，结聚喉窍，致声带肿胀或形成小结及息肉，使声户开合失常，则久喑难愈。

【鉴别诊断】

喉癌：凡是原因不明的声哑或咽喉部异物感，经对症治疗后症状不减，尤其中年以上患者，应密切观察。临床伴有刺激性干咳，痰中带血，严重者会出现喉部疼痛，头痛耳痛，呼吸困难等。体检可发现颈部肿块，从下颌角开始，沿胸锁乳突肌前缘向下有淋巴结肿大，质硬无压痛，活动度减低。借助 X 线、CT、喉镜检查、喉病灶局部细胞涂片、细胞病理学，结合实际检查，一般可明确诊断。

【辨证论治】

1. 辨证要点　本病初期多为实证，临床辨证多属风寒、风热或痰热犯肺，喉窍壅闭；病久则多为虚证或虚实夹杂证，临床辨证多属肺肾阴虚、肺脾气虚或血瘀痰凝，喉窍失养。

2. 治疗原则　实证初期宜祛邪疏风清肺为主，根据病因分别采用疏风散寒、清热宣肺、解毒、散结开音等法；虚证或久病要兼顾肺肾、肺脾，根据病因分别采用滋阴润喉、益气活血、化痰开音等法。

3. 证治分类

（1）风寒袭肺证

证候：猝然声音不扬，甚则嘶哑，喉微痛微痒，咳嗽声重，发热，恶寒，头身痛，无汗，鼻塞，流清涕，口不渴。舌苔薄白，脉浮紧。检查见喉黏膜微红肿，声门闭合不全。

治法：疏风散寒，利喉开音。

方药：三拗汤。

麻黄 6g　杏仁 9g　生甘草 6g

常用中成药：二陈丸。

（2）风热犯肺证

证候：声音不扬，甚则嘶哑，喉痛不适，干痒而咳，发热，微恶寒，头痛。舌边微红，苔薄黄，脉浮数。检查见喉窍黏膜及声带红肿，声门闭合不全。

治法：疏风清热，利喉开音。

方药：疏风清热汤。

荆芥 9g　防风 9g　金银花 9g　连翘 9g　黄芩 9g　赤芍 9g　玄参 9g　浙贝母 9g　天花粉 9g　桑白皮 9g　牛蒡子 9g　桔梗 9g　甘草 9g

常用中成药：铁笛丸。

（3）痰热壅肺证

证候：声音嘶哑，甚则失音，咽喉痛甚，咳嗽痰黄，壮热口渴，大便秘结。舌质红，苔黄厚，脉洪数。检查见喉窍黏膜及室带、声带充血，深红肿胀，声带上有黄白色分泌物附着，闭合不全。

治法：泄热涤痰，利喉开音。

方药：清咽利膈汤。

荆芥 9g　防风 9g　薄荷 9g　金银花 9g　连翘 9g　栀子 9g　黄芩 9g　黄连 9g　桔梗 9g　甘草 6g　牛子 9g　玄参 9g　生大黄 3g　玄明粉 3g

常用中成药：清肺抑火丸。

（4）肺肾阴虚证

证候：声音嘶哑日久，咽喉干涩微痛，喉痒干咳，痰少而黏，时时清嗓，症状以下午明显，伴手足心热等症。舌红少津，脉细数。检查见喉窍黏膜及室带、声带微红肿，声带边缘肥厚，或喉窍和声带黏膜干燥、变薄，声门闭合不全。

治法：滋阴降火，利喉开音。

方药：百合固金汤。

百合9g　生地12g　熟地12g　麦冬9g　玄参9g　当归9g　白芍9g　桔梗9g　甘草6g　贝母9g

常用中成药：清音丸、百合固金口服液。

(5) 肺脾气虚证

证候：声嘶日久，语音低沉，高音费力，不能持久，劳则加重。舌体胖有齿痕，苔白，脉细弱。检查见喉黏膜色淡不红，声带肿胀或不肿胀，松弛无力，声门闭合不全。

治法：补益肺脾，益气开音。

方药：补中益气汤。

党参9g　黄芪9g　茯苓9g　白术9g　炙甘草9g　陈皮9g　当归9g　升麻6g　柴胡9g

常用中成药：补中益气丸。

(6) 血瘀痰凝证

证候：声嘶日久，讲活费力，喉内异物感或有痰黏着感，常需清嗓，胸闷不舒。舌质暗滞或有瘀点，苔薄白或薄黄，脉细涩。检查见喉窍黏膜及室带、声带、杓间暗红肥厚，或声带边缘有小结及息肉状组织突起，常有黏液附其上。

治法：活血化痰，利喉开音。

方药：会厌逐瘀汤加减。

当归9g　赤芍9g　红花9g　桃仁9g　生地9g　枳壳9g　柴胡9g　桔梗6g　甘草9g　玄参9g　贝母9g　瓜蒌仁9g

常用中成药：金嗓散结丸、黄氏响声丸。

【其他疗法】

1. 针灸

(1) 体针：可采用局部与远端取穴相结合的方法。喉周取人迎、水突、廉泉、新廉泉（环甲膜正中点）。远端取穴：病初起者，可取合谷、少商、商阳、尺泽，每次取1~2穴，用泻法；病久者，若肺脾气虚可取足三里，若肺肾阴虚可取三阴交，用平补平泻法或补法。每日1次，留针20分钟。

(2) 刺血法：用三棱针刺两手少商、商阳、三商（奇穴，别名大指甲根）等穴，每穴放血1~2滴，每日1次，有泄热开窍、利喉开音的作用，适用于喉暗热证。

（3）耳针：取咽喉、声带、肺、大肠、神门、内分泌、皮质下、平喘等穴，脾虚者加取脾、胃，肾虚者加取肾。每次3～4穴，针刺20分钟；病初起，每日1次，久病隔日1次。也可用王不留行籽或磁珠贴压，每次选3～4穴，每穴按压1分钟，每日按压3～4次，贴压3～5日。

（4）穴位注射：取喉周穴如人迎、水突、廉泉、新廉泉、开音1号、开音2号等，每次选2～3穴做穴位注射。药物可选用复方丹参注射液、当归注射液、鱼腥草注射液、双黄连注射液，每次注射0.5～1ml药液，隔日1次。

2. 穴位磁疗 取喉周穴位，如人迎、水突、廉泉、新廉泉、开音1号、开音2号等，每次选2～3穴，贴放磁片，或加用电流，每次20分钟，每日1次。

3. 氦－氖激光穴位照射 取喉周穴位，如人迎、水突、廉泉、新廉泉、开音1号、开音2号等，每次选2～3穴，局部直接照射，输出功率为2.5～5W，每次每穴照射5分钟，每日1次。

4. 含服 选用具有清利咽喉作用的中药制剂含服，使咽喉清利，有助于消肿止痛开音。常用药有复方草珊瑚含片、西瓜霜润喉片、玄麦甘橘含片、余甘子喉片等。

5. 蒸汽或超声雾化吸入 根据不同证型选用不同的中药水煎，取过滤药液20ml做蒸汽吸入或超声雾化吸入，每次15分钟，每日2次。如风寒袭肺者，可用紫苏叶、香薷、蝉蜕等；风热犯肺或痰热壅肺者，可用柴胡、葛根、黄芩、生甘草、桔梗、薄荷等；肺肾阴虚者，可用乌梅、绿茶、甘草、薄荷等。

6. 离子导入疗法 用红花、橘络、乌梅、绿茶、甘草、薄荷水煎药液，做喉局部直流电离子导入治疗，每次20分钟，每日1次。有利喉消肿开音的作用，适于各证型喉喑。

7. 嗓音矫治 进行发声训练，缓解发声器官的紧张，有助于发声功能状态恢复正常。

【转诊原则】

1. 常规治疗无效或加重者。
2. 呼吸困难者。
3. 痰中带血反复发作者。
4. 诊断不明，需进一步到上级医院行纤维喉镜、病理或CT等检查者。

【养生与康复】

见“喉痹”。

【健康教育】

1. 加强体育锻炼，增强体质，积极防治感冒及鼻腔、鼻窦、鼻咽、口腔疾病，防止下行感染并积极防治咳嗽。

2. 避免用声过度，节制烟酒，少食辛辣油煎或过于生冷的食品。

3. 保证充足睡眠，用声后宜饮用温水。

4. 保持居室适宜的空气湿度和温度。

5. 喉喑急症，经过适当治疗，一般 7 ~ 10 天可痊愈。若患者机体抵抗力差，又未积极有效治疗，则病程迁延，缠绵难愈。

第六篇 皮肤病与性病

学习提要

本篇共分两章。第一章为常见皮肤病，第二章为常见性病。全科医师应掌握社区常见皮肤病和性病的概念、病因病机、类证鉴别、辨证论治、其他疗法、转诊原则、养生与康复、健康教育和常用西药参考。掌握皮损的检查方法，并正确辨识皮肤的基本损害，中医根据皮损辨证的方法、常用外用药的作用、剂型及治疗原则；根据皮损情况正确选择适当的外用药剂型；掌握中药溻渍疗法、药浴疗法等中医适宜技术的操作方法；熟悉常用西药如抗组胺药、皮质类固醇激素的使用方法和副作用。

第一章

常见皮肤病

第一节　癣

【概述】

癣是发生在人体表皮、毛发、指（趾）甲的浅表真菌性皮肤病。

癣是一种传染性皮肤病，依据发病部位和皮损特点不同，有头癣、手足癣（鹅掌风、脚湿气）、甲癣（灰指甲）、体癣（股癣）、花斑癣等。目前临床上除头癣少见外，其他仍为常见的皮肤病，手足癣和体癣的发病尤为广泛，是重点防治的皮肤病。

【病因病机】

癣病的发生总由生活、起居不慎，感染癣虫，复因风、湿、热邪外袭，郁于腠理，淫于发肤所致。若风热偏盛多见发落起疹，瘙痒脱屑；湿热盛者，多渗流滋水，瘙痒结痂；郁热化燥，气血不和，皮肤失养，则肥厚、燥裂、瘙痒。

【临床表现】

1. 头癣　头癣是指头皮和毛发的皮肤癣菌感染。其特点为好发于儿童，瘙痒难忍，日久则发焦脱落，传染性较大。头癣分黄癣、白癣、黑点癣三种，以前二者居多。

（1）*黄癣*：是最常见的头癣类型。初起毛发根部皮肤发红，继而发生脓疱，干后变成蜡黄色黄癣痂。随后皮损增大而互相融合，黄癣痂变厚、堆积，富于黏性，边缘翘起，中心微凹，上有毛发贯穿，形如碟状，黄豆大小，质脆易粉碎，有特殊的鼠尿臭味。除去黄癣痂，其下为鲜红湿润的糜烂面或浅溃疡，如不及时治疗，可使毛囊破坏形成萎缩性瘢痕，遗留永久性秃发。头发常呈干枯弯曲状。

病程慢性，自觉瘙痒。本病多由儿童期染病，迁延至成年始趋向愈，甚至终生不愈。

（2）白癣：其特征为在头皮有圆形或不规则的覆盖灰白色鳞屑的斑片。初起为灰白色鳞屑性局限斑片，其上头发灰暗，稍有痒感，如不治疗，可逐渐扩大，其周围可出现卫星状小鳞屑性斑片，可再融合成片，但界限清楚。病发失去光泽，外围绕以白套样菌鞘，常在距头发0.5cm左右处折断而参差不齐。本病好发于头顶中间。青春期可自愈，秃发可再生，不留瘢痕。

2. 手足癣（鹅掌风、脚湿气） 皮损特点为初起手掌、足底或指（趾）缝见针头大小水疱或掌部皮肤角化、脱屑。水疱多透明如晶，散在或簇集，瘙痒。水疱破后干涸，叠起白屑，中心向愈，四周继发疱疹，较严重者可延及手背、腕部及足背。如反复发病，常致手掌、脚心皮肤肥厚、枯裂疼痛，屈伸不利。皮损若侵及指（趾）甲，可引起甲癣。自觉瘙痒，反复发作。每于夏季起水疱时病情加重。鹅掌风以成人多见，男女老幼皆可发病。多为单侧发病，亦可染及双手。

手足癣（鹅掌风、脚湿气）可分为以下3型。

（1）水疱型：多发于手掌、脚掌及其两侧，初起为成群或散在的深在性水疱。疱壁较厚，不易破裂。数天后干燥脱屑或融合成多房性水疱，撕去疱壁可见蜂窝状基底面，自觉瘙痒。

（2）糜烂型：较少见，指（趾）间皮肤潮湿发白，易于剥脱，常因瘙痒搔抓、摩擦后而致皮肤糜烂，甚至可引起淋巴管炎、丹毒。

（3）脱屑型：多见于手掌及足底。主要表现为脱屑，角质增厚，皮肤粗糙、皲裂。常由水疱型演变而来。

3. 甲癣（灰指甲） 甲癣是指由皮肤癣菌感染甲板所引起的甲病。多见于成人，常由手足癣继发。主要表现为甲板增厚，高低不平，失去光泽，变脆，蛀空或甲缘破损，呈灰褐色，故称灰指（趾）甲。一般无自觉症状。

4. 体癣（股癣） 体癣是指发生于除头发、胡须、掌跖、甲板以外的皮肤上的一种皮肤癣菌感染；仅局限于腹股沟、会阴和肛门周围者，称为股癣。多发生于夏季，青壮年及男性多见，多有手足癣病史。

皮疹好发于颜面、颈部、躯干、股内侧等处，亦可发于四肢。为圆形或钱币形红斑，指甲至钱币大小，数目不定，病灶中央呈自愈倾向，周边稍隆起，呈活动性，有炎性丘疹、水疱、痂皮、鳞屑等，可形成环形，有时亦可互相融合成多环形，或损害中央发生新皮疹而形成同心环形，可侵犯毳毛，易复发，自觉瘙痒。股癣由于患部潮热多汗，易受摩擦，常因搔抓而出现糜烂，可继发湿疹样变和苔癣样变。病情多在夏季发作或加重，入冬痊愈或减轻。

5. 花斑癣 花斑癣是由圆形糠秕孢子菌引起的一种慢性表现的皮肤浅表性真菌病，俗称汗斑。多见于温热地区，患者以多汗体质青年男性居多。

皮疹以色素减退或增深的糠秕状脱屑斑为特征。好发于胸背、颈项、肩胛等多汗部位。初起为围绕毛孔的圆形点状斑疹，逐渐发展至甲盖大小，边缘清楚。相邻皮损可融合成大片，表面有少量的糠秕样鳞屑，极易剥离，呈灰色、褐色至棕黄色不等，状如花斑。皮疹无炎性反应，微痒。病程缓慢，夏重冬轻，次年又发。

癣病镜检可查得真菌菌丝及孢子；真菌培养为阳性。

【鉴别诊断】

1. 脂溢性皮炎 多见于青壮年；鳞屑油腻，皮损有炎症、结痂，痒感明显；无黄癣痂及白鞘，无断发；干性者鳞屑弥漫散在，界限不清；真菌镜检阴性。

2. 汗疱疹 掌跖部表皮深在性米粒或黄豆大小的圆形透明水疱，无炎症，轻微痒感。干燥后脱屑，查真菌阴性，夏季多见于手足多汗症及精神紧张者。

3. 剥脱性角质松解症 多见于双侧手掌部，发生很小的鳞屑而成白色小点，后渐扩大，很像干枯的水疱膜，自然破裂似薄纸的鳞屑，无炎症，缺少自觉症状。

4. 掌跖角化症 见掌跖部角质增厚，色黄微亮，干燥，边缘清楚，对称发病，冬季可发生皲裂，婴儿时期发病可持续终生，有家族遗传史。

5. 掌跖脓疱病 红斑上发生小如米粒样群集无菌性脓疱，1～2 周后结痂干涸脱落，不久又再发出新生脓疱，对称发生，自觉瘙痒。

6. 红癣 为股内侧不规则的大片淡红斑，无丘疱疹；镜检为微细棒状杆菌，而无真菌。

7. 摩擦红斑 多见于婴儿或肥胖成人；患部潮红肿胀，重者可见糜烂、渗出，但边缘无丘疱疹；镜检无真菌。

8. 白癜风 皮损为纯白色斑片，白斑中毛发亦白，边缘可有色素沉着；一般无鳞屑及瘙痒感，无出汗过多加重史，无传染性；真菌镜检阴性。

甲癣应与先天性厚甲症（出生时指、趾甲有肥厚和变色等变化）、先天性白甲症（幼年时所有甲板即已整个变白）、银屑病、湿疹、梅毒、扁平苔癣等引起的指（趾）甲改变相鉴别。前者真菌检查阳性，后者均为阴性。

【治疗】

癣属于浅表真菌皮肤病，发病部位表浅，故以西药外用治疗为主。临床应重点治疗手足癣和体癣；若皮损广泛，或兼感染者，可结合西药内治和中药外治，一般不需内服中药。甲癣常配合泡甲、刮甲等治疗措施。癣的治疗只要坚持搽药，彻底消毒，同时治疗同居（体）的同病患者，各种癣病都能治愈。

1. 头癣 头癣的外治方法和步骤为：剪发→洗头→搽药→消毒。

（1）剪发：治疗前将病灶区头发剪平（切忌刀剃，以免感染扩散），剪至毛根部为宜，注意勿损害头皮；以后每周剪发1次。

（2）洗头：每天搽药前选用10%明矾水或温肥皂水或2%酮康唑（采乐洗剂）洗头。

（3）搽药：常选用2%~5%碘酊、复方苯甲酸软膏、10%水杨酸软膏、1%~3%克霉唑软膏、2%达克宁霜或1%联苯苄唑霜（孚琪）、环吡酮胺软膏等外敷患处，早、晚各1次。涂药后戴帽子，连续2个月。

（4）消毒：参见“养生与康复”。

（5）拔发疗法：皮损面积较小，或用药1周后头发发质较松动者，可用镊子逐根拔出病发，范围超过病区，每周1次，连续3~4次。

2. 手足癣（鹅掌风、脚湿气）

（1）脱屑型与水疱型：先用3%硼酸液、10%冰醋酸溶液或脚癣一次净浸泡，每日1次，每次15分钟左右；亦可用复方土槿皮酊外搽。然后用1%~3%克霉唑软膏、达克宁霜、2%酮康唑乳剂、1%白呋唑乳剂、2%咪康唑软膏、1%益康唑软膏、复方水杨酸软膏等，每日2次。有皲裂者，用青黛膏或5%~10%升华硫软膏外搽。

（2）糜烂型：一般选用3%硼酸溶液、洁尔阴溶液外洗或湿敷；然后再撒上爽身粉或足癣粉。待皮肤干燥后改用上述抗真菌药膏。

3. 体癣（股癣）

（1）常用药物：1%~3%克霉唑霜，1%益康唑霜剂，2%咪康唑霜，10%~30%冰醋酸，复方苯甲酸膏，10%十一烯酸酒精或乳剂，1号癣药水，2号癣药水等外用。

（2）中药外洗：苦参15g，白鲜皮10g，地肤子15g，百部15g，花椒15g等煎水外洗。

4. 甲癣

（1）可选用30%冰醋酸、6%水杨酸、12%乳酸、95%酒精、10%碘酊或与10%乳酸等各半量外涂。亦可用10%冰醋酸液浸泡病甲，每日1次，连续用药3个月以上。涂药前先用小刀将病甲刮薄，则疗效较好。涂30%冰醋酸等强刺激性药物时，注意保护甲周正常皮肤。

（2）40%尿素软膏包敷（指甲用药1周，趾甲用药2周）后，剔除病甲，并刮清基底。以后每日外涂1%酮康唑膏或1%白咪唑霜2次。

（3）鹅掌风浸泡方浸泡病甲，或用棉签蘸2号癣药水或复方土槿皮酊浸渍甲部。

5. 花斑癣

（1）抗真菌制剂：咪唑类如克霉唑、咪康唑、益康唑、伊曲康唑、白呋唑冷霜等外用制剂。

（2）角质松解剂：含角质松解剂的冷霜、软膏或洗剂，如3%～6%的水杨酸等，达到剥脱角质、抑菌的目的。

（3）其他类药：用10%土槿皮酊等外涂；或爽身粉干扑。

此外，花斑癣可采用硫黄浴、明矾浴、焦油浴等沐浴疗法；亦可采取紫外线照射或日光浴。

【养生与康复】

1. 头癣　患者污染的衣帽、梳子、枕巾等物品，应采取晒、烫、煮、熏等措施消毒；带菌毛发、鳞屑、痂皮应烧毁。注意消毒理发用具，可采取水煮沸15分钟，或使用75%酒精、5%石炭酸、10%福尔马林液浸泡消毒。理发时避免损伤头皮。

2. 手足癣　如为糜烂型或脱屑型者，禁止撕脱翘起的皮肤，或过度搔抓，以免引起继发感染。要及时规范用药，以免继发甲癣。患者用过的鞋、袜等物品应煮沸或曝晒消毒处理。

3. 甲癣　常修剪指（趾）甲，宜先剪健甲，后剪病甲。

4. 体癣（股癣）及花斑癣　患者的内衣、被罩、床单等物品要常洗换、曝晒，并宜煮沸消毒。手搔抓患处后，禁止再抓他处，应保持手指清洁。防止出汗过度。肥胖者，夏季应保持皮肤干燥，常敷以扑粉。

【健康教育】

1. 要加强宣传教育和卫生管理，对幼儿园、学校、理发室、浴室、旅店等公共场所的物品要定期消毒，按规定做到一人一换，确保卫生安全。

2. 要养成良好的个人卫生习惯，平素勿与他人共用洗脚盆、浴巾、鞋袜等生活用具。勿与家养宠物猫、狗等密切接触。患有足癣者要及时规范治疗，搔抓足部后要立即洗手，以免感染手部。

3. 经常保持足部清洁干燥，夏天要穿凉鞋，鞋袜宜干爽透气，每晚洗脚后扑一些痱子粉或爽身粉。

4. 对癣病患者要早发现，早治疗，坚持规范治疗，巩固疗效。同时对患癣病的动物也应及时处理，以彻底消灭传染源。

【常用西药参考】

1. 酮康唑 每日成人200mg，儿童3.3mg/kg，每日1次，口服，最好与早餐一起服下。治疗头癣一般疗程为3个月；注意毒副作用，应定期做肝功能检测。

2. 伊曲康唑（斯皮仁诺） 每日成人100mg，儿童3~5mg/kg，进餐时一起口服，用于顽固性癣病患者。

3. 氟康唑（麦道扶康） 成人100mg，每日2次，口服，连服2周。

第二节 湿　疹

【概述】

湿疹是一种以皮损多样、形态各异、瘙痒糜烂渗出为特征的皮肤病。其临床特点为对称分布、多形损害、倾向湿润、剧烈瘙痒、反复发作、易成慢性。

【病因病机】

1. 湿热内蕴 总由禀赋不耐、饮食失节、嗜食辛辣动风之品，损伤脾胃，湿热内蕴，复感风邪，相互搏结，浸淫肌肤而发病。

2. 血虚风燥 多因素体虚弱，血虚风燥及脾虚肌肤失养所致。

【临床表现】

湿疹可发于任何季节，但以夏秋季节为多。无明显性别差异，皮损可发生于任何部位，但尤多见于面部、耳后、乳房、手部、四肢屈侧及外阴等处。

1. 急性湿疹　发病急，皮肤潮红、丘疹、水疱、糜烂、渗出等多形皮损存在，自觉灼热，瘙痒较剧。皮损常对称分布，以头面、四肢远端、外阴等处多见，亦可泛发全身，可发展成慢性。

2. 亚急性湿疹　常由急性湿疹发展而来，皮损较急性湿疹轻，以丘疹、结痂、脱皮为主，仅有少量丘疱疹，或小水疱及糜烂，可有轻度浸润，瘙痒较甚。

3. 慢性湿疹　多由急性或亚急性湿疹演变而来，皮损多局限于某一部位，境界清楚，有明显的肥厚浸润，表面粗糙，甚则苔癣样变，呈暗褐色，常有丘疱疹、痂皮、抓痕。倾向湿润变化，常反复发作，时轻时重，有阵发性瘙痒。

4. 婴儿湿疹　发生于婴幼儿头面部的湿疹。常在出生 1 个月后发生，轻者在面颊部、额部有淡红斑和小丘疹，群集或散在；重者可为大片红斑、丘疹、丘疱疹，因搔抓、摩擦可出现糜烂、渗液、结痂，甚至继发感染，可延及颈项、躯干部，伴局部淋巴结肿大，有阵发性瘙痒。多在 2 岁左右痊愈。

【鉴别诊断】

1. 急性湿疹与接触性皮炎鉴别　（表 6－1）。

表 6－1　急性湿疹与接触性皮炎鉴别表

项目	急性湿疹	接触性皮炎
病史	常不明确	常有明显致病原因
部位	部位不定，常对称、泛发	发生于接触部位
皮损	原发性多形皮疹，边缘不清	皮损单一，境界清楚
病程	病程长，常反复发作	病程短，去除病因后较快痊愈

2. 慢性湿疹与神经性皮炎鉴别　（表 6－2）

表 6－2　慢性湿疹与神经性皮炎鉴别表

项目	慢性湿疹	神经性皮炎
病史	常由急性湿疹演变而来，可急性发作	常有精神刺激和衣领摩擦史
部位	好发于头面、四肢屈侧、外阴等处	颈项部、尾骶部、肘部及四肢伸侧
皮损	暗红、浸润肥厚、表面粗糙，色素沉着，外周可有小丘疹、丘疱疹和痂皮	苔癣样变明显，边缘可见正常肤色扁平丘疹，皮疹色素多减退

【治疗】

1. 治疗原则　治疗湿疹要尽可能寻找致病原因，减少外界不良刺激，避免食用生湿动风之品。急性者以湿热为主；亚急性者多与脾虚湿恋有关；慢性者多属血虚风燥。内治以健脾渗湿、祛风止痒、养血润燥为主，外治以解毒、润燥、燥湿、止痒、护肤为宜。

2. 辨证论治

（1）湿热浸淫证

证候：皮损潮红灼热，肿胀，水疱，糜烂，滋水淋漓，浸淫成片，瘙痒无休。伴发热，心烦口渴，便秘或腹泻，小便黄少。舌红，苔薄黄，脉滑数。

治法：清热利湿止痒。

方药：龙胆泻肝汤加白鲜皮、地肤子、苦参。

龙胆草 15g　黄芩 12g　柴胡 10g　栀子 15g　泽泻 10g　木通 6g　车前子（布包）12g　当归 15g　生地 12g　甘草 10g　白鲜皮 20g　地肤子 15g　苦参 12g

常用中成药：龙胆泻肝丸。

（2）脾虚湿蕴证

证候：发病较缓，皮损色淡，搔之糜烂渗出，结痂，鳞屑，瘙痒。伴有神疲倦怠，纳少，腹胀便溏。舌体胖大，甚则有齿痕，苔白腻，脉缓弱。

治法：健脾渗湿止痒。

方药：参苓白术散加味。

党参 12g　白术 15g　茯苓 12g　山药 15g　扁豆 10g　莲子肉 10g　薏苡仁 15g　砂仁 8g　桔梗 6g　炙甘草 10g　白蒺藜 15g　防风 12g

常用中成药：参苓白术丸。

（3）血虚风燥证

证候：病久，皮损色暗或有色素沉着，粗糙肥厚脱屑，甚则苔癣样变。伴有面色萎白，头昏乏力，腰酸肢软。舌唇色淡，苔薄白，脉细弱。

治法：养血润肤，祛风止痒。

方药：当归饮子加减。

当归 15g　川芎 10g　白芍 12g　生地 15g　防风 15g　白蒺藜 20g　荆芥 12g　何首乌 12g　黄芪 15g　炙甘草 10g

常用中成药：归脾丸。

3. 外治法

（1）急性湿疹：无渗出或渗出不多时可用炉甘石洗剂，渗出较多时可用 10% 黄柏溶液湿敷，或三黄洗剂外搽。用蒲公英 30g，野菊花 15g，煎汤待冷后湿敷。

（2）亚急性湿疹：一般选用青黛膏或黄连膏外搽。

（3）慢性湿疹：皮肤粗糙脱屑者可选用青黛膏或消肿玉红膏等。

4. 其他疗法

（1）体针：主穴选用大椎、曲池、足三里，备用穴选血海、三阴交、合谷、环跳穴，并可根据病情就近取穴。急性湿疹用泻法，慢性湿疹用补法。瘙痒而失眠者，可加神门等穴。

（2）耳针：选用肺、肾上腺及神门等耳穴，每日 1 次针刺，1 周为一疗程。

（3）梅花针：急性或亚急性湿疹，自上而下叩刺督脉及其两侧穴位，慢性湿疹可先叩刺阿是穴，再叩刺邻近相关穴位。

（4）灸法：适用于慢性湿疹，点燃艾条后直接灸皮损处，或皮损附近穴位，以患者有温热感为度，每次 10 分钟左右，每日 1～2 次。

【转诊原则】

1. 经长期治疗，疗效不明显，需要上级医院进一步明确原因，完善治疗方案者。

2. 婴幼儿湿疹，继发感染发热而病情较重者，应转专科医院进一步治疗。

【养生与康复】

1. 急性湿疹忌用热水烫洗和用肥皂等刺激性较强的洗涤剂搽洗患处；避免过度搔抓与摩擦患处，注意保护皮损部位。

2. 忌食辛辣、腥荤等生湿动风之品，如为婴儿湿疹，其乳母更应注意饮食宜忌。对于经常复发的婴儿湿疹，要注意使婴幼儿保持大便通畅，以免生热助火。

【健康教育】

1. 湿疹患者宜注意调节情绪，保持心情畅快，忌情志郁怒而肝脾失调，脾失运化，湿蕴肌肤而发病。

2. 暑湿季节勿淋雨涉水，或衣被潮湿，以免湿邪浸淫肌肤而发病。

3. 哺乳妇女忌过食辛辣刺激之品。用牛乳制品哺育的婴幼儿，平时宜定期让婴儿饮水，同时调制奶粉不宜过稠，以免大便秘结。

【常用西药参考】

1. 全身治疗　苯海拉明每次 25mg，每日 3 次，口服。扑尔敏每次 4mg，每日 3

次，息斯敏每次10mg，口服，也可用安定、谷维素等。皮损广泛者，可用10%葡萄糖酸钙或10%硫代硫酸钠，静脉注射。

2. 局部治疗 渗出较多时，可用3%硼酸溶液、1∶8000～1∶5000高锰酸钾溶液湿敷。渗液减少时可用氧化锌或皮质激素霜剂外用。

第三节 漆 疮

【概述】

广义的漆疮是指皮肤或黏膜接触某些外界致病物质后，在接触部位所发生的一种炎症性皮肤病。狭义的漆疮特指因接触油漆而引起者。其特点是发病前有明显的接触史，病损与接触物形态大抵一致。相当于西医的接触性皮炎。

【病因病机】

多因禀赋不耐，皮肤腠理不密，接触某些物质（如油漆、花粉、染料、化妆品、药物、塑料制品等）后，使毒邪侵入皮肤，蕴郁化热，邪热与气血相搏则发病；病久则阴血亏虚，感风化燥。

【临床表现】

1. 接触史和潜伏期 发病前有明确的接触史。有的立即发病，大多有一定的潜伏期。

2. 皮损表现 皮损一般为红斑、丘疹、水疱，甚至发生局部皮肤坏死。皮损边界清楚，形态与接触物大抵一致。若发生在眼睑、包皮、阴囊等处常明显肿胀，边界多不清楚。如长期反复接触发病，皮损则为轻度增厚、脱屑及苔癣样变。

3. 自觉症状 局部瘙痒、烧灼感，重者疼痛。一般无全身症状。

4. 斑贴试验 有可疑致敏因子可做斑贴试验，如为阳性即可确定诊断和明确病因。

【鉴别诊断】

1. 急性湿疮 无明显接触史；皮损为多形性、浸润性、对称性，边界不清。病程较长，有复发倾向，易转变为慢性。

2. 丹毒　全身症状明显，常有恶寒、发热、头痛；皮疹自觉灼热疼痛，色鲜红，无瘙痒；常有原发病灶，无明确接触史。

【治疗】

1. 治疗原则　本病治疗的关键在于寻找致敏物质，并脱离接触物，然后进行中、西医治疗。全身治疗一般常采用抗组胺类药和中医辨证论治；病情较重者，可配合应用皮质类固醇激素。局部治疗，用药宜简单、温和，避免外用刺激性较强的药物。

2. 辨证论治

（1）热毒湿蕴证

证候：起病急骤，皮损鲜红肿胀，有水疱，糜烂渗液，自觉灼热瘙痒。伴发热，口渴，大便干结，小便短赤。舌红，苔微黄，脉滑数。

治法：清热利湿，凉血解毒。

方药：化斑解毒汤合龙胆泻肝汤加减。

生石膏 12g　知母 10g　黄连 8g　玄参 12g　连翘 10g　升麻 8g　牛蒡子 15g　龙胆草 15g　黄芩 12g　栀子 10g　泽泻 10g　木通 6g　车前子（包煎）12g　当归 15g　柴胡 10g　生地 12g　甘草 10g

常用中成药：龙胆泻肝丸。

（2）血虚风燥证

证候：反复发作，皮损肥厚干燥，有鳞屑，或呈苔癣样变，瘙痒较甚。舌淡红，苔薄，脉弦细数。

治法：清热祛风，养血润燥。

方药：当归饮子加减。

当归 15g　川芎 10g　白芍 12g　生地 12g　防风 12g　白蒺藜 15g　荆芥 10g　首乌 12g　黄芪 10g　炙甘草 10g

常用中成药：归脾丸。

3. 外治法

（1）皮损以潮红、丘疹、水疱为主者，可选用炉甘石洗剂或三黄洗剂等外搽，每日数次；若红肿或渗出明显者，可选用苦参汤或黄柏 12g，马齿苋 15g，蒲公英 30g 等药物煎水或 3% 硼酸溶液湿敷。

（2）以糜烂、结痂为主者，可选用锌氧油、三石散糊剂等外搽，每日 2～3 次。

（3）皮损肥厚粗糙，有鳞屑，或呈苔癣样变者，选用青黛膏或皮质类固醇激素软膏及霜剂等外敷，或肤疾宁外贴。

4. 其他疗法

（1）外洗：生山楂30g，生大黄30g，煎水湿敷或外洗。

（2）针灸疗法：取穴曲池、合谷、曲泽、委中，以上穴位单侧交替应用，每次30分钟，每日1次。

【转诊原则】

1. 如为强碱强酸及放射线等意外事故造成严重皮肤接触伤害者，要及时转上级医院或职业防护机构做专业处理。

2. 由于接触有毒有害物质造成毁容，甚至危及生命者，要及时转上级医院检查治疗。

【养生与康复】

1. 皮损处不宜用热水或刺激性较强的洗涤剂外洗，避免过度摩擦、搔抓，禁用刺激性较强的外用药物，以免加重皮肤损害。

2. 发病期间饮食宜清淡，多饮水，忌食辛辣、烟酒等刺激之物。

【健康教育】

1. 加强职业防护，避免接触有毒有害物品，保护职工身体健康。

2. 禀赋不耐之人，如有接触过敏史，则要避免接触可疑致敏物品。患病需使用外治药品时，需避免外治药品致敏。

3. 在日常生活中，要尽量避免使用化学合成品或重金属制品，以免造成皮肤意外伤害。

【常用西药参考】

1. 苯海拉明或安其敏25mg，每日2次，口服，亦可用其他抗组胺药如氯苯那敏（扑尔敏）、氯雷他定、西替利嗪等。

2. 皮损广泛者，可短期配合应用皮质类固醇激素治疗，并可配合使用钙剂和维生素C。若继发感染，宜加用相应的抗生素。

第四节 瘾 疹

【概述】

瘾疹是一种以风团为主要表现的过敏性皮肤病。其特征为身体瘙痒，搔之出现红斑隆起，形如豆瓣，堆集成片，发无定处，忽隐忽现，消退后不留痕迹。本病相当于西医的荨麻疹。

【病因病机】

瘾疹总由风邪引起。

1. 外感风邪 患者禀赋不耐，卫外不固，致使风寒或风热之邪客于肌表。

2. 气血不足 素体虚弱，气血不足，血不荣络，虚风内生。

3. 胃肠湿热 因过食膏粱厚味、鱼虾荤腥等助火生风之物，致胃肠湿热郁于肌肤。

4. 冲任不调 情志内伤，肝肾不足，冲任不调，风邪与气血搏结于肌肤而发病。

【临床表现】

本病可发生于任何季节，尤多见于春季。可见于任何年龄，尤多见于过敏性体质之人。

1. 典型皮损 突然发病，先有皮肤瘙痒，皮损为大小不等、形状不一的水肿性斑块（即风团），苍白或肤色境界清楚，数目不定，融合成大片，亦可泛发全身。皮疹时起时落，发无定处，退后不留痕迹。

2. 自觉症状 自觉灼热，剧烈瘙痒。

3. 伴发症状 累及胃肠可有腹痛腹泻，或有发热、关节痛等症，累及咽喉可有呼吸困难，甚至窒息。

4. 特殊症型

（1）皮肤划痕征：在正常皮肤上用钝器划过或搔抓后沿抓痕出现条状隆起性风团。

（2）寒冷性瘾疹：突然遇冷后，在暴露部位发生瘙痒性风团。

（3）游风（即血管性水肿）：部分患者单纯发生于眼睑、口唇、耳垂、外阴等处，则出现局限性水肿，边界不清，而无其他皮损。

【鉴别诊断】

1. 丘疹性荨麻疹 好发于儿童，皮疹以风团性丘疹或丘疱疹多见，皮损消退后遗留色素沉着，自觉瘙痒剧烈。

2. 多形性红斑 皮损为多形性损害，且常以一种损害为主，好发于四肢远端和面部，皮肤和黏膜均可受累，尤其以虹膜样皮疹为特征。

【治疗】

1. 治疗原则 首先寻找瘾疹的病因，去除发病因素。但瘾疹的病因常难以发现，故目前对本病的治疗为：急性者，以西医抗过敏治疗为主；慢性者以中医辨证论治为主。

2. 辨证论治

（1）风热犯表证

证候：风团鲜红，灼热剧痒，遇热加重，得冷则减，多夏季发病。伴发热恶寒，咽喉肿痛。舌苔薄黄，脉浮数。

治法：疏风清热。

方药：消风散加减。

荆芥 12g 防风 15g 蝉蜕 10g 胡麻仁 10g 苦参 12g 苍术 10g 石膏 12g 知母 10g 当归 15g 牛蒡子 15g 木通 6g 生地 12g 甘草 10g

常用中成药：银翘解毒片。

（2）风寒束表证

证候：皮疹色白，遇风寒加重，得暖则减，多冬春季节发病。口淡不渴。舌淡，苔薄白，脉浮紧。

治法：祛风散寒。

方药：荆防败毒散加减。

荆芥 12g 防风 15g 柴胡 10g 前胡 10g 川芎 8g 枳壳 8g 甘草 10g 羌活 12g 独活 8g 茯苓 10g 桔梗 8g

常用中成药：防风通圣丸。

(3) 血虚风燥证

证候：反复发作，迁延日久，午后或夜间加剧。伴心烦易怒，口干，神疲乏力，手足心热。舌淡少津，脉沉细。

治法：养血祛风润燥。

方药：当归饮子加减。

当归30g 白芍30g 川芎30g 生地30g 白蒺藜30g 防风30g 荆芥30g 何首乌15g 黄芪15g 甘草15g

常用中成药：归脾丸。

(4) 胃肠湿热证

证候：发疹时伴有脘腹疼痛，大便秘结或泄泻，神疲纳呆，甚至恶心呕吐。苔黄腻，脉滑数。

治法：清热化湿，疏风解表。

方药：甘露消毒丹。

茵陈15g 滑石15g 菖蒲15g 川贝10g 木通6g 黄芩12g 甘草10g 藿香12g 射干10g 白豆蔻12g 薄荷10g

常用中成药：黄连上清丸。

(5) 冲任不调证

证候：多在月经前数天出现风团，经后消失。常伴有月经不调，呈周期性发病。舌淡苔薄，脉弦细或细弱。

治法：调摄冲任，养血祛风。

方药：二仙汤加减。

仙茅12g 仙灵脾15g 当归15g 巴戟天10g 知母12g 黄柏10g 甘草10g 防风12g 僵蚕10g 白蒺藜30g

常用中成药：乌鸡白凤丸。

3. 外治法

(1) 用百部酊（百部20g，75%酒精100ml，浸泡7天后使用）外搽。

(2) 荆芥30g，防风30g，川芎20g，当归20g，苏叶20g，蛇床子20g，水煎外洗。

4. 其他疗法

(1) 针灸疗法

①体针法：取双侧曲池、风池、足三里、血海为主穴，腰以上者加内关，腰以

下者加三阴交，全身者加风市、大椎、大肠俞。操作法为直刺进针，强刺激，留针30分钟。

②耳针法：取神门、交感、肺、脾、肾上腺、皮质下等穴，针刺后留针20分钟，每日1次。

③耳压法：取肺、肾上腺、神门、内分泌，用医用胶布黏附王不留籽贴于耳穴上，每次持续按压1分钟左右，以耳穴部位产生酸麻热胀感为度。每日按压3～5次。间隔3日可换一次王不留行籽。

（2）放血疗法：急性荨麻疹可选双耳尖，或双中指尖常规消毒后用三棱针点刺放血；慢性瘾疹可在耳背静脉处用三棱针点刺放血。二者均为3日1次，10次为一疗程。

（3）拔罐疗法：选用大椎、肺俞穴，留罐10分钟，每日1次，10次为一疗程。

【转诊原则】

1. 有严重胃肠道症状或呼吸困难者要及时对症处理，同时要考虑转上级医院进一步诊断和治疗。

2. 瘾疹反复发生，缠绵难愈者，要转上级医院寻找致敏原和进一步治疗。

【养生与康复】

1. 皮损局部避免过度的搔抓或烫洗，内衣宜穿着柔软的棉织品。

2. 如果属药物引起发病者，应立即停用该药品。

3. 积极治疗肠道寄生虫病及龋齿、扁桃体炎等。

【健康教育】

1. 禀赋不耐者，应注意气候和天气变化，及时增减衣服，同时要加强身体锻炼，增强身体素质。

2. 患者就诊时，要注意药物过敏反应，严格规范用药，避免药物过敏而发疹。

3. 饮食应清淡平和，慎用辛辣、醇酒及海鲜等刺激之品，以免诱发皮疹。

【常用西药参考】

1. 急性荨麻疹 轻者可口服氯苯那敏（扑尔敏）4mg/次或苯海拉明25mg/次，赛庚啶4mg/次，均日3次。较重者可加用10%葡萄糖酸钙注射液10ml，维生素C

0.5g，缓慢静脉注射，每日1次。严重者给予糖皮质激素治疗，如泼尼松，每日30～40mg，分3次口服，氢化可的松100～200mg或地塞米松5～10mg，维生素C 1.0～3.0g，加入10%葡萄糖液500ml中静脉滴注，每日1次，待症状控制后逐渐减量至停药。对喉头水肿而致呼吸困难者，应立即皮下注射0.1%肾上腺素0.5～1ml，必要时行气管切开术。由感染引起者，应使用有效抗生素，控制感染。

2. 慢性荨麻疹 一般以抗组胺药治疗为主，可用1种或2种，也可加服西咪替丁0.2g，每日3次，脑益嗪25mg，每日2次，或雷尼替丁，维生素K，每日5～10mg，口服，或维生素B_{12}每日或隔日肌肉注射0.25～0.5mg，对慢性荨麻疹有效。也可选用封闭疗法等一些非特异性疗法，但不宜使用皮质激素。

3. 皮肤划痕征 羟嗪（安泰乐）25mg，口服，每日3次。

4. 血管性水肿 可试服6-氨基己酸，有预防和减少发病的功效。

5. 寒冷性荨麻疹 可口服赛庚啶2mg，每日3次，长期大剂量口服维生素E亦有一定疗效。

第五节 痱 子

【概述】

痱子是在湿热环境中汗孔堵塞而迅速发生的丘疹和水疱性皮肤病。其特点为有痒刺感，皮损周围红晕。

【病因病机】

1. 暑邪犯表 暑湿季节或湿热地区，湿热熏蒸使人体汗液不得疏泄，郁滞肌肤而发病。

2. 湿热内蕴 嗜食辛辣膏粱厚味而致胃肠湿热，或沐浴不及时，或衣着过厚，湿热内蕴使汗液疏泄失常，壅塞肌肤而发病。

【临床表现】

1. 发病季节和环境 本病多发于暑湿季节或湿热地区，或高温工作环境中。

2. 发病部位 皮损多见于面部及躯干部，尤易发于颈项、肘窝、腋窝、乳房下、腰部等处，但不发于手掌及足底。

3. 皮损特征 米粒大的红色小丘疹，或丘疱疹密集分布，一般不扩大融合，水疱有清液，周围有红晕。经过数日后，水疱干枯而留细薄鳞屑，终于完全脱落。亦可反复发生，延续数周至月余。伴有刺痒或灼热感。

4. 脓疱性痱子 多发生于四肢屈侧、阴囊等皮肤皱褶处，皮损为浅小脓疱，无刺痒感。

【鉴别诊断】

1. 深痱子 皮损为均匀密布的小丘疹，肤色正常，无自觉症状，多见于热带地区。由汗液潴留于真皮部分的汗腺管内所致。

2. 白痱子 为小米或豆大的透明水疱，像露珠迅速出现在皮肤上，多见于颈、胸、腹等处，肤色正常，无刺痒感。多见于天气骤热或热病退热之后。

【治疗】

1. 治疗原则 痱子属皮肤浅表性疾病，一般外治即可获效。外治以洁肤、清爽、干燥为宜。如感受暑湿之邪，全身症状较重，可酌服解暑利湿之品治疗。

2. 辨证论治

（1）暑湿犯表证

证候：头面部红色小丘疹密集或散在，有刺痒感。伴发热，恶寒，无汗，头痛，心烦面赤，口渴。舌红，苔薄白，脉浮数。

治法：疏表解暑化湿。

方药：新加香薷饮。

香薷6g　金银花9g　扁豆花9g　厚朴6g　连翘6g　甘草10g

常用中成药：西羚解毒丸。

（2）暑侵三焦证

证候：皮肤潮红，丘疹和水疱夹杂密布。发热，面红耳聋，胸闷脘痞，下利稀水，小便短赤，渴不欲饮。舌红，苔黄腻，脉滑数。

治法：清热利湿。

方药：三石汤加减。

滑石9g　生石膏15g　寒水石9g　杏仁9g　竹茹6g　炒金银花9g　白通草6g　西瓜翠衣30g

常用中成药：龙胆泻肝丸。

3. 外治法

（1）痱子粉（薄荷脑 0.3g，碱式没食子酸铋 3g，硼酸 5g，氧化锌 30g，滑石粉 67g）外搽。

（2）硼酸氧化锌粉（硼酸 10g，氧化锌 20g，滑石粉 70g）外搽。

（3）滑石粉 100g 外搽。

【转诊原则】

如为婴幼儿或老年人患脓疱性痱子，伴有眩晕、心悸、恶心、呕吐、谵语等严重症状者，要及时转到上级医院治疗。

【养生与康复】

1. 暑湿季节或湿热地区，要保持居住和工作环境通风降温，衣着宜轻薄宽松，经常洗浴洁肤，加速汗液排泄。一旦患病，应使患者尽早脱离高温湿热环境，保持通风凉爽。

2. 皮损处勿过度搔抓或用刺激性洗涤剂洗浴皮肤。

【健康教育】

1. 在暑湿季节或湿热地区工作和生活应注意通风降温，加强职业防护。

2. 暑湿季节应清淡饮食，多饮水和吃水果，忌辛辣醇酒厚味。

3. 在炎热季节应勤洗澡，勤换衣服，保持皮肤清洁凉爽。

【常用西药参考】

1. 爽身粉（樟脑 20g，薄荷脑 5g，硼酸 100g，氧化锌 100g，水杨酸 10g，滑石粉 765g），搽患处。

2. 如皮肤潮红，丘疹密集者，可用醋酸铝溶液湿敷患处，每次 10 分钟，每日 3～4 次；或用 0.5% 新霉素及类固醇激素霜剂搽患处。

3. 皮肤干燥者，可服维生素 AD 胶丸，每次 2 粒，每日 3 次。

第六节　日 晒 疮

【概述】

日晒疮是由于日光的过度照射引起人体皮肤损害。临床特点为患者有日晒史，暴露部位皮肤红肿或出现水疱，自觉烧灼及刺痛感。相当于西医学的日光性皮炎。

【病因病机】

1. 禀赋不耐，素体阳热亢盛。

2. 春末夏初日光强烈照射，光毒与体内阳热胶结，致使腠理失密，营卫不和而发病。

【临床表现】

多见于春末夏初季节，以妇女、儿童多见。当皮肤受到强烈日光照射数小时至十数小时后，于暴露的部位如面、颈、手背、上臂、背部等处发生皮疹。根据皮损轻重分为一度晒疮和二度晒疮。

一度晒疮：局部皮肤经日晒后出现弥漫性红斑，边界清楚，自觉灼痛、刺痒，24～36 小时达到高峰。

二度晒疮：局部皮肤红肿后，继而发生水疱甚至大疱，疱壁紧张，疱液为淡黄色。自觉症状有灼痛或刺痒感。水疱破裂后呈糜烂面，不久干燥结痂，遗留色素沉着或色素减退。

日晒后第 2 天病情到达高峰，可伴有发热、头痛、心悸、乏力、恶心、呕吐等全身症状。1 周后可恢复。

【鉴别诊断】

1. 接触性皮炎　有接触病史，与日晒无关。可发生于任何季节，皮疹发生于接触部位，出现红斑、丘疹或丘疱疹，边界清楚，与接触物大抵一致，自觉瘙痒。

2. 烟酸缺乏症　皮疹暗红或暗褐色，往往出现于暴露部位，皮肤粗糙、肥厚及脱屑，非暴露部位也有皮疹，常伴有神经系统如周围神经炎和消化系统如恶心、呕吐、腹泻等症状。

【治疗】

1. 辨证论治

证候：皮肤潮红，红斑，水疱或糜烂，结痂，脱屑。并伴发热，头痛，心悸，乏力，恶心，呕吐。舌红，苔薄，脉细数。

治法：凉血清热，除湿祛风。

方药：消风散加减。

生石膏 15g　知母 12g　生地 15g　当归 10g　荆芥 10g　防风 12g　蝉蜕 12g　牛蒡子 15g　苦参 12g　木通 6g　生甘草 10g

常用中成药：银翘解毒片。

2. 外治法

（1）2.5% 消炎痛溶液（纯乙烯醇、丙二醇、二甲基乙酰胺，比例为 19∶19∶12）外搽。

（2）大疱、渗出较多时，可用 3% 硼酸溶液。牛奶液（牛奶和水 50∶5）或盐水（一茶匙盐溶于 500～600ml 水中）等溶液进行湿敷，每次 15 分钟左右，每日 2～3 次，直到水疱干涸。

【转诊原则】

如为年老体弱患者发生日晒疮，出现发热、头痛、心悸等严重症状时，可转上级医院进一步检查治疗。

【养生与康复】

1. 在曝晒前 15 分钟，宜在暴露部位搽避光剂 15% 氧化锌软膏、5% 二氧化钛乳剂、5% 对氨基苯甲酸乳剂或酊剂、10% 萨罗软膏等。

2. 春末夏初季节，光照强烈，饮食宜清淡平和，忌辛辣刺激之品，以免诱发或加重晒疮。

【健康教育】

1. 经常参加户外锻炼，使皮肤产生黑色素，以增强皮肤对日光照射的耐受能力。对日光敏感性较强的患者，应尽量避免日光曝晒。

2. 到户外活动时，要做好防晒保护，如打太阳伞、戴遮阳帽、手套等。

【常用西药参考】

1. 刺痒性日晒疮 可用赛庚啶2mg每日3次口服；扑尔敏4mg每日3次口服；息斯敏10mg每日1次口服。

2. 严重的晒疮 可用强的松10mg每日3次口服，用2～3天，但要在晒伤后36小时后或更短时间内应用，有减轻红肿热痛的作用。

第七节 冻 疮

【概述】

冻疮是因受寒邪侵袭，气血凝滞，而引起的局限性或全身性损伤。临床上以局部肿胀、麻木、痛痒、青紫或起水疱，甚则破溃为表现。相当于西医的冻伤。

【病因病机】

1. 素体阳虚，四末失温 平素气血衰弱，阳气不足，不能畅达四末。

2. 寒邪侵袭，营卫失和 过度疲劳、饥饿，病后静坐少动等，寒邪侵袭过久，耗伤阳气，以致气血运行受阻，气滞血瘀。

3. 阴盛阳衰，经络受阻 寒邪滞盛，营卫凝涩，经络阻塞，气血不通则骨坏筋损甚至死亡。

【临床表现】

多发于冬季，以儿童、妇女为多见。多见于素体虚弱者，平时手足多汗或寒冷环境工作者。

1. 局部性冻疮

（1）发病部位：手背、足跟、耳郭、面颊和鼻尖等身体末梢和暴露部位，多呈对称性发病。

（2）皮损特征：受冻部位皮肤呈苍白，红肿，硬结斑块，边缘焮红，中央青紫。

（3）自觉症状：疼痛麻木，暖热时自觉灼热、瘙痒、胀痛，疼痛剧烈，甚则局部感觉消失。

（4）继发感染：有大小不等的水疱或肿块，皮肤呈灰白或暗红，或转紫色，出现紫血疱，破后则出现糜烂或溃疡，收口缓慢，约1～2月或至天暖方愈。

根据冻疮的情况，可将其分为3度。

Ⅰ度（红斑性冻疮）：皮肤由白变成红色，出现明显的红肿，自觉疼痛或瘙痒。

Ⅱ度（水疱性冻疮）：早期有红肿，继而出现大小不一的水疱，有不同程度的疼痛。

Ⅲ度（坏死性冻疮）：轻者累及全层皮肤，并深入皮下组织，在伤后3～7日出现水疱，可延及整个肢体或全身，活动受限制，病变部位呈紫黑色，周围水肿并有明显疼痛。重者肌肉、骨骼均冻伤，呈干性坏疽，患部感觉和功能完全丧失。2～3周后，出现冻伤组织与健康组织的分界线。如继发感染可呈湿性坏疽，可伴有发热、寒战等全身症状，甚则合并败血症而死亡。

2. 全身性冻伤 有严重的冷冻史。初起寒战，体温逐渐降低，患者出现身体疲乏，疼痛性发冷，知觉迟钝；肌张力减退，步履蹒跚，麻痹；视力或听力减退，意识模糊，幻觉，嗜睡，不省人事，瞳孔散大，对光反射减弱，脉搏细弱，呼吸变浅等，逐渐陷入僵硬和假死状态，如不及时救治，易致死亡。

【鉴别诊断】

多形红斑：多发生在手足背、前臂、小腿伸侧及面颈等处，皮疹为红斑、水疱，典型的为虹膜状红斑。常伴有发热、关节痛等症状。

【治疗】

1. 治疗原则 冻疮主要由寒邪侵袭而发病，故预防比治疗更重要。对于局限性冻疮采用中医辨证论治即可，对于全身性冻伤者，则应中西医结合救治。

2. 辨证论治

（1）血虚寒凝证

证候：局部疼痛喜暖，感觉迟钝，形寒肢冷。舌淡而暗，苔白，脉沉细。

治法：益气养血，温经散寒。

方药：人参养荣汤和黄酒调服。

炙黄芪15g 肉桂心8g 党参12g 白术15g 茯苓10g 熟地10g 当归15g 白芍10g 五味子10g 陈皮10g 远志10g 大枣10g 生姜10g 炙甘草10g 黄酒

20g

常用中成药：人参养荣丸。

（2）气血两虚证

证候：疮口脓水淋漓久不敛口。面色苍白或萎黄，头晕目眩，少气懒言，四肢倦怠。舌淡，苔薄白，脉细弱或虚大无力。

治法：益气养血，祛瘀通脉。

方药：八珍汤合桂枝汤加减。

党参 12g　白术 15g　茯苓 10g　熟地 12g　当归 15g　白芍 12g　川芎 12g　桂枝 10g　生姜 10g　大枣 10g　炙甘草 10g

常用中成药：八珍丸。

（3）瘀滞化热证

证候：患处暗红微肿，疼痛喜冷，或红肿灼热，溃烂腐臭，脓水淋漓，筋骨暴露。发热口干。舌暗红，苔黄，脉数。

治法：清热解毒，活血止痛。

方药：四妙勇安汤加减。

玄参 12g　金银花 15g　当归 15g　生甘草 10g　赤芍 12g　乳香 10g　没药 10g　天花粉 15g　陈皮 10g　白芷 8g

常用中成药：牛黄解毒丸。

（4）阴盛阳衰证

证候：四肢厥逆，恶寒蜷卧，极度疲乏，昏昏欲睡，呼吸微弱。舌淡，苔白，脉沉微细。

治法：回阳救逆，温通血脉。

方药：四逆加人参汤。

制附子 15g　干姜 12g　人参 15g　当归尾 15g　炙甘草 10g

常用中成药：金匮肾气丸。

3. 外治法

（1）Ⅰ、Ⅱ度冻疮：用10%胡椒酒精浸液或冻伤膏涂敷患处并包扎，每日2次。有较大水疱的Ⅱ度冻疮抽出疱液，再涂药物；浅表糜烂感染时，用红油膏外敷，每日1次。对于冻疮肿块可用红灵酒轻柔按摩。

（2）Ⅲ度冻疮：用75%酒精或新洁尔灭酊溶液消毒患处，有水疱者抽液，再以红油膏纱布包扎保暖。溃烂时用红油膏掺八二丹外敷；倘坏死组织溶解时，可手术切除；腐脱新生时，用消肿玉红膏掺生肌散外敷。

4. 其他疗法

（1）用甘草15g，甘遂15g，煎汤洗浴患处，每日3次。如冻疮局部红肿疼痛结块时，可用辣椒50g煎汤熏洗。

（2）针灸：选用中脘穴，局部常规消毒，用火针点刺，然后敷料包扎。如在立冬前针刺可预防冻疮。

【转诊原则】

1. 如患者大面积冻伤，出现严重休克症状时，在对症处理的同时，应及时转上级医院治疗。

2. 如患者肢体严重冻伤，须行截肢等特殊治疗时，宜转上级医院处理。

【养生与康复】

1. 在寒冷环境中受冻后，不宜立即用火烘烫熨，应使肢体逐渐复温，以防溃烂成疮。

2. 在冻疮遇暖瘙痒时，患者要避免过度搔抓，以免加重局部皮肤损伤。

【健康教育】

1. 在日常生活中要进行耐寒锻炼，如冷水洗脸、洗足，冷水浴，冰上运动等，提高身体的耐寒能力。

2. 在寒冷环境中工作的人员应加强职业保护，注意防寒保暖。

3. 天气寒冷，室外工作者要经常活动肢体，增进血液循环，同时不能过度疲劳和饥饿，防止冻疮的发生。

【常用西药参考】

1. 冻疮有糜烂、溃疡者可选用青霉素800万单位加生理盐水250ml静脉滴注或红霉素150mg，每日3次，口服。

2. 对于严重冻疮患者，应迅速脱离寒冷环境，立即脱去冰冻潮湿的衣着鞋袜，必要时还应施行心肺复苏等抗休克治疗。

3. 对症处理，可静脉输入温溶液（ <37℃），如葡萄糖、低分子右旋糖酐等，以纠正循环障碍和低血糖，维持水与电解质平衡，并供给热量。

第八节　疥　疮

【概述】

疥疮是由疥虫侵袭肌肤所致的传染性皮肤病。临床特点为指缝、手腕、肘窝、腋窝、脐周、阴股部等皮肤薄嫩处发生丘疹、丘疱疹、隧道，夜间痒甚。本病传染性极强，易在家庭及集体生活人群中传播，集体发病。

【病因病机】

疥疮主要是由于居住环境潮湿污浊，个人卫生不佳而发病。且易通过密切接触，或使用患者未经消毒的衣被和生活用具而传染，以及接触感染疥虫的动物（如兔、羊、狗）等，致使疥虫侵入皮肤而发病。

【临床表现】

疥疮一般有密切接触传染史，常在家庭和集体生活人群中流行，冬春季节多见。

1. 皮损部位　好发于皮肤薄嫩处，如指缝、腕屈面、妇女乳房、肘窝、腋前缘、脐窝、下腹部、股内侧、外生殖器等部位。婴幼儿可波及头面、掌跖部。

2. 基本损害　主要为淡红色针头大小丘疹、丘疱疹、隧道及小水疱、结节和结痂。丘疹、丘疱疹散在分布或密布成群；水疱多见于指缝、腕部等处；隧道为疥疮的特异性皮疹，呈淡灰色或浅黑色弯曲线纹，长约2～3mm，微隆起，末端与丘疹或水疱相连接，为疥螨藏身之处。

3. 伴发症状　皮肤瘙痒剧烈，尤以夜间或遇热更甚。病久则出现遍身抓痕、结痂、黑色斑点及湿疹样变，甚至继发脓疱、毛囊炎、疖、淋巴结炎、急性肾炎等。

4. 疥疮结节　常发于外生殖器、股内侧等处，黄豆至花生米大的半球形炎性硬结，伴奇痒。疥疮治愈后，结节仍经久不消。

5. 检查　刮取水疱、丘疹或隧道内容物，置载玻片上，用低倍镜观察，可发现成虫、幼虫、卵壳或椭圆形黄褐色虫卵。

【鉴别诊断】

1. 寻常痒疹　好发于四肢伸侧面，丘疹顶端有微小的水疱，水疱由于搔抓擦破后形成有痂的丘疹，苔癣化、湿疹化、脓疱及并发邻近淋巴结肿大。多数自儿童时期发病，病程缓慢，秋冬季节加重。

2. 虱病 主要表现为人体躯干部皮肤（如腋窝、两胁、腰围、会阴部等处）瘙痒、抓痕及血痂，指缝处无皮损，在衣缝处常可找到虱及虱卵。

【治疗】

1. 治疗原则 在治疗上，疥疮不并发感染，仅需外治即可收功，一般内治无效。治疗本病的原则为杀虫止痒，关键在于坚持搽药，彻底消毒，同时治疗同居的同病患者。

2. 辨证论治 一般不需内服药物，如继发感染而出现疖、脓疱疮者可内服中药。

治法：清热化湿解毒。

方药：黄连解毒汤合五味消毒饮。

黄连 9g 黄芩 6g 黄柏 6g 栀子 9g 金银花 15g 野菊花 15g 蒲公英 15g 地丁 15g 紫背天葵 6g

常用中成药：解毒消炎丸。

3. 外治法 硫黄膏是治疗疥疮最有效的药品之一。临床上，儿童用 5% ~10% 硫黄膏，成人用 10% ~15% 硫黄膏。若患病时间较长，可用至 20%，但浓度不宜过高，否则易发生药物性皮炎。

涂药方法及步骤：

（1）沐浴：先以花椒 9g，地肤子 30g，煎汤外洗，或用温水、肥皂洗涤全身后搽药。

（2）搽药：一般先搽皮损处，再自颈部向下搽遍全身，每日 2 次，连续 4 天为一疗程。搽药期间，不洗澡，不换衣服。

（3）更衣、消毒：一疗程结束后，沐浴换衣，并将换下的衣物、床上用品彻底煮沸或曝晒消毒处理。如浴后发现有新皮疹，可再重复第二个疗程。

亦可选用 10% 百部酊、雄黄膏、一扫光等外搽，方法同上。

【转诊原则】

如果疥疮久病失治，并发脓疱疮、疖、淋巴结炎等，继发急性肾炎者，要及时转科转院进一步诊断治疗。

【养生与康复】

1. 要对患者隔离治疗，对其污染的衣物及床上用品要予以煮沸或曝晒消毒处理；同时要对密切接触者检查治疗，彻底消灭传染源。

2. 治疗期间，患者要避免过度搔抓，以免损伤皮肤造成自身广泛传播和继发感染。

3. 患者忌辛辣、醇酒及腥膻发物。

【健康教育】

1. 要加强个人卫生习惯，养成勤洗澡、勤换衣、勤晒衣被的卫生习惯。

2. 在集体生活场所，个人生活用品应独自使用，不得相互共用，以免染病。

3. 要注意改善生活环境，保持室内清洁干燥，避免潮湿污浊，特别是要加强建筑工人和中学生宿舍等的环境卫生管理；对公共浴室、旅馆、车船的床上用品要定期清洗、消毒，力求做到一人一用，确保公共卫生安全。

【常用西药参考】

1. 外搽硫黄膏治疗 儿童用5%～10%，成人用10%～15%，病久者可用20%硫黄膏。浓度过高可致药物性皮炎。或用疥灵霜，每日1～2次；或君介敏（达克罗宁），每日1次，3日为一疗程。搽药方法为沐浴→搽药→更衣消毒。

2. 疥疮结节治疗 常采用波尼松龙针25mg，或醋酸去炎舒松针（曲安奈德针）40mg，加2%利多卡因针局部封闭。

3. 全身症状重者 可予抗组胺药口服，继发湿疹和感染者，采取相应的对症处理。

第九节　蛇串疮

【概述】

蛇串疮是一种皮肤上出现成簇水疱，呈带状分布，痛如火燎的急性疱疹性皮肤病。临床特点为皮肤上有红斑、水疱，累累如串珠，排列如蛇行，每多缠腰而发，伴神经痛。本病相当于西医学的带状疱疹。

【病因病机】

1. 肝郁化火　多因情志内伤，肝气郁结化火生毒，肝经火毒，外溢皮肤而发。

2. 湿热内蕴　脾失健运，蕴湿化热，外溢皮肤而生。

3. 外感毒邪　感染毒邪，湿热火毒蕴积肌肤而成。

4. 血虚肝旺　年老体弱者，常因血虚肝旺，湿热毒盛，气血凝滞，以致疼痛剧烈，迁延日久。

【鉴别诊断】

热疮：多见于发热性疾病的中、后期，好发于皮肤与黏膜交界处，分布无一定规律。皮疹为针头至绿豆大小的水疱，常为一群，疼痛不显。1 周左右痊愈，但易复发。

【临床表现】

1. 发病季节　本病多发于春秋季节，以成年患者居多。

2. 前驱症状　发病前局部皮肤常有感觉过敏，皮肤灼热疼痛，或伴轻度发热、全身不适等。

3. 皮损特征　患部出现成片的红色丘疹，绿豆至黄豆大小簇集成群的水疱，聚集排列成带状，疱群之间皮肤正常，疱液透明。重者有出血点、血疱或坏死。

4. 发病部位　好发于腰胁、胸肋或头面部，以身体一侧多见，不超过正中线。发于头面部者，尤其是眼部和耳部者，病情较重，疼痛剧烈，甚至可影响视力和听觉。

5. 顽固性疼痛　疼痛可在皮疹前或伴随皮疹，或在皮损后。皮肤刺痛轻重不等，以灼痛为主，年老体弱者疼痛剧烈，部分中、老年患者在皮损消退后可遗留顽固性疼痛，常持续较久。愈后极少复发。

【治疗】

1. 治疗原则　本病应以清热泻火、利湿解毒治疗为主，并根据皮损表现为热盛或湿盛而有所侧重。由于疼痛为本病的主要症状之一，故应运用散瘀止痛之法，尤其是后遗疼痛更应以行气活血为先。同时本病要适当配合西医止痛、抗病毒、消炎等对症治疗，注意休息和适当营养等支持治疗。

2. 辨证论治

（1）肝经郁热证

证候：皮损鲜红，疱壁紧张，灼热刺痛。口苦咽干，烦躁易怒，大便干或小便黄。舌红，苔薄黄或黄厚，脉滑数。

治法：清肝泻火，利湿解毒。

方药：龙胆泻肝汤加减。

龙胆草 15g　柴胡 10g　生地 9g　当归 15g　黄芩 9g　栀子 9g　泽泻 12g　车前子（包煎）9g　木通 6g　生甘草 10g　紫草 12g　板蓝根 30g　蚤休 9g

（2）脾虚湿蕴证

证候：颜色较淡，疱壁松弛。口不渴，食少腹胀，大便时溏。舌淡，苔白或白腻，脉沉缓或滑。

治法：健脾利湿。

方药：除湿胃苓汤加减。

苍术 12g　厚朴 10g　陈皮 10g　猪苓 15g　泽泻 12g　赤茯苓 12g　白术 15g　滑石 20g　防风 12g　栀子 10g　木通 6g　肉桂 6g　灯心草 10g　甘草 10g

（3）气滞血瘀证

证候：皮疹消退后局部疼痛不止。或伴心烦，夜寐不安。舌暗，苔白，脉弦细。

治法：理气活血，重镇止痛。

方药：桃红四物汤加减。

桃仁 12g　红花 10g　生地 15g　川芎 12g　当归 15g　赤芍 20g　制香附 12g　延胡索 15g　莪术 12g　珍珠母（先煎）30g　生牡蛎（先煎）30g　磁石（先煎）15g

3. 外治法

（1）初起，用玉露膏或青黛膏外敷；或选用三黄洗剂、炉甘石洗剂，3% 无环鸟苷霜、复方地榆氧化锌油等外涂，每日 3 次。

（2）水疱破后，用四黄膏或青黛散麻油调成糊状外涂；或用六神丸研成细粉，醋调外涂。眼部带状疱疹可用 0.1% ~0.5% 疱疹净眼药水滴眼。

（3）疼痛明显者，可于油膏或泥膏中加 1% 达罗宁或 5% 苯唑卡因止痛。

4. 其他疗法

（1）针灸疗法：选取神门、内关、合谷、支沟、阳陵泉、足三里、阴陵泉等，针刺用泻法，每日 1 次。

（2）艾灸法：艾条点燃后灸皮损局部，尤适用于皮损消退后遗疼痛者，每次 20

分钟，5 次为一疗程。

（3）皮肤针法：如皮损消退后遗疼痛，可用皮肤针击刺皮损局部，以皮肤潮红、发热为度，隔日 1 次。

【转诊原则】

1. 如皮损在头面的眼部或耳部，病情严重，可能影响患者视力或听觉者，要及时转上级医院治疗。

2. 年老体弱患者，皮损消退后，如遗留严重疼痛者，要及时转上级医院进一步检查，排除其他内脏疾病。

【养生与康复】

1. 如果有较大水疱，可用消毒注射器抽取疱液，使疱壁贴附皮肤，禁止撕脱疱壁，以免染毒。

2. 保持局部皮损干燥、清洁；避免衣服摩擦皮损造成局部疼痛。

3. 要加强营养，忌食辛辣肥甘厚味和饮酒，忌忧思郁怒，以免加重病情。

【健康教育】

1. 注意调畅情绪，忌忧思、郁怒、悲恐等过度情绪波动。

2. 要劳逸结合，勿过度劳累，降低抵抗力。

3. 要加强身体锻炼，避免感冒。

【常用西药参考】

1. 抗病毒 无环鸟苷（阿昔洛韦），200mg/次，每日 4 次，连续服用 5 ~ 7 日。病变广泛而严重者，可静脉点滴，一次用量 5mg/kg（或用阿糖胞苷 2mg/kg），于 5% 葡萄糖液中静脉滴注，1 小时内滴入，每 8 小时 1 次，连续 7 日。也可用聚肌胞每次 2mg，肌肉注射，每日或隔日 1 次，10 日为一疗程。

2. 止痛 可口服去痛片（索密痛片），1 ~ 2 片/次，或布桂嗪（强痛定）每次 30mg，每日 3 次。对后遗神经痛，可给服阿米替林，开始每晚 25mg，几日后逐渐加量，平均每日有效剂量为 75mg。

3. 维生素类药 常用维生素 B 族药，如维生素 B_1，每次 10mg，每日 3 次；维生素 B_{12}，每次 100 ~ 200μg，每日 1 次，肌注；或维生素 E 每次 50mg，每日 3 次，口服。

4. 类固醇皮质激素 在病变早期（3～5 天内）口服泼尼松（强的松），对减轻炎症及疼痛，预防后遗神经痛的发生有一定效果。最初剂量为每日 30～40mg，隔日递减，10～12 日内撤尽。

5. 免疫抑制剂 转移因子 2ml 加 2% 普鲁卡因 2ml，皮下注射；或胸腺肽每次 1mg，肌肉注射，可减轻症状，缩短病程。

第十节 痤 疮

【概述】

痤疮是青春期常见的一种毛囊、皮脂腺的慢性炎症性疾病。其特点为多发于青年男女，皮损丘疹如刺，有脓疱、结节，可挤出白色碎米样粉汁，故又名粉刺。相当于西医学的寻常性痤疮。

【病因病机】

1. 素体阳盛，血热壅滞。
2. 风热袭表，郁阻肌肤。
3. 肺胃积热，循经上熏，郁积不解，化湿生痰。
4. 病久痰瘀互结，经络阻遏，而使风、热、痰、湿、瘀血内蕴结聚而发病。

【临床表现】

1. 发病部位 本病多见于青春期男女颜面、颈部及胸背部，常伴有皮脂溢出。

2. 皮损特征 初起为针头大小的毛囊性丘疹，正常肤色，内含角质素及皮脂，称为白头粉刺。若毛囊开口明显，丘疹顶端呈黑色（系皮脂氧化及黑色素所致），易挤出头部发黑、米粒大的黄白色脂栓物，称为黑头粉刺。其吸收后可遗留暂时性色素沉着。痤疮可发展为脓疱、结节、囊肿等多种损害，愈后可留有浅表性瘢痕。

3. 自觉症状和病程 自觉轻微瘙痒，病程慢性，此起彼伏，时轻时重，青春期后逐渐痊愈。

【鉴别诊断】

1. 酒渣鼻　多见于中年人，好发于以鼻尖为中心的颜面部，患部潮红、充血，鼻翼增大，常伴有毛细血管扩张，无黑头粉刺。

2. 职业性痤疮　常发生于接触煤焦油、石蜡、机油的工人，皮损为丘疹密集，伴毛囊角化，除面部外，手背、前臂等接触部位亦可发生。

【治疗】

1. 治疗原则　本病的治疗应以中医辨证论治为主，可适当配合西药内服。局部治疗原则是去脂、溶解角质、杀菌、消炎。同时应调节饮食，舒畅情志等。

2. 辨证论治

（1）肺经风热证

证候：粉刺色红，或有痒痛，颜面潮红。舌红，苔薄黄，脉浮数。

治法：疏风清肺。

方药：枇杷清肺饮加减。

枇杷叶 15g　黄连 10g　桑白皮 20g　黄柏 10g　黄芩 12g　地骨皮 15g　牡丹皮 15g　生甘草 10g

（2）湿热蕴结证

证候：皮疹红肿疼痛，或有脓疱。胸脘痞闷，口臭纳呆，腹胀，便秘，尿黄。舌红，苔黄腻，脉滑数。

治法：清热化湿。

方药：枇杷清肺饮合黄连解毒汤加减。

枇杷叶 15g　黄连 12g　桑白皮 15g　黄柏 12g　黄芩 15g　山栀 15g　连翘 15g　野菊花 30g　蒲公英 15g　生甘草 10g

（3）痰湿凝结证

证候：皮疹暗红，反复发作，或结成囊肿。神疲乏力，纳呆、便溏。舌淡胖，苔白腻，脉濡滑。

治法：化痰健脾渗湿。

方药：海藻玉壶汤加减。

海藻 15g　贝母 10g　昆布 15g　海带 20g　制半夏 10g　陈皮 10g　青皮 8g　连翘 15g　独活 6g　川芎 10g　当归尾 15g　甘草 6g

3. 外治法

（1）维A酸类：可用0.05%的维A酸软膏外搽，每日1~2次，如有明显刺激者可暂停1~2日。

（2）抗生素类：可选用2%红霉素软膏。

（3）过氧苯甲酰：常用5%~10%过氧苯甲酰乳膏，如痤疮平、酰舒等外搽。

（4）痤疮洗剂：外搽或外洗，每日3~5次。

（5）阿达帕林凝胶剂外搽，每日1次。

（6）可采用药物面膜、石膏面膜等治疗方法。

【转诊原则】

1. 如皮损面积较大，形成巨大的囊肿性痤疮，可能造成面容损坏，要及时转上级医院治疗。

2. 瘢痕体质患有囊肿性痤疮，已出现面容损坏需要美容康复者，要及时转专科医院做进一步处理。

【养生与康复】

1. 经常用温水和硫黄皂清洗颜面及患处，促进皮肤油脂及时排泄。

2. 禁止经常挤捏皮疹，避免毛孔扩开，遗留瘢痕或色素沉着。

3. 如果从事接触碘化物、溴化物、焦油、机油、石蜡等物品的职业，要积极做好劳动保护。长期服用碘化物、溴化物药物的患者，要注意防止药物性皮炎。

【健康教育】

1. 饮食宜清淡，多吃新鲜蔬菜水果，少食肥腻、辛辣及糖类食品。

2. 保持心情舒畅，忌忧思、郁怒不良情绪刺激，保持大便通利。

3. 如面部皮肤干燥不舒，可使用含油脂较少的化妆品或植物面膜，或用热毛巾敷面，增加皮肤水分吸收。避免使用含油脂较多的化妆品。

【常用西药参考】

1. 维A酸类　目前外用维A酸效果最好，剂量为每日0.5~1mg/kg，连服4~8周，或国产维胺脂25mg，每日3次，1个月为一疗程。

2. 维生素类　维生素B_2、维生素B_6、复合维生素B及泛酸钙；维生素A每日

15 万单位，或维生素 E 每日 50mg，连服 4～8 周，对某些顽固性痤疮有一定疗效。

3. 内分泌制剂

（1）性激素：可选用己烯雌酚（在月经后第 5 日开始服用，每日 1mg，连续 3 周）、绒毛膜促性腺激素，或黄体酮（月经前 1 周肌肉注射黄体酮 10mg）、避孕药等，可减少皮脂分泌，适用于女性，但不宜长期使用，否则会引起一系列副作用。

（2）抗雄性激素：可酌情使用复方炔诺酮、螺内酯（安体舒通）等。

（3）皮质类固醇激素：对严重的结节、囊肿性及聚合性痤疮患者，泼尼松内服，每日 30～40mg，常能获效。目前多主张泼尼松与女性激素或泼尼松与抗雄性激素联合应用治疗痤疮，疗效比单独使用时更好。

第十一节　药　毒

【概述】

药毒是药物通过内服、注射、吸入或外用等途径进入人体，而引起皮肤黏膜的急性炎症反应。其特点是用药史和潜伏期，皮损形态多样，可泛发或局限。相当于西医的药物性皮炎。

【病因病机】

1. 外邪犯表　风热之邪侵袭腠理，营卫不和而发病。

2. 湿热内蕴　脾湿不运，湿热蕴蒸，郁于肌肤。

3. 火毒攻里　外邪郁久化火，火毒炽盛，燔灼营血，外发于皮肤，内攻于脏腑。

4. 阴阳俱衰　病久则气阴被耗，甚则阴阳离决而危及生命。

总由禀赋不耐，药毒内侵所致。

常见的引起药毒的药物有：①抗生素，青霉素居首位，次为链霉素、四环素等。②磺胺类，如复方新诺明。③解热镇痛药，如阿司匹林、对乙酰氨基酚（扑热息痛）、吡罗昔康、萘普生、舒林酸、双氯芬酸（扶他林）等。④催眠药与抗癫痫药，如苯巴比妥、眠尔通、苯妥英纳等。⑤抗毒素与血清，如破伤风抗毒素、蛇毒免疫血清、狂犬病疫苗等。⑥中草药，如板蓝根、穿心莲、鱼腥草、地龙、蟾蜍、六神丸、云南白药、牛黄解毒片等。

【临床表现】

药疹症状多样，表现复杂，临床上常根据用药史、皮损特点及其伴随症状等加以诊断。

1. 发病前有用药史。本人或直系亲属有过敏史。

2. 有一定的潜伏期。重复用药常复发或病情加重。

3. 发病突然，自觉灼热瘙痒，重者伴发热头痛、纳差乏力、便干尿赤等全身症状。重症患者可伴内脏损害。

4. 皮疹多对称分布，进展较快，形态多样，如荨麻疹样、麻疹样、猩红热样、多形红斑样，或大疱性表皮坏死松解症样等。

5. 查血可见白细胞计数增高，嗜酸性粒细胞增多，少数有白细胞计数减少。

【鉴别诊断】

1. 麻疹 麻疹呈流行性发病，全身症状较重，先有上呼吸道症状及恶寒、发热等，2～3日后颊黏膜上出现科氏斑，继后成批出疹，出疹5～7日后体温下降，皮疹自然消退。

2. 猩红热 猩红热有接触传染史，先有发热咽痛，皮肤潮红，鲜红小丘疹，片状脱屑，杨梅舌，口周苍白圈等。

【治疗】

1. 治疗原则 首先立即停用一切可疑致敏药物及结构近似的药物，鼓励患者多饮水，必要时输液加速体内致敏药物的排泄，注意交叉过敏或多原过敏。治疗以抗过敏、支持疗法及防止继发感染或其他并发症为原则。外治法原则为消炎、保护、收敛、干燥，用药必须温和无刺激，禁用轻粉、升丹等含汞的药物。

2. 辨证论治

（1）湿毒蕴肤证

证候：皮损呈红斑、水疱，糜烂渗液，表皮剥脱，伴剧痒。或有发热，烦躁，口干，大便燥结，小便黄赤。舌质红，苔薄白或黄，脉滑数。

治法：清热利湿解毒。

方药：萆薢渗湿汤加减。

萆解12g　薏苡仁15g　黄柏10g　茯苓12g　牡丹皮15g　泽泻12g　滑石15g

通草 6g　黄芩 12g　黄连 10g　金银花 12g　连翘 10g

（2）热毒入营证

证候：皮疹鲜红或紫红，泛发全身，甚则紫斑、血疱。高热神昏，口唇焦燥，口渴不欲饮，大便干，小便短赤。舌绛，苔少或镜面舌，脉洪数。

治法：清营解毒。

方药：清营汤加减。神昏谵语者，加服紫雪丹或安宫牛黄丸等。

水牛角 30g　生地 15g　玄参 15g　竹叶心 15g　金银花 15g　连翘 12g　黄连 12g　丹参 15g　麦冬 12g　紫草 10g　赤芍 15g　生甘草 10g

（3）气阴两伤证

证候：皮疹消退，伴低热，口渴，气短乏力，便干，尿黄。舌红苔少，脉细数。

治法：益气养阴清热。

方药：增液汤合益胃汤加减。

麦冬 12g　玄参 15g　五味子 15g　沙参 12g　生地 12g　玉竹 12g　冰糖 15g　炙黄芪 15g　炙甘草 15g

3. 外治法

（1）无渗出：用青黛散干扑，或选用复方炉甘石洗剂、三黄洗剂等外搽或外洗。亦可外搽醋酸氢化可的松乳膏或肤乐乳膏。

（2）红肿渗液：用 3% 硼酸溶液或生理盐水湿敷。继发感染时应外用抗生素软膏。

（3）糜烂：用青黛散麻油调涂，或紫草油、甘草油、氧化锌油等外搽，以保护皮肤；对大疱性表皮松解型药疹的糜烂面，以暴露皮疹，保持创面干燥为宜，可暴露于温度适宜而干燥的红外线灯照射下，外用 0.2% 硝酸银液、紫草油或含地塞米松及有效抗生素的气溶胶喷洒。

（4）干燥结痂：外涂青黛膏。痂厚者，用棉花蘸麻油或甘草油霜揩痂皮。

（5）五官损害：眼结膜损害，每天用生理盐水冲洗数次，清除分泌物，定期交替滴醋酸氢化可的松眼药水与氯霉素眼药水，晚上涂 3% 硼酸软膏或 0.25% 金霉素眼膏，以预防粘连。口腔损害，用 0.1% 利凡诺液或多贝液漱口，唇部用凡士林油纱布贴敷，口腔溃疡可涂口腔溃疡膏，或选用锡类散、珠黄散。

【转诊原则】

1. 如为剥脱性皮炎型药毒或大疱性表皮松解型等严重药毒要立即转往上级医院

诊断和治疗。

2. 在药毒治疗过程中，如患者伴有严重全身症状，有脏器功能衰竭表现者要及时转往上级医院进一步诊治。

【养生与康复】

1. 注意药毒的先兆表现。治疗中如突然出现皮肤瘙痒、出疹、发热等反应，应立即停用可疑药物，密切观察病情，尽早确定致敏药物，及时对症处理。

2. 皮损忌用热水洗或搔抓。多饮开水，忌食腥辣发物。

3. 剥脱性皮炎型等药毒，按危重患者进行治疗护理，防止褥疮的发生。

【健康教育】

1. 合理用药，严格掌握用药指征。用药前详细询问有无药物过敏史，避免使用已知过敏或结构相似的药物。使用青霉素、链霉素、普鲁卡因、血清制品等药物时，应按规定做皮肤试验。

2. 用药时，应详细了解药品功能和性质，避免食用与药品功能和性质相抵触的食品和饮料，以防引起药毒反应。

【常用西药参考】

1. 抗组胺药 如氯苯那敏（扑尔敏），每次 4mg，每日 3 次。赛庚啶、特非那定、息斯敏等口服；维生素 C 口服或 10% 葡萄糖酸钙静脉注射。

2. 皮质类固醇激素 轻型药疹，必要时口服中等量的泼尼松（强的松）每日 30～60mg，待皮疹消退后，逐渐减量以至停药。重型药疹，及早静脉给药，一般用氢化可的松 200～400mg 或地塞米松 15～20mg 加入葡萄糖液中静脉滴注，每日 1 次。症状缓解后逐渐减量并改用口服剂。

3. 支持疗法 对重型药毒患者，应补给高热量、高蛋白、多种维生素，视病情需要可给予能量合剂、输新鲜血或血浆，注意水、电解质的平衡。

4. 防治感染及并发症 有感染者，酌情选用与致敏药物无关的抗生素。如并发肝损害，应加强保肝疗法。同时加强护理，防止发生褥疮。

5. 络合剂 对重金属药物引起的药毒，及早使用络合剂，如二巯丙醇，肌注，每次 2.5～5mg/kg；二巯基丁二酸钠，急性中毒首次 2g 静脉注射，以后酌情减量或停用。

第十二节　白　疕

【概述】

白疕是一种红斑上反复出现多层银白色干燥鳞屑的慢性复发性皮肤病。其特点为红色丘疹或斑丘疹上覆有多层银白色鳞屑。刮去鳞屑可见红色薄膜及点状出血，病程长，变化多，时轻时重，愈后易复发，不易根治。相当于西医学的银屑病。

【病因病机】

1. 风邪侵袭　多为风寒或风热侵袭肌肤，以致营卫不和，气血阻于肌表而生。

2. 湿热内蕴　饮食不节，脾胃失和，湿热蕴积肌肤。

3. 肝肾亏损　禀赋不足，肝肾亏损，冲任失调，营血亏虚，气血不畅，瘀阻肤络而发病。

4. 血虚风燥　病久则气血耗伤，血虚风燥，肌肤失养，病情更为严重。

总由营血亏损，内有血热，外感风邪，化燥伤阴，肌肤失养所致。

【临床表现】

1. 发病年龄和季节性　本病可发生于任何年龄，以青壮年多见。初期多冬重夏轻，易反复发作，病久者季节性不显。

2. 皮损特征　皮损初为针头至扁豆大的炎性红色丘疹或斑丘疹，边界清楚，表面覆有多层银白色云母状鳞屑。刮去鳞屑，可见淡红色发亮的薄膜，称为“薄膜现象”；搔刮薄膜可见筛状出血，称点状出血现象。云母状鳞屑、薄膜现象及点状出血为白疕的特征性表现。皮损可呈点滴状、钱币状、地图状等多种形态。自觉瘙痒，病程缓慢，反复发作。

3. 发病部位　好发于头皮、躯干及四肢伸侧，发于头皮者，皮损鳞屑较厚，使毛发成束状，但不致脱发。皮损累及指（趾）甲可使甲板出现点状凹陷，无光泽，变形及剥蚀。发生在皱襞部者，鳞屑较薄，常因汗渍、搔抓而出现湿疹样变。

4. 同形反应　白疕在进行期如针刺、搔抓及外伤，可在受损部位引起新的皮损，称为同形反应。

【鉴别诊断】

1. 脂溢性皮炎 好发于头皮部位，为片状鳞屑红斑，浸润较轻，境界不清，鳞屑小而薄，呈油腻性，略带黄色，毛发不呈束状，常合并有脱发。

2. 玫瑰糠疹 好发于躯干及四肢近端，皮损多数为椭圆形淡红斑，其长轴与皮纹一致，上覆糠秕样细小鳞屑，病程仅数周，愈后不复发。

【治疗】

1. 治疗原则 本病病因不明，目前尚缺乏特效疗法。中医认为本病为本虚标实之证，初期以血热、风燥为主，兼以血虚、肝肾不足为辅，后期以血虚、阴虚为主，风燥为辅，在治疗上应标本兼顾，重在治本。初期以祛风、清热、凉血、润燥为主，辅以养血和补益肝肾；后期以养血、补肝益肾、调理冲任为主，辅以祛风、润燥。外用药物宜性质温和，禁用刺激性药物。

2. 辨证论治

（1）风热血燥证

证候：皮损鲜红，皮疹不断出现，红斑增多，刮去鳞屑可见发亮薄膜、点状出血，有同形反应。伴心烦口渴，便干尿赤。舌质红，苔黄或腻，脉弦滑或数。

治法：清热解毒，疏风凉血。

方药：凉血地黄汤加减。

生地 15g 赤芍 12g 黄芩 12g 黄连 10g 地榆 15g 天花粉 15g 当归尾 15g 槐角 12g 枳壳 8g 天麻 6g 荆芥 12g 生甘草 10g

（2）血虚风燥证

证候：皮损色淡，部分消退，鳞屑较多。伴口干，便秘。舌淡红，苔薄白，脉细缓。

治法：养血祛风，滋阴润燥。

方药：四物汤合消风散加减。

生地 15g 赤芍 12g 当归 15g 川芎 10g 生石膏 15g 知母 12g 荆芥 12g 防风 15g 蝉蜕 10g 牛蒡子 15g 苦参 12g 苍术 10g 木通 6g 甘草 10g 胡麻仁 12g

常用中成药：消银片。

（3）瘀滞肌肤证

证候：皮损肥厚浸润，颜色暗红，经久不退。舌质紫暗或有瘀斑、瘀点，脉涩或细缓。

治法：活血化瘀。

方药：桃红四物汤加减。

桃仁 12g　红花 10g　生地 15g　当归 15g　赤芍 12g　川芎 10g　三棱 15g　莪术 12g　半枝莲 15g　鸡血藤 15g　甘草 10g

（4）冲任不调证

证候：皮疹的发生、消退与月经周期或妊娠有明显关系，或伴月经不调、痛经等。舌质淡，脉沉紧。

治法：调理冲任。

方药：二仙汤加减。

仙茅 12g　仙灵脾 10g　当归 15g　巴戟天 10g　知母 10g　黄柏 8g　香附 10g　枳壳 8g　防风 15g　蝉蜕 10g　甘草 10g

3. 外治法

（1）角质促成剂：可选用焦油制剂如 5% ~10% 黑豆馏油、糠馏油，0.1% ~0.5% 蒽林软膏等。其中蒽林软膏刺激性较强，急性进展期及有肝肾疾病者禁用。

（2）皮质类固醇激素类：适用于小面积皮损。以含氟制剂如醋酸氟轻松软膏、倍他米松、曲安西龙（去炎松）、地塞米松外涂，疗效较好。长期外用可引起皮肤萎缩、毛细血管扩张和皮肤感染等副作用。

（3）可酌情选用低浓度的维 A 酸软膏、尿素软膏等。

（4）中药制剂：黄连软膏、疯油膏、黄柏膏、青黛膏外搽。

4. 其他疗法

（1）浴疗：常采用硫黄浴、糠浴、焦油浴、矿泉浴、海水浴、泥浴、沙浴、中草药浴等。

（2）光疗：主要为紫外线疗法，即用中波紫外线，从最小红斑量开始，每日或隔日 1 次，逐渐增加照射剂量。

（3）光化学疗法：主要为口服 8－甲氧补骨脂素（每日 0.5 ~0.6mg/kg），2 小时后再用长波紫外线照射，方法同光疗。

【转诊原则】

1. 如患者为关节病型银屑病，经规范治疗，患者可能出现关节变形损害，影响关节功能者，要及时转上级医院进一步明确诊断和治疗。

2. 红皮病型银屑病患者，经治疗仍然高热不退，甚或出现神昏、谵语者，要及时转科转院治疗。

【养生与康复】

1. 对初发或反复发作的进行期及红皮病型银屑病，外用药物要慎重，严格掌握各种外用药物的使用指征，以免加重局部皮肤损害或造成中毒。

2. 使用外用药物应从低浓度开始，以后根据皮损情况选用相应浓度的制剂。

3. 瘙痒明显或拘挛不适者，可酌情给予止痒剂或滋润剂，避免搔抓摩擦，加重局部皮肤损害。

【健康教育】

1. 患病期间忌食辛辣醇酒、腥膻荤发之品，以免生热动风，进一步加重病情。

2. 由于本病明显毁容，给患者造成巨大的心理压力，甚至丧失工作和生活的信心。因此，要认真做好患者的心理疏导工作，使其正视目前的疾病，建立战胜疾病的信心。

3. 对于进行期的银屑病患者，严禁针刺、搔抓等其他形式的外伤，以免引起同形反应，产生新的皮肤损害。

【常用西药参考】

1. 免疫抑制剂 皮损泛发而外用药物疗效不佳者。可选用甲氨蝶呤（MTX）、乙亚胺、羟基脲等。常采用甲氨蝶呤36小时疗法，即每12小时服2.5mg，连服3次，开始每周服7.5mg，待皮疹控制后渐减至每10～14日服7.5mg。该类药物可引起造血系统及肝功能障碍，须严格控制剂量。孕妇禁用。

2. 维A酸（维甲酸） 寻常型用0.5～1mg/（kg·d），脓疱型用较大剂量为0.75～2mg/（kg·d），口服，3～4周后可明显见效，以后每1～3周减量1次。该药有致畸作用，孕妇禁用。

3. 抗生素 常用青霉素类。适用于急性点滴性银屑病伴有扁桃体炎或咽峡炎者。对泛发性脓疱型银屑病可试用大剂量邻氯青霉素或先锋霉素。

4. 皮质类固醇激素 可用于红皮病、关节病型或泛发性银屑病使用其他药物无效时。寻常型银屑病忌用。

5. 维生素类 可选用维生素 B_{12}、维生素 C、维生素 D_2、维生素 B_6 等。

6. 中药注射剂 复方丹参注射液 8 ~ 16ml 加入 5% 葡萄糖液 250ml 中，静脉点滴，每日 1 次。用于寻常型银屑病。

第十三节 油 风

【概述】

油风为头发突然脱落、头皮光亮，故名油风。可发于任何年龄，常在过度劳累，睡眠不足或受到情绪刺激后发生。相当于西医的斑秃。

【病因病机】

1. 素体血虚，腠理不密。
2. 风邪侵袭，风盛血燥。
3. 情志抑郁，肝气郁结，气滞血瘀。
4. 肝肾亏损，精血不足，均可使机体气血不和，营卫失司，肤络阻遏，毛发失养而发病。

【临床表现】

本病可见于任何年龄阶段，以中青年多见。起病突然，患者多在无意中发现，头发脱落，呈圆形或不规则形，小如指甲，大如钱币或更大，数目不等，皮肤光滑而油亮。一般无自觉症状。少数头发可全部脱光，叫全秃；严重者眉毛、胡须、腋毛、阴毛也完全脱落，毳毛也可脱落，称普秃。

油风有自愈倾向，但很易再行脱落，以致病程可持续数月或更久。在恢复时，患部新发长出，初始细而柔软，呈淡黄或灰白色，日久逐渐变粗、变硬、变黑，最后与健康毛发相同。

【鉴别诊断】

1. 早老性脱发 多见于成年男性，以额顶部头发脱落为主，局部一片光秃，或是有些茸毛。枕骨部及两侧颞部头发正常，且无痛痒感。

2. 症状性脱发 多有其他疾病史或化疗用药及放疗史等，头发干枯不泽，容易扯落，疾病痊愈或放化疗停止，脱发停止，新发再生。

【治疗】

1. 治疗原则　油风以肝气郁结、气滞血瘀或肝肾亏损、精血失养为主，故治疗上以疏肝理气、活血化瘀或补肝益肾、补血养精为主。外治活血化瘀为辅。

2. 辨证论治

（1）血虚风燥证

证候：脱发呈圆形或椭圆形，头皮平滑，轻度瘙痒。伴有面色萎黄，头晕，失眠。舌淡苔薄，脉细数。

治法：养血祛风。

方药：神应养真丹加减。

熟地 15g　当归 15g　川芎 10g　白芍 12g　天麻 8g　羌活 6g　木瓜 8g　菟丝子 12g　首乌 15g　侧柏叶 30g　甘草 10g

常用中成药：养血生发胶囊。

（2）气滞血瘀证

证候：头发突然成片脱落，头皮紫暗不泽，病变处或有外伤血肿史，病程较长。面色暗晦，头痛，胸胁胀痛或刺痛，女子可月经不调、痛经。唇紫暗，舌有瘀点、瘀斑，脉细涩。

治法：理气活血。

方药：逍遥散合通窍活血汤加减。

桃仁 12g　红花 10g　川芎 10g　赤芍 12g　柴胡 12g　当归 15g　白术 12g　茯苓 10g　生姜 10g　红枣 12g　薄荷 8g　甘草 10g

常用中成药：逍遥丸。

（3）肝肾不足证

证候：病程日久，脱发此处未愈，他处又脱，头皮光滑，甚至全秃或普秃。头晕目眩，失眠，耳鸣耳聋，腰膝酸软。舌红苔剥，脉细。

治法：补益肝肾。

方药：七宝美髯丹加减。

制首乌 15g　怀牛膝 10g　补骨脂 10g　茯苓 10g　菟丝子 12g　当归身 15g　枸杞子 20g　炙甘草 10g

常用中成药：七宝美髯丹。

3. 外治法

（1）用5% ~10%斑蝥酊或10%辣椒酊等外搽，每日2~3次，1月为一疗程。

（2）毛姜外擦，或川乌粉调醋外搽，每日2次。

4. 其他疗法

（1）养血生发丸，每日3次，每次1丸；或首乌片、当归片每次各5片，每日3次。或养血安神片，每次10片，每日3次。

（2）蒲公英30g，黑豆500g，加水煮熟，去蒲公英渣，再加冰糖120g，收干，每日吃60g。

（3）针灸疗法：选用百会、风池、太渊、阿是穴。血虚加膈俞、足三里；血瘀加血海、合谷穴。针法为补泻兼施。

（4）皮肤针疗法：病期延久，可在脱发处用皮肤针移动击刺，以患处微红为度；病期短者局部击刺以微微出血为度，二者均为隔日1次，10次为一疗程。

（5）艾灸法：如为虚证，可用艾条在患处熏灸，至皮肤微红起晕为度。

【转诊原则】

1. 如果患者病情较重，出现全秃或普秃者，可转上级医院进一步明确病因和治疗。

2. 斑秃伴有严重的眩晕、失眠等全身症状者，转上级医院进一步检查和治疗。

【养生与康复】

1. 在使用酊剂涂擦患处时，要适当掌握药物浓度和涂擦次数，以免造成局部皮肤再损伤。在使用皮肤针击刺患处时，应严格皮肤消毒，动作宜柔和，以免发生局部感染。

2. 饮食既要注意加强营养，又要避免辛辣及醇酒刺激，饮食宜清淡平和。

【健康教育】

1. 在工作和生活中，要注意劳逸结合，勿过度劳累。

2. 要保持乐观向上的心态，禁急躁郁怒等不良刺激。要保持良好的睡眠，避免睡眠障碍发生。

3. 要勤理发，勤洗头，勤梳发，保持头发整洁，促进头部皮肤血液循环。

4. 要做好头发保护，规范使用染发剂或定型剂，防止有毒有害物品侵袭头发，避免意外脱发。

【常用西药参考】

1. 广泛、迅速脱发者，可口服泼尼松 15～30mg/d，一般 2 个月内可见头发生长。

2. 精神紧张、焦虑和失眠者，胱氨酸每次 50mg，每日 3 次，口服，维生素 E 每次 100mg，每日 3 次，口服，维生素 B_6 每次 10mg，每日 3 次，口服。

3. 异丙肌苷 50mg/（kg·d），每日 2 次，口服。

4. 外用 2%～5% 米诺地尔酊或 1%～2% 地蒽酚软膏。

第二章

常见性病

第一节 淋 病

【概述】

淋病是由淋病双球菌感染引起的一种泌尿生殖系统传染病。好发于青壮年，为常见的性传播疾病之一。

【病因病机】

多因性生活不洁，或误用秽浊邪毒污染之器具，秽浊邪毒由前阴入侵，与下焦湿热互结，以致经络阻滞，气血不畅；湿热熏酿，秽浊败精而成脓，致使膀胱气化失司而发病。若秽浊邪毒久恋，伤津耗气，阻滞气血，久病及肾，导致肾之阴阳亏虚，而成本虚标实、虚实夹杂之证。

【临床表现】

大多有婚外性生活史，偶可通过间接接触传染，胎儿可经产道患病。潜伏期平均3~5天，女性可稍长。

1. 男性淋病 急性期主要表现尿道炎症状，尿道口红肿、发痒、疼痛及有稀薄溢液，24小时后可出现尿道口溢脓、尿频、尿痛及排尿困难。腹股沟淋巴结红肿疼痛甚至化脓，后尿道受累可出现终末血尿、血精，会阴部轻度坠胀等，夜间常有阴茎痛性勃起。少数患者伴有发热、乏力、纳差等全身症状。

2. 女性淋病 临床可表现白带增多、下腹坠痛及轻度尿道炎等症状。

3. 儿童淋病 临床较少见，以3～7岁幼女为主，多由接触被淋球菌污染的生活用品而间接感染，可表现为外阴炎、阴道及尿道炎等。

4. 其他淋病 新生儿经患淋病产妇产道感染可引起淋菌性眼炎，口交及肛交者可引起淋菌性咽喉炎和直肠炎，亦可因治疗不及时而发生淋菌性关节炎、败血症等。

5. 实验室检查 脓液涂片可见多形核白细胞内革兰阴性双球菌、淋球菌培养阳性。

【鉴别诊断】

非淋菌性尿道炎：潜伏期长，多为7～21日；尿道分泌物少或无，质稀薄；尿痛，排尿困难轻或无；分泌物涂片无细胞内革兰阴性双球菌。病原体主要为沙眼衣原体或解脲支原体等。

【治疗】

1. 治疗原则 本病治疗应遵循及时、足量、规则用药及疗后随访的原则，选择有效抗生素及结合中医辨证治疗。

2. 辨证论治

（1）湿热毒蕴证（急性淋病）

证候：尿道口红肿，尿急、尿频、尿痛，尿液滴沥不止，浑浊如脂，尿道口溢脓，严重者尿道红肿，局部淋巴结红肿疼痛。女性宫颈充血、触痛、脓性分泌物，前庭大腺红肿热痛。伴发热、纳差等全身症状。舌红，苔黄腻，脉滑数。

治法：清热解毒，利尿通淋。

方药：八正散加减。

生大黄12g 栀子15g 车前子15g 木通6g 瞿麦12g 萹蓄12g 滑石20g 生甘草10g 土茯苓20g 萆薢15g 苦参15g 黄柏15g

（2）正虚毒恋证（慢性淋病）

证候：小便不畅、短涩、滴沥不尽，女性带下多。酒后或疲劳易发。腰酸腿软，五心烦热，食少纳差。舌淡有齿痕，苔白腻，脉沉细弱。

治法：滋阴降火，利湿祛浊。

方药：知柏地黄丸加减。

知母12g 黄柏15g 生地15g 山药15g 山茱萸12g 丹皮15g 茯苓15g 泽泻15g 土茯苓20g 萆薢10g 苦参15g 生甘草10g

（3）毒邪流窜证

证候：前列腺肿痛、拒按，小便溢浊或点滴不尽，腰酸下坠。女性下腹隐痛、压痛，外阴瘙痒，白带多，有低热等全身不适感。舌红，苔薄黄，脉滑数。

治法：清热解毒，化浊通淋。

方药：龙胆泻肝汤加减。

龙胆草 15g　柴胡 10g　黄芩 12g　栀子 15g　当归 12g　车前子（包煎）20g　生地 15g　泽泻 15g　木通 6g　生甘草 10g　土茯苓 20g　萆薢 15g　苦参 15g　红藤 15g　鹿衔草 15g

3. 外治法　可选用土茯苓 30g，地肤子 30g，苦参 30g，芒硝 30g，煎水外洗局部，每日 3 次。

【转诊原则】

1. 发现急性尿道炎症状，并有尿道溢脓症状者，要及时转法定性病诊疗机构治疗。

2. 如女性患者外阴红肿明显，前庭大腺及阴道有脓性分泌物者，要及时转上级医院明确诊断。

【养生与康复】

1. 急性期和有严重并发症的患者宜卧床休息，禁止一切剧烈活动，避免进食醇酒、辛辣等刺激性饮食。

2. 患病期间禁止性生活，禁止与婴儿同床同浴，严格消毒污染衣物，保持局部清洁卫生。

【健康教育】

1. 要净化社会风气，禁止嫖娼卖淫，普及淋病防治知识，积极倡导健康的性道德观。

2. 患者应注意消毒隔离，生活用品宜独自使用，严禁与他人共用。

3. 患者的性伴侣应同时进行诊治，提倡安全性行为，正确使用安全套。

【常用西药参考】

1. 淋菌性尿道炎、宫颈炎、直肠炎　头孢曲松 250mg，每日肌注 1 次；或口服头孢噻肟400mg，每日1次；或口服氧氟沙星（氟嗪酸）或环丙沙星400mg，每日1次，7日为一疗程。

替代方案：大观霉素（淋必治）2g（女性4g），每日肌注1次，3日为一疗程；或头孢噻肟1g，每日肌注1次，7日为一疗程。

2. 有并发症淋病（淋菌性盆腔炎、淋菌性附睾炎等） 头孢曲松250mg，每日肌注1次，10日为一疗程。

替代方案：头孢噻肟1g，每日肌注1次，或大观霉素2g，每日肌注1次，均10日为一疗程。患盆腔炎者应加服甲硝唑500mg，每日2次口服，共14日。

3. 成人播散性淋菌感染 头孢曲松1g，静脉或肌肉注射24小时1次；或大观霉素2g，肌肉注射，每12小时1次。以上方案应在症状改善后继续用药24～48小时，然后改用下列方法之一，直至完成7日的抗菌治疗：头孢噻肟400mg，口服，每日2次；或氧氟沙星400mg，口服，每日2次。

注：其余未列举的淋球菌引起的其他性感染疾病，头孢曲松为首选。

第二节　梅　毒

【概述】

梅毒是由梅毒螺旋体引起的慢性性传播疾病。主要通过性接触和血液传播。本病危害性极大，可侵犯全身各组织器官或通过胎盘传播引起流产、早产、死胎和胎传梅毒。

【病因病机】

梅毒多由性交不洁，或接触染毒，或母体受毒等感染淫秽之邪毒而发病。传染途径分为精化、气化及胎传。精化传染主要是与梅毒患者性交，淫秽之毒乘虚入里而发病；气化传染是通过接吻、哺乳、接触污染秽毒的用具等，毒气循经传入；胎传梅毒则是禀受母体之毒而发。秽毒之邪可内聚于脏腑，亦可外发于阴器肌肤，则可导致关窍、血脉、骨髓、脏腑等病变多端，证候复杂。

【临床表现】

1. 一期梅毒 最常发生于外生殖器部位，少数发生于唇、咽、宫颈、肛门等处。

可伴单侧或双侧腹股沟淋巴结肿大。潜伏期2～4周。特征皮损为硬下疳，常为单发圆形，无痛无痒，境界清楚，约1cm大小，触之坚韧，表面可糜烂，渗出物较少的皮损。不经治疗3～8周内可自然消失，不留痕迹或仅留轻度萎缩性瘢痕。暗视野螺旋体检查阳性，梅毒血清试验，硬下疳早期1～2周内可阴性，后期可阳性。

2. 二期梅毒 多在不洁性交后7～10周或硬下疳后6～8周发病。早期可有发热、乏力、关节痛、头痛、纳差等。二期梅毒治疗不彻底，损害重新出现者，称为二期复发梅毒。

（1）皮疹多种多样，可呈斑疹、斑丘疹、丘疹、脓疱疹、鳞屑性皮损等，掌跖部的棕铜色脱屑性斑疹具有特征性。初发二期梅毒疹常泛发全身，对称分布。

（2）黏膜可见黏膜斑，肛周、外生殖器附近可发生增殖性的隆起性扁平丘疹，表面湿润，称扁平湿疣，内含大量梅毒螺旋体。

（3）有时可出现骨膜炎、虫蚀状脱发及眼部虹膜炎、虹膜睫状体炎及视网膜炎等，神经系统亦可受侵。全身淋巴结肿大。

（4）扁平湿疣分泌物暗视野检查梅毒螺旋体阳性。梅毒血清学试验强阳性。

3. 三期梅毒 指感染2年以上的梅毒。三期梅毒除皮肤黏膜发生病变外，常侵犯内脏而发生心血管系统、神经系统或其他脏器梅毒。

（1）皮肤黏膜梅毒：①结节性梅毒疹：常见于前额、躯干、四肢等处，多数为皮下小结节，粟粒至豌豆大小，可自然消失，遗留萎缩性斑，或发生浅溃疡，愈合后遗留浅瘢痕。②树胶样肿：初为皮下小硬结，渐发展与皮肤粘连，形成浸润性斑块，中心可破溃形成溃疡，好发于头、面、小腿等处，亦可累及上腭及鼻中隔的黏膜及骨骼等。

（2）梅毒血清试验：非梅毒螺旋体抗原血清试验大多阳性，部分患者亦可阴性；梅毒螺旋体抗原血清试验为阳性。神经梅毒脑脊液检查白细胞及蛋白量增加，VDRL试验阳性。

（3）累及心血管时，主要引起主动脉瓣关闭不全，升主动脉扩张，久之形成升主动脉瘤，严重时于体表即可见膨隆的主动脉瘤。

4. 先天性梅毒 指孕妇体内的梅毒螺旋体通过胎盘经血直接传染给胎儿而发生的梅毒。2岁内的患儿为早期先天梅毒，2岁之后称晚期先天梅毒。

（1）早期先天梅毒：多在生后3周发病。初期表现为鼻炎、咽喉炎症状。口周皲裂，常遗留放射状沟纹。肝脾肿大常见，亦可出现淋巴结肿大及骨膜炎。皮肤表现为鳞屑性斑丘疹、水疱及大疱、扁平湿疣样损害等，可伴脱发、甲沟炎、甲床炎。

斑疹多见于掌跖、口周、臀部，丘疹、水疱可发生于全身各处，扁平湿疣样损害多发生于肛门部及外生殖器。暗视野螺旋体检查阳性，梅毒血清试验阳性。

（2）晚期先天梅毒：皮肤损害基本与后天三期梅毒相似，亦可侵犯眼、耳、骨骼及中枢神经系统，心血管系统受侵罕见。另外，晚期先天梅毒还有三个特殊症状，即哈氏齿（半月形门齿）、间质性角膜炎，及神经性耳聋，称哈氏三联征，是特征性诊断指标。

【鉴别诊断】

1. 硬下疳与软下疳、生殖器疱疹、固定性药疹鉴别。

（1）软下疳：疼痛，溃疡数目多、边缘柔软、脓多，可找到杜克雷链状杆菌。

（2）生殖器疱疹：集簇性炎症性小疱疹，易破溃糜烂，无硬结，有痛痒感。

（3）固定性药疹：有用药史，痛痒感，水肿性红斑，中央可有大疱，易破溃、糜烂。

2. 二期梅毒疹与玫瑰糠疹、药疹、银屑病相鉴别。二期梅毒疹不痒不痛。

3. 扁平湿疣应与尖锐湿疣、疥疮结节鉴别。

（1）尖锐湿疣：皮损呈乳头或菜花状，涂片检查无梅毒螺旋体。

（2）疥疮结节：皮损发生在阴囊，有疥疮病史，瘙痒甚烈等。

4. 三期梅毒与寻常性狼疮、慢性小腿溃疡鉴别。

【治疗】

1. 治疗原则 梅毒治疗应早期、足量、规则用药，治疗后定期随访。使用抗生素首选青霉素，同时可适当配合中医药治疗。

2. 辨证论治

（1）肝经湿热证

证候：外阴及肛周、乳房等处有单个质硬丘疹，四周发热红肿，腹股沟处有肿块，或全身出现杨梅疹、杨梅痘或杨梅斑。伴口苦纳呆，小便短赤，大便秘结。舌苔黄腻，脉弦数。

治法：清肝利湿，解毒化斑。

方药：龙胆泻肝汤加减。

龙胆草 15g　柴胡 10g　黄芩 12g　栀子 15g　当归 15g　车前子 12g　生地 15g　泽泻 15g　木通 6g　丹皮 15g　甘草 10g　土茯苓 20g　赤芍 12g

（2）痰瘀互结证

证候：疳疮色紫红，四周坚硬突起，或淋巴结质地坚韧，或杨梅结节呈紫色。或腹按坚硬，肝脾肿大。舌淡紫，苔腻滑，脉滑涩。

治法：祛瘀化痰，解毒散结。

方药：二陈汤合消瘰丸加减。

制半夏 15g　茯苓 12g　陈皮 10g　煅牡蛎 30g　玄参 15g　川贝母 12g　土茯苓 30g　夏枯草 15g　桃仁 12g　红花 10g　甘草 10g

（3）气阴两虚证

证候：病程日久，疮面干枯，久不收口。低热不退，皮肤干燥，口干咽燥，头晕目眩。舌红苔少，脉细数无力。

治法：益气养阴，填补肾精。

方药：生脉散合大补阴丸加减。

党参 15g　麦冬 10g　黄柏 12g　五味子 15g　知母 10g　地骨皮 30g　熟地 15g　菊花 12g　龟板 15g　银柴胡 10g　甘草 10g　土茯苓 20g

3. 外治法

（1）疳疮：糜烂者，可选用鹅黄散或珍珠散，掺于患处，红油膏纱条盖贴，每日 2 次；溃疡者，疮面上撒七三丹，外盖红油膏纱条，每日 1 次。

（2）杨梅结毒：未溃时选用冲和膏外敷，每日 2 次；破溃时先用五五丹掺疮面，外盖生肌玉红膏，每日 1 次；脓腐已尽时，再用生肌散、生肌玉红膏外敷。

4. 其他疗法

（1）选用传统的驱梅疗法，治以清热解毒，如土茯苓合剂、升丹合剂、复制五宝散、小金丹等。

（2）金蟾脱甲酒：白酒 2500g，大蟾蜍 1 只，土茯苓 200g，浸泡饮酒，以微醉为度，用于二期梅毒。

【转诊原则】

梅毒诊断明确，或疑诊者，应及时转专科医院治疗。

【养生与康复】

1. 发现外阴部有类似疳疮出现者，勿讳疾忌医，延误病情。应及早就医，明确诊断，规范治疗。

2. 患病期间忌辛辣、醇酒等刺激之品，以免加重病情。

3. 做好孕妇普查工作，发现梅毒患者怀孕，要引导其及早中止妊娠，确保下一代的健康。

【健康教育】

1. 开展性病防治知识的宣传和教育，提倡健康的性道德观，禁止嫖娼卖淫，推广安全套的正确使用。

2. 坚持早发现、早诊断、早治疗的原则，患者及性伴侣均应同时进行检查治疗，消除传染源，防止梅毒传染蔓延。

【常用西药参考】

1. 早期梅毒（包括一、二期及病期在 2 年以内的潜伏梅毒） 苄星青霉素 G 240 万单位/次，肌注，两侧臀部各 120 万单位，每周 1 次，共 2 ~ 3 次；普鲁卡因青霉素 G 80 万单位肌注，每日 1 次，连续 10 ~ 15 日。青霉素过敏者，可选用四环素每次 0.5g，口服，每日 4 次，连服 15 ~ 30 日；或强力霉素（多西环素）100mg/次，每日 2 次，连服 15 天；红霉素 0.5g/次，每日 4 次，连服 15 周。

2. 晚期梅毒 苄星青霉素 G 240 万单位/次，每周 1 次，连续 3 次；普鲁卡因青霉素 G80 万单位/次肌注，连用 20 日，可间隔 2 周，进行第 2 疗程治疗。青霉素过敏者，可选四环素每次 0.5g，口服，每日 4 次，或强力霉素每次 100mg，每日 2 次，连服 30 日。

心血管梅毒、神经梅毒、妊娠期梅毒、先天梅毒的治疗方案，可参照以上方法进行。

第三节 尖锐湿疣

【概述】

尖锐湿疣又名生殖器疣或性病疣，是由人类乳头瘤病毒 HPV 等感染引起的性传播疾病。

【病因病机】

本病由性滥交或房事不洁，感受秽浊之毒，毒邪蕴聚下焦，酿生湿热，湿热下注阴器，凝聚肌肤而发疣。

【临床表现】

1. 性生活史和潜伏期 多有不洁性生活史，少数通过接触污染的用具感染，新生儿亦可通过产道受染。该病多发于性活跃的中青年男女，潜伏期平均为3个月。

2. 皮肤损害 初发损害为小而柔软的淡红色丘疹，渐发展增多、增大，相互融合可形成乳头瘤样、菜花样、鸡冠样及蕈样等不同形态的赘生物，可破溃、渗出和继发感染。

3. 发病部位 最常发生于男女外生殖器及肛周，以男性的冠状沟、包皮系带及女性后联合、小阴唇内侧较为常见，也可见于阴道及宫颈，生殖器以外的部位偶可发生。

4. 继发病变 少数患者，尤其是巨大尖锐湿疣可继发癌变。

5. 醋白试验 应用3%～5%冰醋酸溶液涂搽可疑受侵皮肤，3～5分钟后变白，则为醋白试验阳性，有助于检出临床不典型的损害及亚临床感染。

【鉴别诊断】

1. 假性湿疣 又称女阴尖锐湿疣样丘疹，好发于青壮年。皮疹只局限分布在两侧小阴唇内侧面，表面为淡红色或红色绒状、鱿籽状、息肉状密集小丘疹，丘疹大小相近，触之有颗粒感及柔软感，表面潮湿，一般无自觉症状，或有轻度痒感。

2. 扁平湿疣 为二期梅毒的常见皮肤损害，疣体较大，表面扁平，略高出皮肤，界清，质韧，潮湿，基底宽，无蒂，多发生于肛周及外生殖器周围。镜检可找到梅毒螺旋体，梅毒血清试验阳性。

3. 阴茎珍珠状丘疹 多见于青壮年，为冠状沟部珍珠样半透明针头大的小丘疹，呈球状、圆锥状或不规则状，色白或淡黄、淡红，沿冠状沟排列一行或数行，或包绕一周，无自觉症状。醋酸白试验阴性。

【治疗】

1. 治疗原则 尖锐湿疣为体表皮肤黏膜赘生性疾病，在治疗上，一般以外治为主，辅以内治，内治重在防止复发。

2. 辨证论治

（1）湿毒下注证

证候：外生殖器或肛门等处出现疣状赘生物，色灰白或褐，质地柔软，形如乳头、鸡冠等，表面潮湿，触之易出血，有秽臭或恶臭味。伴尿赤便结。苔黄腻，脉滑数。

治法：利湿化浊，清热解毒。

方药：萆薢化毒汤加减。

萆薢 15g　当归尾 15g　丹皮 20g　川牛膝 15g　防己 10g　木瓜 12g　薏苡仁 30g　秦艽 12g　黄柏 12g　苦参 15g　大青叶 30g　土茯苓 20g　生甘草 10g

（2）火毒炽盛证

证候：外生殖器或肛门等处出现疣状赘生物，色淡红，易出血，表面有大量黄白色分泌物，恶臭，瘙痒，疼痛。口渴欲饮，小便黄短，大便干结。舌红苔黄，脉弦数。

治法：泻火解毒，化浊利湿。

方药：黄连解毒汤加减。

黄芩 10g　黄连 12g　栀子 15g　黄柏 10g　苦参 15g　萆薢 10g　土茯苓 20g　大青叶 30g　生甘草 10g

3. 外治法

（1）疣体小而分散者，可在局麻下手术刮除疣体，或用电灼、激光、冷冻等物理疗法去除疣体，或用鸦胆子油点除疣体。疣体清除后用土茯苓、大青叶、百部、苦参、明矾各 30g，煎水熏洗，每日 2 次，每次 20 分钟。洗浴后外扑六一散或青黛散，以保持患部清洁干燥。亦可用 0.5% 足叶草毒素酊（尤脱欣）、50% 三氯醋酸溶液，或 5% 氟尿嘧啶软膏等外搽，每日 2～3 次，连用 5 日。

（2）手术：因疣体增长较快，怀疑恶变者，妊娠期尖锐湿疣和巨大型尖锐湿疣者，均应采取手术疗法。

4. 其他疗法

（1）根据病情可选用 3%～5% 酞丁胺、0.5%～8% 秋水仙碱、5% 无环鸟苷及 0.25% 疱疹净等在病损表面涂敷，使用时要注意保护正常皮肤黏膜。

（2）肤阴洁洗剂外搽疣体，每日 1 次。

（3）板蓝根注射液局部湿敷，每日 2～3 次，10 日为一疗程。

【转诊原则】

1. 发现外阴部疑似疣体，醋酸白试验阳性者，应及时转专业性病防治机构检查治疗。

2. 如患者为巨大型尖锐湿疣、宫颈尖锐湿疣及孕妇病变者，应尽早转上级医院治疗。

【养生与康复】

1. 患者配偶应同时检查治疗，治愈前禁止性生活，或使用安全套。

2. 巨大型尖锐湿疣、宫颈尖锐湿疣及孕妇尖锐湿疣均应及早手术治疗，以防止癌变。

【健康教育】

1. 加强性病防治知识的普及，禁止嫖娼卖淫，推广正确使用安全套，防止尖锐湿疣等性病的传播。

2. 积极治疗诱发尖锐湿疣的疾病，如包皮过长、慢性淋病、非淋菌性尿道炎、宫颈炎、生殖器疱疹等。

【常用西药参考】

1. 全身治疗　聚肌胞 2～4mg，肌注，隔日 1 次，10～20 日为一疗程；胸腺肽 10～20mg，肌注，隔日 1 次，10 日为一疗程。

2. 局部治疗　局部可注射干扰素（将药物稀释成 0.1ml 含 10^5～10^6U），注入疣体基底部，每周 2 次，连用 2～3 周；或争光霉素 0.1% 溶液注入疣体基底部，总量为每次 1ml。0.5% 鬼臼毒素酊涂于局部，每日 1～2 次，连用 3 日后，停 4 日为一疗程。必要时连用 3 个疗程。

第四节　艾 滋 病

【概述】

艾滋病的全称为获得性免疫缺陷综合征（AIDS），是 1981 年新发现的一种性传播疾病（STD）。艾滋病是一种由艾滋病毒 HIV 感染引起的人体细胞免疫功能部分或全部丧失，继而发生条件致病感染及恶性肿瘤等的性传播疾病。目前尚缺乏治愈的有效药物和方法，病死率极高。1985 年我国发现首例艾滋患者，《传染病防治法》将其列入乙类传染病，严格按法定传染病进行管理。

【病因病机】

本病多由性紊乱、静脉药瘾及胎传、医源性感染等原因，淫毒之邪经阴窍或血脉等侵入人体。初起淫毒之邪结聚经络、气血，耗损阳气，致使阴阳失调、气虚阳热，邪毒蕴久则为阴火痰毒，阴火内灼脏腑，痰毒外凝肌肤，阳损及阴，而致阴阳俱损，正不胜邪，瘀血、痰毒、浊气凝聚，发为癌肿等危重病证。

经流行病学证实血液和精液传播 HIV，乳汁也可使婴儿受感染，因而同性恋的肛交及异性的性接触是传播艾滋病的主要途径，其次是经血液和母婴传播。

【临床表现】

1. 急性感染期 感染 HIV1 ~ 6 周后，主要有发热、出汗、乏力、肌痛、厌食、恶心、腹泻和无渗出的咽炎，有些患者伴有头痛、怕光和皮疹。少数患者可出现脑炎、周围神经炎和急性上升性多发性神经炎。体检可见颈、腋、枕部淋巴结肿大，偶有肝脾肿大。实验室检查血清 HIV 抗体阴性。

2. 无症状感染期 该期平均 8 ~ 10 年，一般无特殊症状，有些患者有持续性、对称性的全身淋巴结肿大，此期感染者体内 HIV 处于低复制状态，具有一定的传染性。

3. 临床艾滋病期 该期患者还可出现非特异性全身症状，如易疲倦、低热、晚间盗汗和间歇腹泻；鹅口疮；口腔毛状黏膜白斑病；血小板减少性紫癜。严重者可合并消化道出血或脑出血，常有肝脾肿大，伴贫血及白细胞减少。同时还有各种条件性感染，如卡氏肺囊虫性肺炎、慢性隐孢子虫病、弓形体病、念珠菌病、鸟型结核分枝杆菌感染、隐球菌病、类圆线虫病、巨细胞病毒感染、慢性播散性疱疹病毒感染、进行性多灶性白质脑炎，其他还有梅毒、淋病、衣原体感染、生殖器疱疹等；恶性肿瘤有卡波济肉瘤、淋巴瘤等。痴呆和消耗综合征。血清 HIV 抗体阳性。

【鉴别诊断】

依据实验室检测结果，与非艾滋病的相关疾病作出鉴别。

【治疗】

1. 治疗原则 由于艾滋病是一种传播速度较快、病死率极高的烈性性传播疾病，目前西医多采用姑息疗法和对症治疗；中医药在防御艾滋病毒、增强人体免疫功能等方面也进行了有益的尝试。因此，采用中西医结合，发挥中医药的优势，是进一步探索艾滋病治疗的新途径。

2. 辨证论治

（1）肺脾虚损证

证候：患者长期低热，气短乏力，皮疹、瘙痒，夜间盗汗，腹痛泄泻，便溏，身体困倦，恶心呕吐，厌食纳呆。舌苔黄腻或花剥，脉弦数。

治法：益气健脾，养阴和胃。

方药：参苓白术散合补中益气汤加减。

党参 15g 茯苓 12g 白术 15g 山药 30g 扁豆 10g 莲子肉 10g 薏苡仁 20g 砂仁 6g 桔梗 6g 黄芪 15g 当归 15g 陈皮 10g 柴胡 6g 升麻 6g 甘草 10g

（2）脾肾亏虚证

证候：多见于晚期患者，症见毛发脱落，皮肤苍白，口腔白斑满布。低热缠绵，心悸气短，头昏目眩，神疲乏力，肌肉消瘦，腰膝酸痛，泄泻，食欲不振。舌红苔少或舌淡苔薄，脉沉细弱或细数无力。

治法：补益气血，滋肾健脾。

方药：十全大补汤合金匮肾气丸加减。

黄芪 15g 肉桂 6g 党参 15g 白术 12g 茯苓 10g 熟地 15g 当归 15g 川芎 10g 白芍 15g 制附子 10g 山药 20g 山茱萸 12g 丹皮 10g 泽泻 9g 甘草 10g

（3）痰热内陷证

证候：发热头痛，神志昏愦，项强惊厥，四肢抽搐，或伴痴呆、肢体活动不利等。舌红苔黄，脉细或滑数。

治法：清热豁痰，息风开窍。

方药：安宫牛黄丸、至宝丹等。

3. 外治法

（1）*皮疹瘙痒症*：多见于早期 HIV 感染者，如疥螨感染、水痘 - 带状疱疹病毒感染、人乳头瘤病毒感染及其他皮肤感染均可按有关疾病内容处理。

（2）*溃疡*：发生于外生殖器的溃疡，多为梅毒、软下疳、生殖器疱疹等，可按其溃疡性质外用药物。

4.“鸡尾酒”疗法 即用蛋白酶抑制剂与逆转录酶抑制剂联合治疗。

【转诊原则】

1. 长期发热、腹泻、消瘦患者，常规检查病因不明，应及时做 HIV 检查。

2. 发现 HIV 初查阳性者，在保守患者隐私的基础上，立即转专业艾滋病防治机构处理。

【养生与康复】

积极治疗可能促进 HIV 传播的有溃疡性性病，如梅毒、软下疳、生殖器疱疹等。

【健康教育】

1. 大力宣传普及艾滋病等性病的防治知识，净化社会风气，严禁卖淫嫖娼，开展健康教育与咨询，提倡安全性生活，推广正确使用安全套。

2. 早期发现、及早确诊、尽快隔离治疗、追踪与患者有性接触的高危人群。

3. 防止医源性 HIV 感染，严格执行血液、血液制品的 HIV 检测制度，普及使用一次性注射器，医疗手术器械必须严格消毒。

4. 如果女性艾滋病患者妊娠，要及时终止妊娠，确保下一代健康。

5. 加强对吸毒等高危人群的卫生管理，定期进行 HIV 检测普查，及时发现，规范治疗。

6. 加强戒毒、禁毒工作，普及禁毒知识。

【常用西药参考】

见第七篇传染病“艾滋病”。

第五节 非淋菌性尿道炎

【概述】

非淋菌性尿道炎（NGU）是一种以衣原体和支原体为主要致病菌的泌尿生殖道

炎症。临床过程隐匿、迁延，症状轻微，常并发上生殖道感染。主要通过性接触传播。

【病因病机】

本病多由性紊乱感受秽浊之气，秽浊之气由阴窍入侵，邪毒与下焦湿热互结，或肝气郁结而化火，或病久肾阳亏虚，以致经络阻滞，气血不畅，膀胱气化失司，水道不利而发病。

【临床表现】

本病好发于性活跃年轻人群，25岁以下约占60%。男女均可发生，但男性多于女性。平均潜伏期为1～3周，多在变换性伙伴时发作。

男性常表现为尿频、尿急、尿道口红肿，尿道内有发痒、刺痛或烧灼感，尿末常有浆性或黏液性分泌物，长时间不排尿或晨尿时可发现分泌物结痂封住尿道口（称为“糊口”），排尿时有阻塞感和尿液分叉现象出现，分泌物常引起尿道口黏湿感及污染内裤等。女性患者发生尿道炎时，仅约50%的患者有尿频、尿急及排尿困难，基本无尿痛感。检查时可发现尿道口红肿，压迫尿道后有少量淡黄色分泌物，易发生黏液脓性宫颈内膜炎，可见宫颈外翻、充血和水肿等症状。如母亲有衣原体感染，约有35%～50%的新生儿通过产道时发生衣原体眼炎。男性患者转入慢性后，可并发前列腺炎、附睾炎、精囊及精索炎等；女性则以沙眼衣原体感染为主引起急慢性盆腔炎、前庭大腺炎、肝周炎及直肠炎等并发症。

实验室检查可通过直接免疫荧光法、衣原体培养和解脲支原体的分离培养进一步来确诊。

【鉴别诊断】

非淋菌性尿道炎：潜伏期1～3周，尿痛和排尿症状较轻，一般无全身症状，尿道分泌物量少或无，多为浆液性或黏液脓性，较稀薄。

【治疗】

1. 治疗原则　本病应中西医结合进行治疗，如急性期，可使用杀菌作用很强的广谱抗生素，采取二联用药的方式。在应用抗生素的同时，也可应用中医中药辨证施治，既治淋浊之证，又能护肝保肾，扶正祛邪，攻补兼施。

2. 辨证论治

（1）湿热下注证

证候：小便频急，短赤浑浊，尿道口红肿，尿道涩痛、灼热刺痒，滴沥不尽，尿末溢出少量稀薄脂液。伴口渴、少腹不适、便结等。舌苔黄腻，脉滑数。

治法：清利湿热，分清泌浊。

方药：萆薢渗湿汤加减。

萆薢 15g　薏苡仁 20g　黄柏 15g　茯苓 12g　丹皮 12g　泽泻 12g　滑石 20g　通草 6g　金银花 15g　连翘 12g　蒲公英 30g　土茯苓 20g　生甘草 10g

（2）肝郁化火证

证候：双目红肿、羞明多眵，小便短赤涩滞、频数，尿道灼热刺痛，尿毕时流出淡黄脂液。伴少腹满痛，子肿微痛，阴部胀痛等。舌红苔黄，脉弦数。

治法：疏肝解郁，清泻肝火。

方药：龙胆泻肝汤加减。

龙胆草 15g　柴胡 10g　黄芩 12g　栀子 15g　当归 15g　生地 12g　车前子 15g　泽泻 12g　木通 6g　地肤子 15g　苦参 15g　生甘草 10g　黄柏 12g

（3）肾阳亏虚证

证候：小便艰涩无力，尿道刺痒，滴沥不已，时有白浊物滑出，阳事不坚；女性白带增多等。伴面白肢冷，腰膝酸软，头昏耳鸣。舌淡苔薄，脉细弱无力。

治法：温补肾阳，佐以化湿解毒。

方药：右归丸加减。

熟地 15g　山药 15g　山茱萸 12g　枸杞子 15g　杜仲 12g　菟丝子 12g　制附子 10g　肉桂 6g　当归 15g　鹿角 10g　金银花 15g　石斛 10g　白花蛇舌草 30g　土茯苓 15g　生甘草 10g

3. 外治法

（1）可选择苦参汤（黄柏 15g，地肤子 15g，菖蒲 9g，薏苡仁 20g，茯苓 12g，丹皮 12g，苦参 60g，蛇床子 30g，白芷 15g，金银花 30g，菊花 60g）煎液，洗涤外阴及肛门。

（2）采用肤阴洁、妇炎洁、舒洁等药物坐浴，每日 1～2 次。

【转诊原则】

1. 如果患者有尿道炎、宫颈炎、前列腺炎等病，经规范治疗而检查衣原体、支原体阳性者，应及时转专业性病防治机构治疗。

2. 如泌尿生殖道炎症伴有男子阳痿、早泄，女子性欲减退者，应及时转上级医院进一步检查治疗。

【养生与康复】

1. 本病反复发作，缠绵难愈，给患者精神和心理上造成一定负担，故应做好患者的心理疏导工作。

2. 本病病情复杂，故应针对不同病情制订相应的治疗方案，足量规范使用抗生素，确保治疗效果。

【健康教育】

1. 普及性病的防治知识，禁止卖淫嫖娼，阻止非淋菌性尿道炎等性病传播。

2. 对高危人群进行普查，重点对性活跃的年轻妇女进行普查，及时发现无症状的带菌者。提倡健康而安全的性行为，推广普及安全套的正确使用。

3. 对患者的性伙伴同时检查治疗，治疗期间应避免性生活。

【常用西药参考】

1. 成人尿道炎、宫颈炎、直肠炎　美满霉素每次 100mg，每日 2 次，疗程 14 ~ 21 天；或四环素每次 0.5g，每日 4 次，7 ~ 21 天，口服；或强力霉素每次 100mg，每日 2 次，疗程 7 天。

替代方案：红霉素 0.5g/次，每日 4 次，服 7 天；或氧氟沙星 0.2g/次，每日 2 次，连服 14 ~ 21 天；或阿奇霉素首次 1g，再次 0.5g。

2. 孕妇患者　红霉素 0.5g/次，每日 4 次，连服 7 天。

3. 新生儿眼结膜炎　红霉素糖浆 30 ~ 50mg/（kg · d），每日 4 次，连服 14 天。0.5% 红霉素眼膏或 1% 四环素眼膏，出生后立即滴入眼中预防衣原体的感染。

第六节　生殖器疱疹

【概述】

生殖器疱疹是单纯疱疹Ⅱ型病毒感染引起的一种性传播疾病。临床分为原发和复发型生殖器疱疹。

【病因病机】

1. 外感风热邪毒，阻于肺胃二经，蕴蒸肌肤而生。

2. 热邪伤津，阴虚内热，皮疹反复发生。

临床上发热、月经来潮、妊娠及精神创伤均可诱发本病。

【临床表现】

本病好发于15～45岁性活跃期男女。可有不洁性交史。潜伏期1～45天，平均6天。

1. 原发型 损害好发于男性的阴茎、龟头或肛周，女性的阴唇、阴道和宫颈，初为局部疼痛和排尿困难，继之皮肤黏膜出现红斑、丘疹、水疱、脓疱、糜烂、溃疡，皮损可单发，亦可成簇状。发于阴道、宫颈等可为宫颈潮红、糜烂，易引起早产、流产和新生儿感染。腹股沟淋巴结肿大，压痛。伴有发热，全身不适。病程平均2周左右。

2. 复发型 约在原发型数月后发生，发生部位与原发型相似。皮损早期为成群小水疱，基底发红，但水疱极易破裂，临床以糜烂、溃疡更常见。疼痛明显，局部淋巴结不大，病程较原发型短，一般1周左右，愈后易复发。

【鉴别诊断】

1. 蛇串疮 皮损簇集成群的水疱，沿单侧神经走向排列成带状，疱群间皮肤正常，灼痛明显，愈后一般不易复发。

2. 接触性皮炎 有明确接触史，接触部位发生红斑、水疱、大疱，去除病因后皮损很快消退，伴有瘙痒。

【治疗】

1. 治疗原则 本病为病毒性易复发的皮肤病，治疗应以中医为主，适当配合西医抗病毒制剂，尤其要消除诱发原因，以防复发。局部外治以清热、解毒、燥湿为主。

2. 辨证论治

（1）湿热下注证

证候：外阴部水疱、糜烂、渗出、疼痛，伴尿频、尿急、尿痛。舌红，苔黄腻，脉滑数。

治法：清热利湿。

方药：龙胆泻肝汤加减。

龙胆草 15g　柴胡 8g　黄芩 12g　栀子 15g　当归 12g　生地 15g　泽泻 15g　车前子 20g　木通 6g　板蓝根 30g　半枝莲 12g　生甘草 10g

（2）阴虚内热证

证候：皮损反复发作，迁延日久。口干唇燥，午后微热。舌红，苔薄黄，脉细数。

治法：养阴清热。

方药：增液汤加减。

生地 15g　玄参 12g　麦冬 10g　紫草 10g　薏苡仁 30g　板蓝根 30g　半枝莲 12g　生甘草 10g

3. 外治法

（1）可选用紫草生地榆油膏、金黄膏、青黛膏、黄连膏等外搽；亦可用紫金锭磨水外搽，每日 2～3 次。

（2）一般可选用炉甘石洗剂、3% 阿昔洛韦软膏、4% 硼酸软膏、氧化锌软膏、0.25%～0.5% 疱疹净软膏等外涂。如渗出较多时，宜选用 2% 硫酸锌溶液、3% 硼酸溶液湿敷。

【转诊原则】

如妊娠妇女患生殖器疱疹，有流产或早产征兆者，要及时转上级医院进一步治疗。

【养生与康复】

1. 保持患部清洁，特别要注意经期和孕期外生殖器部位卫生，防止继发感染。
2. 患病治疗期间，要禁止性生活，孕妇应做剖宫产，以防新生儿感染。
3. 女性反复发作者，应做宫颈涂片，以防宫颈癌的发生。

【健康教育】

1. 反复发病者，要养成规律生活的习惯，加强身体锻炼，减轻精神压力，设法消除诱发因素。

2. 饮食宜清淡，忌食辛辣、醇酒、肥甘、膻腥发物等，避免疾病复发。

【常用西药参考】

抗病毒治疗：阿昔洛韦200mg，每日5次；或400mg，每日3次。病情严重者可静脉滴注，每次5mg/kg体重，隔8小时1次，共5次，或伐昔洛韦250mg，每日3次，疗程均为7~10天。有疱疹性直肠炎及口炎、咽炎者，疗程均为5天。如复发性生殖器疱疹，可适当增大剂量或延长疗程至14天。

第七篇　传染病

学习提要

本篇共分十一节。全科医师应熟悉和掌握十一个常见和新发传染病［流行性感冒、病毒性肝炎、流行性脑脊髓膜炎、肺结核、流行性出血热、细菌性痢疾、霍乱、艾滋病、伤寒（副伤寒）、严重急性呼吸综合征、人感染高致病性禽流感］的基本概念、病原学、传播途径、发病机制、流行过程、临床特征、诊断、鉴别诊断、转诊原则、防治及处理，了解传染病的防治法规；掌握常见传染病的消毒隔离方法，掌握传染病的报告程序、法定传染病报告卡的填写、计划免疫程序，掌握传染病大规模爆发及突发事件的应急处理措施。

第一节　流行性感冒

【基本概念】

流行性感冒简称流感，是由流行性感冒病毒引起的急性呼吸道传染病。其临床特点为起病急、全身中毒症状明显，而呼吸道症状较轻。本病具有高度传染性，易发生流行及世界性大流行。婴儿、老年人及体弱者易并发肺炎及其他并发症，可导致死亡。

【病原学】

流感病毒属正黏病毒科，系 RNA 病毒，有双层类脂包膜，膜上有两种糖蛋白突起，即血凝素（H）和神经氨酸酶（N）。根据病毒颗粒核蛋白（NP）和基质蛋白（M1）抗原及其基因特性的不同，流感病毒分为甲、乙、丙 3 型。根据其表面抗原血凝素和神经氨酸酶抗原性的不同，甲型病毒又可分为若干亚型，现已发现甲型流感病毒的 H 有 15 个亚型（H1 ~ 15），N 有 9 个亚型（N1 ~ 9）。

【传播途径】

传播途径主要是经飞沫传播，或通过污染食具、玩具等的接触传播。人群对流感病毒普遍易感，病后有一定的免疫力，但各型病毒之间及各亚型之间无交叉免疫力。由于流感病毒不断发生变异，故可反复发病。

【流行过程】

流行特点：突然发病、发病率高、迅速蔓延、流行过程短但能多次反复。流行性感冒发病呈全球性分布，在温带，一般是在秋冬、春季流行；在大多数热带和亚热带地区可全年发生，每年会有 1 ~ 2 次高峰。

【发病机制】

流感病毒侵入上呼吸道，停留在覆盖上皮细胞表面的黏液中。人的呼吸道上皮细胞表面有流感病毒的受体，病毒与其发生特异性结合进入细胞，进行复制，再释放到黏液中又进入其他细胞，造成柱状上皮细胞变性、坏死与脱落，1～2 天内引起上呼吸道广泛炎症。

【临床特征】

本病的潜伏期一般为 1～3 日。临床上可有急起高热，全身症状较重而呼吸道症状并不严重，表现为畏寒、发热、头痛、乏力、全身酸痛等。体温可达 39℃～40℃，一般持续 2～3 日后渐退。体检患者呈急性病容，面颊潮红，眼结膜轻度充血和眼球压痛，咽充血，口腔黏膜可有疱疹，肺部听诊仅有呼吸音增粗，偶闻胸膜摩擦音。

1. 肺部并发症 可有 3 种类型：原发性病毒性肺炎、继发性细菌性肺炎、病毒与细菌混合性肺炎。

2. 肺外并发症

（1）Reye 综合征：本病限于 2～16 岁的儿童。临床上在急性呼吸道感染热退数日后出现恶心、呕吐，继而嗜睡、昏迷、惊厥等神经系统症状，有肝大，肝功能轻度损害等。病因不明，近年来认为与服用阿司匹林有关。

（2）中毒性休克综合征：多在流感后出现，伴有呼吸衰竭，X 线胸片可显示急性呼吸窘迫综合征，但肺炎病变不明显。

（3）横纹肌溶解：系局部或全身骨骼肌坏死，表现为肌痛和肌弱，血清肌酸磷酸酶升高和电解质紊乱，可有急性肾衰竭。

（4）其他中枢神经系统并发症：可引起脑炎、急性坏死性脑病、类似格林巴利综合征的脊髓炎等。

【诊断】

1. 流行病学史 在流行季节，一个单位或地区出现大量上呼吸道感染患者或医院门诊、急诊上呼吸道感染患者明显增加。

2. 临床症状 急性起病，有畏寒、高热、头痛、头晕、全身酸痛、乏力等中毒症状。

3. 实验室检查 病原学检查可帮助确诊。

（1）血细胞检查：白细胞总数减少，淋巴细胞相对增加，嗜酸性粒细胞消失。合并细菌性感染时，白细胞总数和中性粒细胞增多。

（2）病原学检查：可通过免疫荧光、免疫酶染法检测抗原或聚合酶链反应（PCR）测定流感病毒 RNA，亦可将急性期患者的含漱液进行病毒分离。

【鉴别诊断】

1. 普通感冒　主要为鼻塞、流涕、打喷嚏、咽痛等，全身症状较轻，无明显中毒症状。血清学和免疫荧光等检验可明确诊断。

2. SARS　早期症状与流感相似，有高热、关节肌肉酸痛、乏力等，但患者一般无明显的卡他症状，稍有咳嗽，以后迅速出现肺部炎性改变，有胸闷、呼吸困难等，外周血淋巴细胞减少，血清学和病毒核酸等检查可明确诊断。

3. 流行性脑脊髓膜炎　早期症状往往类似流感，但流脑有明显的季节性，儿童多见。早期有剧烈头痛、脑膜刺激症状、瘀点、口唇疱疹等均可与流感相鉴别。脑脊液检查可明确诊断。

4. 军团病　本病多见于夏秋季，临床上表现为重型肺炎，白细胞总数增高，并有肝、肾合并症，但轻型病例类似流感。红霉素、利福平和庆大霉素等抗生素对本病有效，病原学检查有助于确诊。

【治疗】

1. 西医治疗

（1）对症处理：卧床休息，多饮水。高热与肌痛较重者可用解热镇痛药。干咳者可用喷托维林（咳必清）、棕色合剂或可待因。高热、中毒症状重者，应予以输液与物理降温，及时处理并发症，如有继发细菌感染时，及早使用适宜抗菌药物。

（2）抗病毒治疗：①金刚烷胺或金刚乙胺：仅对甲型流感病毒有作用，易产生耐药，肝、肾功能不良者慎用，孕妇、婴儿、精神病或癫痫患者禁用。②扎那米韦或奥塞米韦：是神经氨酸酶抑制剂，对甲、乙型流感病毒有抑制作用。

2. 中医辨证治疗　中医称流感为时行感冒，乃时令疫疠之邪侵及肺卫，使肺气失宣，肺气壅闭所致。可分为7型治疗：

（1）风寒束表证

证候：恶寒发热，无汗，头痛身痛，鼻塞声重，流清涕，喉痒，口不渴，咳嗽痰白，疲乏无力。舌苔白，脉浮或浮紧。

治法：辛温解表。

方药：荆防败毒散加减。

荆芥8g　防风10g　羌活10g　独活10g　川芎10g　蔓荆子15g　紫胡15g　前胡15g　枳壳10g　桔梗15g　茯苓10g　甘草6g

(2) 风热犯表证

证候：发热，微恶风寒，头胀痛，少汗或汗出不畅，口干欲饮，咳嗽吐黄黏痰，咽喉红赤疼痛。舌边尖红，苔白略干或黄，脉浮数。

治法：辛凉解表。

方药：银翘散加减。

银花30g 连翘15g 生石膏（先煎）60g 知母15g 黄连6g 黄芩9g 板蓝根15g 芦根9g 葛根9g 薄荷（后下）4.5g

(3) 风寒化热证

证候：恶寒渐轻，身热无汗，头痛肢痛，目痛无汗，心烦不眠。舌苔薄黄，脉浮微洪。

治法：解肌清热。

方药：柴葛解肌汤加减。

柴胡6g 葛根9g 甘草3g 黄芩6g 羌活3g 白芷3g 芍药6g 桔梗3g

(4) 暑湿袭表证

证候：夏日发热，头晕胀痛，鼻塞流涕，面赤无汗，心烦口渴，胸闷欲呕，身困腰痛，小便短黄。舌红苔白腻，脉浮或濡数。

治法：祛暑解表。

方药：新加香薷饮加减。

香薷6g 鲜扁豆花9g 厚朴6g 银花9g 连翘9g

(5) 寒湿阻滞证

证候：恶寒发热，寒重热轻，头痛无汗，身体困重疼痛，倦怠嗜睡，恶心欲呕，腹痛腹泻。舌苔微腻，脉濡缓。

治法：散寒除湿。

方药：藿香正气散加减。

大腹皮30g 白芷15g 茯苓15g 半夏曲15g 白术15g 陈皮9g 厚朴6g 藿香15g 甘草6g

(6) 肺热炽盛证

证候：头痛身热，微恶风寒，无汗或有汗不多，咳嗽气喘，咳痰色黄，胸闷，心烦口渴。舌红苔黄，脉滑数。

治法：清热泻肺。

方药：清金化痰汤加减。

黄芩9g 栀子9g 桔梗6g 麦冬12g 桑白皮12g 贝母9g 知母9g 瓜蒌仁9g 陈皮9g 茯苓9g 甘草9g

(7) 热闭心神证

证候：壮热少汗，口渴烦躁不宁，头身疼痛，甚至神昏谵语。舌红绛苔黄，脉弦数。

治法：清热开窍。

方药：用清营汤送服安宫牛黄丸。

犀角30g 黄连5g 竹叶心3g 丹参6g 生地15g 玄参9g 麦冬9g 银花9g 连翘6g

3. 针刺治疗 如高热寒战，针刺合谷、风池、曲池、大椎，或十宣放血；头痛较剧，针刺合谷、印堂、太阳、风池；咳嗽较剧，针刺天突、列缺等穴。

【转诊原则】

不具备传染病诊疗条件的社区医院，在发现流感患者或疑似病例时，要认真、详细地做好登记，及时填写传染病报告卡并转到上级医院的传染科或当地传染病医院。如患者生命体征平稳应立即转院，如患者生命体征不平稳，则在做好必要的防护和隔离措施的同时应积极治疗，稳定生命体征，待平稳后立即转诊。

【预防原则】

1. 流行期间对公共场所加强通风和空气消毒。

2. 流行期间减少大型集会及集体活动。幼儿园、学校、工厂、机关等单位发生流感爆发疫情时，要及时隔离治疗患者。

3. 在流感好发季节，给易感染流感的高危人群和医务人员接种流感疫苗。

4. 中医药预防：

(1) 处方一：党参9g，柴胡6g，黄芩10g，苏叶6g，炙甘草6g。

功能：益气发表。

适应人群：容易气短、疲乏，有时汗出，不耐寒热，对外界环境敏感易感冒者。此类人群在寒冷多风时，更易感觉不适。

煎服方法：每日1剂，清水煎。早晚各一次，3~5剂为宜，药后服热米粥一小碗，微微出汗为宜，此时须避风，待汗收后方可外出。

备选中成药：柴银口服液、玉屏风口服液等。

（2）处方二：北沙参 10g，桑叶 10g，菊花 10g，金银花 12g，连翘 12g。

功能：养阴生津，清热解毒。

适应人群：面色偏红，口咽、鼻时有干燥，喜凉，大便略干，小便黄。此类人群在气候干燥时，更易感觉不适。

煎服方法：每日 1 剂，清水煎。早晚各 1 次，3～5 剂为宜。

备选中成药：桑菊感冒片、银翘解毒片等。

（3）处方三：藿香 10g，佩兰 10g，苍术 6g，紫草 6g，生甘草 6g

功能：调理胃肠，解毒化湿。

适应人群：面色偏暗或欠光泽，口中黏腻或甜，肢体不爽或有沉重感，喜食肥甘厚腻，便溏或易腹泻。该类人群在气候潮湿时，更易感觉不适。

煎服方法：每日 1 剂，清水煎。早晚各 1 次，3～5 剂为宜。

备选中成药：藿香正气软胶囊等。

（4）处方四：黄芪 10g，紫菀 10g，白前 10g，陈皮 10g，杏仁 10g。

功能：益气宣肺，止咳化痰。

适应人群：平素易感冒、咳嗽、咳痰，既往有老年慢性支气管炎病史的人群。

煎服方法：每日 1 剂，清水煎。早晚各 1 次，3～5 剂为宜。

备选中成药：玉屏风散口服液、固本咳喘片等。

【消毒隔离】

1. 医护人员穿工作服、隔离衣，戴工作帽和 12 层以上棉纱口罩。

2. 每次接触患者后立即进行手清洗和消毒。手消毒用 0.3%～0.5% 碘伏消毒液或快速手消毒剂（洗必泰醇、新洁尔灭醇、75% 酒精等）揉搓 1～3 分钟。

中医方面，可用食醋蒸熏法：每立方米空间用市售醋 5～10ml，以 1～2 倍水稀释后加热，每次蒸熏 2 小时，每日或隔日 1 次。

【健康教育】

1. 要搞好环境卫生，不要随地吐痰。要勤晒被褥、勤换洗衣服，搞好家庭及个人卫生，勤洗手。经常开窗通风，保持室内空气新鲜。

2. 要坚持体育锻炼和耐寒锻炼，适当增加户外活动。

3. 注意营养，适当增加水和维生素的摄入。

4. 生活有规律、保证睡眠、不吸烟、少饮酒，并注意保暖。

5. 尽量减少和患者及其家属接触。

6. 流行季节前可进行相应的预防接种。

7. 要早发现患者、早报告、早隔离、早治疗。

【传染病报告】

流行性感冒是丙类法定传染病，医疗机构实行首诊医师负责制，医务人员是责任报告人，认真填写《传染病疫情报告卡》，不得空项或漏项。按照《传染病防治法》、《突发公共卫生事件应急条例》等有关法律法规和《全国流感、人禽流感监测实施方案》等规范性文件的要求和规定进行报告。

【计划免疫程序】

预防流感的基本措施是接种疫苗。老年、儿童、免疫受抑制的患者，以及所有易出现并发症的患者，是流感疫苗最合适的接种对象。接种应在每年流感流行前的秋季进行，剂量为成人每次1ml，皮下注射。间隔6～8周再加强注射1次。以后每年秋季均需加强注射1次。

【突发事件应急处理原则】

1. 社区医护人员必须要有风险防范意识，做好随时应对流感爆发的准备。

2. 对可疑流感患者，接诊后必须按传染病防治相关规定进行隔离、报告，符合转诊条件的，及时转院，并对生命体征不稳定者积极治疗。

3. 医护人员应做好自身防护工作，医院后勤部门应及时提供各种防护措施。

第二节　病毒性肝炎

【基本概念】

病毒性肝炎是由多种肝炎病毒引起的一类传染病，具有传染性强、传染途径复杂、流行面广、发病率高等特点。主要表现为乏力、食欲减退、恶心、呕吐、肝区胀痛、肝大及肝功能损害，部分患者可出现黄疸、发热。病毒性肝炎分为甲型、乙型、丙型、丁型、戊型和庚型肝炎6种。

【病原学】

甲型肝炎病毒（HAV）是一种微小RNA病毒；乙型肝炎病毒（HBV）是一种有包膜的双链DNA病毒；丙型肝炎病毒（HCV）是一种单股正链RNA病毒，是黄病毒科中唯一的嗜肝病毒；丁型肝炎病毒（HDV）为一种缺陷性RNA病毒，只有在辅助病毒HBV存在时才能形成病毒颗粒；戊型肝炎病毒（HEV）是肠道传播肝炎的新病原，属单股正链的RNA病毒。庚型肝炎病毒（HGV）是人类一种新的病毒，为单股正链的RNA病毒。

【传播途径】

1. 甲型肝炎及戊型肝炎病毒主要通过消化道途径（粪-口途径）感染。
2. 其他类型肝炎病毒主要通过体液包括使用含有肝炎病毒的血液、血制品，注射器针污染，针刺，性接触等媒介传染。也可通过胎盘、分娩、哺乳、喂养等方式引起母婴垂直传播。

【流行过程】

甲型肝炎的流行在温带地区具有季节性，高峰发病期主要在秋末冬初；在热带地区流行的高峰期在雨季；甲型肝炎的流行形式一般为散发，水源和食物污染可造成爆发流行。乙型肝炎病毒感染无明显季节性，多呈散发性发病。丙型肝炎是一种流行较为广泛的病毒性疾病，急性丙型肝炎患者中50%以上转为慢性。丁型肝炎感染呈全球性分布，但各地区感染率有所不同。戊型肝炎有明显季节性，流行多发生于雨季或洪水后。

【发病机制】

各种肝炎病毒随血流侵入肝脏后，在肝细胞内大量复制造成肝细胞的损伤。损伤机制主要有两种：一是病毒对肝细胞结构及代谢的直接损伤；二是诱导机体的细胞免疫及体液免疫介导的肝细胞损伤。一般认为，甲型肝炎病毒诱导及戊型肝炎病毒以病毒直接致肝细胞损伤为主。乙型、丙型、丁型肝炎病毒则以病毒诱导机体的细胞免疫及体液免疫介导的肝细胞损伤为主。甲型、戊型肝炎一般只引起急性肝炎。乙型、丙型和丁型肝炎易变为慢性，少数可发展为肝硬化，极少数呈重症经过。慢性乙型、丙型肝炎与原发性肝细胞癌的发生有密切关系。

【临床特征】

甲型肝炎潜伏期平均1个月左右；乙型肝炎为6周~6个月；丙型肝炎的潜伏期为2~26周，平均50天；戊型肝炎潜伏期平均为40天；丁型肝炎潜伏期相当于乙型肝炎的潜伏期。

临床上可分为急性肝炎、慢性肝炎、重症肝炎和淤胆型肝炎。

1. 急性肝炎

（1）急性黄疸型肝炎：病程约2~3个月，以甲型、戊型肝炎为多见。

①黄疸前期：主要表现为乏力、食欲减退、恶心呕吐、肝区胀痛、腹胀、便秘或腹泻等。体征不显著，部分有浅表淋巴结肿大。

②黄疸期：巩膜、皮肤出现黄染，约2周左右达高峰，尿色加深，皮肤瘙痒，大便呈淡灰白色。肝多肿大，质地充实有压痛、叩击痛，或有脾肿大。

③恢复期：黄疸和其他症状逐渐消退，肝脾逐渐回缩，有些患者口苦、肝区痛、腰背酸痛、腹胀等症状迁延较久。

（2）急性无黄疸型肝炎：多见于乙型、丙型或庚型肝炎。大多缓慢起病，主要症状为乏力、食欲不振、腹胀、肝区疼痛。多数病例肝大并有压痛、叩击痛，偶有脾肿大。肝功能损害不如黄疸型显著。本型大多于3~6个月内恢复健康；部分病例病情迁延为慢性肝炎。

2. 慢性肝炎

（1）轻度慢性肝炎（过去称为慢性迁延性肝炎）：急性肝炎患者迁延不愈，病程超过半年，有乏力、食欲不振、肝区隐痛、腹胀等症状，肝功能轻度异常，或反复波动。

（2）中度慢性肝炎：症状和体征持续1年以上，表现为乏力、食欲不振、腹胀、肝区痛等常见症状。肝脾多肿大，常有压痛和质地改变，肝功能持续异常，或有明显波动，部分患者有皮肤黝黑，进行性脾肿大、蜘蛛痣、肝掌等表现。

（3）重度慢性肝炎：除中度慢性肝炎的临床表现外，还具有临床上代偿期肝硬化的表现。

3. 重型肝炎

（1）急性重型肝炎（爆发型肝炎）：通常以急性黄疸型肝炎起病，病情在10日内迅速恶化，并出现下列症状：①黄疸迅速加深；②明显出血倾向；③肝萎缩，可有肝臭；④神经系统症状（肝性脑病）有烦躁、谵妄、定向力和计算力障碍、嗜睡以至昏迷，多数患者有脑水肿；⑤肝肾综合征，尿少、尿闭及氮质血症等。肝功能损害严重，血清胆红素在171μmol/L以上，凝血酶原时间显著延长，血清胆碱酯酶、胆固醇及胆固醇酯降低等。患者常合并消化道出血、脑水肿、感染及急性肾衰竭而死亡。

（2）亚急性重型肝炎：临床症状与急性重型肝炎相似，但病程超过10日，主要症状有黄疸进行性加深、烦躁或嗜睡、高度乏力、出血倾向、腹水、肝缩小等。本型亦可因发生肝昏迷、肝肾综合征而死亡，或发展成坏死后肝硬化。

（3）慢性重型肝炎：临床表现为在慢性肝病（慢性肝炎或肝硬化）的基础上，出现上述重型肝炎的症状，预后差，病死率高。

4. 淤胆型肝炎 临床上以梗阻性黄疸为主要表现，有乏力、皮肤瘙痒、肝大、大便呈灰白色，但消化道症状较轻。肝功能示直接胆红素、AKP、γ-GT、胆固醇增高，血清转氨酶轻度升高或近于正常。黄疸可持续数月至1年以上，大多数患者可恢复，仅少数发展为胆汁性肝硬化。

【诊断】

1. 传染源接触史 进食被污染的食品如毛蚶；使用含有肝炎病毒的血液、血制品，污染的注射器针、针灸针；与病毒性肝炎患者紧密接触等。

2. 临床表现 感染病程在半年内，伴急性肝炎表现者为急性肝炎，其中黄疸，伴总胆红素>17.1μmol/L，以直接胆红素升高为主，为黄疸型，反之则为无黄疸型。感染病程超过半年的，均为慢性肝炎。出现重型肝炎表现可诊断为重度肝炎。

3. 实验室检查

（1）肝功能检查：病毒性肝炎血清ALT、AST、ALP、γ-GT等酶测定可有不同程度的改变。血清胆红素可有升高，慢性肝炎或肝硬化可出现白/球蛋白比值倒置，可出现凝血酶原时间延长、凝血酶原活动度下降。

（2）病原学诊断：具备肝炎表现，且有以下病原学诊断者，可确诊。

①甲型肝炎：血清中检出抗-HAV IgM。

②乙型肝炎：血清HBsAg阳性；血清HBV-DNA阳性，或HBeAg阳性；③血清抗-HBc IgM阳性。只单独HBsAg阳性，无临床症状或体征，并且肝功能正常者可诊断为HBsAg携带者。

③丙型肝炎：抗-HCV IgM、抗-HCV IgG或HCV-DNA阳性。

④丁型肝炎：血清HBsAg阳性，同时HDAg、抗-HDIgG或HDV-DNA阳性。

⑤戊型肝炎：抗－HEV IgM、抗－HEV IgG 阳性。

【鉴别诊断】

1. 黄疸的鉴别诊断　需与溶血性黄疸与肝外梗阻性黄疸相鉴别。

溶血性黄疸有药物或感染的诱因，常有贫血、血红蛋白尿、网织红细胞增多，以间接胆红素升高为主，占总胆红素的75%以上；肝外梗阻性黄疸以黄疸、胆总管或肝内胆管扩张为特征。

2. ALT 升高的鉴别诊断　ALT 升高多为肝损伤引起，肝炎病毒标志物阳性支持诊断病毒性肝炎，但需要根据病史等资料排除其他微生物感染、中毒、酒精、脂肪肝等引起的肝损伤。

【治疗】

1. 西医治疗　治疗原则以适当休息、合理营养为主，适当辅以药物，避免饮酒、过度劳累和使用对肝脏有损害的药物。

1）急性肝炎

（1）早期卧床休息，饮食清淡，给予足够的热量和适当的蛋白质，补充一定维生素 B 族和维生素 C。

（2）护肝、降酶、退黄疗法：可选用肝泰乐、甘利欣、古拉定等药。

（3）其他疗法：条件具备时，急性丙型肝炎给予 α－干扰素治疗。

2）慢性肝炎

（1）抗病毒治疗

①α－干扰素 300～500 万单位，隔日 1 次，皮下或肌肉注射，6 个月为一疗程，建议治疗 2 个疗程。

②核苷类似物：主要用于慢性乙肝的治疗。

拉米呋定：100mg 每日 1 次，口服，疗程 1～2 年。

阿糖腺苷：成人 400mg/d，儿童 8mg/d，加入 5% 葡萄糖 500ml 静脉滴注，10～12 小时内滴完，每日 1 次，20 天为一疗程。

利巴韦林：0.2～0.6g/d，连用 14～30 天。儿童酌减。适用于丙型肝炎的治疗。

阿昔洛韦：10mg/kg 加入 10% 葡萄糖 1000ml 静脉滴注，每日 1 次，30 天为一疗程。

干扰素诱导剂－聚肌胞 2～4mg/次，肌肉注射，每周 2 次，疗程 3～6 个月。

（2）免疫调节药物：可选择应用胸腺肽、猪苓多糖、香菇多糖、白细胞介素－2等。

（3）改善肝细胞功能的药物：适量补充多种维生素（复合维生素B、B_1、C、K等）。1，6－二磷酸果糖为高能量细胞促进剂，每日1次，每次5～10g加于5%葡萄糖液或缓冲液100ml内静脉滴注，2周为一疗程。本品适用于病情较重的慢性活动性肝炎伴有黄疸的患者。

3）重症肝炎

（1）一般治疗：绝对卧床休息，预防继发及交叉感染，可注射丙种球蛋白。清淡低脂流质饮食。有肝昏迷前期症状者不能高蛋白饮食。有腹水者补液量应适当限制。

（2）抗病毒药物：膦甲酸钠治疗爆发型肝炎，总量可达30g。

（3）免疫调节剂的应用

①肾上腺皮质激素：琥珀酸氢化可的松300～500mg加于10%葡萄糖液500ml中，静脉滴注，每日1次，5～7日为一疗程。

②胸腺肽：剂量为20mg加于10%葡萄糖液250ml静脉滴注，每日1次，待病情好转逐渐减为隔日1次至每周1次。

（4）改善微循环的药物：东莨菪碱剂量为0.6～1.2mg加人10%葡萄糖液中静脉滴注，每日1次。

（5）肝昏迷的治疗：由血氨增高引起肝昏迷者应用谷氨酸类，口服乳果糖30～60ml/d。应用支链氨基酸治疗，肝安250～500ml/d，疗程14～21日。此外，应用血液交换、体外肝灌流、吸附剂灌流及血液透析或滤过等治疗重症肝炎肝昏迷，有一定效果。

（6）其他：重型肝炎患者常并发出血、感染、脑水肿、肾衰竭和电解质紊乱等，必须加以及时处理。

2. 中医辨证治疗

1）黄疸型肝炎

（1）阳黄证

①湿热蒸熏，热重于湿

证候：身目俱黄，其色鲜明如橘子色，口干口苦，恶心，纳差，小便黄赤。舌质红，苔黄腻，脉弦滑而数。

治法：清热利湿退黄。

方药：茵陈蒿汤加味。

茵陈 6g 栀子 12g 大黄 6g

②湿热蒸熏，湿重于热

证候：身目俱黄，其色较鲜明，恶心纳呆，胸脘痞满，倦怠乏力，便溏或黏滞不爽，小便黄。舌质淡而润，苔白腻，脉弦滑。

治法：利湿清热，健脾和中。

方药：茵陈五苓散加减。

茵陈 4g 五苓散 2g

③热毒内陷

证候：起病急骤，突然出现黄疸，脘腹胀满，心烦口渴，极度乏力，口有肝臭味，大便秘结，小便黄赤，或伴高热，神昏谵语，衄血。舌质红绛，苔黄腻或干燥，脉弦数。

治法：清热解毒，凉血救阴。

方药：犀角地黄汤合黄连解毒汤加减。

犀角 15g 生地 12g 丹皮 9g 赤芍 12g 黄连 3g 黄柏 6g

（2）阴黄（寒湿困脾）证

证候：身目皆黄，其色较晦暗，呕逆纳少，脘闷腹胀，畏寒肢冷，身体困倦，大便稀溏，小便色黄。舌质淡，苔白腻，脉濡缓或沉迟。

治法：温阳散寒，健脾利湿。

方药：茵陈术附汤加减。

茵陈 6g 栀子 12g 大黄 6g 白术 15g 炮附子（先煎）15g

2）无黄疸型肝炎

（1）肝郁气滞证

证候：右胁或两胁胀痛，胸闷腹胀，易急躁，时时叹息。舌质略红，苔薄白，脉弦。

治法：疏肝解郁，行气活血。

方药：柴胡疏肝散加味。

陈皮 12g 柴胡 8g 川芎 10g 香附 15g 枳壳 12g 芍药 15g 川楝子 8g 延胡索 15g 佛手 12g 郁金 12g 厚朴 8g 台乌药 10g 炙甘草 6g

（2）肝郁脾虚证

证候：两胁胀痛，腹胀午后为甚，肢困乏力，食欲不振，大便稀溏。舌淡或暗红，苔薄白，脉沉弦。

治法：疏肝理气活血，健脾和中解毒。

方药：逍遥散加味。

党参12g 白术15g 猪苓30g 茯苓30g 山药15g 生薏苡仁30g 柴胡9g 当归9g 炙甘草6g

（3）瘀血阻络证

证候：两胁刺痛，痛有定处，胁下或有痞块，面色晦暗，肌肤甲错，妇女闭经或行经夹块，小腹疼痛。舌质紫暗或有瘀斑。或舌下青筋怒张，脉弦涩。

治法：活血化瘀通络。

方药：膈下逐瘀汤加减。

当归12g 桃仁12g 红花10g 川芎10g 赤芍10g 丹皮10g 延胡索6g 五灵脂10g 乌药10g 香附9g 枳壳10g 甘草6g

（4）痰湿热结证

证候：右胁胀闷不适或胀痛，身体虚胖乏力，大便黏滞不畅，纳呆、口苦、尿黄。舌红苔白腻或黄腻，脉弦滑数。

治法：化痰利湿泻热。

方药：蒿芩清胆汤加减。

青蒿4.5g 竹茹9g 半夏4.5g 茯苓9g 黄芩4.5g 枳壳4.5g 陈皮4.5g 碧玉散（包煎）9g

（5）肝肾阴虚证

证候：头昏目眩，两目干涩，咽干口燥，失眠多梦，右胁隐痛，腰膝酸软，手足心热，或伴低热。舌质红，少苔或无苔，脉弦细数。

治法：滋补肝肾，养血活血。

方药：一贯煎去川楝子加枳实。

北沙参9g 麦冬9g 当归9g 生地15g 枸杞子9g 川楝子8g 白芍12g 枳实6g 石斛15g 延胡索10g 炙甘草6g

（6）脾肾阳虚证

证候：面色不华或晦暗，畏寒肢冷，食少腹胀，便溏或完谷不化，或五更泄，少腹腰膝冷痛，肢胀浮肿，小便清长或尿频。舌胖淡，有齿痕，苔白，脉沉细。

治法：温补脾肾。

方药：附子理中丸合肾气丸加减。

熟附子 6g　肉桂 6g　干姜 3g　白术 10g　厚朴 10g　木香 10g　人参 15g　茯苓 10g　泽泻 12g

(7) 气阴两虚证

证候：头晕目眩，心悸气短，全身乏力，面色无华或䀮白，劳累后胁痛，口燥咽干，五心烦热，纳差腹胀，大便溏泻。舌质淡或红，苔薄白或无苔，脉沉细无力。

治法：益气养阴。

方药：香砂六君子汤合生脉饮加减。

党参 30g　白术 15g　茯苓 30g　木香 10g　砂仁 10g　柴胡 12g　陈皮 10g　法半夏 12g　人参 15g　麦冬 15g

【转诊原则】

1. 急性肝炎患者应转至专科医院诊治。

2. 重型肝炎或合并肝性脑病、出血、重度感染、肝肾综合征及危重并发症者，应转至上一级医院诊治。

【预防原则】

1. 控制传染源　做好急性肝炎的隔离工作，肝炎患者及病毒携带者均禁止献血和从事托幼工作。

2. 切断传播途径　搞好卫生措施，如水源保护、饮水消毒、食品卫生、食具消毒，加强个人卫生、粪便管理等。防止通过血液和体液的传染。

3. 保护易感人群　接种甲、乙型肝炎疫苗。

【消毒隔离】

病毒性肝炎患者在传染期内必须进行消毒隔离处理：

1. 隔离措施　甲型和戊型肝炎患者和家人应做好生活上的隔离，食具、茶具、生活用具应严格分开，分餐，注意个人卫生。而乙型、丙型和丁型肝炎应做好生活中接触隔离，加强检测标本和实验室肝炎病毒的管理，严格执行操作规范，防止实验室的感染及传播。

2. 消毒方法　甲型和戊型肝炎患者的日常用品等可煮沸 20 分钟消毒；粪便及呕吐物可加 1/5 份漂白粉搅拌均匀后放置 2 小时；护理过患者后可用 0.5% 清洗消毒剂或 2% 过氧乙酸液浸泡双手；厕所可用 2% 次氯酸钠液或 2% 过氧乙酸液喷雾；门、

窗、家具、玩具等可用5%清洗消毒剂或2%过氧乙酸液擦洗及浸泡。乙型、丙型和丁型肝炎患者的血液或血性分泌物可用5%清洗消毒剂消毒。

【健康教育】

1. 强化和提倡尽早肝炎疫苗预防接种。

2. 宣传病毒性肝炎一般传染途径，避免可能感染病毒性肝炎的行为。

3. 生活中接触具有传染性的肝炎患者应注意隔离消毒。

4. 正确看待病毒性肝炎患者，消除对病毒性肝炎患者的歧视。

5. 发生急性病毒性肝炎时，要及时进行治疗，最好是住院隔离、限制活动。

6. 慢性肝炎患者应保持一种良好心态，避免心理压力大而影响疾病健康。

7. 慢性肝炎患者日常生活的调理包括饮食调理如低盐、低脂、高糖、高维生素及高蛋白饮食，及适当的休息，避免过度劳累。

8. 抗病毒药、护肝降酶药，要在医生指导下应用，做到长期服药不中断，不要随意停服，疗程根据定期检查结果由医生确定。

9. 宣传目前病毒性肝炎治疗状况，防止乱投医、乱吃药等现象出现。

10. 慢性肝炎特别是慢性乙型肝炎可发展为肝硬化、肝癌，患者必须定期（每3～4个月）进行病毒学、肝功能、AFP和肝脏影像学监测。

11. 预防感冒和其他各种感染，防止慢性肝炎活动性发作。

【传染病报告】

病毒性肝炎是乙类法定传染病，医疗机构实行首诊医师负责制，医务人员是责任报告人，无论患者是否本地户籍、是否本地常住人口，都要认真填写《传染病疫情报告卡》。按照《传染病防治法》的要求和规定进行报告。

【计划免疫程序】

目前通过预防接种可以预防的病毒性肝炎为甲型和乙型。甲型肝炎接种对象：1岁以上健康儿童和成年人。乙型肝炎接种对象：新生儿、健康儿童和成年人。预防接种后可定期复查抗体浓度，必要时加强接种。

【突发事件应急处理原则】

1. 医护人员必须要有风险防范意识，做好随时应对爆发流行（如甲肝）的准备。

2. 对具有传染性的病毒性肝炎患者，接诊后必须按传染病防治相关规定进行隔离及消毒工作，做好必要的防护措施，及时转院。

第三节 流行性脑脊髓膜炎

【基本概念】

流行性脑脊髓膜炎是由脑膜炎球菌引起的化脓性脑膜炎。致病菌由咽部侵入血循环，形成败血症，最后局限于脑膜及脊髓膜，形成化脓性脑脊髓膜病变。主要临床表现有发热、头痛、呕吐、皮肤瘀点及颈项强直等脑膜刺激征。脑脊液呈化脓性改变。

【病原学】

脑膜炎球菌归属奈瑟菌属，为革兰阴性球菌。该菌仅存在于人体，可从带菌者鼻咽部，患者的血液、脑脊液和皮肤瘀点中检出。本菌对寒冷、干燥及消毒剂极为敏感。在体外极易死亡，病菌含自身溶解酶，故采集标本后必须立即送检接种。脑膜炎球菌可用血清凝集试验加以分群，可分为A、B、C、D、X、Y、Z、29E、W135、H、I、K、L等13个血清群。

【传播途径】

人为本病唯一的传染源，病原菌存在于带菌者或患者的鼻咽部。病原菌借飞沫由空气传播。因病原菌在体外的生活力极弱，故通过日常用品间接传播的机会极少。密切接触对2岁以下婴儿的发病有重要意义。

【流行过程】

本病流行或散发于世界各国，平均年发病率为2.5/10万，以非洲中部流行地带为最高。任何年龄均可发病。发病从前一年11月份开始，次年3、4月份达高峰，5月份开始下降。其他季节有少数散发病例发生。流行因素与室内活动多，空气不流通，阳光缺少，居住拥挤，患上呼吸道病毒感染等有关。

【发病机制】

病原菌自鼻咽部侵入人体，如人体免疫力强，则可迅速将病原菌杀灭，或成为带菌状态；若体内缺乏特异性杀菌抗体，或细菌毒力较强时，则病菌可从鼻咽部黏膜进入血液，发展为败血症，继而累及脑脊髓膜，形成化脓性脑脊髓膜炎。

在败血症期，细菌常侵袭皮肤血管内壁引起栓塞、坏死、出血及细胞浸润，从而出现瘀点或瘀斑。由于血栓形成，血小板减少及内毒素作用，内脏有不同程度的出血。脑膜炎球菌的内毒素引起微循环障碍和内毒素性休克，继而导致播散性血管内凝血（DIC）。

【临床特征】

一般临床上流脑可分为普通型、爆发型和慢性败血症型等3型。潜伏期1～7日，一般为2～3日。

1. 普通型 占全部患者的90%左右，按其发展过程可分为上呼吸道感染期、败血症期及脑膜炎期3个阶段，但各期之间并无明确界线。

（1）上呼吸道感染期：约为1～2日，大多数患者无症状，部分患者有咽喉疼痛，鼻咽部黏膜充血及分泌物增多。

（2）败血症期：患者突然畏寒、寒战、高热，伴头痛、食欲减退及神志淡漠等毒性症状。幼儿则有啼哭吵闹、烦躁不安、皮肤感觉过敏及惊厥等。70%的患者皮肤黏膜有瘀点（或瘀斑），约10%患者的唇周等处可见单纯疱疹，多发生于病后2日左右。多数患者于1～2日内发展为脑膜炎。

（3）脑膜炎期：脑膜炎症状可以和败血症同时出现，多数于发病后24小时左右较明显。患者高热及毒血症持续，全身仍有瘀点、瘀斑，但中枢神经系统症状加重。因颅内压增高而患者头痛欲裂、呕吐频繁，血压可增高而脉搏减慢，常有皮肤过敏、怕光、狂躁及惊厥。脑膜的炎症表现为颈后疼痛，颈项强直，角弓反张，克氏征及布氏征阳性。1～2日后患者进入谵妄昏迷状态，可出现呼吸或循环衰竭。

2. 爆发型 起病急骤，病情凶险，若不及时抢救，常于24小时内死亡。

（1）爆发型败血症：多见于儿童，但成人病例亦非罕见。以高热、头痛、呕吐开始，中毒症状严重，精神极度萎靡，意识障碍，时有惊厥。常于12小时内出现遍及全身的广泛瘀点、瘀斑。休克是本型的主要临床表现。脑膜刺激征大都缺如，脑脊液大多澄清，仅细胞数轻度增加。血培养多为阳性，实验室检查可证实有DIC存在。

（2）爆发型脑膜脑炎：此型亦多见于儿童。患者迅速进入昏迷，惊厥频繁，锥体束征常阳性，两侧反射不等，血压持续升高，眼底可见视乳头水肿。部分患者发展为脑疝，从而导致呼吸衰竭。

（3）混合型：兼有上述二型的临床表现，常同时或先后出现，是本病最严重的一型。

3. 慢性脑膜炎球菌败血症型　不多见，成年患者较多。病程常迁延数月之久。患者常有间歇性畏冷、寒战、发热发作，每次历时 12 小时后即缓解，相隔 1～4 日后再次发作。发热后常成批出现皮疹，以红色斑丘疹最为常见，瘀点、皮下出血、脓瘢亦可见到，有时可出现结节性红斑样皮疹，中心可有出血。关节疼痛较常见。诊断主要依据发热期的血培养，常需多次检查才获阳性。瘀点涂片阳性率不高。病程中有时可发展为化脓性脑膜炎或心内膜炎而使病情急剧恶化。

【诊断】

1. 流行病学史　在冬春季节流行，多见于儿童，大流行时成人亦不少见。

2. 临床表现　突起高热、头痛、呕吐、皮肤黏膜瘀点、瘀斑（在病程中增多并迅速扩大），脑膜刺激征。

3. 实验室检查

（1）血象：白细胞总数明显增加，一般在（10～30）$\times 10^9$/L 以上。中性粒细胞在80%～90%以上。有 DIC 者，血小板减少。

（2）脑脊液检查：脑脊液在病程初期仅压力升高、外观仍清亮，稍后则混浊似米汤样。细胞数常达 1×10^9/L，以中性粒细胞为主。蛋白显著增高，糖含量常低于 400mg/L，有时甚或为零。爆发型败血症者脑脊液往往清亮，细胞数、蛋白、糖量亦无改变。

（3）细菌学检查

①涂片检查：包括皮肤瘀点和脑脊液沉淀涂片检查。

②细菌培养：进行血培养与脑脊液培养。

（4）血清学检查：是近年来开展的流脑快速诊断方法，包括测定夹膜多糖抗原的免疫学试验及测定抗体的免疫学试验。

【鉴别诊断】

1. 其他化脓性脑膜炎　应与肺炎球菌、葡萄球菌、流感杆菌、铜绿假单胞菌所致的化脓性脑膜炎鉴别。

2. 虚性脑膜炎 败血症、伤寒、大叶性肺炎等急性感染患者有严重毒血症时，可出现脑膜刺激征，但脑脊液除压力稍增高外，余均正常。

3. 中毒型细菌性痢疾 主要见于儿童，发病季节在夏秋季。短期内有高热、惊厥、昏迷、休克、呼吸衰竭等症状，但无瘀点，脑脊液检查正常。确诊依靠粪便细菌培养。

4. 蛛网膜下腔出血 成人多见，起病突然，以剧烈头痛为主，甚至昏迷。体温常不升高。脑膜刺激征明显，但皮肤黏膜无瘀点、瘀斑，无明显中毒症状。脑脊液为血性。

5. 流行性乙型脑炎 发病季节多在7～9月，脑实质损害严重，昏迷、惊厥多见，皮肤一般无瘀点。脑脊液较澄清，细胞数大多在$0.5\times10^9/L$以下，糖及蛋白量正常，或稍增高，氯化物正常，免疫学检查如特异性IgM、补体结合试验等有助于鉴别。

6. 隐球菌性脑膜炎 常继发于霍奇金病、淋巴肉瘤、白血病、糖尿病等患者，尤其是长期应用抗代谢药物、激素及抗生素等情况。起病缓慢，墨汁染色找到隐球菌则可确诊。

【治疗】

1. 西医治疗

1）普通型流脑的治疗

（1）抗菌治疗

①青霉素G：成人剂量为20万～40万U/（kg·d），儿童为10万～30万U/（kg·d）分次给予静脉滴注。

②头孢菌素：头孢噻肟成人剂量为每日3～4g，儿童剂量为每日150mg/kg，分3～4次静脉快速滴注。头孢曲松成人剂量为每日2～3g，儿童为每日100mg/kg，每日1～2次静脉滴注。

③氯霉素：成人剂量每日50mg/kg，儿童每日剂量为50～75mg/kg，分次肌注或静脉滴注。

④磺胺类：磺胺嘧啶（SD）成人为4g/d，儿童100～200mg/（kg·d），分4次口服，每6小时1次，首剂加倍，与等量碳酸氢钠合用。联合甲氧苄氨嘧啶（TMP）400mg/d，分2次口服可以提高疗效，并防止耐药菌株的产生。磺胺甲基异恶唑

(SMZ) 1.6～2.4g/d 与 TMP320～480mg/d 联合，分 2～3 次口服。疗程 5～7 天。肝、肾功能损害及对磺胺过敏者不宜使用。

(2) 对症治疗：高热时可用乙醇（酒精）擦浴，伴头痛者可应用解热镇痛药。惊厥时可用 10% 水合氯醛灌肠，成人每次 10～15ml。

2) 爆发型脑膜炎球菌败血症的治疗

(1) 抗菌治疗：以青霉素为主，每日剂量为 20～40 万 U/kg，成人每日 2000 万单位，分次静滴。

(2) 抗休克治疗

①扩充血容量及纠正酸中毒。

②血管活性药物：在扩充血容量和纠正酸中毒后，如休克仍未纠正，可应用血管活性药物。山莨菪碱（654－2）每次剂量为 0.3～0.5mg/kg，重症患者可增至 1～2mg/kg，静脉注射，每 10～20 分钟一次。如应用山莨菪碱无效，可改用异丙肾上腺素、间羟胺与多巴胺联合或酚妥拉明与去甲肾上腺素联合。

③肾上腺皮质激素：氢化考地松成人每日 300～500mg，儿童 5～8mg/kg，分次静滴。休克纠正后迅速减量停药。用药不得超过 3 日。早期应用效果更好。

④DIC 的治疗：若皮肤瘀点不断增多，且有融合成瘀斑的趋势，不论有无休克，均可应用肝素。

3) 爆发型脑膜脑炎的治疗

(1) 抗生素的选用：同爆发型败血症型。

(2) 脱水剂的应用：以 20% 甘露醇为主，每次 1～2g/kg。每 4～6 或 8 小时静脉快速滴注或推注 1 次。甘露醇可与呋噻米 40～100mg 合用，亦可与 50% 葡萄糖液交替使用，每次 40～60ml。

(3) 呼吸衰竭可给予洛贝林（山梗菜碱）、尼可刹米等呼吸中枢兴奋剂，大剂量山莨菪碱（每次 2～3mg/kg）静注可改善微循环，减轻脑水肿，激素也有降低颅内压的作用，疗程不宜超过 3 日。高热和频繁惊厥者可用亚冬眠疗法，氯丙嗪和异丙嗪各 1～2ml/kg，肌注或静注。安静后放冰袋于枕后、颈部、腋下及腹股沟，使体温迅速下降至 36℃ 左右。第一次注射后 4～6 小时再肌注 1 次，共 3～4 次。呼吸停止时应立即做气管插管或气管切开，进行间歇正压呼吸。

2. 中医辨证治疗

(1) 卫气型

证候：普通型发病初起，上呼吸道感染征象。舌质红，苔黄，脉浮数或滑数。

治法：疏表清热解毒。

方药：银翘散加减。

银花 30g　连翘 15g　生石膏（先煎）60g　知母 15g　黄连 6g　黄芩 9g　板蓝根 15g　芦根 9g　葛根 9g　薄荷（后下）4.5g

（2）营血型

证候：见于普通型菌血症或脑膜炎阶段，高热、皮肤黏膜出血点较多，或头痛剧烈，呕吐频繁，神志模糊，抽搐颈强。舌质红绛，少苔，脉细数。

治法：清热凉血。

方药：清瘟败毒饮加减。

金银花 30g　连翘 15g　黄连 6g　生石膏 30g　知母 9g　生地 12g　玄参 12g　丹皮 9g　赤芍 9g　大青叶 30g　地丁草 15g

呕吐加玉枢丹 1.5g 冲服；头痛剧烈加龙胆草 5g，钩藤 9g；神志模糊加安宫牛黄丸 1 丸，小儿减半。

（3）脱证型

证候：见于爆发型之周围循环衰竭，如精神萎靡，面色青灰，手脚冰凉，出冷汗，脉微细，皮肤大片瘀斑等邪毒深入血分，邪盛正衰，气阳衰竭之证。

治法：回阳救逆。

方药：参附龙牡汤加减。

人参 9~15g　熟附片 9g　生牡蛎 15g　生龙骨 15g。

如见口渴多汗、呼吸浅促、手脚尚温者，为气阴两伤，可急用生脉散以益气生津复脉，或用 10% 人参注射液 1~2ml，肌肉或静脉注射。每半小时至 1 小时重复一次，有升压和强心作用。昏迷深者，加苏合香丸 1 粒冲服。脱象解除后，仍用清瘟败毒饮以清热凉血解毒。

（4）闭证型

证候：狂躁，抽风，神志昏迷。舌绛苔黄，脉弦等热入心包、邪闭清窍之证。

治法：清热解毒，开窍息风。

方药：清瘟败毒饮加减。

大青叶 30g　板蓝根 30g　紫草 15g　连翘 15g　生石膏 30g　知母 9g　玄参 9g　丹皮 9g　栀子 9g　钩藤 15g　石菖蒲 9g　紫雪丹（冲服）1.5~3g

【转诊原则】

基层医院发现怀疑流行性脑脊髓膜炎患者，应转上级医院进一步确诊与治疗。

病情危重无条件处理的，要尽快转院治疗。

【预防原则】

1. 早期发现患者：加强对疫情单位和地区的疫情监视。

2. 疫苗预防：详见计划免疫程序部分。

3. 药物预防：流脑爆发流行时密切接触者国外主张予以利福平或米诺环素进行预防。在流脑流行时，凡具有发热伴头痛，精神萎靡，急性咽炎，皮肤、口腔黏膜出血等四项中两项者，可给予足量全程的磺胺药治疗。

4. 流行期间搞好个人及环境卫生，少去公共场所，居室开窗通风，个人应勤晒衣服，多晒太阳。

【消毒隔离】

1. 消毒：疫情发生地的疫源地（包括病家）和周围环境要消毒处理。社区、学校、工地开展湿式清洁，必要时用1%漂白粉澄清液或其他含氯制剂喷雾消毒。

2. 当发现疑似病例时，医疗机构应首先给患者及其密切接触者戴上口罩。按照属地化的原则就地隔离，开展规范化治疗。如因病情严重需要转院治疗，必须采取严密的隔离措施。负责现场流行病学调查、采样和医疗救治的工作人员要加强个人防护。

【健康教育】

1. 注意个人和环境卫生，保持室内的清洁及通风，勤洗勤晒衣服和被褥。

2. 在流行病高峰季节里，如果发现孩子有发热、咽喉肿痛、头痛、呕吐、精神不好、皮肤出血点等症状应及时去医院诊治。

3. 注意保暖，预防感冒。

4. 秋末冬初对5岁以内儿童接种流脑疫苗，保护率可达80%～90%，抗病能力可维持1年左右；以后每年再打加强针一次。

【传染病报告】

流脑作为乙类法定报告传染病，执行职务的医护人员、疾病预防控制人员均为责任疫情报告人。各级疾病预防控制机构和各类医疗机构均为责任报告单位。各级、各类医疗机构及其执行职务的人员发现流脑病例和疑似病例时，遵循疫情报告属地化管理原则，严格按照国家规定的内容、程序、方法和时限报告。城市必须在6小时以内，农村必须在12小时以内进行报告。已经具备网络直报条件的医疗机构，要认真、及时做好网络直报工作；尚不具备网络直报条件的医疗机构，要按照有关规定和要求，认真填写传染病报告卡，并及时报出。

【计划免疫程序】

1. 常规接种 接种A群流脑疫苗，有C群流脑聚集性病例或爆发流行的省份以及流动人口集中的地区（特别是大城市），应推广应用A+C群流脑疫苗。重点对学龄儿童和大型建筑工地外来务工人群等进行A+C群流脑疫苗预防接种。

2. 疫苗使用原则

（1）*A群流脑疫苗*：6～18月时接种第1、2剂，2剂次间隔时间不少于3个月；3岁时接种第3剂，与第2剂接种间隔时间不得少于1年；6岁时接种第4剂，与第3剂接种间隔时间不得少于3年。

（2）*A+C群流脑疫苗*：接种对象为2岁以上的人群；已接种过1剂A群流脑疫苗者，接种A+C群流脑疫苗与接种A群流脑疫苗的时间间隔不得少于3个月；已接种2剂或2剂以上A群流脑疫苗者，接种A+C群流脑疫苗与接种A群流脑疫苗最后1剂的时间间隔不得少于1年。

【突发事件应急处理原则】

1. 流脑流行时，对密切接触者应进行医学观察至少7天（自最后接触之日算起），采取预防性服药措施。

2. 应急接种：流脑流行时，应紧急进行疫苗的接种。

3. 发现在同一学校、幼儿园、自然村寨、社区、建筑工地等集体单位3天内发生3例及以上流脑病例，或者有2例及以上死亡时，按突发公共卫生事件相关信息报告管理工作规范的要求报告。

第四节　肺结核

【基本概念】

肺结核是结核分枝杆菌引起肺部感染的慢性传染性疾病，临床上主要表现为咳嗽、咯血等肺系症状和低热、盗汗、消瘦等全身症状。肺部结核是最常见的结核病，也是当今最重要的慢性传染病之一。肺结核属于中医学“肺痨”范畴，结核性胸膜炎属于“悬饮”范畴。

【病原学】

结核菌属放线菌目，分枝杆菌科的分枝杆菌属，其中引起人类结核病的主要为人型结核菌。结核菌为需氧菌，不易染色，经品红加热染色后，即使用酸性酒精冲洗亦不能脱色，故称为抗酸杆菌；镜检呈细长、略弯的杆菌。

【传播途径】

1. 呼吸道感染是肺结核的主要感染途径，飞沫感染为最常见的方式。传染源主要是排菌的肺结核患者（尤其是痰涂片阳性、未经治疗者）的痰液。健康人吸入患者咳嗽、打喷嚏时喷出的带菌飞沫而受感染。

2. 感染的次要途径是经消化道进入体内。

3. 其他感染途径，如经皮肤、泌尿生殖系统等，均很少见。

【流行过程】

本病可累及所有年龄人群，以青壮年居多，老年人发病有增加趋势。男多于女(4∶1)，青年妇女及老年人死亡率高。流行于全世界，发展中国家疫情尤为严重。入侵结核菌的数量、毒力及人体免疫力、变态反应的高低，决定感染后结核病的发生、发展与转归。人体抵抗力处于劣势时，结核病常易于发展；反之，感染后不易发病，即使发病亦比较轻，且易治愈。

【发病机制】

结核菌菌壁为含有高分子量的脂肪酸、脂质、蛋白质及多糖类组成的复合成分，与其致病力、免疫反应有关。在人体内，脂质能引起单核细胞、上皮样细胞及淋巴细胞浸润而形成结核结节；蛋白质可引起过敏反应、中性粒细胞及单核细胞浸润；多糖类则参与某些免疫反应（如凝集反应）。

【临床特征】

1. 临床分型 肺结核分为以下 5 个类型：原发型肺结核、血行播散型肺结核、浸润型肺结核、慢性纤维空洞型肺结核、结核性胸膜炎。

2. 症状

（1）全身症状：发热为其主要也是常见的全身中毒性症状，多表现为长期低热，午后或傍晚开始，清晨恢复正常；或仅表现为体温不稳定，运动或月经后体温不能恢复正常，当病情急剧恶化进展时亦可出现高热，呈稽留或弛张热型。同时还可伴有倦怠、乏力、盗汗、食欲减退、体重减轻、心悸、烦躁、妇女月经不调等轻度中毒性和自主神经功能紊乱症状。

（2）呼吸系统症状：咳嗽、咳痰、咯血、胸痛，严重者可出现气急。早期咳嗽轻微，干咳或咳少量黏液痰，慢性患者或有空洞形成时痰量增加。约1/3～1/2患者有咯血，表现为痰血，侵及血管则为大咯血。部位不定的隐痛多为肺组织结核，部位固定的刺痛多为病变累及胸膜。当肺组织受广泛破坏，或伴肺气肿或肺心病时有气急。

3. 体征

（1）肺部体征取决于病变性质和病情轻重。中、重度肺结核无空洞形成者多为肺实变的表现：触诊语颤增强，叩诊呈浊音，可闻及支气管呼吸音和细湿性啰音。有空洞形成且引流通畅，位置浅表时叩诊呈过清音。慢性纤维空洞者可有胸部塌陷，气管、纵隔移位等。

（2）严重者尚有全身消瘦，肺气肿。

（3）结核性变态反应表现：如结核性风湿症，多见于青年女性，侵入关节引起关节痛或关节炎，损及皮肤表现为结节性红斑及环形红斑。眼部损害有疱疹性角膜结膜炎、虹膜睫状体炎、视网膜静脉周围炎、巩膜炎、虹膜炎等。

4. 常见并发症 肺结核常见并发症主要有肺气肿、支气管扩张和肺心病。

【诊断】

1. 疑似肺结核 凡符合下列情况之一，应考虑有肺结核病可能：

（1）胸部X线检查怀疑活动性肺结核病变者。

（2）胸部X线检查有异常阴影，患者有咳嗽、咳痰、低烧、盗汗等肺结核症状，或按肺炎治疗观察2～4周未见吸收者。

（3）5岁以下儿童结核菌素试验（5个单位）强阳性反应者。

2. 肺结核 凡符合下列情况之一，可诊断为肺结核病。

（1）痰结核菌检查（涂片或培养）阳性者。

（2）胸部X线检查有活动性病变的特征表现，X线诊断为结核病变者。

（3）肺部病变标本（包括活检、手术切除及尸解）病理学诊断为结核者。

（4）疑似肺结核病经临床、X线观察，符合肺结核病特征者。

（5）临床上已排除其他原因引起之胸膜炎，可诊断为结核性胸膜炎。

【鉴别诊断】

1. 中央型肺癌 肿瘤本身或淋巴转移，X线表现肺门或纵隔呈现圆形或半圆形阴影，与支气管淋巴结结核容易混淆。但中央型肺癌多发生于中年以上，常有呼吸道症状如干咳、局限性哮鸣和血痰等。痰脱落细胞或经支气管肺活检的痰脱落细胞检查常阳性。

2. 细支气管肺泡癌 本型肺癌开始为单个病灶，其后经淋巴、血行广泛转移。X线有两肺弥漫性结节状浸润性大小不一的阴影。可误诊为粟粒型结核。本病无毒血症状，痰脱落细胞检查阳性。

3. 支气管扩张 患者有反复咳嗽、咳脓痰和咯血史。其病史长，可追溯到幼年患麻疹、百日咳或肺炎等感染史。咯血时一般不发热，未见播散病灶。胸片见卷发影或双轨征。

【治疗】

1. 西医治疗 由于强有力的化疗药物的发现，肺结核可以达到迅速控制和根治，但必须坚持早期、联合、适量、规律、全程的原则。国际公认的6种基本抗结核药物的作用分级见表7－1。

表7－1 常用6种抗结核药物的作用分级

分级	早期杀菌	灭菌作用	预防耐药
高	INH	RFP PZA	INH RFP
中	EMB RFP	INH	EMB SM
低	SM PZA TB_1	SM EMB TB_1	PZA TB_1

注：INH：异烟肼；RFP：利福平；PZA：吡嗪酰胺；EMB：乙胺丁醇；SM：链霉素；TB_1：氨硫脲

抗结核化疗目前临床上基本上以短程和间歇化疗方案取代了原来的标准化疗方案，即3HSP/15HP（E）或3HS/15HP（E）。

（1）短程化疗：以2HRZ/4HR方案为最佳，该方案选择了以上三方面都是最好的药物，且副作用小。尤其要强调的是最初两个月加用PZA的重要性。现已证明SM

和 EMB 不能代替 PZA，所以不含 PZA 的方案如 RHE 或 RHS 以 9 个月为宜。若 INH 原发耐药可加用 EMB。

可供选择的短化方案还有 2SHRZ/4HR、2SHRZ/4HE。

（2）间歇化疗：结核菌具有延缓生长期使得间歇化疗成为可能。间歇化疗总是在强化化疗 2～3 个月以后实施，而且主张间歇期以 3 天为宜，每周用药 2 次，每次剂量增加 1 倍以上。

（3）复治化疗：指正规化疗 6 个月痰菌仍未转阴或病灶恶化扩散，或临床治愈后复发，以及不规则化疗超过 3 个月而重新化疗者。复治化疗可采取 6 个月短程，亦可根据病情的需要延长至 9～12 个月乃至 1.5 年或更长，可选择加用青霉素（160～240 万 U/d，每月头 10 天，连续 3 个月）或卡介菌多糖核酸（每次 1mg，肌注每周 2 次，连用 6 个月）。

2. 中医治疗

（1）辨证论治："杀虫、补虚"是中医治疗肺结核的两大原则。

①肺阴亏损证

证候：起病缓慢，午后潮热，手足心热，盗汗，消瘦，皮肤干灼，颧赤唇红，鼻咽干燥，干咳无痰或少痰，胸部隐痛或痰中带血丝。舌边尖红，苔薄，脉细数。

治法：滋阴杀虫，润肺清热。

方药：月华丸加减。

沙参 10g　麦门冬 10g　天门冬 10g　生地 10g　百部 30g　川贝母 15g　獭肝 10g　阿胶（烊化）10g　山药 15g　桑叶 10g　菊花 10g　白及 15g

②肺肾阴虚证

证候：骨蒸潮热，盗汗更甚，腰膝酸软，头晕耳鸣，虚烦失眠，两颧潮红，五心烦热，男子遗精，女子经闭，呛咳气急，痰中带血，血色鲜红，胸胁掣痛。舌质红，苔薄黄少津，或无苔，脉细数无力。

治法：补益肺肾，滋阴降火。

方药：百合固金汤加味。

百合 30g　生地 15g　麦门冬 15g　熟地 15g　玄参 10g　龟板 15g　阿胶（烊化）10g　冬虫夏草 15g　五味子 10g　白芍 10g　川贝母 10g　炙百部 15g　银柴胡 10g　知母 10g

③气阴两伤证

证候：午后潮热，伴有恶风，畏冷，自汗与盗汗并见，腹胀便溏，神疲气短，咳嗽无力，咳痰清稀带血。舌淡，边有齿痕，脉细弱。

治法：益气养阴，补肺健脾。

方药：保真汤加减。

太子参 30g　黄芪 10g　白术 10g　茯苓 15g　大枣 10g　甘草 10g　当归 10g　天门冬 10g　麦门冬 10g　五味子 10g　莲子肉 15g　陈皮 10g　白及 15g　炙百部 30g　紫菀 10g　款冬花 10g

④阴阳两虚证

证候：形寒肢冷，自汗盗汗，潮热不止，面浮肢肿，喘息少气，痰中带血，心慌气怯，口唇紫暗，男子滑精阳痿，女子经闭。舌淡或紫暗，无苔少津，脉微细数或虚大。

治法：温养精气，培补阴阳。

方药：补天大造丸加减。

人参 15g　白术 10g　黄芪 10g　茯苓 10g　枸杞子 10g　龟板 15g　鹿角胶 10g　紫河车 10g　熟地 10g　麦门冬 10g　阿胶（烊化）10g　五味子 10g　当归 10g　白芍 10g

（2）外治法：回生膏贴敷在与病灶相应的体表或与病相关的穴位上。另在大椎、肺俞穴贴敷。每次 3～10 贴，3～5 天更换一次。

【转诊原则】

1. 卫生部要求各级医疗卫生机构要将有肺结核症状的可疑患者和肺结核患者转到结核病防治机构进行统一的检查、治疗和管理。

2. 如出现肺结核的严重并发症如大咯血、气胸等，原则上就地抢救，若无条件救治者，转上级医院或专门机构。

【预防原则】

1. 加强卫生教育，了解结核病的危害和传染方式。养成不随地吐痰的良好卫生习惯。

2. 按时给婴幼儿接种卡介苗。

3. 中医强调预防本病除避其邪气之外，强调增强正气是防止患病的关键。

【消毒隔离】

1. 隔离：当发现结核患者后，立即进行隔离治疗，单独一室或同病同室。

2. 消毒：对结核菌阳性患者的痰、日用品，以及周围的物品做一下处理，餐具、衣服等煮沸消毒30分钟；不耐热的毛衣和书报、纸张等，可采取过氧乙酸熏蒸消毒，还可阳光曝晒2小时；对痰及口鼻分泌物，用纸盒、纸袋盛装后焚烧，或加入等量1%过氧乙酸作用30~60分钟。诊室或病房进行紫外线消毒。

3. 医务人员及其他工作人员在工作中要注意个人防护，必须穿隔离衣，戴口罩，严格遵守操作规程和消毒制度，以防受到感染。

【健康教育】

1. 积极预防结核病，包括适当休息、锻炼，增强体质，养成不随地吐痰等良好习惯。

2. 咳嗽3周以上，痰中血丝，低热等症状，应及时就诊，排除肺结核。

3. 国家免费为传染性肺结核患者提供抗结核病药品和主要的检查。

4. 保证肺结核患者在治疗过程中坚持规律用药、完成规定疗程是肺结核治疗能否成功的关键。

【传染病报告】

按我国法规要求，各级医疗卫生单位发现肺结核患者或疑似肺结核患者时，应及时向当地卫生保健机构报告，并将患者转至结核病防治机构进行统一检查、督导化疗与管理。

【计划免疫程序】

卡介苗，接种1剂次，儿童出生时接种。

【突发事件应急处理原则】

1. 发现肺结核患者，立即予以传染病报告及转至专门结核防治机构。

2. 对肺结核并发危重病应及时抢救，如大咯血者应令患者保持镇静，防窒息，并对已窒息的患者要尽量将其取头低脚高体位，予以拍背、吸痰甚至气管插管等抢救；自发性气胸者予以通畅呼吸道、吸氧、胸腔闭式引流等处理。

第五节 流行性出血热

【基本概念】

流行性出血热是由病毒引起的、经鼠传播的自然疫源性疾病。临床上以发热、低血压、出血、肾脏损害等为特征，主要病理变化是全身小血管和毛细血管广泛性损害。本病发病急，临床过程凶险，发病率和病死率较高，对群众健康危害很大。1982 年世界卫生组织（WHO）将具有发热、出血和肾脏损害为特征的病毒性疾病统称为肾综合征出血热。

【病原学】

本病毒属布尼亚病毒科汉坦病毒。病毒基因组 RNA 分大（L）、中（M）、小（S）三个基因片段，分别编码 RNA 多聚酶、包膜糖蛋白 G1 和 G2 及核衣壳蛋白。根据血清学检查，汉坦病毒至少可分成 23 个血清型，不同鼠类携带不同血清型的病毒，临床表现轻重程度也不一致。Ⅰ型病毒常引起重型，Ⅱ型病毒常引起中型，Ⅲ病毒常引起轻型。

【传播途径】

我国农村的主要传染源是黑线姬鼠和褐家鼠，城市的主要传染源是褐家鼠，实验动物的主要传染源是大白鼠。人类主要通过接触受感染的动物的排泄物或分泌物而感染。

1. 虫媒传播 螨虫有可能是本病的重要传播媒介。

2. 动物源传播 人类由于接触带病毒的宿主动物及其排泄物而受感染。可通过呼吸道、消化道传播或接触传播。

3. 垂直传播 本病毒可经胎盘垂直传播，鼠间病毒垂直传播与自然疫源的持续有关，但对人间流行的意义较小。

【流行过程】

流行有一定的地区性，并可扩展而产生新疫区，多呈散发性。在人口密集，带毒鼠数量多，人鼠接触机会较大的时候，会出现流行性出血热的爆发流行。在洪涝灾害，人群集居堤坝、高地，可能引起流行性出血热的爆发。人群普遍易感，但以青壮年、农民多见，儿童发病极少见。

【发病机制】

流行性出血热的发病机制迄今尚未完全阐明。近年来研究提示汉坦病毒感染为本病发病的始动因素，直接导致病毒感染脏器的组织细胞结构和功能的损害；同时又激发机体的免疫反应，释放并激活多种细胞因子、炎性介质而产生免疫病理损害，从而导致一系列复杂的病理生理过程，产生发热、低血压休克、出血和肾衰竭等临床过程。

【临床特征】

潜伏期 8～39 日，一般为 2 周。临床上可分为发热期、低血压休克期、少尿期、多尿期、恢复期等 5 期，但也有交叉重叠。

1. 发热期 起病急骤，有畏寒、发热，体温一般在 39℃～40℃之间，热型以弛张型为多。头痛、腰痛、眼眶痛（“三痛”），颜面及眼眶区有明显充血、上胸部潮红（“三红”），似醉酒貌，同时伴有恶心、呕吐、腹痛、腹泻等消化道症状。软腭、腋下可见散在针尖大小的出血点，尿中含大量蛋白质，镜下可见红细胞、白细胞及管型。本期一般持续 3～7 日。

2. 低血压休克期 一般于病程第 4～6 日出现，也可出现于发热期。休克早期患者的皮肤一般潮红、温暖、出汗多，以后出现脸色苍白、紫绀、四肢厥冷、口渴、呕吐加重、尿量减少、脉搏细速，可出现奔马律或心力衰竭。同时有烦躁不安、谵语等精神症状，重者有狂躁、精神错乱等。若休克长时间不能纠正，可向 DIC、脑水肿、ARDS 和急性肾衰竭等方向发展。本期一般持续 1～3 日。

3. 少尿期 多出现于病程第 5～7 日。尿量明显减少（24 小时内少于 400ml），甚至尿闭（24 小时尿量少于 50ml）。此期胃肠道症状、神经精神症状和出血症状最为显著。血压大多升高，脉压增大。病情严重者可出现尿毒症、酸中毒、高钾血症等，还可引起心力衰竭、肺水肿等。本期一般持续 1～4 日。

4. 多尿期 多始于病程第 10～12 日。出现多尿和夜尿症。尿液的大量排出可导致失水和电解质紊乱，特别是低钾血症，同时易继发细菌感染。本期一般持续数日至数周。

5. 恢复期 一般在病程的第4周开始恢复，尿量逐渐回复正常，夜尿症消失，尿浓缩功能恢复。整个病程约1~2个月。

【诊断】

1. 流行病学 包括流行地区、流行季节，与鼠类直接和间接接触史，进入疫区或两个月以内有疫区居住史。

2. 临床表现 包括早期典型的临床表现和病程的5期经过。

3. 实验室检查

（1）血、尿常规：外周血白细胞总数增多，可达（15~30）$\times 10^9$/L。尿常规中有明显的蛋白、红细胞、白细胞、管型等。

（2）血液生化：多数患者在低血压休克期，少数患者在发热后期开始出现血肌酐、尿素氮增高，移行期末达高峰，多尿后期开始下降。部分患者血ALT、AST也有轻度升高。

（3）凝血因子：凝血酶时间、凝血酶原时间、纤维蛋白原、白陶土部分凝血活酶时间、鱼精蛋白副凝试验（3P试验）、纤维蛋白（原）降解产物等可有不同程度的异常。

（4）血清学检测：若患者血清中抗HV-IgM阳性（1∶20阳性）或IgG双份血清（间隔1周以上时间采集）滴度4倍以上升高有诊断意义。

（5）病毒核酸检测：采用RT-PCR方法检测患者血或尿中病毒核酸。该方法具有特异性强、敏感度高等特点，有助于疾病的早期诊断。

【鉴别诊断】

1. 本病早期应与上呼吸道感染、流行性感冒、败血症、伤寒、钩端螺旋体病相区别。
2. 有皮肤出血斑者应与血小板减少性紫癜区别。
3. 蛋白尿应与急性肾盂肾炎、急性肾小球肾炎相区别。
4. 腹痛应与急性阑尾炎、急性胆囊炎相区别。
5. 消化道出血应与溃疡病出血相区别，咯血应与支气管扩张、肺结核咯血相区别。

【治疗】

1. 西医治疗 早诊断、早休息、早治疗、就地或就近治疗是本病治疗的关键。

1）发热期的治疗

（1）一般治疗：患者应卧床休息，给予高热量、高维生素半流质饮食。应补充足够的液体，输液应以盐液为主，宜用平衡盐液、葡萄糖盐水等，每日 1000～2000ml 静脉滴注，疗程 3～4 日。早期输液可使病情减轻。

（2）抗病毒治疗：①利巴韦林，剂量为 10～15mg/（kg·d），分 2 次溶于葡萄糖液静脉滴注，疗程 5～7 日。②干扰素，具有广谱抗病毒和免疫调节作用。剂量为 1MU/d，肌注，疗程 3 日。

（3）预防 DIC：①丹参注射液 24g 溶于葡萄糖液中静脉滴注，每日 1～2 次，疗程 3～4 日。②10% 右旋糖苷 40，500ml/d，静脉滴注。出现高凝状态，可用小剂量肝素。

（4）肾上腺皮质激素：对高热中毒症状重者，可选用氢化可的松 100～300mg/d 加入液体中静脉滴注，连用 3～5 日。

2）低血压期的治疗

（1）补充血容量：常用溶液为 10% 右旋糖苷 40，首次可用 200～300ml 快速滴注，维持收缩压在 100mmHg 左右。一般以每日输注 500～1000ml 为宜。可配用平衡盐液或 5% 葡萄糖盐水、葡萄糖液等，每日补液总量一般不超过 2500～3000ml。

（2）调整血浆胶体渗透压：输 25% 白蛋白 10～20g，血浆 300～400ml，不宜输全血。

（3）纠正酸中毒：休克时常伴有代谢性酸中毒。一般首选 5% 碳酸氢钠，用量不宜过大（24 小时内用量不超过 800ml）。

（4）血管活性药物的应用：如休克得不到纠正，应及时加用血管活性药物，如去甲肾上腺素、间羟胺（阿拉明）、酚妥拉明、多巴胺等药物。

（5）强心药物的应用：适用于心功能不全而休克持续者。常用者为西地兰 0.2～0.4mg 加于葡萄糖液 40ml 稀释后静脉缓慢推注。

3）少尿期的治疗：患者出现少尿现象时，必须严格区别是肾前性抑或肾性少尿，确定肾性少尿后，可按急性肾衰竭处理。

（1）一般治疗：高热量、高维生素半流质饮食，限制入液量。当发生少尿或无尿时，液体要严格控制，24 小时进液量不宜超过 1000ml，并以口服为主。

（2）功能性肾损害阶段的治疗：呋噻米（速尿）临床应用较多，用法为每次 20～200mg 静脉推注。

(3) 肾脏器质性损害阶段的治疗

①导泻疗法：无消化道出血者可用20%甘露醇250～350ml一次口服，效果不显时，可加用50%硫酸镁40ml同服。

②透析疗法：腹膜透析或血液透析，目前大多采用血液透析。

(4) 出血的治疗：出血明显者需输给新鲜血或血小板；血小板明显低下者，应输大量正常新鲜血小板；消化道出血者的治疗同溃疡病出血，如反复大量出血内科疗法无效时，可考虑手术治疗。

(5) 抽搐的治疗：静脉缓慢推注地西泮（安定）10mg，肌肉注射5%苯妥英钠5ml。抽搐持续发作者可用异戊巴比妥（阿米妥钠）0.2g，稀释后缓慢静脉推注。抽搐反复发作者可加用盐酸氯丙嗪（冬眠灵）、异丙嗪（非那根）、盐酸哌替啶（度冷丁）各25mg置于葡萄糖液中静脉滴注。

(6) 继发感染的治疗：多见者为呼吸道和泌尿道感染，可根据病情和致病菌种类及其药敏试验而选用抗菌药物。有急性肾衰竭者应选用对肾脏无毒性或低毒的抗菌药物，剂量应予适当调整。

4）多尿期的治疗：多尿主要引起失水和电解质紊乱，如低钾血症等。应补充足量的液体和钾盐。

2. 中医治疗

1）辨证论治

(1) 热燔阳明证

证候：壮热多汗，心烦恶热，头痛，酒醉面容，口渴引饮，或见便秘。舌红，苔黄，脉洪大而虚。

治法：清气泄热，益气生津。

方药：白虎加人参汤。

石膏30g　知母9g　人参10g　甘草6g　粳米9g　银花12g　连翘12g　大青叶9g　板蓝根9g

(2) 热入营血证

证候：灼热烦躁，夜寐不安，间有谵语，脉虚数。舌绛，热邪入血，灼热神昏，谵妄乱语，斑疹紫黑，吐血衄血，舌绛苔焦。

治法：清心涤暑，凉营息风；凉血解毒，开窍镇痉。

方药：热入营分，用清营汤。

犀角30g　黄连5g　竹叶心3g　丹参6g　生地15g　玄参9g　麦冬9g　银花9g

连翘 6g

热入血分，犀角地黄汤合神犀丹或安宫牛黄丸。

犀角 15g　生地 12g　丹皮 9g　赤芍 12g

（3）暑湿厥逆证

证候：神昏惊悸，身热气粗，汗出如油，手足厥冷，脉洪大而数或脉伏，是为热厥；或大汗淋漓，畏寒厥冷，气微神昧，面白唇青，脉散大无伦，或沉细欲绝，是为寒厥。

治法：清心开窍，清气凉营，大补元气，回阳救逆。

方药：热厥者用安宫牛黄丸或紫雪丹；寒厥用参附汤或参附龙牡汤等。

人参 9～15g　熟附片 9g　生牡蛎 15g　生龙骨 15g

（4）肾阴亏损，虚火内生证

证候：极度衰竭，精神萎靡，嗜睡腰酸，小便涩少，口干咽燥，心烦失眠，舌红苔干，脉细数。

治法：滋肾生津，滋阴降火。

方药：知柏地黄汤。

生地 12g　山药 12g　山茱萸 12g　茯苓 9g　丹皮 9g　泽泻 9g　知母 6g　黄柏 6g

（5）邪陷心包，肝风内动证

证候：尿少尿闭，头痛呕吐，神昏谵语，痉厥抽搐。舌绛苔干，脉弦细数无力。

治法：清心开窍，息风镇痉。

方药：清营汤合羚角钩藤汤。

羚羊角（先煎）4.5g　钩藤（后下）9g　桑叶 6g　菊花 9g　川贝 12g　茯神 9g　芍药 9g　甘草 3g　鲜生地 15g　竹茹 15g

（6）肾气不固证

证候：疲倦懒言，口渴多饮，日夜多尿，腰膝酸软。舌淡红，苔少而干，脉虚大。

治法：补肾固摄，益气生津。

方药：八仙长寿丸加味。

熟地 20g　山药 20g　茯苓 15g　丹皮 10g　泽泻 10g　山茱萸 10g　麦冬 10g　五味子 10g　党参 15g　益智仁 10g　覆盆子 15g

2）其他治法：少尿期患者可应用灌肠方：生大黄 30g，芒硝 10g，生地 30g，元参 30g，槐花 15g，浓煎 100ml，保留灌肠，1 日 1～2 次。

【转诊原则】

发现流行性出血热患者，应及时转至有治疗条件的上级医院治疗。

【预防原则】

1. 灭鼠和防鼠　在流行地区要在规定的时间内同时进行灭鼠。

2. 灭螨、防螨　要保持屋内清洁、通风和干燥，有机磷杀虫剂喷洒灭螨。

3. 加强食品卫生　防止鼠类排泄物污染食品和食具，剩饭菜必须加热或蒸煮后方可食用。

4. 做好消毒工作　对发热患者的血、尿和宿主动物尸体及其排泄物等，均应进行消毒处理。

5. 注意个人防护　在疫区不直接用手接触鼠类及其排泄物，不坐卧草堆，皮肤破伤后要消毒包扎。野外工作时，要穿袜子，扎紧裤腿、袖口，以防螨类叮咬。

【消毒隔离】

1. 隔离　流行性出血热急性期患者应隔离至急性症状消失为止。

2. 消毒　如皮肤、黏膜被患者的血、尿或口腔分泌物污染，应立刻用消毒酒精擦拭消毒。被患者血、排泄物污染的环境和物品也应及时消毒。

【健康教育】

1. 不直接用手接触鼠类，对捕打或毒死的鼠应深埋或烧掉。
2. 在疫区野外作业时，注意个人保护，防螨叮咬。
3. 注意饮食卫生，鼠类污染过的食物或餐具，要经过彻底消毒后，方可食用。
4. 在劳动或实验操作时，要防止皮肤破损，如有破伤，应即刻进行处理。

【传染病报告】

当发现有可能出现流行性出血热爆发流行或重大疫情时，执行职务的医疗保健人员、疾病预防控制人员和卫生监督人员（包括城乡基层防保人员）和个体开业医生等责任疫情报告人员，应以最快的通讯方式向市疾病预防控制中心报告。接到疫情报告的市疾病预防控制中心经过调查核实后，以最快的通讯方式向上级疾病预防控制中心报告。

【计划免疫程序】

目前国内外正在研究并取得较大进展的疫苗可分为两类，一种是鼠脑纯化疫苗，另一种是细胞培养疫苗；另外还有减毒活疫苗和基因重组疫苗也在研究中。

【突发事件应急处理原则】

1. 在发生流行性出血热爆发流行时，成立疫情应急处理工作领导小组，及时安排落实疫情处理所必需的人员、防治经费和各种预防、治疗及消杀灭药物，开展突发疫情的应急处理工作。

2. 在接到爆发疫情报告后，尽早开展爆发疫情流行病学调查。同时，开展疫情监测和鼠间感染情况监测。

第六节　细菌性痢疾

【基本概念】

急性细菌性痢疾，是痢疾杆菌引起的常见急性肠道传染病，以结肠化脓性炎症为主要病变，有全身中毒症状、腹痛、腹泻、里急后重、排脓血便等临床表现。细菌性痢疾属中医学“痢疾”范畴。

【病原学】

痢疾杆菌属志贺菌族杆菌科志贺菌属，是革兰阴性菌，不具动力，在普通培养基中生长良好，最适宜温度为37℃，在水果、蔬菜及腌菜中能生存10日左右；在牛奶中可生存24日；在阴暗潮湿及冰冻条件下生存数周。

【传播途径】

本病终年均有发病，多流行于夏秋季，集中在温带及亚热带地区。

1. 传染源　为急性、慢性菌痢患者及带菌者。

2. 传播途径　通过消化道传播。志贺菌从粪便排出后，通过手、苍蝇、食物和水，经口感染。生活接触指接触患者或带菌者的生活用具而感染。

3. 人群易感性 人群普遍易感。患病后仅产生短暂、不稳定的免疫力，易重复感染或复发。

【发病机制】

痢疾杆菌侵入肠黏膜上皮和固有层，并在其中繁殖，引起肠黏膜的炎症反应，固有层呈现毛细血管及小静脉充血，并有细胞及血浆的渗出与浸润，甚至可致固有层小血管循环衰竭，从而引起上皮细胞变性甚至坏死，坏死的上皮细胞脱落后可形成小而浅表的溃疡，因而产生腹痛、腹泻、脓血便。直肠括约肌受刺激而有里急后重感，内毒素可致全身发热。部分患者对细菌毒素呈现强烈反应，引致微血管痉挛、缺血和缺氧，导致 DIC、重要脏器功能衰竭、脑水肿和脑疝（中毒性菌痢）。

【临床特征】

潜伏期为数小时至 7 天，多数为 1 ~ 2 天。临床上常分为急性和慢性两期。

1. 急性菌痢

（1）普通型：起病急骤，畏寒、寒战伴高热，继以腹痛、腹泻和里急后重，每天排便 10 ~ 20 次或以上，呈脓血便，量少，左下腹压痛伴肠鸣音亢进。一般 1 ~ 2 周内逐渐恢复或转为慢性。

（2）轻型（非典型）：全身毒血症状和肠道表现均较轻，腹痛不著，腹泻次数每日不超过 10 次，大便呈糊状或水样，含少量黏液，里急后重感不明显，可有呕吐。

（3）中毒型：多见于 2 ~ 7 岁体质较好的儿童。起病急骤，病初即有高热、精神萎靡、面色青灰、四肢厥冷、呼吸微弱而浅表、反复惊厥、神志不清、皮肤花纹，可导致呼吸和循环衰竭。肠道症状较轻。按临床表现可分为：

①休克型：有感染性休克症状，如面色苍白、四肢厥冷、脉细速、血压下降、皮肤发绀等。

②脑型：有脑水肿表现，如烦躁不安、惊厥、嗜睡或昏迷、瞳孔改变，甚至出现脑疝、呼吸衰竭。

③混合型：同时出现休克型、脑型的症候，是最凶险的一型。

2. 慢性菌痢 病程超过 2 个月即称慢性菌痢。分为：

（1）慢性迁延型：急性菌痢后，病情长期迁延不愈，有不同程度腹部症状，或有长期腹泻，或腹泻与便秘交替，大便经常或间歇带有黏液或脓血，可长期间歇排菌。

（2）慢性隐匿型：有急性菌痢史，较长期无临床症状，大便培养阳性，乙状结肠镜检查有异常发现，也为重要传染源。

（3）急性发作型：因某种因素如饮食不当、受凉、劳累等而诱致慢性患者呈急性发作者，症状一般较急性期轻。

（4）血象：急性病例白细胞总数及中性粒细胞中等度升高。慢性患者可有轻度贫血。

（5）粪便检查：典型痢疾粪便中无粪质，量少，呈鲜红黏冻状，无臭味。镜检可见大量脓细胞及红细胞，如有巨噬细胞有助于诊断。培养可检出致病菌。

（6）其他检查：国内采用免疫荧光菌球法，采样后 8 小时即可作出诊断，且细菌可继续培养并须药敏试验。乙状结肠镜检查有助于本病的诊断。

【诊断】

需依据流行病学史、症状体征及实验室检查进行综合诊断，确诊需依赖于病原学的检查。

1. 流行病学史 患者有不洁饮食或与菌痢患者接触史。

2. 症状体征 详见临床特征部分。

3. 实验室检查

（1）血象：急性病例白细胞总数及中性粒细胞中等度升高。慢性病人可有轻度贫血。

（2）粪便检查：典型痢疾粪便中无粪质，量少，呈鲜红黏冻状，无臭味。镜检可见大量脓细胞及红细胞，如有巨噬细胞有助于诊断。培养可检出致病菌。

（3）其他检查：国内采用免疫荧光菌球法，采样后 8 小时即可作出诊断，且细菌可继续培养并做药敏试验。乙状结肠镜检查有助于本病的诊断。

【鉴别诊断】

1. 阿米巴痢疾 起病一般缓慢，少有毒血症症状，里急后重感较轻，大便次数亦较少，腹痛多在右侧，典型者粪便呈果酱样，有腐臭。镜检仅见少许白细胞、红细胞凝集成团，常有夏科－雷登结晶体，可找到阿米巴滋养体。乙状结肠镜检查，黏膜大多正常，有散在溃疡。本病易并发肝脓肿。

2. 流行性乙型脑炎 本病表现和流行季节与菌痢（重型或中毒型）相似，后者发病更急，进展迅猛，且易并发休克，可以温盐水灌肠并做镜检及细菌培养。

【治疗】

1. 西医治疗

1）急性菌痢的治疗

（1）一般疗法和对症疗法：患者应予胃肠道隔离（至症状消失，大便培养连续两次阴性为止）和卧床休息。进易消化饮食，注意水电解质平衡。高热者可予物理降温为主。腹痛者可予颠茄浸膏片，成人8mg，每日2次，或阿托品0.3～0.6mg，每日2次或每日3次。

（2）病原治疗：粪便培养检得致病菌时需做药敏试验，以指导合理用药。

①喹诺酮类：为成人菌痢的首选抗生素。诺氟沙星（每日600～800mg，分2～3次口服）、氧氟沙星（每日600mg，分2次口服）及环丙沙星（每日100mg，分2次口服），儿童慎用，孕妇忌用。

②氨基糖苷类：常选用庆大霉素（成人160～240mg/d，儿童每日3～5mg/kg，分2次肌注），必要时静滴。

③复方磺胺甲基异噁唑：成人2片，每日2次，小儿50mg/（kg·d）。

2）中毒性菌痢的治疗　本型来势迅猛，应及时针对病情采取综合性措施抢救。

（1）抗菌治疗：环丙沙星成人200～400mg，每日2次静滴，亦可选用庆大霉素或阿米卡星。

（2）高热惊厥：氯丙嗪或异丙嗪，成人50～100mg/次肌注，小儿每次1～2mg/kg，每日2～3次；或巴比妥0.2～0.3mg/次肌注，小儿每次10mg/kg；安定10～20mg/次，肌注或静滴，小儿每次0.3～0.5mg/kg肌注或静滴；水合氯醛成人10～20ml/次，保留灌肠，小儿每次0.4mg/kg，不超过10ml/次保留灌肠。

（3）迅速扩充血容量纠正酸中毒：可迅速滴入右旋糖酐40或葡萄糖氯化钠溶液，首剂10～20ml/kg，全日总液量50～100ml/kg，具体视患者病情及尿量而定。若有酸中毒，可给5%碳酸氢钠滴入，见尿后给钾。

（4）改善微循环障碍：抗胆碱类药物山莨菪碱（654－2）成人每次10～20mg，儿童0.3～0.5mg/kg，每30～60分钟静脉注射1次；危重病例每隔10～20分钟静脉注射1次，直到面色好转、肢体转暖、尿量增多、血压回升，即可减量渐停。以上治疗后周围循环不见好转，可考虑多巴胺与阿拉明联合应用。

（5）心衰处理：强心剂用毛花苷C（西地兰）等治疗。

（6）肾上腺皮质激素：氢化可的松300～500mg/d静滴，小儿按每日总量5～

10mg/kg，分为 1 ~ 2 次静滴。

2. 中医辨证治疗

（1）湿热痢

证候：腹痛，里急后重，下痢赤白，肛门灼热，尿赤。苔黄腻，脉滑数。

治法：清热化湿解毒，调气行血导滞。

方药：芍药汤加减。

黄连 3g　黄芩 9g　制大黄 9g　金银花 12g　赤芍 9g　当归 9g　甘草 6g　木香 6g　槟榔 9g

（2）寒湿痢

证候：痢下赤白黏冻，白多赤少，伴有腹痛，里急后重，头身困重。舌淡，苔白腻，脉濡滑。

治法：温中化湿散寒，行气活血导滞。

方药：胃苓汤加减。

半夏 10g　苍术 9g　白术 9g　厚朴 6g　猪苓 12g　茯苓 12g　泽泻 12g　肉桂 3g　干姜 9g　陈皮 6g　枳实 6g　木香 6g　当归 10g　甘草 6g

（3）疫毒痢

证候：发病急，痢下脓血，腹痛剧烈，里急后重较剧，或壮热口渴，头痛烦躁，甚则神昏痉厥。舌质红绛，苔黄燥，脉滑数。

治法：清热凉血解毒，化湿开窍导滞。

方药：白头翁汤合紫雪丹加减。

白头翁 15g　黄芩 9g　黄连 6g　黄柏 9g　制大黄 15g　秦皮 9g　赤芍 9g　丹皮 9g　槟榔 9g　木香 6g　陈皮 6g　甘草 6g　紫雪丹（研吞）1 粒

（4）虚寒痢

证候：下痢稀薄，白冻，甚则滑脱不禁，或腹隐痛，食少神疲，四肢温，腰酸怕冷。舌淡苔白，脉沉细弱。

治法：温中健脾补肾，散寒涩肠止痢。

方药：附子理中汤合四神丸加减。

附子 6g　干姜 3g　肉豆蔻 6g　吴茱萸 3g　党参 12g　甘草 6g　白术 12g　当归 9g　白芍 9g　木香 6g　诃子 3g　五味子 6g　补骨脂 12g

（5）虚热痢

证候：痢下赤白脓血，腹痛，虚坐努责，食少，心烦口干。舌质红绛，或舌红无苔，脉细数。

治法：滋阴养血扶正，清热化湿止痢。

方药：黄连阿胶汤合驻车丸加减。

黄连3g 阿胶9g 黄芩9g 生地9g 白芍9g 当归9g 炮姜9g 甘草6g

（6）噤口痢（实证）

证候：下痢，不能进食，胸闷，呕逆，口臭。舌质红，苔黄腻，脉滑数。

治法：苦辛通降，和胃泄热。

方药：开噤散加减。

黄连3g 石菖蒲12g 半夏9g 茯苓10g 陈皮6g 荷叶蒂9g 制大黄6g 竹茹9g 甘草6g

（7）噤口痢（虚证）

证候：呕恶不能进食，食入即吐，口淡不渴。舌淡，脉弱。

治法：健脾和胃，降逆止呕。

方药：六君子汤加减。

党参12g 白术12g 茯苓12g 半夏9g 石菖蒲12g 莲子肉9g 陈皮6g 姜竹茹9g 甘草6g

【转诊原则】

1. 可疑菌痢患者，在基层医院无条件粪培养或治疗者，应转至上级医院。

2. 中毒性菌痢患者应转至上级医院抢救治疗。

【预防原则】

1. 传染源管理 急性患者应隔离治疗。对爆发疫情中的密切接触者应进行观察，在小范围内可投服抗生素进行预防。对慢性痢疾患者和带菌者应定期进行访视管理，直至粪便培养连续3次（隔周1次）为阴性。

2. 切断传播途径 对污染的水源和食品要及时消毒。患者用厕所、粪便和被污染的物品应做到随时消毒，防止交叉感染。特别注意食品卫生的宣传教育工作。

【消毒隔离】

对患者做好隔离、消毒知识的宣传，落实各项消毒措施，患者用厕所应做到每日消毒，防止交叉感染。患者粪便消毒可用漂白粉干粉，粪药之比为5∶1，应充分混匀。

【健康教育】

1. 采取多种形式健康教育，培养洗手的卫生习惯，提高群众的自我保护意识。

2. 做好三管一灭（管水、管粪、管饮食、消灭苍蝇），把好病从口入关。

3. 对饮食制售人员、炊管人员、水源管理人员、托幼机构保教人员等重点行业应定期（至少一年一次）进行健康体检及粪便培养，以便尽早发现病例。

4. 早诊断，早报告。对患者做好隔离、消毒知识的宣传，落实各项消毒措施。

【传染病报告】

按照《中华人民共和国传染病防治法》规定，细菌性痢疾是乙类法定传染病，若发现患者、疑似患者，在诊断后实行网络直报的责任报告单位应于24 小时内进行网络报告，未实行网络直报的责任报告单位应于24 小时内寄送出传染病报告卡。

【计划免疫程序】

目前有细菌性痢疾的活疫苗的研究，但未列入国家计划免疫规划。

【突发事件应急处理原则】

1. 爆发疫情中的密切接触者应进行医学观察，在小范围内可投服抗菌药进行预防，如氟哌酸或复方磺胺甲基异噁唑等药物。

2. 各级医务人员发现细菌性痢疾爆发、流行疫情时，按照《国家突发公共卫生事件应急预案》规定级别的要求进行报告。

第七节　霍　乱

【基本概念】

霍乱是由霍乱弧菌所致的急性肠道传染病，临床上以剧烈无痛性泻吐、米泔样大便、严重脱水、肌肉痛性痉挛及周围循环衰竭等为特征。是发病急、传播快、波及面广、危害严重的法定传染病中的甲类传染病。临床表现轻重不一，轻者仅有轻度腹泻；重者剧烈吐泻大量米泔水样排泄物，并引起严重脱水、酸碱失衡、周围循环衰竭及急性肾衰竭。

【病原学】

霍乱弧菌分为两个生物型，一个中古典生物型即霍乱的病原体，另一个是副霍乱的病原体。这两个生物型除某些生物学特征有所不同外，在形态学及血清学性状方面几乎相同。霍乱弧菌为革兰染色阴性。霍乱弧菌产生致病性的是内毒素及外毒素。

【传播途径】

霍乱是经口感染的肠道传染病。常经水、食物、生活接触和苍蝇等而传播。

【流行过程】

潜伏期约为1～3天，短者数小时，长者5～6天。典型患者多急骤起病，少数病例病前1～2天有头昏、倦怠、腹胀及轻度腹泻等前驱症状。

【发病机制】

一般情况下胃酸可抵挡霍乱弧菌等的侵入，当胃酸暂时低下时或入侵病菌数量增多时，未被胃酸杀死的弧菌就进入小肠，在碱性肠液内迅速繁殖，并产生大量强烈的外毒素。这种外毒素对小肠黏膜的作用引起肠液的大量分泌，其分泌量很大，超过肠管再吸收的能力，在临床上出现剧烈泻吐，严重脱水，因而出现微循环衰竭。钾、钠、钙及氯化物的丧失，可导致肌肉痉挛、低钠、低钾和低钙血症等。肠液中有大量的水、电解质和黏液，加以胆汁量少，所以吐泻物呈米泔水样。碳酸氢盐的丢失，造成代谢性酸中毒。由于循环衰竭造成的肾缺血、低钾及毒素对肾脏的直接作用，可引起肾功能减退或衰竭。

【临床特征】

潜伏期1～3日，短者数小时，长者7日，大多急性起病，少数在发病前1～2日有头昏、疲劳、腹胀、轻度腹泻等前驱症状。

1. 典型病理 病程分3期：

（1）泻吐期：腹泻为无痛性。大便开始为泥浆样或水样，带粪质，迅速变为米泔水样或无色透明水样，每次可超过1000ml，每日10余次。呕吐多在腹泻后出现，常为喷射性和连续性，呕吐物先为胃内容物，以后为清水样。

（2）脱水期：由于频繁腹泻和呕吐，患者迅速出现脱水和微循环衰竭。患者神志淡漠、表情呆滞或烦躁不安。脉细速或不能触及，血压低。

（3）恢复期：患者脱水得到及时纠正后，多数症状消失而恢复正常，腹泻次数减少，甚至停止。声音恢复，皮肤湿润，尿量增加。约1/3患者有反应性发热。

2. 临床类型 根据临床表现，霍乱可分为5型。

（1）无症状型：感染后无任何症状，仅呈排菌状态，称接触或健康带菌者，排菌期一般为5～10日，个别人可迁延至数月或数年，成为慢性带菌者。

（2）轻型：患者微感不适，每日腹泻数次，大便稀薄，一般无呕吐、脱水表现，血压、脉搏均正常，尿量无明显减少。

（3）中型：吐泻次数较多，每日达10～20次。大便呈米泔水样，有一定程度的脱水。血压降低（收缩压为90～70mmHg），脉搏细速，24小时尿量在500ml以下。

（4）重型：吐泻频繁，脱水严重，血压低，甚至不能测出，脉速弱常不能触及，尿极少或无尿。

（5）爆发型：亦称干性霍乱，甚罕见。起病急骤，不待泻吐出现，即因循环衰竭而死亡。

【诊断】

1. 疑似霍乱诊断标准

（1）凡有典型临床症状，如剧烈腹泻，水样便，伴有呕吐，迅速出现严重脱水，循环衰竭及肌肉痉挛（特别是腓肠肌）的首发病例，在病原学检查尚未肯定前。

（2）霍乱流行期间有明确接触史（如同餐、同住或护理者等），并发生泻吐症状，而无其他原因可查者。

具有上述项目之一者诊断为疑似霍乱。

2. 确定诊断标准

（1）凡有腹泻症状，粪便培养霍乱弧菌阳性。

（2）霍乱流行期间的疫区内，凡有霍乱典型症，粪便培养霍乱弧菌阴性，但无其他原因可查者。

（3）在流行期间的疫区内有腹泻症状，做双份血清抗体效价测定，如血清凝集试验呈4倍以上或杀弧菌抗体测定呈8倍以上增长者。

（4）在疫源检查中，首次粪便培养检出霍乱弧菌前后5天内有腹泻症状者。

临床诊断：具备（2）。确诊病例：具备（1）或（3）或（4）。

【鉴别诊断】

1. 各种细菌性食物中毒 金黄色葡萄球菌、变形杆菌、蜡样芽孢杆菌及副溶血弧菌引起者，各种食物中毒起病急，同食者常集体发病，常先吐后泻，排便前有阵发性腹痛，粪便常为黄色水样，偶带脓血。

2. 细菌性痢疾 部分霍乱患者粪便呈洗肉水样或痢疾样，故需与细菌性痢疾鉴别，后者多伴腹痛和里急后重，粪便量少，呈脓血样。

3. 急性砷中毒 粪便为黄色或灰白水样，常带血，严重者尿量减少，甚至尿闭及循环衰竭等。检查粪便或呕吐物砷含量可明确诊断。

【治疗】

1. 西医治疗

（1）补液：静脉补液通常选择与患者所失去的电解质浓度相似的541液，其每升含 NaCl 5g，$NaHCO_3$ 4g，KCl 1g，为防低血糖，常另加50%葡萄糖液20ml。静脉输液的量与速度视失水轻重而定，直至脱水及休克纠正。

（2）抗菌治疗：目前常用：复方磺胺甲嘧唑，成人每次2片（即960mg），每日2次。小儿每次5mg/kg，1日2次。多西环素成人每日200mg，小儿每日6mg/kg分2次口服。诺氟沙星成人每次200mg，每日3次；或环丙沙星成人每次250～500mg每日2次口服，也可采用静脉滴注，剂量为200mg，1日2次。以上药物任选一种，连用3日。

（3）对症治疗

①纠正酸中毒：重型患者在输注541溶液的基础上尚需根据CO_2结合力情况，应用5%碳酸氢钠酌情纠酸。

②纠正低血钾：补液过程中出现低血钾者应静脉滴入氯化钾，浓度一般不宜超过0.3%。轻度低血钾者可口服补钾。

③抗肠毒素治疗：氮丙嗪1～2mg，口服或肌注。黄连素有抑制肠毒素和抗菌作用，成人每次0.3g，每日3次口服。小儿50mg/（kg·d），分3次口服。

2. 中医辨证治疗

（1）吐泻期

①暑热证

证候：吐泻骤作，吐物有腐臭，烦躁不安，口渴欲饮，小便短赤。舌苔黄糙，脉象滑数。

治法：清热避秽。

方药：黄芩定乱汤加减。

黄芩15g　焦栀子15g　豆豉10g　蚕砂15g　制半夏8g　橘红10g　蒲公英20g　竹茹10g　黄连10g　吴茱萸6g

②暑湿证

证候：突然吐泻，胸脘痞闷，渴不欲饮或喜热饮，体倦思睡。舌苔白腻，脉濡缓。

治法：芳香化浊，温运中阳。

方药：藿香正气散加减。

大腹皮30g　白芷15g　茯苓15g　半夏曲15g　白术15g　陈皮9g　厚朴6g　藿香15g　甘草6g

（2）脱水虚脱期

①气阴两虚证

证候：吐泻较剧，气阴两虚，皮肤潮红，干瘪微汗，身热口渴，腿腹抽筋，腹胀尿闭，脉象细数。舌质淡红，苔黄或白且燥。

治法：气阴双补，扶正祛邪。

方药：生脉散加减或急救回阳汤。

太子参10g　麦门冬10g　五味子10g

②心阳衰竭证（亡阳型）

证候：面色苍白，眼窝凹陷，声音嘶哑，形寒肢冷，冷汗淋漓，手足螺瘪，筋脉痉挛。舌苔白腻，脉象沉细。

治法：温运中阳，活血祛瘀。

方药：附子理中汤加减。

炮附子（先煎）15g　人参30g　干姜3g　白术15g　甘草9g

（3）反应期及恢复期（气阴不足，湿热未清）

证候：乏力倦怠，胃纳不佳，精神不爽，午后微热。舌质偏红，苔薄黄糙，脉细。

治法：清热扶正。

方药：清暑益气汤加减。

西洋参 5g　石斛 15g　麦冬 9g　黄连 3g　竹叶 6g　知母 6g　甘草 3g　粳米 15g　西瓜翠衣 30g

（4）干霍乱

证候：猝然腹中绞痛，不吐不泻，腹满烦乱，绞痛气短，甚则面色青惨，四肢厥冷，头汗出，脉象沉伏。

治法：辟秽解浊，利气宣壅。

方药：玉枢丹加减。

【转诊原则】

疑似或确诊霍乱患者，应立即予以补液，待生命体征稳定后转上级医院治疗。

【预防原则】

1. 管理传染源　设置肠道门诊，及时发现隔离患者，做到早诊断、早隔离、早治疗、早报告。

2. 切断传播途径　加强卫生宣传，积极开展群众性的爱国卫生运动，管理好水源、饮食，处理好粪便，消灭苍蝇，养成良好的卫生习惯。

3. 保护易感人群　积极锻炼身体，提高抗病能力，可进行霍乱疫苗预防接种，但效果不理想，理想的口服疫苗正在研究中。

【消毒隔离】

按消化道传染病严密隔离。至症状消失 6 天后，粪便弧菌连续 3 次阴性为止，方可解除隔离。患者用物及排泄物需严格消毒，可用加倍量的 20% 漂白粉乳剂或 2% ~ 3% 来苏儿，0.5% 氯胺，还可用新药“84”消毒液消毒。病区工作人员须严格遵守消毒隔离制度，以防交叉感染。

【健康教育】

1. 了解霍乱的症状及流行病学特点。
2. 疑似或确诊者应及时住院治疗、隔离。

3. 注意个人卫生、饮食卫生和环境卫生，把好“病从口入”关。

【传染病报告】

霍乱为甲类传染病，责任疫情报告人发现患者、疑似患者或带菌者时，城镇于6小时内，农村于12小时内，以最快的通讯方式向发病地的卫生防疫机构报告，并同时报出传染病卡。

【突发事件应急处理原则】

1. 霍乱疫情报告要严格按照中华人民共和国《传染病防治法》规定的甲类传染病报告时限，以最快速度通过国家疫情报告系统上报。

2. 严格按照消化道传染病严密隔离。

3. 抢救霍乱脱水、休克及急性肾功能损伤等并发症。

第八节　艾 滋 病

【基本概念】

艾滋病是由艾滋病病毒（HIV）感染引起的一种传染病，称获得性免疫缺陷综合征（AIDS）。临床上以淋巴结肿大、厌食、慢性腹泻、体重减轻、发热、乏力等全身症状起病，逐渐发展至各种机会性感染、继发肿瘤等而死亡。艾滋病的传播速度快、病死率高，目前尚无有效的治愈方法。

【病原学】

根据血清学分型，HIV可分为Ⅰ型（HIV－1）和Ⅱ型（HIV－2）。其中HIV－1是艾滋病的主要流行型，HIV－2主要在非洲的少数国家呈局限性流行。HIV属逆转录病毒科中的慢病毒亚科，由单链RNA、逆转录酶和结构蛋白组成。

【传播途径】

1. 性交传播　HIV可通过性交特别是性乱交传播。

2. 血液传播　如通过输血传播或应用血液制品传播。

3. 共用针具的传播 使用不洁针具，如静脉吸毒者共用针具。使用被血液污染而又未经严格消毒的注射器、针灸针、拔牙工具亦可传播。

4. 母婴传播 艾滋病感染者在怀孕、分娩过程或母乳喂养时可能感染婴儿。

目前尚未发现 HIV 可以通过呼吸道、食物、汗液、泪液、昆虫叮咬、握手、共用游泳池和厕所等途径传播的证据。

【流行过程】

潜伏期长短不一，短者几个月，长者数年，多数 3~5 年发病。自 1981 年美国首次报告艾滋病以来，艾滋病已在全球广泛流行，至 1999 年底全球报告的艾滋病患者达 220 万例，估计 HIV 感染人数为 3360 万人，目前全球每天有 15000 人感染艾滋病病毒。

【发病机制】

HIV 进入人体后，在细胞核内，逆转录酶以病毒 RNA 为模板转录 DNA，合成双链 DNA 后整合到宿主细胞的 DNA 中。HIV 在繁殖过程中，不断杀伤宿主细胞，使 CD_4^+ T 淋巴细胞数目减少，单核吞噬细胞、B 淋巴细胞、CD_8^+ T 淋巴细胞和 NK 细胞等发生损伤，造成免疫功能缺陷，导致机体发生机会性感染和肿瘤。

【临床特征】

从感染艾滋病病毒到发病分为 4 期：急性感染期、潜伏期、艾滋病前期、典型艾滋病期。不是每个感染者都会完整地出现 4 期表现。

1. 急性感染期 特点为发热、皮疹、淋巴结肿大，还会发生乏力、出汗、恶心、呕吐、腹泻、咽炎等。有的还出现急性无菌性脑膜炎，表现为头痛、神经性症状和脑膜刺激征。以上症状出现后 5 周左右，血清 HIV 抗体可呈现阳性反应。

2. 潜伏期 感染者可以没有任何临床症状，病毒在持续繁殖，具有强烈的破坏作用。艾滋病的平均潜伏期，现在认为是 2~10 年。

3. 艾滋病前期 是指潜伏期后开始出现与艾滋病有关的症状和体征，直至发展成典型的艾滋病的一段时间。主要的临床表现有：

（1）浅表淋巴结肿大。

（2）全身症状：患者常有病毒性疾病的全身不适、肌肉疼痛、疲倦无力、周期性低热、头痛、抑郁或焦虑，3/4 的患者可出现脾肿大。

（3）各种感染：如腋窝和腹股沟部位常发生葡萄球菌感染大疱性脓疱疮，肛周、生殖器、负重部位和口腔黏膜常发生尖锐湿疣和寻常疣病毒感染。口唇单纯疱疹和胸部带状疱疹、口腔白色念珠菌的发生率增加。

4. 典型的艾滋病期 是艾滋病病毒感染的最终阶段。此期具有 3 个基本特点：严重的细胞免疫缺陷、发生各种致命性机会性感染、发生各种恶性肿瘤。

【诊断】

1. HIV 感染者 凡确定为 HIV 感染的个体可泛指为 HIV 感染者，包括急性感染期、无症状期或艾滋病期患者。血清学（或尿液）检测 HIV 抗体的方法可分为初筛试验及确认试验。

2. 艾滋病患者 作为流行病学监测报告用的艾滋病患者判定标准如下：

对已确认血清 HIV 抗体阳性者，凡符合以下其中一项，即可报告为艾滋病患者：①近期内（3～6 个月）体重减轻 10% 以上，且持续发热 38℃1 个月以上；②近期内（3～6 个月）体重减轻 10% 以上，且持续腹泻（每日达 3～5 次）1 个月以上；③卡氏肺囊虫肺炎（PCP）；④卡波济肉瘤（KS）；⑤明显的念珠菌或其他条件致病菌感染（如口腔念珠菌感染）；⑥活动性肺结核；⑦带状疱疹；⑧全身性淋巴结肿大；⑨明显的中枢神经系统占位性病变的症状和体征，或出现痴呆；⑩宫颈癌；⑪巨细胞病毒感染；⑫弓形体病；⑬隐球菌脑膜炎；⑭CD_4 淋巴细胞计数小于 200/mm^3。

【鉴别诊断】

1. 原发性免疫缺陷病。

2. 继发性免疫缺陷病：皮质激素、化疗、放疗后引起或恶性肿瘤等继发免疫疾病。

3. 特发性 CD_4^+ T 淋巴细胞减少症，酷似 AIDS，但无 HIV 感染。

4. 自身免疫性疾病：结缔组织病、血液病等，AIDS 有发热、消瘦则需与上述疾病鉴别。

5. 淋巴结肿大疾病：如何杰金病、淋巴瘤、血液病。

6. 假性艾滋病综合征：AIDS 恐惧症，英国同性恋中见到一些与艾滋病早期症状类似的神经症状群。

【治疗】

1. 西医治疗 目前尚无特效的病因疗法。总的治疗原则为杀灭或抑制 HIV 病毒、抗感染、抗肿瘤、增强机体免疫机能。

（1）一般治疗：无症状HIV感染者无需住院，保持正常工作与生活，但应密切检测病情变化及病原学治疗。对艾滋病前期患者应卧床休息，并予以支持治疗，包括营养支持及维持水电解质平衡等。

（2）抗病毒治疗：现主要有核苷类逆转录酶抑制剂、非核苷类逆转录酶抑制剂、蛋白酶抑制剂三大类。目前因单一药物难以有效抑制HIV复制，易于产生耐药，故现多主张联合用药。“鸡尾酒疗法”就是把蛋白酶与多种抗病毒药物混合，短期疗效较好，但价格昂贵，副作用大，不易推广。

（3）免疫调节治疗：胸腺素是一种免疫增强剂，2～4ml/次，肌肉或皮下注射，隔日1次，副作用有发热、胸闷、一过性头晕等。白细胞介素2（IL－2），15mg/d，加入葡萄糖溶液中静脉滴注，3～4周为一疗程，副作用有发热、厌食、乏力。

（4）机会性感染的治疗

①病毒感染：巨细胞病毒感染可选择更昔洛韦或磷钾酸盐，也可选择阿糖腺苷。疱疹病毒感染首选更昔洛韦，也可用阿昔洛韦。

②真菌感染：对浅部真菌感染，较局限的可用达克宁霜外用，泛发者可用酮康唑口服；对念珠菌皮炎或口腔、阴道炎症，可用制霉菌素局部应用等，对少见菌株及对酮康唑及氟康唑反应不佳者，可选用两性霉素B治疗等。

③原虫类感染：卡氏肺囊虫肺炎，选用喷他脒，4mg/kg，静脉滴注或肌肉注射。副作用为恶心、腹痛、腹泻、头痛、胸痛等。

弓形体病一般选用乙胺嘧啶，每日25～100mg，首量加倍。与磺胺嘧啶、磺胺甲基嘧啶及磺胺二甲基嘧啶联合应用，可提高疗效。尚可选用氯洁霉素，特别对有脉络膜感染者疗效肯定。

（5）抗肿瘤治疗：根据不同肿瘤类型选择化疗、放疗及免疫调节疗法方案。对常见的卡波济肉瘤，常选用长春新碱及长春花碱、足叶乙苷。放疗对症状缓解作用较好，可配合化疗应用。

2. 中医辨证治疗　根据其发病特点，应属于中医“瘟疫”、“虚劳”范畴。

（1）邪伤卫气证

证候：发热头痛，咽喉肿痛，汗出无力，恶心呕吐。舌淡红，苔薄黄，脉浮数。

治法：清热解毒。

方药：银翘散加减。

金银花20g　连翘10g　荆芥穗10g　川芎10g　竹叶10g　淡豆豉10g　薄荷10g

桔梗10g　板蓝根10g　甘草6g

（2）气分热盛证

证候：症状为高热烦渴，咳嗽咯吐黄脓痰，胸部疼痛，呼吸急促。舌红苔黄燥，脉洪大或滑数。

治法：清气、泻火、解毒。

方药：白虎汤合清瘟败毒饮加减。

石膏60g　金银花30g　知母20g　黄连10g　栀子10g　黄芩10g　连翘10g　竹叶10g　桔梗10g　甘草6g

（3）热陷营血证

证候：高热头痛，甚则神志昏迷出现谵语，皮肤出现紫斑，咯血，衄血，便血。舌红，苔黄，脉细数。

治法：清营凉血解毒。

方药：清营汤合犀角地黄汤加减。

水牛角10g　生地10g　玄参10g　丹参10g　黄连10g　金银花10g　连翘10g　竹叶10g　赤芍药10g　牡丹皮10g　甘草6g

神志昏迷者加安宫牛黄丸1粒。

（4）气阴两伤证

证候：低热盗汗，口干咽燥，全身无力，心慌，干咳无痰。舌红少苔，脉细数。

治法：益气养阴，清退虚热。

方药：生脉散合清骨散加减。

太子参10g　麦门冬10g　五味子10g　胡黄连10g　银柴胡10g　鳖甲10g　地骨皮10g　知母10g　黄芪10g

（5）脾胃虚弱证

证候：面色苍白，食欲不振，大便稀溏，腹中胀满，全身无力，消瘦。舌淡胖有齿痕，苔薄白，脉弱。

治法：健脾养胃。

方药：六君子汤加减。

黄芪20g　党参10g　白术10g　山药10g　茯苓10g　黄精10g　陈皮10g　砂仁10g　当归10g　龙眼肉10g　甘草6g

（6）肾精不足证

证候：头发脱落，耳鸣耳聋，腰酸无力，健忘，或手足心热，口燥咽干。舌淡或红，脉沉细无力。

治法：滋阴益肾填精。

方药：六味地黄丸加减。

熟地 20g　山药 20g　枣皮 10g　茯苓 10g　泽泻 10g　牡丹皮 10g　龟板 10g　女贞子 10g　旱莲草 10g　甘草 6g

（7）肺肾阴虚证

证候：咳嗽，痰中带血，甚至咯血，潮热盗汗，消瘦，全身无力，腰部酸痛。舌红少苔，脉细数。

治法：滋肾润肺。

方药：百合固金汤加减。

熟地 20g　生地 20g　白芍药 20g　沙参 20g　麦门冬 10g　川贝母 10g　百合 10g　玄参 10g　桔梗 10g　百部 10g　甘草 6g

【转诊原则】

1. 艾滋病患者和感染者原则上在户籍所在地接受免费的检测和治疗。

2. 社区医院无条件收治或确因病情严重等原因需要在上一级医疗机构就诊治疗的，应转诊。

【预防原则】

1. 一般预防措施

（1）避免与 HIV 感染者、艾滋病患者及高危人群发生性接触。

（2）输血筛选策略：要对所有血液（浆）做 HIV 抗体测定；合理使用血液及血液制品；在血制品制作中，应进行灭活处理。

（3）避孕套的使用：避孕套可以有效地预防性传播疾病及 HIV 的感染。

（4）吸毒者不共用针具，积极采用各种方式戒毒。

2. 免疫接种　由于 HIV 病毒的许多特殊之处（如 HIV 极易变异，HIV 的首要攻击目标是人的免疫系统，动物模型极少等），使艾滋病疫苗研究十分困难。正在试验一些疫苗，但它们的安全性和有效性尚未确定。

3. 既病防变　对于 HIV 感染者，要积极提高免疫功能，预防机会性感染。因此中医对气虚易感冒者用玉屏风散，脾虚者选用参苓白术散，肾阴（精）不足者选用左归丸或六味地黄丸，肾阳虚者选用附桂八味丸等提高机体免疫力。

【消毒隔离】

常用的消毒剂：50%酒精、35%异丙醇、0.1%漂白粉、0.5%的来苏水、0.5%甲醛及0.3%双氧水，在作用2~10分钟后，即可将艾滋病病毒灭活。加热56℃，10分钟可达消毒目的。医疗设备和器械的消毒最好用高压蒸汽，如果物品不耐热，则用环氧乙烷气体灭菌法，或用20%戊二醛作用30分钟。

HIV病毒一般不会通过我们日常的活动来传播，科学预防，无需特殊隔离。

【健康教育】

1. 普及宣传艾滋病的预防知识，了解传播途径和临床表现及预防方法。
2. 加强道德教育，禁止滥交，取缔暗娼。
3. 避免与HIV感染者、艾滋病患者及高危人群发生性接触。
4. 禁止与静脉药瘾者共用注射器、针头。
5. 血液成分及血液制品进行HIV检测。
6. 献血、献器官、献组织及精液者应做HIV检测。
7. 提倡使用避孕套和避免肛交。
8. 艾滋病或HIV感染者应避免妊娠，出生婴儿应避免母乳喂养。

【传染病报告】

艾滋病疫情报告要严格按照中华人民共和国《传染病防治法》规定的甲类传染病报告时限，通过国家疫情报告系统上报，并及时开展HIV/AIDS个案流行病学调查。根据中国疾病预防控制中心的要求，艾滋病疫情报告同时要实行季报和“零”报告制度。即次季度的首月5日前将上一季度的疫情上报省疾控中心。对瞒报、漏报和迟报疫情的要严肃追究有关责任人的责任。

【突发事件应急处理原则】

1. 紧急局部处理措施 ①用肥皂和水清洗玷污的皮肤，用生理盐水冲洗黏膜；②如有伤口，应轻轻挤压，尽可能挤出损伤处的血液，用肥皂水或清水冲洗；③受伤部位的消毒：伤口应用消毒液（如70%酒精，0.2%~0.5%过氧乙酸，0.5%碘伏等）浸泡或涂抹消毒，并包扎伤口。

2. 暴露后评估 发生艾滋病病毒职业暴露后，有关单位应请当地的疾病预防控制机构对其暴露的级别和暴露的病毒载量水平进行评估和确定。

第九节 伤寒、副伤寒

【基本概念】

伤寒指由伤寒杆菌引起的一种急性肠道传染病，具有持续发热、相对缓脉、表情淡漠、脾肿大、玫瑰疹、少数病例可并发肠出血和肠穿孔等临床特征的疾病。副伤寒流行病学、病理解剖、发病机制、临床表现、诊断、治疗及预防基本与伤寒相同。

【病原学】

伤寒杆菌属沙门菌属 D 组，革兰阴性菌。菌体周围有鞭毛，无夹膜，能运动。菌体（O）抗原、鞭毛（H）抗原对辅助诊断有意义。副伤寒包括副伤寒甲、副伤寒乙、副伤寒丙，分别由甲、乙、丙型副伤寒沙门菌引起。

【流行病学】

1. 传染源 患者和带菌者是本病的传染源。

2. 传播途径 粪 - 口途径。病菌从大小便中排出后，可以经过污染的手、餐具、饮料、食物、苍蝇及蟑螂传播。食物被污染是传播主要途径。

3. 易感人群 儿童及青壮年发病较多，老年人少见。病后可获得持久的免疫力，少数患者可再次得病。

4. 流行特征 世界各地均有伤寒及副伤寒发生，温带和热带居多，多见于夏秋季。卫生条件差的温带地区一年四季均有发病。我国每年有相当的发病数，小规模爆发流行时有发生。

【发病机制】

伤寒杆菌随饮食入胃，大部分被胃酸杀灭。残存的细菌进入小肠，在小肠上段穿过黏膜上皮细胞，侵入回肠集合淋巴结的单核吞噬细胞内繁殖形成初发病灶，后经胸导管进入血液循环，形成第一次菌血症。此时临床进入潜伏期。接着，被单核－巨噬细胞系统吞噬，繁殖后再次进入血液循环，形成第二次菌血症。伤寒杆菌向肝、脾、胆、骨髓、肾和皮肤等器官组织播散，临床处于初期及极期。伤寒杆菌释放内毒素可激活单核－巨噬细胞释放细胞因子，引起发热、表情淡漠、相对缓脉等表现。在胆道系统内大量繁殖的伤寒杆菌随胆汁排到肠道，一部分随粪便排出体外，一部分再次进入肠道，产生更加严重的炎症反应，可引起溃疡形成，临床处于缓解期。在极期和缓解期，坏死或溃疡的病变累及血管，可形成肠出血；当溃疡侵犯小肠肌层和浆膜层时，可引起肠穿孔。随着机体免疫力提高，伤寒杆菌可被清除，临床处于恢复期。

【临床特征】

1. 典型伤寒 典型伤寒可分4期，自然病程为4～5周：

（1）初期：病程的第1周。缓慢起病，体温阶梯上升，3～7天体温达到39℃～40℃。可伴有全身不适，酸痛，乏力，恶心呕吐，腹痛，轻度腹泻或便秘等表现。

（2）极期：病程的第2～3周。可见：

①持续高热，10～14天，稽留热，39℃～40℃左右。

②相对缓脉和重脉：成人多数可见相对缓脉，少数见重脉。

③神经系统中毒症状。内毒素作用于中枢神经系统导致表情淡漠、重听、反应迟钝、精神错乱、昏迷，有时出现脑膜刺激征。

④玫瑰疹：在病程7～14日，在躯干部位、胸部、背部、腹部出现直径2～4mm的淡红色充血性皮疹，压之可退色，数目不超过10个。一般在3～5天自行消退。

⑤肝脾肿大。

⑥其他：肠出血和肠穿孔常在本期出现。

（3）缓解期：病程第4周。体温逐渐下降，病情开始好转。容易发生各种并发症。

（4）恢复期：病程的4～5周，体温正常，症状逐渐消失。

2. 不典型伤寒

（1）轻型：免疫接种有部分免疫力者及儿童。1～2周可愈。

（2）迁延型：血吸虫病或伴有其他慢性病或免疫功能不全的患者，病程可迁延数月。症状轻。发热持久，但其他症状轻。

（3）逍遥型：病情轻微，可坚持工作，但常突发肠出血及肠穿孔。

（4）爆发型：急剧高热，神经系统及心血管系统中毒症状重，谵妄、昏迷、中毒性心肌炎、循环衰竭、血压下降休克。见于感染严重及免疫力极差的患者。

3. 特殊临床背景下以及病程发展阶段中伤寒的特点

儿童伤寒特点：常发生轻型，呕吐腹泻多见，肝脾肿大突出，并发支气管炎和支气管肺炎较多。婴儿伤寒起病急，重症多，高热、惊厥、腹胀、腹泻、呕吐，白细胞计数降低不明显。

老年人伤寒特点：体温多不高，临床表现不典型，神经、心血管系统中毒症状重，易并发支气管炎和心功能不全，恢复慢，病死率高。

再燃和复发：部分患者进入恢复期前，体温尚未降至正常时，又重新上升，称为再燃。可能同菌血症尚未完全控制有关。再燃时症状随之加剧。有的患者在退热1~3周后临床症状再现，称为复发。

4. 并发症 可出现肠出血、肠穿孔、肝炎、肌炎、支气管炎及肺炎、溶血尿毒综合征、胆囊炎、脑膜炎、骨髓炎等。

【诊断】

1. 临床诊断标准 在伤寒流行季节和地区有1、2、3项可作临床诊断。

（1）持续性高热（可达40℃~41℃）为时1~2周以上。

（2）特殊中毒面容，相对缓脉，皮肤玫瑰疹，肝脾肿大。

（3）周围血象白细胞总数低下，嗜酸性粒细胞消失，骨髓象中有伤寒细胞（戒指细胞）。

2. 确诊标准 临床诊断病例如有以下项目之一者即可确诊。

（1）从血、骨髓、尿、粪便、玫瑰疹刮取物中任一种标本分离到伤寒杆菌或副伤寒杆菌。

（2）血清特异性抗体阳性。肥达反应“O”抗体凝集效价≥1∶80，伤寒或副伤寒鞭毛抗体凝集效价≥1∶160，恢复期效价增高4倍以上者。

【鉴别诊断】

1. 病毒性上呼吸道感染 患者有高热、头痛、白细胞减少等表现与伤寒类似，但没有表情淡漠、玫瑰疹、肝脾肿大，病程不超过1~2周，可与伤寒鉴别。

2. 细菌性痢疾 患者有高热、腹痛、腹泻等表现与伤寒类似。但患者常有里急后重，排脓血便，白细胞升高，大便可培养到痢疾杆菌，可与伤寒相鉴别。

3. 疟疾 患者发热、肝脾肿大、白细胞减少与伤寒相似。但患者寒战明显，体温每日波动范围大，外周血或骨髓涂片可找到疟原虫，可与伤寒鉴别。

【治疗】

1. 西医治疗 病原治疗为关键，选择合适的抗生素。肠出血者应暂禁食，大量出血者应输血，并发肠穿孔时宜及早手术治疗。

（1）一般治疗：卧床休息，饮食应以少渣软食为主，少量多餐，提供足够的热量与维生素。腹胀、腹泻时忌食豆、奶制品。补充足量水分和电解质。注意口腔卫生，保持皮肤清洁。保持大便通畅。

（2）对症处理：高热时降温处理。高热伴有神经症状、应用抗生素出现药疹或中毒症状严重（中毒性心肌炎，肝肾功能损害严重者），可在有效的抗生素配合下使用肾上腺糖皮质激素。并发肠出血，符合输血指征的可输新鲜血。

（3）伤寒患者抗菌药物的选择

①氟喹诺酮类：氟喹诺酮类为首选，常用者为氧氟沙星和环丙沙星，但儿童、孕妇、哺乳期妇女忌用。可选用氧氟沙星，剂量为300mg口服，日2次，或200mg每8～12小时静滴，疗程为14天。或选用环丙沙星，剂量为500mg，日2次，或每8小时口服或静滴，疗程为14天。

②头孢菌素类：第二、三代头孢菌素，可选用头孢曲松，剂量：成人1g/12小时，儿童100mg/（kg·d），疗程为14天。选用头孢噻肟，剂量：成人1～2g/8～12小时，儿童100～150mg/（kg·d），疗程为14天。

③氯霉素：25mg/（kg·d），分2～4次口服或静脉滴注，体温正常后，剂量减半。疗程为两周。注意新生儿、孕妇、肝功能明显损害者忌用；经常复查血象，白细胞低于2.5×10^9/L时停药。

④复方新诺明：成人2片（每片含SMZ400mg，TMP80mg）每日2次，儿童SMZ40～50mg/（kg·d），TMP10mg/（kg·d），每日2次。疗程为14天。

（4）带菌者的治疗

①氨苄西林（或阿莫西林）：成人氨苄西林4～6g/d或阿莫西林6g/d加丙磺舒2g/d，分3～4次口服。疗程6周。

②氧氟沙星或环丙沙星：氧氟沙星300mg，每日2次，环丙沙星500～750mg，每日2次口服。疗程6周。

2. 中医辨证治疗 伤寒、副伤寒属中医“湿温”病范畴，辨证可参考如下：

（1）邪遏卫气证

证候：恶寒，少汗，身热不扬，午后热象较显；头重如裹，身重肢倦，胸闷脘痞。舌尖边红，苔白腻，脉濡缓。

治法：芳香辛散，宣透湿热。

方药：藿朴夏苓汤。

藿香9g　法半夏8g　赤茯苓15g　杏仁10g　生薏苡仁18g　白蔻仁8g　猪苓12g　泽泻8g　淡豆豉9g　厚朴6g

（2）湿热郁阻膜原证

证候：寒热往来，寒甚热微，汗出身痛，手足沉重，胸胁胀满，恶心呕吐。舌尖边红，舌苔白厚腻浊，脉缓。

治法：疏利透达膜原湿浊。

方药：雷氏宣透膜原法。

厚朴6g　槟榔8g　草果6g　黄芩9g　藿香叶8g　法半夏8g　生姜3片　粉甘草5g

（3）湿热并重，交蒸蕴毒证

证候：发热，口渴，胸脘痞胀，肢酸倦怠，或咽喉肿痛，或身目发黄，纳呆，大便带血，小便黄赤。舌红，苔黄腻，脉滑数或弦数。

治法：清热利湿，泄浊解毒。

方药：甘露消毒丹。

滑石30g　绵茵陈12g　黄芩12g　石菖蒲9g　川贝母8g　木通8g　藿香9g　射干8g　连翘9g　薄荷6g　蔻仁6g　地榆10g

【转诊原则】

不具备传染病诊疗条件的社区医院，在发现伤寒或疑似病例时，要认真、详细地做好登记，及时填写传染病报告卡并转到上级医院的传染科或当地传染病专科医院。

【预防原则】

1. 控制传染源　及时发现患者和带菌者，给予肠道隔离。

2. 切断传播途径　加强饮食、饮水卫生，保护水源，做好粪便、污水、垃圾的管理和处理，注意饭前便后洗手。

3. 保护易感者 疫苗接种，详见计划免疫程序。

【消毒隔离】

1. 隔离 发现患者及带菌者，进行肠道隔离。

2. 消毒 患者的一切分泌物和排泄物都应用漂白粉或生石灰消毒2～3小时后再倒掉。患者衣物要用开水煮沸消毒。

【健康教育】

1. 预防伤寒要注意饮水、食品及粪便的卫生管理。
2. 消灭苍蝇、蟑螂等。
3. 养成良好的个人卫生习惯，饭前便后洗手，不吃不洁净的食物等。

【传染病报告】

按照《中华人民共和国传染病防治法》和《突发公共卫生事件与传染病疫情监测信息报告管理办法》，伤寒、副伤寒是丙类传染病，各级各类执行职务的医护人员是责任疫情报告人。各级医疗机构发现病例，城镇12小时内，农村24小时内向区卫生防疫站报出传染病报告卡。通过传染病疫情监测信息系统进行网络直报。不具备网络直报条件的应在诊断后24小时内向相应单位送（寄）出传染病报告卡。

【计划免疫程序】

流行区居民以及流行区旅行者、清洁工人、实验室工作人员及其他医务工作者、带菌者家属等为主动免疫对象。国内所用者为伤寒和副伤寒甲、乙的三联混合死菌苗，皮下注射3次，间隔7日，接种后2～3周可产生免疫力，以后每年加强一次。严重心脏病、肾脏病、高血压、活动性结核、发热者及孕妇均属禁忌。

【突发事件应急处理原则】

1. 患者、接触者及其直接接触环境的管理：作好疫情报告，流行病学调查，所有伤寒患者或疑似患者都要及时隔离治疗。患者经正规治疗临床症状完全消失后2周或临床症状消失，停药1周后，粪便2次阴性（间隔2～3天），方可解除隔离。疫点消毒处理和进行医学观察、检疫，接触者和传染源的管理。

2. 首先核实疫情报告，了解爆发病例的分布特征，查明爆发原因，落实控制爆发的措施。

3. 大力开展卫生健康教育，使群众了解伤寒的发病原因及防治方法，做好预防。

4. 对病家和临时隔离治疗点中被污染的厕所、地面、食具、衣物、用品等实施随时消毒，患者的排泄物要严格消毒。

5. 全面开展饮水消毒管理，作好饮食行业、食品摊点卫生管理，灭蝇。

6. 应急性预防服药，可用复方新诺明2片，每天两次，服用3~5天。

7. 应急接种：对疫情爆发地区及毗临地区的重点人群进行伤寒菌苗的预防接种。

第十节　严重急性呼吸综合征

【基本概念】

严重急性呼吸综合征（SARS）是由SARS冠状病毒（SARS-CoV）引起的一种具有明显传染性、可累及多个系统的特殊肺炎，我国称非典型肺炎。临床上以发热、乏力、头痛、肌肉关节酸痛等全身症状和干咳、胸闷、呼吸困难等呼吸道症状为主要表现，胸部X线检查可见肺部炎性浸润影，实验室检查外周血白细胞总数不高或降低、抗菌药物治疗无效是其重要特征。重症病例表现为明显的呼吸困难，并可迅速发展成为急性呼吸窘迫综合征。

【病原学】

SARS冠状病毒（SARS-associated coronavirus，SARS-CoV），简称SARS病毒（SARS virus），和其他人类及动物已知的冠状病毒相比较，基因序列分析数据显示SARS病毒是一种全新的冠状病毒。

【传播途径】

近距离呼吸道飞沫是传播的主要方式，气溶胶传播是经空气传播的另一种方式，通过手接触传播是另一种重要的传播途径。

【流行特点】

人群普遍易感，呈家庭和医院聚集性发病，多见于青壮年，儿童感染率较低。

【发病机制】

SARS 病毒通过短距离飞沫、气溶胶或接触污染的物品传播。发病机制未明，推测 SARS 病毒通过其表面蛋白与肺泡上皮细胞上的相应受体结合，导致肺炎的发生。病理改变主要显示弥漫性肺泡损伤和炎症细胞浸润，早期的特征是肺水肿、纤维素渗出、透明膜形成、脱屑性肺炎及灶性肺出血等病变；机化期可见到肺泡内含细胞性的纤维黏液样机化物及肺泡间隔的成纤维细胞增生，仅部分病例出现明显的纤维增生，导致肺纤维化甚至硬化。

【临床特征】

SARS 的潜伏期通常限于 2 周之内，一般约 2～10 天。分轻重两型。

1. 轻型

（1）症状：起病急，自发病之日起，2～3 周内病情都可处于进展期。

①常以发热为首发和主要症状，体温一般高于 38℃，常呈持续性高热，可伴有畏寒、肌肉酸痛、关节酸痛、头痛、胸背疼痛、乏力。在早期，使用退热药可退热；在进展期后，重症者通常难以用退热药控制高热。

②呼吸系统症状：少有上呼吸道卡他症状，部分患者发热 3～6 天后出现咳嗽，多为干咳，少痰，少部分患者出现咽痛。可有胸闷，喘憋，严重者渐出现气促，甚至呼吸窘迫。呼吸困难和低氧血症多见于发病 6～12 天以后。

③其他症状：部分患者出现腹泻、恶心、呕吐等消化道症状。

（2）体征：SARS 患者的肺部体征常不明显，部分患者可闻及少许湿啰音，或有肺实变体征。偶有局部叩浊、呼吸音减低等少量胸腔积液的体征。

2. 重型

（1）呼吸困难，成人休息状态下 R≥30 次/分且伴有下列情况之一：

①胸片显示多叶病变或病灶总面积在正位胸片上占双肺总面积的 1/3 以上。

②病情进展，48 小时内病灶面积增大超过 50% 且在正位胸片上占双肺总面积的 1/4 以上。

（2）出现低氧血症，氧合指数低于 300mmHg。

（3）休克或出现多器官功能障碍综合征（MODS）。

【诊断】

从流行病学史、临床症状和体征、一般实验室检查、胸部 X 线影像学变化，配合 SARS - CoV PCR 检测阳性，并排除其他表现类似的疾病来做出 SARS 的诊断。

1. 流行病学史 与发病者有密切接触者，或属受传染的群体之一，或有明确传染他人的证据；发病前 2 周内曾到过或居住于报告有 SARS 患者并出现继发感染患者的城市。

2. 症状与体征 起病急，以发热、乏力、头痛、肌肉关节酸痛等全身症状和干咳、胸闷、呼吸困难等呼吸道症状为主要表现，部分病例可有腹泻等消化道症状，肺部体征不明显，部分患者可闻及少许湿啰音，或有肺实变体征。

3. 一般实验室检查 外周血白细胞计数一般不升高，部分患者可降低；常有淋巴细胞计数减少。

4. 胸部影像学检查 病变初期肺部出现不同程度的片状、斑片状磨玻璃影。少数为肺实变影。阴影常为多发或/和双侧改变，并于发病中呈进展趋势。部分患者进展迅速，短期内融合成大片状阴影。

5. 特异性病原学检测 通过 SARS - CoV 血清特异性抗体检测或 SARS - CoV 核酸（RNA）检测。

【鉴别诊断】

普通感冒、流行性感冒、一般细菌性肺炎、军团菌性肺炎、支原体肺炎、衣原体肺炎、真菌性肺炎、艾滋病和其他免疫抑制患者（器官移植术后等）合并肺部感染、一般病毒性肺炎，是需要与 SARS 进行鉴别的重点疾病。

其他需要鉴别的疾病还包括肺结核、流行性出血热、肺部肿瘤、非感染性间质性肺疾病、肺水肿、肺不张、肺栓塞、肺血管炎、肺嗜酸性粒细胞浸润症等。

【治疗】

1. 西医治疗

（1）一般处理：卧床休息，居室保持空气流通。给予足量的维生素及蛋白质。保持呼吸道通畅，及时清除上呼吸道分泌物。

（2）对症治疗

①发热 >38.5℃，或全身酸痛明显者，可使用解热镇痛药。高热者给予冰敷、酒精擦浴、降温毯等物理降温措施。儿童禁用水杨酸类解热镇痛药。

②咳嗽、咳痰者可给予镇咳、祛痰药。

③有心、肝、肾等器官功能损害者，应采取相应治疗。

④腹泻患者应注意补液及纠正水、电解质失衡。

（3）糖皮质激素的使用：对于有严重的中毒症状，或肺内阴影进展迅速，达到急性肺损伤或 ARDS 的诊断标准者可应用。成人推荐剂量相当于甲泼尼龙 80～320mg/d，静脉给药具体剂量可根据病情及个体差异进行调整。

（4）抗病毒治疗：目前尚未发现针对 SARS－CoV 的特异性药物。

（5）免疫治疗：胸腺肽、干扰素、静脉用丙种球蛋白等非特异性免疫增强剂对 SARS 的疗效尚未肯定，不推荐常规使用。

（6）抗菌药物的使用：抗菌药物的应用目的主要为两个，一是用于对疑似患者的试验治疗，以帮助鉴别诊断；二是用于治疗和控制继发细菌、真菌感染。应有针对性地选用适当的抗菌药物。

（7）机械通气：对于急性呼吸窘迫症（ARDS）患者应机械通气，遵循肺保护策略，可以降低死亡率。

2. 中医辨证治疗 病程、热势、呼吸困难程度、胸片变化、气阴损伤情况等为辨证要点。

（1）疫毒犯肺证

证候：多见于早期，初起发热，或有恶寒，头痛，身痛，肢困，干咳，少痰。舌苔白或黄或腻，脉滑数。

治法：清热解毒，化湿透邪。

方药：银花 15g 连翘 15g 黄芩 10g 柴胡 10g 青蒿 15g 白蔻（后下）6g 杏仁（炒）9g 生苡仁 15g 沙参 15g 芦根 15g

（2）疫毒壅肺证

证候：多见于进展期及重症，高热，汗出热不解，咳嗽，少痰，胸闷，气促；腹泻，恶心呕吐，或脘腹胀满，或便秘，或便溏不爽；口干不欲饮，气短，乏力，甚则烦躁不安。舌红或绛，苔黄腻，脉滑数。

治法：清热解毒，宣肺化湿。

方药：生石膏（先煎）45g 知母 10g 炙麻黄 6g 银花 20g 炒杏仁 10g 生苡仁 15g 浙贝母 10g 太子参 10g 生甘草 10g

（3）肺闭喘憋证

证候：多见于进展期及重症，高热不退或开始减退，呼吸困难，憋气胸闷，喘息气促，或有干咳、少痰、痰中带血，气短，疲乏无力，口唇紫暗。舌红或暗红，苔黄腻，脉滑。

治法：清热泻肺，祛瘀化浊，佐以扶正。

方药：葶苈子15g 桑白皮15g 黄芩10g 郁金10g 全瓜蒌30g 蚕砂（包）10g 草薢12g 丹参15g 败酱草30g

(4) 内闭外脱证

证候：呼吸窘迫，憋气喘促，呼多吸少，语声低微，躁扰不安，甚则神昏，汗出肢冷，口唇紫暗。舌暗红，苔黄腻，脉沉细欲绝。

治法：益气敛阴，回阳固脱，化浊开闭。

方药：红参（另煎兑服）10～30g 炮附子10g 山茱萸30g 麦冬15g 郁金10g 三七6g

(5) 气阴亏虚、痰瘀阻络证

证候：多见于恢复期，胸闷，气短，神疲乏力，动则气喘，或见咳嗽；自觉发热或低热，自汗，焦虑不安，失眠、纳呆，口干咽燥。舌红少津，舌苔黄或腻，脉象多见沉细无力。

治法：益气养阴，化痰通络。

方药：党参15g 沙参15g 麦冬15g 生地15g 赤芍12g 紫菀15g 浙贝10g 麦芽15g

【转诊原则】

不具备传染病诊疗条件的社区医院，在发现SARS患者或疑似病例时，要认真、详细地做好登记，及时填写传染病报告卡并转到上级医院的传染科或当地传染病专科医院。

【预防】

1. 在SARS流行期间或有SARS病例发生的区域，要避免过多外出，避免去公共场所，在乘坐电梯或公交车等交通工具时要戴口罩。

2. 家庭居室注意开窗通风，保持清洁，定期消毒。

3. 在家庭或医院有已知SARS病例发生后，与SARS患者接触的人员要进行隔离观察，不能进入公共场所。

4. 药物预防，目前尚无成熟的疫苗。积极服用中药有较好的预防作用。

中药预防用药：

处方一：太子参15g 败酱草15g 生苡仁15g 桔梗6g

功能：益气化湿，清热解毒。适用于素体气虚、兼有湿热者。

处方二：鱼腥草15g　野菊花6g　金莲花12g　茵陈15g　草果3g

功能：清热解毒，利湿化浊。适用于素体内热偏盛或水湿内盛者。

处方三：生黄芪10g　北沙参10g　银花10g　连翘10g　白术6g　防风6g　藿香10g　苏叶6g

功能：健脾养阴，化湿解毒。适用于气阴两虚、素体有湿，易于感冒者。

【消毒隔离】

1. 做好个人防护　个人防护用品包括防护口罩、手套、防护服、护目镜或面罩、鞋套等。医护人员养成良好的个人卫生习惯，规范操作。

2. 疫源地消毒与处理　疫点或疫区的处理应遵循“早、准、严、实”的原则，措施要早，针对性要准，措施要严格、落到实处。对疫点应严格进行消毒。

【健康教育】

1. 要早发现、早报告、早隔离、早治疗。

2. 要搞好环境卫生与个人卫生，不要随地吐痰。

3. 要坚持体育锻炼和耐寒锻炼，适当增加户外活动，生活有规律，保证睡眠，不吸烟，少饮酒。

4. 经常开窗通风，保持室内空气新鲜。

5. 对已患病者除进行药物治疗外，还要加强心理护理，避免过度紧张。

【传染病报告】

我国《传染病防治法》规定：传染性非典型肺炎是乙类传染病，可采取甲类传染病预防、控制措施，即按照甲类传染病进行管理。医护人员是责任报告人，发现患者或疑似患者后需及时上报当地所属区县疾病预防控制机构。

【计划免疫程序】

患者患病后可获得较持久的免疫力，目前SARS疫苗正在研制开发中。

【突发事件应急处理原则】

1. 医护人员必须要有风险防范意识，发现疫情，立即向上级报告，及早启动突发事件应急体系。

2. 对可疑SARS患者，接诊后必须按传染病防治相关规定进行隔离，做好必要的防护措施，首诊医师立即请上级医师指导，由相关专家决定患者去向和进一步诊治方案。

3. 对SARS患者及可疑SARS者严格按甲类传染病进行管理，及时报传染病卡，对于患者及接触者进行隔离。

第十一节 人感染高致病性禽流感

【基本概念】

人感染高致病性禽流感是指在接触该病毒感染的病禽或死禽后出现的人体H5N1病毒感染。呼吸衰竭是本病最常见的并发症，许多患者的病情迅速进展至急性呼吸窘迫综合征（ARDS），甚至多器官功能衰竭。发现晚、病情重、进展快、病死率高是现阶段人感染高致病性禽流感的特点。

【病原学】

引起禽流感（AI）的病原为AIV，该病毒属正黏病毒科流感病毒属。根据流感病毒核蛋白（NP）和基质蛋白（MS）抗原性的不同，将其分为A、B、C三个血清型。A型流感病毒除有可能感染人外，还感染许多其他种属的动物，如马、猪、禽类、海豹等，而B型则主要感染人，但C型也可从猪分离到。目前引起人感染高致病性禽流感的病毒为H5N1。

【传播途径】

对禽流感而言，迄今为止尚未明确其具体的传播途径。根据已有的证据推测高致病性禽流感病毒（H5N1）可能通过上呼吸道以及消化道这两种途径，从动物尤其是病死的禽感染人。个别资料提示可能存在高致病性禽流感病毒（H5N1）人际传播的可能，这种传播可能与在未使用防护措施情况下的密切接触有关。

【流行过程】

截至2007年10月25日，由WHO报道的全球确诊病例共332例，其中204例患者死亡，病死率高达 61.45%；我国确诊病例共 25 例，16 例患者死亡，病死率为 64%。因为没有明确的人传人的证据，因此仍未能证实人传染高致病性禽流感后是否具有传染性，其传染期有多长。

【发病机制】

禽流感病毒的受体特异性是限制禽流感病毒直接感染人类的首要因素。与人流感病毒相比，禽流感病毒在人呼吸道上皮内复制和传播能力明显低下。但是，禽流感病毒的受体特异性并不是限制禽流感病毒跨种传播的唯一决定因素。

【临床特征】

目前资料表明其临床病程分为 3 期：

第 1 期表现为无症状或仅有轻微的上呼吸道感染和发热症状，对非甾体类解热镇痛药物的反应差，使用糖皮质激素治疗能部分减轻或改善症状。

第 2 期表现为下呼吸道感染，即出现重症肺炎，伴有血液、肝脏和肾脏等其他多系统、多器官的功能损伤。

第 3 期为危重症期，表现为 ARDS 和多器官功能衰竭综合征（MODS）。

【诊断】

对人感染高致病性禽流感的诊断应包括流行病学资料的收集、患者症状、体征、化验和检查等几个方面。

1. 流行病学 与 H5N1 病毒感染的病/死禽接触是高致病性禽流感的感染途径，包括饲养、宰杀、加工处理和食用等方式。有以上高危因素暴露史的患者在出现流感样症状时，早期行相关检查有助于对疾病的诊断。

2. 症状和体征 有恶寒、发热、全身乏力及不适等流感样症状，也可出现流涕、鼻塞、咽痛或咽喉部发痒等症，有或无肺部体征。

3. 实验室和辅助检查

（1）A（H5N1）病毒病原学检测有利于本病确诊。

（2）胸部影像学检查：病灶表现为肺实质渗出，阴影浅淡，呈絮状、磨玻璃样改变。肺内病变进展迅速是本病的影像学特点，常常在 1～2 天内病变范围扩大，密度加深呈实变样，边缘模糊，部分患者演变为“白肺”样改变。如果患者临床症状较轻或治疗及时，肺内病变可在 14 天左右逐步吸收，此时病变消散的速度也较一般肺炎快。

【鉴别诊断】

1. 普通感冒　主要为鼻塞、流涕、打喷嚏、咽痛等，全身症状较轻，无明显中毒症状。血清学和免疫荧光等检验可明确诊断。

2. SARS　早期症状与流感相似。有高热、关节肌肉酸痛、乏力等，但患者一般无明显的卡他症状，稍有咳嗽，以后迅速出现肺部炎性改变，有胸闷、呼吸困难等，外周血淋巴细胞减少，血清学和病毒核酸等检查可明确诊断。

3. 流行性脑脊髓膜炎（流脑）　流脑早期症状类似流感，但有明显季节性，儿童多见。早期有剧烈头痛、脑膜刺激症状、口唇疱疹等均可与流感相鉴别。脑脊液检查可明确诊断。

4. 支原体肺炎　支原体肺炎与流感病毒性肺炎的X线表现相似，但前者的病情较轻，冷凝集试验和MG链球菌凝集试验呈阳性。

【治疗】

1. 西医治疗

（1）对症处理：卧床休息，多饮水，防止继发感染。高热与肌痛较重者可用解热镇痛药，在儿童中禁用阿司匹林。高热、中毒症状较重者，应予以输液与物理降温，密切观察病情，及时处理并发症，如有继发细菌感染时，针对病原菌及早使用适宜的抗菌药物。

（2）抗病毒：奥司他韦，该药物现仅有口服剂型，剂量多为75mg，2次/天，疗程为5~7天。服用奥司他韦可能导致轻至中度的胃肠道不适，包括恶心和呕吐。

（3）糖皮质激素的使用：对人禽流感患者使用糖皮质激素通常是考虑到H5N1病毒感染导致的ARDS，使用激素可能减轻炎性反应或减少纤维化。但目前的临床资料并未观察到使用激素治疗所带来的临床疗效。在治疗人禽流感患者时，并不推荐使用大剂量的激素。

（4）氧疗与机械通气：鼻导管吸氧用于轻症患者，若用于重症低氧血症，建议使用面罩吸氧。对合并有ARDS的人禽流感患者，通常推荐使用有创机械通气作为氧疗方式。目前使用肺保护通气策略，即选择低潮气量和低平台压，以减少气胸的发生。机械通气的目标是保证动脉血氧饱和度大于88%或动脉血氧分压大于55mmHg，为达到这个目标，可以选择合适的吸入氧浓度和呼气末正压（PEEP）。

2. 中医辨证治疗 禽流感属于中医瘟疫范畴，乃时令疫毒之邪由口鼻侵及，其过程为邪入半表半里或膜原潜伏待发。可分为4型治疗：

(1) 毒犯肺卫证

证候：恶寒发热，咽痛，头痛，肌肉关节酸痛，咳嗽，少痰。苔白，脉浮滑数。

治法：清热解毒，宣肺透表。

方药：柴胡10g 黄芩12g 炙麻黄6g 炒杏仁10g 银花10g 连翘15g 牛蒡子15g 羌活10g 芦根15g 生甘草6g

(2) 毒伤肺胃证

证候：发热，或恶寒，头痛，肌肉关节酸痛，恶心呕吐，腹泻，腹痛。舌苔白腻，脉浮滑。

治法：清热解毒，祛湿和胃。

方药：葛根20g 黄芩10g 黄连6g 鱼腥草30g 苍术10g 藿香10g 姜半夏10g 厚朴6g 连翘15g 白芷10g 白茅根20g

(3) 毒热壅肺证

证候：高热，咳嗽少痰或有痰，胸闷憋气，气短喘促，或心悸，躁扰不安，甚则神昏谵语，口唇紫绀。舌暗红，苔黄腻或灰腻，脉细数或见舌紫暗。

治法：清热泻肺，解毒化瘀。

方药：炙麻黄9g 生石膏（先下）30g 炒杏仁10g 黄芩10g 知母10g 浙贝母10g 葶苈子15g 桑白皮15g 蒲公英15g 赤芍10g 丹皮10g

(4) 内闭外脱证

证候：高热或低热，咳嗽或有痰，憋气喘促加重，手足不温或肢冷，冷汗，唇甲紫绀，脉沉细或脉微欲绝。

治法：扶正固脱、回阳救逆、清热开窍。

方药：生晒参15g 麦冬15g 五味子10g 炮附子（先下）10g 干姜10g 山茱萸30g 炙甘草6g

【转诊原则】

在发现禽流感患者或疑似病例时，及时填写传染病报告卡并尽快转到上级医院或当地传染病专科医院。

【预防原则】

1. 重视选择易感人群，如幼儿、老年人、孕妇等。

2. 综合防治很重要：注意个人卫生，切断传染途径，不屠杀、不食用病死鸡禽，注意消毒，有情况早报告、早隔离、早治疗，及时争取卫生防疫部门的支持。

3. 保持正常心态，认真了解发病及传播过程，锻炼身体，保持健康。

【消毒隔离】

1. 隔离 患者单居一室，进行呼吸道隔离，室内保持良好通风。

2. 消毒 病室每日用紫外线照射或用1‰过氧乙酸喷雾消毒。患者打喷嚏或咳嗽时使用双层纸巾遮住口鼻，纸巾用后焚烧，痰液须经灭菌处理。患者餐具、痰杯煮沸消毒或用1000mg/L含氯消毒液浸泡消毒，同桌共餐时使用公筷，以预防传染。被褥、书籍在烈日下曝晒，时间不少于3小时。外出时应戴口罩。

【健康教育】

1. 尽可能减少人特别是少年儿童与禽、鸟类不必要的接触，尤其是与病、死禽类的接触。

2. 因职业关系必须接触者，工作期间应戴口罩、穿工作服。

3. 加强禽类疾病的监测。

4. 加强对密切接触禽类人员的监测。

5. 严格规范收治人禽流感患者医疗单位的院内感染控制措施。接触人禽流感患者应戴口罩、戴手套、戴防护镜、穿隔离衣。接触后应洗手。

6. 加强检测标本和实验室禽流感病毒毒株的管理，严格执行操作规范，防止实验室的感染及传播。

7. 注意饮食卫生，不喝生水，不吃未熟的肉类及蛋类等食品；勤洗手，养成良好的个人卫生习惯。

8. 可采用中医药方法辨证施防。应用中药预防本病的基本原则是益气解毒，宣肺化湿。适用于高危人群。

【传染病报告】

我国《传染病防治法》规定：人感染高致病性禽流感是乙类传染病，可采取甲类传染病的预防、控制措施，即按照甲类传染病进行管理。医护人员是责任报告人，发现患者或疑似患者后需及时上报当地所属区县疾病预防控制机构。

【计划免疫程序】

有用于禽的禽流感疫苗，尚无应用于人的禽流感疫苗。

【突发事件应急处理程序】

1. 有禽类饲养、宰杀、加工处理和食用等高危因素暴露史的患者，在出现流感样症状时，应引起高度重视。

2. 发现疫情，按甲类传染病进行管理，立即报告相关部门。

3. 并发症 ARDS 及呼吸衰竭等均为危重病，应采取积极的治疗措施与监护。

第八篇　急诊与急救

学习提要

本篇共分四章。第一章为常见急诊病证，第二章为急性中毒，第三章为创伤急救，第四章为急救基本知识。全科医师应掌握社区常见外伤、心搏骤停、中风、抽搐、高热、厥脱、昏迷、暴泻、真心痛、心衰、骨折、急性中毒的临床特征、诊断与鉴别诊断；掌握中医急诊必备药物、适宜技术的应用、转诊指征及注意事项。掌握外伤、骨折、急性中毒等院前急救的相关知识及抢救常规；掌握病情判断、呼叫、安全转送患者的基本要求；掌握基本抢救医疗设备的应用；掌握心肺复苏；掌握常用中西医急救药物及医疗器械的使用方法，如心电图、吸氧、吸痰、导尿、外伤包扎、止血、固定及针灸、刮痧等。

第一章

常见急诊病证

第一节　厥　脱

【概述】

厥脱是因邪毒侵扰，脏腑败伤，气血受损，阴阳互不维系而导致的以突然汗出，目合口开，四肢厥冷，甚者神昏为主要临床表现的临床急危重症。西医各类休克均可参考本证救治。

休克（shock）是由各种严重致病因素（创伤、感染、低血容量等）引起有效血量不足，急性微循环障碍，以组织和脏器灌注不足，组织与细胞缺血、缺氧、代谢障碍和器官功能受损为特征的临床综合征。

【病因病机】

厥脱是各种危重病常见的并发症，或邪毒内侵，内陷营血，或亡精失血，耗伤气阴，导致气机逆乱，“阴阳气不相顺接”或“阴阳之气不相维系”的危重病；其病性多虚实夹杂，以虚为主，外感多因实致虚，内伤可虚中夹实。

【诊断】

1. 中医诊断要点

（1）起病急骤，每见于暴吐暴泻、热毒内陷、亡精脱液等。

（2）症见神情淡漠或躁烦，面色苍白或灰白，大汗出，尿少或无尿，四末不温或逆冷，脉微欲绝。

2. 西医诊断要点

（1）一般情况：神志状态不安、忧虑、躁动、抑郁。检查：皮肤温度、湿度、充实感；黏膜颜色、潮湿度；甲床颜色、毛细血管再充盈情况；周围静脉塌陷或充盈；颈静脉塌陷或充盈；脉搏脉率、充盈度、搏动强度；呼吸次数与深度；尿量记录每小时量。

从以上检查，可发现休克的早期临床特征并对病情作出判断。

（2）病情线索：四肢湿冷——周围阻力线索；中心静脉压——血容量线索；脉压——心排血量线索；尿量——内脏灌注线索。

（3）休克病情的判断：休克早期——微血管痉挛期：①面色苍白，皮肤厥冷，口唇或四肢末梢轻度发绀；②神志清楚，伴有轻度兴奋、烦躁与不安；③血压大多正常，脉快、脉压较小；④呼吸深而快；⑤尿量较少；⑥眼底动脉痉挛。

严重休克——微血管扩张期：①全身皮肤淡红、湿润，四肢温暖；②烦躁不安，神志有些不清；③体温正常或升高；④脉细弱，收缩压可下降至 60 ~ 80mmHg；⑤出现呼吸衰竭；⑥尿量明显减少（ <20ml/h）；⑦眼底动脉扩张。

顽固性休克——微循环衰竭期：①全身皮肤/黏膜紫绀，紫斑出现，四肢厥冷，冷汗淋漓；②意识不清——昏迷；③体温不升；④脉细弱，血压甚低或测不到，心音呈单音；⑤呼吸衰竭，严重低氧血症，酸中毒；⑥无尿；⑦全身有出血倾向。

（4）动脉血气分析：根据动脉血酸碱度（pH 值）、二氧化碳分压（Pco_2），氧分压（Po_2），血浆实际重碳酸盐（AB）、标准重碳酸盐（SB）、血浆缓碱（BB）、剩余碱（BE）及血氧饱和度（SaO_2）等，可对休克患者的酸碱失衡和组织供氧水平等作出判断。

（5）血液动力学变化

①动脉血压与脉压：桡动脉或股动脉插管直接测压法，当收缩压下降到 80mmHg 以下，或原有高血压者下降 30%，即患者的基础血压值降低超过 60mmHg，脉压 < 20mmHg 者，临床上可诊断休克。脉压大小与组织血流灌注紧密相关，加大脉压有利于改善组织供血供氧。一般要求收缩压维持在 80mmHg，脉压 > 30mmHg 以上。

②中心静脉压（CVP）：主要反映回心血量与右心室搏血能力，有助于鉴别是心功能不全还是血容量不足引起的休克，对决定输液的量和质以及选用强心、利尿或血管扩张剂有较大指导意义。正常 CVP 为 0.58 ~ 1.18kPa（6 ~ 12cmH_2O）。

3. 休克的分类

（1）按病因分为：失血性休克、创伤性休克、感染性休克、心源性休克、神经源性休克和内分泌性休克等。

(2) 按血流动力学分为：低血容量性休克、心源性休克、血流分布性休克、梗阻性休克等。目前得到了国内外的广泛使用。但由于休克病因不同，可同时具有数种血流动力学的变化，如严重创伤的失血和剧烈疼痛，可同时引起血流分布性及低血容量性休克，且在休克进一步发展时很难确切鉴别其类型。

【辨证论治】

1. 气脱阳伤证

证候：神识淡漠，面白，气微，汗出，身微冷，唇微绀，四肢不温或厥冷。舌质淡红或舌淡胖，脉微欲绝或沉浮不能及。

治法：益气回阳固脱。

方药：参附汤加味。

红参 30～60g　制附片 15～30g　干姜 15g　炙甘草 10g　山茱萸 30g

服法：口服或鼻饲给药，频服。

常用中成药：参附注射液。

2. 气脱阴损证

证候：神识昏朦，面色潮红，汗出黏而身微热，口渴欲饮，唇绀心烦，身热肢冷。舌质光枯而无苔，舌体上卷或短缩，脉虚数或结、代。

治法：益气救阴固脱。

方药：生脉饮加味。

红参 15～30g　麦冬 15g　五味子 15g　山茱萸 30g　制附片 10g

服法：口服或鼻饲，每日 3～4 次。

常用中成药：参麦注射液。

3. 热毒内陷证

证候：神昏，壮热，烦渴，便闭不通，汗出淋漓，身烦热而肢冷，烦躁不宁，肌肤紫斑。舌质红绛或上卷，舌苔黄厚燥或有芒刺，脉沉细而数。

治法：解毒清热，醒神固脱。

方药：清瘟败毒饮加减。

生石膏 60g　银花 30g　连翘 30g　水牛角 30g　赤芍 15g　丹皮 15g　生大黄 10g　知母 10g

服法：口服或鼻饲，每日 3～6 次。

常用中成药：清开灵注射液。

4. 瘀血内阻证

证候：神识淡漠或朦胧，口唇青紫，皮肤紫斑，吐血，便血，肢冷或厥冷。

治法：活血化瘀，调畅气机。

方药：血府逐瘀汤加减。

柴胡10g　生地20g　当归15g　川芎10g　桃仁10g　红花10g　枳壳10g　牛膝15g　桔梗10g　生甘草15g

服法：口服或鼻饲。

常用中成药：血必净注射液。

【西医治疗】

1. 一般治疗

（1）畅通气道：迅速保持呼吸道通畅，鼻导管、面罩吸氧，必要时气管插管或切开机械通气。

（2）早期容量复苏

（3）血管活性药物：血管活性药物的使用原则是在积极的早期容量复苏后，低血压状态仍没有恢复，首选药物是多巴胺5～20μg/（kg·min），感染性休克首选去甲肾上腺素，如果低血压状态已经影响到重要脏器的供血，生命体征严重异常时，应该在应用升血压药物的同时，积极地液体复苏。对于难治性休克的患者，推荐使用血管加压素，推荐剂量0.01～0.04IU/min。

（4）糖皮质激素：各类休克救治中都可应用。尤其对于感染性休克，选用氢化考地松，每天的剂量不能超过300mg，连续使用7天。

（5）酸中毒纠正：代谢性酸中毒主要是乳酸性酸中毒，原则是“宁酸勿碱”，动脉血pH≥7.15，不主张补充碱性药物。

（6）血液制品的使用：输注红细胞悬液的标准是血红蛋白小于7g，红细胞比容小于30%，血红蛋白维持在7～9g较为适宜，血小板计数小于5×10^9/L，无论有无出血均要输注血小板，血小板计数大于30×10^9/L，没有明显出血倾向者，可不输注血小板，手术或有创伤治疗者血小板计数必须大于50×10^9/L。

（7）防止静脉血栓：药物没有禁忌证主要选用普通肝素或低分子肝素，也可用物理的方法如弹力袜、足底泵等。

2. 病因治疗

(1) 低血容量休克：治疗的关键是早期的容量复苏，尤其对于创伤性休克。容量复苏液体的选择：

①晶体溶液：最常用的是乳酸钠林格液（含钠 130mmol/L，乳酸 28mmol/L），钠和碳酸氢根的浓度与细胞外液几乎相同。

生理盐水能补充功能钠，但含氯过多可引起酸中毒。创伤休克患者血糖常升高，不宜过多补糖，注意血糖监测。

②胶体溶液：常用的有羟乙基淀粉（706 代血浆）、右旋糖酐 70、全血、血浆等。输入量一般勿超过 1500～2000ml。中度和重度休克应输一部分全血。

液体复苏的量及速度：

③补液的量：不能失多少补多少。晶体与胶体比例为 3∶1，中度休克宜输全血 600～800ml。当红细胞比容低于 25% 或血红蛋白 <60g/L 时应补充全血。一般红细胞比容为 30% 时尚能完成红细胞的携氧功能。输血量还应根据当时血源的条件，有条件时，也可用全血而不用或少用胶体制剂。

④补液速度：原则是先快后慢，第一个半小时输入平衡液 1500ml，右旋糖酐 500ml，如休克缓解可减慢输液速度，如血压不回升可再快速输注平衡液 1000ml，如仍无反应，可输全血 600～800ml，或用 7.5% 盐水 250ml，其余液体可在 6～8 小时内输入。输液的速度和量必须依临床监测结果及时调整。

(2) 感染性休克

①抗生素的使用：要遵循早期经验性适当抗生素与目标抗生素续贯的选择原则，抗生素要早期使用，一旦诊断明确，在 1 小时内要使用抗生素。

②病原体的诊断：非常重要，在使用抗生素之前，要有足够的条件查找病原体，并进行药物敏感性试验，为进一步选择窄谱抗生素提供有利的条件。

③感染灶的治疗：有明确的感染灶如腹腔脓肿等，要积极处理感染灶，也是治疗感染性休克的重要内容。

④补充能量，注意营养支持，每日热卡不低于 2000cal。

⑤莨菪类药：常用药物为 654－2、常托宁等。

(3) 心源性休克

①病因治疗：急性心肌梗死可采用溶栓、冠脉置支架等治疗。心包压塞者及时行心包穿刺放液或切开引流，心脏肿瘤宜尽早切除。严重心律失常者应迅速予以控制。

②控制补液量，注意输液速度。

③强心药：在急性心肌梗死发病 24 小时以内原则不主张使用，出现心力衰竭、肺水肿时主张小剂量、分次应用。

④机械辅助循环。

（4）分布性休克：治疗的关键是手术治疗。

【转诊原则】

凡出现厥脱的患者，在积极救治的情况下，必须转上级医院进一步诊断治疗，如有条件，可先稳定病情，再转院。

第二节　昏　迷

【概述】

昏迷指因多种病证导致心脑受邪，窍络不通，神明被蒙或神机失用，以神识不清为特征的急危重症。昏迷不是一个独立的疾病，是多种急慢性疾病危重阶段常见的临床症状之一。常突发或在疾病发展过程中逐渐出现。

西医学中的意识障碍可参照本病进行救治。

【病因病机】

昏迷总因邪闭心脑，神机失用。外感五疫之邪，或热毒内攻，或痰火浊毒上扰，阴阳气血逆乱，皆可致心脑受邪，窍络闭塞，神失所用，而发生昏迷。其病位主要在心脑，但与五脏六腑均有密切的联系。病性有虚实之分，急性发病的早期以实证或虚实兼夹多见，随着疾病的进展则现虚证。

【诊断】

1. 中医诊断要点

（1）患者常有外感热病及内伤杂病（如高热、急黄、中暑、中风、肺衰、消渴、鼓胀、痫证、中毒）等病史。

（2）症状表现为神志不清，甚者对外界刺激毫无反应，可伴见抽搐，喉中痰鸣，瞳仁缩小或扩大，口唇紫绀等。舌脉表现为舌质红或紫暗，苔黄焦燥起刺，或白腻，或见少苔，脉象沉实、弦滑数为主，或大而无力或细弱。

2. 类证鉴别

厥证：由气机逆乱，气血运行失常所致，以突然发生的一时性昏倒，不知人事，或伴有四肢逆冷为主要临床表现的一种急性病证。其特点虽有神识不清，但短时间内逐渐苏醒，醒后如常人，无明显后遗症。

3. 西医诊断要点

昏迷即严重的意识障碍，是高级神经活动的高度抑制状态。在医学上不是一个独立性疾病，是脑功能严重障碍的一种临床症状。颅内病变和代谢性脑病是其常见的两大类病因。按程度反应可分为浅昏迷、深昏迷和极度昏迷。

（1）浅昏迷：随意活动消失，对疼痛刺激有反应，各种生理反射（吞咽、咳嗽、角膜反射、瞳孔对光反应等）存在，体温、呼吸、脉搏多无明显改变，可伴谵妄或躁动。

（2）深昏迷：随意活动完全消失，对各种刺激皆无反应，各种生理反射消失，可有呼吸不规则、血压下降、大小便失禁、全身肌肉松弛、去大脑强直等。

（3）极度昏迷：又称脑死亡。患者处于濒死状态，无自主呼吸，各种反射消失，脑电图呈病理性电静息，脑功能丧失持续在24小时以上，排除了药物因素的影响。

【辨证论治】

1. 邪毒内闭证

证候：神昏，高热或身热不扬，烦躁，谵语，二便闭结。舌红或绛，苔厚腻或黄或白，脉沉实有力或弦滑数。

治法：祛邪解毒，清热化痰，开闭醒神。

方药：菖蒲郁金汤加减。

石菖蒲15g　炒栀子10g　郁金15g　丹皮10g　连翘15g　竹沥50ml

常用中成药：安宫牛黄丸，紫雪丹，西黄散；清开灵注射液，醒脑静注射液，痰热清注射液。

2. 脱证

（1）亡阴证

证候：神志不清，皮肤干皱，口唇无华，面色苍白，或面红身热，目陷睛迷，自汗肤冷，气息低微。舌淡或绛，少苔，脉芤或细数或结代。

治法：救阴敛阳，回阳固脱。

方药：生脉散加减。

红人参 15g　麦冬 30g　五味子 10g　制附片 10g　山茱萸 30g

常用中成药：生脉饮口服液、生脉注射液或参麦注射液。

（2）亡阳证

证候：昏聩不语，面目唇紫，气息微弱，冷汗淋漓，四肢厥逆，二便失禁。舌淡润暗，脉微细欲绝。

治法：回阳固脱。

方药：参附汤。

红人参 30g　制附片 15g　山茱萸 30g

常用中成药：参附注射液。

3. 内闭外脱证

证候：神昏，面色苍白，身热，肢厥，呼吸气粗，目闭口开，手撒尿遗，汗出黏冷。舌红或淡红，脉沉伏，虚数无力，或脉微欲绝。

治法：开窍通闭，回阳固脱。

方药：回阳救逆汤加减。

制附片 15g　红人参 30g　肉桂 10g　干姜 10g

常用中成药：参附注射液、生脉注射液或参麦注射液，或参附注射液与生脉注射液联用。

【西医治疗】

1. 查明病因，对因治疗　如脑肿瘤行手术切除、糖尿病高渗性昏迷用胰岛素、低血糖者补糖、中毒者行排毒解毒、肺性脑病改善通气等。

2. 对症治疗

（1）保持呼吸道通畅，给氧，注射呼吸中枢兴奋剂，必要时行气管切开或插管辅以人工呼吸。

（2）维持有效的循环功能，给予强心、升压药物，纠正休克。

（3）抗菌药物防治感染。

（4）控制过高血压和过高体温。

（5）制止抽搐。

（6）有颅压增高者可给予脱水、降颅压药物，如皮质激素、甘露醇、速尿等利尿脱水剂等。必要时行脑室穿刺引流等。

(7) 纠正水电解质平衡紊乱，补充营养。

(8) 给予脑代谢促进剂及促醒剂等。

【转诊原则】

凡出现神昏的患者，在积极救治的情况下，必须转上级医院进一步诊断治疗，如有条件，可先稳定病情，再转院。

第三节　猝　死

【概述】

猝死是指患者突然意识丧失，呼吸微弱或停止，脉搏消失。《素问·调经论》曰："气复返则生，不返则死。"本病相当于西医的心搏骤停。

【病因病机】

本病总因宗气外泄，脏真逆乱外泄，真气耗散；或邪实气机闭阻，升降痞隔，气血暴不周流，阴阳不交，气机离决，神散而成。其病机在于心之脏真受损，阴阳之气离决，真气不能复返，病位在心、肺，涉及脾、肾诸脏。

【诊断】

1. 中医诊断要点　突发意识丧失，呼之不应，不闻气息，面色苍白或灰绀，口唇青紫，人迎（颈动脉）、阴股脉搏动消失。

2. 类证鉴别　厥证：有突然神昏，呼之不应，四肢厥冷，但可触及人迎脉、阴股脉搏动。

3. 西医诊断要点

(1) 临床表现：突然发生的意识丧失，大动脉搏动消失，呼吸停止。

(2) 心电图：心室颤动、严重心动过缓或心脏停搏（呈等电位线）。

【辨证论治】

1. 气阴两虚证

证候：唇干，手足蠕动，语声低微。舌瘦红少苔或短缩，脉细无力。

治法：益气救阴。

方药：生脉散加减。

红人参 15g　麦冬 30g　五味子 10g　制附片 10g　山茱萸 30g

常用中成药：生脉注射液。

2. 心阳暴脱证

证候：目闭口开，神昏，面色苍白，身凉肢厥，呼之不应。舌淡，脉沉迟或沉微欲绝。

治法：回阳固脱。

方药：通脉四逆汤加减。

附子 15g　干姜 9g　炙甘草 6g

常用中成药：参附注射液。

3. 痰瘀闭窍证

证候：面赤身热，呼吸急促，喉中有痰声，呼之不应。舌红，脉洪大。

治法：豁痰化瘀，醒神开窍。

方药：菖蒲郁金汤加减。

鲜石菖蒲 15g　广郁金 15g　炒栀子 15g　青连翘 12g　鲜竹叶 15g　丹皮 12g　淡竹沥 25g　灯心草 5g　玉枢丹 9g

常用中成药：清开灵注射液或醒脑静注射液等。

【西医治疗】

1. 心室颤动　立即三次电击，能量递增（200J，200～300J，360J）。之后确保气道通畅，以活瓣气囊面罩通气，开放静脉通道。室颤（VF）持续则静脉注射肾上腺素，随即施以标准心脏按压，1 分钟后电击。按如下程序循环进行：电击－给药、按压－电击。肾上腺素可3～5 分钟重复一次。其他药物也可酌情应用。

2. 无脉电活动（PEA）

（1）保证气道通畅，通气及持续的标准式心脏按压。

（2）静脉注射肾上腺素 1mg，3～5 分钟一次。

（3）对心动过缓所致PEA或心脏停搏注射阿托品1mg，3～5分钟重复一次，直至0.04mg/kg（一般可达3mg）。

（4）尽快查明原因并给予纠正。VF恶化、心肌梗死、低血容量、心动过缓、心脏压塞、张力性气胸、肺栓塞、药物过量、高血钾、酸中毒、低体温等均可导致PEA。

3. 心脏停搏

（1）实施基础生命支持。有效心脏按压。尽快气管插管，建立静脉通道。

（2）尽快通过多个导联确证心脏停搏。

（3）考虑下述情况是否存在：缺氧、低血钾、高血钾、低体温、中毒、酸中毒等。

（4）立即经皮心脏起搏。

（5）静脉注射肾上腺素、阿托品，剂量同前。

【转诊原则】

凡猝死的患者，立刻就地抢救，分秒必争，同时呼叫救助。

第四节 高 热

【概述】

发热是指机体在内、外病因作用下，脏腑阴阳、气机紊乱，而引发的以体温升高为主症的常见急症，体温在39℃以上者为高热。包括外感高热与内伤高热。本病范围极其广泛，与西医的感染性发热和非感染性发热相对应。

【病因病机】

可因外感六淫疫疠之气，亦可因内伤七情，或因痰浊、瘀血导致阴阳失调，气机紊乱，阳气偏盛而发热。

【诊断】

1. 中医诊断要点

（1）外感高热起病多急骤，常有明显的受凉、疲劳、饮食不洁等病史，多伴有寒战；而内伤发热起病多缓，病程长，多无恶寒。

（2）可见恶寒发热、但热不寒、寒热往来、定时发热等。

（3）见鼻塞流涕，咳嗽，喷嚏，咽喉痛，属卫表证；伴发皮疹，属热入营分或血分；伴见关节红肿热痛者，则为痹热；伴见咳、痰、喘、胸痛，多属肺疾；伴见腹痛，腹泻，恶心呕吐者，多为脾胃病；伴见黄疸，胁痛，胁下癥块，多为肝胆病；伴见腹痛，尿频急灼热，则多属淋证；伴见头痛，项强，半身不遂，精神失常，步态不稳，抽搐，多为脑病等。

2. 类证鉴别

（1）假热证：患者自觉发热，反欲得衣被，倦怠乏力，口渴喜热饮，心烦躁扰，但测量体温不高，脉虽数，而不鼓指，按之乏力，苔黑褐而滑润。

（2）不同疾病引发高热间的鉴别：可按热势情况及伴随症状作出初步诊断，而后根据相应的理化检查作出明确诊断。

3. 西医诊断要点

（1）临床分度：低热 37.2℃～38℃；中等度热 38.1℃～39℃；高热 39.1℃～41℃；超高热 >41℃。

（2）临床分型

①稽留热：体温持续于 39℃～40℃左右，24 小时内波动范围不超过 1℃，见于大叶性肺炎、伤寒等。

②弛张热：体温在 39℃以上，24 小时内波动范围超过 1℃，体温最低时仍高于正常体温，见于败血症、风湿热、重症肺结核等。

③间歇热：高热期与无热期交替出现，24 小时内波动范围超过数度，见于疟疾、急性肾盂肾炎等。

④回归热：体温急骤升高至 39℃以上并持续数天，又骤然下降至正常水平并持续数天，高热期与无热期规律交替，见于回归热、霍奇金病等。

⑤波状热：体温逐渐升高至 39℃以上，又逐渐下降至正常水平，反复多次，见于布鲁菌病等。

⑥不规则热：发热无一定规律，见于结核病、风湿热、支气管肺炎、感染性心

内膜炎等。

（3）伴随症状

①寒战：常见于大叶性肺炎、败血症、急性胆囊炎、急性肾盂肾炎、流行性脑脊髓膜炎、钩端螺旋体病、疟疾及急性溶血性疾患等。

②结膜充血：常见于麻疹、咽结膜热、流行性出血热、斑疹伤寒、恙虫病、钩端螺旋体病等。

③单纯疱疹：可见于多种急性发热疾病，虽可见于大叶性肺炎而不见于小叶性肺炎或结核性肺炎；可见于流行性脑脊髓膜炎而不见于结核性脑膜炎；可见于间日疟而不见于恶性疟。

④出血素质：常见于重症感染与血液病。前者如重症麻疹、流行性出血热、登革热、病毒性肝炎、斑疹伤寒、恙虫病、败血症、感染性心内膜炎、钩端螺旋体病等；后者如急性白血病、急性再生障碍性贫血、恶性组织细胞病等。

⑤淋巴结肿大：可见于传染性单核细胞增多症、风疹、恙虫病、淋巴结结核、局灶性化脓性感染、丝虫病、白血病、淋巴瘤、转移癌等。

⑥肝脾肿大：可见于传染性单核细胞增多症、病毒性肝炎、肝及胆道感染、布鲁菌病、疟疾、黑热病、急性血吸虫病、结缔组织病、白血病、淋巴瘤等。

⑦关节肿痛：可见于败血症、猩红热、布鲁菌病、结核病、风湿热、结缔组织病、痛风等。

【辨证论治】

1. 邪郁肌腠证

证候：恶寒发热，鼻塞流涕，喷嚏，咳嗽，周身酸楚不适，苔薄，脉浮。

治法：解表达邪。

方药：麻黄汤加减。

麻黄 6g　桂枝 10g　杏仁 10g　甘草 10g　羌活 10g　葛根 15g

常用中成药：正柴胡饮冲剂、感冒清热冲剂等。

2. 里热壅盛证

证候：壮热烦渴，尿赤便秘，口苦口干。舌红苔厚，脉实而数。

治法：清泻内热。

方药：大柴胡汤加减。

柴胡 15g　黄芩 15g　生大黄 10g　枳实 10g　清半夏 10g　生白芍 15g　生姜 15g

大枣 15g

常用中成药：瓜霜退热灵、清开灵注射液等。

3. 气血虚损证

证候：倦怠乏力，食少纳呆，气短懒言，精神不振。舌淡脉虚。

治法：扶正补虚。

方药：当归补血汤加味。

生黄芪 30g　当归 10g　桂枝 10g　白芍 10g　生姜 15g　大枣 15g

常用中成药：补中益气丸、当归补血冲剂等。

【西医治疗】

1. 一般治疗　卧床休息，补充水分营养，对于病情较重、高热或有脱水者应适当补液，高热惊厥或谵语者酌情应用镇静剂。

2. 解热镇痛药　如阿司匹林、扑热息痛、安乃近、氨基比林、消炎痛、安痛定注射液等，具有解热、镇痛、抗炎作用，可视发热程度采用口服或肌注治疗。

3. 物理降温　用湿毛巾或冰袋置于额部及大血管浅表处；50% 酒精擦浴等；对超高热或中暑高热者，可采用冰水灌肠或冰水浴。

【转诊原则】

凡高热不退者，或有严重并发症如心衰、呼吸衰竭、神昏者，必须迅速转上级医院诊治。

凡症状相似，同一时间发生三人以上，怀疑传染病者必须上报防疫站。

第五节　中　风

【概述】

中风是以猝然昏仆或神志尚清，伴有口舌歪斜、半身不遂、偏身麻木、语言不利等症状的一种疾病。

西医的脑梗死、脑出血等疾病可参考本病证救治。

【病因病机】

元气不足，加之劳倦内伤，忧思恼怒，饮酒饱食，用力过度，导致气虚血瘀，气虚水停，痰瘀互结，生热生火，火极生风，风火相煽，气机逆乱，上冲于脑，导致脑脉痹阻或血溢脉外，引发中风。病位在脑，与心、肝、肾、脾等脏腑相关。

【诊断】

1. 中医诊断要点

（1）发病年龄多在 40 岁以上。

（2）急性起病，发病前多有诱因，常有局部肢体麻木、头晕等先兆症状。

（3）主症：半身不遂，偏身感觉异常，口舌歪斜，言语謇涩或失语，神识昏朦。次症：头痛，眩晕，饮水呛咳，目睛偏视，共济失调。

凡具备 2 个或以上主症或者 1 个主症和 2 个或以上次症，结合起病、诱因、先兆症状、年龄等即可确诊。头颅 CT 等影像学资料有助于诊断。

2. 类证鉴别

（1）痫证：两者都可见到突然昏仆。但痫证为发作性疾病，神昏发作时间短暂，移时自行苏醒，醒后如常人。发作时可伴有四肢抽搐、口吐涎沫、双目上视、二便失禁等。且本病多在青少年即起病，反复发作。

（2）厥证：两者均可出现突然昏仆。厥证不省人事时间短暂，同时伴有四肢厥冷，一般可自行苏醒，醒后无半身不遂、口舌歪斜、言语不利等症。

3. 西医诊断要点

（1）脑血栓形成：突然发病，迅速出现局限性神经功能缺失症状并持续 24 小时以上，具有脑梗死的一般特点，神经症状可以用某一血管综合征解释者，应当考虑急性脑梗死的可能。再经过头颅 CT 或 MRI 发现梗死灶，或排除脑出血、瘤卒中和炎症性疾病等，即可确诊。

（2）脑栓塞：骤然起病，数秒至数分钟内出现偏瘫、失语、一过性意识障碍、抽搐发作等局灶性症状，有心脏病史或其他栓子来源，结合脑 CT 或 MRI 可以诊断。

（3）脑出血：50 岁以上中老年人，在活动或情绪激动时突然发病，迅速出现偏瘫、失语等局灶性神经缺失症状应首先考虑脑出血的可能。头颅 CT 或 MRI 可提供脑出血的直接证据。

【辨证论治】

1. 邪阻经络，神机失用

证候：急性起病，半身不遂，偏身麻木，头晕目眩，口舌歪斜，可伴见心烦易怒，口苦咽干，面红目赤，小便黄赤，腹胀便秘等症。舌质淡红或红、紫暗，舌苔薄白腻或薄黄、黄厚腻，或上有瘀斑、瘀点，脉弦滑。

治法：培元祛瘀，化痰通络。

方药：菖蒲郁金汤合半夏白术天麻汤加减。

石菖蒲 15g　广郁金 15g　炒栀子 15g　鲜竹叶 25g　淡竹沥 25g　灯心草 6g　半夏 15g　天麻 15g　茯苓 12g　橘红 12g　白术 12g　生甘草 9g　生姜 6g　大枣 6g　党参 30g　生黄芪 30g

常用中成药：如安脑丸、清开灵注射液等。属于缺血性中风者可以使用丹参制剂、三七皂苷制剂治疗。

2. 闭证

证候：神昏，半身不遂，肢体强痉拘急，项强身热，甚则手足抽搐，四肢厥冷，兼见鼻鼾痰鸣，躁扰不宁，便干便秘等症。舌质红绛或淡胖，舌苔黄腻而干或白腻，脉弦滑数或沉实有力。

治法：清肝息风，醒神开窍。

方药：羚羊钩藤汤加减。

羚羊角粉 3g　钩藤 30g　桑叶 12g　川贝 10g　竹茹 10g　生地 15g　菊花 12g　白芍 12g　茯苓 15g　甘草 6g

常用中成药：如安脑丸、清开灵注射液、醒脑静注射液等。阴闭者可加用苏合香丸；阳闭者可加用安宫牛黄丸。

3. 脱证（阴竭阳脱证）

证候：神昏，肢体瘫软，手撒肢冷，汗出，重则周身湿冷，二便自遗。舌萎，舌质紫暗，苔白腻，脉微。

治法：益气回阳，固脱救阴。

方药：参附汤合生脉散加减。

人参 30g　炮附子 12g　生姜 9g　大枣 9g　麦冬 20g　五味子 12g

常用中成药：若同时伴有阴脱之象者，如皮肤干燥而皱、舌红而干等可以使用生脉注射液；阳脱者可以使用参附注射液。

【西医治疗】

1. 一般治疗　注意休息，吸氧，控制过高的血压、血脂、血糖，戒烟限酒。

2. 缺血性脑卒中的急性期治疗　超早期在溶栓时间窗内可以进行溶栓。如无禁忌证应进行抗凝、降纤、抗血小板聚集、脑保护等治疗。还可以给予神经细胞营养剂等药物治疗。必要时施行外科手术。

3. 出血性脑卒中的急性期治疗　积极控制脑水肿，降低颅内压；控制高血压；维持水电解质平衡及提供必需的能量。并注意相关并发症如感染、应激性溃疡、中枢性高热等的预防和治疗。在超早期，符合手术适应证者可以施行相应的外科手术治疗。

【转诊原则】

急性中风病人：经简要处理，均要转上级医院进一步诊治，尤其是进展快，伴有血压高、颅内压高的病人立刻转诊。

第六节　抽　搐

【概述】

抽搐是以四肢突然不自主的抽动，甚则颈项强直、角弓反张为特征的内科急症，多由热盛动风，阴亏阳亢动风，肝风内动或风毒内袭经脉等所致。有“痉症”、“瘛疭”、“痉病”之称，俗称“抽风”。

西医之颅内感染性疾病所致之惊厥、高热惊厥、代谢性疾病引起的惊厥、高血压脑病引起之惊厥，以及破伤风之惊厥等，可参阅本节内容，进行辨证论治。

【病因病机】

抽搐之为病，有外感内伤之分、虚实之异。病因不同，或因风、热、痰邪，伤及心肝，心受热则惊，肝有余则风动，风火相煽，而成抽搐。病位多与心、肝、肾有关，而以肝为主。肝为风木之脏，肝风内动则抽搐。凡邪热亢盛，引动肝风，风火相煽，或各种原因所致的阴血亏耗，致使水不涵木，引起肝风内动，均可产生抽搐；此外还有肝阳暴张，以及外伤之后，风毒内袭肝之经脉，营卫不得宣通，亦可动风抽搐。

【诊断】

1. 发病前有感受外邪或内伤虚损以及他病之后的病史。

2. 先兆症状：头痛，头晕，颈项不适，烦躁不安，呵欠频频，乏力，或伴恶寒发热。

3. 证候特点：多先牙关紧闭，继则项背强直，四肢抽搐，甚至角弓反张。

【鉴别诊断】

本病应与痫病、厥证、中风、振颤鉴别。其中振颤为慢性疾病，抽搐为多种急危重病的发展过程，振颤仅表现为四肢颤动，无抽动，更无二目天吊、角弓反张等，正如张石顽在《张氏医通·诸风门》中所言："振颤与瘛疭相类，瘛疭则手足牵引而或伸或曲，振颤则振动而不曲。"

【辨证论治】

1. 辨证要点

（1）辨虚实：抽搐一症，有虚有实。实者多见四肢阵阵抽搐，或持续之抽搐，常伴有壮热、谵语、神昏，甚至角弓反张，苔黄燥，脉弦数；虚者，其抽搐呈手足蠕动，热势不甚，神怠或朦胧，舌红少津少苔，脉虚细而数。温病高热，肝阳暴张，风毒内袭之抽搐，多属实证；气阴亏耗，水不涵木之抽搐，多属虚证。

（2）审病机：邪热内炽，热极生风之抽搐，乃邪热内陷，灼伤营阴，引动肝风，风火相煽而为抽搐，病在心肝；若温病后期，或久病劳伤，或因大汗、亡血等，致使气阴亏耗，而致筋脉失养，则可发为虚风内动；肝阳暴张，上扰清窍，或风毒内袭，直犯经脉，也可引起筋脉拘急而抽搐。辨明不同病机，对指导正确的辨证十分重要。

（3）察兼证：对抽搐证候，若只辨抽搐，不察兼证，则难以判明其虚实和标本，因此，必细察其兼证，才有可能使辨证准确。邪热内炽，热极动风，必兼一派邪热之兼证；虚风内动，必有其气阴亏耗之兼证；肝阳上亢，肝风内动和风毒内袭经脉之抽搐之兼证已如上述。

2. 治疗原则

（1）标本同治，因抽搐多系其他疾病临床过程中出现的急候，属于标急之症，而导致抽搐发生之疾病，则为病之本。若只治标，不治本，则抽搐难除，如治邪热内盛，热极生风之抽搐，当以清热解毒为本、为急、为先，这样方能热解风自息。若只恃羚羊、钩藤、全虫、蜈蚣等息风之品，则较难达到热退风定的目的。

（2）辨风、火、痰之兼杂，抽搐可由风起、热变、痰生，因此论治之前，辨明其由何而起，孰多孰少，或相兼何证，十分重要。热变者，必见热盛烦渴、内扰心营之兼证；痰生者，多有痰湿内盛之宿痰，或痰涎壅盛之兼证；风动而起者，病多突然而发，起于暴怒大恐之后，并见痰壅闭窍，及风邪内袭经脉之兼证。

3. 证治分类

（1）热盛动风证

证候：四肢抽搐，项背强直，角弓反张，两目上窜，高热汗出，烦躁谵语，神志昏迷，面赤唇红。舌质红绛，苔黄而燥甚而焦黑，脉数。

治法：泄热存阴，息风止痉。

方药：增液承气汤加味。

玄参 25g　麦冬 20g　生地 20g　大黄 9g　芒硝 9g　僵蚕 15g　钩藤 15g　羚羊角片 3g

常用中成药：清开灵注射液 30～60ml，加等渗葡萄糖液 250ml 静脉点滴，每日 1～2 次。病情重者可加大用量到 120ml。临床主要用于热毒内生的患者。

（2）阴虚动风证

证候：手足蠕动，甚而抽搐，身热不高，心烦不宁，神疲乏力，肢体麻木，头晕目眩，口干舌燥，汗出气短，尿短便秘。舌质红绛而少苔，脉细数。

治法：滋补肝肾，育阴息风。

方药：大定风珠汤。

白芍 12g　麦冬 20g　钩藤 15g　阿胶珠 10g　生地 15g　生牡蛎 12g　炙甘草 9g　龟板 12g　鳖甲 12g　鸡子黄 1 个　五味子 9g　麻仁 9g

常用中成药：生脉注射液 60～100ml 加等渗液体 250ml，静脉点滴，每日 1 次；参麦注射液 60～100ml 加等渗液体 250ml，静脉点滴，每日 1 次；刺五加注射液 20ml 加等渗液体 250ml，静脉点滴，每日 1 次。

（3）肝阳上亢证

证候：四肢抽搐，项强头痛，烦躁易怒，肢体麻木，呕吐恶心，面红目赤，便秘尿短，甚而可伴神志昏迷，或有半身不遂。舌强失语，舌质红，苔黄，脉弦滑数。

治法：滋养肝肾，潜阳息风。

方药：镇肝息风汤。

牛膝 12g　代赭石 10g　生牡蛎 9g　白芍 12g　生地 15g　钩藤 12g　青蒿 9g　玄参 12g　龟板 10g　生龙骨 10g　天门冬 15g　川楝子 9g

（4）风毒内袭证

证候：四肢抽搐，项背拘急，角弓反张，牙关紧闭，舌强口噤，肌肉震颤，或苦笑面容，或口眼歪斜，咀嚼无力，烦躁不安，四肢反射亢进，甚而面色青紫，呼吸急迫，大汗淋漓。舌苔腻，脉弦。

治法：祛风止痉，燥湿和营。

方药：玉真散加味。

南星 12g　防风 12g　天麻 12g　白芷 10g　羌活 10g　白附子 6g　全蝎 9g　蜈蚣 6g　白僵蚕 9g

【西医治疗原则】

1. 开通静脉通道。
2. 吸氧，开放气道，保护唇舌，必要时给以气管插管。
3. 镇静，止抽。
4. 按压人中穴等。

【转诊原则】

抽搐时间短，经处理后病情稳定者必须转上级医院进一步诊治，病情重，不能缓解者，在保持气道开放适当镇静的同时，必须立刻转上级医院急救。

第七节　真心痛

【概述】

真心痛是由于正气亏虚，痰、瘀、寒等邪乘虚致病，而突然出现胸骨后或左胸前区发作性憋闷、压迫性钝痛，向左肩背甚至向左前臂内侧放射的心脏急症。疼痛剧烈，多伴汗出、焦虑，持续时间较长。

西医的急性心肌梗死可参照本病进行辨证救治。

【病因病机】

本病的发生多与寒邪内侵，情志失调，饮食不当导致五脏阴阳失调，或寒凝气滞，或气滞血瘀，或痰瘀交阻致心脉痹阻，心失煦濡，心脉闭阻而发，病位在心，病性属虚实夹杂。

【诊断】

1. 中医诊断要点

（1）多见于中、老年人，多数患者有先兆症状，表现为既往无胸痛者在发病前数日有乏力，胸部不适，活动时有心悸、气急、烦躁、胸痛等前驱症状；原有胸痹心痛史者近日胸痛发作频繁、程度加重、持续较久、含服药物不能缓解。

（2）疼痛是最先出现的症状，疼痛部位多在左胸骨后、左胸前区，可放射至左臂内侧直至无名指、小指；性质多为钝痛、憋闷、紧缩、烧灼等不适感。多无明显诱因，且常发生于安静时，程度较重，持续时间较长，可达数小时或数天，休息和含用药物多不能缓解。伴有烦躁不安、出汗、恐惧，或有濒死感。少数患者无疼痛，一开始即表现为大汗淋漓、烦躁不安。部分患者疼痛位于上腹部，也有患者疼痛放射至下颌、颈部、后背上方，易被误诊，需注意鉴别。

（3）疼痛时可伴有恶心、呕吐和上腹胀痛；病情危重者，可伴有心悸、头晕、昏厥，或烦躁不安、面色苍白、皮肤湿冷、脉微细数、大汗淋漓、神识昏钝，或喘息气短、咳嗽、颜面发绀等。

（4）舌脉诊察特点：舌质淡青紫，苔白，脉细数、结代，或脉微欲绝。

2. 类证鉴别

（1）厥心痛：厥心痛与真心痛均属卒心痛的范畴，但前者病情相对较轻，疼痛多能在数秒钟至15分钟内缓解；真心痛疼痛持续时间较长，可达数小时或数天，休息和含用药物多不能缓解，常伴有烦躁不安、出汗、恐惧，或有濒死感。

（2）急性腹痛：脾心痛、胆胀等疼痛剧烈时应与疼痛部位不典型的真心痛相鉴别。这类疾病多有明显的消化道症状，疼痛部位多在胃脘部或偏右上腹，而无胸闷、心悸等表现，心电图检查多无异常发现；真心痛多有心电图异常。

3. 西医诊断要点

（1）病史：约2/3患者发病前有心绞痛病史，相当多患者首发症状即为心肌梗死。

（2）临床表现：剧烈心绞痛、持续时间超过半小时、含服硝酸甘油不缓解。约1/5患者胸痛不明显或无胸痛。其他症状：心悸、胸闷、气短、多汗、恶心、晕厥及猝死等。有些患者可合并心功能不全或各种心律失常。

（3）心电图检查

①超急性损伤期：指发病数分钟至数小时，此期极易发生室颤。ST段呈上斜型抬高，伴有高而尖的巨大T波，若能极早发现，立即给予快速溶栓治疗，可以减轻甚至避免AMI的发生。

②梗死发展期：典型心电图变化：ST段呈弓背形抬高，表示心肌损伤电流，对早期AMI的诊断最有价值。在ST段抬高的导联，T波出现对称性倒置，表示心肌缺血。宽大的Q波出现（病理性Q波）。以上是典型的心电图表现，诊断不困难。若无病理性Q波，当连续观察心电图的衍变，才能做出诊断。

③陈旧梗死期：心电图无动态改变，遗留病理性Q波。

AMI早期诊断的关键在于识别超急性损伤期，此时无病理性Q波，易误诊，死亡率极高。

（4）相关检查

①血清标志物：心肌酶血清肌酸磷酸激酶、谷草转氨酶、乳酸脱氢酶、肌红蛋白、肌钙蛋白动态性升高2倍以上，大多在起病3～6小时开始，24～48小时达高峰，持续数天。

②血象变化：发病24～48小时后白细胞总数可增加至（10～20）$\times 10^9$/L，中性粒细胞增多，嗜酸性粒细胞减少或消失；血沉增快，可持续1～3周。

③超声心动图：超声心动图检查可通过观察心室壁的动作、心室的射血分数等来判断心肌缺血。

【辨证论治】

1. 实证

证候：胸痛剧烈，痛无休止，形寒肢冷，汗出，心悸气短。舌质紫暗，苔薄白，脉沉紧或结代。

治法：祛寒活血，宣痹通阳。

方药：当归四逆汤加减。

当归 15g　桂枝 12g　白芍 12g　细辛 3g　炙甘草 6g　通草 9g　大枣 6 枚

常用中成药：气滞血瘀者用复方丹参滴丸，或速效救心丸，病情重者用复方丹参注射液等药物静脉点滴。

2. 虚证

证候：胸痛彻背，心悸，大汗淋漓，四肢厥冷，面色苍白，唇甲淡白或青紫。舌淡白或紫暗，脉微细。

治法：回阳救逆，敛阳固脱。

方药：四逆汤合生脉饮加味。

附子 15g　干姜 15g　人参 20g　麦冬 15g　五味子 9g　炙甘草 9g

常用中成药：麝香保心丸，益心气口服液，参附注射液。

【西医治疗】

1. 一般治疗

（1）持续心电及血压等监护，吸氧，开放补液通路，备好除颤器等心肺复苏抢救器械及药品。

（2）若无禁忌证如低血压等可静滴硝酸甘油 15μg/min，每 5 ~ 15 分钟增加 5 ~ 10μg/min 至满意剂量。

（3）可合用镇静、止痛药：可选用哌替啶（杜冷丁）50 ~ 100mg 肌肉注射，或吗啡 5 ~ 10mg 皮下注射，必要时 1 ~ 2 小时后再注射一次，以后每 4 ~ 6 小时重复应用。应用吗啡时应注意其对呼吸功能的抑制。

2. 再灌注治疗　有条件可选者运用。

（1）静脉溶栓治疗

适应证：①持续胸痛半小时以上，经用硝酸甘油不能缓解，心电图相邻两个或两个以上导联 ST 段抬高≥0.1mV（胸导≥0.2mV）。②发病时间小于 6 小时，6 ~ 12 小时仍有明显 ST 段抬高伴或不伴有缺血性胸痛者。③年龄小于 70 岁。70 岁以上 AMI 患者因人而异，可以放宽上限。④血压小于 180/100mmHg。

禁忌证：①既往有出血性卒中，半年有缺血性脑中风史。②已知的颅内肿瘤或恶性肿瘤患者。③两周内有活动性内脏出血（月经除外）。④可疑的主动脉夹层瘤。⑤严重的肝肾功能不全。⑥各种血液病、出血性疾病。⑦高血压（大于 180/100mmHg）不能控制。⑧不能压迫的血管穿刺。⑨对溶栓药过敏者。

溶栓药物：常用药物有链激酶（SK）、尿激酶（UK）、重组链激酶（γ－SK）、重组组织型纤溶酶原激活素（γ－tPA）等。

静脉溶栓方案实施：

药物及用法：①UK100～200 万单位，于半小时内静脉滴注完。②γ－SK150 万单位，于 60 分钟内静脉注射完。③γ－tPA 目前有几种用药方法。④辅助药物：溶栓前口服阿司匹林 0.3g/d，3 天后改为 100mg 长期服用。肝素：根据溶栓药物来决定用量及时间，用 UK 则从溶栓后 6～8 小时开始用低分子肝素 5～7 天。使用 γ－tPA 时，溶栓前先用 5000U 肝素静推，溶栓后静点肝素 800～1200U/h 共 8 小时，监测 ACT/APTT，使增长值在 1.5～2.5 倍内，然后继用肝素钙皮下注射 5～7 天。

血管再通评价：

临床指标：①溶栓后 2 小时内胸痛明显缓解。②溶栓后 2 小时内心电图 ST 段抬高最明显的导联 ST 段迅速下降 50%。③溶栓 2 小时内出现短暂的再灌注心律失常。④CK/CK－MB 等高峰前移，分别至发病后 16 和 14 小时以内。伴有 2 项及以上述指标者（仅 1、3 除外）判为再通，如前 3 项发生在 3 小时以内者，判定为延迟再通。

（2）急诊 PTCA 或搭桥术（CABG）：用于溶栓禁忌、失败或心源性休克。条件好的单位对合适患者可首选直接 PTCA 治疗 12 小时内的急性心肌梗死。

3. 药物治疗

（1）阿司匹林 150mg/d，溶栓或 PTCA 前即嚼服 150～300mg。

（2）尽早用 β 受体阻断剂，剂量个体化，将心率及血压维持至理想水平，长期服用。

（3）口服他汀脂类调脂药。

（4）选用 ACEI 类药物。

（5）并发症治疗，治疗心源性休克、急性肺水肿及各种较严重的心律失常。

（6）控制各种危险因素：高血压、高血脂、糖尿病及吸烟等。

【转诊原则】

凡卒心痛明确诊断或疑似诊断者，没有一定的足够的条件，在基本处理的基础上迅速转诊。

第八节　心　衰

【概述】

心衰是指心系疾病日久或他脏累心，使心体受损，脏真受伤，心脉“气力衰竭”而致心脉瘀滞，临床上以心悸、喘憋、咳嗽，或咯粉红色泡沫样痰，或伴有水肿、胁下痞块等为主证的危重病证。

西医学的急慢性心力衰竭可参照本节救治。

【病因病机】

心衰之发生多因于内外二因交互作用于心体，导致心体受损，心气耗竭，血脉失守，心神不宁而成。病位主要在心，与肺、脾、肝、肾又有密切关系。心为五脏六腑之大主，心之“体”和“用”受损，对其他脏器都有影响。反之他脏病变日久累及于心也会导致心之气力衰竭而发生心衰。其病性属虚实夹杂。虚乃脏气虚，真气衰；实乃因心气衰竭，血脉瘀滞而产生的水饮、痰浊、瘀血等，以及外感六淫邪气。

【诊断】

1. 中医诊断要点

（1）既往有眩晕、胸痹、卒心痛、痰饮、水肿、肺胀、痹证等病史，以外感、劳累、情志刺激或饮食不节等为诱因。

（2）患者表现为心悸、喘憋。重者动则喘促，心悸憎憎而动，甚至急性发作时，静息亦喘，倚息不得卧，咳嗽，咯粉红色泡沫样痰。或有尿少水肿，胁下痞块，脘腹胀满，轻者足跗浮肿，重者四肢躯干水肿，甚至有腹水、胸水，兼有烦躁不安，大汗淋漓，口唇爪甲青紫，严重者出现嗜睡、昏厥、谵妄。切虚里多动而应手，鼓动疾数，四末欠温或四肢湿冷。舌脉表现为舌质红或紫暗。舌底脉络粗紫，苔薄白或白腻或黄腻。

（3）脉见数、促、结、代、雀啄、釜沸、屋漏等。

2. 类证鉴别

（1）暴喘：有感染疫疠之毒或六淫邪气史，或有严重的创伤、烧伤史。以呼吸急促窘迫，不咳或干咳为主症，起病急骤，病情危重。无左心房压力增高的证据，现代医学相关检查可鉴别。

（2）气胸：无特殊病史或有创伤及肺大泡史。以剧烈的胸痛、胸闷气短为主症。无尿少、水肿、倚息不得卧等症候，患者患侧肋间饱满甚者喉管移位。X 线胸片可见患侧肺部透亮区增强，肺纹理消失，肺压缩成团状。

（3）哮病：是一发作性的痰鸣气喘疾患，青年人多发且多有反复发作史，以喉中哮鸣如水鸡声，咳痰不爽，胸胁室闷为主症，其病位主要在肺而非心，无咯粉红色泡沫样痰、尿少水肿等表现。

3. 西医诊断

（1）急性左心衰（心源性肺水肿）

①病史：有心脏病史如心肌梗死、心肌炎等及高血压等疾病史。近期有劳力性呼吸困难、夜间阵发性呼吸困难史。

②临床表现：突发呼吸窘迫、频咳、喘息、咯白色或粉红色泡沫痰。患者被迫坐起，颜面发绀，两肺内早期可闻及哮鸣音，稍晚出现湿啰音。可有第 3、第 4 心音。心率加快，呈奔马律，可有心房颤动或室性期前收缩等心律失常。初期血压可升高，可扪及交替脉。

③X 线胸片：有房或室的扩大及肺淤血、肺水肿的表现，早期肺门血管影模糊、纹理粗乱，后期可见典型蝶形阴影，由肺门向周围扩散。

（2）右心衰：有导致右心负荷过重的临床证据或由左心衰发展而来，主要表现为体循环淤血，症状包括厌食、恶心、腹胀、肝区疼痛或沉重感；体征有颈静脉充盈、曲张，肝颈静脉回流征阳性，肝大，体重增加，双下肢凹陷性水肿或腹水等。临床多表现为全心衰。

（3）全心衰：兼有左心衰及右心衰的表现。

【辨证论治】

1. 痰瘀内阻证

证候：心中憺憺而动，咳嗽痰多，胸闷喘促，倚息不得卧，汗出淋漓，甚则如油，声低气怯，面色晦暗或青紫，口唇爪甲青紫，肢厥尿少。舌紫暗或有瘀斑，苔腻，脉弦细数，或沉数而疾无力，或结，或促代，也有雀啄、鱼翔之象。

治法：益气温阳，活血利水。

方药：血府逐瘀汤合苓桂术甘汤加减。

柴胡10g　生地20g　当归15g　川芎10g　桃仁10g　红花10g　枳壳10g　牛膝15　桔梗10g　生甘草15g　茯苓15g　桂枝12g　白术15g

常用中成药：复方丹参滴丸、麝香保心丹、参芎片、三七片等。

2. 痰水凌心证

证候：心悸喘促，倚息不得卧，咳吐痰涎或痰中带血，喉中痰鸣，胸脘痞满，渴不欲饮，尿少浮肿。舌暗苔白滑，脉弦滑数急，或结代，或雀啄。

治法：豁痰利水。

方药：葶苈大枣泻肺汤合五苓散加减，痰多者加皂荚丸或合小陷胸汤。

全瓜蒌25g　葶苈子20g　大枣15g　茯苓15g　猪苓15g　白术12g　泽泻10g　桂枝9g

3. 营卫受邪证

证候：发热，身微恶寒，肢节不舒，头眩胀，心下逆满，心悸喘促难安，肢厥，尿少，颜面两颧赤。舌红苔薄白或薄黄，脉浮或结代。

治法：调和营卫，泻肺化痰。

方药：热者以麻杏石甘汤加减，寒者以桂枝去芍药加附子汤加减。

麻黄9g　杏仁12g　石膏20g　桂枝9g　甘草15g　大枣9g　生姜9g　炮附子9g

常用中成药：感冒清热冲剂或正柴胡饮冲剂。

4. 心肾阳虚或气阴两虚证

证候：心悸喘促，不能平卧，稍劳遇寒加剧，面色青紫，形寒肢冷，尿少浮肿，脘腹胀满。舌淡体大，苔白润，脉沉细无力。或怔忡不宁，心慌神乱，烦而盗汗，口干咽燥，头晕目眩，少寐多梦，面色潮红，气短喘促。舌红少苔，脉沉细数或虚弦。

治法：温通心肾，利水消肿或滋阴敛阳，补益心气。

方药：真武汤合五苓散加减。

茯苓20g　白芍15g　白术20g　生姜9g　炮附子12g　猪苓15g　泽泻10g　桂枝9g

气阴虚者生脉散加减。

人参30g　麦冬20g　五味子10g　当归9g

常用中成药：参附注射液或生脉注射液，或两者合用。

【西医治疗】

1. 氧疗，以保证动脉血氧饱和度达95%以上。
2. 患者呈端坐位，双腿自然下垂。
3. 测生命体征及尿量。
4. 镇静，肌肉或静脉注射吗啡。
5. 应用利尿、扩血管药物及洋地黄类药物。
6. 抗心律失常。
7. 对气管痉挛者可用解痉药如氨茶碱。

【转诊原则】

凡心衰患者为急危重患者，必须迅速转往上级医院救治，如条件允许可作基本处理病情稳定后转诊。

第九节　疫毒痢

【概述】

疫毒痢是由于感受湿热疫毒之邪，蕴结肠胃，而引起的以发病急骤，高热，下痢脓血，甚或神昏、抽搐，以及出现厥脱等为临床表现的，并且具有传染性的一种急性危重病证。发病较急，病程相对较短。本病多发于夏秋季节，男女老幼皆可罹患，但多见于2~7岁的儿童。

西医学的急性中毒型细菌性痢疾可参照本病证救治。

【病因病机】

本病的发病往往有食物不洁史，或与疫毒痢患者接触史。感受湿热疫毒之邪，蕴结肠胃，郁遏营卫，邪毒与气血相搏，肠道脉络受损，腐败化为脓血，若体质素虚，禀赋不足，脾胃虚弱，或久病大病之后，遇湿热疫毒之邪，亦可诱发本病。本病病位在阳明肠胃，但常出现内陷心肝之危候。

【诊断】

1. 中医诊断要点

（1）多发于夏秋季节，有食物不洁史，或与疫毒痢患者接触史。

（2）男女老幼皆可罹患，但多见于2～7岁儿童。

（3）发病急骤，以高热、下痢脓血、神昏、抽搐，或出现厥脱等为主要临床表现。有时发病初期下痢脓血可缺如。

2. 类证鉴别

（1）暴泻：二者均有腹泻，但暴泻以水样便为主，无脓血便，一般不具传染性，粪便检查可以鉴别。

（2）中暑：二者都可发生在夏季，临床均以起病急骤、发热、神昏、抽搐等为主症。但中暑病前常有在高温环境中劳作或在炎炎烈日下长途行走等诱因，且不具有传染性，无脓血便；而疫毒痢有食物不洁史或与疫毒痢患者接触史，下痢脓血。粪便检查可资鉴别。

3. 西医诊断

（1）临床表现：潜伏期为数小时至2日，一般起病急，有发热、腹痛、腹泻、恶心呕吐，典型痢疾有里急后重。排脓血便，腹泻次数多、量大者往往中毒症状轻，而无腹泻者症状较重，有时可合并感染性休克等。体检腹软，仅左下腹有轻度压痛，肠鸣音活跃；重症者有低血压、四肢湿冷、皮肤花斑、呼吸急促、口唇发绀或神志不清等休克表现。

（2）实验室检查：血白细胞和中性粒细胞明显升高，大便常规，红白细胞满视野，大便培养有痢疾杆菌。乙状结肠镜检查，可见黏膜充血、水肿，有大量脓性渗出物及多个浅表小溃疡。

（3）根据发病季节，有发热、腹痛腹泻、里急后重和脓血便者，不难诊断，需和阿米巴痢疾鉴别，另外，在中毒性痢疾无腹泻时要注意和流行性乙型脑炎、脑型疟疾相鉴别。

【辨证论治】

1. 热毒炽盛证

证候：发病急骤，腹痛剧烈，里急后重明显，痢下紫色脓血，口渴烦躁。舌质红绛，苔黄燥，脉濡滑数。

治法：清热解毒，凉血止痢。

方药：白头翁汤合泻心汤加减。

白头翁 15g　黄连 12g　黄柏 9g　秦皮 12g　大黄 6g　黄芩 12g

常用中成药：黄连浓缩丸，可清化湿热，行气止痛，主要用于湿热内滞之疫毒痢；葛根芩连微丸，解表，清热，解毒，用于疫毒痢，身热烦渴；加味黄连丸，可祛湿清热，化滞止痢，用于湿热凝结引起的疫毒痢。

2. 热毒动风证

证候：高热不退，烦躁谵妄，手足抽搐，神昏。舌质红绛，苔黄燥起刺，脉弦数。

治法：清热解毒，凉血息风。

方药：羚角钩藤汤合泻心汤加减。

羚羊角粉 1.2g　钩藤 15g　桑叶 15g　川贝 12g　竹茹 12g　生地 15g　菊花 12g　白芍 12g　茯神 10g　大黄 10g　黄芩 12g　甘草 9g

常用中成药：紫雪散，清热解毒，止痉开窍，用于高热神昏谵语，惊风抽搐；安脑丸；安宫牛黄丸；清开灵注射液；醒脑静注射液等。

如出现脱证、神昏等危重情况参照相关章节急救。

【西医治疗】

轻型菌痢可口服黄连素或喹诺酮类、氨基糖苷类抗生素，疗程为 7～10 日。也可根据大便培养所得细菌的药敏试验结果来更换。

重症菌痢需大量输液，补充血容量，纠正电解质平衡紊乱，抗生素联合应用。

【转诊原则】

凡高热不退，便痢脓血，并发脱证、神昏者，必须迅速转往上级医院积极救治。

第十节　急性脾心痛

【概述】

急性脾心痛是指由多种原因引起的气血阻滞，郁而化火，火毒内结，逆陷胰腺腠理，化腐生瘀，临床上表现为上腹部剧烈疼痛，或伴有恶心、呕吐、壮热不退，或出现黄疸，甚则危及他脏的病证。临床上本病有轻重之分，轻者预后较好，重者可以影响到其他脏器而引起多脏器的功能衰竭。

相当于西医学的急性胰腺炎。

【病因病机】

急性脾心痛的发生多因胆胰气化不足，饮食不节，情志失调导致气滞湿阻，毒火内结，火毒内迫营血，潜伏膜原，毒血壅滞，甚者热盛肉腐而成。病位主要在中焦，与脾胃肝胆大小肠有密切关系，病性多属邪热实证，病程多短暂。

【诊断】

1. 中医诊断要点

(1) 患者素有胆道疾患、胃及十二指肠疾病或蛔虫病史等，多由暴饮暴食或酗酒或因精神刺激等因素而诱发。

(2) 临床表现为骤发上腹剧痛，可呈带状分布，多向左腰背、肩胛下放射，重则波及全腹。呈持续剧烈疼痛或阵发性加剧，如锥刺、刀割或胀痛、拒按，同时伴有恶心、呕吐频作、腹胀甚则出现黄疸。并伴有发热、恶寒、烦渴、多汗等症，如出现高热、寒战、汗出淋漓、心悸、呼吸急促，甚则手足抽搐等，为转成危重病候。

(3) 舌脉表现为舌质干红或红赤，入里则绛，瘀血内着则为紫舌。早期证见少阳者，苔多薄白；湿热交蒸，苔薄黄或黄燥，或黄厚而腻；气阴内伤，多为黑苔而干。脉弦数、滑数或洪大，危则多见沉伏或疾弦之象。

2. 类证鉴别

(1) 真心痛：多有眩晕、胸痹心痛史，以劳累或情绪激动为诱因，发作时胸部有压榨性剧烈疼痛，可放射至上腹部、左肩背，多伴有憋气。心电图可见异常。

(2) 胃脘痛：以饮食不节或不洁为诱因，上腹剑突下疼痛，位置局限，时作时止，程度轻，不伴有其他症状。

(3) 急性胆胀：多有胆道疾病史，饮食油腻为诱因。右上腹剧烈绞痛，并向右肩背部放射。可伴有发热、恶心、呕吐、黄疸等症，腹部B超异常。

3. 西医诊断要点

(1) 急性水肿型胰腺炎：表现有突然上腹部持续剧痛，伴恶心、呕吐、轻度发热。体征上腹部压痛，但无腹肌紧张。血、尿淀粉酶增高。

（2）急性出血坏死性胰腺炎

①持续性全腹剧痛，伴腹胀、恶心、呕吐。

②出现上腹或全腹腹膜炎体征，如压痛、反跳痛及肌紧张，以上腹为重。

③出现出血征象，如皮肤黏膜出血点，腰部蓝－棕色斑，脐周蓝色改变等。

④出现频脉、烦躁、血压下降、少尿等休克征象。

⑤可有发热、黄疸及腹部包块。

⑥血、尿淀粉酶增高。

⑦血钙 <1.75mmol/L，血糖 >11.2mmol/L。

⑧腹腔穿刺抽出血性浑浊液，淀粉酶增高。

⑨B 超、CT 可显示胰腺肿大，胰管扩张，腹腔积液及假囊肿形成等。

【辨证论治】

1. 湿热中阻证

证候：左中上腹胁疼痛，拒按，两胁痛引肩胛，发热或寒热更作，恶心，口渴不欲饮，甚则黄疸，纳呆，腹满，小便赤，大便如常，颜面红。舌红赤，苔黄厚而腻，脉多滑数或濡数。

治法：清热利湿。

方药：茵陈蒿汤加减。

茵陈 30g　栀子 15g　大黄 10g　黄芩 10g　黄连 6g

常用中成药：清开灵注射液、茵栀黄注射液。

2. 热毒内结证

证候：壮热，全腹胀满，腹痛甚剧，拒按，按之痛甚，呕吐频作，口渴引饮，神志有时昏聩，尿少而赤，大便秘结，颜面青红相透，口唇赤，危则汗出热退，肢厥，肤冷。舌紫或绛，苔黄腻，或灰黑而厚，脉沉细而疾。

治法：清热解毒，通腑泻热，佐以通络。

方药：大柴胡汤或大承气汤加减。

柴胡 15g　黄芩 12g　芍药 10g　半夏 15g　生姜 10g　枳实 12g　大黄 10g　厚朴 15g　大枣 9g

常用中成药：西黄丸、安宫牛黄丸、清开灵注射液、血必净注射液等。

【西医治疗】

1. 非手术疗法　适用于轻型胰腺炎或作为重症胰腺炎的辅助治疗。

（1）控制饮食和胃肠减压：轻者可进清淡半流食，限制蛋白，勿进脂肪。稍重者即应禁食或行胃肠减压。

（2）补液，维持水、电解质及酸碱平衡，补充热量及营养。

（3）应用抗生素：可选用青霉素、链霉素、庆大霉素、氨苄青霉素。

（4）其他：止痛和抑制胰酶、减少胰腺外分泌药物，如抑肽酶、善得定、氟脲嘧啶等抑制胰腺外分泌。可合用杜冷丁与阿托品以缓解疼痛。

2. 手术疗法　重型胰腺炎在一般支持疗法同时手术治疗。清除坏死组织，引流腹腔渗液，并处理并发疾病如胆道病变等。

3. 防治并发症　尤其是防治休克、纠正酸中毒、抗感染及防治急性呼吸窘迫综合征等。

【转诊原则】

凡明确或疑似诊断为急性脾心痛的患者，无论临床表现轻重，必须转上级医院积极救治，本病证易发生猝死等严重并发症。

第十一节　暴　泻

【概述】

暴泻是指脾胃突然受邪，阑门失约，水谷杂下，大肠传导失职，暴注下迫的一种急症。又称“暴注”、“注下”、“洞泄”等。以突然暴注下迫如水，腹痛肠鸣，甚或抽搐、厥脱为主要临床表现。四季皆可发病，但以夏秋季节多见。

西医学的急性肠炎、过敏性结肠炎、肠功能紊乱、中毒等疾病的腹泻可参照暴泻诊治。

【病因病机】

暴泻之证盖因内外因素损伤脾胃所致，外感湿邪困脾，饮食内伤脾胃，或中阳不振，气虚下陷，脾胃运化失权，大肠传导失职，水谷与糟粕混杂而下，发生暴泻。病位在脾胃和大肠、小肠，与肝肾关系密切，病性多虚实夹杂。

【诊断】

1. 中医诊断 突然出现腹泻不止，泻下如注，次数增多，每日数次，甚至数十次，粪质稀薄，甚如水状，或夹杂不消化食物，或呈洗肉水样，或呈绿色，或色深黄而黏，多伴腹痛，神疲乏力，头晕气短；重者，面色萎黄或苍白，两目下陷，口渴思饮，小便短少或无尿，四肢厥冷，或转筋、搐搦。舌淡红，苔白腻或黄腻，或垢浊厚腻，脉濡数或沉迟。

2. 类证鉴别

（1）疫毒痢：疫毒痢是由于感受湿热疫毒之邪，蕴结肠胃，而引起的以发病急骤、高热、下痢脓血，甚或神昏、抽搐，以及出现厥脱等为临床表现的，并且具有传染性的一种急性危重病证。本病的发病往往有食物不洁史，或与疫毒痢患者接触史。粪便检查可资鉴别。

（2）霍乱：霍乱吐泻兼作，发病急，来势猛，大便为米泔样，津液迅速耗伤，迅即消瘦脱水，腹中痉挛，小腿转筋，极易出现面色苍白，目眶凹陷，汗多肢冷，厥脱等津枯液脱危候。粪便中找到霍乱弧菌，动力试验阳性，制动试验阳性有助鉴别。

3. 西医诊断

（1）感染性腹泻

①细菌性肠炎多伴发热，腹痛以脐周阵发性绞痛为主，腹泻后疼痛减轻，有接触不洁饮食史，青壮年多见。

②长期滥用抗生素或身体虚弱者也可引起肠道感染。

③病毒性肠炎多在夏秋季发病，较细菌性肠炎病情轻，多伴低热。

（2）非感染性腹泻

①食物中毒，腹泻成稀水样，在饮食后4～24小时发病。

②癌肿疾病，可有全身消耗恶病质，多为无痛性便血或腹泻。

③过敏性疾病，有食物过敏史，病前曾进食引起过敏的食物（虾、鱼、蛋等），荨麻疹，血管神经性水肿，则可能为变态反应性胃肠炎。皮肤有紫癜考虑为过敏性紫癜。

④单纯性腹泻，有腹泻或便秘、腹泻交替，多为消化不良。

（3）实验室检查及其他检查

①血常规、感染性疾病多有白细胞数增高。

②便常规，有红细胞、脓细胞及黏液，应考虑为痢疾；有阿米巴滋养体或包囊应考虑为阿米巴痢疾。

③大便培养与药敏可以发现相应的病原体，多次培养阴性考虑真菌感染时应做特殊培养。

④结肠镜检，可以检查溃疡性结肠炎等。

⑤X 线检查，除外坏死性小肠炎。

【辨证论治】

1. 实证

证候：腹泻，大便清稀，甚如水样，腹痛肠鸣，脘闷食少，兼见恶寒发热，鼻塞头痛，肢体酸痛，苔薄白或白腻，脉濡数。或腹痛腹泻，泻下急迫，或泻下不爽，粪便黄褐而臭，肛门灼热，烦热口渴，小便短赤。舌苔厚腻，脉滑数或濡数。

治法：解表散寒除湿，或清热燥湿。

方药：藿香正气散加减。

藿香 15g　紫苏 12g　白芷 10g　大腹皮 9g　茯苓 10g　白术 12g　陈皮 10g　厚朴 10g　半夏 12g　桔梗 10g　甘草 9g　生姜 6g　大枣 6g

常用中成药：藿香正气水（胶囊）、玉枢丹、行军散。

2. 虚证

证候：腹泻，大便清稀，或伴有完谷不化，肠鸣即泻，泻后则安，神疲倦怠，腰膝酸软，恶寒怕冷，腹部冰凉。舌淡胖，苔白润，脉沉细或细弱。

治法：温阳散寒除湿。

方药：理中丸或真人养脏汤加减。

人参 30g　附子 15g　干姜 15g　当归 12g　白术 12g　肉豆蔻 10g　肉桂 10g　甘草 9g　白芍 10g　木香 12g　诃子 9g　罂粟壳 6g

常用中成药：附子理中丸、香砂养胃丸、参附注射液等。

如出现脱证等危重情况参照相关章节治疗。

【西医治疗】

1. 病因治疗　去除致病因素，传染性疾病应及时隔离，根据粪便及药敏试验结果选用有效抗生素。

2. 对症治疗

（1）卧床休息，饮食以半流食为宜。

（2）腹泻严重造成脱水，电解质平衡失调者，给予纠正。

（3）对有发热感染者不用止泻药，如为菌群失调用金双歧、培非康等微生态制剂。止泻药有：鞣酸蛋白、氢氧化铝凝胶。

（4）解痉药：阿托品、山莨菪碱、异丙嗪。

（5）外科手术治疗。

【转诊原则】

凡出现脱证、神昏者，立刻转上级医院急救。出现三人连发者必须上报当地防疫站。

第二章

急性中毒

第一节　中毒概论

【概述】

中毒指毒物经人体食道、气道、皮肤、血脉侵入体内，致使气血失调，津液、水精输布机能受阻，甚则损伤脏器的急性病证。相当于西医学的急性中毒。

【中毒原因和分类】

1. 中毒的原因

(1) 误食：是引起中毒的最常见原因，以误食不洁有毒之食物尤为多见。如误食蕈菌和腐败食物等。

(2) 误用：多由于不懂医术和药性之人，用有剧毒之品治病防病，结果酿成药物中毒，如钩吻、斑蝥中毒。

(3) 过量：多由于有小毒之食物或药物，食者和医者对其限量有所忽视，或较长时期服用，或配酒同服，从而出现中毒症状。

(4) 虫兽意外之伤：如蛇咬伤、蜂刺伤等。

2. 分类　根据历代文献记载和当前临床实际情况，可分为食物中毒、药物中毒、虫兽伤中毒、秽浊之气中毒、有机磷农药中毒、酒精中毒等6类。

【毒入途径】

1. 胃肠而入　这是最多见的毒入途径，凡食物中毒和多数中药中毒，乃属此类。

2. 气道而入 多见于劳作和生活住地突然意外之毒气，或长期为秽浊之毒气所袭而起。如近代工业生产的毒气、废气和废液中，这类秽浊之气尤重，更易中毒。

3. 皮毛而入 多见于虫兽咬伤，毒物、毒气损坏肌肤，或治疗疮面，药毒内攻而发。

4. 其他 如含毒性的注射药物所致的中毒等。

【诊断】

1. 发病特点

（1）发病时间：短时间发病，起病急。

（2）发病特点：有毒物接触史和相应的中毒症状，早期多见肺胃症状，极易累及心脑、肝肾和血脉。多见脏器受损，脏腑气血功能紊乱所致暴喘、心悸、抽搐、昏迷、脱证、尿少、尿闭等危急证候，甚至阴阳离决的危候。

2. 临床表现

（1）面色、肌肤色泽的异常

①潮红多见于曼陀罗中毒及煤气中毒。

②出汗多见于毒扁豆及毛果芸香碱中毒。

③皮疹灼痛如斑蝥毒损。

④皮肤溃破多见于剧毒之金石类药物中毒或毒虫咬伤。

⑤青紫多见于误食有毒之蘑菇菌类，或吸入秽浊毒气。

⑥黄疸多见于误食蚕豆或其他有伤肝胆之毒物。

（2）瞳仁之异变

①缩小常见于毒扁豆、毛果芸香碱、半边莲、阿片、有机磷及虫兽咬伤的中毒。

②放大常见于麻黄、钩吻、毒芹、曼陀罗等的中毒。

（3）神志的异常

①惊厥常见于马钱子、马桑果、颠茄类、樟脑以及番木鳖等的中毒。

②谵妄常见于毒蕈、肉食毒物、马桑果等的中毒。

③麻痹常见于箭毒、河豚、毒芹、腐败肉食、醉鱼草等的中毒。

④昏倒多见于服用过量的果仁类食物或药物，如杏仁、桃仁、枇杷仁等的中毒。

（4）呼吸的异常

①呼吸过深常见于阿片、钩吻、萝芙木等的中毒。

②呼吸麻痹多见于蛇毒、马蜂毒、细辛、秋水仙碱、闹羊花、荜澄茄、曼陀罗、

百部、钩吻等的中毒。

(5) 消化的异常

①口干多见于曼陀罗、地瓜子之中毒。

②流涎呕吐多见于半边莲、毒芹、马桑子、烟叶、斑蝥、石蒜等之中毒。

③呕血多见于腐蚀性大的毒物，如砒霜中毒。

④泻下或便血多见于狼毒、大戟、芫花、苍耳子、商陆、吐根等的中毒。

(6) 心脉之异常

①心动加速多见于曼陀罗、麻黄之中毒。

②心动变慢多见于夹竹桃、八角枫、蟾酥、乌头等的中毒。

③真心痛多见于烟草、麻黄之中毒。

④阳亢脉弦多见于麻黄、烟草、蟾酥、万年青、麦角等的中毒，常并有血压升高。

(7) 尿之异常

①血尿多见于雷公藤、斑蝥、马兜铃、蓖麻子等的中毒。

②尿色异常多见于雄黄及其他金石之剂的中毒。

(8) 其他

①流产多见于孕妇服用毒蕈、商陆、藏红花等的中毒。

②色视多见于藜芦、夹竹桃等之中毒。

③耳聋多见于金鸡纳树皮及其制剂之中毒。

【鉴别诊断】

1. 疫毒痢　临床症见里急后重，下痢鲜紫脓血，腹痛剧烈，壮热燥渴兼见神昏痉厥，伤津脱液，大便常规有脓细胞，有疫情接触史，与本病不难鉴别。

2. 霍乱　暴吐、暴泻，排泄物米泔水样，剧烈腹痛，甚则神昏，抽搐及培养有阳性发现，有疫情接触史。

3. 中风　中风为病，猝然昏倒，可伴有四肢厥冷，当与本病鉴别。中风多有肝阳上亢等病史，发作与情志激动有关，且伴有口舌歪斜、言语不利、半身不遂等症，故与本病不难鉴别。

【急救处理】

1. 一般处理

（1）立即终止食用、药用、吸入和接触之毒。

（2）迅速清除已进入体内的已被吸收和尚未吸收之毒物。

（3）尽可能及早应用能对抗毒物、解除毒物毒害反应的有效解毒剂。

（4）积极和迅速地对出现的危急证候，如抽搐、厥脱、喘促、昏迷等进行急救治疗，必要时中西医结合治疗。

（5）对中毒的患者，应留观监护，详细观察其中毒病程的变化，提出当前对症的急救和有预见性的治疗方案，并作特别记录。

2. 急救治疗

1）减少毒物的吸收

（1）涌吐排毒法：适用于毒量不大，口服毒物2～3小时之内，机体正气充实者。

①吐根糖浆：15～20ml加水200ml，口服，15～30分钟即发生呕吐。

②三圣散：藜芦6g，防风10g，瓜蒂6g或明矾6g水煎顿服。

③催吐解毒汤：甘草60g，瓜蒂7个，玄参60g，地榆15g或苦参30g，水煎顿服。

④生鸡蛋：10～20个，取其蛋清，加明矾6～30g，搅匀，口服或灌胃，吐后再灌；白矾6g，胆矾1g，温水冲服，或以手指、压舌板探吐。

（2）洗胃排毒法：适用于剂量较大，口服时间较短者。

神志清者，令患者大量饮水，然后探吐；神志不清者，常规插入胃管，开动洗胃机，用甘草20g煎水，或淡盐水、高锰酸钾或绿豆汤等洗胃液，反复冲洗，至洗出的液体与进入的大体相同。若抽搐、食道静脉曲张、主动脉瘤、溃疡病出血及因腐蚀性毒物引起食道及胃肠道损伤等患者，均禁用本法。孕妇则慎用。

（3）泻下排毒法：适用于毒物已进入肠道，但尚未被完全吸收，可应用泻法使毒物从大便排出。

①番泻叶15g，水煎服。

②大黄、防风、甘草各30g，水煎服。

③若口服药物导泻仍不能使毒物完全排出者，可用洗肠的方法如大黄30g，水煎200～300ml，灌肠；大承气汤（大黄12g，厚朴24g，枳实12g，芒硝6g），水煎

300～500ml，灌肠。因腐蚀性毒物引起食道及胃肠道损伤等患者，均禁用本法。

（3）利尿排毒法：适用于毒物进入血液患者。

车前子、白茅根各30g，水煎服；酸性药物中毒可用碳酸氢钠和利尿药使尿液碱化，此法注意防止肺水肿、脑水肿、电解质紊乱、酸碱平衡失调，肾功能不全者禁用。

2）常用解毒中药

（1）生姜5g，水煎服。或白矾6～10g，开水冲服。用于半夏、天南星中毒。

（2）防风10～15g，水煎服。用于砒霜中毒。

（3）绿豆250g，水煎服。用于巴豆中毒。

（4）葛根50g，紫苏50g，桂枝10g，水煎服，每日2～3次，用于酒精中毒。

（5）腐败肉类中毒，用大蒜1枚，雄黄2g，混合捣烂，温水冲服。

（6）发芽马铃薯中毒，食醋适量饮用。

（7）毒蕈中毒，白矾6g，香油适量，开水冲服。酒精中毒，大豆250g，煎汁温服。

（8）有机农药中毒，甘草240g，水煎取汁，倒入三滑石粉60g，加入黄豆面适量澄清后顿服。

（9）生黄豆120g，生绿豆60g，煎汁服。用于各种食物及药物中毒。

（10）兴国解毒药：鸡血藤、田七、青木香、茜草各15g，香附10g，冰片3g，小叶凤尾草150～250g，水煎服。用于乌头、苍耳子、马钱子、野毒蕈、氰化物、亚硝酸盐及有机农药中毒。

（11）绿豆甘草解毒汤：绿豆120g，生甘草30g，丹参、连翘、石斛各30g，大黄15～30g，水煎服，每日2剂。

3）解食物中毒法：适应证：食入腐败肉类、鱼蟹、河豚、霉变食物中毒，酒精中毒和毒芹中毒等。

（1）腐败肉类中毒

①赤小豆30g，炒为末，水送服。

②藿香正气水1管口服。

③马齿苋60g，大蒜30g，煎汤顿服。

④大蒜、雄黄各1g，混合捣烂，温开水冲服。

（2）鱼蟹中毒

①紫苏叶60g，煎浓汁加生姜汁10滴，温服代茶。

②橘皮10g，大黄6g，朴硝10g，以水100ml，煎60ml顿服。

③橄榄汁，芦根汁适量口服；或韭汁100ml顿服。

（3）河豚中毒

①乌贼鱼黑囊一个，白水送服。

②五倍子、白矾各10g为末调水服。

③清油适量，白矾末6g，先以清油灌之，使毒物吐尽，然后灌以白矾。

④紫金锭1锭，磨水化服。

（4）霉变食物中毒

①马齿苋90g，绿豆90g，水煎后顿服。

②大蒜一头，食盐少许，捣烂，温开水冲服。

③绿豆120g，生甘草30g，丹参30g，石斛20g，茅根30g，银花30g，大黄16g，藿香15g，水煎服。

④生莱菔子汁作为饮料服。

（5）酒精中毒

①茅根汁100～200ml饮服。

②生葛根汁100～200ml饮服。

③黑豆30g，煮汁温服。

④浓茶频服。

⑤枳椇子60g，煎汤服。

（6）毒草中毒

①白矾6g，调香油一盅，调匀开水冲服。

②甘草120g，煎汤频服；或银花60g水煎温服；或生石膏60g，研末冲服。

③六一散15g，水调服。

此上急救治疗，只限于对一般轻症中毒患者，或其他急救处理无条件运用前之暂时处理。凡中毒之重症，出现高热、剧烈吐泻、剧烈疼痛、抽搐、厥脱、喘促、出血和昏迷等急危之候，可参阅前述诸节之急救处理，进行救治。

【辨证论治】

1. 毒蕴脾胃证

证候：恶心呕吐，脘腹胀痛，肠鸣音亢进，气闭，便秘或腹泻，甚则午后潮热，呕血，便血。舌质深红，苔黄腻，或花剥苔，脉弦数。

治法：和中解毒，健脾和胃。

方药：玉枢丹合甘草泻心汤。

方用玉枢丹避秽解毒；甘草安中解毒，缓急止痛；黄连、黄芩、干姜辛开苦降，舒畅中焦气机；人参、半夏益气降逆止呕。

若毒甚者，加用解诸毒通用方：荠菜、黑豆、甘草，或加用绿豆、蛋清。腹胀痛甚者，加用川朴、陈皮。腹泻者，加用山药、白术、白扁豆、砂仁。便秘者，加用熟大黄、郁李仁、火麻仁。脾阳亏损者，加用炮姜、附子。胃阴虚耗者，加用玉竹、石斛。

2. 毒聚肝胆证

证候：两胁胀痛，恶心，呕吐苦水，咽干口燥，头目眩晕，甚而黄疸，抽搐。舌质红，苔黄微黑，脉弦数。

治法：清解邪毒，利胆和胃。

方药：茵陈蒿汤合四逆散。

药用茵陈蒿、大黄、栀子、柴胡、白芍、枳实、甘草。方中茵陈蒿、栀子清热利湿解毒；柴胡疏理肝气，健脾和胃，柴胡性苦，又能消泄肝热，且引诸药入肝；白芍、甘草酸甘化阴，缓急止痛，又兼柔肝之功；毒蕴肝胆，气机通调失司，肠腑转运无权，故以大黄通腑泄毒。全方共奏清热解毒、疏肝利胆之效。

若四肢抽搐，舌红少苔，脉细弦为毒伤肝阴，化风内扰之象，加生龙骨、生牡蛎、鳖甲、龟板、生地、天冬、川楝子平肝息风；头目眩晕，面红目赤为肝阳上亢之象，加杭菊花、钩藤、天麻、麦冬、生地平肝潜阳。毒聚不散者，加土茯苓、黑豆、绿豆以解毒排毒。黄疸重者加姜黄、郁金。

3. 毒犯肺肾证

证候：咳嗽，气急，不能平卧，小便短赤，或有浮肿，甚则尿闭，尿血。舌质红，苔薄白，脉沉缓。

治法：清宣降浊。

方药：陈氏四虎饮。

药用水牛角、大黄、生石膏、黄连、鲜生地、知母、青黛、玄参、马勃、藏红花、生萝卜汁。方中以水牛角清心解毒；大黄、黄连清心降浊；生萝卜汁宣利肺气；生石膏清肺热，除毒邪；鲜生地、知母、玄参清热护津；青黛、马勃清除肺之余毒；藏红花活血通络，以利毒邪排除。

肾阴不足者，加附子、肉桂、干姜、淫羊藿；小便不通者，加威灵仙、地肤子、木通；仍不通者加滋肾通关丸。

4. 毒陷心脑证

证候：心悸气短，心烦，夜不能寐，或时清时寐，表情淡漠，嗜睡，甚则昏迷，谵语或郑声，项背强直，角弓反张，瞳仁乍大乍小，或大小不等。舌质红绛，无苔，脉数疾，或雀啄，或屋漏。

治法：清毒醒脑。

方药：玳瑁郁金汤送服玉枢丹。

玳瑁　木通　生栀子　竹沥　郁金　连翘　丹皮　生姜汁　鲜菖蒲汁　紫金片　野菰根　鲜竹叶卷心　灯心草

玳瑁、郁金清心开窍醒神为君，生栀子、连翘、木通清气分热毒佐主药之功，诸药合用达到清心、解毒、开窍之能。

若高热，神昏较重者，加服安宫牛黄丸、紫雪丹、至宝丹以清心开窍，亦可加用醒脑静注射液或清开灵注射液。

【预防调护】

1. 避免毒物接触

（1）勿食腐败变质之物、病死的动物肉及毒蕈。

（2）饮酒有节，避免过量。

（3）严格管理好农药，杜绝口服中毒。

（4）加强煤气管理，煤炉烤火不要紧闭门窗。

（5）用药遵医嘱，不滥用药物。

2. 发生中毒综合护理救治

（1）卧床休息，严格观察病情变化，详细记录生命指征，冬季宜保暖，夏季宜通风。

（2）进食流质或清淡易消化之品，不能吞咽者，予鼻饲。

（3）注意口腔护理，勤翻身，防止褥疮和肺炎的发生，保持呼吸道通畅，防止窒息，保持二便通畅，尿潴留者，安置导尿管。

（4）有意服毒者，应专人守护。

【转归与预后】

中毒之预后，取决于服毒物量与吸收量之多少，但也取决于患者年龄、体质的状况。一般剂量愈少，中毒愈轻；剂量愈大，中毒愈快、愈重。口服中毒较慢，血脉注入中毒快且重。老年与小儿发生中毒者较重。

急性中毒具有来势凶猛、病情变化快的特点，如果治疗不当，抢救不及时，或延误诊断，常可危及生命，造成死亡；如果能够根据病情，快速诊断，及时用药，合理采取抢救措施，方可挽回患者生命。部分患者在抢救过程中，可出现诸多并发症，损伤脏器，出现后遗症，甚者终身残废。

注意：凡同一地点连续发生两例以上者必须上报当地防疫部门和公安部门。

第二节　急性有机磷中毒

【概述】

有机磷农药具有杀虫效力高、对植物药害小等优点，是目前我国应用范围最广的一类农药。根据其毒力大小可分为剧毒类，如对硫磷（1605）、内吸磷（1059）、甲胺磷；高毒类，如敌敌畏、乙硫磷；低毒类，如敌百虫、马拉硫磷。在生产和使用过程中常因操作不当或防护不周，能经皮肤、呼吸道和消化道侵入人体，而引起中毒，生活中毒见于误服或自杀。

有机磷农药是一种神经毒物，吸收后在体内广泛抑制神经系统胆碱酯酶的活力，使乙酰胆碱不能被分解而大量积累，引起神经生理紊乱，出现一系列中毒症状和体征。根据其作用部位，可出现M样作用——毒蕈碱样症状：恶心、呕吐、腹痛、腹泻、流涎、多汗、支气管分泌物增多、肺水肿、瞳孔缩小等；N样作用——烟碱样症状：肌束震颤、肌肉痉挛、肌力减退；中枢神经系统症状：疲乏、烦躁不安、头晕、头痛、发热、言语障碍、精神恍惚，病情较重者出现意识障碍、阵发性惊厥，甚至昏迷。

【诊断】

1. 发病特点

（1）病史：有机磷农药接触史或吞服史。

（2）特异症状：呼气、呕吐物、体表有大蒜样臭味。

2. 临床表现　有瞳仁缩小、肌肉震颤、流涎、大汗、气促，甚则惊厥、神昏等表现；实验室检查血液胆碱酯酶活性降低，及尿中代谢产物的测定；静脉注射阿托品1～2mg，10分钟后未出现颜面潮红、口干、皮肤干燥、心动过速、瞳孔散大等反应则提示有机磷中毒的可能，反之，则表明并非有机磷中毒。

【鉴别诊断】

1. 食物中毒 发病前有不洁饮食史，以急性胃肠炎表现为主。无肌震颤、瞳孔缩小、肺水肿等症状。

2. 阿片类中毒 阿片类中毒患者可见瞳孔缩小、呼吸抑制、肺水肿等临床表现，应与有机磷中毒仔细鉴别。鉴别诊断主要通过病史、患者呼出气味、血液胆碱酯酶活性测定。

【急救处理】

1. 脱离污染源 立即将患者移离中毒现场，更换衣服，除敌百虫中毒外，受污皮肤均可用冷肥皂水或2%～5%碳酸氢钠溶液彻底冲洗。敌百虫中毒可用温开水冲洗。

2. 催吐 一般可用手指、羽毛在咽部探吐。在误食后即刻或1～2小时内催吐，较洗胃效果好。

3. 洗胃 常用2%～4%碳酸氢钠溶液或生理盐水（如敌百虫中毒忌用碳酸氢钠）。每次洗胃液一般不超过500ml，以防胃内容物进入肠道。洗胃必须反复彻底，直至洗出液无农药气味为止。

4. 应用解毒剂 急性有机磷农药中毒临床病情危急，须紧急处理，特别是中、重度中毒的患者，变化快，一般当中西医结合救治。治疗要点如下：

（1）阿托品的应用：阿托品具有阻断乙酰胆碱对副交感神经和中枢神经系统毒蕈碱受体的作用，对缓解毒蕈碱样症状和对抗呼吸中枢抑制有效，但对烟碱样症状和恢复胆碱酯酶活力没有作用。可肌肉或静脉注射和静脉滴注，根据病情轻重使用不同剂量。轻度中毒首剂可用0.5～1mg皮下注射，中度中毒首剂2～4mg，重度中毒首剂5～10mg静脉注射，可反复应用，每15～30分钟重复一次，直至出现“阿托品化”，然后减量为0.5～1mg皮下或肌肉注射。阿托品化即临床出现瞳孔较前扩大、口干、皮肤干燥和颜面潮红、肺湿啰音消失及心率加快。如出现神志模糊、烦躁不安、抽搐、昏迷和尿潴留等，提示阿托品中毒，应停用阿托品。中、重度中毒一般与胆碱酯酶复活剂合用。

（2）胆碱酯酶复活剂的应用：常用有解磷定、氯解磷定，主要用于解除烟碱样症状。复活剂的使用原则是：早期、足量、酌情重复用药及合理伍用阿托品。解磷定用法：轻度中毒首剂0.4g稀释后缓慢静脉注射；中度中毒0.8～1.2g，稀释后缓慢静脉注射，必要时2小时后重复使用；重毒中毒1.0～1.6g，稀释后缓慢静脉注射，半小时后可视情况重复1次，0.6～0.8g。氯解磷定用法：轻度中毒首剂0.25～0.5g，稀释后缓慢静脉注射，必要时2小时后重复1次；中度中毒0.5～0.75g，稀释后缓慢静脉注射，必要时2小时后0.5g重复使用，共3次；重毒中毒0.75～1g，稀释后缓慢静脉注射，半小时后可重复1次，必要时0.5g，每小时静脉滴注，共6小时。

（3）中间综合征：若患者在度过胆碱能危象的急性期，迟发性周围神经病发生之前，出现的一组以部分颅神经（以第9、10对神经为主）支配的肌肉、屈颈肌肉和肢体近端肌肉及呼吸肌的肌力减弱或麻痹为临床表现，称中间综合征。临床表现有睑下垂、眼外展障碍、面瘫，甚至呼吸肌麻痹。发病机制尚不清楚，较为公认的是神经肌肉接头障碍学说。治疗在解毒的基础上给予气管插管、呼吸机辅助通气，直至自主呼吸恢复，同时注意防治并发症，维持水电解质及酸碱平衡。

（4）对症治疗：中毒过程中出现的喘促、厥脱、神昏、抽搐等，处理原则参见本书相关章节。

第三节　急性酒精中毒

【概述】

急性酒精中毒，是由于饮入过量的酒精或酒类饮料后所引起中枢神经兴奋或抑制状态，俗称醉酒。中医学对酒精中毒有较详细的描述，有“酒害”、“酒毒”、“酒臌”、“酒胀”、“酒厥”等病名，如《圣济总录·饮酒中毒及大醉不解》：“酒毒腐伤脾胃”，病机为“饮酒过度，停积不散，蕴滞于胃，散流诸脉，熏蒸腑脏，令人志乱，乃至不醒，有连日而无所觉知者，甚则中毒而为酒疸诸热之病也。”

西医学的急性酒精中毒可参照本病治疗。

【诊断】

1. 病史　发病前有饮酒史。

2. 特异症状 呼气、呕吐物有强烈酒味。

3. 有酒精中毒的表现 一般分三度：轻度表现为目睛红赤、两颧潮红或苍白、眩晕、言语增多、易激动、举止失常；中度表现为动作笨拙、步履蹒跚、语无伦次，甚至神志错乱；重度表现为郑声独语、昏睡、皮肤湿冷、口周青紫、瞳仁散大、呼吸微弱、脉细数结代，甚至出现肢体瘫软、手撒肢冷、昏迷、二便自遗、脉沉缓或沉微等虚脱之象。

【鉴别诊断】

1. 中风 可出现昏迷、二便失禁、语言障碍等症状，但多有高血压、糖尿病的病史，半身不遂、口眼歪斜等症状可鉴别。

2. 急性食物中毒 本病多表现为胃肠道症状，如呕吐、腹泻、便血，严重者可出现神昏、厥脱等严重并发症。常有集体进餐、集体中毒的特点。

3. 糖尿病酮症酸中毒 可出现意识障碍、昏迷、呼出气烂苹果味。年龄偏大，有糖尿病病史。而酒精中毒发病年龄常较轻，严重者可出现低血糖。

【急救处理】

1. 清醒者迅速催吐，中度中毒以上者应严格限制活动，以免发生外伤。意识障碍者呕吐时应采取侧卧位，以防呕吐物误入气管，发生窒息。

2. 保证气道通畅，供氧，必要时行气管内插管或机械通气辅助呼吸。

3. 注意血压、心率（律）和心功能，静脉输注5%葡萄糖生理盐水溶液维持有效循环血量。

4. 中毒较重的患者可给予10%葡萄糖500ml，加入胰岛素10～12U，维生素B_6 100mg静脉滴注，根据病情可隔6～8小时后重复使用。此方法可促进乙醇的氧化。

5. 重度酒精中毒者应迅速进行催吐及洗胃，洗胃可用1%碳酸氢钠或清水。

6. 醒脑静注射液40ml加入5%～10%葡萄糖500ml中静滴，或10～20ml静脉注射；清开灵注射液40～60ml加入5%～10%葡萄糖500ml中静滴，每日1次。

第四节 急性中药中毒

【诊断】

1. 乌头类药物（附子、铁棒锤、天雄、鸡头花、小叶芦）中毒

（1）发病特点：

轻者：恶心，呕吐，流涎，腹痛，腹泻，全身发麻，紧束感，头痛，头昏，视物模糊。

重者：心悸，气急，面苍白，唇紫，四肢厥冷汗出，脉结代，甚则昏厥，抽搐等。

（2）病史特征：有服用乌头类药物的病史。

（3）心电图检查：可见各种心律失常，有结性心律、阵发性房性心动过速、房颤、频繁的室性早搏和二联律、房室传导阻滞、阵发性心动过速、心室纤颤等。

2. 钩吻（苦吻、黄藤、断肠草）中毒

（1）发病特点

轻者：口及咽喉灼痛，恶心呕吐，腹痛，腹泻等。

重者：眩晕，肢麻，言语不清，乏力，时有震颤，吞咽困难，复视，视力下降，上睑下垂，甚至昏迷，抽搐。

严重者：气促或气息微弱，肢厥汗出，瞳仁散大，脉搏先缓后促等。

（2）病史特征：有误服钩吻根、茎、叶的病史。

（3）实验室检查：周围白细胞计数、血红蛋白增高；尿常规可见尿蛋白及红、白细胞。

3. 斑蝥（斑猫、斑毛、盘蝥虫）中毒

（1）发病特点

轻者：恶心呕吐，腹中绞痛，腹泻，尿频，尿痛，尿道灼热，小便短赤，口糜灼痛，皮肤干燥，发红发疱，甚或瘀斑、溃烂。

重者：头痛，头晕，肢麻，便血，尿血等。

严重者：寒战，高热，谵妄，神昏，抽搐。

（2）病史特征：有明确接触斑蝥的病史，如皮肤接触、内服或鼻黏膜吸入。

（3）实验室检查：周围白细胞计数、血红蛋白增高；尿常规可见尿蛋白及红、白细胞。

4. 曼陀罗（山茄子、天仙子、山芋子、洋金花）中毒

（1）发病特点

轻者：口干咽燥，声嘶，皮肤、颜面潮红，双眼发红，气促，头晕。

重者：躁动不安，意识不清，谵妄，瞳仁散大，抽搐，甚至昏迷。

（2）病史特征：有明确过量用药或误食曼陀罗果实、花等病史者，可以排除精神、神经疾病史。

（3）特殊检查

①猫眼散瞳试验：取患者的尿液一滴，滴到猫眼上，若是曼陀罗中毒，猫眼瞳孔可立即散大。

②Vitel试验（尿液阿托品定性试验）：取患者尿液加热蒸发，残留黄色残渣，滴入氢氧化钾后呈紫色则为曼陀罗中毒。

③尿二甲氨基苯甲醛毒性分析：取2g对位二甲氨基甲醛溶于6g纯硫酸中，再加水0.4g，所得黄褐色溶液为二甲氨基苯甲醛硫酸试液，将试液数滴加入患者尿中，稍加热则可呈红色反应即为阳性，时间越久红色愈深，并渐为樱红色、紫色，可终日不退。

5. 雷公藤（红柴根、犁头刺藤）中毒

（1）发病特点

早期：服药6小时后腹部隐痛不适，或腹痛剧烈，腹胀腹泻，恶心呕吐，纳呆，口干，头晕，头痛，身痛，痛不能触，肢麻，乏力，甚者便血，或黄疸，或抽搐。

中期：2~3天内尿少、浮肿、腰痛，心悸，胸闷，气短，唇紫，脉细弱。

后期：5~7天后尿量增多，少数出现血尿或尿潴留。

（2）病史特征：有明确服用雷公藤制剂病史。

（3）实验室检查：粒细胞减少，骨髓抑制，SGPT升高，肝肾功能损害。

6. 马钱子中毒

（1）发病特点

早期：头晕，烦躁，气促，面僵，吞咽困难。

中期：神清，瞳仁缩小，惊厥，角弓反张，牙关紧闭，双拳紧握，四肢挺直，每次惊厥持续1~2分钟左右。

后期：严重惊厥反复发作5~6次以上者，患者常死于呼吸衰竭或心力衰竭。

（2）病史特征：有误服或过量服用马钱子及以马钱子配制的中成药病史。

（3）实验室检查：周围白细胞计数、血红蛋白增高；尿常规可见尿蛋白及红、白细胞。

【鉴别诊断】

1. 胃痛 胃痛以痛为主，病势不急，多为隐痛、胀痛，常有反复发作史，常伴有泛恶、脘闷、嗳气、大便不调等。中毒则有明显的毒物接触史，病势急，突然发生，剧痛难忍，不伴有脘闷、嗳气。

2. 腹痛 许多疾病都有腹痛症状，但以其本病特征为主，常伴有便秘、泄泻等。中毒常伴或不伴有引起腹痛的其他疾病，有明显的毒物接触史。

【急救处理】

1. 乌头类药物中毒

（1）清除毒物：食入毒物在4～6小时以内立即用1∶5000高锰酸钾溶液洗胃，洗后从胃管灌入硫酸镁20g，导泻或2%盐水高位灌肠。

（2）静脉补液：静脉滴注10%葡萄糖溶液或5%葡萄糖盐水，补充维生素B、维生素C等。

（3）解毒中药（洗胃后服药）

①蜂蜜50～100g，开水冲服，呕吐频繁者频频少服，呕吐止后顿服。

②绿豆煎汤代茶饮，频服。

③姜草绿豆汤（生姜、甘草各15～30g，绿豆30～60g，水煎服）。

④黄连9g，黑豆30g，水煎服。

⑤生姜15g，生甘草15g，金银花15g，水煎服。

⑥银花甘草三豆汤（银花、甘草、黑豆、绿豆、赤小豆各30g，水煎后加蜂蜜30g，每日1剂）。

⑦黄芪30g，远志10g，甘草10g，水煎服。

⑧苦参30g煎汤服。

⑨甘草15g，犀角15g，川连3g煎汤服。

2. 钩吻中毒

（1）清除毒物：及时洗胃、导泻，促进毒物排泄，可用1∶5000高锰酸钾溶液、茶叶水或3%鞣酸溶液洗胃，洗胃后灌入硫酸镁溶液导泻。

（2）氧疗：呼吸衰竭者立即静脉注射或静脉滴注呼吸中枢兴奋剂。必要时气管内插管机械通气。

（3）静脉用药：补充大量维生素 B 族、维生素 C，静脉滴注高渗葡萄糖溶液利尿解毒。亦可酌情应用肾上腺皮质激素。

（4）中药（洗胃后服药）

①三黄汤（黄芩 10g，黄连 10g，黄柏 10g，甘草 10g，水煎后灌服）。

②金银花连叶捣烂榨汁拌红糖灌服。

③鸡蛋 3 个，取蛋清调花生油灌服。

④甘草煎汤灌服。

⑤通心菜的根、茎（去叶）500g 捣烂榨汁灌服。

3. 斑蝥中毒

（1）清洁口腔：保持口腔清洁，可用 2% 硼酸水含漱。口腔溃疡用冰硼散涂敷。皮肤起水疱者涂以喉风散。必要时应用抗生素，预防感染。

（2）保护胃肠黏膜：内服中毒者，立即取鸡蛋 3 ~ 4 个，打碎后取蛋清口服；或口服鲜牛奶 50 ~ 100ml，保护胃肠黏膜。慎用洗胃，因斑蝥中毒易发泡，有可能损害胃黏膜加重出血，甚至导致胃穿孔。

（3）静脉补液，维持水电解质平衡：可静脉滴速尿及甘露醇等加强毒素排泄。如有肾脏损害及休克发生，应及时处理。

（4）中药（即时服药）

①兴国解毒药方（见“概述”）。

②豆浆连草汤：黑豆 1000g，川黄连 60g，甘草 30g，先将黑豆磨为豆浆，然后将黄连、甘草水煎去渣，再将药液混入豆浆内搅匀，频饮。

③甘草汤：甘草 10g，绿豆 30g，黄连 5g，茶叶 10g，滑石 30g，琥珀末（冲）3g。水煎服，可清热解毒，凉血利尿。

4. 曼陀罗中毒

（1）清除毒物：立即用 2% ~4% 碳酸氢钠洗胃，也可用 2% ~4% 活性炭混悬液洗胃，不宜使用 1：5000 的高锰酸钾溶液或 2% ~4% 鞣酸溶液洗胃，因其不能破坏阿托品。导泻剂宜用硫酸镁 15 ~ 30g，必要时输液，促进毒物从肾脏排出。

（2）应用阿托品的拮抗剂：如毛果芸香碱，可兴奋副交感神经，先从小剂量开始皮下注射，一般每 6 小时 1 次，每次 5 ~ 10mg，中毒严重者缩短至每 15 ~ 30 分钟 1 次，直到口干、精神症状消失。也可用毒扁豆碱或新斯的明。

(3) 静脉通道：补充大量维生素 B 族、维生素 C，静脉滴注高渗葡萄糖溶液利尿解毒。亦可酌情应用肾上腺皮质激素。

(4) 中药（洗胃后服药）

①防风6g，桂枝6g 煎服。

②生甘草 10g，生绿豆（捣烂）30g，开水泡服或煎服。

③茶叶 30g 煎浓汁，调豆腐 250g 一次服下。

④频饮米醋、黄糖。

⑤绿豆衣 200g，银花 100g，连翘 50g，甘草 25g，水煎服。

⑥复方大青叶注射液 4ml（含大青叶、大黄、草河车、银花、羌活）肌注，对洋金花中毒有效。

⑦升麻通草饮（升麻、通草各 50g，麦冬 30g，生草 10g）煎水 1000ml，频服。

5. 雷公藤中毒

(1) 排除毒物：及时洗胃，导泻，尽量减少毒物的吸收。因雷公藤在胃内吸收较慢，即使中毒数小时乃至数天，也应彻底洗净，清除消化道残存毒物。

(2) 肾上腺皮质激素的应用：地塞米松 5～10mg 加入 50% 葡萄糖 40ml 静脉注射，以后可服地塞米松 1.5mg，每日 3 次，可用药 2～3 周。

(3) 静脉通道：输液，利尿，低分子右旋糖酐 500ml 静脉点滴，20% 甘露醇 250ml 快速静滴，速尿 40ml 静脉注射，以加速毒物的排泄。注意电解质平衡，及时纠正酸中毒，加强支持疗法。

(4) 吸氧：注意生命体征的变化。

(5) 中药（洗胃后服药）

①甘草汁或绿豆甘草汤（绿豆 12g，甘草 50g），煎水分次服。

②鲜萝卜汁 120ml 口服，或莱菔子 250g 顿服，以及鲜韭菜汁等均可解毒。

③三黄甘草汤（黄连、黄芩、黄柏各 10g，甘草 50g）水煎，分次服。

④南瓜子 7 粒，田螺 10 个捣汁内服。

⑤杨梅树皮 200g 煎水至 200～300ml 顿服。

⑥白矾末 4.5g，加入鸡蛋清 3～5 个，加冷开水 100ml，搅匀内服后刺激咽后壁使其吐出，呕吐止后，再服鸡蛋清 10～15 个。

⑦绿豆 120g 水煎至 200ml 口服。

6. 马钱子中毒

(1) 一般处理：立刻将患者置于暗室，保持安静，避免光照、声音及其他外界刺激。

（2）防止惊厥发作：尽快使用中枢抑制剂，如戊比妥钠、阿米妥钠0.3～0.5g肌注，或安定20～30mg静脉注射；如惊厥仍不能控制可用乙醚做轻度麻醉。

（3）洗胃：惊厥控制后，如认为胃内尚有毒物，可用0.1%高锰酸钾洗胃。饮用牛奶、蛋清沉淀毒物，减少吸收，但切忌用酸性饮料及阿片类药物。

（4）对症治疗：输液、吸氧、抗感染等。

（5）静脉通道：点滴大剂量维生素C及肝泰乐，以加快肝脏的解毒，保护肝脏。

（6）催吐、导泻中药（洗胃后服药）

①食盐15g温开水送下催吐，玄明粉加甘草导泻。

②蜂蜜60g，绿豆30g，甘草30g，煎汤频服。

③蜈蚣3条，全蝎6g，研末一次顿服。

④若仅见头晕、脊背发麻或腰背肌群紧张等中毒症状轻微者，可大量饮甘草水。

除以上中药中毒外，尚有部分药物因其用量不当而中毒者，现将常用中药中毒的急救处理列表简要介绍如表8－1：

表8－1　中药中毒急救处理简表

药物	中毒表现	急救处理	治疗	有效解毒中药	其他
黎芦（黑黎芦、山葱、观音帚、人头发）	1. 口腔局部及胃肠道刺激症状 2. 心率减慢、血压下降、痉挛、嗜睡、黄视，甚者抑制呼吸	1. 高锰酸钾洗胃，口服活性炭 2. 阿托品0.5～1mg皮下注射，必要时静脉用药	1. 大量补液 2. 注意电解质平衡 3. 吸氧	大葱水煎服，或雄黄、葱头、猪油同煎，冷茶送服	民间有"葱解黎芦"之说，但无试验研究依据
毒扁豆碱类	流涎、出汗、腹痛、恶心、呕吐、缩瞳、脉慢、血压下降、呼吸抑制、颤动等	1. 洗胃 2. 服用鞣酸、浓茶，或碘酊 3. 皮下或静脉注射阿托品，直至瞳孔变大或症状缓解	1. 补液 2. 氧疗 3. 呼吸衰竭按常规急救		

（续表）

药物	中毒表现	急救处理	治疗	有效解毒中药	其他
罂粟类（包括吗啡、可待因等衍生物）	1. 急性中毒时昏睡或昏迷，呼吸表浅而不规则，瞳孔缩小伴紫绀 2. 主要作用于中枢，故昏迷时脊髓反射存在 3. 严重者呼吸衰竭死亡 4. 慢性中毒为乏力、食欲不振，早衰、消瘦、贫血等	1. 洗胃、导泻 2. 呼吸抑制者用呼吸兴奋剂、盐酸纳洛酮等 3. 氧疗	1. 静脉注射葡萄糖可促使吗啡解毒 2. 慢性中毒当戒毒		
天南星（南星、山苞米、大野芋头）	1. 初期口腔、胃肠道刺激症状，麻木、舌强流涎、咽峡充血、口腔糜烂 2. 继者头昏、心慌、四肢麻木，甚者昏迷、窒息、呼吸骤停	1. 高锰酸钾洗胃 2. 口服鞣质、浓茶、稀酸等 3. 氧疗	液体支持治疗	1. 鲜姜汁5ml口服 2. 生姜30g，防风60g，甘草15g，水煎口含及口服	
麻黄	1. 血压升高、心率加快 2. 瞳孔扩大、代谢增加 3. 重毒可呼吸衰竭、心室纤颤死亡	1. 高锰酸钾洗胃 2. 立刻皮下注射阿托品，必要时20分钟一次 3. 镇静剂使用 4. 呼吸兴奋剂使用	补液及对症处理		
苦楝子（金铃子）	1. 呕吐、腹泻 2. 头晕、呼吸困难、震颤、痉挛、麻痹等	1. 洗胃、导泻 2. 用蛋清或活性炭保护黏膜	补液及对症治疗		
百部（婆妇草、野天门冬）	呼吸中枢抑制，甚者呼吸衰竭死亡	1. 洗胃、导泻 2. 呼吸兴奋剂	1. 氧疗 2. 其他对症治疗	生姜汁、白米醋共煎服用	

（续表）

药物	中毒表现	急救处理	治疗	有效解毒中药	其他
万年青（白河车、开口剑、冬不凋草）	1. 胃肠道刺激症状 2. 心率减慢、血压上升、传导阻滞 3. 胸闷、昏迷、心跳停搏等	1. 早期洗胃导泻 2. 用阿托品或654－2对抗治疗	1. 补液 2. 对症处理		
夹竹桃（柳叶桃树、出冬）	1. 中毒症状及处理同“万年青”				
商陆（山萝卜、见肿消、张果老、章柳）	1. 呕吐、腹痛、腹泻、便血 2. 四肢抽搐、呼吸障碍、血压下降 3. 瞳孔散大，孕妇可导致流产	1. 洗胃、导泻 2. 中枢兴奋剂	1. 补液 2. 大量维生素C 3. 氧疗 4. 必要时输血及机械通气	防风、防己、甘草、桂皮等水煎服	
黄独（黄药子、土芋、金线吊蛤蟆）	1. 口腔痛、流涎、恶心呕吐、腹泻 2. 重者昏迷、呼吸困难、心搏骤停	1. 洗胃、导泻 2. 蛋清、活性炭 3. 呼吸兴奋剂	1. 补液 2. 氧疗 3. 对症治疗	大量绿豆汤或生姜30g取汁，白醋60g，甘草10g水煎服	
芦荟（奴会、象胆）	1. 腹痛、腹泻、便血、里急后重 2. 腰痛、尿血、蛋白尿 3. 盆腔充血，孕妇流产	1. 洗胃、导泻 2. 灌服蛋清、活性炭 3. 保护肾脏	1. 镇静剂（禁用吗啡类） 2. 对症治疗	内服淡渗利湿药物治疗胃肠道症状等	
七叶一枝花（草河车、重楼、蚤休、紫参）	1. 胃肠道症状：恶心、呕吐 2. 头痛、痉挛 3. 腹胀、食欲减退、消化不良	1. 洗胃、导泻、内服稀酸 2. 护肝 3. 镇痉	1. 补液，大量维生素C 2. 对症治疗	甘草15g煎水，再与白米醋、生姜汁混合服用	

（续表）

药物	中毒表现	急救处理	治疗	有效解毒中药	其他
芫花（老鼠花、紫荆花、金腰带）	1. 剧烈呕吐、腹泻、脱水、出血性下痢 2. 肌肉痉挛	1. 含温水漱口 2. 洗胃，保护胃黏膜 3. 镇静	1. 补液 2. 大量维生素C 3. 对症治疗		
马桑（独空木）	1. 心跳缓慢，血压升高 2. 呼吸加快，甚者呼吸衰竭 3. 强直行痉挛，昏迷	1. 洗胃、导泻 2. 抗惊厥 3. 呼吸兴奋剂	1. 补液 2. 氧疗 3. 对症治疗		
鸭胆子（苦棒子、老鸭胆、苦桑叶）	1. 恶心呕吐、腹痛腹泻 2. 头痛、昏睡、四肢发麻、重者麻痹，呼吸困难	1. 洗胃，灌服蛋清、牛奶等 2. 氧疗 3. 呼吸兴奋剂	1. 补液及大量维生素C 2. 维生素B 3. 对症治疗	生甘草煎水频服，或用红糖水，冷白稀饭解毒	
发芽马铃薯（土豆、山药蛋、洋山芋）	1. 恶心、呕吐、腹泻 2. 体温升高、痉挛、昏迷 3. 呼吸困难，甚者呼吸麻痹	1. 催吐、洗胃、浓茶灌服 2. 液体复苏 3. 升压药、呼吸兴奋剂使用	氧疗及对症治疗		
大戟（京大戟、将军草、一盘花）	1. 皮肤、口腔、胃肠道黏膜刺激反应 2. 眩晕、昏迷、痉挛、瞳孔散大、呼吸麻痹	1. 洗胃 2. 纠正电解质紊乱 3. 呼吸兴奋剂	1. 补液 2. 氧疗 3. 镇静	甜桔梗30g煎汤口服，或用菖蒲汁200ml，芦根120g煎汤内服解毒	

（续表）

药物	中毒表现	急救处理	治疗	有效解毒中药	其他
苍耳子（地葵、野茄、青棘子）	1. 轻度：头痛、恶心、呕吐、腹痛 2. 中度：头痛、疲倦乏力、烦躁不安、嗜睡、肝大、黄疸、出血、排尿困难 3. 重度：昏迷、全身强直、呼吸循环衰竭	1. 洗胃、活性炭 2. 大量维生素 C 3. 护肝 4. 糖皮质激素的使用	1. 补液 2. 强心 3. 镇痛 4. 对症治疗	板蓝根 120g 水煎服或甘草绿豆水	
巴豆（川江子、毒鱼子、巴果、双龙眼）	1. 先为消化道刺激及腐蚀症状，如刺痛流涎、吐泻腹痛、米汤样大便 2. 脱水、呼吸困难、血压下降、头晕、肢冷谵语、发绀 3. 重者呼吸循环衰竭而死亡	1. 服药 6 小时内当洗胃，但要保护胃黏膜 2. 蛋清、活性炭 3. 绿豆 120g 打碎泡水冷服 4. 呼吸兴奋药	1. 补液 2. 强心 3. 镇痛 4. 对症治疗	1. 下利不止用黄连、寒水石、大豆汁各 10g 水煎服 2. 人参、黄连各 5g 水煎服 3. 巴豆所致皮炎用黄连 2g 泡水外搽	民间用芭蕉叶、根汁 100ml 饮用，或花生油 2～4 两口服
白果（银杏、佛指甲、灵眼）	1. 发热、恶心呕吐、腹痛腹泻 2. 头晕头痛、极度恐惧、抽搐、昏迷、瞳孔散大、肢体僵直 3. 严重者 1～2 天出现心力衰竭和呼吸衰竭	1. 6 小时之内应洗胃 2. 镇静抗惊厥 3. 纠正心力衰竭和呼吸衰竭	1. 大量补液 2. 对症治疗	大剂量甘草绿豆汤煎服	
藤黄（玉黄、海藤）	1. 呕吐、腹痛腹泻、里急后重 2. 脱水、休克	1. 洗胃、导泻、蛋清内服 2. 纠正脱水和休克	1. 补液 2. 大量维生素 C	1. 海蜇可解毒 2. 民间采用花青治疗	

（续表）

药物	中毒表现	急救处理	治疗	有效解毒中药	其他
细辛（小辛、少辛）	1. 头痛、呕吐、烦躁不安、呼吸急促、血压上升 2. 颈强、牙关紧闭、角弓反张、意识不清、抽搐、昏迷 3. 呼吸麻痹	1. 控制抽搐、镇静 2. 安宫牛黄丸灌服 3. 尿闭时导尿	1. 补液 2. 氧疗 3. 呼吸兴奋剂	止痉开窍后用人参、麦冬、五味子、生石膏、甘草、羚羊角、绿豆煎水服	
河豚（气泡鱼、连巴鱼）	1. 发病较速（30～180分钟），最早为上腹部不适，口渴、唇麻、睑下垂等 2. 继而神经麻痹，无力，不能动 3. 血压下降、脉迟缓等血管麻痹现象 4. 重者可呼吸麻痹而死亡	1. 洗胃、导泻、高位灌肠 2. 呼吸兴奋剂 3. 抗休克 4. 机械通气	1. 高渗糖补液 2. 氧疗 3. 活动肢体	鲜芦根2斤捣汁服	
蟾蜍（蟾酥、癞蛤蟆浆）	1. 频繁呕吐、肠鸣、腹痛腹泻 2. 胸闷、心律失常、肢冷、发绀、血压下降 3. 头痛头晕、肢麻、嗜睡、反应迟钝、惊厥	1. 洗胃、导泻 2. 静脉用阿托品 3. 中枢兴奋剂 4. 抗心律失常药	可用生脉注射液、参附注射液治疗		

第三章

创伤急救

自然灾害、生产或交通事故以及战争发生时，因创伤会出现大批伤员，需要及时进行抢救。

创伤急救目的：维持伤员的生命，避免继发性损伤，防止伤口污染。

急救原则：先抢后救，先重后轻，先急后缓，先近后远，连续监护，救治同步。

创伤救护步骤：先止血、包扎，然后妥善地固定，并采用正确的搬运方法及时地转送。同时应维护伤员的呼吸道通畅，及时救治心跳、呼吸骤停及创伤昏迷等危急重症患者，积极防治休克等各种并发症。

急救医学将保持呼吸道通畅、止血、包扎、固定、搬运称为现场急救的五项技术。

第一节　周围血管损伤

【概述】

四肢血管损伤无论平时或战时都较多见，常与四肢骨折脱位和神经损伤同时发生。血管损伤中动脉损伤多于静脉，亦可见伴行的动静脉合并损伤和静脉的单独损伤。四肢血管损伤常导致致命的大出血和肢体缺血性坏死。

【病因病机】

直接暴力和间接暴力均可导致血管开放性与闭合性损伤，但开放性损伤多于闭合性损伤，动脉损伤多于静脉损伤。

1. 直接暴力　血管锐性损伤与钝性损伤之比为7.3∶2.7。锐性和钝性损伤的区别在于：前者为开放性，多不合并邻近组织器官的破坏；后者为闭合性，常伴有邻近组织器官的破坏。

2. 间接暴力　如胸部降主动脉和腹部肠系膜动脉的疾驰减速伤，若救治不及时，常可导致伤员失血性休克和死亡。

血管损伤常见的病理类型有：血管壁不全和完全断裂，血管痉挛，血管内膜损伤，血管受压，创伤性动脉瘤和动静脉瘘。

【诊断】

1. 临床表现

（1）有明显的外伤史：如骨折、脱位、挫伤、火器伤或切割伤时，均应考虑是否合并血管损伤。

（2）出血、血肿、低血压和休克：肢体主要血管断裂或破裂均有较大量出血。开放性动脉出血呈鲜红色，多为喷射性或搏动性出血；主要动脉的闭合性损伤，损伤部位肢体因内出血而显著肿胀，时间稍长者有广泛性皮下瘀血。

（3）肢体远端血供障碍：主要动脉损伤、栓塞或受压，肢体远端可出现血供障碍，应注意与健侧肢体对比。

2. 检查

（1）X线检查：了解有无导致血管损伤的骨折、脱位或异物等。

（2）动脉造影术：可显示动脉多处伤、晚期动脉伤、创伤性动脉瘤或动静脉瘘等。通过造影可了解血管有无断裂、狭窄、缺损或造影剂溢出等损伤的表现。

（3）其他：多普勒血流检测仪、彩色多普勒血流图像、双功能超声扫描和超声波血流探测器等方法，对血管损伤的诊断有一定帮助。

【鉴别诊断】

周围神经损伤：神经的血供较丰富，对缺血的耐受力比肌肉强。因神经的血供经邻近组织通过神经系带到神经，故广泛游离神经系带时可致该神经缺血。神经缺血后，神经束间形成瘢痕，使神经发生功能障碍。

【治疗】

血管损伤紧急处理原则：抢救生命和保存肢体。因这类伤员不宜长途转运，故要求临诊医生能够正确及时地处理。医生必须熟悉四肢血管分布，掌握周围血管损伤的类型和病理生理、诊治方法、紧急处理技术和各种并发症及继发症的处理原则。

1. 辨证论治

（1）寒滞经脉证

治法：温经散寒，化瘀通络。

方药：当归四逆汤合桃红四物汤加减。

当归 15g　桂枝 6g　芍药 9g　细辛 3g　通草 3g　大枣 8 枚　桃仁 25 粒　川芎 3g　生地 2g　红花 2g　牡丹皮 3g　制香附 3g　延胡索 3g

（2）瘀阻经脉证

治法：活血化瘀，通络止痛。

方药：桃红四物汤合圣愈汤加减。

熟地 5g　生地 5g　人参 5g　川芎 5g　当归 2.5g　黄芩 2.5g

（3）经脉瘀热证

治法：清热化瘀。

方药：四妙勇安汤合桃红四物汤加减。

金银花 90g　玄参 90g　当归 30g　甘草 15g　桃仁 25 粒　川芎 3g　赤芍 3g　生地 2g　红花 2g　牡丹皮 3g

（4）湿阻经脉证

治法：益气活血，利湿通络。

方药：济生肾气丸或五苓散加减。

熟地 15g　生山药 15g　山茱萸 15g　茯苓 15g　泽泻 10g　丹皮 10g　怀牛膝 30g　车前子 15g　猪苓 30g

2. 外治法　四肢血管损伤用加压包扎法或指压法止血；血管痉挛用温热盐水湿纱布覆盖创面。

【转诊原则】

1. 肢体远端动脉搏动消失，皮温下降，皮肤苍白或发绀，感觉麻木，肌肉瘫痪、屈曲挛缩，伤口剧痛。

2. 伤肢进行性肿胀，伴有血循环障碍。

3. 伤口反复出血，骨折已整复，但缺血症状仍未消除者。

【护理要点】

1. 密切观察患者全身情况，包括温度、呼吸、脉搏、血压、神志和血尿常规检查，尤其有合并损伤者更应密切注意，发现异常情况，及时对症处理。

2. 保持伤肢与心脏处于同一水平面，不可过高或过低。如静脉回流不畅，可稍抬高。

【常用西药参考】

止血、输血、输液防治休克。

第二节　周围神经损伤

【概述】

周围神经损伤较常见，好发于尺神经、正中神经、桡神经、坐骨神经和腓总神经等。上肢神经损伤多于下肢。

周围神经损伤属中医“痿证”范畴，可归于“肉痿”类，又名“肢瘫”。

【病因病机】

一般多见于开放性与闭合性损伤，战时多为火器伤。

1. 开放性损伤常见原因　①锐器伤：如玻璃与刀等利器切割伤，多见于手、腕或肘部等，损伤多为尺神经、正中神经和指神经等。②撕裂伤：由牵拉造成的局部神经边缘不整齐的断裂，或一段神经的缺损。③火器伤：如子弹或弹片伤等，多合并开放性骨折、肌肉肌腱与血管损伤。

2. 闭合性损伤常见原因　①牵拉伤：如肩肘髋关节脱位与长骨骨折引起的神经被过度牵拉所致损伤。②神经挫伤：钝性暴力打击所致，但神经纤维及其鞘膜多较完整，可自行恢复。③挤压伤：多为外固定器械、骨折断端与脱位的关节头压迫神经所致，损伤多发生于正中神经、尺神经和腓总神经等。④神经断裂：多见于锐利的骨折断端切割造成的神经断裂，如肱骨中、下段骨折和肱骨髁上骨折造成的桡神经或正中神经损伤。

中医认为，其病因病机为气滞血瘀，经络不通，筋脉失养。

【诊断】

1. 畸形 由于神经损伤，肌肉瘫痪而致，如桡神经损伤后出现的腕下垂，尺神经损伤后出现的爪形指，正中神经损伤后出现的“猿手”畸形，腓总神经损伤后出现的足下垂等。

2. 感觉障碍 周围神经损伤后它所支配的皮肤区发生感觉障碍，检查感觉减退或消失的范围可判断是何神经损伤。

3. 运动障碍 神经损伤后所支配的肌肉瘫痪，通过6级法检查肌肉瘫痪的程度可判断神经损伤的程度。

4. 腱反射的变化 神经受伤后，有关肌腱的反射消失。如坐骨神经损伤后跟腱反射消失，上臂肌皮神经受伤后，肱二头肌腱反射消失。

5. 自主神经功能障碍 周围神经损伤后所支配的皮肤出现营养障碍，如无汗、干燥、灼热和发红等，晚期皮肤发凉，失去皱纹，变得平滑、少汗、干燥，毛发过多和指甲变形。

6. 神经本身的变化 沿神经纤维走行区触诊和叩诊可了解神经本身的变化。神经不全损伤时，触诊可引起神经全段疼痛。

电生理检查，包括肌电图和诱发电位检查有助于神经损伤的诊断、评估神经再生和预后情况及指导治疗。

【鉴别诊断】

前臂间隔区综合征：①背侧间隔区压力增高时，患部肿胀，组织紧张，有压痛，伸拇与伸指肌无力，被动屈曲五个手指时引起疼痛。②掌侧间隔区压力增高时，患部肿胀，组织紧张，有压痛，屈拇与屈指肌无力，被动伸五个手指均引起疼痛，尺神经与正中神经支配区的皮肤感觉麻木。

【治疗】

1. 辨证论治 治宜活血化瘀，益气通络，用补阳还五汤。

黄芪30g　归尾6g　赤芍4.5g　地龙3g　川芎3g　桃仁3g　红花3g

后期在此基础上重用补肝肾强筋骨之药。

2. 外治法 骨科外洗方熏洗。

3. 其他治疗

（1）手法治疗：有针对性地进行手法治疗和功能锻炼，保持肌张力，防治肌肉萎缩、肌纤维化、关节僵硬、关节萎缩及关节畸形等。

（2）复位：解除骨折断端和关节头对神经的压迫。

（3）外固定：神经损伤合并肢体一侧肌肉瘫痪，为避免拮抗肌将关节牵拉到畸形位引起的关节僵直，需用夹板与石膏等将患肢固定于功能位，为日后肢体功能的全部恢复奠定良好的基础。如桡神经损伤引起的腕下垂，可用掌侧板固定患腕于背伸位等。

（4）功能锻炼：着重练习患肢各关节各方向的运动，待肌力逐步恢复，可训练抗阻力活动。

（5）针灸治疗　损伤中后期多用，按损伤神经分布区循经取穴。

【转诊原则】

1. 神经嵌入骨折断端或关节面之间，需尽早手术探查处理。
2. 开放性损伤合并神经断裂者。

【养生与康复】

1. 妥善保护患肢，避免冻伤、烫伤与压伤等。
2. 功能锻炼，防止肌肉萎缩和关节僵硬等。

【常用西药参考】

弥可保，地巴唑，维生素 B_1、B_6 等。

第四章

急救基本知识

第一节　常用急救技术

一、注射技术

（一）皮内注射（id）

皮内注射是将小量药液注入皮内（表皮与真皮之间），主要用于过敏试验和预防注射。

1. 部位　皮肤过敏试验多在前臂掌侧下1/3处，预防接种多在上臂三角肌外侧处。

2. 操作方法　吸取药液，用酒精棉球消毒皮肤（皮试严禁用碘酒，因碘酒的棕色不易消除，影响皮肤试验的观察）。酒精待干后，左手绷紧注射部位皮肤，右手持注射器（1ml注射器），使针头斜面向上，与皮肤成5°角，快速刺入皮内，推入0.1ml的被试药液，使局部形成皮丘。拔出针头后勿按揉皮肤。过敏试验者在注射后20分钟观察反应。

（二）皮下注射（ih）

皮下注射是将小量药液注入皮下组织，多用于治疗的给药途径和预防接种。

1. 部位　多用上臂三角肌下缘、股外侧、腹部、腰部、背部。

2. 操作方法　吸取药液，先用碘伏消毒注射部位。左手绷紧注射部位，右手持注射器，使针头斜面向上，与皮肤成30°～40°角，快速刺入皮下约至针头的2/3或1/2，放松皮肤，固定针头，反抽无回血时即可将药液缓慢注入。注射完毕后，用棉球轻压针刺处，快速拔出针头。

（三）肌肉注射（im）

肌肉注射是将药液注入肌肉内，使药液迅速发生疗效，或刺激性药物不宜做皮下注射，或要求比皮下注射更迅速发生疗效者，常选用肌肉注射法。

1. 部位 一般选用肌肉较厚，离大神经、大血管较远的部位，以臀大肌为最常用，其次为三角肌和股外侧肌。

连线法：取髂前上棘和尾骨连线的外上1/3处为注射部位。

2. 操作方法 患者一般取侧卧位，上腿伸直，下腿稍弯曲，坐位亦可。暴露注射部位，碘伏消毒皮肤。吸取药液后，左手拇、示指绷紧皮肤，右手持注射器，将针头垂直，迅速刺入深达针头的2/3处，固定针头，反抽无回血，即可将药液注入。注射完毕，用棉签轻压针刺处，拔出针头至无血渗出。

（四）静脉注射（iv）

静脉注射是将药液注入静脉内，用于需要迅速发生药效，或药液刺激性强而不适于其他注射方法时。

1. 部位 身体各部较显露的表浅静脉均可。常用肘窝处的正中、贵要、头静脉。小儿常用头皮静脉或股静脉。需多次静脉注射的患者，应由远端静脉开始，以保护血管。

2. 操作方法 常规查对无误抽吸药液后，选择注射的静脉，在其上方5cm放好止血带，下垫小枕。常规消毒皮肤后扎紧止血带，让患者握拳使静脉充盈。取已吸好药液的注射器，再重新查对无误，排尽空气。左手将注射部位的皮肤绷紧，右手持注射器，针头斜面向上，与皮肤约成15°角，沿静脉走向刺入皮下，再刺入静脉内。有回血时让患者松拳，放松止血带，固定针头，慢慢推入药液。注射毕，用棉签按压穿刺点，迅速拔出针头，用棉签再按压至无血渗出。

（五）静脉输液（iv gtt）

静脉输液用于补充体内水分、营养，冲淡或排除毒素，维持电解质平衡，供给药物等。

1. 部位 同静脉注射。

2. 操作方法 密闭式输液法：核对医嘱，检查液体有无变质、浑浊、沉淀，瓶口有无裂缝及有效期和药液浓度。无误后，撬开铝盖中间部分，套好瓶套，消毒瓶塞，插入输液器。输液前嘱患者排便后取舒适卧位。排尽输液器内空气，嘱患者握拳，在注射部位上6cm处系止血带，选择好血管（由远端静脉开始）后松开止血带，碘伏消毒待干。备齐固定用胶布，再次碘伏消毒，系止血带（注意不要污染皮肤）。再次检查输液管路内已排尽空气，左手绷紧皮肤，右手持针柄，针头斜面向上，见回血后同时松开止血带、止水夹，并嘱患者松拳胶布妥善固定，无菌棉覆盖穿刺处。根据患者情况调整滴数，一般患者每分钟40～60滴，脱水患者心肺功能尚好者滴速稍快，老年人或心肺功能较差者，滴入速度宜缓。

二、吸氧术

吸氧术是临床上针对缺氧的一种治疗方法，即给予缺氧患者吸入氧气，目的在于提高患者肺泡内的氧分压，从而提高动脉血氧分压（PaO_2），纠正低氧血症及其带来的危害，挽救患者的生命。

（一）适应证

氧疗之前必须首先对缺氧进行评估，以便决定给氧方式。判断缺氧程度，除病史、临床表现外，主要根据动脉血氧分压（PaO_2）和动脉血氧饱和度（SaO_2）作出判断。

轻度缺氧：$PaO_2>6.65kPa$（50mmHg），$SaO_2>80\%$，无紫绀、呼吸困难不明显、神志清楚，一般不需氧疗。

中度缺氧：$PaO_2$4～6.65kPa（30～50mmHg），$SaO_2$60%～80%，有紫绀、呼吸困难、神志正常或烦躁不安，需氧疗。

重度缺氧：$PaO_2<4kPa$（30mmHg），$SaO_2<60\%$，出现明显紫绀、呼吸极度困难、三凹征、神志处于昏迷或半昏迷，必须进行氧疗。

氧流量：一般轻度缺氧者，氧流量应调至1～2L/min；中度缺氧者，氧流量应调至2～4L/min；重度缺氧者，氧流量应调至4～6L/min。

氧流量与吸氧浓度的换算公式：吸氧浓度% =21 +4×氧流量（升/分）

（二）吸氧方法

吸氧方法有鼻导管法、双侧鼻导管法、鼻塞法、面罩法、氧气头罩法、氧气枕法、氧气帐法。以氧气筒吸氧为例：首先湿润棉签，清洁鼻孔，连接鼻导管，检查氧气流出是否通畅。根据缺氧程度，调节氧流量。湿润鼻导管，轻插至鼻咽部，插管深度约为鼻尖至耳垂的2/3长度。用胶布将鼻导管固定并记录用氧开始时间及氧流量。

（三）副作用及防治措施

当吸氧浓度高于60%，持续时间超过24小时，即可出现氧疗的副作用。常见的副作用如下：

1. 氧中毒　机体长时间吸入高浓度的氧气后，可出现肺泡壁增厚、出血。

2. 肺不张　当吸入高浓度氧气后，肺泡内大量氮气被置换，此时，一旦发生支气管阻塞，氧气被血液充分吸收后，引起吸入性肺不张。

3. 晶状体后纤维组织增生　常见于新生儿，当新生儿吸氧浓度过高时，可使婴儿视网膜血管收缩，而后发生视网膜组织纤维化，导致永久性失明。

4. 呼吸道分泌物干燥　常见于气管插管或气管切开的患者，由于其上呼吸道失去了对吸入气体的加强湿化作用，如果持续吸入未经湿化的高浓度氧气超过48小时，支气管可因干燥气体的直接刺激产生损害。

5. 呼吸抑制　常见于低氧血症并伴有二氧化碳潴留的患者。由于此类患者的通气调节主要依靠缺氧的刺激来调节呼吸，如果吸入高浓度氧气，就解除了缺氧对化学感受器的刺激，使呼吸中枢受到抑制，甚至会出现呼吸停止。

（四）注意事项

1. 安全用氧，做好四防，即防火、防热、防油、防震。

2. 湿化给氧，可减轻氧气的干燥及对呼吸道的刺激作用。

3. 用氧过程中注意氧疗的监护：评价缺氧症状有无改善，如心率减慢、血压上升、呼吸平稳、紫绀减轻、精神状态好转、动脉血气改善（PaO_2 正常值95～100mmHg，SaO_2 正常值95%，$PaCO_2$ 正常值35～45mmHg）等均说明缺氧症状改善；评价氧气装置有无漏气、是否通畅；评价是否出现氧疗的副作用。

4. 防止交叉感染：氧疗装置中的导管、湿化瓶、面罩等，应定时更换，并清洁消毒，一次性物品用后应废弃。

5. 氧气筒内的氧气不可用尽，当压力降至5kg/cm^{2}时，应停止使用，以防外界灰尘进入氧气筒内，再次充气时引起爆炸。对未使用或已用尽的氧气筒应分别悬挂“满”或“空”的标志，便于急用时搬运，提高抢救速度。

三、吸痰术

吸痰法是指经口腔、鼻腔或人工气道，将呼吸道内的分泌物吸出，以保持呼吸道通畅的方法。

（一）适应证

呼吸道分泌物不能自行咳出的患者，如年老体弱、危重、昏迷、麻醉未清醒前等各种原因引起的不能有效咳嗽者。

（二）目的

保持呼吸道通畅，预防吸入性肺炎、肺不张、窒息等并发症。

（三）方法

1. 导管吸痰法

（1）备齐用物，携至床旁，检查吸引器的性能是否良好、连接是否正确、导管是否通畅。

（2）向患者解释，以取得合作，将患者的头侧转，面向护士。

（3）连接吸痰管，润滑后，试吸生理盐水，检查管道是否通畅。

（4）插管时，一手将吸痰管末端（连接玻璃接管处）折叠，以免负压吸附黏膜引起损伤，另一手用无菌血管钳持吸痰管插入鼻孔或口腔，经过咽部进入气管，吸痰时，动作要轻柔，从深部向上提拉，左右旋转，吸净痰液。每次吸痰时间不超过 15 秒，痰多者应间隔 3～5 分钟再吸。拔管时，反折吸痰管末端，将吸痰管向上提出。

（5）痰液黏稠，可配合叩击、超声雾化吸入等方法，使痰液稀释，便于吸出。

（6）每次吸痰完毕，应用无菌生理盐水抽吸冲洗，以防导管被痰液阻塞，并将吸痰管重新消毒或废弃，最后将吸痰玻璃接管插入盛有消毒液的试管中浸泡。

（7）擦净患者面部的分泌物，整理用物。

2. 注射器吸痰法　常用于紧急情况而又无吸引装置的时候。一般可用 50ml 或 100ml 的注射器连接吸痰管直接抽吸。

3. 口对口吸痰法　常用于现场急救，而又无其他辅助设备时，救护者需直接用口吸出患者呼吸道的分泌物，以保持其呼吸道的通畅。操作时，救护者一手托起患者下颌，使其头后仰，另一手捏住患者的鼻孔，再进行口对口吸痰。

四、雾化吸入

雾化吸入疗法主要用于呼吸道疾病的治疗。由于此种方法为局部用药，奏效快，药物用量小，副作用少，被临床广泛应用。雾化吸入疗法是将药物分散成较小的雾滴或颗粒，使其悬浮于气体中，进入呼吸道和肺，起到清洁、湿化气道以及局部消炎、祛痰等治疗作用。

（一）适应证和目的

1. 治疗呼吸道感染，消除炎症，减轻咳嗽，稀化痰液，帮助祛痰。

2. 改善通气，解除支气管痉挛。

3. 胸部手术后预防呼吸道感染。

4. 湿滑呼吸道。

（二）雾化类型及使用方法

1. 喷射式雾化器 借助高速流过毛细管孔并在管口产生负压，使液体由邻近另一管道吸出，液体冲出前方阻挡口被撞击成雾滴。一般气体的压力需 3～5kg，用氧气作气源时氧流量 6～10L/m，这种雾化器最常用。

2. 喷粉器 患者口含喷粉器的一端行深吸气，带动风扇样装置，将药粉喷出吸入，如吸入色甘酸钠等。

雾化器的类型还有手压式雾化器、超声波雾化器等，如有条件应参照说明书来使用。

（三）常用药物（表 8－2）

表 8－2 常用药物

功效	药物	用法及用量
化痰祛痰	3% 盐水	10ml，10～15 分钟/次
	痰易净	10%～20% 溶液喷雾，1～3ml/次，2～3 次/天
支气管舒张药	异丙肾上腺素	0.25% 气雾吸入，每次吸入 1～2 下，2～4 次/天
	异丙阿托品	0.25% 气雾吸入，3～6 次/天
	舒喘灵	0.1～0.2mg（即喷 1～2 次），必要时 1 次/4 小时（24 小时内不超过 8 次）
非特异性抗炎药及抗过敏雾化剂	色甘酸二钠	特制吸入器吸入，20mg/次，3～4 次/日
	倍氯米松	吸入 100～200μg/次，2～3 次/日
除泡沫剂	1% 二甲基硅油	间断雾化、喷吸 15～45ml/次
抗菌药	庆大霉素 8 万单位	气雾吸入

（四）注意事项

1. 药物的雾滴进入支气管后，可引起支气管痉挛，一旦发生可给支气管扩张剂。

2. 雾化吸入后，气道内分泌物膨胀，使原来部分阻塞的支气管有时完全阻塞，不能咳出者，应拍背、吸痰进行清理。

3. 雾化吸入用于呼吸道感染时，要求无菌操作（洗手，戴无菌手套，认真细致操作等），定期消毒雾化器，防止继发呼吸道感染。

五、洗胃术

洗胃术是用洗胃管经鼻或口腔插入胃内，先吸出毒物后注入洗胃液，再从胃中将其排出，以达到清洗毒物的目的。因此法并发症少，排毒效果好，应列为首选方法。

（一）适应证

1. 凡经口服毒物，又无禁忌证者。
2. 在服毒后6小时内最有效，有机磷中毒不受时间限制，都应洗胃。
3. 幽门梗阻患者、催吐无效者。
4. 外科胃部手术前准备。

（二）方法与步骤

1. 胃管洗胃法 洗胃时，患者取仰卧位，使头转向一侧，以免洗液流入气管内，有假牙应取下。胃管末端涂液状石蜡润滑，由口插入55～60cm左右，吸出少量胃液以证明胃管在胃中。毒物种类不明时，洗胃液一般用生理盐水，已知毒物种类时，应用相应的解毒剂，然后用50～100ml注射器注入洗胃液，每次注入量为300～500ml，再抽吸弃去。必要时留胃内容物备检。如此反复冲洗，直到澄清为止。冲洗完毕后，如需保留胃管，将胃管端反折用夹子夹住，固定在面颊部。

2. 洗胃器灌洗胃法

（1）洗胃器经口插入胃内。操作方法基本同胃管洗胃法。

（2）抽尽胃内容物后，将漏斗提高约距口腔30～50cm，倒入洗胃溶液300～500ml。当漏斗尚有少许溶液时，应立即倒至污桶内，利用虹吸作用的原理，将胃内液体引流于污桶内。如此反复灌洗，直到洗出液体澄清无味为止。

（三）注意事项

1. 腐蚀性毒物中毒者，切忌插胃管洗胃，以免引起食管或胃穿孔。
2. 灌洗过程中如患者感到疼痛，或洗出血性液体时，应立即停止操作，进行适宜处理。

3. 洗胃过程中，洗胃液的温度应保持在 37℃ ~ 38℃。注入量应与抽出量保持基本平衡。

4. 对昏迷患者洗胃宜谨慎，取去枕平卧位，头偏向一侧，防止误吸。

5. 幽门梗阻患者洗胃后，记录胃内潴留量，供静脉补液时参考。

6. 凡心跳、呼吸停止者，应先复苏后再洗胃，并注意清除影响呼吸的分泌物。

（四）禁忌证

见催吐术禁忌证。

六、催吐术

催吐是急救中简便易行的排除胃内毒物的重要方法。

（一）适应证

清醒而能合作的患者，毒物进入胃 4 小时内。

（二）禁忌证

1. 昏迷者。

2. 食入腐蚀性毒物。

3. 吞食煤油、石油者。

4. 患者有食道静脉曲张、上消化道出血、消化道溃疡、食道阻塞、胃癌。

5. 老年、小儿慎用。

（三）方法

1. 向患者说明目的，解除患者的紧张情绪，要求配合。

2. 给患者戴好围裙，预备污物桶。

3. 嘱患者自饮大量洗胃液，温度 25℃ ~ 38℃，以便引发呕吐，至吐出灌洗液清澈为止。

4. 催吐常用两种方法。①用棉棒或压舌板包裹纱布刺激咽后壁或压舌根，引起反射性呕吐。②口服吐根糖浆 30ml/次。

（四）注意事项

1. 饮入量和吐出量大体相等。

2. 注意预防剧烈呕吐致食道黏膜撕裂与出血。

3. 催吐无效或不宜催吐者迅速送至医院洗胃。

七、胃肠减压术

（一）适应证

胃肠道手术前后、肠梗阻、腹膜炎、急性胆囊炎、胰腺炎、急性胃扩张、胃及十二指肠穿孔。

（二）方法和步骤

1. 胃管外涂润滑剂，从一侧鼻孔徐徐插入。
2. 当管插入已达咽喉时，让患者做吞咽动作，顺势将胃管送入胃中。
3. 确认胃管位置正确后（方法同上）给予固定并接胃肠减压装置持续减压。

（三）注意事项

1. 随时检查胃管是否通畅，做到有效减压。
2. 减压期间应禁食，必须经口服药者，应在服药后停止抽吸1小时。

八、鼻饲法

（一）目的

常用于昏迷、不能经口进食的患者，补充必要的营养物质、水和电解质。

（二）方法

依患者病情取半卧位或平卧位，颌下铺毛巾，清洁鼻孔。胃管前端涂润滑油后，由一侧鼻孔缓缓插入至咽喉部，嘱患者做吞咽动作，同时将胃管插入胃中。插入深度为45～55cm（即从耳垂到鼻尖，再从鼻尖到剑突的长度），然后用胶布固定在患者鼻尖部和面颊部。如患者在插管过程中有恶心、呕吐时应暂停片刻，让患者做深呼吸，以减轻不适。插管时如发生呛咳、呼吸困难、发绀等情况，表示误入气管，应立即拔出重插。

检查胃管是否插入胃内有两种方法：①用注射器接上胃管，抽取胃内容物，有胃液说明已插入胃中。②用注射器经胃管注入空气，同时置听诊器于剑突下，听到气过水声，表示已插入胃中。证明胃管在胃内后，注入少许温开水，然后缓慢注入流质饮食。每次注入量约250～300ml，速度以15～20分钟为宜。注完后，再注入20～50ml温开水冲洗胃管防止阻塞。术毕，夹闭胃管，固定于患者衣服上。

（三）注意事项

1. 食道静脉曲张或食道梗阻患者不宜插管。

2. 长期鼻饲患者，在 7 天后应更换胃管并由另一鼻孔重新放置。

3. 拔管动作要迅速，以免引起患者恶心。

4. 留置胃管患者每日行口腔护理两次。

九、灌肠术

灌肠术是将液体通过导管从肛门灌入肠内的方法。常用于给药、补充营养和液体，清洁肠道以利于排泄毒素，或配合结肠镜检查等。灌肠术分为保留灌肠和不保留灌肠（又分为小量不保留灌汤、大量不保留灌肠和清洁灌肠）。

（一）适应证和目的

1. 不保留灌肠　刺激肠蠕动，软化及清除粪便，排除肠内积气，减轻腹胀，常用 0.1% 肥皂水 1000ml。小量不保留灌肠常选用 1、2、3 灌肠剂（即由 50% 硫酸镁 30ml，甘油 60ml，温开水 90ml 配成，温度 38℃）。

2. 保留灌肠　用于给药，治疗肠道疾病或从直肠给患者营养剂。

3. 清洁灌肠　用于直肠、结肠检查前的准备或脏器造影及肠道手术前准备。

（二）具体方法及步骤

1. 向患者说明灌肠目的，取得患者配合。患者取左侧卧位，右腿屈曲向前，左腿伸直，将橡皮单和治疗巾放于患者臀下，避免污染床褥。灌肠液的温度在 38℃ 左右为宜。

2. 用凡士林润滑肛管头，排出管内气体。将肛管慢慢插入肛门达 10 ~ 15cm 后，抬高灌肠筒至离肛门高约 50 ~ 60cm 处，使溶液缓缓流入直肠。灌液量一般成人 500 ~ 1000ml，儿童 200 ~ 500ml。大约 5 ~ 10 分钟后灌肠液将流尽时，将肛管在近肛门处双折起来拔出。嘱患者排便（清洁灌肠）。

3. 一般便秘可采用小量不保留灌肠，催产用大量不保留灌肠。

4. 补充营养及液体或给药时，用静脉输液器接在插入肠内的导管上即可。一般为 40 ~ 50 滴/分，滴后让患者仰卧以助吸收。

5. 如为清洁灌肠，反复多次灌肠直至流出物无粪便为止。做保留灌肠时，事前要排便，垫高臀部 10cm，灌入速度要慢。

（三）注意事项

1. 灌液速度、温度要适宜，降温灌肠使用 28℃ ~ 32℃ 等渗盐水，保留 30 分钟后排出，便后隔半小时复测体温。

2. 注意观察灌洗出来的液体的颜色、量、坚硬度、有无脓血等。

3. 妊娠急腹症、消化道出血时，不宜清洁灌肠。

4. 肛、直肠、结肠术后及大便失禁者不宜用保留灌肠。

5. 在灌肠过程中，如患者有腹胀和便意，可让患者做深呼吸或暂停片刻，以缓解症状。

十、导尿术

（一）目的

用于解除尿潴留，尿细菌培养，测量尿残余量，测定膀胱的冷热感、容量和膀胱减压等。昏迷、休克、烧伤等需准确记录其尿量者。

（二）操作方法

患者仰卧，两腿屈膝外展，臀下垫橡皮单及治疗巾，并置一便盆。用肥皂水棉球和温水清洗外阴及尿道口。术者戴消毒手套，站在患者右侧，阴部盖无菌洞巾。男患者以左手用无菌纱布裹住阴茎，将包皮向后推，右手持无菌镊夹碘伏棉球消毒，自尿道口向外旋转擦拭，注意擦净包皮及冠状沟。女患者消毒时将药碗放在患者两腿间，左手拇、示指分开并固定小阴唇，以碘伏棉球自上而下、由内向外分别消毒尿道口及小阴唇（尿道口须消毒两次），每个棉球限用一次。将前端涂有润滑剂的无菌导尿管轻轻插入尿道，男性约为20～22cm，女性4～6cm，见尿液流出再插入1cm左右，松开左手，固定导尿管，将尿引入弯盘中。导尿完毕后，将尿管拔出。如需做尿培养者留取中段尿，放入无菌试管中送检。如需留置导尿，应将导尿管妥善固定，接上贮尿袋，悬于床旁，定时记录尿量。

（三）注意事项

1. 严格执行无菌操作，防止尿路感染。

2. 插导尿管时动作轻柔缓慢，以免损伤尿道。

3. 膀胱过度膨胀时不宜一次排空，以免引起膀胱黏膜急性出血，一次放尿不超过1000ml。

4. 金属导尿管易损伤尿道，尽量少用。

5. 男性成人因尿道有两个弯曲，因此将尿管插入时要将阴茎提起使其和腹壁成60°角，使导尿管能顺利插入。

6. 为女患者导尿时，如误入阴道，应立即更换导尿管重新插入。

7. 留置导尿时每 24 小时更换一次引流袋。

十一、心电图操作

(一) 普通心电图应用范围

1. 对心律失常和传导障碍具有重要的诊断价值。

2. 对心肌梗死的诊断有很高的准确性，它不仅能确定有无心肌梗死，而且还可确定梗死的病变部位、范围以及演变过程。

3. 对房室肥大、心肌炎、心肌病、冠状动脉供血不足和心包炎的诊断有较大的帮助。

4. 能够帮助了解某些药物（如洋地黄、奎尼丁）和电解质紊乱对心肌的作用。

(二) 方法

1. 患者皮肤的准备　局部涂导电膏，或用棉签蘸酒精替代。

2. 心电图机的准备　严格按照国际统一标准，准确安放常规 12 导联心电图电极，具体电极的位置、标志和颜色见下表。

表 8－3　电极的位置、标志及色码的配置

导联电极位置	电极标志符号	色码	在人体表面的位置
肢体	R	红	右臂
	L	黄	左臂
	F	绿	左腿
	BF	黑	右腿
胸部	V_1	白	胸骨右缘第 4 肋间
	V_2	白/红	胸骨左缘第 4 肋间
	V_3	白/绿	V_2 和 V_4 中间
	V_4	白/棕	左锁骨中线第 5 肋间
	V_5	白/黑	左腋前线上与 V_4 同一水平
	V_6	白/紫	左腋中线上与 V_4 同一水平

3. 描记心电图

(1) 用手动方式记录心电图时，每次切换导联后，必须等到基线稳定后再启动记录纸，每个导联记录的长度不应少于 3～4 个完整的心动周期（即需记录 4～5 个 QRS 综合波）。

(2) 疑有或有急性心肌梗死患者首次做常规心电图检查时必须加做 V_7、V_8、V_9（V_7 位于左腋后线 V_4 水平；V_8 位于左肩胛骨线 V_4 水平；V_9 位于左脊旁线 V_4 水平），并在胸壁各导联部位用色笔、龙胆紫或反射治疗标记用的皮肤墨水作上标记，使电极定位准确以便以后动态比较。

（3）疑有右位心或右心梗死者，应加做 V_{2R}、V_{3R}、V_{4R}导联。

4. 完成心电图报告

（1）正确填写患者相关情况：姓名、性别、年龄、病室、床号、住院号等。

（2）心电图解说内容的填写：

①心律情况：根据 P 波的有无，其规律性如何，判断主要的基本心律是窦性的、房性的或室性的。

心率的计算：心率 =60/P－P 或 R－R 间期。正常应在 60～100 次/分之间。

P－R 间期：P 波起点至 QRS 波起点。心率正常范围时，P－R 间期为 0.12～0.20 秒。

QRS 波群时间：QRS 波群开始至终末。正常成年人 QRS 时间在 0.06～0.10 秒。

QT 间期：QRS 波群的起点到 T 波的终点。QT 间期的正常范围为 0.32～0.44 秒。

②心电图特征

P 波：P 波为心房除极波。形小而圆钝，随各导联而稍有不同。P 波的宽度一般不超过 0.11 秒，电压（高度）不超过 0.25mV。

ST：测量各个导联 ST 的有无上抬或者下压，如有应当注明导联及其形态特点和偏移幅度。

T：填写 T 波的形态特点和方向，如有异常的 T 波改变，如低平、双向，请注明导联。

U 波：是否可见，在哪些导联，有无振幅和形态异常。

③心电图诊断：通常心电图诊断包括 4 个方面的内容：

心律诊断：如窦性心律、房性心律等。

心电轴偏转情况：如心电轴不偏、电轴右偏等。

钟向转位情况：如顺钟向转位、逆钟向转位，或者无钟向转位。

根据心电图的特点，进行最后判断，如正常心电图、异常心电图、急性下壁心肌梗死等。

第二节　现场心肺复苏术的操作方法

一、呼吸心搏骤停的判断

患者突然心搏、呼吸骤停时，特殊的临床表现：

1. 意识突然丧失，患者昏倒于各种场合。

2. 呼吸微弱或消失。

3. 面色苍白或转为紫绀。

4. 部分患者出现短暂抽搐，随即全身瘫软。

心搏停止与否，应该综合判断，但时间就是生命，只要出现意识丧失，就可进行复苏。

二、基础生命支持

基础生命支持是心搏呼吸骤停后有效复苏的技术。目的是维持充足的通气和循环，直到导致骤停的基本原因被逆转。缺乏充足的灌注 3～4 分钟将导致不可逆的脑损伤。

（一）A（assessment & airway）判断意识和畅通呼吸道

1. 意识丧失　通过轻轻地摇动患者肩部并大声地询问："喂，你还好吗?"判断患者是否有反应，如认识可直接呼喊其姓名；如果没有反应，立即用手指掐人中穴约 5 秒钟，并大声呼救，立即进行气道评估。

注意：掐人中时间不能超过 10 秒，患者有反应立即停止。肩部宜轻摇，不可过重，以防加重骨折。

2. 呼救　一旦确定患者昏迷，立刻呼救，招呼周围人员协助抢救。

注意：一定要呼救，不能"单打独斗"，让人呼叫"120"。

3. 将患者放置适当体位　正确的抢救体位是仰卧位，患者的头、颈、躯干应躺平摆直无扭曲，双手放于躯干两侧。

注意：抢救者要跪于患者的一侧，先将患者手臂举过头，拉直双腿，再将整个身体反转；保护颈部；解开上衣，暴露胸部或仅留内衣。

4. 畅通呼吸道　通常采用仰头举颏法：即一手置于患者前额，使头部后仰，另一手的食指与中指置于下颏并将其抬起。通畅气道时如发现口内有异物或呕吐物时应将其头部转向一侧并将异物或呕吐物去除。

注意：手指不要压颈部、颏下组织，以防压迫气道，也不要使颈部过度伸展。

5. 判断呼吸 在畅通呼吸道后，观察有无胸廓起伏，在患者口鼻边听有无呼吸音并感觉你的面颊有无气流。

注意：要保持呼吸道通畅的位置，时间在5秒钟以内，如无呼吸，立刻做人工呼吸。

（二）B（breathing）人工呼吸

1. 口对口人工呼吸 是一种快捷有效的通气方法。具体方法：术者一手拇指和食指捏闭患者鼻孔，另一手食指和中指仍抬举下颏，深吸一口气后用口唇包住患者口唇后吹气，持续1.5～2秒钟，可见患者胸部上抬，然后让患者自然呼气，连续两次，每次吹入的气量800～1200ml。无论是两人或一人进行复苏（CPR），胸外按压与人工呼吸的比例均为30∶2。

2. 口对鼻及口对口鼻人工呼吸法 主要用于牙关紧闭或口腔有严重损伤者，主要对准患者鼻部，或者将口鼻一起包住，其他同上。

（三）C（circulation）人工循环建立

1. 判断有无脉搏 通过感觉颈动脉搏动来评估循环体征，如果没有动脉搏动，立即进行胸外心脏按压。颈动脉触摸法：患者仰卧位，头部保持后仰，男性喉结旁2～3cm处。

注意：触摸颈动脉一定要准确轻柔，气道要保持开放，时间要小于10秒钟，不可因为寻找颈动脉搏动，丧失抢救时机。

2. 胸外按压术 本法是现场抢救时首选方法：使患者平卧于硬板床或平地上，注意保暖，术者以左手掌根置于患者胸骨中下1/3交界处，右手压于左手背上，两手扣紧，肘关节伸直并与患者的胸部垂直，依靠自身的体重垂直向下按压，按压深度以胸廓下陷3～5cm为宜。按压与放松时间相等，按压速率为100次/分。

（1）快速定位法

①首先以食指、中指沿患者肋弓处向中间滑动。

②在两侧肋弓交点处寻找胸骨下切迹，以切迹为定位标志，不要以剑突下定位。

③然后将食指及中指的两横指放在胸骨下切迹上，食指上方的胸骨正中部即为按压部位；以另一手的掌根部紧贴食指上方。

④将定位之手取下，以掌根叠放在另一手背上，使手指脱离胸壁。

(2) 注意

①无论单人操作或双人操作，每进行 5 个 CPR（1 个 CPR = 30 次胸外心脏按压加 2 次人工呼吸）均要对患者进行 1 次评估，评估复苏是否有效。评估时间为 10 秒钟，强调不间断按压，在人工呼吸时也要持续进行胸外心脏按压。

②复苏有效的指标：除可触摸到大动脉开始搏动外，同时出现脑复苏的征象，瞳孔由大变小或出现对光反射，出现睫毛反射、吞咽反射及挣扎和自主呼吸。

③院外发现患者突然猝死，可先予心前区捶击，对心室颤动、完全性房室传导阻滞可能有效。方法：患者仰卧于硬板床或平地上，术者用握拳的尺侧（小指侧）距患者胸壁 20 ~ 30cm 处，迅速捶击胸骨中部 1 ~ 2 次。如无效应立即放弃，行胸外心脏按压。

三、进一步生命支持

进一步生命支持需在医院内进行，是基础生命支持的继续，其中包括呼吸、循环支持，心电监测、电除颤和复苏药物的应用。监测血生化及血气分析：

(一) 通畅气道

气管内插管是一种保持呼吸道通畅，保证有效通气及防止胃胀气、胃液返流入气道的有效方法。方法：成人常选 7 ~ 8 号气管导管，插入深度 22 ~ 24cm。有效通气：在通畅气道情况下，可选用各种人工通气的机械设备，如简易呼吸器辅助呼吸、呼吸机控制通气或辅助通气。

(二) 人工循环

开胸心脏按压适应证：有血胸、张力性气胸、心脏损伤、脊柱畸形而影响胸外心脏按压者，心包积液及胸外心脏按压无效而又认为值得继续进行复苏者。本方法优点是可直接观察心脏情况，按压效果确切。但要开胸手术，技术要求高并且术后要特别护理，故不建议心搏骤停患者常规行开胸心脏按压。

(三) 心肺复苏时的药物治疗

1. 给药途径

(1) 静脉给药：静脉为首选的给药途径，常选用上腔静脉系统给药，包括中心静脉和外周静脉两种。颈内静脉和锁骨下静脉为最佳给药途径，外周静脉可首选肘正中静脉，给药后抬高给药侧肢体或用液体加压推注加快药物到达中心循环。肢体远端及下腔静脉系统给药效果不好。

（2）气管内给药：已行气管插管或气管切开而静脉通路尚未建立时，肾上腺素、利多卡因、阿托品可以气管内给药。气管内给药剂量比静脉给药剂量大2～3倍，并用生理盐水或注射用水稀释，给药时应将一导管放置超过气管内插管的尖端，此时应停止胸部按压，药物溶液应快速沿气管内导管喷入，并迅速向肺内吹气几次，以使药物雾化而加快吸收。

2. 复苏常用药物

（1）肾上腺素：为α、β肾上腺素能受体激动剂，复苏时主要利用其α受体作用，可使主动脉内压增高，增加心肌和脑的灌注。可用于室颤时表现为细颤、心室停搏、无脉搏电活动。用法：1mg静注，按3mg、5mg每3～5分钟重复给药1次。无效时可渐增大至0.1mg/kg。

（2）阿托品：可解除因迷走神经亢进引起的心脏抑制，可用于心脏停搏和缓慢性无脉电活动。用法：1mg静脉注射，无效时3～5分钟后重复1次，总剂量3mg（0.04mg/kg）。

（3）利多卡因：是治疗室性心律失常的药物，适用于电除颤和肾上腺素治疗后顽固性心室颤动、血流动力学稳定性室性心动过速及血流动力学有改变的室性早搏。心肺复苏时，利多卡因只作为其他药物（如胺碘酮）无效时的第二线药物。用法：负荷量1～1.5mg/kg静注，静脉注射有效后应以2～4mg/min静脉点滴维持。在维持静点过程中出现反复发作室性心律失常者可酌情再给一次负荷量，总剂量不超过3mg/kg或200～300mg/h。

（4）胺碘酮：胺碘酮的药理作用复杂，既可作用于心肌细胞膜上的钠、钾、钙通道，延长复极，同时又有α、β受体阻滞作用，可用于房性、室性心律失常。心肺复苏时，在电除颤和使用肾上腺素后，建议使用胺碘酮；也可用于血流动力学稳定的室性心动过速、多形性室性心动过速、不明原因的多种复杂的心动过速及心房纤颤的药物转复。用法：首剂：150mg，10分钟内静注，然后按1mg/min剂量维持，6小时后改为0.5mg/min静脉维持，必要时可重复给药150mg，每日最大剂量不超过2g。

（5）碳酸氢钠：在心搏骤停的早期，主要是二氧化碳潴留引起呼吸性酸中毒，这时控制酸碱平衡的关键是进行足够的肺泡通气和血流灌注，而不是积极用碳酸氢钠等缓冲剂。过多地积极应用碳酸氢钠，可导致碱中毒，使氧解离曲线左移，加重组织缺氧。对心脏停搏时间较长或已存在代谢性酸中毒、高钾血症或三环类、巴比妥类药物中毒，应用碳酸氢钠可能有效。用法：起始剂量：1mmol/kg 静脉注射，有条件应根据血气分析来指导用药。5% 碳酸氢钠 1mmol = 1.6ml。

（6）多巴胺：多巴胺是去甲肾上腺素的前体，具有 α、β 受体激动作用，又有多巴胺受体激动作用。随着剂量的不同，多巴胺的效应亦不同：小剂量（2 ~ 4μg/kg/min）主要兴奋多巴胺受体，表现为轻度正性肌力和肾血管扩张作用，中剂量（5 ~ 10μg/kg/min）主要激动 β 受体，表现正性肌力作用，心肌收缩力增强，心输出量增多，心率轻度增快，收缩压升高，舒张压变化不大；大剂量（ > 10μg/kg/min）主要兴奋 α 受体，外周血管收缩，肾血流量减少，收缩压和舒张压均升高。在复苏过程中多巴胺主要用于心动过缓或自主循环恢复后低血压者。

（7）生脉注射液：在心肺脑复苏中对维持有效灌注压非常重要，可以持续静脉滴注。

（四）电复律

心搏骤停时最常见的心律失常是心室颤动，而终止心室颤动的最有效办法是电除颤。但成功的机会瞬间即逝，心室颤动数分钟后可能转为心电静止。如能在发生心搏骤停后 6 ~ 10 分钟内进行电除颤，许多患者将不会造成脑损害。方法：对于心室颤动（粗颤）患者，选择非同步直流电除颤时，先将两个电极涂好导电糊，分别将其放在心底部（右侧锁骨中线第 2 肋间处）和心尖部（左腋前线第 5 肋间处），两电极相距 15cm 以上，将电极紧压于患者胸壁皮肤上，选择 200J（双向电极板时可选取 150J）充电后，放电。除颤成功。如果一次除颤没有成功，第二次、三次除颤，仍可选择 200J。如果患者心电示波为细颤波，可首选肾上腺素静注同时持续胸外心脏按压，待转为粗颤后再进行电除颤，如在按压的过程中心电示波为室性心动过速、室上性心动过速可停止按压。

（五）脑复苏

心搏骤停后，脑组织急性缺血必然导致缺氧性脑损伤。其严重程度与心搏骤停的时间密切相关。部分患者虽然获心肺复苏成功，但终因不可逆脑损害而至死亡或残留严重后遗症。因此脑复苏是心肺复苏最后成败的关键。在缺氧状态下，脑血流的自主调节功能丧失，脑血流的维持主要依赖于脑灌注压（平均动脉压与颅内压的差值）。所以，通过维持平均动脉压、降低颅内压，以提高脑灌注压显得尤其重要。

1. 主要措施

（1）头部降温，降低脑代谢，宜尽早实施，可用冰帽、冰袋物理降温。

（2）脱水：20%甘露醇、速尿、白蛋白均可酌情给予。

（3）脑细胞营养、促醒：维生素E、胞二磷胆碱等药物。

（4）防治抽搐：缺氧性脑损害，引起患者四肢抽搐，需及时给予治疗，可用安定10mg静脉注射后持续静脉内泵入，或与苯巴比妥交替使用。待48小时后仍没有再抽搐，可渐减少药量至停药。

（5）高压氧治疗：通过增加血氧含量及弥散，提高脑组织氧分压，改善脑缺氧，降低颅内压。可早进行。

2. 终止复苏指标 经基础及高级生命支持抢救治疗30分钟以上，患者持续没有心跳及自主呼吸，脑干反射消失（瞳孔固定、对光反射消失、角膜反射消失、眼前庭反射消失，对任何躯体部位的刺激均不能引起颅神经支配区域（眼、面、头）的动作反应，刺激咽部不引起恶心反应，将吸管插入气管同样没有咳嗽反射。

第三节 中医常用急救技术

一、针刺治疗

1. 高热 主穴：头部取大椎、风池，上肢取合谷、曲池，下肢取足三里、三阴交、阳陵泉。各穴均用泻法；或配合十宣、大椎穴点刺放血。

2. 脱证 主穴：关元、气海、内关。阴脱加肾俞、三阴交，阳脱加艾灸涌泉、关元。

3. 神昏 主穴：人中、内关、百会、涌泉。用泻法，人中穴向上方斜刺，用雀啄法。阳闭可配合十宣、陶道、中冲放血；阴闭痰多可加足三里、丰隆、合谷；神昏伴脱证可艾灸关元、中脘、足三里，重灸神阙。

4. 急性胸痛 主穴：膻中、内关透外关、心俞、足三里。各穴用泻法为主。

5. 心悸 主穴：神门、郄门、心俞、内关、通里。

6. 哮喘 主穴：天突、大椎、风门、曲池、肺俞，用点刺法。痰多加膻中、足三里、丰隆，用泻法；喘脱加内关、三阴交；缓解期虚证多用灸法，取穴肺俞、肾俞、三阴交、关元、气海。

7. 腹痛 主穴：内关、足三里。胃脘痛加中脘、上脘；脐周痛加天枢、大横、阴陵泉、公孙；胆绞痛加期门、阳陵泉、太冲；食积痛加梁门、内庭；腹胀痛加支沟、太白、公孙、丰隆。各种腹痛因虚寒所致可加用灸法，可分别取穴胃俞、脾俞、肾俞、大肠俞、中脘、神阙、关元、气海等。

8. 肾绞痛　主穴：足三里、肾俞、膀胱俞、腰阳关、委中，各穴强刺激不留针。

9. 头痛　主穴：侧头痛取太阳、风池、外关、太冲、足临泣；前额痛取印堂、攒竹、合谷、内庭；颠顶痛取百会、内关、太冲；头枕痛取天柱、后溪。

10. 眩晕　主穴：肝阳上亢取风池、行间、侠溪；气血不足取足三里、百会、气海、脾俞，针用补法或加灸；恶心呕吐加内关、足三里、丰隆；头痛刺太冲，或曲池点刺放血。

11. 癫痫发作　主穴：人中、百会、内关、神门、三阴交、太冲。痰多加天突、丰隆，或灸百会、气海、足三里。

12. 呃逆　主穴：内关、膈俞、足三里、中脘、太冲，各穴用泻法。

13. 心衰　主穴：实证取列缺、内关，用泻法；虚证艾灸神阙、关元。

14. 肺衰　主穴：实证取大椎、曲池、肺俞，点刺法。痰多加天突、膻中，用泻法；喘脱加内关、三阴交。虚证针刺肺俞、内关、足三里、丰隆，用补法。喘脱加心俞、三阴交。

15. 肾衰　主穴：实证取中极、膀胱俞、阴陵泉，用泻法。虚证艾灸神阙、关元。

16. 急喉风　主穴：合谷、少商、商阳、尺泽、曲池、丰隆，各穴用泻法不留针；或配合点刺少商、商阳放血；出现呼吸困难加刺天突、膻中、肺俞、中府。

17. 痛经　主穴：实证取气海、太冲、足三里、三阴交，中强刺激，配穴中极、血海、阴陵泉。虚证取脾俞、肾俞、足三里、三阴交、关元、气海。艾灸法可用于寒凝腹痛或气血虚弱腹痛，取穴神阙、关元、气海、中极、命门、膈俞、脾俞、肾俞、大肠俞、足三里、八髎穴等交替使用。

18. 缠腰火丹　主穴：外关、曲泉、太冲、侠溪、足三里、阴陵泉，以上各穴用泻法；或配合阿是穴刺络放血。

二、刮痧治疗

（一）器材

刮痧板、刮痧油或按摩油。

（二）选择体位：

1. 仰卧位　适于胸、腹、下肢的前侧部位。

2. 俯卧位 适用于背、腰、下肢的后侧部位。

3. 侧卧位 适用于背、肩、腰、下肢的后侧、外侧部位。

4. 坐位 适用于肩、背、腰等部位，以及颜面部和颈部。

（三）方法

先将准备刮痧的部位擦净，用刮痧板的边缘蘸上刮痧油或按摩油，在确定部位进行刮痧。刮痧要顺一个方向刮，不要来回刮，力量要均匀合适，不要忽轻忽重。按上述刮痧部位，一般每处可刮20下。

第四节　外伤搬运技术

一、搬运伤（病）员技术

搬运伤（病）员的方法是院外急救的重要技术之一。搬动的目的是使伤病员迅速脱离危险地带，纠正当时影响伤病员的病态体位，以减少痛苦，减少再受伤害，安全迅速地送往理想的医院治疗，以免造成伤员残废。搬运伤病员的方法，应根据当地、当时的器材和人力而选定。临场常用的搬运法有以下几种：

（一）徒手搬运

1. 单人搬运法 适用于伤势比较轻的伤病员，采取背、抱或扶持等方法。

2. 双人搬运法 一人搬托双下肢，一人搬托腰部。在不影响伤病的情况下，还可用椅式、轿式和拉车式。

3. 三人搬运法 对疑有胸、腰椎骨折的伤者，应由三人配合搬运。一人托住肩胛部，一人托住臀部和腰部，另一人托住两下肢，三人同时把伤者轻轻抬放到硬板担架上。

4. 多人搬运法 对脊椎受伤的患者向担架上搬动应由4～6人一起搬动，2人专管头部的牵引固定，使头始终保持与躯干成直线的位置，维持颈部不动。另2人托住臂背，2人托住下肢，协调地将伤者平直放到担架上，并在颈、腘窝放一小枕头，头部两侧用软垫沙袋固定。

（二）担架搬运

常在没有现成的担架而需要担架搬运伤病员时而自制担架。

1. 用木棍制担架　用两根长约7尺的木棍，或两根长约6～7尺的竹竿绑成梯子形，中间用绳索来回绑在两长棍之中即成。

2. 用上衣制担架　用木棍或竹竿两根穿放两件上衣的袖筒中即成。常在没有绳索的情况下用此法。

3. 用椅子代担架　用扶手椅两把对接，用绳索固定对接处即成。

4. 用毛毯制担架

（1）材料：两根木棍、一块毛毯、较结实的长线（铁丝也可）。

（2）方法：第一步，把木棍放在毛毯中央，毯的一边折叠，与另一边重合。第二步，毛毯重合的两边包住另一根木棍。第三步，用穿好线的针把两根木棍边的毯子缝合，然后把包另一根木棍边的毯子两边也缝上，制作即成。

（三）车辆搬运

车辆搬运受气候影响小，速度快，能及时送到医院抢救，尤其适合较长距离运送。轻者可坐在车上，重者可躺在车里的担架上。重伤患者最好用救护车转送，缺少救护车的地方，可用汽车运送。上车后，胸部伤员取半卧位，颅脑伤者应使头偏向一侧。

上述不论哪种运送患者的方法，在途中都要稳妥，切忌颠簸。

（四）搬运患者注意事项

必须先急救，妥善处理后才能搬动。运送时尽可能不摇动伤（病）者的身体。若遇脊椎受伤者，应将其身体固定在担架上，用硬板担架搬送。切忌一人抱胸，一人搬腿的双人搬抬法，因为这样搬动易加重脊髓损伤。运送患者时，随时观察呼吸、体温、出血、面色变化等情况，注意患者姿势，给患者保暖。在人员、器材未准备完好时，切忌随意搬动。

二、骨折固定技术

固定对骨折、关节严重损伤、肢体挤压伤和大面积软组织损伤等能起到很好的固定作用。可以临时减轻痛苦，减少并发症，有利于伤员的后送。对开放性软组织损伤应先止血，再包扎。固定时松紧适度，牢固可靠。固定技术分外固定和内固定两种。院外急救多受条件限制，只能做外固定，目前最常用的外固定有小夹板、石膏绷带、外展架等。

（一）小夹板固定

1. 方法　可用木板、竹片或杉树皮等，削成长宽合度的小夹板。固定骨折时，小夹板与皮肤之间要垫些棉花类东西，用绷带或布条固定在小夹板上更好，以防损伤皮肉。此法固定范围较石膏绷带小，但能有效防止骨折端的移位，因其不包括附近的上下关节，故而便于及时进行功能锻炼，防止发生关节僵硬等并发症，具有确实可靠、骨折愈合快、功能恢复好、治疗费用低等优点。

2. 适应证

（1）四肢闭合性管状骨折。

（2）四肢开放性骨折，创面小，经处理后创口已愈合者。

（3）陈旧性四肢骨折适合于手法复位者。

（二）石膏绷带固定

1. 方法 用石膏绷带经水浸泡后缠绕在肢体上数层，使成管型石膏，或做成多层重叠的石膏托，用湿纱布绷带包在肢体上，待凝固成坚固的硬壳，对骨折肢体起有效的固定作用。其优点是固定作用确实可靠；其缺点是无弹性，固定范围大，不利于患者肢体活动锻炼，且有关节僵硬等后遗症和妨碍患肢功能迅速恢复的弊病。

2. 适应证

（1）小夹板难于固定的某些部位的骨折，如脊柱骨折。

（2）开放性骨折，经清创缝合术后，创口尚未愈合者。

（3）某些骨、关节手术后（如关节融合术后）。

（4）畸形矫正术后。

（5）治疗化脓性骨髓炎、关节炎者。

（三）外展架固定

1. 方法 用铅丝夹板、铅板或木板制成的外展架，再用石膏绷带包于患者胸廓侧方后，可将肩、肘、腕关节固定于功能位。患者站立或卧床，均可使患肢处于高抬位置，有利于消肿、止痛、控制炎症。

2. 适应证

（1）肿胀较重的上肢闭合性损伤。

（2）肱骨骨折合并神经损伤。

（3）臂丛牵拉伤，严重上臂或前臂开放性损伤。

（4）肩胛骨骨折。

（5）肩、肘关节化脓性炎症及结核。

（四）几种骨折固定技术

固定技术在急救中占有重要位置，及时、正确的固定，对预防休克，防止伤口感染，避免神经、血管、骨骼、软组织等再遭损伤有极好作用。

急救固定器材：院外急救骨折固定时，常不能按医院那样要求，而常就地取材，代替正规器材。如各种 2～3cm 厚的木板、竹竿、竹片、树枝、木棍、硬纸板、枪支、刺刀，以及伤者健（下）肢等，都可作为固定代用品。

1. 颈椎骨折固定

（1）使伤者的头颈与躯干保持直线位置。

（2）用棉布、衣物等，将伤者颈、头两侧垫好，防止左右摆动。

（3）用木板放置头至臀下，然后用绷带或布带将额部、肩和上胸、臀固定于木板上，使之稳固。

2. 锁骨骨折固定　用绷带在肩背做 8 字形固定，并用三角巾或宽布条于颈上吊托前臂。

3. 肱骨骨折固定　用代用夹板 2～3 块固定患肢，并用三角巾、布条将其悬吊于颈部。

4. 前臂骨折固定　用两块木板，一块放前臂上，另一块放背面，但其长度要超过肘关节，然后用布带或三角巾捆绑托起。

5. 股骨骨折固定　用木板 2 块，将大腿小腿一起固定。置于大腿前后两块长达腰部，并将踝关节一起固定，以防这两部位活动引起骨折错位。

6. 小腿骨折固定　腓骨骨折在没有固定材料的情况下，可将患肢固定在健肢上。

7. 脊柱骨折　脊柱骨折和脱位是常见伤害之一，常常是骨和脊髓伤情比较严重，而复杂脊柱骨折由各种暴力使颈椎、胸椎、腰椎、尾椎骨折或错位，以及脊髓损伤，常致残废，危及生命，需要及时、正确地急救。正确搬运如下：

（1）伤者两下肢伸直，两上肢垂于身体两侧。

（2）3～4 名急救者在伤者一侧，两人托臀和双下肢，另两人分别托头、腰部，置伤者于担架或门板上。

（3）不要使伤者躯干扭曲，千万不能一人抬头一人抬足。

（4）用枕头、沙袋、衣物垫堵腰和颈两侧。如果颈、腰椎臼错位或骨折时，应将颈下、腰下垫高，保持颈或腰过伸状态。

（五）固定注意事项

1. 遇有呼吸、心跳停止者先行复苏措施，出血休克者先止血，病情有根本好转后进行固定。

2. 院外固定时，对骨折后造成的畸形禁止整复，不能把骨折断端送回伤口内，只要适当固定即可。

3. 代用品的夹板要长于两头的关节并一起固定。夹板应光滑，夹板靠皮肤一面，最好用软垫垫起并包裹两头。

4. 固定时应不松、不紧而牢固。

5. 固定四肢时应尽可能暴露手指（足趾）以观察有否指（趾）尖发紫、肿胀、疼痛、血循环障碍等。

三、伤口包扎技术

包扎伤口是各种外伤中最常用、最重要、最基本的急救技术之一。包扎得法有压迫止血、保护伤口、防止感染、固定骨折和减少疼痛等效果。在紧急情况下，往往手下无消毒药和无菌纱布、绷带等，只好用比较干净的衣服、毛巾、包袱皮、白布代用。平时在医院必须用无菌镊子夹上无菌棉、蘸上消毒液消毒创口，然后用无菌纱布覆盖伤口，再用无菌绷带捆住，术者的双手也需消毒。在紧急情况下用碘酒、酒精消毒伤口周围，用生理盐水将伤口中的污物冲洗干净，再用经过高压灭菌的纱布包扎伤口。包扎时不能过紧，以防引起疼痛和肿胀；不宜过松，以防脱落。

1. 绷带使用法

（1）*环形法*：将绷带作环形缠绕，第一圈作环绕稍呈斜形，第二圈应与第一圈重叠，第三圈作环形。通常用于肢体粗细相等部位，如胸、四肢、腹部。

（2）*螺旋反折法*：先作螺旋状缠绕，待到渐粗的地方就每圈把绷带反折一下，盖住前圈的1/3～2/3，由下而上缠绕，用于四肢包扎。

（3）*螺旋法*：使绷带螺旋向上，每圈应压在前一圈的1/2处。适用于四肢和躯干等处。

（4）“8”*字形法*：本包扎法是一圈向上，再一圈向下，每圈在正面和前一圈相交叉，并压盖前一圈的1/2。多用于肩、髂、膝、踝等处。用上述方法时，手指、脚趾无创伤时应暴露在外，以观察血液循环情况如疼痛、水肿、发紫等。

（5）*回反法*：本法多用于头和断肢端。用绷带多次来回反折。第一圈常从中央开始，接着各圈一左一右，直至将伤口全部包住，再作环形将所反折的各端包扎固定。此法常需要一位助手在回反折时按压一下绷带的反折端，松紧要适度。

2. 三角巾使用法

（1）*头部三角巾包扎法*：将三角巾底边的正中点放在前额弓上部，顶角到枕后，然后将底边经耳向上扎紧压住顶角，在颈后交叉，再经耳上到额部拉紧打结，最后将顶角向上反折嵌入底边，用胶布或别针固定。

（2）三角巾上肢包扎法：将三角巾铺于伤员胸前，顶角对准肘关节稍外侧，屈曲前臂并压住三角巾，底边两头绕过颈部在颈后打结，肘部顶角反折用别针扣住。

四、外伤出血院外急救技术

出血是任何创伤均可发生的并发症，又是主症，它是威胁伤病员生命的主要原因之一。出血有性质、种类、多少之分，应采取相应的止血方法和步骤。但无论遇到哪种出血都应采取有效、可靠的方法，分秒必争地止血，才能降低伤病员的损失，特别是大出血的急救，是挽救伤病员生命刻不容缓的大事。

（一）出血量与主症

失血量和速度是威胁生命健康的关键因素。几分钟内急性失血 1000ml，生命即会受到威胁。十几小时内慢性出血 2000ml，不一定引起死亡。失血总量超过 20% 以上，会出现休克等。因此，遇到出血时，应立即采取止血措施。当伤病员大出血时，应迅速控制，成年人丢失 1L 或 1L 以上的血（小儿要比这少得多）就可危及生命。以出血量多少而分为大、中、小出血，鉴别诊断见表 8－4。

表 8－4　出血量占体内总重量百分比与主要症状对照表

出血量（占体内总重量百分比）	主要症状
小 <500ml（10%～15%）	症状不明显
中 <1500ml（15%～30%）	头晕，眼花，心慌，面色苍白，呼吸困难，脉细，血压下降
大 >1500ml（30% 以上）	严重呼吸困难，心力衰竭，休克，出冷汗，四肢发凉，血压下降

（二）出血性质的判断

1. 毛细血管出血　呈点状或片状渗出，色鲜红，可自愈。

2. 静脉出血　较缓慢流出，色暗红，多不能自愈。

3. 动脉出血　呈喷射状，色鲜红，多经急救尚能止血。

（三）院外止血法

1. 一般止血法　创口小的出血，局部用生理盐水冲洗，周围用 75% 的酒精涂擦消毒。涂擦时，先从近伤口处向外周擦，然后盖上无菌纱布，用绷带包紧即可。如头皮或毛发部位出血，应剃去毛发再清洗、消毒后包扎。

2. 指压止血法

（1）头顶部出血：一侧头顶部出血，用食指或拇指压迫同侧耳前方颞浅动脉搏动点。

（2）颜面部出血：一侧颜面部出血，用食指或拇指压迫同侧面动脉搏动处。面动脉在下颌骨下缘下颌角前方约3cm处。

（3）头面部出血：一侧头面部出血，可用拇指或其他四指在颈总动脉搏动处压向颈椎方向。颈部动脉在气管与胸锁乳突肌之间。

（4）肩腋部出血：用食指压迫同侧锁骨上窝中部的锁骨下动脉搏动处，将其压向深处的第1肋骨。

（5）前臂出血：用拇指或其余四指压迫上臂内侧肱二头肌内侧沟处的搏动点。

（6）手部出血：自救时两手拇指分别压迫手腕横纹稍上方，内外侧（尺、桡动脉）各有一搏动点。

（7）大腿以下出血：自救用双拇指重叠用力压迫大腿上端腹股沟中点稍下方股动脉搏动处。

（8）足部出血：用两手指或拇指分别压迫足背中部近踝关节处的足背动脉和足跟内侧与内踝之间的胫后动脉。

3. 填塞止血法 对软组织内的血管损伤出血，用无菌绷带、纱布填入伤口内压紧，外加大块无菌敷料加压包裹。

4. 加压包扎止血法 先用纱布、棉垫、绷带、布类等做成垫子放在伤口的无菌敷料上，再用绷带或三角巾加压包扎。

5. 止血带止血法 常用的有橡皮和布制两种。在紧急情况下常选用绷带、布带（衣服扯成条状）、裤带、面巾代替。

（1）橡皮止血带止血法：在肢体的恰当部位如股部的中下1/3、上臂的中下1/3，用纱布、棉布或毛巾、衣服等物作为衬垫后再上止血带。用左手的拇指、食指、中指持止血带的头端，将长的尾端绕肢体一圈后压住头端，再绕肢体一圈，然后用左手食指、中指夹住尾端后，将尾端从止血带下拉过，由另一缘牵出，系成一个活结。

（2）注意事项：要严格掌握止血带的适应证，当四肢大动脉出血用加压包扎不能止血时，才能使用止血带；止血带不能直接扎在皮肤上，应用棉花、薄布片作衬垫，以隔开皮肤和止血带；止血带连续使用时间不能超过5小时，避免发生急性肾衰竭或止血带休克或肢体坏死。每30分钟或60分钟要慢慢松开止血带1～3分钟；松解止血带前，应先输液或输血，准备好止血用品，然后松开止血带；上止血带松紧要适当，以上后血止并摸不到动脉搏动为度；用空气止血带时，上肢压力不能超过41kPa（308mmHg），下肢压力不能超过68kPa（512mmHg）。

6. 常用止血药物

（1）维生素K_3：用于凝血酶原过低症、新生儿自然出血症等。每次4mg，每日2～3次，肌注。用于防止初生儿出血：产妇在产前1周每日4mg。可引起溶血性贫血、肝细胞损害，外伤出血无必要使用本品。

（2）氨基己酸：用于外科大手术出血、妇产科出血、肺出血及上消化道出血。静滴：初用每小时4～6g，持续量1g，以5%～10%葡萄糖或生理盐水100ml稀释，15～30分钟内滴完。口服：成人2g/次，3～4次/日。尿道手术后血尿患者禁用，有血栓形成倾向。

（3）氨甲苯酸（止血芳酸）：用于外科、妇科手术时异常出血、紫癜病、咯血、血尿等。缓慢静注或与葡萄糖生理盐水静滴，每次0.1～0.2g，每日最大注射量为0.6g。

（4）安络血：用于鼻衄、咯血、血尿、产后出血、齿龈出血、子宫出血等。口服，成人每次2.5～5mg，每日3次，肌注，5～10mg/次。对有癫痫史及精神病史者慎用。

（5）中药

紫珠草：用于消化道出血、外伤性出血等。研末吞服，每次1.5～3g，每日3次。

三七粉：口服和外用，用于各种外伤出血患者。

云南白药：用于各种外伤性出血。

附　录

常用方剂

A

安宫牛黄丸（《温病条辨》）　牛黄　郁金　水牛角　黄芩　黄连　雄黄　栀子　朱砂　冰片　麝香　珍珠　金箔衣

安神定志丸（《医学心悟》）　茯苓　茯神　姜远志　人参　石菖蒲　龙齿

B

八仙长寿丸（《寿世保元》）　生地　山茱萸　怀山药　白茯苓　牡丹皮　泽泻　麦冬　五味子

八珍汤（《正体类要》）　人参　茯苓　白术　甘草　川芎　地黄　当归　芍药

八正散（《太平惠民和剂局方》）　木通　车前子　萹蓄　瞿麦　滑石　甘草　大黄　山栀仁　灯心草

百合固金汤（《医方集解》）　熟地　生地　百合　当归　麦冬　白芍　玄参　桔梗　甘草　贝母

白虎加桂枝汤（《金匮要略》）　石膏　知母　甘草　粳米　桂枝

白虎加人参汤（《伤寒论》）　知母　生石膏　人参　粳米　甘草

白头翁汤（《伤寒论》）　白头翁　黄连　黄柏　秦皮

白术散（《全生指迷方》）　白术　茯苓　大腹皮　陈皮　生姜皮

柏子养心丸（《体仁汇编》）　柏子仁　枸杞子　麦冬　甘草　当归　菖蒲　熟地　茯苓　玄参

半夏白术天麻汤（《医学心悟》）　半夏　白术　天麻　茯苓　橘红　甘草　生姜　大枣

保和丸（《丹溪心法》）　山楂　神曲　莱菔子　半夏　陈皮　茯苓　连翘

保阴煎（《景岳全书》） 生地 熟地 黄芩 黄柏 白芍 山药 续断 甘草

保真汤（《十药神书》） 当归 人参 生地 熟地 白术 黄芪 茯苓 天冬 麦冬 赤芍 白芍 知母 黄柏 五味子 柴胡 地骨皮 甘草 陈皮 厚朴 莲须

贝母瓜蒌散（《医学心悟》） 贝母 瓜蒌 天花粉 茯苓 橘红 桔梗

萆薢化毒汤（《疡科心得集》） 萆薢 归尾 丹皮 牛膝 防己 木瓜 苡仁 秦艽

萆薢渗湿汤（《疡科心得集》） 萆薢 苡仁 黄柏 赤苓 丹皮 泽泻 滑石 通草

冰硼散（《外科正宗》） 冰片 硼砂 朱砂 玄明粉

补肺汤（《永类钤方》） 人参 黄芪 熟地 五味子 紫菀 桑白皮

补肝汤（《医宗金鉴》） 熟地 当归 白芍 川芎 酸枣仁 木瓜 炙甘草 柏子仁 防风 川乌头

补气消瘕丸（《现代中西医妇科学》） 党参 太子参 南沙参 黄芪 三棱 莪术 山药 白术 枳壳 昆布 山慈菇 夏枯草

补气运脾汤（《统旨方》） 人参 白术 橘红 茯苓 黄芪（蜜炙） 砂仁 甘草

补肾地黄丸（《陈素庵妇科补解》） 熟地 山茱萸 山药 茯苓 泽泻 丹皮 麦冬 知母 黄柏 枣仁 玄参 龟板 竹叶

补肾活血汤（《伤科大成》） 熟地 杜仲 杞子 破故纸 菟丝子 归尾 没药 山茱萸 红花 独活 淡苁蓉

补肾壮筋汤（《外伤补要》） 熟地 当归 牛膝 山茱萸 云苓 续断 杜仲 白芍 青皮 五加皮

补天大造丸（《医学心悟》） 紫河车 鹿茸 虎胫骨 龟板 生地 山药 丹皮 泽泻 白茯苓 山茱萸 天冬 麦冬 五味子 枸杞子 当归 菟丝子 破故纸 牛膝 杜仲 肉苁蓉

补阳还五汤（《医林改错》） 赤芍药 川芎 当归尾 地龙 黄芪 桃仁 红花

补中益气汤（《内外伤辨惑论》） 黄芪 人参 白术 炙甘草 当归 橘皮 升麻 柴胡

C

苍耳子散（《济生方》） 白芷 薄荷 辛夷 苍耳子

苍附导痰丸（《广嗣纪要》） 法半夏 陈皮 苍术 香附 胆南星 枳壳 滑石 神曲 生姜

柴葛解肌汤（《伤寒六书》） 柴胡 石膏 甘草 黄芩 桔梗 羌活 白芷 芍药 葛根 生姜 大枣

柴胡清肝汤（《外科正宗》） 川芎 当归 白芍 生地 柴胡 黄芩 山栀 天花粉 防风 牛蒡子 连翘 甘草

柴胡疏肝散（《景岳全书》） 柴胡 枳壳 香附 陈皮 白芍 川芎 炙甘草

菖蒲郁金汤（《温病全书》） 鲜石菖蒲 广郁金 炒山栀 青连翘 细木通 鲜竹叶 粉丹皮 淡竹沥 灯心草 紫金片（即玉枢丹）

沉香散（《金匮翼》） 沉香 石韦 滑石 当归 陈皮 白芍 冬葵子 甘草 王不留行

程氏萆薢分清饮（《医学心悟》） 萆薢 黄柏 石菖蒲 茯苓 白术 莲子芯 丹参 车前子

川芎茶调散（《太平惠民和剂局方》） 川芎 荆芥 白芷 羌活 甘草 细辛 防风 薄荷

春泽汤（《医方集解》） 泽泻 猪苓 茯苓 白术 桂枝 人参

D

大补阴丸（《丹溪心法》） 知母 黄柏 熟地 龟板 猪脊髓

大补元煎（《景岳全书》） 人参 山药 山茱萸 枸杞子 当归 熟地 杜仲 甘草

大柴胡汤（《金匮要略》） 柴胡 黄芩 芍药 半夏 生姜 枳实 大黄 大枣

大承气汤（《伤寒论》） 大黄 芒硝 枳实 厚朴

大定风珠（《温病条辨》） 白芍 麦冬 阿胶珠 生地 生牡蛎 炙甘草 龟板 鳖甲 鸡子黄 五味子 麻仁

大黄牡丹皮汤（《金匮要略》） 大黄 芒硝 丹皮 桃仁 冬瓜子

大活络丹（《兰台轨范》） 人参 牛黄 麝香 冰片 黄连 当归 全蝎 天

麻　乌梢蛇　白花蛇　威灵仙　草乌　首乌　龟板　麻黄　木香　沉香　细辛　赤芍　没药　丁香　乳香　僵蚕　天南星　青皮　骨碎补　安息香　附子　黄芩　茯苓　香附　元参　白术　防风

大山楂丸（《丹溪心法》）　山楂　六神曲　麦芽

代抵当汤（《证治准绳》）　生地　当归尾　穿山甲　降香　肉桂　桃仁　大黄　芒硝

玳瑁郁金汤（《通俗伤寒论》）　生玳瑁　生山栀　细木通　淡竹沥　广郁金　青连翘　粉丹皮　生姜汁　鲜石菖蒲　紫金片（即玉枢丹）

黛蛤散（《中药成方配本》）　青黛粉　蛤壳粉

丹参饮（《时方歌括》）　丹参　檀香　砂仁

丹栀逍遥散（《太平惠民和剂局方》）　丹皮　栀子　柴胡　当归　茯苓　白芍　白术　甘草　生姜　薄荷

当归补血汤（《内外伤辨惑论》）　黄芪　当归

当归鸡血藤汤（《中医伤科学》）　当归　熟地　桂圆肉　白芍　丹参　鸡血藤

当归四逆汤（《伤寒论》）　当归　桂枝　白芍　细辛　炙甘草　通草　大枣

当归饮子（《证治准绳》）　当归　生地　白芍　川芎　何首乌　荆芥　防风　白蒺藜　黄芪　生甘草

涤痰汤（《济生方》）　半夏　胆星　橘红　枳实　茯苓　人参　菖蒲　竹茹　甘草　生姜　大枣

地黄饮子（《宣明方论》）　生地　山茱萸　巴戟天　石斛　肉苁蓉　五味子　肉桂　茯苓　麦冬　炮附子　石菖蒲　远志　生姜　大枣　薄荷

定喘汤（《摄生众妙方》）　白果　麻黄　杏仁　制半夏　款冬花　苏子　桑白皮　黄芩　生甘草

定志丸（《杂病源流犀烛》）　远志　石菖蒲　人参　白茯苓　朱砂

独活寄生汤（《备急千金要方》）　独活　桑寄生　秦艽　防风　细辛　芍药　川芎　地黄　杜仲　牛膝　茯苓　桂心　当归　人参　甘草

独参汤（《十药神书》）　人参

E

耳聋左慈丸（《重订广温热论》）　熟地　淮山药　丹皮　泽泻　茯苓　五味子　磁石　石菖蒲　山茱萸

二陈汤（《太平惠民和剂局方》） 陈皮 半夏 茯苓 甘草

二妙散（《丹溪心法》） 苍术 黄柏

二母宁嗽丸（《古今医鉴》） 川贝母 知母 石膏 栀子 黄芩 桑白皮 茯苓 瓜蒌子 陈皮 枳实 甘草 五味子

二仙汤（《中医临床方剂手册》） 仙茅 仙灵脾 当归 巴戟天 黄柏 知母

二至丸（《证治准绳》） 女贞子 旱莲草

F

防风通圣散（《宣明论方》） 防风 川芎 大黄 芍药 连翘 麻黄 芒硝 薄荷 当归 白术 荆芥 山栀 石膏 黄芩 桔梗 甘草

防己黄芪汤（《金匮要略》） 黄芪 白术 甘草 生姜 大枣 防己

肥儿丸（《医宗金鉴》） 六神曲 麦芽 胡黄连 使君子 人参 白术 茯苓 黄连 山楂 甘草 芦荟

佛手散（《妇人大全良方》） 当归 川芎 柴胡 前胡 黄芪

复元活血汤（《医学发明》） 天花粉 当归 大黄 穿山甲 柴胡 甘草 红花 桃仁

附子理中汤（《太平惠民和剂局方》） 炮附子 人参 白术 炮姜 炙甘草

附子泻心汤（《伤寒论》） 大黄 黄连 黄芩 附子

G

甘草干姜汤（《金匮要略》） 甘草 干姜

甘草泻心汤（《伤寒论》） 甘草 黄芩 人参 干姜 黄连 半夏 大枣

甘露消毒丹（《温热经纬》） 白豆蔻 藿香 茵陈 滑石 石菖蒲 木通 黄芩 连翘 川贝母 射干 薄荷

膈下逐瘀汤（《医林改错》） 当归 川芎 赤芍 桃仁 红花 枳壳 延胡索 五灵脂 丹皮 乌药 香附 甘草

葛根芩连汤（《伤寒论》） 黄芩 黄连 葛根 炙甘草

宫外孕Ⅱ号方（山西医学院第一附属医院） 丹参 赤芍 桃仁 三棱 莪术

枸橘汤（《外科全生集》） 枸橘 川楝 秦艽 陈皮 防风 泽泻 赤芍 甘草

固本止崩汤（《傅青主女科》） 人参 黄芪 白术 熟地 当归 黑姜

固经丸（《医学入门》）　龟板　白芍　黄芩　椿根皮　黄柏　香附

固阴煎（《景岳全书》）　人参　熟地　山药　茱萸　远志　炙甘草　五味子　菟丝子

栝蒌薤白白酒汤（《金匮要略》）　瓜蒌　薤白　白酒

栝蒌薤白半夏汤（《金匮要略》）　瓜蒌　薤白　半夏　黄酒

归脾汤（《校注妇人良方》）　人参　炒白术　黄芪　茯苓　龙眼肉　当归　远志　炒枣仁　木香　炙甘草　生姜　大枣

归肾丸（《景岳全书》）　菟丝子　杜仲　枸杞子　山茱萸　当归　熟地　山药

桂甘龙牡汤（《伤寒论》）　桂枝　甘草　龙骨　牡蛎

桂枝茯苓丸（《金匮要略》）　桂枝　茯苓　丹皮　赤芍　桃仁

桂枝去芍药加附子汤（《伤寒论》）　桂枝　炙甘草　大枣　生姜　炮附子

桂枝汤（《伤寒论》）　桂枝　芍药　甘草　生姜　大枣

H

海桐皮汤（《医宗金鉴》）　海桐皮　独活　赤芍药　秦艽　五加皮　续断　当归尾　肉桂　牡丹皮　生地　川牛膝　防风　广陈皮　姜黄

海藻玉壶汤（《医宗金鉴》）　海藻　贝母　昆布　海带　制半夏　陈皮　青皮　连翘　独活　川芎　当归尾　甘草

蒿芩清胆汤（《重订通俗伤寒论》）　青蒿　黄芩　半夏　陈皮　茯苓　枳壳　竹茹　碧玉散

河车大造丸（《景岳全书》）　紫河车　熟地　杜仲　天冬　麦冬　龟板　黄柏　牛膝　山药　砂仁　茯苓

华盖散（《太平惠民和剂局方》）　麻黄　杏仁　甘草　桑白皮　紫苏子　赤茯苓　陈皮

化斑解毒汤（《医宗金鉴》）　石膏　升麻　知母　鼠黏子　甘草　玄参　人中黄　黄连

化虫丸（《太平惠民和剂局方》）　胡粉　鹤虱　槟榔　苦楝根　白矾

黄连阿胶汤（《伤寒论》）　黄连　阿胶　黄芩　鸡子黄　芍药

黄连解毒汤（《外台秘要》）　黄连　黄芩　黄柏　栀子

黄连上清丸（《古今医方集成》）　黄连　黄芩　黄柏　山栀　大黄　连翘　薄荷　菊花　葛根　川芎　桔梗　石膏　荆芥　防风　白芷　旋覆花

黄连温胆汤（《六因条辨》） 黄连 竹茹 枳实 半夏 橘红 茯苓 甘草 生姜

黄芪桂枝五物汤（《金匮要略》） 黄芪 桂枝 芍药 生姜 大枣

黄芪建中汤（《金匮要略》） 黄芪 白芍 桂枝 炙甘草 生姜 大枣 饴糖

黄芪汤（《金匮翼》） 黄芪 陈皮 火麻仁 白蜜

黄芩定乱汤（《霍乱论》） 黄芩 焦栀子 香豉 蚕砂 制半夏 橘红 蒲公英 鲜竹茹 川连 陈吴萸

黄芩汤（《伤寒论》） 黄芩 芍药 甘草 大枣

回生膏（《集验良方》） 川贝 猫眼草 夏枯草 芝麻油

会厌逐瘀汤（《医林改错》） 当归 赤芍 红花 桃仁 生地 枳壳 柴胡 桔梗 甘草 玄参

活血散瘀汤（《外科正宗》） 川芎 当归尾 赤芍 苏木 牡丹皮 枳壳 瓜蒌仁（去壳） 桃仁（去皮）

活血舒筋汤（《伤科补要》） 羌活 防风 荆芥 独活 当归 续断 青皮 牛膝 五加皮 杜仲 红花 枳壳

活血止痛汤（《伤科大成》） 当归 苏木末 落得打 川芎 红花 乳香 没药 三七 赤芍药 陈皮 地鳖虫 紫荆藤

藿朴夏苓汤（《医原》） 藿香 半夏 赤苓 杏仁 薏苡仁 通草 白蔻仁 猪苓 淡豆豉 泽泻 厚朴

藿香正气散（《太平惠民和剂局方》） 藿香 紫苏 白芷 大腹皮 茯苓 白术 陈皮 厚朴 半夏 桔梗 甘草 生姜 大枣

J

急救回阳汤（《医林改错》） 党参 附子 干姜 白术 肉桂 五味子 陈皮 茯苓 甘草

己椒苈黄丸（《金匮要略》） 防己 椒目 葶苈子 大黄

济川煎（《景岳全书》） 当归 牛膝 肉苁蓉 泽泻 升麻 枳壳

济生肾气丸（《济生方》） 熟地 山药 山茱萸 丹皮 茯苓 泽泻 炮附子 肉桂 牛膝 车前子

健固汤（《傅青主女科》） 人参 白术 茯苓 薏苡仁 巴戟天

健脾丸（《证治准绳》） 人参 白术 麦芽 山楂 陈皮 木香 黄连 甘草

茯苓　神曲　砂仁　肉豆蔻

将军定痛丸（《审视瑶函》）　黄芩　陈皮　僵蚕　天麻　桔梗　礞石　白芷　薄荷　大黄　半夏

交泰丸（《韩氏医通》）　黄连　肉桂

解肌透痧汤（《丁氏医案》）　荆芥穗　蝉蜕　射干　生甘草　葛根　牛蒡子　马勃　桔梗　前胡　连翘　僵蚕　豆豉　鲜竹茹　浮萍

解语丹（《医学心悟》）　白附子　石菖蒲　远志　天麻　全蝎　羌活　南星　木香　甘草

金沸草散（《太平惠民和剂局方》）　旋覆花　麻黄　前胡　荆芥穗　炒甘草　姜半夏　赤芍药

金匮肾气丸（又名肾气丸，《金匮要略》）　桂枝　附子　熟地　山茱萸　山药　茯苓　丹皮　泽泻

金铃子散（《太平圣惠方》）　川楝子　延胡索

金嗓散结丸（《喉科秘旨》）　板蓝根　蝉蜕　丹参　莪术　红花　鸡内金　金银花　马勃　麦冬　木蝴蝶　蒲公英　三棱　桃仁　玄参　泽泻　浙贝母

金锁固精丸（《医方集解》）　沙苑蒺藜　芡实　莲须　龙骨　牡蛎

荆防败毒散（《外科理例》）　荆芥　防风　羌活　独活　柴胡　前胡　川芎　枳壳　茯苓　桔梗　人参　生甘草

荆防四物汤（《医宗金鉴》）　荆芥　防风　生地　当归　川芎　白芍

橘核丸（《济生方》）　橘核　川楝子　海藻　海带　延胡索（醋制）　桃仁　肉桂　厚朴（姜制）　川木通　木香　昆布　枳实

橘叶散（《古今医彻》）　柴胡　陈皮　川芎　山栀　青皮　石膏　黄芩　连翘　甘草　橘叶

举元煎（《景岳全书》）　人参　炙黄芪　炒白术　炒升麻　炙甘草

K

开噤散（《医学心悟》）　人参　黄连　石菖蒲　丹参　石莲子　茯苓　陈皮　冬瓜子　陈仓米　荷叶蒂

开郁散（《洞天奥旨》）　白芍　当归　白芥子　柴胡　炙甘草　全蝎　白术　茯苓　郁金　香附　天葵草

L

雷氏宣透膜原法（《时病论》） 苍术（土炒） 防风 秦艽 藿香 陈皮 砂仁壳 生甘草 生姜

鲤鱼汤（《千金要方》） 鲤鱼 白术 茯苓 当归 白芍 生姜

理中丸（《伤寒论》） 人参 白术 干姜 炙甘草

连翘败毒散（《时病论》） 连翘 山栀 羌活 玄参 薄荷 防风 柴胡 桔梗 升麻 川芎 当归 黄芩 芍药 牛蒡

良附丸（《良方集腋》） 高良姜 香附

凉血地黄汤（《伤科大成》） 归尾 生地 黄连 地榆 赤芍 枳壳 荆芥 槐角 升麻 花粉 甘草

凉营清气汤（《喉痧证治概要》） 犀角尖 鲜石斛 生石膏 鲜生地 薄荷叶 生甘草 黄连 山栀 丹皮 赤芍 玄参 连翘 竹叶 茅根 芦根 金汁

两地汤（《傅青主女科》） 生地 地骨皮 玄参 白芍 阿胶 麦冬

苓桂术甘汤（《金匮要略》） 茯苓 白术 桂枝 甘草

羚羊钩藤汤（《通俗伤寒论》） 羚羊角粉 钩藤 桑叶 川贝 竹茹 生地 菊花 白芍 茯神木 甘草

六君子汤（《医学正传》） 党参 白术 茯苓 炙甘草 陈皮 半夏

六磨汤（《世医得效方》） 沉香 木香 槟榔 乌药 枳实 大黄

六味地黄丸（《小儿药证直决》） 熟地 山药 茯苓 丹皮 泽泻 山茱萸

六味汤（《喉科指掌》） 荆芥 防风 桔梗 僵蚕 薄荷 甘草

龙胆泻肝汤（《医方集解》） 龙胆草 山栀 黄芩 泽泻 木通 车前子 当归 地黄 柴胡 甘草

漏芦散（《太平惠民和剂局方》） 漏芦 蛇蜕 瓜蒌

绿风羚羊饮（《医宗金鉴》） 黑参 防风 茯苓 知母 黄芩 细辛 桔梗 羚羊角 车前子 大黄

M

麻黄连翘赤小豆汤（《伤寒论》） 麻黄 杏仁 生梓白皮 连翘 赤小豆 甘草 生姜 大枣

麻黄汤（《伤寒论》） 麻黄 桂枝 杏仁 炙甘草

麻杏石甘汤（《伤寒论》） 麻黄 杏仁 石膏 炙甘草

麻子仁丸（《伤寒论》） 麻子仁 芍药 枳实 大黄 厚朴 杏仁

麦门冬汤（《金匮要略》） 人参 麦冬 半夏 粳米 甘草 大枣

礞石滚痰丸（《养生主论》） 煅礞石 大黄 黄芩 沉香 朴硝

木香槟榔丸（《儒门事亲》） 木香 槟榔 青皮 陈皮 莪术 黄柏 黄连 香附 牵牛子 三棱 大黄 芒硝

木香顺气散（《沈氏尊生书》） 木香 青皮 陈皮 甘草 枳壳 川朴 乌药 香附 苍术 砂仁 桂心 川芎

N

内补丸（《妇科切要》） 鹿茸 菟丝子 潼蒺藜 黄芪 白蒺藜 肉桂 紫菀茸 桑螵蛸 肉苁蓉 制附子

牛黄解毒丸（《咽喉脉证通论》） 人工牛黄 雄黄 青黛 儿茶 官硼 薄荷 胆星 冰片 甘草

牛蒡解肌汤（《疡科心得集》） 夏枯草 连翘 栀子 石斛 薄荷 牛蒡 荆芥 丹皮 玄参

牛黄清心丸（《痘疹世医心法》） 牛黄 朱砂 黄连 黄芩 山栀 郁金

P

平胃散（《太平惠民和剂局方》） 苍术 厚朴 陈皮 甘草

普济消毒饮（《东垣试效方》） 连翘 黄芩 桔梗 牛蒡子 黄连 元参 甘草 板蓝根 马勃 僵蚕 升麻 柴胡 陈皮

Q

七宝美髯丹（《本草纲目》） 制首乌 牛膝 补骨脂 茯苓 菟丝子 归身 枸杞子

七味白术散（《小儿药证直诀》） 党参 白术 茯苓 甘草 葛根 木香 藿香

七味都气丸（《医宗己任篇》） 熟地 山茱萸 山药 茯苓 泽泻 丹皮 五味子

启膈散（《医学心悟》） 沙参 丹参 茯苓 川贝母 郁金 砂仁壳 荷叶蒂

杵头糠

杞菊地黄丸（《医级》） 枸杞子 菊花 熟地 山茱萸 山药 泽泻 茯苓 丹皮

羌活胜湿汤（《内外伤辨惑论》） 羌活 独活 防风 藁本 蔓荆子 川芎 甘草

青蒿鳖甲汤（《温病条辨》） 青蒿 鳖甲 生地 知母 丹皮

清咽抑火汤（《寿世保元》） 黄芩 栀子 知母 浙贝母 黄柏 桔梗 大黄 薄荷 防风 朴硝 黄连 玄参 牛子 甘草

清肺饮（《证治汇补》） 茯苓 黄芩 桑白皮 麦冬 车前子 山栀 木通 泽泻

清肝引经汤（《中医妇科学》1979 年版） 当归 白芍 生地 丹皮 栀子 黄芩 川楝子 茜草 牛膝 白茅根 甘草

清骨散（《证治准绳》） 银柴胡 胡黄连 秦艽 鳖甲 地骨皮 青蒿 知母 甘草

清金化痰汤 （《统旨方》） 黄芩 山栀子 知母 桑白皮 瓜蒌仁 贝母 麦门冬 橘红 茯苓 桔梗 甘草

清经散（《傅青主女科》） 丹皮 地骨皮 白芍 熟地 青蒿 茯苓 黄柏

清气化痰丸（《医方考》） 黄芩 瓜蒌仁 半夏 陈皮 胆南星 生姜 杏仁 枳实 茯苓

清热固经汤（《简明中医妇科学》） 生黄芩 焦栀子 生地 地骨皮 地榆 阿胶 生藕节 陈棕炭 炙龟板 牡蛎粉 生甘草

清热调血汤（《古今医鉴》） 当归 川芎 白芍 生地 黄连 香附 桃仁 红花 延胡索 牡丹皮 莪术

清暑益气汤（《温热经纬》） 西洋参 石斛 麦冬 黄连 竹叶 荷梗 知母 粳米 西瓜翠衣 甘草

清胃解毒汤（《痘疹传心录》） 当归 黄连 生地 天花粉 连翘 升麻 牡丹皮 赤芍药

清瘟败毒饮（《疫毒一得》） 生石膏 生地 玄参 乌犀角 黄连 栀子 桔梗 知母 连翘 竹叶 丹皮 甘草

清音丸（《喉科秘旨》） 玄参 地黄 麦冬 黄芩 丹皮 赤芍 川贝母 泽泻 薏苡仁 石斛 僵蚕 薄荷 胖大海 蝉蜕 木蝴蝶 甘草

清营汤（《温病条辨》）　犀角　生地　元参　竹叶心　麦冬　丹参　黄连　银花　连翘

清中汤（《医宗金鉴》）　陈皮　半夏　茯苓　甘草　栀子　黄连　草豆蔻

驱蛔承气汤（《新急腹症学》）　大黄　元明粉　槟榔　川楝子　乌梅　木香　苦参　川椒

R

人参汤（《圣济总录》）　人参　防风　地骨皮　羚羊角　赤茯苓　升麻　玄参　黄芩　决明子

人参乌梅汤（《温病条辨》）　人参　炙甘草　乌梅　木瓜　莲子　山药

人参五味子汤（《幼幼集成》）　人参　白术　云苓　北五味　麦冬　炙甘草

人参养营汤（《太平惠民和剂局方》）　人参　甘草　当归　白芍　熟地　肉桂　大枣　黄芪　白术　茯苓　五味子　远志　橘皮　生姜

润肠丸（《沈氏尊生书》）　生地　当归　麻仁　桃仁　枳壳

S

三痹汤（《校注妇人良方》）　独活　秦艽　防风　细辛　川芎　当归　生地　白芍　茯苓　肉桂　杜仲　牛膝　党参　甘草　续断　黄芪

三妙丸（《医学正传》）　苍术　黄柏　牛膝

三拗汤（《太平惠民和剂局方》）　麻黄　杏仁　甘草

三子养亲汤（《韩氏医通》）　苏子　白芥子　莱菔子

桑白皮汤（《景岳全书》）　桑白皮　半夏　苏子　杏仁　贝母　黄芩　黄连　山栀

桑菊饮（《温病条辨》）　桑叶　菊花　杏仁　连翘　薄荷　桔梗　芦根　甘草

桑杏汤（《温病条辨》）　桑叶　杏仁　南沙参　象贝　山栀　豆豉　梨皮

沙参麦冬汤（《温病条辨》）　北沙参　玉竹　麦冬　天花粉　扁豆　桑叶　甘草

芍药甘草汤（《伤寒论》）　白芍药　炙甘草

芍药汤（《素问病机气宜保命集》）　黄芩　芍药　炙甘草　黄连　大黄　槟榔　当归　木香　肉桂

少腹逐瘀汤（《医林改错》）　肉桂　干姜　小茴　蒲黄　五灵脂　赤芍　当归

川芎　延胡索　没药

射干麻黄汤（《金匮要略》）　射干　麻黄　细辛　制半夏　紫菀　款冬花　五味子　大枣　生姜

射干消毒饮（《张氏医通》）　射干　黑参　连翘　荆芥　鼠黏子　甘草

身痛逐瘀汤（《医林改错》）　秦艽　川芎　桃仁　红花　甘草　羌活　没药　当归　五灵脂　香附　牛膝　地龙

参附龙牡汤（《方剂学》）　人参　附子　龙骨　牡蛎

参附汤（《正体类要》）　人参　炮附子　青黛

参蛤散（《济生方》）　人参　蛤蚧

参苓白术散（《太平惠民和剂局方》）　党参　白术　茯苓　甘草　桔梗　山药　莲子肉　扁豆　薏苡仁　砂仁

参苏饮（《太平惠民和剂局方》）　党参　苏叶　葛根　前胡　枳壳　桔梗　陈皮　甘草　茯苓　半夏　木香　生姜　大枣

神犀丹（《温热经纬》）　犀角（水牛角代）　石菖蒲　黄芩　生地　银花　金汁　连翘　板蓝根　香豉　元参　花粉　紫草

肾气丸（《金匮要略》）　附子　桂枝　熟地　山茱萸　山药　泽泻　茯苓　丹皮

生化汤（《傅青主女科》）　当归　川芎　桃仁　炮姜　炙甘草

生脉散（《备急千金要方》）　人参　麦冬　五味子

生铁落饮（《医学心悟》）　天冬　麦冬　贝母　橘红　远志　胆星　连翘　茯苓　茯神　玄参　钩藤　丹参　辰砂　石菖蒲　生铁落

圣愈汤（《医宗金鉴》）　人参　黄芪　当归　川芎　熟地　白芍

失笑散（《太平惠民和剂局方》）　五灵脂　蒲黄

石斛夜光丸（《审视瑶函》）　天冬　麦冬　生熟地　茯苓　菟丝子　菊花　草决明　人参　石斛　杏仁　山药　牛膝　枸杞子　五味子　白蒺藜　肉苁蓉　川芎　炙甘草　枳壳　青葙子　防风　川黄连　水牛角　羚羊角

石决明散（《普济方》）　石决明　草决明　赤芍　青葙子　麦冬　羌活　栀子　木贼

石韦散（《证治汇补》）　石韦　冬葵子　瞿麦　滑石　车前子

实脾饮（《济生方》）　附子　干姜　白术　甘草　厚朴　木香　草果　大腹皮　木瓜　干姜　大枣　茯苓

十灰散（《十药神书》） 白茅根　侧柏叶　大黄　大蓟　荷叶　牡丹皮　茜草　小蓟　栀子　棕榈炭

十全大补汤（《太平惠民和剂局方》） 人参　白术　茯苓　甘草　熟地　白芍　川芎　当归　黄芪　肉桂

使君子散（《证治准绳》） 使君子　吴茱萸　苦楝子　甘草

寿胎丸（《医学衷中参西录》） 菟丝子　桑寄生　续断　阿胶

疏凿饮子（《济生方》） 商陆　泽泻　赤小豆　椒目　通草　茯苓皮　大腹皮　槟榔　生姜皮　羌活　秦艽

水陆二仙丹（《洪氏集验方》） 芡实　金樱子

顺经汤（《傅青主女科》） 熟地　当归　沙参　茯苓　白芍　丹皮　黑荆芥

四君子汤（《太平惠民和剂局方》） 人参　白术　茯苓　甘草

四妙丸（《成方便读》） 黄柏　苍术　牛膝　薏苡仁

四磨汤口服液（《济生方》） 沉香　乌药　槟榔　人参

四逆散（《伤寒论》） 柴胡　炙甘草　枳实　芍药

四逆汤（《伤寒论》） 附子　干姜　炙甘草

四七汤（《太平惠民合剂局方》） 苏叶　厚朴　半夏　茯苓　生姜　大枣

四神丸（《证治准绳》） 补骨脂　肉豆蔻　吴茱萸　五味子　生姜　大枣

四物汤（《太平惠民和剂局方》） 白芍　当归　熟地　川芎

苏合香丸（《太平惠民和剂局方》） 苏合香油　安息香　沉香　麝香　丁香　白术　青木香　乌犀屑　香附子　朱砂　诃黎勒　白檀香　荜茇　龙脑　熏陆香

苏叶黄连汤（《温热经纬》） 苏叶　川连

酸枣仁汤（《金匮要略》） 酸枣仁　知母　川芎　茯苓　甘草

T

胎元饮（《景岳全书》） 党参　杜仲　白芍　熟地　白术　陈皮　炙甘草　当归

桃核承气汤（《伤寒论》） 桃仁　大黄　桂枝　芒硝　甘草

桃红四物汤（《医宗金鉴》） 桃仁　红花　川芎　当归　白芍　熟地

桃红饮（《类证治裁》） 桃仁　红花　川芎　当归尾　威灵仙

桃仁红花煎（《素庵医案》） 丹参　赤芍　桃仁　红花　制香附　延胡索　青皮　当归　川芎　生地

天麻钩藤饮（《杂病证治新义》） 天麻 钩藤 石决明 山栀 黄芩 杜仲 牛膝 益母草 桑寄生 夜交藤 茯神

天王补心丹（《校注妇人良方》） 人参 玄参 丹参 茯苓 五味子 远志 桔梗 当归 天冬 麦冬 柏子仁 酸枣仁 生地 朱砂

天仙藤散（《校注妇人良方》） 天仙藤 陈皮 香附 乌药 木瓜 苏叶 甘草 生姜

调肝汤（《傅青主女科》） 当归 白芍 山茱萸 巴戟天 阿胶 山药 甘草

调营饮（《证治准绳》） 赤芍 川芎 当归 莪术 延胡索 槟榔 瞿麦 葶苈子 桑白皮 丹参 大黄

铁笛丸（《寿世保元》） 麦冬 玄参 瓜蒌皮 诃子肉 青果 凤凰衣 桔梗 浙贝母 茯苓 甘草

葶苈大枣泻肺汤（《金匮要略》） 葶苈子 大枣

通窍活血汤（《医林改错》） 赤芍 川芎 桃仁 红花 老葱 生姜 红枣 麝香 黄酒

通乳丹（《傅青主女科》） 人参 黄芪 当归 麦冬 木通 桔梗 猪蹄

痛泻要方（《景岳全书》） 白术 白芍 防风 陈皮

通宣理肺丸（《太平惠民和剂局方》） 紫苏叶 前胡 桔梗 苦杏仁 麻黄 陈皮 制半夏 茯苓 枳壳（炒） 黄芩 甘草

通幽汤（《兰室秘藏》） 当归身 升麻 桃仁 红花 甘草 生地 熟地 槟榔

透脓散（《外科正宗》） 黄芪 皂角刺 白芷 川芎 牛蒡子 穿山甲 金银花 当归

透疹凉解汤（《中医儿科学》） 桑叶 薄荷 牛蒡子 蝉蜕 连翘 黄芩 紫花地丁 赤芍 紫草 牡丹皮

托里消毒散（《外科正宗》） 人参 川芎 当归 白芍 白术 金银花 茯苓 白芷 桔梗 生黄芪 甘草 皂角刺

W

完带汤（《傅青主女科》） 山药 白术 人参 苍术 柴胡 陈皮 车前子 黑芥穗 甘草 白芍

胃苓汤（《丹溪心法》） 苍术 厚朴 陈皮 甘草 生姜 大枣 官桂 白术

泽泻 茯苓 猪苓

葳蕤汤（《千金要方》） 生葳蕤 白薇 葱白 桔梗 豆豉 薄荷 炙甘草 大枣

温胞饮（《傅青主女科》） 附子 肉桂 巴戟天 菟丝子 补骨脂 杜仲 人参 白术 山药 芡实

温胆汤（《三因极一病证方论》） 陈皮 半夏 茯苓 甘草 枳实 竹茹

温肺止流丹（《辨证录》） 人参 荆芥 细辛 诃子 甘草 桔梗 鱼脑骨

温经场（《金匮要略》） 吴茱萸 当归 芍药 川芎 人参 生姜 麦门冬 半夏 牡丹皮 甘草 桂枝 阿胶

温经汤（《妇人大全良方》） 人参 当归 川芎 白芍 桂心 莪术 丹皮 甘草 牛膝

无比山药丸（《太平惠民和剂局方》） 山药 杜仲 菟丝子 五味子 肉苁蓉 茯神 巴戟肉 牛膝 山茱萸 地黄 泽泻 赤石脂

五虎汤（《医宗金鉴》） 麻黄 杏仁 石膏 甘草 细茶 生姜

五虎追风散（《晋男史传恩家传方》） 蝉蜕 天南星 天麻 全蝎 僵蚕

乌鸡白凤丸（《寿世保元》） 乌鸡 鹿角胶 鳖甲制 牡蛎（煅） 桑螵蛸 人参 黄芪 当归 白芍 香附 醋制 天冬 甘草 地黄 熟地 川芎 银柴胡 丹参 山药 炒芡实 鹿角霜

五苓散（《伤寒论》） 茯苓 猪苓 白术 泽泻 桂枝

乌梅丸（《伤寒论》） 乌梅 细辛 椒目 黄连 黄柏 干姜 附子 桂枝 当归 人参

五磨饮子（《医方集解》） 乌药 沉香 槟榔 枳实 木香

五皮饮（《中藏经》） 桑白皮 生姜皮 大腹皮 茯苓皮 陈皮

五神汤（《外科真诠》） 茯苓 车前草 金银花 紫花地丁 川牛膝

午时茶（《经验百病内外方》） 苍术 柴胡 羌活 防风 白芷 川芎 藿香 前胡 连翘 陈皮 山楂 枳实 炒麦芽 甘草 六神曲 桔梗 苏叶 厚朴 红茶

五味消毒饮（《医宗金鉴》） 蒲公英 金银花 野菊花 紫花地丁 天葵子

乌药汤（《兰室秘藏》） 乌药 香附 木香 当归 甘草

五汁安中饮（验方） 牛乳 韭汁 生姜汁 藕汁 梨汁

X

犀黄丸（《外科证治全生集》） 犀角（水牛角代） 牛黄 乳香 没药 麝香 黄米饭

犀角地黄汤（《备急千金要方》） 犀角（水牛角代）生地 赤芍药 牡丹皮

锡类散（《金匮翼》） 西牛黄 冰片 真珠 人指甲 象牙屑 青黛 壁钱炭

下乳涌泉散（《清太医院配方》） 当归 白芍 川芎 生地 柴胡 青皮 花粉 漏芦 通草 桔梗 白芷 穿山甲 王不留行 甘草 木通

仙方活命饮（《校注妇人良方》） 穿山甲 皂角刺 当归尾 甘草 金银花 赤芍 乳香 没药 天花粉 陈皮 防风 贝母 白芷

香贝养营汤（《医宗金鉴》） 香附 贝母 人参 茯苓 陈皮 熟地 川芎 当归 白芍 白术 桔梗 甘草 生姜 大枣

香棱丸（《济生方》） 木香 丁香 三棱 枳壳 莪术 青皮 川楝子 小茴香

香砂六君子汤（《古今名医方论》） 木香 砂仁 党参 白术 茯苓 甘草 半夏 陈皮

香砂平胃散（《万病回春》） 香附 苍术 陈皮 厚朴 砂仁 焦山楂 焦神曲 炒麦芽 枳壳 白芍 甘草

香砂养胃丸（《杂病源流犀烛》） 藿香 木香 砂仁 白术 陈皮 茯苓 半夏 香附 枳实 肉豆蔻 厚朴 甘草 生姜 大枣

小半夏汤（《金匮要略》） 半夏 生姜

消风散（《外科正宗》） 当归 生地 防风 蝉蜕 知母 苦参 胡麻仁 荆芥 苍术 牛蒡子 石膏 甘草 木通

小活络丹（《太平惠民和剂局方》） 川乌 草乌 地龙 没药 乳香 天南星

小蓟饮子（《济生方》） 小蓟 通草 蒲黄 竹叶 生地 藕节 当归 山栀子 滑石 炙甘草

小建中汤（《伤寒论》） 桂枝 白芍 甘草 生姜 大枣 饴糖

消渴方（《丹溪心法》） 黄连 天花粉 生地 藕汁 人乳汁 生姜汁 蜂蜜

消瘰丸（《疡医大全》） 夏枯草 连翘 蓖麻仁

小青龙汤（《伤寒论》） 麻黄 桂枝 芍药 甘草 干姜 细辛 半夏 五味子

消乳丸（《证治准绳》）　香附　神曲　麦芽　砂仁　甘草

小陷胸汤（《伤寒论》）　黄连　半夏　栝楼实

逍遥蒌贝散（《中医外科学》）　柴胡　当归　白芍　茯苓　白术　瓜蒌　贝母　半夏　南星　生牡蛎　山慈菇

逍遥散（《和剂局方》）　柴胡　当归　茯苓　白芍　白术　炙甘草　煨姜　薄荷

泻白散（《小儿药证直诀》）　桑白皮　地骨皮　生甘草　粳米

泻肺饮（《眼科纂要》）　石膏　赤芍　黄芩　桑白皮　枳壳　木通　连翘　荆芥

泻心导赤散（《医宗金鉴》）　生地　木通　黄连　甘草梢

泻心汤（《伤寒论》）　大黄　黄连　黄芩

新加黄龙汤（《温病条辨》）　生大黄（后下）　芒硝　玄参　生地　麦冬　生甘草　当归　海参　姜汁　人参

新加香薷饮（《温病条辨》）　香薷　金银花　扁豆花　厚朴　连翘

芎归汤（《宋氏女科》）　川芎　当归　白芍　续断　荆芥

芎芷石膏汤（《医宗金鉴》）　川芎　白芷　石膏　菊花　藁本　羌活

宣痹汤（《温病条辨》）　防己　杏仁　滑石　连翘　山栀　薏苡仁　半夏　蚕砂　赤小豆　姜黄　海桐皮

宣毒发表汤（《痘疹仁端录》）　升麻　葛根　前胡　桔梗　枳壳（麸炒）　荆芥　防风　薄荷　甘草　木通　连翘　牛蒡子　杏仁　竹叶

血府逐瘀汤（《医林改错》）　当归　生地　桃仁　红花　枳壳　赤芍　柴胡　甘草　桔梗　川芎　牛膝

Y

羊肝丸（《医方集解》）　夜明砂　当归　蝉蜕　木贼　羊肝

阳和汤（《外科证治全生集》）　鹿角胶　肉桂　姜炭　生甘草　熟地　白芥子　麻黄

养荣壮肾汤（《叶氏女科证治》）　桑寄生　续断　杜仲　独活　当归　防风　肉桂　川芎　生姜

养阴清肺汤（《重楼玉钥》）　生地　麦门冬　玄参　丹皮　白芍药　贝母　甘草　薄荷

养脏汤（《奇效良方》） 当归 沉香 木香 肉桂 川芎 丁香

异功散（《小儿药证直诀》） 人参 白术 茯苓 甘草 陈皮

一贯煎（《柳洲医话》） 北沙参 麦冬 当归身 生地 枸杞子 川楝子

益脾镇惊散（《医宗金鉴》） 人参 白术 茯苓 灯心草 钩藤 甘草 朱砂

益胃汤（《温病条辨》） 生地 沙参 麦冬 冰糖 玉竹

薏苡仁汤（《类证治裁》） 薏苡仁 川芎 当归 麻黄 桂枝 羌活 独活 防风 川乌 苍术 甘草 生姜

一阴煎（《景岳全书》） 生地 熟地 白芍 麦冬 丹参 牛膝 炙甘草

茵陈蒿汤（《伤寒论》） 茵陈 栀子 大黄

茵陈五苓散（《金匮要略》） 茵陈蒿 猪苓 茯苓 白术 桂枝 泽泻

茵陈术附汤（《医学心悟》） 茵陈蒿 白术 附子 干姜 肉桂 炙甘草

银花甘草汤（《寿世新编》） 金银花 柴胡 玄参 甘草

银甲方（《王渭川妇科经验选》） 金银花 鳖甲 连翘 升麻 红藤 蒲公英 紫花地丁 生蒲黄 椿根皮 大青叶 茵陈 桔梗 琥珀末

银翘散（《温病条辨》） 金银花 连翘 豆豉 薄荷 桔梗 牛蒡子 荆芥 芦根 竹叶 甘草

右归丸（《景岳全书》） 熟地 山茱萸 枸杞子 山药 杜仲 菟丝子 肉桂 附子 当归 鹿角胶

右归饮（《景岳全书》） 熟地 山药 山茱萸 枸杞子 甘草 杜仲 肉桂 制附子

玉屏风散（《世医得效方》） 黄芪 白术 防风

玉泉丸（《回春方》） 黄连 干葛 天花粉 知母 麦门冬 人参 五味子 生地汁 莲肉 乌梅肉 当归 甘草 人乳汁 牛乳汁 甘蔗汁 梨汁 藕汁

玉枢丹（《百一选方》） 山慈菇 续随子 麝香 大戟 朱砂 五倍子 腰黄

玉真散（《外科正宗》） 天南星 防风 白芷 天麻 羌活 白附子

月华丸（《医学心悟》） 天门冬 麦门冬 熟地 生地 山药 百部 沙参 川贝母 阿胶 茯苓 獭肝 三七 白菊花 桑叶

越鞠丸（《丹溪心法》） 香附 川芎 栀子 苍术 神曲

越婢加术汤（《金匮要略》） 麻黄 石膏 甘草 生姜 大枣 白术

Z

皂荚丸（《医方集解》） 皂荚

增液承气汤（《温病条辨》） 玄参 生地 麦冬 大黄 芒硝

增液汤（《温病条辨》） 生地 麦冬 玄参

真方白丸子（《瑞竹堂方》） 半夏 白附子 天南星 天麻 川芎 全蝎 木香 枳壳

镇肝熄风汤（《医学衷中参西录》） 怀牛膝 生赭石 生龙骨 生牡蛎 生龟板 生杭芍 玄参 天门冬 川楝子 生麦芽 茵陈 甘草

镇惊丸（《医宗金鉴》） 钩藤 茯神 麦冬 朱砂 远志 石菖蒲 枣仁 牛黄 黄连 珍珠 胆南星 天竺黄 犀角 甘草

真人养脏汤（《太平惠民和剂局方》） 人参 当归 白术 肉豆蔻 肉桂 甘草 白芍 木香 诃子 罂粟壳

真武汤（《伤寒论》） 茯苓 白芍 白术 生姜 炮附子

至宝丹（《和剂局方》） 朱砂 麝香 安息香 水牛角 牛黄 玳瑁 琥珀 雄黄 龙脑 金银箔

知柏地黄丸（《景岳全书》） 知母 黄柏 熟地 山茱萸 牡丹皮 山药 茯苓 泽泻

止带汤（《世补斋不谢方》） 猪苓 茯苓 车前子 泽泻 茵陈 赤芍 丹皮 黄柏 栀子 牛膝

枳实导滞丸（《内外伤辨惑论》） 大黄 枳实 神曲 茯苓 黄芩 黄连 白术 泽泻

止嗽散（《医学心悟》） 荆芥 桔梗 紫菀 百部 白前 陈皮 甘草

止痛如神汤（《外科启玄》） 当归 黄柏 桃仁 槟榔 皂角刺 苍术 防风 泽泻 秦艽 生大黄（后下）

驻车丸（《备急千金方》） 黄连 阿胶 当归 干姜

术附汤（《普济方》） 附子 白术 人参 杜仲 炙甘草 官桂 川姜 当归 牛膝

珠黄散（《绛囊撮要》） 牛黄 珍珠

驻景丸方（《中医眼科六经法要》） 菟丝子 楮实子 茺蔚子 枸杞子 前仁 木瓜 寒水石 河车粉 生三七粉 五味子

朱砂安神丸（《医学发明》） 朱砂 黄连 炙甘草 当归 生地

竹叶黄芪汤（《医宗金鉴》） 人参 黄芪 煅石膏 制半夏 麦冬 白芍 川芎 当归 黄芩 生地 甘草 竹叶 生姜 灯心草

资生丸（《先醒斋医学广笔记》） 党参　白术　山药　茯苓　薏苡仁　泽泻　藿香　砂仁　扁豆　麦芽　山楂　陈皮　桔梗　橘红　黄连　芡实　白豆蔻

紫雪丹（《温病条辨》） 石膏　寒水石　磁石　滑石　犀角　羚羊角　木香　沉香　元参　升麻　甘草　丁香　朴硝　硝石　麝香　朱砂

滋血汤（《证治准绳》） 人参　山药　黄芪　茯苓　川芎　当归　白芍　熟地

左归丸（《景岳全书》） 熟地　山茱萸　山药　枸杞子　菟丝子　鹿角胶　川牛膝　龟板胶

左归饮（《景岳全书》） 熟地　山药　山茱萸　茯苓　枸杞子　甘草